U0313058

家庭医学全书

《家庭医学全书》编委会 编写

天津出版传媒集团

天津科学技术出版社

图书在版编目（CIP）数据

家庭医学全书 /《家庭医学全书》编委会编写 . —天津 : 天津科学技术出版社 , 2014.2（2024.4 重印）

ISBN 978-7-5308-8588-8

Ⅰ . ①家… Ⅱ . ①家… Ⅲ . ①家庭医学—基本知识

Ⅳ . ① R4

中国版本图书馆 CIP 数据核字（2013）第 304223 号

家庭医学全书

JIATING YIXUE QUANSHU

策划编辑：杨　　譞

责任编辑：孟祥刚

责任印制：兰　　毅

出　　版：天津出版传媒集团
　　　　　天津科学技术出版社

地　　址：天津市西康路 35 号

邮　　编：300051

电　　话：（022）23332490

网　　址：www.tjkjcbs.com.cn

发　　行：新华书店经销

印　　刷：河北松源印刷有限公司

开本 880×1 230　1/32　印张 34　字数 1450 000

2024 年 4 月第 1 版第 4 次印刷

定价：88.00 元

前言

目前，由于我国医疗资源十分有限，医疗机构又普遍存在"以药养医"等种种弊端，上医院看病常常需要办理各种繁杂的手续，付出高昂的医疗费用，看病就医成了当前让老百姓最头疼的事。因此，多数人也希望能在家中自助治疗一些疾病，而不用时时、事事都求助于医生。自我治病防病，维护和促进身体的健康，这是完全可行的。只需要掌握医学基本常识、基本的护理技能和急救技能，就能在日常生活中成为最好的家庭医生，有力地捍卫自己和家人的健康。如果能做到对自身和家人的身体状况有较为清楚的了解，随时监测身体的各项指标，判断身体发出的各种警讯，就完全可以根据病情和经济情况选择合适的自疗妙方，从而免去了上医院求医的种种麻烦。

也有一些人对家庭自我保健和医疗抱怀疑态度，认为病了只能求助医生，事实上这是过度放大了医生的作用。在治疗一些小病小痛方面，医生事实上并不比我们自己更高明。医生的治疗的确能缩短病程，缓解症状，这让多数人认为完全是医生的功劳。然而大家所不知道的一个真相是：有些疾病是可以通过身体自愈能力来治愈的，医生用药后反而会抑制身体本身的自愈能力，久而久之，人体会开始依赖医药。最高明的医生是我们身体本身的自愈力，只需要我们自己去引导它发挥作用，就可以轻轻松松地恢复健康。

其实，无论对于患者还是医生而言，拥有一部真正称得上权威的家庭医学指南都是梦寐以求的事情。患者足不出户，就获得世界一流医学专家关于各种疾病的治疗建议，放心、舒心、省事、省钱，其效果还远远超过那些医术平庸者开出的药方。《家庭医学全书》就是一部符合广大读家需求的书，它既是一部家庭医疗保健指南，帮助读者解决自身或家人的健康问题，也可当作医生参考和学习的医学工具书。

本书是一部权威的家庭健康医疗实用工具书，内容涉及面广，涵盖家庭健康医疗的各个方面，信息含量非常丰富，主要分为六大部分：第一部分介绍日常生活中保持健康的常识；第二部分介绍饮食、运动、健身、减肥、减压、安全的生活和替补医学；第三部分为急救技术和措施，并为如何照顾生病、残疾或处于术后恢复期的家人提供了详细的建议；第四部分是症状的自我诊断，通过诊断流程图来帮助你选择最佳处理方法，是自我治疗还是去看医生，抑或是立即寻求医疗救助；第五部分是一生的健康指南，包括儿童健康、青少年健康、性、不育、妊娠和分娩五个主题；第六部分是疾病、紊乱和其他问题，详细介绍人体各大系统——心血管系统、脑和神经系统、呼吸系统、消化系统、免疫系统、泌尿系统和男女生殖系统等的数百种疾病，还囊括了情感和心理疾病、整容外科、感染、行为障碍、遗传疾病、骨骼、肌肉和关节疾病，耳、眼、皮肤和牙齿问题。

阅读本书，读者既能获得权威、专业的防病、治病、保健方案，又能掌握准确、实用的医学知识和信息，了解疾病真相。这样，一些小病小痛在家就可轻松处理，大病去医院时，自己多一点医学知识储备，也能更好地配合医生治疗，使医生更准确地诊断疾病，治疗效果也会倍增。本书作为一部实用的家庭医学指南，能随时为你提供贴心的健康服务，帮你解决健康问题，让你无须病急乱投医，轻松为自己和家人的健康保驾护航。

目录

第六部分
疾病、紊乱和其他问题

第一部分

你应该了解的保持健康的信息

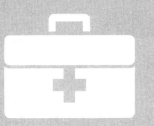

健康饮食

饮食与健康的关系十分密切。许多人认为健康饮食清淡无味，不能满足人体需要，事实上并非如此。健康饮食包括大量的蔬菜、水果、谷类、豆类和其他高纤维素和营养物质的食物，能提供人体所需的热量的同时限制饱和脂肪酸、糖、盐和酒精的摄入量。这些食物也很容易做成大家所喜好的美食。想了解更多关于有营养的食物的信息请参见本书"饮食与健康"章节。

每天吃5种水果和蔬菜

专家们建议，为了我们的健康，每天至少要食用5种水果和蔬菜，但仅有1/4的人能真正达到这个数量。蔬菜和水果能提供广泛的维生素和矿物质，包括抗氧化的维生素C和类胡萝卜素（β-胡萝卜素、番茄红素和叶黄素），抗自由基损伤的维生素E（自由基损伤是衰老和大多数慢性疾病的主要因素）。蔬菜和水果也能提供大量的纤维。纤维是人体必需的营养物质，能促进健康的肠蠕动，降低患心脏病和某些癌症的风险。蔬菜和水果既好吃又能给人体带来这么多的好处，所以你应该尽量多吃水果和蔬菜，每天吃5种是保持健康的最低要求（最好每天能吃上10种）。下面列举的一些建议有助于你达到每天水果和蔬菜的消耗量：

- 每天吃早餐时吃1~2种水果
- 选一种水果或蔬菜作为点心
- 午餐选一种蔬菜沙拉
- 储存干的、罐装的、冷冻的水果和蔬菜
- 晚餐吃两种及以上的蔬菜

根据颜色选择水果和蔬菜

水果和蔬菜有多种颜色，每种颜色的食物都有特定的营养价值，所以吃不同颜色的水果和蔬菜能获得最大的健康收益。

蓝色和紫色食物

如蓝莓、紫葡萄、葡萄干、茄子等，有助于降低部分癌症的患病风险，维持尿道健康，增强记忆，延长寿命。

绿色食物

如蜜瓜、菠菜、绿花椰菜、莴苣、豌豆、抱子甘蓝、卷心菜等。可以强骨健齿，保护视力，降低某些癌症的患病风险。

白色食品

如梨、苹果、香蕉、蘑菇、菜花、洋葱、大蒜等。有助于维持心脏健康，保持正常的胆固醇水平，降低某些癌症的患病风险。

红色食物

如西瓜、草莓、悬钩子、酸果蔓、樱桃、西红柿和胡萝卜等。能增强记忆力，维持心脏、尿道健康，降低某些癌症的患病风险。

黄色和橙色食物

如橙子、柚子、香瓜、波罗、笋瓜、胡萝卜、玉米等。能维持心脏、免疫系统的健康，保护视力，降低某些癌症的患病风险。

阅读食品标签

营养明细表

营养明细是食品包装标签的一部分，它列出了每份食品的规格，包装内食品的数量，每一份所能提供的热量，以及其中所含的多种重要营养物质的每日所需标准百分比，这些营养物质包括脂肪、糖类、蛋白质、纤维、糖、胆固醇、维生素 A 和维生素 C、铁和钙（未设置蛋白质和糖每日所需标准）。

食品标签上的信息（见右表图示）

（1）这部分信息有助于你比较不同品牌的同类食品，同类食品的分量应是一样的。

（2）这部分显示的是每份食品所提供的总热量，以及该食品中脂肪提供的热量。

（3）这部分显示的是每份食品中不同营养物质的含量，这样方便你比较该产品与其他类似产品，并有助于你统计每天所摄入的营养物质总量。

（4）这部分列出了每种营养物质每日所需标准百分比。每日所需标准是以每天摄入含 8.36 千焦热量的膳食为基础的。

（5）这部分列出了维生素 A 和维生素 C、矿物质铁和钙占每日营养建议摄取量的百分比。

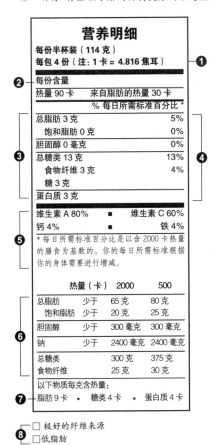

（6）这部分信息有助于你统计在你每天所摄入的 8.36~10.45 千焦热量的膳食中，各类脂肪、钠、糖类和纤维所占的数量。

（7）这部分分别列出了每 1 克脂肪（约 37.62 焦耳）、糖类（约 16.72 焦耳）和蛋白质（约 16.72 焦耳）所能提供的热量。

（8）在食品标签上出现的诸如"低、高、不含"之类的字眼必须有明确的界定。如某食品被描述为"钠含量极低"，那么每 50 克该食品中的钠含量一定要少于 35 毫克。

维生素和矿物质

　　下面这张图表列出了一些最重要的维生素和矿物质,包括它们的生理作用和富含这些营养物质的食物。维生素分为水溶性和脂溶性两大类,脂溶性维生素存在于食物的脂类和油类组分中,在人体中储存在脂质中;水溶性维生素溶于水,很容易溶入血液中,人体中只储存有少量的水溶性维生素(多余的均从尿液中排出)。一些维生素是抗氧化剂,能保护细胞免受自由基的损伤(自由基是细胞新陈代谢过程中形成的分子)。抗氧化剂有助于预防疾病和延缓衰老。获取维生素和矿物质的最好办法是多吃低脂肪、高纤维的食物,如水果、豆类、谷类、鱼、低脂乳制品和禽肉类。

维生素和矿物质	食物来源	生理作用
脂溶性维生素		
维生素A	强化奶,蛋类,乳酪,黄油,肝脏,鳕鱼,大比目鱼,鱼油	抗氧化剂,促进生长和发育,保护视力、皮肤和黏膜
维生素D	鲑鱼,强化乳	构成牙齿和骨骼,促进钙的吸收和利用
维生素E	植物油,谷类,麦芽,坚果,绿叶蔬菜	抗氧化,消炎,促进血细胞、肌肉、肺和神经组织的生成,提高免疫力,预防心脏病
维生素K	墨绿色叶状蔬菜,动物肝脏,蛋黄	促凝血
β-胡萝卜素	柑橘,深黄色蔬菜和水果(胡萝卜、杏果),人体能将黄色和橙色的蔬菜与水果以及墨绿色叶状蔬菜中的β-胡萝卜素转化为维生素A	抗氧化,被机体用来合成维生素A
水溶性维生素		
维生素C	柑橘类水果,西红柿,胡椒,卷心菜,叶类绿色蔬菜	抗氧化,维持骨、牙齿、皮肤的健康,促进伤口的愈合
维生素B_1	强化谷类食品和面包,整谷粒,猪肉,动物肝脏,豌豆	促进食物转化为能量
维生素B_2	肉类,鱼类,强化谷类食品和面包,整谷粒,牛奶制品,深绿色的蔬菜	促进能量的生成和体内其他化学反应过程,有助于维持视力和神经功能
维生素B_3	整谷粒,强化谷类食品,牛奶制品,家禽,鱼,坚果,花椰菜,青豆,绿色豆类	促进食物转化为能量,维持大脑的功能
维生素B_6	强化谷类食品,全麦食品,肉类,鱼类,青豆,绿色多叶蔬菜,西红柿,香蕉	促进合成必需的蛋白质,并促进蛋白质转化成能量

维生素和矿物质	食物来源	生理作用
维生素 B_{12}	乳制品，蛋类，肝脏，肉类	促进糖类转化成能量，促进红细胞的生成，维持中枢神经系统的功能，促进氨基酸的合成
叶酸	橙汁，绿色多叶蔬菜，水果，干豆，扁豆，豌豆，肝脏	妊娠前 3 个月服用可预防胎儿发育畸形，促进红细胞的生成，降低血液中半胱氨酸的水平以预防心脏病
矿 物 质		
钙	乳制品，强化橙汁，谷类食品和面包，强化豆奶，豆类，鱼罐头，深绿色多叶蔬菜	构成骨和牙齿，维持骨的硬度，调节血压，维持肌肉功能
铬	整谷粒，谷类食品，花椰菜，四季豆，香料，肉类	加强胰岛素将糖、蛋白质、脂肪转化成能量的作用
铜	牡蛎，坚果，豆类，谷类，蔬菜，红色肉类	构成血红蛋白的必需物质，提高机体对铁的吸收和利用，维持骨骼、血液和神经系统健康
铁	红色肉类，鱼类，家禽，干豆，干果，坚果，谷类和浓缩的谷类食品	有助于能量的生成，携带血液中的氧并将氧传送到肌肉
镁	多叶绿色蔬菜，坚果，谷类，干豆，乳制品，鱼，红色肉类，家禽	调节神经、肌肉的功能，预防心律失常，有助于降低血压
磷	乳制品，红色肉类，家禽，鱼	增加骨和牙齿的硬度，促进基因表达和细胞活动，调节能量的产生和储存
钾	香蕉，柑橘，马铃薯和其他含淀粉高的蔬菜，坚果，种子	维持体液平衡，传递神经信号，合成能量，降低血压，预防心律失常
硒	鱼，红色肉类，巴西坚果	抗氧化，调节心脏和免疫系统的功能
钠	食盐，腌制的食物，罐头汁	维持正常的血压及体液平衡，传递神经信号
锌	强化的谷类制品及面包，红色肉类，豆类，坚果，蛋类，有壳的水生动物，酸奶酪	促进细胞再生、生长和分化，促进免疫反应、神经系统的功能和再生，促进伤口愈合

锻炼

体育活动对健康很重要。有规律的锻炼可以预防很多常见疾病，包括心脏病、中风、高血压、骨质疏松、2 型糖尿病、结肠癌、抑郁症、肥胖症。锻炼得越充分，你所得到的益处就会越大。

锻炼的益处

定期锻炼有以下几方面的健康益处：

• 降低过早死亡的风险；

• 降低心脏病、高血压、糖尿病和一些癌症的患病风险；

• 促使心脏更有效地搏动；

• 提高力量、弹性和平衡性；

- 增强肌肉；
- 保持思维敏捷；
- 保持体形。

三种类型的锻炼

不同类型的锻炼——有氧运动，柔韧性训练，力量训练——能达到不同的健身目的。有氧运动（走路，慢跑，骑车）能加快心率，从而为肌肉提供更多的氧气。力量训练（举重和伏地挺身）能锻炼肌肉和骨骼，增加力量。柔韧性训练（伸展运动和瑜伽）能增加关节的活动范围。以上三种类型的锻炼相结合可以提高整体的适应性，从而增强健康，降低患多种慢性病的风险。

选择你所喜欢的运动有助于坚持你的运动计划。还要经常变换锻炼方式。这样不仅能保持你的锻炼热情，还能避免锻炼中受伤。

有氧运动

有氧运动指用大块儿肌肉，如腿部肌肉，长时间重复运动的锻炼。有氧运动运动包括散步，慢跑，骑车，游泳，溜冰，越野滑雪，爬楼梯。有氧运动能增强心肺功能，从而为肌肉提供丰富的富氧血。有氧运动能增强耐力，提供多种重要的健康益处，包括：

- 增强心肺功能；
- 减慢心率；
- 降低血压；
- 增加血中高密度脂蛋白胆固醇水平；
- 减少脂肪；
- 增加骨强度；
- 改善睡眠。

如果你长期不锻炼，建议从步行开始有氧运动。步行是一种很好的有氧运动方式，造成关节损伤的可能性很小，能增强心血管的功能和骨强度。而且步行的要求也很低，你只需要一双牢固的、有缓冲的鞋子即可。开始时，每天走 10~15 分钟，一周数次。等你的耐力增加后，每天多加 5 分钟，直到你能每天走 30~60 分钟。当然，你不必一次走这么长时间，可以把你每天的步行分成几段，只要总时间达到 30~60 分钟即可。与你的朋友和亲人一起走，这样可以彼此鼓励，从而坚持下去。

你需要根据你的目标心率，年龄最适脉率，整体健康状况来制订你步行的强度。尽量在 1 周内多进行几次有氧运动。要注意在训练前后的热身和放松。要记住，只有尽可能长时间地坚持有氧运动才有益健康，这就是你需要制订一个能坚持下去的运动计划的原因。

柔韧性训练

柔韧性训练能增强肌肉和骨骼的活动范围。有些人天生的柔韧性好，不过你可以通过拉伸特定的肌肉来提高你的柔韧性。柔韧性的提高能改善每天活动的能力，增强肌肉抗牵拉和撕裂损伤的能力，帮助减轻关节炎疼痛。做伸展运动时动作一定要轻柔缓慢，以防韧带拉伤。每个动作重复做 3 次能达到最佳效果。

臀部屈肌／股四头肌伸展训练

保持站立，一手扶住椅背、柜台或栏杆。弯曲身体另一侧的小腿，用同侧的手抓住脚，慢慢地向后上方提，保持腹肌收缩和双膝靠紧。保持此动作至少 30 秒。另一条腿重复操作。

腓肠肌拉伸训练

面对墙站立，距离墙面 0.6~0.9 米，双手伸直，手掌贴于墙面。一脚前踏并弯曲，身体前倾，后腿伸直，保持两腿平踏在地板上，趾尖朝前。保持此动作至少 30 秒。另一条腿重复操作。然后让后腿也弯曲（而不是伸直），其余相同，保持此动作至少 30 秒。

腘旁腱拉伸训练

坐于地板上，一腿伸直，另一腿弯曲。两手相叠沿着伸直的腿尽量向脚部伸。颈向下弯，背部挺直。保持此动作至少 30 秒。两腿交换重复操作。

扭背训练

坐在地板上，两腿伸直于身体的前方，一腿膝关节弯曲，跨过另一条伸直的腿，脚掌着地。保持腰部坐直，臀部着地，用对侧的手抓住弯曲的膝关节，身体慢慢转向弯曲腿侧，颈部也向弯曲腿侧转，两眼俯视肩部。保持此动作至少 30 秒，另一条腿重复操作。

下背和臀部伸展训练

平躺在地板上，一腿伸直，另一腿弯曲。缓缓压下背紧贴于地板，双手握住弯曲大腿，慢慢拉向胸部。保持此动作至少 30 秒，两腿交换重复操作。

侧腹拉伸训练

两腿交叉坐在地板上。吸气同时一手臂举向天花板，然后呼气同时向一侧弯腰，将另一侧的手臂沿地板滑行，臀部不能离地。保持此动作至少 30 秒。吸气，然后回到正中，放下举起手臂，举起另一只手臂，腰弯向另一侧，重复操作。

力量训练

力量训练和有氧运动同样对心脏有益处，也是随着年龄增长保持体形和独立性所必需的锻炼。力量训练能增加肌肉承受体重和外界重物的能力。力量训练和有氧运动交替练习效果更佳。试着做以下锻炼，每周 3 次。

肱三头肌训练

坐于地上，膝关节弯曲 45°，脚掌平踏地面，双手置于身后地面，指尖朝前。抬起臀部，使其远离地板。弯曲肘关节，降低臀部直至其几乎贴于地面，保持此状态，从 1 数到 5，然后再伸直手臂，把臀部撑起。反复操作 10 组。

改良的伏地挺身

手掌和膝盖贴于地面，身体前俯，双掌平行置于双肩下，双脚举起，远离地面，膝关节不离地，弯曲肘关节，身体下俯，直至胸部几乎贴于地面，保持双手位置不动，腹肌紧张，保持背部伸直。双掌用力撑起身体，直至双臂几乎伸直。尽你所能重复动作。

收腹训练

仰卧于地面，膝关节弯曲，双手握在大腿后侧，腹肌收缩，头和躯干抬起，直至上背部几乎完全离开地面，坚持住，数到 2，降低躯干直至地面，同样也是靠腹肌收缩，避免背部用力。随着力量的增加，相应地增加练习次数。还有一种训练难度更大的收腹运动叫作仰卧起坐，锻炼时要求双臂放在胸前，双手放在肩上，或者把双手轻轻放在颈后。

肱二头肌屈接训练

背挺直站立，膝关节略弯曲，双脚稍分开，双手握重物（开始时以 0.45~0.9 千克为宜），提至肩关节处，肘关节弯向自己。慢慢放下至大腿，手臂向外，再慢慢提向肩关节处，肘关节弯向自己。当你可以重复 12 次时，增加 0.45 千克。

提放训练

背挺直站立，膝关节略弯曲，双脚稍分开，双手握重物（重物两端相靠）在胸前，两肘关节弯曲，肘部朝向身体两侧，平行于地面和肩部。慢慢放下至大腿，重物两端相靠，再慢慢提向胸部。当你可以重复12次时，可将重物增加0.45千克。

你的体重健康吗

体重受到遗传因素、体质因素、行为习惯、社会因素和文化因素等多因素的相互影响。超重的最主要因素是吃得太多，运动太少。许多人的饮食习惯存在问题：精粮，高盐，高热量，高脂，低纤维。

身体质量指数

身体质量指数（BMI）是一个可以提示你的体重是否健康的数值。虽然BMI不是直接评估身体的脂肪百分比，但它确实与人体内的脂肪含量相关。BMI是通过身高和体重计算得来的，是19~70岁的人群通用的用来评价健康风险的标准。不过，竞技运动员或健美明星、孕妇和哺乳期妇女不太适合使用BMI来评价健康。

你的身体质量指数是多少

参考BMI（见下表），在表的左面查身高，横向查体重，体重和身高交汇的那一栏数字就是你的身体质量指数。BMI越高，健康风险就越高。

健康的BMI在18.5~24.9之间，低于18.5属于体重过轻，处于25~29.9则为超重，达到30以上就为肥胖。女性的腰围超过0.875米，男性超过1米，那么患病的风险就会更高。

身体质量指数（BMI）													
身高（厘米）	体重（千克）												
147	41	43	45	47	50	52	54	56	58	60	62	64	75	86
150	42	45	47	49	51	54	56	58	60	62	64	67	78	89
152	44	46	48	50	53	55	58	60	62	64	67	69	81	92
155	45	48	50	52	55	57	59	62	64	67	69	71	83	95
157	47	49	52	54	57	59	61	64	66	69	71	74	86	98
160	48	51	53	56	59	61	63	66	68	71	73	76	89	101
163	50	52	55	58	60	63	65	68	71	73	76	78	92	104
165	51	54	57	59	62	65	68	70	73	76	78	81	95	108
168	53	56	59	61	64	67	70	72	75	79	81	84	97	111
170	54	57	60	63	66	69	72	75	77	80	83	86	100	115
173	55	59	61	65	68	71	74	77	80	83	81	89	104	118
175	56	61	64	67	70	73	76	79	82	85	88	91	106	122
176	59	63	66	69	72	75	78	81	85	88	91	94	109	125
180	61	64	68	71	74	77	81	84	87	90	94	97	113	129
183	63	66	69	73	76	80	83	86	90	93	96	99	116	132
185	65	68	72	75	78	82	85	89	92	95	99	102	119	136
188	67	70	73	77	81	84	87	91	95	98	101	105	122	140
190	68	72	76	79	83	86	90	94	97	101	104	108	126	144
193	70	74	77	81	85	89	92	96	99	104	107	111	129	148
BMI	19	20	21	22	23	24	25	26	27	28	29	30	35	40

注：体重过轻（低于18.5）；健康体重（18.5~24.9）；超重（25~29.9）；肥胖（30及以上）。

压力

压力对每个人都有影响，但有些人对压力的反应较其他人强烈。当你经历压力事件时，体内分泌出两种激素，糖皮质激素和肾上腺素，这两种激素有助于你应对紧张的环境。然而，太多的激素长时间作用于机体会引起焦虑和躯体症状，从而激发或恶化某些疾病，如高血压、哮喘和心脏病。长期经受压力会对机体的免疫系统产生负面影响，从而使人们易于患感染和其他疾病。

有许多方法能减轻压力，如深呼吸、瑜伽、静思、生物反馈、锻炼、按摩等，这些都被证实是有效的。可以尝试这些方法，然后选择一种最适合你的方法。由心理健康从业人员提供的认知行为疗法也有助于减压。当你觉得压力过大时，去咨询医生，寻求一种有效的减压方法。

压力对身体的影响

压力可通过多种途径影响你的身体。长期存在的压力危害更大。下面是压力对身体各部分的影响。

- **头发**：有些脱发类型如斑秃就与压力有关。
- **大脑**：压力能引起头痛，以及焦虑和抑郁等行为和情绪障碍。长期释放应激激素皮质醇能直接杀死脑细胞，导致学习和记忆障碍。
- **心脏**：在经历压力事件或压力刚解除时可出现心绞痛、心率加快和心律失常。
- **消化道**：压力可引起或使消化道紊乱和疾病恶化，如消化不良、消化性溃疡、肠易激综合征。极大的压力能减弱消化能力。
- **腹部脂肪**：长期或巨大的压力可导致脂肪在腰部聚集，而非臀部和髋部，使患心脏病、2型糖尿病、癌症和其他疾病的风险增高。
- **骨**：高水平的应激激素皮质醇可导致骨质流失。
- **皮肤**：压力可导致许多皮肤问题，如湿疹和牛皮癣。压力能增加出汗。
- **口腔**：压力可引起口干，口腔溃疡，磨牙。
- **肺**：压力可加快呼吸，使哮喘患者的病情恶化。
- **膀胱**：压力可引起尿急。
- **生殖器官**：极大的压力可抑制生殖系统，导致女性月经周期紊乱，男性阳痿和早泄。
- **肌肉**：压力可使肌肉紧张，小肌肉抽搐明显，尤其是手和脸上的肌肉。
- **免疫系统**：压力可抑制免疫系统，增加感染和其他疾病的发病风险。

机体对压力的反应

当你处于压力下时，机体会产生一系列的生物反应，这些反应首先是从位于脑部的小葡萄样大小的部位即下丘脑开始的。下丘脑能产生多种激素，调控其他多种腺体分泌。下丘脑常常被称为人体的主腺体，它能分泌多种不同的激素，并通过这些激素来指示其他腺体开始或停止行动。下丘脑通过神经系统调节肾上腺分泌肾上腺素，肾上腺素是脑内递质，能提高机体的灵敏性和能量，从而促使机体对压力迅速做出反应。下丘脑还能命令附近的垂体发出信号促使

好的睡眠

当你正在承受压力时，睡眠是一剂良药。但往往你也会因为睡眠进入一个恶性循环：压力影响睡眠，缺少睡眠又导致压力更大，进而更影响睡眠。长期缺乏有效的睡眠会影响大脑和身体，增加你患2型糖尿病的风险，降低身体对疾病的抵抗力，血压升高。而这些对健康的危害反过来又能导致睡眠更差。如果你正在承受高压，能确保夜间睡眠质量的一个方法就是转移注意力，忘掉白天的烦恼。当你上床睡觉时，尽量抛开白天的问题，因为很多事情在晚上思考时会觉得更加糟糕。午间小憩是弥补你晚上睡眠不足的很好方法，哪怕只是20分钟，也很有助于改善你的精神状态。但午间小憩应在3点前进行，太迟会影响晚上的睡眠。

肾上腺分泌应激激素（皮质醇）来保护机体。然而，如果你长期处于压力之下，机体释放出的这些与压力有关的化学递质（原本能保护机体）会反过来对机体产生损害作用。

健康老龄化

现在，人的寿命延长了，活得更健康了，一般都能活到八九十岁。老年人的生活方式影响着他们的健康状况和独立能力。事实上，生活方式对老年人的生活质量和寿命的影响是遗传因素的

2倍。良好的生活习惯能够延长寿命和提高生活质量，这些习惯包括健康的饮食，有规律的锻炼，维持良好的社会关系，减轻体重，不吸烟，适量饮酒，保持思维活跃。无论你处在任何年龄，越早开始这些健康的生活习惯，对你健康就越有益。

健康老龄化的策略

以下是老年人能够做的保持健康的重要措施。

- **健康的饮食**：多吃富含纤维素的食物（蔬菜，水果，谷类，豆类）、低饱和脂肪酸和反式脂肪酸的食物、低糖和低盐的食物。
- **有规律的锻炼**：每周参加数次有氧运动和力量训练等组合锻炼，每次最好训练1个小时。
- **保持紧密的社会联系**：经常和家人朋友联系，参加俱乐部，参加公众选举，或开始第二职业。
- **保持健康的体重**：减轻体重以降低患慢性病的风险，包括心脏病、糖尿病和许多癌症。
- **不吸烟**：在我国，吸烟是导致过早死亡的最主要的可预防因素。
- **保持思维活跃**：读书，上课，玩儿填字游戏，辅导小孩儿功课，学习演奏乐器或去博物馆。

预防阿尔茨海默病

以下是一些可以预防阿尔茨海默病的因素：

- **教育**：接受过高等教育的人群较

普通人群患阿尔茨海默病的风险低。

● **精神活动**：刺激大脑能增加脑细胞之间的联系，从而有助于预防阿尔茨海默病。

● **体育锻炼**：锻炼能增加血氧，为大脑提供更多富氧血。

● **维生素 E**：多吃富含维生素 E 的食物，如坚果、蔬菜、谷类，或直接补充维生素 E，可以抵抗自由基对脑细胞分子的损伤，从而预防阿尔采默病。

● **叶酸**：充足的叶酸和 B 族维生素能降低血中半胱氨酸的水平，血中半胱氨酸浓度升高可损伤与学习、记忆有关的脑细胞，因此叶酸和 B 族维生素可以预防阿尔茨海默病。

● **抗炎药**：炎症能损害脑细胞，非处方抗炎药（如阿司匹林、布洛芬）能减轻大脑的炎症。

● **降胆固醇药**：服用降胆固醇药的人群患阿尔茨海默病的风险明显低于其他人，但胆固醇升高对大脑的影响尚不明确。

保持健康状态

锻炼是阻止或对抗与年龄有关的肌肉萎缩等问题的最佳解决途径，肌肉萎缩会使简单的日常活动如爬楼梯、从椅子上坐起都变得十分困难。使用哑铃、弹力带或者重力设备进行的力量训练能维持你的独立能力，减少跌倒的风险，即使你达到了 90 多岁的高龄。经常散步，散步能明显降低你突发心脏病和中风的风险。在家做以下锻炼，1 周至少 4 次。如果你超过 50 岁，在开始锻炼前先咨询一下医生。

扭头／拉伸颈部训练

背挺直坐正，双脚踏地，头部抬正。慢慢把头扭向一侧，扭在一侧后坚持 5 秒，慢慢回到中线。然后再慢慢扭向另一侧，同样坚持 5 秒。重复 5~10 次。

转头／拉伸颈部训练

背挺直坐正，双脚踏地，头部抬正。慢慢把头从一侧转到另一侧，转的幅度要大，转到上方时要看到天花板，转到下方时要看到胸前。然后再从另一侧开始旋转。重复 5~10 次。

抬腿／伸腿训练

抬腿能锻炼大腿肌肉。练习时，背挺直坐正，双膝弯曲，双脚平踏在地板上，一腿抬起并向身体前方伸直，注意要使腹肌紧张，将体重集中于双臀。慢慢把腿放回原地，然后另一条腿重复同样的动作。每条腿做 10~15 次。

增强记忆的训练

老年人记忆减退并不是老龄化的必然结果。无论对哪个年龄的人来说，像忘记钥匙放在哪里这类事情都是很普通的事，因此你不必担心你的记忆有问题，除非你连钥匙是什么都不知道了。进行以下的记忆训练有助于老年人保持良好的记忆：

● 记一些诗文；

● 看一张照片，然后拿走。写出你记得照片中的要素，如有多少人、动物、建筑物和其他物体，然后再对比一下，看你记对了多少；

● 找一个纸夹、线圈或其他常见物品，然后尽量想象它的新用途；

● 画一张你小时候居住的家的平面图，要有房，有窗，有家具。讲一个曾经发生在那里的故事。

肱二头肌屈接训练

背挺直坐正，双脚平踏在地板上，双手握重物（开始时以 0.45~0.9 千克为宜），肘关节弯向自己，使重物靠近肩膀。慢慢放下手臂使重物靠近大腿，然后再慢慢将手臂弯曲使重物靠近肩膀。当你可以重复练习 12 次时，将重物增加 0.45 千克。

提放训练

背挺直坐正，双脚平踏在地板上。双手握重物（重物两端相靠）举至胸前，两肘关节弯曲，肘部朝向身体两侧，于地面和肩部平行。慢慢放下重物至大腿，保持重物两端相靠。然后再慢慢提向胸部。当你可以重复 12 次时，将重物增加 0.45 千克。

骨关节炎

骨关节炎又叫退行性骨关节病，是一种很常见的关节炎症。这种类型关节炎的特征性病变是软骨功能障碍。软骨是连接关节的结缔组织，是骨在关节内相互接触的缓冲垫。如果软骨磨损，骨在关节处相互摩擦，就会导致疼痛和僵直。

即使你患有骨关节炎，你也同样可以保持活力与相对健康的身体。尽可能多地了解骨关节炎以及学习如何控制此病。根据你的病情，医生会为你提供最合理的治疗方案，包括药物治疗。医生还会建议你采用合理的生活方式，如有规律的锻炼、充足的休息和保持健康的体重。

关节是如何工作的

关节能允许两个或更多的骨自由运动，并能缓冲运动时产生的振荡。关节由以下几部分组成：

- **软骨：**连接关节的结缔组织。
- **关节囊：**支撑骨和其他关节部分的膜组织。
- **滑膜：**关节囊内的一层较薄的膜组织。
- **滑液：**润滑关节的液体。
- **韧带：**连接骨与骨的带状组织。
- **腱：**连接肌肉与骨的纤维束。
- **肌肉：**受神经支配的肌细胞束，收缩引起运动。

骨关节炎对关节的影响

骨关节炎可以发生在任何关节处，常见于手、膝盖、臀部和脊柱上的关节。膝关节和髋关节是骨关节炎的易发部位，发病能影响日常活动。髋关节炎可导致腹股沟、臀部、大腿内侧和膝盖疼痛。脊柱的骨关节炎可导致四肢的麻木和无力。手指的骨关节炎似乎与做家务有关，女性比男性高发，尤其是更年期妇女，常常在手指的远端和中间的关节处出现畸形、疼痛和僵硬。

骨关节炎对每个人的影响都不同。有些人发病很快，而有些人却要几年的时间才会出现关节的退行性病变。骨关节炎的确切病因尚未明了，25% ~30% 的患者似乎受遗传因素的影响。造成软骨的磨损可能是多因素共同作用的结果，包括年龄、超重、关节损伤、与工作或体育运动相关的关节承重力。

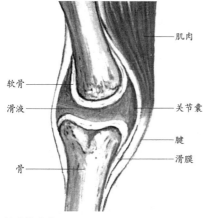

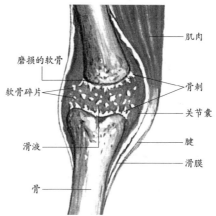

健康的关节

在健康的关节中，骨被表面平滑的软骨包裹着。骨和软骨外围有关节囊包裹，关节囊内有一层膜（滑膜），滑膜产生的滑液能使关节灵活无痛地运动。

患骨关节炎的关节

骨关节炎引起关节内的软骨磨损。骨片段（骨刺）从关节处的骨边缘凸了出来。骨开始相互摩擦，关节运动时产生疼痛和僵直。

锻炼和骨关节炎

尽管在关节疼痛和僵直时似乎不利于进行体育运动，但事实上，有规律的锻炼对患骨关节炎的关节是有利的。有规律的锻炼能减轻疼痛，提高关节的适应性和灵活性，进而增强关节周围肌肉的力量。

锻炼还能改善你的整体健康，有利于控制体重，从而减轻负荷过重对关节造成的压力。

为避免运动时受伤，开始进行锻炼时一定要缓慢。先从伸展运动开始增大关节的活动范围和灵活性，然后再进行适度的力量训练。

你不必去健身房进行举重训练，可以买些手提的重物在家锻炼。将散步、游泳、骑车等运动列入你的日常活动中。逐渐增加运动强度将能延长你的运动时间，从而使你变得更强壮，动作更

灵活，疼痛更少。

游泳对患骨关节炎的人来说是一项很好的运动项目。水对人体有支撑力，能减轻臀部、膝盖和脊柱所承受到的压力。

瑜伽也是一项很好的运动，瑜伽能锻炼关节周围的肌肉，提高关节的灵活性。其他对骨关节炎有益的项目还有太极和慢跑。你可以通过咨询医生来选择一种最适合你的运动项目。

骨关节炎的预警信号

- 持续性或间断性的关节疼痛；
- 起床后或久坐后关节僵直；
- 关节肿胀；
- 关节运动时有咔咔声。

红肿、发热和触痛通常是风湿性关节炎的特征。

13

心脏病

心脏每天 24 小时不停地工作，泵出富氧血抵达全身。但是，如果通往心脏的动脉血管被脂质类物质即脂肪斑堵塞了，血管就会变得狭窄，对心脏的供血就会减少，从而导致心脏病。如果斑块破裂，就会形成血栓，从而堵塞动脉并导致心脏病突发。心脏病，男女发病概率相同，但许多女性并没有意识到她们有患心脏病的风险。不过令人欣慰的是，通过采用本节所列出的有益心脏健康的生活方式，可降低发生心脏病的风险。

心脏病的危险因素

许多因素能增加患心脏病的风险，其中一些是不可控制的，如家族史。不过，有很多因素是可以控制的。

不能控制的危险因素

● **年龄**：男性在 45 岁后患心脏病的概率增高，女性在 55 岁后患心脏病的概率增高。

● **家族史**：尤其是父亲或兄弟在 55 岁前被诊断出心脏病，母亲或姐妹在 65 岁前被诊断出心脏病。

能够控制的危险因素

● **吸烟**：吸烟是心脏病的主要危险因素。吸烟能升高血压，损伤血管壁，促进血液凝固，加速动脉壁斑块的形成。

● **高血压**：高血压能增加心脏和血管壁的压力。

● **胆固醇水平异常**：总胆固醇水平升高，高密度脂蛋白胆固醇水平降低或低密度脂蛋白胆固醇水平升高，都能加速动脉壁斑块的形成。

● **超重**：超重可增加心脏的工作负荷。

● **缺少锻炼**：锻炼能增强心脏功能，降低体重，改善胆固醇水平，降低血压。

● **糖尿病**：随着时间的推移，糖尿病可造成血管壁的损伤，增加突发心脏病和中风的风险。

● **压力**：控制不了的压力能提高心率，导致心律失常和心绞痛。

你具有的危险因素越多，患心脏病的概率就会越高。向医生说明你的危险因素，并咨询可以避免心脏病的操作方法。

预防心脏病

心脏病与生活方式有关。即使你有心脏病的家族史，通过控制不良的生活方式，你也能预防心脏病或降低心脏病的发病风险。

● **不要吸烟**

吸烟是心脏病的主要危险因素。戒烟 1 年，心脏病的发生风险可降低一半儿；戒烟 5 年，患心脏病的风险就可降到与不吸烟者的发病风险相同。

● **健康的饮食**

少吃饱和脂肪和反式脂肪含量高的食物，多吃水果、蔬菜和富含 ω-3 脂肪酸的鱼类。限制饱和脂肪（肉类和全脂奶制品）的摄入量可降低胆固醇水平。限制盐（盐能升高某些人的血压）的摄入和适量饮酒（过量饮酒能升高血压）。

心脏病发作引起的疼痛部位

　　心脏病突然发作引起的疼痛部位因人而异，疼痛可能在手臂、下颌、背部、胸部等。女性的症状变化更大，较男性更易出现头晕、无力、恶心、出汗、昏晕等。

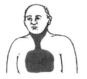

扩散到颈部或下颌的胸痛　　辐射至左肩的挤压性胸痛　　胸骨下方的钝痛或紧绷而沉重的感觉或受到挤压的感觉　　扩散到后背的胸痛

对心脏病突然发作的处理

　　如果你的心脏病突然发作，务必要及时治疗。心脏病突发的前2小时对心肌的损伤是最严重的。有时症状发作感觉好像是胃灼热或消化不良，你不能确定是心脏病发作，也要及时寻求救助。快速处理可能会挽救你的生命。处理方法：

　　● 当出现首发症状时，立即坐下或躺下；

　　● 如果症状持续了2分钟，立即拨打120急救电话，告知急救人员你可能是心脏病突然发作；

　　● 如果你备有硝酸甘油，每5分钟服1片，直到服完3片；

　　● 如果你没有硝酸甘油，可以服用阿司匹林，阿司匹林可降低血液黏稠度，增加心肌供血；

　　● 不要自己开车去医院，等救护车来，因为救护车上有专为心脏病发作准备的急救设备。

　　● 有规律的锻炼

　　有规律的体育锻炼至少能使患心脏病的风险降低三成。有规律的锻炼可以降低血压，降低胆固醇水平，降低患2型糖尿病的风险，这些都是心脏病的危险因素。有规律的锻炼还能控制体重。

　　● 保持健康的体重

　　超重能升高血压和胆固醇，并使超重者易患2型糖尿病。减轻体重能降低心脏病的发病风险。

　　● 减轻压力

　　当机体处于压力下时，身体会发生严重的改变：心率增加，血脂、血糖升高，血液凝固性增高。这些都额外增加了心脏的负担。压力还可以促使许多不利心脏健康的习惯形成，如暴食、吸烟、忘记锻炼。静思，瑜伽，深呼吸，按摩，温水浴，锻炼和充足的睡眠等都有助于缓解压力。

　　● 避开吸烟的环境

　　被动吸烟能引起心脏病或使已有的心脏病恶化。

15

癌症

癌症已成为人类的重大杀手之一。1/2的男性和1/3的女性在他们的一生中都将患某种癌症。多数人在55岁以后被诊断出患有癌症。早发现和早治疗能增加治愈的机会。因此，一定要经常进行自我检查，做推荐的筛查试验，并将可疑的症状告诉医生。

什么是癌症

癌症是以不受控制的细胞增生为特征的一类疾病，而这种增生是由于控制细胞分裂和更新的基因发生突变导致的。这些基因的突变可能是遗传的或在出生时就出现的，但通常是由于环境因素（如辐射、香烟烟雾）损害了调控基因所致。

细胞更新是保持身体健康的一个平衡过程。在正常组织中，衰老的和受损的细胞在癌变或导致其他问题前死亡，取而代之的是健康的新细胞，这一过程称为凋亡。在发生癌症时，控制细胞分裂、老化和死亡的基因受损，这种平衡被破坏，结果导致细胞数量增加、组织块的形成，进而形成瘤块。随着聚集的细胞越来越多，瘤块也越来越大，最后影响到周围组织的正常功能。

人体的任何组织都可以患上癌症。常见的部位有肺、乳房、淋巴结、结肠、膀胱、前列腺。癌症在体内可以通过两种途径传播：一种途径是瘤块内的肿瘤细胞直接侵入周围的组织；另一途径是肿瘤细胞渗入血管或者淋巴管，随着血液循环或淋巴系统侵入较远处的健康组织。

癌症的预防

许多生活方式能增加或降低患癌症的概率。虽然基因可以影响你患癌症的易感性，但基因并非完全决定因素。即使你有癌症的易感基因，以下措施也能帮助你降低患癌症的风险，同时还能避免一些其他疾病。

● **不吸烟和其他烟草制品：** 吸烟是肺癌和其他一些癌症，包括口腔、喉、食道、胃、胰腺、肾和膀胱癌的主要原因。无烟烟草与口腔和咽喉癌有关。

● **多吃蔬菜、水果和谷类：** 研究发现，植物性食物（尤其是蔬菜、水果和谷类）中的很多物质如抗氧化剂，可干扰癌症的发生过程。吃低脂肪（尤其是动物脂肪）的食物可以降低患癌症的概率。

● **保持健康的体重：** 超重可增加患癌症的概率，包括乳腺、子宫和结

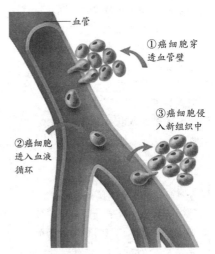

①癌细胞穿透血管壁

②癌细胞进入血液循环

③癌细胞侵入新组织中

——血管

当癌症扩散时

如果癌细胞进入血管，它们就会被血流带到身体的其他部位，并且侵入其他部位的健康组织。癌症从身体的一处扩散到另一处的过程叫作转移。

肠癌。

● **有规律的锻炼**：有规律的锻炼可以减少多种癌症发生的概率。研究尚未明确体育运动为何能预防癌症，但认为体育运动可以增加人体的免疫能力。

● **防晒**：避免过多地暴露在太阳光下，穿防护服和使用防晒剂能明显降低患皮肤癌包括黑色素瘤（恶性程度高）的风险。

● **适量饮酒**：过量饮酒，尤其伴有吸烟，能增加患口腔、咽喉和食管癌的风险。患病风险较不吸烟也不饮酒者高40倍。

● **采取安全的性生活**：人乳头瘤病毒可以通过性传播，与女性患宫颈癌有关。

● **进行推荐的筛查试验**：定期进行筛查试验——如检测人乳头瘤病毒筛查宫颈癌，结肠镜检查筛查结肠癌——能及早发现潜在的问题，从而使治疗更为容易，增加治愈的机会。

癌症的治疗

对于癌症来说，早发现、早治疗是关键。当癌症还没从原发部位向身体的其他部位转移时进行治疗，治疗的成功性更大。癌症的治疗方法一般有手术治疗、放射疗法和化学疗法，或者是这三种方法的组合治疗。现在也逐步开始使用免疫疗法和干细胞移植。

手术

手术通常是医生推荐的首选方法，通过手术切除癌性的瘤块和周围可能含有癌细胞的组织。尽量减少手术侵入范围的操作方法正在不断完善，目的是要尽量保存更多的健康组织和正常的功能。

最常见的癌症

尽管患乳腺癌或者前列腺癌的人较患肺癌或结肠癌的人多，但每年因肺癌和结肠癌而死亡的人却更多。

最常见的癌症排名	癌症杀手排名
1. 前列腺癌	1. 肺癌
2. 乳腺癌	2. 结直肠癌
3. 肺癌	3. 乳腺癌
4. 结直肠癌	4. 前列腺癌
5. 膀胱癌	5. 胰腺癌
6. 非霍奇金淋巴瘤	6. 非霍奇金淋巴瘤
7. 黑色素瘤	7. 白血病
8. 子宫癌	8. 卵巢癌
9. 白血病	9. 胃癌
10. 肾癌	10. 脑和神经系统的癌症

激光手术

激光是一种高度聚焦的大功率的光束，能够洞穿体内和体表组织并使瘤块气化，能够避免手术切口。激光也常被用来减轻大的瘤块压迫引起的症状，如瘤块压迫气管和食管引起的呼吸和进食问题。

冷冻手术

冷冻手术使用极低的温度（液氮喷雾或低温探针）来冻结和破坏异常组织。冷冻手术一般用来治疗外部的肿瘤如皮肤瘤，以及癌前病变如影响宫颈的疾病。然而，医生们正越来越多地用它来治疗体内的肿瘤，包括前列腺瘤。

电外科

高频电流常用来破坏体表和口腔的

肿瘤。LEEP/LLETZ（电套圈外科切除术，扩大的电套圈变性外科切除术）常用于切除宫颈处的异常组织。

莫斯（Mohs）手术

莫斯手术是每次切除一层癌组织，每次切除后在显微镜下寻找下一层组织中的癌细胞，当在显微镜显示下一层细胞都正常时，手术停止。这种方法最初是用来检查复发的皮肤瘤或在敏感部位（眼睑，鼻，嘴唇）形成的肿瘤。莫斯手术能尽可能多地保留正常组织，并且治愈率较高。

试验中的抗癌手术

研究者正在研究其他切除和破坏肿瘤组织的技术，包括高频超声（HIFU）、微波、无线电波、磁体。

免疫疗法

免疫疗法是利用免疫系统来对抗癌症。免疫疗法有两种方式：一是刺激患者的免疫系统，通过主动免疫来对抗疾病；二是给患者注射人工制造的对抗疾病的免疫成分（抗体等），通过被动免疫来对抗疾病。免疫疗法包括抗癌疫苗，现正在被研究用于治疗各种类型的癌症，包括黑色素瘤、肾癌、血液肿瘤（白血病、淋巴瘤和骨髓瘤）、乳腺癌、结肠癌、宫颈癌和卵巢癌。

干细胞移植和骨髓移植

骨髓是骨中心的海绵组织，能够制造出人体所有的血细胞。血细胞由未成熟的细胞（干细胞）发育而来，干细胞主要集中在骨髓，少量存在于外周血液循环中。如果癌症破坏了骨髓或者治疗癌症时骨髓被破坏，医生将推荐干细胞移植和骨髓移植来产生健康的新细胞。

常规剂量的化疗效果差时也可采用干细胞移植，也可在大剂量的化疗后，注入干细胞来代替被破坏了的细胞。

放射疗法

放射疗法，简称放疗，是利用高能量放射波的穿透线束或放射性粒子流来治疗肿瘤，放射能量如同 X 线，能杀死肿瘤细胞，阻止肿瘤细胞的分化。放疗同时也能影响正常的组织，但与肿瘤细胞不同的是，正常细胞能从放射带来的损伤中恢复过来。

半数以上的肿瘤患者需要接受放疗。放疗经常用在手术前以缩小瘤块，或用在术后以阻止瘤块周围可能存在的肿瘤细胞的生长。放疗也经常与化疗联合使用。

放射疗法分体内和体外两种形式。多数人采取的是体外放疗，放疗仪器发射出高能量的射线作用于瘤块和周边组织。体内照射通过植入、注入和给药等方式将放射源置于体内。

放疗的副作用个体差异很大，并且与照射剂量和范围的大小有关。最常见的副作用有疲劳、皮肤损伤、食欲减退，这些副作用通常在放疗几周后能得到改善。

立体定向放射疗法

一些新型的放疗技术可以像手术一样精准。立体定向放射疗法通过多角度瞄准肿瘤靶点，从而发射出精确剂量的射线作用于小肿瘤。操作的精密性如同外科手术，因此常被称为立体定向手术，传递这些能量波的仪器被称作伽马刀（事实上并没有真正的皮肤切口）。立体定向放射疗法通常用于治疗脑瘤，现在它正被研究用于其他肿瘤的治疗。

化学疗法

化学疗法，简称化疗，是利用药物来抑制肿瘤的分化从而破坏肿瘤细胞，达到治疗肿瘤的目的。化疗通常会采用两种或更多的药物组合，以获得最佳的治疗效果。

病人可以在门诊、医生的办公室、诊所或自己家中接受化疗。给药方式有静脉输注，口服，注射或皮下吸收等。

化疗时，药物可破坏正常、健康的分化快的细胞（如毛囊细胞），这是造成大多数副作用的原因。化疗的副作用有脱发，疲劳，恶心，呕吐，便秘，腹泻，疼痛，失眠和意识错乱。

医生还会使用一些通过其他作用来治疗癌症的药物。例如，生物疗法借用能加强人体免疫力的物质来治疗癌症。一些药物能抑制某些激素和其他一些化学物质的作用，而这些激素或化学物质能促进某些癌症的发展。

遗传学

基因对所有的疾病都有影响，即使只是普通的感冒。研究发现，许多遗传病与基因的关系密切，研究者正在研究基因如何与环境因素（如生活习惯）相互作用导致很多常见的疾病，如心脏病、高血压、糖尿病、癌症。遗传学研究的进展将有助于我们采取措施改善生活习惯，避免许多疾病的发生。这些新知识同样有助于研究者发现疗效更确切、目标更明确、副作用更少的治疗方法。你对你的基因组成了解得越多，你就能更好地控制你的健康状况，在生活方式、医疗保健和生育问题上做出最佳的选择。

遗传：未来药物

将来有一天，我们将能够了解自己所独有的基因组，了解自己对哪些疾病易感，从而制订出预防措施。医生将能根据个体基因组开出更加个体化的处

蛋白质：构成人体结构

蛋白质是人体所必需的。有的蛋白质构成了人体的结构，如肌肉、皮肤等，有的蛋白质——包括酶、激素、抗体——溶于体液中，被传送到任何需要的地方。基因控制着细胞内蛋白质的合成，调控细胞在特定的时间合成特定数量的特定蛋白质。不同的蛋白质在体内有不同的作用：

- 酶能调节细胞内的化学反应速度；
- 抗体——由免疫系统的白细胞所产生，能破坏侵入体内的微生物，保护机体免于感染；
- 肌细胞中的蛋白质能调节肌肉的灵活性，促使血液流遍全身，并帮助食物通过消化道；
- 血红蛋白负责携带红细胞中的氧，并使红细胞呈现红色；
- 激素调控着多种生化过程，如生长发育、性成熟和许多器官的活动。

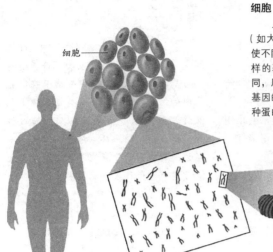

细胞

细胞

人体有多种细胞，根据所在部位（如大脑、肌肉、胃和脂肪）的不同行使不同的功能。虽然每个细胞都含有同样的基因，但各个细胞之间却各不相同，原因是各个细胞的基因组合不同。基因的不同组合决定了何种细胞生产何种蛋白质和执行哪些任务。

着丝粒

染色体

染色体

染色体是细胞内的核心结构。染色体由高度重复的 DNA 呈螺旋状排列而成。每个人有 23 对染色体，每一对染色体都由来自父母双方的一条染色体组成。每个染色体包含几百到几千个基因。在细胞分裂前，染色体以自己为模板进行复制，每条染色体和复制的染色体通过一狭窄的区域称为着丝粒连接，呈 X 形。

脱氧核糖核酸（DNA）：生命的基础

每个人的生命都是由从亲代的一个富含遗传信息的细胞开始的。这个原始细胞分化成将近 100 兆个细胞，并且每个细胞都有和这个原始细胞一样的遗传信息。每个人大约有 30 000 个特异的基因，称之为个人基因组。个人基因组调节机体内所有细胞的活动，促使细胞间协调工作，维持身体的健康和功能的正常发挥。

方，如医生将会知道哪种抗高血压药物或组合药物对你最有效。

最终，科学家有望找到那些可以使我们活到 100 岁或更长的基因。通过从基因获得的信息，科学家们将会发明出新的治疗技术、药物、维生素和饮食组合，从而增加长寿基因的表达，增加每个人的预期寿命——即使是那些生下来并不具有长寿基因的人也可以获得长寿。

基因是如何遗传的

基因在细胞内随着细胞的分裂（有丝分裂）而不断复制。细胞每秒要进行几千次有丝分裂，不断产生出新细胞来取代受损的、衰老的和死亡的细胞。卵子和精子与其他细胞不同，它们以减数分裂的方式分裂。每一个卵子或精子中都含有其他体细胞内一半的 DNA，在遗传上都是独一无二的。在受孕时，卵子和精子结合成一个含整套遗传信息的细胞，父母双方的基因各占一半。这些基因信息的任意组合是人类遗传信息无限变化和各不相同的原因。

基因

基因是人体遗传的基本构成和功能单位，能指导蛋白质的合成来构建人体组织。科学家认为在基因组中只有2%的基因编码蛋白质的合成，其余的基因功能是保持染色体的完整性，调节蛋白质的合成时间、部位及数量。

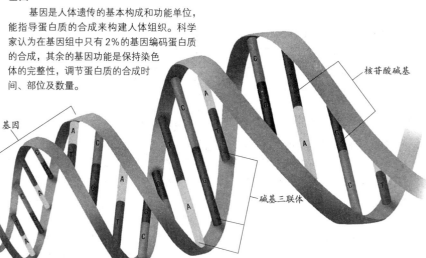

核苷酸碱基

基因

碱基三联体

遗传密码

基因携带的遗传信息由DNA的结构决定。DNA以双螺旋或阶梯样的方式排列，每个阶梯由糖和磷酸盐组成的纽带作为支撑。两条DNA链通过碱基配对连接。碱基共有4种：胞嘧啶（C），腺嘌呤（G），鸟嘌呤（A）和胸腺嘧啶（T）。

在每条单链上，每个阶梯的一侧排列有3个碱基，称为碱基三联体，它们表达基因信息。如三联体TAC、CGC、TCA，编码氨基酸，构建功能蛋白。碱基的配对只有两种方式：A–T，C–G。

如果把碱基比作遗传信息的一个字母，那么碱基三联体就是一个单词，基因就是一个句子，染色体是章节，染色体组（基因组）就是每个生物体的生命之书。

吸烟的危害

香烟的烟雾中含有4000多种的化学物质——它们中至少有60种是已知的致癌物。烟草中所含的尼古丁具有高度成瘾性，能增加吸烟者的心率，刺激血管内壁并促进血液凝固，增加心脏病突发和中风的危险。香烟烟雾中的一氧化碳能减少血液中的氧浓度。

90%的肺癌病例是由于吸烟造成的，无论男女，肺癌都是头号癌症杀手。吸烟也可以引起其他癌症，包括口腔癌、喉癌、食管癌、膀胱癌、肾癌、宫颈癌和胰腺癌。吸烟还与大多数肺气肿和慢性支气管炎病例有关，并且是心脏病的主要危险因素，而心脏病是人们无论男女首要的死亡原因。35岁以上既吸烟又服用避孕药的女性，其发生心脏病突发或中风的危险性较高。

戒烟的好处

即使你已经吸烟很多年了，只要你戒烟，你的身体就会发生一系列的变化，修复由吸烟引起的损伤，并有助于受损细胞和器官恢复健康状态。

如何戒烟

戒烟是不容易的。但也许正是因为戒烟很辛苦，戒烟后的你所得到的回报也是不菲的。花些时间考虑一下做一个戒烟者的诸多益处吧，这是戒烟的第一步。

制订计划

一旦你决定戒烟，要计划一个开始戒烟的日期。选择一个你不紧张的时间。在戒烟日的前一个晚上，扔掉你所有的香烟、火柴、打火机和烟灰缸。计划一些特别的活动以帮助你度过接下来没有烟的几天日子。尝试下列这些措施：

- **避开吸烟触发物**。打电话或喝酒等熟悉的动作可以导致吸烟的冲动。列一个能触发你吸烟的清单，并尽可能避免。设法避免待在吸烟者周围，特别是吸烟的朋友，直到你的烟瘾开始消退。

- **保持忙碌**。从事能保持你双手忙碌的活动。当你感觉到有往口中放东西的渴望时，咀嚼口香糖、吃生鲜蔬菜或吸吮一支吸管。

- **考虑用一种尼古丁替代产品**。尼古丁片、药丸和口香糖都可以在柜台购买到，而其他产品可通过处方获得。这些产品对大多数人是安全的，但在使用任何上述产品前请告知你的医生，因为它们可能会有副作用。

- **尝试参加戒烟计划**。与你当地的医院取得联系，询问有关当地戒烟计划的信息。

大多数戒烟的人在开始戒烟后的前3~4周时间里，要经历一些不愉快的副反应，包括易怒、失眠、头痛、疲乏、抑郁、神经过敏、焦虑以及注意力难以集中等。这些症状是由于机体缺乏尼古丁而引起的戒断反应，有时可能会很严重。尼古丁引起脑中化学物质发生变化，使得大脑对刺激和愉快的渴望达到越来越高的水平。询问医生处方药安非他酮是否能帮助你度过难熬的这几周。

假如你复发

假如你在戒烟开始后不小心吸了一两支烟，请不要太过自责，但要设法尽快回到戒烟过程中来。多数人在他们永久戒烟之前会复发几次。假如你戒烟时吸了一支烟：

- **不要气馁**。戒烟是困难的——复发不意味着你不能成功。

- **吸取经验教训**。找出触发你点火的冲动，并设法加以避免。

第二部分

健康的身体

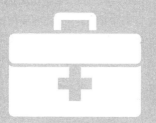

第一章
饮食与健康

不健康的饮食是肥胖、高血压、心脏病、中风、2型糖尿病和某些癌症高发的主要因素。然而，饮食也是最可控的风险因素之一。你可以选择有营养的食品并限制热量、脂肪、食用盐和糖的摄入量，从而降低发生许多慢性疾病的风险。健康的饮食也有助于你保持体重和精力充沛。但是健康的饮食包括哪些呢？营养专家认为，食用富含纤维的蔬菜和水果、充足的全颗粒谷物、低脂的乳制品和动物与植物蛋白的食物可降低许多病的患病风险。本章将为你讲述营养学的基础知识，告诉你逐渐变老时应如何改变营养需求，并向你演示如何通过改进饮食来预防疾病。

吃出健康

如何选择有营养的食物来帮助你及你的家人保持好身体呢？医生在对你进行全面的体格检查时，会检查你的体重、血压、胆固醇和血糖水平。医生会询问你的家族健康史，计算你的身体质量指数（BMI）和腰／臀比，以检查你体内的脂肪对体重的影响程度。利用这些信息，你可以配合医生来调整你的饮食，以降低患病的风险。

如果你的胆固醇水平高且有心脏病家族史，医生可能会建议你避免或限制食用高饱和脂肪酸和反式脂肪酸的食物，定期锻炼并保持健康的体重。如果你有糖尿病或超重的家族史，医生会推荐你增加体育活动并降低体重。如果你有结肠癌或某些其他癌症的家族史，医生就会建议你减少脂肪的摄入（特别是动物脂肪），增加富含纤维食品的摄入以及增加体育活动的运动量。医生也会根据你的风险因素和年龄、性别来建议你定期要做哪些筛查试验。

营养专家通常会推荐的膳食是低脂（特别是饱和脂肪酸和反式脂肪酸）及高纤维的全颗粒谷物、蔬菜和水果。2岁以下的儿童需要母乳或脂肪含量较高的乳制品、豆奶，或能保证大脑发育的代乳品。但是，2岁以后，他们就应该改用低脂食物。每天尽量吃至少5个半杯的蔬菜和水果及6个半杯的谷类食物与豆类食物。吃多种食物以尽可能多地获取营养成分也是非常重要的。当遵循健康饮食原则时，要花上几天时间来考虑你的饮食，对每一餐的食物都要做出明智的选择。要更多地选择低脂、高纤维的食物，并采用低脂烹饪法，如用煮和烤取代煎或炸。

你不必完全排除你所喜欢的高脂小吃、甜品或速食食品。如果你只是偶尔想吃一下比萨、各种夹饼或一碟冰激凌，那就好好享用吧。不过随后的几餐就要尽量多吃蔬菜、水果、全颗粒谷物和低脂食品，这就是"脂肪预算"的概念。健康的饮食中也包括某些脂肪，如单不饱和脂肪，它们能让你有充实感，并能提供必需的脂肪酸。

事实上，一些脂肪是对健康有益的，可改善胆醇的水平，降低心脏病的发病风险。这些具有保护作用的脂肪主要来自植物油如橄榄、芸苔和大豆（不饱和脂肪），以及鱼油如鲑鱼油（ω-3 脂肪酸）和某些人造黄油（含植

每天一把坚果，解馋又健康

坚果很可口，尽管它们的脂肪含量和热量都很高，但它们有助于降低胆固醇水平，甚至有助于减少体重并防止反弹，当然前提是你必须有节制地食用并保持积极的生活态度。能达到最佳效果的推荐摄入量是一天 31.1 克（大约一把）坚果或者 2 大汤匙的花生酱。仅需一把坚果，你就能吸收到植物蛋白、大量维生素（包括 B 族维生素）和矿物质（包括钾、镁和磷）。坚果中也含有对心脏健康的营养成分——纤维、维生素 E（为抗氧化剂，能保护血管免受自由基的损伤，自由基可损伤细胞）、叶酸（能降低血液中高半胱氨酸的水平，高半胱氨酸是与心脏病有关的化学物质）和铜（能改善胆固醇水平，降低血压）。但在食用坚果时要记住31.1 克的坚果能提供大约 836 焦耳的热量。

物甾酮）。其他有益健康的脂肪来源包括坚果、种子和鳄梨。

适度摄入糖、盐和酒精。糖能引起蛀牙，并且糖含量高的食品如软饮料、糖果与面粉糕饼等热量较高而营养成分较少。许多高糖点心含有的饱和脂肪或反式脂肪的量也很高。此外，许多脱脂点心与快餐常用糖替代脂肪，这些食品事实上比全脂食品的热量更高。你可能容易被这类食物填饱，并且摄入的热量超出身体所需要的，从而没有余地再去食用有营养的食物。

高盐（钠）食物的摄入能升高对盐敏感者的血压，也会诱使钙从骨骼中流失，导致骨质疏松症。尽管不是每个人对盐敏感（还没有测定人体是否对盐敏感的方法），但你的身体实际上每天只需要非常少的钠（每天少于 500 毫克）。你每天所摄入的钠量可能很容易超过推荐的每日允许钠量（每日 2400 毫克），甚至盐没有额外加到食物中就已超标。加工过的和商业包装食品，包括罐装汤、面食与蔬菜、热狗、午餐肉、加工过的奶酪、谷类食品、风味稻米、干燥的汤料、包装的面条、饼干以及椒盐卷饼等，都含有大量的盐。仔细检查包装食品上的营养标签以检查钠的含量，并在超市中寻找低盐食品。

酒精和糖一样，能提供许多热量但几乎没有什么营养。如果你要喝酒，适度饮酒是关键。男人每天喝酒应该不超过两饮，女人不超过一饮。一饮相当于啤酒 373.2 克，葡萄酒 155.5 克，或白酒 467.7 克。许多健康风险都与过量饮酒有关，如肝损伤、交通事故的增加，过量饮酒会干扰身体对食物中营养成分的吸收。

营养学基础

糖类、蛋白质和脂肪是营养饮食的主要组成。了解营养学的目的是确保每天都能选择出最佳食物并以正确的比例搭配。仔细阅读食品标签可知晓食物中所含营养成分的数量。

糖类

糖类是身体能量的主要来源，占每日所摄入的热量的45%~65%。糖类包括糖、淀粉和植物食品中的纤维，有单体和复合体两种存在形式。身体吸收单体糖类的速度非常快，这种糖类有食用糖、大多数水果及牛奶中的糖（乳糖）。

健康的膳食指南

这个指南为你提供如何获取身体所需要的营养成分，引领更健康、更积极的生活，降低最常见的慢性病的发病风险，包括心脏病、癌症、高血压和糖尿病。为了保持健康，你需要：

● 维持健康的体重；

● 每天都要保持活力；

● 每天都要吃多种谷类食物，特别是整谷食物；

● 每天都要吃多种水果与蔬菜；

● 正确地保存食物；

● 减少膳食中饱和脂肪与胆固醇的含量，但总脂肪的摄入量要保持适中；

● 选择低糖饮料和食物；

● 选择并加工低盐食物；

● 如果喝含酒精的饮料，一定要适度。

身体对复合糖类的吸收较慢，它们能为身体持续不断地提供能量。复合糖类也有助于稳定血糖水平，避免因食用单体糖类而引起血中葡萄糖浓度的上下波动。因此，你平时摄入的大多数糖类应该是来自整个谷物、蔬菜和完整的水果（包括皮）的复合糖类。

儿童和成年人每天应摄入大约130克糖类，这是为了获取足够量的葡萄糖以保证大脑功能正常的最低量；大多数人每天吸收的糖类量会大大超过这一数量。添加了糖的食品在我国食品供应专柜和所有食品种类中随处可见；一些明显添加有糖的食品是糖果、软饮料、水果饮料、面粉糕饼及其他甜食；一些看不出是否添加糖但实际上加有糖的食品有沙拉调味料、谷类食品、番茄酱及面包。加糖食品吃得较多的人通常摄入的热量较多，而摄入的基本营养成分较少，一定要限制含加糖的食品与饮料的摄入。

纤维

纤维是构成植物细胞壁的一种物质，也是复合糖类的一个特别重要的组成部分，因为它有助于降低LDL（低密度脂蛋白，"坏的"）胆固醇水平，降低发生心脏病的风险。纤维能帮助你保持健康的体重，也有助于降低发生结肠癌和其他消化道疾病的风险。食物纤维有两种存在形式——可溶性和不溶性的。两种形式都不可消化，但它们在饮食中均担负重要的功能。可溶性纤维，存在于燕麦、大麦、干燥的豆类与豌豆及某些水果中，能改善胆固醇的水平。一种被添加在某些谷类食物与面包中的药草——欧车前，常被用于某些非处方药——大便软化剂和缓泻药中，它也被证实有助

纤维素的良好来源		
食物	食用量	总纤维含量（克）
豆类（经过烹饪的）		
斑豆	1 杯	15
菜豆	1 杯	13
四季豆	1 杯	11
鹰嘴豆	1 杯	9
蔬菜（经过烹饪的）		
朝鲜蓟	中等量	7
青豌豆	1 杯	6
甜西红柿	中等量	4
玉米	中等大小的玉米穗	2.5
水 果		
红莓	1 杯	8
蓝莓	1 杯	6
带皮的苹果	中等量	4
橙子	中等量	3
整谷粒食物		
包装的麦麸谷类食品	1 杯	8
全麦面包	2 薄片	4
燕麦片（经过烹饪的）	1 杯	4
全麦糊（经过烹饪的）	1 杯	4

于降低血液中胆固醇水平。不溶性纤维存在于全麦面包、麦麸及水果与蔬菜的皮中，能增加粪便的体积，有助于粪便更容易通过消化系统。因此，多摄入不溶性纤维和多喝水有助于预防便秘。

50 岁以下的成年人推荐的每日纤维摄入量为男性 38 克、女性 25 克；50 岁以上的成年人（通常吃的食物较少），推荐的每日摄入量为男性 30 克、女性 21 克。儿童每日应该摄入的食物纤维是在他们现有的年龄上加上 5 克。例如，6 岁儿童每日需要摄入的纤维为 6 加 5 即 11 克。阅读食品标签以确定食品中的纤维含量。

蛋白质

蛋白质是机体所有细胞中主要的功能性和结构性组分，也是参与组织构成、维持和修补的基本要素。蛋白质由 21 种不同的氨基酸组成，是酶、激素、核酸或其他分子的生命基础。人体能合成多种氨基酸，但有些氨基酸必须从饮食中获得，这类氨基酸叫作必需氨基酸。来

你需要多少蛋白质呢

满足你身体所需要的蛋白质的数量是很少的。蛋白质每日推荐摄入量为男性 63 克、女性 50 克；发育期的儿童和孕妇或哺乳期妇女需要更多的蛋白质。

对于成年人而言，更能体现个体化的摄入量是每千克体重 0.8 克。你可根据下列公式计算出你每日所需的蛋白质量。如果你的体重为 64 千克：

● 你每日需要的蛋白质克数：体重千克数乘 0.8 克（$64 \times 0.8 = 51$ 克）。

每克蛋白质有 16.72 焦耳的热量。计算出你每日应该摄入的蛋白质为多少热量，即每日所需蛋白质的克数乘 4（$51 \times 4 = 9.21$ 千焦。根据你的体重，你每日应该摄取大约 51 克或 852.7 焦耳热量的蛋白质。如果你每日食用 85 克的肉、禽类或鱼、喝一杯酸奶、一杯 226.8 克的低脂牛奶、享受一把坚果，你能很容易达到这一目标。85 克的肉、禽类或鱼大约是你的手掌大小。

不同来源的蛋白质比较		
食品	食用量	总蛋白量（克）
肉、禽和鱼		
鸡肉（无皮）	85 克	27
牛肉（瘦的）	85 克	26
猪肉（瘦的）	85 克	26
火鸡（烤过的鸡胸）	85 克	25
羊肉（瘦的）	85 克	24
大马哈鱼（烤的或煮的）	85 克	23
鲔鱼（水罐头）	85 克	22
带骨的沙丁鱼（油罐头）	85 克	21
虾	6 个大的	10
奶制品和蛋		
白色松软干奶酪（低脂）	1 杯	28
酸奶（脱脂，原味）	1 杯	13
酸奶（低脂，水果味）	1 杯	10
牛奶（脱脂 1%）	1 杯	8
切达干酪	28.35 克	7
意大利干酪（部分脱脂）	28.35 克	6
美洲乳酪（巴氏消毒）	28.35 克	6
鸡蛋	1 个大的	6
粮食、豆类和坚果		
扁豆（煮熟）	1 杯	18
菜豆（红色）	1 杯	13
豆腐（硬的）	113.4 克	13
鹰嘴豆（罐头）	1 杯	12
花生奶油	2 汤匙	8
单纯的燕麦片	1 杯	6
腰果	28.35 克	5
花生（干烤、无盐的）	28.35 克	5
全麦面包	1 片	3
白面包	1 片	2
蔬 菜		
豌豆（冻后煮熟）	1 杯	8
剁碎的绿花椰菜（煮熟）	1 杯	5
土豆（带皮烤）	1 个	5
玉米（冻后煮熟）	1 杯	5

自动物产品（如肉、鱼禽、蛋、牛奶和奶酪）的蛋白质被称为完全蛋白，因为它们能提供所有的必需氨基酸。

如果你想限制动物性产品的摄入，那就要进食更多的植物蛋白，包括谷物、豆类、坚果和蔬菜。因为这些食物无一能单独提供所有的氨基酸，它们提供的都是不完全蛋白。但是，你可以通过将不同的植物蛋白搭配在一起来获取完全蛋白，如米饭加豆类、面包加花生酱、玉米饼加豆类以及辣椒加谷物面包。此外，你可将任何不完全蛋白与奶类蛋白相搭配，进一步扩充或提高不完全蛋白的摄入量。如通心粉与奶酪、豆类与奶酪或全颗粒谷物面包与牛奶都可提供高质量的蛋白。

脂肪

人体利用食物中天然的脂肪来储存能量及携带某些维生素到血液中。脂肪的结构单位叫脂肪酸，也被用于合成激素。脂肪让你感觉充实，可增加食品的风味以及口感。脂肪使舌头感觉到冰激凌的奶油味，脂肪还能使蛋糕及其他烘烤食品松软。

每一类的食物脂肪或油都是由脂肪酸组合而成的，或多或少地含有饱和脂肪酸和不饱和脂肪酸。有的脂肪——特别是单不饱和脂肪酸（存在于橄榄油、芸苔油、酪梨及坚果等食物中）和植物甾醇（存在于某些人造奶油中），对人体是有益的。但是，有的脂肪则对人体是有害的，如饱和脂肪（存在于肉和油多的奶制品中）和反式脂肪（存在于黏稠的人造奶油和某些市售的烘烤食品中），它们使脂肪沉积物在血管内堆积从而导致心脏病。因此，要尽力避免或限制这类

膳食脂肪

不同的膳食脂肪对人体血液中胆固醇的影响既有益也有害。人的血液中含有影响心脏病发病风险的脂蛋白。其中一种叫 HDL（高密度脂蛋白）胆固醇，是对心脏有好处的，另一种叫 LDL（低密度脂蛋白）胆固醇，对心脏有害并能增加心脏病突发的风险。

血液中的胆固醇是由肝脏制造的黏性物质，它有助于激素和胆汁（一种协助消化的物质）的生成。在肝脏制造的胆固醇中，大部分来自于饮食（如肉类、烘烤食品、全脂奶制品）中的饱和脂肪。食物如蛋黄中所含有的少量胆固醇被直接吸收进入血液。血液中胆固醇的水平不仅由饮食决定，也与遗传因素有关。有些人生来胆固醇水平就容易升高。

不同类型的脂肪比较

脂肪的类型	主要的食物来源	对血液胆固醇的影响
单不饱和脂肪	橄榄油、芸苔油、花生油、坚果、酪梨	降低 LDL（坏的）与总胆固醇水平，提高 HDL（好的）胆固醇水平
多不饱和脂肪	玉米油、葵花子油、红花油、亚麻仁油、大豆油、棉籽油、鱼	降低总胆固醇水平，降低 HDL（好的）胆固醇水平
ω-3脂肪酸	冷水鱼脂肪，如大马哈鱼、鲭鱼、鲔鱼	降低总胆固醇与 LDL（坏的）胆固醇水平，提高 HDL（好的）胆固醇水平
植物甾醇	某些桶装人造黄油和色拉调味料	降低总胆固醇与 LDL（坏的）胆固醇水平
饱和脂肪	红肉、禽类暗红色肉脂肪、全脂和2%奶制品、黄油、巧克力、椰子油、棕榈油	增加总胆固醇与 LDL（坏的）胆固醇水平
反式脂肪	大多数黏稠的人造奶油、部分氢化的蔬菜油、深炸的土豆片、许多快餐食品、大多数商业化烘烤食品	降低总胆固醇与 LDL（坏的）胆固醇而且可能降低 HDL（好的）胆固醇食品
膳食胆固醇	蛋黄、肝脏、全脂奶制品	提高总胆固醇水平（但没有饱和脂肪与反式脂肪提高的多）

脂肪，用健康的植物性脂肪来替代它们。

尽量将来自于脂肪的热量降低到总热量的20%~30%（婴儿和低龄儿童摄入的脂肪比例应加大——每日总热量的25%~40%）。在选择脂肪性食物时要谨慎小心，应尽量少选（脂肪提供的热量不超过总热量的5%~10%）含有饱和脂肪和反式脂肪的食物。反式脂肪存在于部分氢化植物油中，被用在许多人造奶油上，并能缩短液态油在室温下变硬的时间。反式脂肪对心脏的危害可能比饱和脂肪带来的危害还要大。

反式脂肪常存在于包装好的烘烤制品（如蛋糕、饼干和派的外壳）、零食

（如土豆片）及某些奶制品、肉类、餐馆的油炸食品和快餐食品中。应尽可能减少这类脂肪的摄入。阅读食品标签可明确食品中反式脂肪的含量。按照下列措施来限制这些有害脂肪的摄入：

● 当购买加工食品时，请阅读成分表，不要购买列含反式脂肪或氢化或部分氢化油的食品。选择那些含未氢化油的食品。

● 使用天然的未氢化油，如芸苔油或橄榄油。

● 选择桶装的或挤压式瓶装的、软的或液态的人造黄油，取代黏稠的人造奶油或黄油。选择食品成分表中只含有软的人造黄油且饱和脂肪的含量每汤匙不超过 2 克的食品。含有植物甾醇或助稳剂的桶装人造黄油对血液胆固醇的水平有益处，能降低有害的 LDL 的水平。每天吃 1~2 汤匙含这些人造奶油的食品能降低血液总胆固醇水平 15%~20%。

● 避免油炸食品如炸马铃薯片和炸面包圈，以及饼干、油炸马铃薯条等零食。

维生素与矿物质

维生素是存在食品中、维持身体正常机能所必需的化学物质。矿物质是植物性食品中的基本元素，它是人体所必需的，但需要量非常少。除了维生素 D 外，你的身体不能制造维生素或矿物质，所以你需要通过饮食来获取。有些人能从他们的饮食中获取足量的维生素与矿物质，但有许多人需要服用多种维生素或矿物质的补充剂来保证获取足量的基本营养物质。尽管食物是营养的最佳来源，但大多数医生还是会向大部分人推荐每日服用多种维生素或矿物质的补充剂。

尽管每日服用多种维生素可能是有益的，但它不能取代健康的饮食。饮食能提供多种营养物质，如纤维、必需脂肪酸、抗氧化剂与植物性化合物，这些在补充剂中是不存在的。要避免服用大剂量的特定维生素或矿物质，这样对身体可能有害，也可能会增加或降低身体对其他维生素或矿物质的吸收。如脂溶性维生素 A 和 D（不能像水溶性维生素那样从尿中排出）能引起严重的健康问题。除非你是处于行经期的妇女或被诊断为患有缺铁性贫血，否则请服用不含铁的多种维生素或铁含量不超过 15 毫克的维生素。过量的铁与患心脏病的风险增加相关。

营养专家对抗氧化剂型维生素的评价很高，如维生素 C、类胡萝卜素（含 β - 胡萝卜素、番茄红素与叶黄素）和维生素 E，因为它们能保护细胞免受自由基——人体正常代谢产生的有害的产物引起的损伤。自由基产生的损伤与所有的常见慢性病有关，包括心脏病、2 型糖尿病、癌症及阿尔茨海默病；也与衰老有关。当体内自由基的数量超过抗氧化剂的数量时，自由基就会对细胞产生损伤。保持抗氧化剂占优势的办法是食用大量富含抗氧化剂的食品——蔬菜、水果和全颗粒谷物。

矿物质对保持良好的营养起着重要作用。人体对一些矿物质，如铬、硒和锌的需求量非常少，这些矿物质被称为微量矿物质。但人体对有些矿物质需求量很大：存在于谷类食物、蔬菜和肉类中的镁，可调节心跳和许多酶（引起化学反应的蛋白质）的活性；存在于红色肉类、菠菜和强化谷类食物中的铁，有助于将氧气从肺脏携带到身体的其他部位。

有些人较其他人更需要某种维生

含有多种营养成分的食品

营养专家推荐多样化膳食，以确保满足身体所有的营养需求。下列食物中的有益营养成分含量特别高。在你的饮食中加入这些营养成分对保持良好的健康和预防疾病大有裨益。

食物	营养成分
烹饪过的番茄（番茄酱或汤，炖过的番茄，番茄汁），用油烹饪过后似乎更为有效	番茄红素，是一种强力的抗氧化剂，有助于预防某些癌症（前列腺癌）和心脏病；维生素C，一种保持骨骼、牙齿和皮肤健康的抗氧化剂，有助于伤口愈合及对抗某些癌症；钾，是一种矿物质，有助于维持体液平衡、传递神经信号、产生能量、降低血压、预防不规则的心跳（心律不齐）
深绿色叶类蔬菜，如菠菜、甘蓝类蔬菜及其他的绿色蔬菜	叶酸，预防出生缺陷并能降低心脏病的发病风险；钙，构建强健的骨骼与牙齿，提高肌肉的功能，并有助于控制血压；叶黄素，是一种有助于预防黄斑变性（色盲的一种常见原因）的抗氧化剂；铁，预防贫血；钾，同上；维生素C，同上
十字花科蔬菜，如绿花椰菜、苋菜、抱子甘蓝及卷心菜	抗氧化剂 β-胡萝卜素，能对抗某些类型的癌症；维生素C，同上；纤维，有助于降低心脏病的发病风险；钾，同上
无盐坚果	单不饱和脂肪、蛋白质、纤维、维生素E、叶酸及铜和其他的矿物质，有助于保护身体不得心脏病、癌症和炎症
蓝莓、黑莓、红莓、草莓	抗氧化剂，能降低癌症和延缓衰老，而且可通过保护脑细胞来帮助记忆
鲜鱼（不是不新鲜的或烟熏），包括大马哈鱼、青鱼、鲭鱼、鲔鱼及其他的油多的冷水鱼	ω-3 脂肪酸，有助于保护心脏、改善胆固醇水平以及降低关节疼痛与炎症
燕麦及其他全颗粒谷物	可溶性纤维，改善胆固醇水平；维生素B，有助于将蛋白质转换为能量，保持健康的眼、皮肤和神经功能；抗氧化剂维生素E，同上
脱脂奶类食品	钙，同上；蛋白质，是构建、维持和修复组织的基本物质；维生素A，是一种抗氧化剂，是生长与发育及维持健康的视力、皮肤和黏膜的基本物质；维生素D，是构建骨骼和牙齿的基本要素，并有助于机体吸收和利用钙

素、矿物质或其他营养物质，如儿童、青少年和50岁以上的成年人对钙有特别高的需求，以构建骨骼及保持骨骼强壮。婴儿和初学走路的孩子比更大点儿的孩子和成年人需要摄入更多的脂肪，以确保大脑正常发育并满足他们快速生长的需要。女孩和行经期女性需要适量的铁以补充月经期间丢失的铁。孕妇

钙：各年龄段都需要的基本物质

钙存在于奶制品、钙强化橙汁及其他食品中，是保持骨骼和牙齿强健的基本物质，有助于调节心跳和降低血压。要构建强健的骨骼和牙齿，从出生到6个月的孩子每天应获取400毫克的钙，7~12个月的孩子每天需600毫克的钙，1~10岁的儿童每天需要800毫克钙；再大一点儿的儿童、青少年和青年人（年龄在11到24岁，此时的骨骼密度达到高峰）每天应摄取1200~1500毫克的钙，成年女性和男性每天大约需要1200毫克钙。绝经后的妇女每天需要摄入1500毫克钙（如果她们每天服用能构建骨骼的药物就只需要摄入1000毫克钙）；50岁以上的男性每天应摄入1200毫克的钙。

应摄入足量的维生素B——叶酸（每天400毫克），以预防出生缺陷。

水

水是一种重要的但常常被忽视的营养物质。虽然水不能提供能量或热量，但水像纤维一样在维持机体正常功能方面起关键作用。水可将营养分配到各个细胞，调节体温，并清除废物。正常情况下要保证每天喝6~8杯水，如果你饮用了含咖啡或酒精的饮料，需要喝更多的水，因为咖啡或酒精会增加体内水分的丢失。剧烈的运动及炎热、潮湿的天气会快速耗尽你的体液，从而增加对水的需求，但这些不是唯一的脱水因素。生活在干燥的气候和在冬天干燥有暖气的室内也能增加脱水的风险，提高对水的需求。

许多人喜欢喝瓶装水，因为他们感觉瓶装水更安全。但是，大多数瓶装水不含氟化物或天然矿物质。一些含添加剂的瓶装水含有多种营养物质，但是价格昂贵且可能还不如自来水健康。但由含铅管道、焊锡或水井抽水机浸出的铅也会污染自来水，特别是老式住宅。为了降低家庭自来水中铅的浓度，请在每天第一次使用前先打开水龙头，让水流3~4分钟后再开始使用。烹饪时尽量用冷的自来水，而不是热的，因为热水更容易溶出管道中的铅。

素食饮食

随着人们对营养与健康的关系认识逐渐深入，素食饮食比以前更流行，同时也非常健康，只要它们能提供出足量的蛋白质、维生素B₁₂、钙、维生素D、铁以及其他必需维生素与矿物质，尽管这些营养物质在动物性食物中更为丰富。素食者较食肉者发生心脏病、高血压、某些癌症或超重的可能性更小。但是如果素食者不知如何正确地选择食物，他们就有发生缺铁性贫血或营养不良的风险。

素食饮食有三种类型，即蛋乳品素食者、乳品素食者及严格素食者。蛋乳品素食者吃植物性食物的同时也吃蛋与乳制品；乳品素食者吃乳制品但不吃蛋类；严格素食者只吃植物性食品，因此他们最可能出现维生素与矿物质缺乏。如果严格素食者将不同的植物性食物结合起来食用可能比较健康。供儿童与孕妇采用的素食饮食必须要仔细计划，以确保饮食中有足够的热量、钙、蛋白质和基本营养物质，从而满足身体对各种维生素、矿物质和氨基酸（蛋白质）的需要。

如果你不准备始终进行素食，每周至少要吃几顿素餐。午餐或晚餐偶尔吃些无肉果酱、大豆或黄绿色墨西哥玉米煎饼或蘑菇大麦汤，同时加些沙拉和水果，这样你的饮食呈多样化，节省金钱，并提供极大的健康益处。

一生中不断变化的营养需求

很大程度上，年龄决定身体的营养需求。新生儿和婴儿有特殊的营养需求，最好是通过母乳喂养。医生推荐在婴儿出生后 12 个月内最好采取母乳喂养。母乳比商业化生产的奶粉能提供更好的营养，促进婴儿大脑健康发育，并能给婴儿提供抗感染的抗体。同时，婴儿在 1 岁前不应该喝牛奶，因为牛奶能引起过敏反应，并且对婴儿的消化系统刺激太强烈。

初学走路的孩子和学龄前儿童有时变得特别挑食，原因在于他们新找到的独立感，使他们对大量的活动更感兴趣，而不是吃。因此，培养良好的饮食习惯就要从这个年龄开始。为你的孩子准备多种食物，但不要强迫他们去吃任何特定的食物。在决定给孩子吃多少食物时，有一条经验法则可供你参考：每一餐中每种食物大约每年加 1 汤勺。如 5 岁孩子典型的正餐可以是 5 汤勺鸡，加 5 汤勺蔬菜和 5 汤勺糙米。

当你的孩子上学后，他们仍然需要许多热量来维持生长发育。但是，我国超重或肥胖的儿童数量正在猛增。孩子超重会导致许多健康问题，如心脏病和糖尿病，这些病正在越来越年轻的人群中发生。应限制孩子摄入高热量、高脂肪的快餐并鼓励孩子多锻炼。一般来说，体育锻炼对于超重儿童是一个比节

食更好的解决办法，因为节食会增加进食障碍的发生风险或导致基本营养物质摄入不足。

青少年时期身体发育迅速，要以良好的营养作为支撑。在 15~19 岁的生长突增时期，活跃的男孩每天可能需要 10.45~16.72 千焦的热量。相反，女孩通常在 15 岁时就会停止生长。因此，如果每天摄入的热量大于 8.36 千焦，就很容易发生超重。许多青少年都是通过进食快餐和没有营养的食物来获取大部分热量。应尽你所能影响青少年选择食物。在家里做有营养的健康食品。提供健康的小吃，如切碎蔬菜、新鲜的水果、全颗粒的谷类——哪怕是昨晚吃剩的食物。抵制购买高脂肪、高热量、高糖的零食。提醒孩子每天吃早饭。

人一旦到了 25 岁左右，营养需求就会稳定，并且到中年以前都会保持大致相同的水平。饮食选择应保证饱和脂肪与反式脂肪含量低，并且含大量的全颗粒谷物、蔬菜、水果及豆类。男性平均每天大约需要 10.45 千焦的热量，女性则需要 9.20 千焦的热量。如果你日常活动少，可减少热量的摄入；如果你活动量比较大，可增加热量的摄入。

要避免体重随年龄的增长而增加。超重或身体质量指数高于所推荐的数值肯定是不健康的，且能增加发生常见慢性病的风险，包括心脏病、高血压、糖尿病和某些癌症。尽管随着年龄的增加，新陈代谢（发生在身体内的化学过程）会逐渐减慢，热量的需求也逐渐下降，但是身体还是需要相同数量的维生素和矿物质。尽量保持多运动，运动和体力活动有助于维持肌肉力量，提高新陈代谢并抵抗抑郁症。

第二章
运动、健身与健康

如果医生只能使用一种治疗方法保证患者长久健康的话，那就是运动。定期运动对健康有很多好处，包括降低心脏病、高血压、糖尿病、某些癌症以及大多数其他常见的随年龄增长而影响我们健康的慢性病的发生风险。在我国，越来越多的人采取久坐的生活方式，这是一个严重的公共健康问题。即使你已经有多年久坐的习惯，哪怕从现在开始运动，你仍然可以从运动中获得益处。

体育活动对健康的益处

人的身体是为运动而设计的。我们遗传了祖先为狩猎食物、徒步长途旅行及建筑住所而需要的同等高效的机体。但是，今天我们大多数人是开车去购物，每天大部分时间坐在办公室或教室。因为缺乏运动而引发了许多常见的慢性病，包括骨质疏松症、心脏病、高血压、2型糖尿病和癌症。体育活动能帮助我们预防这些慢性病，并帮助我们留住如下的健康：

- 增强心肺功能；
- 提高血液中有益的 HDL 胆固醇的浓度，降低有害的 LDL 胆固醇的浓度；
- 帮助控制体重；
- 改善睡眠；
- 减压，改善情绪，并降低抑郁症的发病风险；
- 增强肌肉力量和功能；
- 构建强健的骨骼；
- 增加关节的柔韧性；
- 改善自我形象；
- 提高精力和耐力；
- 改良你的姿势；
- 减慢老化进程；
- 改善老年人的生活质量。

运动对大脑也有好处。身体活动似乎能刺激大脑细胞的生长，特别是脑内的海马部位，该部位在记忆与学习方面发挥着重要作用。身体活动也提高大脑抗感染的能力。

这里推荐一个每天活动1小时的运动指南，包括日常生活中低强度活动（如步行或清扫房屋）和更为剧烈的运动（如慢跑、游泳或骑脚踏车。如果你的工作要求你经常坐着，你可以每天以每小时6.5千米的速度步行60分钟，或进行每周4~7天高强度的运动，如慢跑20~30分钟。这个运动指南适用于6岁以上的儿童和所有成年人。

如果你有长期久坐的习惯，那么从现在开始适度运动，你将来过早死亡的风险就能降低一半。你可以把锻炼时间分散在一整天内分多次完成，只要确保总的锻炼时间有大约60分钟即可。例如，早上步行 20 分钟，晚上 10 分钟；午餐前增加 20 分钟的步行和 10 分钟的爬楼梯，你就能达到这个目标。

所有类型的体育活动对身体都有好处，而且只要能坚持下去就可以降低发生心脏病和其他疾病的风险。当然，运动越积极，你就会越有活力，获得的健康益处就越大。通过增加更有活力的运动项目来逐渐提高你的活力，如将慢跑或游泳添加到你的步行运动计划中。

随着年龄的增加，人们的活动就会减少，但身体对体育活动的需求并没有随着年龄的增加而减少。事实上，即使你在步入老年后才开始运动，你也能收到积极的效果。以前惯于久坐的人在 50 岁、60 岁或更老的时候开始运动，即使以前患有心脏病，在运动后因心脏病突发而死亡的风险也会明显下降。运动也能增加关节的柔韧性和肌肉的力量，降低骨折的风险，而且能使你步入老年后仍能保持活力与生活自理的能力。

将更多的体育活动添加到你日常的生活工作中。上班时提前一两站下公交车，步行完成剩余的路程。无论何时，使用楼梯代替电梯。和孩子一起骑脚踏车，晚饭后带全家去散步。休息时做庭院和园艺工作。天气不好时，沿着当地的购物商场散步几次。周末计划郊游，如徒步旅行、滑雪或溜冰而取代看电影。在看电视的同时，可骑固定式脚踏车或使用手握器锻炼。带全家去徒步旅行或骑自行车旅行。

大多数体育活动并不需要任何特殊的运动技能。事实上，许多不喜欢参加运动的人都会惊讶地发现像快步走之类的运动令人如此愉快。如果你已经很长时间没有运动，那么应该循序渐进，逐

警告 何时停止运动

尽管运动对健康有许多益处，但知道何时停止运动也很重要。定期运动能降低心脏病突发的风险及因心脏病而早死的危险，但过度运动也能引起心脏病突发，特别是对于久坐或有心脏病风险因素（如高血压或心绞痛）的人而言。如果你感觉有任何异常症状或呼吸困难，感觉头晕，胸部的左侧、中间或在左侧颈部／肩部、手臂疼痛或有压迫感，或有不规则的心跳，请立即停止运动。拨打 120 急救号码，或请人带你到最近的医院急诊部。

步提高你的耐力。在正式运动前后做伸展运动，运动前要预热，运动结束后以适当的速度步行逐渐停下来。如果你很健康，在开始运动前不必去咨询医生，只要注意慢慢地增加运动量即可。但是如果你有以下情况，在计划增加体育活动之前你应该去咨询医生：

● 你有心脏病，而且医生已建议你只能在医生监督下从事运动；

● 在过去的几个月内你出现过胸痛；

● 运动时出现头晕；

● 轻微运动即感气促；

● 你因患心脏病或高血压而服药；

● 你可能因训练而患骨关节病；

● 你患糖尿病需要胰岛素注射治疗；

● 你已到中年或老年，长期以来未进行过体力活动，而且刚开始时的运动强度较大。

如果运动时你感觉关节疼痛或其他症状，请立即停止运动并去看医生。

三种运动

医生将运动分为三种：有氧运动、力量训练和柔韧性运动。每种运动对身体有不同的作用，你的日常运动保健应该包含以上三种运动形式。

有氧运动

有氧运动即指肌肉运动所需要的能量来自细胞内的有氧代谢。当你做有氧运动时，运动的肌肉和关节向你的大脑发送信息，促使大脑刺激你的心脏跳动得更快、肺呼吸得更重，以吸收更多的氧气。有氧运动可使你的心脏工作更努力，提高心脏的工作效率，即使在休息时也一样。在一定时间内涉及手臂和大腿的大肌肉的所有重复性运动都是有氧运动。属于有氧运动的项目包括快步走、跑步、跳绳、骑自行车、爬楼梯、游泳、划船、溜冰及越野滑雪。

有氧运动是减少身体多余脂肪并提高肌肉数量的一种好方法，有氧运动也可燃烧过剩的热量，从而有助于控制体重。体重健康的人发生心脏病、糖尿病、某些癌症以及其他与超重、肥胖相关的健康问题的风险较低。

有氧运动也能调节情绪。定期做有氧运动的人在情绪和心情方面的感觉非常好。当你做有氧运动时，你的身体会产生一种叫脑啡肽的化学物质，它能改变大脑内的化学反应，使你的心情愉

明确你的最佳目标心率

计算自己的最佳心率很容易。假如你现在40岁，首先，以220减去你的年龄（220-40= 180），得数（即每分钟180次心跳）就是你的最大目标心率。然后计算出你的最适目标心率范围，用已算出的最大目标心率乘以50%即为最低值，乘以80%即为最高值（180×0.50 = 90；180×0.80 = 144），那么你的最适目标心率范围就是每分钟跳动90~144次。

检查你实际心率的最简便办法是计算运动后6秒钟内的心率次数，然后将该数乘以10，即1分钟内的心跳次数。在检查心跳时，将中指与示指（不要用拇指）的指尖放在你的颈前部喉结一侧或腕关节内。一旦感觉到脉搏跳动，就开始计数每6秒的心跳次数，再将该数乘以10。如果你的实际心率低于或高于你的目标心率范围，就通过增加或降低运动强度进行调整。

检测你的脉搏

将中指与示指（不要用拇指）的指尖放在你的颈前部喉结一侧或腕关节内（底部）。当你感觉到脉搏跳动时，就开始计数心跳的次数。

快，减轻疼痛。大多数人在有氧运动后会感觉更放松，睡眠也更好。

医生推荐每天进行 30~60 分钟的有氧运动。尽量使运动时的心率（每分钟心跳次数）达到你的年龄所对应的最大心率的 50%~80%，这一心率叫作你的最佳目标心率（见上页）。如果运动时你的心率不能达到这一范围，就要调整运动强度，直到心率能达到这一范围。

记住每次运动前要热身 5 分钟，在运动结束后要逐渐放松。运动时从伸展脊柱、手臂和大腿的肌肉与关节开始，然后步行、慢跑或缓慢骑自行车来稍微提高心率，接着再准备开始更剧烈的运动。热身和放松运动能增加身体的柔韧性，同时亦有助于预防肌肉与关节的损伤。

请记住，如果你停止有氧运动超过 2 周左右，你运动获得的一些健康好处就会慢慢消失。为了保持最佳的健康水平，请务必坚持有氧运动计划。不断改变运动项目使其多样化，可防止对运动产生厌烦思想。比如每周数次快步走或者慢跑，两天游泳，剩下的几天骑固定式踏板车或划船。跟着录像带做有氧运动。此外，你还可以采取多种方法调整你的运动计划以保持对运动的热情。

力量训练

力量训练能增强肌肉力量，从而使你保持健康状态，而且与有氧运动一样能增强你的心脏功能。负重训练（使用无重力或有重力的器械）是增强肌肉力量的一种有效方式。另外，做仰卧起坐、俯卧撑、引体向上、抬腿以及打拳等运动也能达到同样的目的。力量训练运动有时指阻力训练，因为这些训练都要求你的肌肉对抗或支撑一定的重量，

如支撑 4.5 千克重的东西或你的体重。

你不必特意去买任何特殊的设备来强健肌肉，提举盛汤的罐子或书本就可以锻炼肌肉。当然，你可以买些便宜的用于手脚处的沙袋在家里使用。参加健身俱乐部，在那里你可接触到许多负重器械，这些器械能锻炼你所有的肌肉群。

如果你通过负重或采用负重器械进行锻炼，就以你能承受的最大重量开始进行，连续不间断地锻炼 8~15 次。有时你可能需要从 0.45~0.9 千克开始，然后逐级增加重量，因为开始时负重太大可能会损伤你的肌肉。抬或推时呼气，而放松时吸气。在做力量训练时不要屏住呼吸，因为屏住呼吸可能会影响血压。如果锻炼时感觉疼痛就要立即停止。根据需要逐渐增加承受的重量（较轻的重量可增加你的耐力而不会增加你的力量）。保持负重的重量，直到你能连续 2~3 次进行一组 8~15 个的上下运动。在连续运动中要适当休息。

为了追求最佳的锻炼效果，你需要一周内至少 2 次锻炼到你所有的肌肉群。不要连续 2 天以相同的方式锻炼同一块儿肌肉，在锻炼后要给肌肉休息的时间。在力量训练后的一两天内肌肉酸痛是正常的。

柔韧性锻炼

随着年龄的增加，你的肌肉和关节逐渐不能做最大范围的活动。最终，关节柔韧性的不断降低，你完成日常工作的能力不断下降。锻炼比如伸展运动将有助于你保持肌肉和关节的柔韧性，且使运动更灵活；伸展运动也能在你锻炼或执行日常工作时保护你的肌肉免于损伤。

你可在运动开始前热身，运动结束后伸展某些特定部位以增加全身的柔韧

性。伸展运动也能预防或缓解肌肉疼痛或痉挛，特别适用于那些长期不活动又刚开始运动的人。

需要伸展的最重要的肌肉是腘旁腱（在大腿后面）、腰部及肩部肌肉。当你在做伸展运动时，请记住下列原则：

● 伸展动作不要太大，以免你感觉不舒服或疼痛，疼痛是你动作幅度过大的信号。

● 缓慢、平滑地伸展，避免跳跃或急拉。

● 保持姿势。当你已达到最大伸展度时，请保持这一姿势 30 秒，这样你的肌肉和关节就能获得最大的益处。

瑜伽与健美是伸展及调和肌肉的极好运动方式，因为这些运动能将关节伸展到最大范围。这些运动也能改善循环，缓解压力及减压。你可在当地的健康俱乐部或社区中心找到瑜伽或健美培训班，许多公司为它们的雇员提供培训班。你也可通过录像带及图书学习瑜伽姿势和健美动作。

体育活动与儿童健康

运动对儿童和成年人同样有益处，儿童时期养成的定期运动习惯对成年后的生活有着积极的影响。定期参加体育活动的儿童能从运动中获得许多有益健康的好处，包括强健骨骼、肌肉和关节，降低血压，改善胆固醇的水平，控制体重，改进自我形象，改善处理压力的能力等。这些好处很多都能持续到青少年时期。例如，在青春期之前的定期锻炼可降低将来发生骨折和心脏病的风险。

鼓励你的孩子多运动，但不要给孩子施压。对孩子想从事的活动给予积极引导，确保这些运动有助于孩子身体、心理、情绪和社交的健康发展。当帮孩子做决定时，需要考虑下列指导方针：

● **2~5 岁**：孩子学习如何跑、跳、投掷和抓握。鼓励孩子参与这些技能游戏，但要保持活动的简单性，不要鼓励孩子与其他孩子竞赛。

● **6~9 岁**：鼓励孩子应用早期学到的技能参与简单的游戏和运动。仍然不鼓励孩子参加小学低年级的竞赛。相反，要确保每个孩子都能参与活动。

● **10~12 岁**：这一年龄段是孩子的运动技能和心理能力的最佳发育期。孩子能学习到如何制定策略，并进行有组织的团队运动。

当你的孩子锻炼或参与体育运动时，要让他们穿上适宜的衣物，正确应用器材进行活动，包括有较好的支撑和牵引的鞋子。为你的孩子提供一辆质量好的脚踏车和大小合适的头盔，并确保孩子在运动时戴着它。在进行身体接触性运动时，如足球和英式足球，一定要使用嘴保护器，这对于保护牙齿是必需的。孩子的骨骼与肌肉仍处于生长发育期，因此儿童和青少年易于出现肌肉紧缩，特别是腘绳肌和股四头肌。为此，你应指导孩子在运动前做伸展运动以预防肌肉和关节的损伤。

因为孩子个小，因此比成年人更容易脱水。因此，即使孩子不感到口渴也要让他多喝水，特别是在高温、潮湿天气时；在夏季进行体育运动时还应提供运动饮料。确保孩子在锻炼或参与任何户外活动时穿有遮阳服饰，特别是在夏季。

第三章
健康的体重

超重会增加患各种常见慢性病的风险，包括心脏病、高血压、2型糖尿病和部分癌症。超重儿童即使年纪很小也可以患上这些疾病。

肥胖症是由遗传、身体、行为、社会经济和文化等多种因素共同导致的一种复杂的慢性病。人们似乎在出生时就遗传了一个体重范围，并很难抑制体重的增长。虽然人们有可能将自己的体重保持在遗传体重范围的下限附近，但要想持久保持在这个位置却是很困难的。

你超重了吗

你是否拥有一个理想的体重要根据你的实际重量和身体中所含脂肪的百分比而定。脂肪在你身体上的分布——腰部或臀部周围——也能影响你的健康。女性脂肪天生就比男性多，尤其是在臀部和大腿。无简便的方法来测量你体内的脂肪含量，但通常情况下，你越活跃，体内脂肪的含量可能就越低。想了解你的健康体重，请查阅第8页的身体质量指数（BMI）。

超重的风险

超重是许多慢性病的主要危险因素。身体某一部位承受的重量过大也会影响到你的健康。脂肪堆积在腰部的人群患高血压、高胆固醇、2型糖尿病、心脏病和中风的风险，要比脂肪堆积在臀部和大腿上的人群高得多。如果女性腰围超过88.90厘米、男性超过101.60厘米，

患病的风险就会增加。如果你的BMI是25或者更高，患病风险也会增加。

如果你有与超重有关的健康问题，减肥就有可能帮助你解决这些问题。即使体重减轻10%对健康也是有益的。对于一些疾病，如2型糖尿病和高血压，减肥有助于减少，甚至消除对药物的依赖。即使你现在超重了，如果你定期锻炼，仍然可以从运动中获益，如降低患心脏病的风险。

心脏病

超重是心脏病的主要危险因素。尽管相关机制不完全清楚，但肥胖与心脏病有如下几个关联：

• 超重增加了血液中总胆固醇和三酰甘油水平，从而导致脂肪沉积并堵塞动脉血管；

• 超重降低了血液中高密度脂蛋白（HDL）胆固醇水平，它对动脉血管壁有保护作用，是"好"的胆固醇；

• 超重增加了患糖尿病的风险，后

者能增加心脏病发作的风险。

高血压

超重是引起高血压的首要因素。在大半的高血压人群中，即使体重稍微减轻——只有 0.45 千克——通常就可能使血压降到一个健康的水平。血压一般在体重减轻后的第 2~3 周开始下降。人体内脂肪占体重的比例对血压的影响似乎比整个体重对血压的影响还大。鉴于此，进行力量练习，如举重、俯卧撑和高抬腿，强化肌肉和减少体内脂肪，有助于促使血压下降。

2 型糖尿病

在 2 型糖尿病患者中有 1/3 对此毫不知情，因为该病在早期阶段没有任何症状。2 型糖尿病有家族患病趋势，但在糖尿病的发病中超重比遗传更危险。这也就意味着即使你有糖尿病家族史，你可以通过控制体重在正常范围内并多做锻炼来预防或延迟糖尿病的出现。糖尿病给身体带来的长期危害包括失明、肾脏疾病和血液循环衰竭（该病经常导致截肢手术）。糖尿病患者发生心脏病、中风和高血压的风险也随之增加。

癌症

超重看起来使人们患上某些癌症的概率增高了，包括胆囊癌、结肠癌、前列腺癌、子宫颈癌、肾癌、卵巢癌和乳腺癌。肥胖也与肝癌、胰腺癌、直肠癌和食管癌的发生有关。医生还无法明确肥胖如何增加癌症的发生危险，因为各种癌症的发病机制各不相同，而且肥胖是由遗传和生活方式等因素交互作用的结果，而这些因素本身也能成为癌症的危险因素。

例如，肾癌更多见于高血压患者，而高血压是肥胖人群的常见病。肥胖在食管癌中的作用似乎与胃食管反流病（GERD）有关。胃食管反流病能导致食管组织产生炎症，慢性炎症能引起细胞癌前病变。有些癌症，如结肠癌、乳腺癌和前列腺癌似乎是包括饮食、体重和身体活动多种因素相互作用的结果。

如果你有某类癌症家庭史，尤其是有亲属在 60 岁以前患上癌症，那么你应该特别关注你的体重并将其保持在一个正常范围内。医生也会建议你从 40 岁起定期接受检查，如用于筛查结肠癌的结肠镜检查和筛查乳腺癌的乳房 X 线造影检查。

关节疾病

超重的人会经常出现关节问题。过多的重量增大了髋部、下背部和膝关节的压力，引起软骨（保护关节的衬垫组织）逐渐磨损，从而导致关节炎，称为骨关节炎。随着时间的推移，关节损伤变得越来越严重和疼痛，以至于必须进行外科置换手术。肌腱处的炎症（肌腱炎）在超重人群中也很常见。肌腱即使在行走及日常活动时也会红肿疼痛。减轻体重能减轻对关节和肌腱的折磨，通常也有助于缓解骨关节炎引发的疼痛。

睡眠呼吸暂停

睡眠呼吸暂停是一种对生命有潜在威胁的疾病，该病与超重有密切关联。睡眠呼吸暂停会导致人们在睡眠时呼吸短暂（持续 20 秒）或多次停止。睡眠呼吸暂停能引起心力衰竭，因为这样迫使心脏更努力地工作为组织供养。

减肥通常可以减少或消除睡眠呼吸暂停的发生。

胆囊疾病

结石形成（由胆固醇、钙盐和胆汁形成的小而坚硬的物质）的危险随体重的增加而增大。尽管不完全清楚结石的起因，但他们认为超重促使肝脏产生超过正常水平的胆固醇，胆固醇过量就会形成结石。超重也使胆囊膨大，从而无法正常或完全排空胆汁，这相应增大了结石形成的危险。过多的脂肪堆积在腹部较堆积在臀部和大腿所导致的发生结石的风险更高。

然而，尽管这听起来似乎互相矛盾，但快速减肥也将能提高人们患结石的风险。医生认为体重减得过快会破坏胆囊中胆汁盐和胆固醇的平衡，从而增加了发生结石的危险。而且，超低脂饮食或快餐能抑制胆囊的收缩功能，使其经常无法完全排空胆汁，从而促进了结石的形成。当一周内体重减少超过 1.35 千克时，发生结石的风险最高。理想的减肥计划是一周内体重减少 0.45~0.9 千克。

体重反复的减轻再增重似乎也能提高结石形成的风险，尤其是当体重的上下波动范围超过 4.5 千克时——体重上下波动的范围越大，结石形成的风险也就越高。对此医生无法解释其原因，但医生们认为在体重反复波动中的减轻阶段，胆固醇的升高可能是罪魁祸首。

合理减肥

许多人通过采取饮食控制和锻炼来减肥却效果有限。减肥是困难的，放弃饮食控制是很常见的，尤其是在假日里和其他特殊场合下。成功的减肥有赖于制定合理的目标。例如，在 6 个月内减掉你现有体重的 10% 就是一个明智的目标，因为它易于实现，更重要的是可以维持。达到目标时内心的成就感会鼓励你继续下去，并极有可能减掉更多。

号称迅速而轻松的时尚饮食减肥法往往是除了失望，一无所获。而且这种饮食甚至会伤害你的身体。例如，无糖饮食会导致你体内某些必需营养物质如氨基酸的缺乏。高蛋白饮食经常含有大量的饱和脂肪酸，饱和脂肪酸会使血中胆固醇水平升高。最有效的减轻体重并保持不反弹的方法是少吃热量高的食物，多进行锻炼。

医生认为每周减掉 0.45~0.9 千克的体重是合理的。为了达到一周减 0.45 千克，每周消耗的热量必须比摄入的热量多 14.63 千焦。为了实现这一目标，每天所摄入的热量应减少 2.09~4.18 千焦，或者通过增加锻炼每天消耗同等热量。当然，减少热量摄入的同时增加锻炼可以加快减肥。例如，一个不爱活动的体重为 90 千克的人如果继续摄入同样的热量，但开始快速步行每天 2.4 千米，则一年将减掉大约 6.3 千克的重量。如果运动同时降低热量的摄入，则减掉的体重会更多。

人们每天消耗掉的热量中有大约 3/4 用于满足身体的基本需求——睡觉、消化食物和呼吸。任何额外的身体活动都将消耗掉额外的热量。当你安静地坐在那里时，消耗的热量很少；但当你行走、骑车、慢跑、游泳、举重或打网球时，消耗的热量就会增加。从事同样的活动时，体重重的人比体重轻的人每分钟消耗的热量更多。例如，一个重45千克的人和一个重67.5千克的人进行同样的活动，前者消耗的热量仅为后者的75%。在采取的固定活动项目的情况下，更猛烈或更快速的动作仅能轻微增加消耗的热量。延长运动时间则是使热量消耗增加的更佳方式。

如果你准备开始减肥计划，并且减重目标是超过9千克，那么首先咨询医生将是明智之举，尤其是如果你有健康问题、明显超重或已经长时间没有运动过时。另外，本书在此也列出了一些有助于成功减肥的建议供你参考：

- 获取朋友和家人的支持；
- 关注那些通过减肥可获得的健康益处；
- 少食多餐；
- 不要漏餐，尤其是早餐；
- 制定合理的目标；
- 循序渐进地改变饮食和活动强度；
- 每天至少锻炼1小时。

如果你体重过轻

有一些人体重过轻，可能因为饮食紊乱或患有某种疾病，如癌症。癌症能导致体重下降。这类人因为必须要维持现有体重或甚至为了增重，因此他们每天摄入的热量就必须多于消耗的热量。

如果你体重过轻，你有很多选择来增重。选择高热量的食物，但要确保它们是富含营养物质的，这类食物包括花生酱、干酪和奶昔。多吃高热量的水果如香蕉、干果和罐装果子露。多吃高热量的蔬菜如橄榄叶、鳄梨和谷物。在你一天中的主要三餐（正餐）之间增加2~3次进餐次数（副餐），但要保证在正餐和副餐之间有足够的间隔，以防吃得太饱，反而对身体不利。

在你的饮食中增加额外的热量，如用牛奶代替汤和沙司中的水，放一块儿干酪在烘焙的马铃薯上或夹在三明治中，将麦芽或奶粉混入砂锅菜中；用新鲜的果汁、酸奶酪和香蕉混制成高热量的饮料；或直接购买含有营养补充剂的产品。

第四章

减　压

应激反应是机体对危险的、强制性的或富有挑战性的外界环境所产生的反应。人们在各种不同的正面的或是负面的场合下都会经受到压力事件。有些压力可能是有益的，如当正在接受运动比赛前的训练、进行钢琴独奏或面临工作任务的最后期限时感觉到的压力，因为你能从这些经历中学到知识或获得益处；另一些压力，如失业或无力偿还账单，则对情感有破坏力，并会影响到你的健康。

压力的持续时间是影响你健康的主要因素。剧烈的压力是严重的，但它不会持续很久。在工作时你可能面临一个紧张的最后期限问题，如某件任务要在最短的时间内完成，但这个压力随着任务的完成会很快就结束，你的身体也会从紧张状态恢复正常。事实上，在这种情况下压力是有益的，它能让你做好准备应对挑战。你的神经系统会刺激两种应激激素——皮质醇和肾上腺素，能加快你的心率和升高血压以保持警觉和精力来完成任务。

危害最大的压力是慢性压力——不可控制的压力持续存在，看不到结束的迹象。从事一份要求苛刻的工作，照顾患有阿尔茨海默病的爱人，或生活在一个极其贫穷的地方，这些都是慢性压力的常见源泉。长期经历不可预知的环境，如生活在一个有家庭暴力的家中，也能产生慢性压力。创伤性事件如强奸、自然灾害或有军事冲突会引起严重的心理障碍，称之为创伤后应激障碍。

慢性压力会引起无助感和无望感，这些感觉会导致严重的抑郁症。持续存在的压力能引起其他健康问题，包括肠易激综合征、高血压、心脏病和不孕不育。学习如何处理生活中的压力事件将有助于心理和生理的健康。

机体的应激反应

人体有应对突发的、短期威胁的能力。早期的人类必须为食物和庇护所而战斗，为生存而与掠夺者对抗。他们通过增强体力和集中注意力来应对即发的威胁，如迅速站起来搏斗或逃离危险（这种反应称之为"对抗或逃避"反应）。

今天，我们的身体仍然以这种方式来对压力产生反应，不过现在的压力不仅包括威胁，也包括其他压力，如来自雇主、孩子和家庭的要求。

人脑中有一个情感和感觉警觉中心，叫作视丘下部。当你面临潜在的威胁时，视丘下部向脑下垂体（位于脑部）和肾上腺（位于肾脏顶端的两个小腺体）发出信号，促使它们释放出大量不同的激素。这些激素与你的自主神经系统共同作用，促使机体对面前的威胁做出反应。自主神经系统控制机体的自发活动，如呼吸和心跳。

皮质醇是机体释放的最重要的应激激素之一。皮质醇在体内具有多种功能，如在遭遇压力时，它能泵出血糖进入血液为机体的活动提供能量。它也可以暂时性地抑制对机体的"对抗或逃避"反应影响较小的系统的功能，如免疫系统（本书介绍了皮质醇在处理慢性压力时的活动如何能影响身体的健康）。

与此同时，机体释放出的另一种激素——肾上腺素能引起心跳和呼吸频率加快，呼吸道和肌肉中的血管扩张，瞳孔扩大，血液流向最需要能量的大脑和肌肉。不属于应激反应的生理过程——如消化、生长发育、细胞繁殖和免疫反应——暂时被抑制。此时，你的身体已经做好了应对挑战或者逃避的准备。

一旦压力事件结束，机体就会重新恢复正常，瞳孔回缩，心率和呼吸减慢，消化功能恢复正常。应激反应实际上是一种生存机制，它能很容易被激活，但需要很长时间才能平息，因此你应该有意识地让你的身体保持镇静。神经系统能触发机体的松弛反应。充分利用这个强大的意志力有助于你更好地处理生活中的压力。

每个人对压力的反应不尽相同，因为受到诸如遗传、孩童时期的经历、个性、饮食、运动和睡眠习惯、有或无亲密的私人伙伴、收入水平和社会地位等多种因素的共同影响。有些人看起来不善于处理生活中的压力，尤其是在孩童时期经历过严重压力事件的人。

有的人可能对相对轻微的压力事件（如错过公交车）反应过度，从而激发体内应激激素的大量释放，进而使其血压升高，心率加快；而有的人可能会对此类压力事件不屑一顾。基因、个性和孩童时期获得的反应能解释这种反应的差异。一个人可能先天遗传一个过度敏感的应激反应，或可能后天从父母的一方或双方那里学到，而最终对压力的应答可能依赖于这两者——基因构成和经历之间的交互作用。

压力如何致人生病

人体不能有效处理由慢性压力触发机体持续释放出来的功能强大的激素。随着应激激素皮质醇的不断释放，大脑很容易变得超负荷，皮质醇能直接杀死脑细胞，损伤人们的记忆力和学习的能力。不断释放的皮质醇使机体感到疲倦，却因睡眠机制被抑制而不能入睡，随之使人变得焦虑和抑郁。

大多数人意识到了压力对心理的影响，如意识错乱、无法判断声音和记忆力减退。压力也能导致情绪暴躁、产生敌意、急躁和降低自尊心，并引发抑郁和一系列身体基本功能紊乱，包括头痛、消化力减弱、胃痛（特别是儿童）和背痛。压力也能引起头晕、心悸、耳鸣和肌肉紧张。

更严重的是，压力能损伤动脉，导致心脏病的发生。在应激反应中，血压的升高对动脉血管内壁造成了巨大的压力，使血管内壁受损，由此触发了免疫系统的反应，使得动脉血管壁易于产生动脉斑——由脂肪、胆固醇、钙和其他物质沉积而成。随着这些物质的不断沉

你的压力大吗

如果你正在尽力处理一个压力事件，那么你患上与压力有关疾病的危险就有可能增加。谨记积极的改变（如结婚或生宝宝）容易同消极改变带来压力一样。下面列举了一些常见的压力性事件：

● 与你关系密切的一个人去世了；

● 你最近离婚或分居了；

● 你或者家庭中某个成员最近住院了；

● 你最近结婚了；

● 你失业或退休了；

● 你有性问题；

● 你刚刚有了一个宝宝；

● 你的经济最近不好或变糟；

● 你换了工作；

● 孩子最近离开家或回家了；

● 你升职了；

● 你搬家了，或正在重新装修房子；

● 你的工作很危险；

● 你有实质性的债务，如抵押。

应在压力击垮你或使你生病之前设法解决它。后面我们将详细讲述如何采用最佳方法来应对生活中的压力。

积，动脉血管逐渐变得狭窄，从而无力输送足够的血液进入心脏。

在应对慢性压力时，皮质醇的不断释放也会导致血糖水平增高，进而激发了胰岛素的释放，胰岛素是一种负责调节血糖、将血糖转化为能量的激素。胰岛素长期过量的释放最终导致机体对胰岛素的作用产生抵抗力（胰岛素抵抗是

一种疾病），由此造成葡萄糖在血液中的聚集。血液中葡萄糖堆积的结果是引起了 2 型糖尿病的发生。

压力和睡眠

医生们多年前就已经知道缺乏睡眠能导致意识错乱和注意力下降，但缺乏睡眠也能引起潜在严重的健康问题。例如，长期睡眠缺乏能使你处于发生 2 型糖尿病的危险中，控制血糖的应激激素皮质醇对此产生了推波助澜的影响。长期失眠导致机体持续释放皮质醇进入血流，这反过来又导致血糖的升高，从而促使机体释放出更多的胰岛素来试图降低血糖水平；随着时间的推移，促进了胰岛素抵抗疾病的发生。在该类疾病中，机体细胞不再对胰岛素的作用有反应。胰岛素抵抗通常是 2 型糖尿病的主要病因。血液中胰岛素过量也会刺激机体贮存脂肪，从而增加了肥胖的危险。

由睡眠剥夺导致的应激激素的长期释放对免疫系统也产生了影响，使人更易患感冒和流感。同时，因为免疫系统可对抗癌症，而睡眠不足导致免疫系统功能降低，则使人患上癌症的风险增大。

长期睡眠不足也能加速衰老进程。当你没有足够的睡眠时，你的大脑无法制造出正常数量的激素，导致激素水平与年长者的激素水平相近。不过，如果随后能得到充足的睡眠，就会逆转这种老化进程，使激素水平恢复正常。

为了实现一整夜的充足睡眠，可以试着将你上床睡觉的时间比往常提前一些，将你的一些在电视机前休闲的时间用于睡觉。保持你的卧室凉爽舒适（但不要冷），大多数人发现在一个太热的

房间很难入睡。

如果你难以保持良好的夜间睡眠，下面列出的措施可能会有所帮助：

● 每天在同一时间上床睡觉和起床——即使周末也不例外，这样有助于你保持一个有规律的作息生物钟；

● 每天要保证至少8个小时的睡眠时间；

● 睡前进行一些放松性的活动，如读书、听轻音乐，或做放松练习；

● 在床上仅限于睡觉和性生活，以便于你的大脑能将你的床与睡觉和放松联系在一起；

● 睡前喝一杯脱脂牛奶，牛奶中的色氨酸将使你感到睡意；

● 不要在床上阅读与工作有关的资料；

● 不要在睡前看令人兴奋的电视节目，或读刺激性的、恐怖的或有暴力的书籍；

● 不要锻炼得太晚，锻炼能提高警觉性；

● 不要在深夜饮酒，酒精能破坏睡眠周期；

● 不要在睡前几个小时内饮用含有咖啡因的饮料，也不要吸烟，咖啡因和尼古丁都能兴奋中枢神经系统；

● 不要在饥饿或饱胀时睡觉，饥饿能使你兴奋，而饱胀会使你不适和烦躁。

如果采取上述措施后你仍然有睡眠障碍，并且它影响到了你的日常生活，那最好去看医生。失眠有时是情感障碍如焦虑症或抑郁症的征兆。对于其他引起睡眠障碍的原因请参考本书相关内容。

如何应对压力

没有人可以避免压力，但你可以采用一些行之有效的方法来处理压力，从而预防健康问题。你可以学习一些应对机制来帮助你更好地安排时间和改变你对潜在压力事件的反应。你也可以学习有关如何缓解压力和紧张的方法，运用松弛反应来抵消应激反应。

合理安排时间

如果你能更有效地安排时间，那么你将能更有效地处理各种事务。制定目标，并将大计划分割成更小、更易处理的任务，这样你会感觉正一点点接近目标。整理你的储藏室、书桌、厨房以及其他任何具有储藏功能的物件，以便于你能立即找到你所需要的东西。在前一天晚上准备好明天要穿的衣服，以防第二天早上匆匆忙忙。工作时从单调乏味的任务入手，使它们尽快摆脱你的思维，并禁止拖延。制订并遵循一个日常活动计划。如果你有权力，那么将任务分派给其他人。所有这些技巧都可以节省时间和将压力最小化。

定期进行锻炼

定期充满活力的锻炼能促进大脑分泌对抗应激激素作用的化学物质，从而减轻压力。锻炼也能让你产生成就感，增强你的自信心。肌肉力量的增强、体形的改善以及可能的体重减轻也能让你的自我感觉更好。锻炼能对抗抑郁症状，使你更机敏。

那么，哪一种锻炼最好呢？有氧锻炼如疾步走、慢跑或游泳，力量锻炼如举重训练，二者的联合是最有益和健康的。有关锻炼的更多信息和怎样将锻炼融入日常生活中，本书有叙述。

保持足够的睡眠

保持足够的睡眠将有助于提高你的判断力，并让你在一整天内都保持精力充沛。良好的夜间睡眠也有助于抑制应激激素的水平。应尽量保证大多数晚上有至少 8 小时的睡眠。

尽量不要在深夜思考你遇到的难题。如果你能在睡前几个小时保持放松，你可能睡得更香甜。对于许多人来说，烦恼和担忧看起来在午夜时更严重。有关如何处理睡眠障碍的建议，可以参看前面"压力和睡眠"中的内容。

选择健康的饮食

选择低脂、高纤维的饮食，包括大量水果、蔬菜、豆类和谷物。避免高糖、高脂肪的快餐食品，它们通常也含有大量的胆固醇。油炸饼或许能使你很快有饱意，但随后不久你会感到虚弱和易怒，因为你的血糖水平在几个小时后开始升高了。限制含咖啡因的食物或饮料的摄入，在傍晚和夜间应完全避免。适度饮酒（女性一天一饮，男性一天两饮），因为酒精能打破睡眠周期。另外，酒精属于镇静剂，它能触发敏感人群的抑郁症状。

保持积极乐观的生活态度

消极的生活态度能使每一件事情都被看成障碍。尽管当你情绪低落时很难保持乐观，但一定要尽量用积极的态度代替消极的思想。例如，把障碍看作挑战，把挫折视为机会。避免与思想消极的人接触，因为很容易陷入他们的消

极思维方式中。留心各种境遇中的幽默成分，有助于开阔你的心智。

坚持原则

为了得到你所需要的，首先必须要坚持原则——但不要鲁莽。鲁莽不仅不利于你的社交，也不利于你的健康。学会敢于提出你的要求。不要害怕对你不可能完成的额外工作说不，也不要害怕对在工作时总想和你聊天或干扰你做事的人说不。谨记坚持原则并不意味着愤怒或无礼，也不意味着利用某人或伤害某人的感情。

抽空进行放松

每天为你自己保留一点儿时间，哪怕是几分钟来读书，或看杂志，或泡浴。当你休息时，与你的家人或朋友做些有趣的事。每年出去度一次假，或至少在周末外出玩玩。如果你不能离开家，在工作之余抽出时间在家放松，或享受自己的业余爱好或其他活动。

关注现状

不要沉湎于过去发生的事情中。执着于遗憾、生气或旧事对身体尤为有害，因为这样使你无法享受现有生活。不要担忧未来。根据你所能计划未来。不要担忧你无法控制的情形。

立即行动

一旦你已经决定做某件事，就应迅速而果断地行动起来。提前行动能让你有一种成就感，并可立即消除压力。不过，注意不要冲动——尤其是当你生气时。遇到这种情况，一定要等到你已经平静下来后再制订计划开始行动。

不要玩儿谴责游戏

不要因为自己的问题而去谴责他人，即便你遭受了恶劣对待，坚持愤怒、沮丧或敌对的情绪会给你的健康带来危害。同时，谴责他人将会阻止你进行积极的、有建设性的改变，而这些改变却能帮助你在将来避免类似的问题。

寻求帮助

如果你感到自己不能有效处理问题，请寻求他人的帮助。去看医生，与社区医院服务部门取得联系，或去社区精神健康卫生机构拜访精神保健医师。你也可以参加一个与你有类似问题的支持团体并从中受益。医生会为你提供一些忠告建议帮助你更积极地处理压力，或给你开一些处方药如抗抑郁药。药物有时能有效治疗压力，联合一对一的咨询疗法会更有效。

松弛反应

松弛反应是由20世纪70年代初美国哈佛大学医学院的医学博士赫伯特·本森（Herbert Benson）发展起来的。松弛反应是一项以冥想为基础的简单技术。松弛反应已被证实能对抗压力。你可以在20分钟内完成它。如果你正在受到压力的折磨，那么可以试试如下的练习，每天两次（在饭后至少2个小时后才可练习）：

（1）以一个放松的姿势保持静坐。

（2）闭上眼睛。

（3）从脚开始，有意识地放松身体各部位的肌肉，并从脚部依次上移，逐渐放松腿部、盆骨、背部、胸部、手臂、颈部和面部肌肉。

（4）自然呼吸，保持嘴巴闭合。有意识地进行呼吸练习。每次呼气时嘴巴微张，轻轻地发出"呼"声。

（5）如果思想中有杂念，不要理睬，将思想集中到呼吸上，这些杂念就会自然消失。

（6）保持放松并集中呼吸。重复"呼"10~20分钟。

（7）完成后，不要立即起身。继续保持坐姿数分钟，闭上眼睛然后睁开，并逐渐适应你的周围环境。

（8）不要担心你的练习是否正确，只要尽力放松即可。

如果你没有时间进行一天两次的松弛反应练习，或者你发现自己处在一个特殊的压力情势下，那么你可以尝试下面的练习。这个短时间练习特别适用于你感到自己已被生活中的压力事件打倒，并需要快速平息。你可以随时随地练习——无论是排队等待，在等待红灯，还是在打电话。

（1）放松并集中呼吸，伴随着每次呼吸，从10开始缓慢地数到0。

（2）数到0后，间隔一会儿再恢复活动。

（3）如果你觉得仍然没有放松，继续重复这个练习。

第五章
安全的生活

你的生活所在地、你为了生活所从事的工作，以及你如何度过闲暇时光，这些都是影响你的健康和安全的因素。你可以采取许多实用措施来确保你和你的家庭在家中和外面的安全。这些措施中许多都是很简单的——如开车时系上安全带，而还有些措施，如制订一个家庭防火方案，则要求长期的准备和警惕。如果你具备一些保护和监督小孩子的常识，你就可以确保家中保持相对的安全。

确保你的孩子安全

小孩子需要成人来保护他们免受意外事故和伤害，因为他们缺乏自我保护的常识和经验。小孩子天生的好奇心和旺盛的精力使他们更易于接触潜在的危险。你需要时刻注意孩子的动向，与此同时也给他灌输一些安全行为常识，如触摸插座是危险的。你可以尽可能地提高周围环境的安全指数来减少孩子发生严重损伤的概率。另外，当你的孩子长到3~4岁时，让他记住知道家里的住址和电话号码，并知道在紧急情况下拨打120。

预防哽噎和窒息

任何一个小物品都能引起小孩哽噎，包括小玩具、电池、钢笔帽、安全别针、硬币、图钉和耳环。因此，要确保将所有能导致小孩哽噎的东西放在小孩触及不到的地方。同时，4岁以下的孩子应禁止玩儿任何长小于5.72厘米的玩具。

如果婴儿和儿童的嘴巴和鼻子受堵，就很容易发生窒息。确保塑料袋远

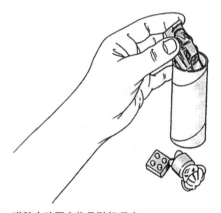

谨防小孩因小物品引起哽噎

你的小孩儿，尤其是4岁以下的孩子（喜欢把东西塞进嘴里），接触玩具中的小零件或小玩具时发生哽噎的危险最高。有一种专门的检测器具能用来检查小物品或小玩具是否能引起哽噎，或者也可以利用报纸里面的卷筒。将玩具或零件放进卷筒内或测试器内，如果这个玩具或零件能顺利放进去，则提示它能引起小孩哽噎。

离你的孩子。不要将枕头或填充类玩具放在小孩儿的床上，不要让小孩儿在水床上睡觉。将婴儿保持仰卧姿势睡觉。

2岁以下的小孩很容易因食物而哽噎。孩子的咀嚼能力直到大约4岁时才

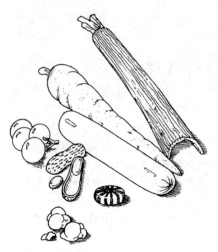

能引起哽噎的食物

绝不要给 4 岁以下的小孩提供坚硬的食物，如坚果、坚硬的糖果、种子、爆米花、生的胡萝卜或芹菜，因为他们通常不能充分地咀嚼这些食物。易于引起小孩子哽噎的其他食物包括饼干、葡萄干、生蔬菜块儿或水果块儿。将略微柔软的食物如葡萄、热狗和其他肉类切成小块儿，否则干脆不要给孩子吃这些东西。

可能完全发育好。在早期指导你的小孩儿吃小块儿食物和彻底地咀嚼食物。对于非常小的孩子，将食物切成一口大小的小块儿，并在孩子吃的时候注意观察。不要让任何年龄段的孩子吃东西的时候谈话、行走或跑闹。不要让孩子在行驶的车辆上吃东西。如果你必须在旅途中进食，开到路边停下来。鼓励孩子们坐在餐桌前吃饭。

未充气的或破损的乳胶气球可能是最容易致小孩哽噎的。年幼的小孩儿容易受到色彩鲜艳的、未充气的或破碎的气球的吸引，并可能习惯将它们塞进嘴里。这种乳胶制品易阻塞小孩儿的气管，从而妨碍呼吸。因此绝对不要让你的小孩儿，尤其是 4 岁以下者接触乳胶气球。为了预防哽噎，购买为儿童准备

的聚酯薄膜制成的气球，它们轻易不会破裂，也不会爆裂成小块儿。

保护宠物周围的小孩儿安全

如果你有小孩儿，选择宠物时要谨慎。狗和猫性情温和，并易于喂养，通常能和小孩子和平共处。那些看起来紧张的、不友好的或恐惧的动物对小孩有不可预知的危险，不适合做宠物。对小孩有攻击性的宠物（例如咆哮或意欲咬小孩儿）可能会对孩子造成严重的损伤。时刻注意宠物周围的婴儿和 5 岁以下的小孩儿，因为宠物有警惕性，而且年幼的孩子不知道如何在动物周围活动。有一半咬伤小孩儿的狗是家养狗。让你的狗狗接受服从训练，并训练它服从家庭所有成员的指令。将猫的指甲修建整齐。

要求你的孩子在靠近一个不熟悉的动物前先征求主人的许可。因为对于狗狗来说，当自己的领地或自身遭受到侵犯时会变得具有攻击性。告诉孩子们绝对不要将他们的手放到关有狗的地方（如围栏或院子）。

向你的孩子示范如何安全地靠近和与动物拥抱。让手臂自然垂下，两手摊开，温柔地对动物说话，同时慢慢抬起你的手臂，让动物嗅你的手。如果动物看起来愿意接受更多的接触，则轻柔而缓慢地触摸动物的一侧头部，并从摩挲动物的耳后开始进行抚摸。不要立即将你的头放在动物的头上。如果动物显示有任何进攻的信号，则立即停止抚摸并缓慢后退。

为了安全地与动物相处，指导你的孩子遵循下列防范措施：

● 当在陌生的动物周围活动时，要慢走并保持安静。

● 不要盯着或戏弄动物。

● 了解动物烦躁、生气或受惊吓的信号。例如，避开正在咆哮或发怒的狗、发出嘶嘶声的猫，以及尾巴竖起或耳朵竖起的猫或狗。

● 当动物正在进食时不要打扰它。例如，当动物正在进食时，不要把你的手放在动物的饭盘附近。

● 不要尝试拿走狗嘴巴附近的玩具或骨头。

● 当动物睡觉时不要打扰它。

● 绝对不要戏弄、打击、刺捅或朝动物扔东西，或拉动物的尾巴或耳朵。

● 不要接触或收养陌生的动物。远离动物幼仔，因为它们的妈妈会保护它们。

● 如果你看到动物们正在斗殴，去寻求大人的帮助。不要试图去中止动物之间的打架。

● 与动物（包括海龟和其他爬行动物）嬉闹之后，不要用手触摸嘴巴，应立即洗手。尽量避免让动物舔你的脸。

确保你的家对孩子没有危险

你可以在孩子学会走路之前重新布置你的家，使其对孩子没有危险。采用下述的指导方针可以帮你解决这个问题，不过要谨记没有任何安全设施能完全对孩子绝对没有危险。你仍然要密切留心你年幼的孩子，以保证他们的安全。

● 用安全的门插销和锁将厨房和浴室的橱柜和抽屉锁上，以避免孩子中毒和发生其他损害。这些便宜的设备能避免你的孩子接触家用清洁剂和其他化学物品、药品以及锋利的器具，如小刀。确保插销和锁足够强劲，能经得住小手的拉拽。

● 拉起安全门，以保证孩子远离楼梯和家中其他危险的地方。在楼梯顶部，用墙螺栓将门锚定在墙上，确保门不能随便移动。检查门的外观，以确保门上没有大的开口处，以免让小孩儿的头部从中穿过。

● 在厨房烹饪时将所有厨具的手把朝里摆放，以确保你的孩子无法触及并拉下来。

● 将热水器的温度设置得不要超过48℃，以防止烫伤，或买一个防烫伤的设施接在龙头上。

● 安装有弹性的插座套，以防电击。

● 去掉遮光帘和装饰性的帷帐，以防止小孩子被帘子的线扼死。你也可以安装带有夹板或固定设备的线，以防止线随意活动。去当地的五金店逛逛。

● 在拐角处和家具、壁炉的边缘设立安全缓冲器，以防小孩在附近摔倒时受到伤害。避免使用任何有尖锐转角和边缘的家具。

● 尽量避免孩子接触铅笔芯。

● 对你的车库门进行专业的检查，以确保它的收放正常，并安装有电子眼。告诫你的孩子绝对不要玩弄车库门、控制面板或遥控装置。

防止孩子摔倒

活泼、好奇心强的孩子易于摔倒。对成人来说很明显的危险，对孩子来说却不然。监督仍然是防止孩子受伤的最佳方法。给孩子进行额外的指导，尤其是他们正在学习走路时。遵循下面简单的建议可以使你的家成为孩子更为安全的地方：

● 不要将婴儿单独留在床上或可变化的桌子上。将婴儿和初学走路的孩子用皮带固定在高脚椅和童车上。在年幼

婴儿床和高脚椅的安全标准

新的婴儿床和高脚椅在上市销售之前必须经过严格的国家安全标准的审查，但许多父母买或借使用过的婴儿床和高脚椅，或用家族代代相传下来的。在你准备选择一个旧的婴儿床或高脚椅前，要仔细地进行检查，以确保它符合下述的安全标准：

婴儿床

● 床板之间的间距不超过 6.35 厘米；

● 表面没有含有石墨的油漆；

● 床板没有挖剪；

● 角柱与床板齐平；

● 床垫能恰好嵌入床的各边；

● 落脚处有闭锁，并不会突然松开；

● 床垫应能随孩子的逐渐长大而降低，这样他不会爬出去或滚落。

高脚椅

● 有腰部和胯部的控制带，并与盘子没有连接；

● 盘子牢固；

● 椅腿分离较开，并且底部稳定；

● 各部位完全吻合；

● 椅子有锁，以防在孩子侧向一边时倒地；

● 边缘圆滑。

的小孩床边安置护栏。

● 不要使用婴儿推车。它们不仅能滚下楼梯，而且也能延缓孩子正常的运动技巧的发育，并可能会引起孩子踮着脚尖走路。

● 将楼梯顶的大门用门闩固定在墙上。

● 不要让孩子在阳台上或防火梯处玩要。

● 将所有的窗户安上锁或防护装置，或当孩子在附近时关起窗户并锁上。

● 在杂货店时要随时密切注意你的孩子。不要让任何年龄段的孩子在杂货店的手推车内嬉闹、推拉、爬进爬出或骑到推车的外面。要将婴儿和初学走路者固定在推车内；如果推车上的带子破了或没有，最好换一辆。不要让坐在手推车内的小孩儿站起或弯身。超过 15.88 千克的孩子不应再坐到手推车的婴儿座椅上（即使给孩子系上了安全带，她/他的重量也会导致手推车承载过重和翻倒）。

玩具的安全

玩具有助于孩子玩儿乐和学习。然而，有些玩具让年幼的小孩处于危险的边缘，因为它们有一些小零件或使孩子摔倒。每年有超过 10 万名儿童因玩具引起的伤害而去医院急诊室接受治疗。这些孩子中有 60% 是 4 岁以下的儿童。伤害通常发生在小孩子误用玩具或玩儿一些不适合他的玩具时。男孩比女孩更容易受到来自玩具的伤害。大多数与玩具有关的损伤出现在头部和面部。能导致窒息的乳胶（橡胶）气球是最危险的玩具。骑乘类的工具如玩具车、单脚滑行车和自行车所导致的损伤与死亡，在由玩具引起的损伤和死亡病例中占很大比例。大多数损伤出现在孩子从骑乘类工具上摔下时。另外，当孩子骑着这些工具冲向马路或冲向水中时也会导致损伤。

这里列出了一些小技巧希望能帮助你选择既有趣又安全的玩具：

● 选择专为你的孩子这个年龄段

设计的玩具。

● 不要让孩子玩儿充了气的或未充气的或破损的乳胶气球。

● 避开边缘锋利或有尖儿的玩具，发射类玩具，或由易碎的塑料制成的玩具（它们破裂后能分裂成小块儿或留下锯齿状的边缘）。

● 立即丢掉塑料袋和包装纸。孩子会把这些东西套在头上，这样很容易引起窒息。

● 使用有盖子的玩具箱并将其放在不会落到孩子头上的任何地方。

● 随时检查孩子的玩具，看是否有破损和潜在的危险。修理或者扔掉破损的或危险的玩具。

● 教导年长的孩子将他们的玩具远离年幼的弟弟、妹妹和朋友。

● 教导你的孩子在玩儿完玩具后将它们归回原位，以防绊倒别人或他自己。

● 确保你的孩子在每次骑自行车、滑板或单脚滑行车时佩戴头盔。

自行车的安全

为了确保骑自行车安全而有趣，给你的孩子选择一辆大小适宜的自行车——不要选择对孩子来说过大的自行车。调整车子的座椅和车把使其适合你的孩子使用。最佳的车座高度是孩子坐在车座上时两脚可以够到地面。检查包括刹车在内的自行车的所有部件，确保它们都是安全的并工作正常。如果你买回的自行车是二手的或者如果你的孩子正在使用一辆旧车，一定要去自行车商店进行整理和调整。

绝不要让小孩不戴头盔就去骑车，或者佩戴的头盔不符合国家产品安全标准。自行车头盔能使头部受到严重伤害

从窗口掉下

无人照看的小孩儿很容易从打开的窗户掉下。住在公寓大楼，特别是没有空气调节装置的大楼中的孩子，从窗户掉下的发生率是住在简单住宅中的孩子的5倍还多。孩子从任何高度的窗户掉落都会受伤或死亡，即使从一楼窗户落到柔软的地面也不例外。

为了避免你的孩子从打开的窗户摔落，安装防护网或窗锁。大多数窗户防护网上的金属条间距不超过10厘米。将防护网的一边用螺丝固定在窗框的一侧，然后根据窗户类型调整防护网大小和宽度。一些窗户防护网的设计成人能打开（当发生火灾时有助于逃离），而对于年幼的小孩则难以打开。窗锁是金属制的，安装在窗框上，能固定窗户的位置，使其打开时不超过10厘米。

采取下列措施能防止你的孩子从打开的窗口掉落：

● 教导你的孩子不要靠着窗户或在窗户附近玩耍。

● 不要让孩子一个人待在窗户开着的房间，即使窗户被纱窗遮盖着。纱窗是用来防止昆虫进出的，因而不够牢固，无法防止孩子掉下去。

● 移走窗户边的家具，以免孩子沿着它们爬上去。

● 如果你必须开窗，尽量开上面的窗户而不要开下面的窗户。

● 安装（或要求你的房东安装）窗户防护网或窗锁，从而限制窗户打开的大小在几厘米内。

的危险降低 85%。选择合体舒适且能平稳地戴在小孩儿头上的头盔。如果有必要，在头盔中塞上额外的垫子以确保头盔的大小适宜。当孩子长大一点儿时，你可以再移除这些填料。

大多数儿童 5 岁前并不适合骑没有平衡轮子的自行车，不要为你的孩子选择带手动刹车的自行车，除非他足够大并有足够的骑车经验。

9 岁以下儿童不允许骑车上街。9~12 岁的儿童仅在年长的青少年或成人的陪同下才可骑车上街。在所有的机动车与自行车碰撞事件中，有超过 70%都发生在行车道、街道或小巷的十字路口附近，因此告诉孩子在十字路口时尤其要警惕。12 岁以下的儿童应该推着而不是骑着自行车过十字路口。在过十字路口时应先停下来，左右看看，然后推着自行车穿过街道。

如果你同意年长一点儿的孩子骑自行车上街，一定要鼓励他穿明亮的或有反光作用的衣物，或者在他的脚踝、手腕、背部和头盔上佩戴反光条带，并要求他不要晚上骑车。确保他的自行车有前后反射镜，并在车身前后安装灯源。禁止孩子在骑车时戴耳机，因为这会妨碍孩子听取交通信息。

自行车必须与机动车一样遵守交通规则。教导你的孩子如何在拐弯时发信号以及如何遵守交通规则。强调在骑车时必须沿着正确的方向行驶。逆向骑车会与迎面而来的车辆发生冲撞。当你与孩子一起骑车上街时，要注意所有的交通规则，这不仅仅是为了安全，而且也给孩子做个榜样。

坐在自行车后座上的小孩儿不应重于 18.2 千克，或高于 1 米。当骑车带小孩时，应使用固定在后轮上的座椅。这个座椅应该有防护装置，以防止孩子的手脚触及车轮。确保孩子带有自行车头盔。小于 1 岁的婴儿由于太小而不能安置在后置的座椅上。不要将婴儿放在你的前置或后置婴儿袋里，因为这样你在骑车时头重脚轻，增加颠倒婴儿的危险。

如果你用自行车来拉童车，则一定要将你的孩子固定在童车内，并给他戴上头盔。在童车的背面插一根长杆，系上一面小旗，以便于其他骑车人和开车者能看到。一定要在自行车道或交通不繁忙的街道上骑车。

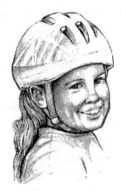

戴自行车头盔的正确方法

自行车头盔应该垂直地扣在头部，不要倾斜。确保头盔大小适宜不妨碍孩子的视线。下巴处的带子应比较舒适，带子在骑车的过程中应该扣紧。你能通过塞一些填充物和放松或上紧头盔的带子来调整头盔的大小。

单脚滑行车、直排轮溜冰鞋和滑板的安全

单脚滑行车、直排轮溜冰鞋和滑板是导致儿童受伤的大部分原因。儿童对高难动作跃跃欲试，但缺乏平衡和身体控制力常使他们很难安全完成这些动作，而且他们也容易与其他骑手或步行者发生冲撞。保护性的装备和常识可避免在这些运动中受伤。

单脚滑行车

轻量级、脚动的或电动的单脚滑行车引起的损伤要立即去医院急诊室进行治疗。单脚滑行车致伤事件中有85%发生在15岁以下儿童身上。摔倒致骨折和脱臼，尤其手臂和手，是最常见的损伤。

为了预防单脚滑行车引起的严重损伤，应教导你的孩子在骑单脚滑行车时佩戴保护性装备，包括符合国家产品安全标准的头盔、护膝和护肘。检查单脚滑行车的手把和可折叠的驾驶杆的位置和牢固性，并确保所有的小零件都正常。鼓励你的孩子在表面平滑、远离交通的地方（绝对不要在街道上）骑单脚滑行车，避开有积水、沙砾或沙子的地方，以免急刹车和摔倒。

直排轮溜冰鞋

因为使用直排轮溜冰鞋运动时受伤，每年有超过10万人去医院的急诊室寻求帮助。安全使用直排轮溜冰鞋来溜冰有赖于两个因素——穿戴保护性装备和学习如何正确停下来。为了防止溜冰时受伤，应该让孩子始终配带符合国家产品安全标准的头盔、护膝、护肘、护腕和手套。指导他利用鞋上的刹车垫（大多数在直排轮溜冰鞋的后跟部）来正确停止滑行：一个脚前一个脚后，抬起前脚的脚趾，用后跟用力推。

这里为你的孩子列举了几个技巧：在平坦的路面上溜冰，远离交通要道。为了防止摔倒，不要在水里或沙砾层上溜冰。不要在晚上光线昏暗时溜冰，因为你不能正确判断前方的障碍物，开车人也不容易看到你。

滑板

每年都有几万人因为玩儿滑板受伤而去医院急诊室接受治疗，大多数是15岁以下的儿童。1/3的受伤人群是玩儿滑板还不到一周的儿童。常见的滑板损伤包括摔倒时的扭伤、骨折、擦伤、割伤和刮伤。在不平整的路面滑行，表演危险动作，缺乏经验、平衡力和控制力（常见于15岁以下的儿童），都是引起损伤的因素。摔倒、与障碍物或机动车如汽车碰撞，也是致命的。

为降低你的孩子玩儿滑板时受伤的危险，你应该帮助孩子遵循下面这些安全指南：

● 每次使用后请检查滑板。确保没有破损、松动、锋利的边缘或轮子破裂。如果有这些情况，暂时不要使用，请专业的修理工修好。

● 穿有保护性的衣服。如戴头盔，穿防滑并能保护脚趾的鞋子，戴护肘、护膝、护腕和手套，穿有衬垫的上衣和短裤。保护性装备不要求符合国家产品安全标准，因此在选择时务必谨慎。尽量选择大小适宜并且不会妨碍听觉或视力的防护装备。

● 远离不平整的路面。超过一半儿的滑板致伤事件是因为路面上的路洞、障碍、石块儿或碎片引起的。仔细检查你准备路过的地区。更好的办法是在指定的滑板公园活动。

● 不要炫耀。完成高难度动作需要在指定的滑板区域进行。不要将滑板挂在自行车、骑车或其他交通工具时滑行。

● 学习如何摔倒。如果你失去了平衡，先蹲下来（以缩短你落地的距离），避免身体僵硬，然后滚到地上。尽量用你身体上脂肪多的部位着地（如大腿或臀部），而不用手臂或手。

运动场上的安全

运动场是令孩子们兴奋的地方，在

那里可以探索和培养孩子的能动性和社交能力。但尽管联邦政府已经为运动设施和场地制定了自愿的指导方针，运动场里运动设施的生产或安装没有统一的国家标准。当带你的孩子去公共运动场时，你首先要做的就是检查运动场里的运动设施是否安全。检查运动场是否能满足下述安全装置：

● 运动设施周围的地面应至少有30.5厘米深的木屑层、覆盖物、沙土或细砾，或者由经安全性检测的橡胶原料制成。

● 从不同方向观察保护性的地面应距离娱乐设施至少有1.83米远。摆动类的设施如秋千周围的保护性区域无论前后都应是其旋转臂高度的两倍。

● 超过7.62米高的娱乐设施之间应有至少22.86厘米的间距，并有护栏防止儿童掉落。

● 护栏之间的间距或阶梯之间的空隙不应小于8.89厘米或超过22.86厘米。

● 五金器具如螺丝钉锋利的尖端或边缘不能暴露在设施表面。

● 能使人绊倒的危险物如树根、树桩或暴露在外的混凝土底脚都应该除去。

不要让年幼的小孩儿爬上超过1.22米；较大一点儿的儿童为1.53米高的地方，因为高度差越大，即使是被推荐的保护面也不能充分保护掉下来的孩子。定期检查临近的运动场所，以确保其设备和地面都状态良好。在运动场所务必要密切关注你的孩子，因为监督是最好的防止受伤的方式。

校车的安全

校车对孩子来说是相对安全的交通工具。即使校车在发生碰撞时，里面的乘客也不可能受到严重或致命的损伤。但如果你的孩子在乘坐校车时没有遵守校车安全措施，则就有生命危险。教导

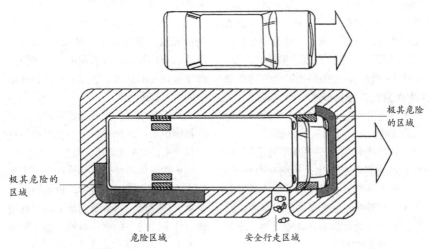

极其危险的区域

极其危险的区域

危险区域

安全行走区域

校车的危险区域

　　停在路边的校车有几个危险区域。在这些区域，公交车司机和过往的开车人不可能看到行人。小孩儿应该站在距离校车各边至少3米远的地方，除非他们正在上下车。当孩子们靠近车前方和右后方（图中阴影部位）时，应站在至少让司机能看得见的地方。

你的孩子遵循下述行为指南，以保证每天的交通安全：

- 等公交车时，不要站在街道和巷子中间，并保持距离路边有 0.9 米远。
- 远离路边，等公交车停稳打开车门后再上去。
- 站在公交车上时手扶栏杆。
- 留意你的围巾、书包、外衣不要被公交车的门夹住。
- 上车后尽快找座位坐下来，并将后背靠在座椅背上，系好安全带。
- 不要将私人物品放在过道上。
- 不要将肩膀、手或头伸出车窗外。
- 要等公交车停稳后再解开安全带离开座位。
- 要远离公交车的后轮。

危险的陌生人

每年都有好几万小孩儿失踪的报告。警告你的孩子不要与陌生人说话或搭陌生人的车。告诉你的孩子要留心和警惕周围的陌生人，即使是那些看起来很友好的人（但小心不要吓到孩子）。青少年也容易受到陌生人的攻击，因此也应与他们谈谈个人安全问题。与你的孩子一起学习下述安全指南：

- 要告诉你的父母你准备去哪里以及什么时候回来。如果你的计划有所改变，打电话给你的父母告诉他们你将去哪里。
- 不要与你不认识或者不是很熟的人说话。有些陌生人会假装问路或者需要其他帮助来与你搭讪。不要为没有给陌生人提供帮助而感到内疚，因为成年人应向成年人寻求帮助而不是小孩子。有的陌生人会跟你讲你的父母现在有麻烦了，他们来带你去你父母那里。不要

跟随你不认识的人去任何地方。

- 绝对不要搭陌生人的汽车。
- 不要拿陌生人给的东西。
- 不要相信其他人告诉你的有关你父母的任何消息，除非他能给你显示你和父母事先定好的暗号。
- 无论你是步行还是骑车，尽量与至少一个朋友同行。
- 不要将你的名字、电话号码或住址告诉任何你不熟悉的人——无论是当面还是在电话里。
- 不要走过树林、空无人烟的地方、空闲的建筑物或昏暗的小巷的捷径。
- 如果你独自在家，将门锁好，不要让任何人进来——即使是你认识的人，除非你的父母已经提前告诉你可以这样做。
- 如果你感觉自己处境危险，跑到邻居家、邻近的餐馆或商店寻求帮助。
- 如果有陌生人抢劫，尽量反抗并以最大声呼喊："我不认识你！"或"你不是我妈妈（爸爸）！"以引起他人的注意。
- 如果一个成年人要求你保守一些秘密——比如他可能正在威胁你的安全或者你朋友的安全时，一定要告诉你的父母。
- 如果你在运动场所、学校或公共休息室看到有人行为可疑，尽快告诉你信任的大人。

互联网上的安全

计算机技术的发展方便孩子们随时了解互联网上的信息。但这些发展也使他们受到了色情文学和暴力的影响，并使他们形成了在线玩儿性、暴力游戏的倾向。为了降低你的孩子成为网络牺牲品的概率，你可以采取如下措施：

- 将计算机放在书房或其他地方而不要放在孩子的卧室，从而确保所有的家庭成员都能看见电脑屏幕。

- 采用网络服务商提供的软件和其他父母控制程序。

- 向你的孩子解释在线性、暴力可能发生的事情，尤其是在聊天室里发生的。

- 要求你的孩子告诉他他所喜爱的网页，并讨论他的选择。

- 随时检查孩子的电子邮件，并告诉你的孩子这样做的原因。

- 选择孩子所在的学校、图书馆和孩子朋友的父母所使用的计算机安全防护装备。

- 教育孩子不要在网上与陌生人视频聊天，不要在网上发自己的照片，不要泄漏确认信息如电话号码。

下面列举了一些提示你的孩子可能正在互联网上进行具有潜在危险性活动的信号：

- 当你进入房间时，你的孩子把计算机屏幕关掉或改变画面。

- 你的孩子花大量时间上网，尤其是在晚上。

- 你在孩子的电脑里发现了色情照片。

- 你发现你的孩子向外拨打了很多你不熟悉的电话，尤其是长途电话。

- 你的孩子用别人的账号上网。

如果你发现孩子有这些现象，与他开诚布公地谈谈你的猜疑。在此需要提醒父母的是，即使是你的孩子自愿参加网上这些危险活动，也不要责怪他，因为开发这种软件的成人应付全部责任。如果你的孩子曾经在网上或通过邮件收到过儿童或成人色情图片，或者如果有人曾经向你的孩子提出性要求，请拨打110。

拥有一个安全的家庭

许多人都有在自己家里受伤的经历。本文为你提供了一份详尽的、能使你的家尽可能安全的基本安全指南。逐一地仔细检查房间的安全隐患，尤其是那些不能轻易发现的危险。采取一些简单的措施如安装一氧化碳探测器和保持楼梯整洁就可以消除许多隐患。

防止在家中摔倒

摔倒是意外死亡的最主要原因，也是65岁以上老人受伤和死亡的重要原因之一。大多数摔死事件都发生在家里，主要是在楼梯和台阶处，或是来自床和梯子。65岁以上的老人摔倒的危险性很高，原因在于视力下降、反应迟缓，一些身体疾病和药物影响了机体的平衡能力。

你可以通过采用一些简单的预防措施来降低家中成员摔倒的概率。立即采取办法整理家中的混乱现象，清除光滑的表面。对于预防儿童摔倒的方法详见前面所述的"防止孩子摔倒"项。本文在此列举了一些能使你的家更安全的措施：

- **屋外**：修复破损的台阶或过道上破损的混凝土地面。清除过道、楼梯和门廊上光滑潮湿的树叶。在冬季清理这些地方的冰冻。

- **所有的房间**：将电线、电话线、网线等远离人们行走的地方。将玩具、衣服、报纸、书籍和其他任何不属于地板上的物品统统从地板上拿走。保持足够的光照。训练宠物不要在你身上跳跃或在你的腿之间穿梭。合理布置家具以提供一个宽敞的过道。换掉易碎的玻璃桌和未加保护的锋利边缘的家具。如果你用地毯，应确保地毯的底部能防滑。

● **厨房和浴室**：清理喷溅出来的水珠，并立即除去房间内的积水。不要爬到柜台上去够高处隔板上的东西，踩一个牢固的梯凳来操作。在卫生间和通向卫生间的走廊里安放一个夜明灯。在浴盆周围放置一块橡皮垫或防滑垫。

● **楼梯**：将楼梯上的杂物和玩具移走。在楼梯两边安置扶手。在楼梯上放置一盏夜明灯。如果木制楼梯比较光滑则考虑铺设地毯。

防止老人摔倒

当人变老后很容易摔倒，原因很多，包括服用药物的增加、关节的疾病（如关节炎）或神经系统疾病（如帕金森病），以及与衰老有关的改变如视力和听力下降等。肌肉力量的降低和生活空间的恶化等因素的增加，使得摔倒的机会也明显增多了。摔倒能导致严重的损伤，如髋骨骨折，这些伤害引起的后果因人而异，有的人因此而丧失自理能力，而有的人则仍可以生活自理。为了降低摔倒的风险，必须将老人的家做些改变。改变的本质和幅度取决于老人的身体状态和需要。这些改变中小变动可以是简单地移动家具，大的动作包括增设一个房间。最重要的改变是提供足够的照明，清理杂乱，改变或清除光滑的表面。

老人比年轻人需要更多的光照。因此要用瓦数高的照明灯泡，在走廊、卫生间和楼梯处安置夜明灯。老人的空间感觉也会随着衰老而下降，因此在地板和墙面之间采用明显的色彩对比度（最佳对比是浅色的地毯或地板，深色的墙面）会是一个好主意，有助于防止老人撞到墙上。将楼梯的每一块梯板边缘用不同的色彩做上标记，第一块梯板和最后一块梯板的图案或者地毯应有所区别，以便提醒老人楼梯的开始和结束。确定在地板起始处和连接处要有对比性，以尽量降低被绊倒的概率。在所有楼梯两侧安装扶手，包括前后门外面的楼梯。

尽量不要改变地板的表面。蓬松的毛地毯特别危险，因为它会缠住脚趾、藤条和拐杖。避免局部使用小地毯，因为当它的边缘翘起来时容易滑倒或绊倒人。

在卫生间里的浴缸或淋浴的地方安装两个扶手，一个固定在进入卫生间路过的墙面上起支撑作用，一个固定在浴室里的墙面上。它们应与地面平行，高度以最方便使用者的高度为准。一定要确保扶手牢牢地固定在墙上，以防使用时被拉脱下来。在洗脸池的旁边安装一个扶手对使用者来说最为适用。确保卫生间的地面铺有质地坚硬、防滑的瓷砖，因为老人不可能随时擦净溅泼到地面上的水。在浴缸里面放一块橡皮垫或防滑垫。

坐在轮椅上的或借助于拐杖的老人需要宽敞的门洞。如果有可能，将门的宽度扩大到3.5米，尤其是卫生间的门。在门的前面铺一个斜坡供轮椅通过。

用药的安全

当你服用不同的药物时，记住某一种药物的适应证、服用方法和时间是很困难的。过期的药物易于分解，可能会失去它们原有的功效或者化学组分发生潜在的危险变化。你和你的家庭应该学习你所服用药物的知识——无论是处方药还是非处方药——以确保你能正确地服用它们。下面一些用药技巧将使你避免犯错误，如花费昂贵或威胁生命之类的错误：

- 将你每天需要服用的药物列个清单，包括药名、服用剂量和服用时间，并复印一份放在你的皮夹内。
- 在你准备吃药前先检查药瓶上的标签，以确保你正要服用药物的正确性。不要在黑暗中服药。
- 严格按照医生的指示服药。
- 不要服用过期的药物，检查药品的保质日期，并扔掉已经过保质期的药物。
- 不要服用别人的药。
- 不要停止服药——即使你已感觉良好，除非医生同样要求你这样做。
- 不要在饮酒同时服药。
- 列出你当前正在服用的所有药物，咨询医生或药师这些药是否有交叉反应（尽量每次只服用一种药）。
- 如果服药后出现了任何不适，须立即通知医生。
- 将药物存放在凉爽干燥的地方（最好不要放在卫生间的药箱里）。
- 保持药片放在它们原来的药瓶内（指定的药瓶能抑制光照，从而防止光照对药物产生的影响）。如果你想使用一个药盒，询问医生将药物混合存放在药盒里是否可行（当混放在一起时，一些药物可能会产生化学反应）。
- 随时将药瓶盖拧紧。如果家里有孩子或有孩子来玩儿，一定要使用儿童打不开的瓶帽，并使药物远离孩子们。

一氧化碳中毒

一氧化碳是一种无色无味的气体，是在燃料未充分燃烧时产生的，并且它很容易从设计有缺陷或不合理的供热系统的通风口逸出。吸入一氧化碳能导致流感样的症状，如头痛、头晕、恶心；这些早期症状很快就会发展成癫痫、昏迷和死亡。因供热系统的问题引起夜间一氧化碳中毒能导致全家人的死亡。

下面列举的措施将能帮助你的家人防止一氧化碳中毒：

- 换取新的炉子和气体处理用具（如热水器），并由专业人员安装。
- 每年检修和清洁炉子。
- 将家中的每一层楼安装一氧化碳监测器，包括地下室。
- 每月检查一次一氧化碳监测器，至少一年更换一次电池。
- 确保加热器有足够的空间，通风设备工作正常。
- 不要在室内用气体或木炭烧烤，也不要使用煤油灯。
- 露营装备（如便携式加热器、信号灯和炉子）也能产生一氧化碳。在室内或帐篷内睡觉时不要使用它们。
- 不要在封闭的车库发动汽车，因为汽车尾气中含有一氧化碳。

如果你的一氧化碳监测器突然失灵，立即给消防队打电话（即使你认为它可能仅是因为电量不足造成的），并将家人从家中撤离，直到消防队认为可以回去。

消防安全

卧室是常见的火灾——尤其是跟电有关的火灾发生的源头。大多数住宅失火发生在晚上人们睡觉时。许多火灾是在延长的线路板负荷过重或便携式的加热器安装位置太接近床单、被褥或布艺制品时发生的。火灾的其他常见原因包括儿童玩儿火柴和吸烟者吸烟时睡着了。

预防住宅着火

火灾是烧伤和死亡的主要原因，能

吞噬掉你的生命和你最珍贵的财产。现在采取下列措施将能保护你的住宅免遭火灾的袭击：

● 将火柴和打火机存放好，远离小孩。

● 将被褥、衣物、窗帘和其他易燃物品距离加热器至少 0.9 米远。

● 确保电路板没有磨损，尤其是电热毯的线路板。

● 不要使壁装电源插座超负荷。

● 不要在床上吸烟。

● 在家中每个楼层安装烟雾监测器（见下文），卧室附近也要安装一个。

● 不要种树或灌木，它们易于着火或传播火苗。考虑在住宅周围种植一些耐火性植物。

● 每年对家中的加热系统进行一次专业的检修。

● 考虑安装家用灭火器。

在火灾发生后保护家人安全的最佳办法是提前制订一个逃离计划，且每个月演练一次。计划中每个房间应至少有 2 个出口。如果第二个出口必须通过窗户，那么应确保你能安全着地。如果有必要，在家中备一个折叠梯，这样你可以轻易地爬上窗台跳出窗外。如果窗户上有安全网或窗户防护装置，应确保它们有快速打开装置，以备在紧急的时候能快速打开通路。检查所有窗户，确保它们没有被封死。

当你在演练逃离计划时，应在黑暗中或者闭上眼在房间里练习摸索行走。练习对门的感觉（不仅要练习因烟雾导致无法睁眼时能快速找到门的位置，还要练习在准备从门进行逃离之前感觉它是否发热）。练习在地上爬行。指定一个户外会合的地点（如车道尽头或某一棵树附近），以便于家中每个成员在安全逃离后能聚到一起。

在火灾发生时要做些什么

在住宅失火后，每一秒都很重要。小的火情会在不到 30 秒的时间内失控变成一场大火。在仅仅 1 分钟内，你家就会充满烟雾并陷入火海中。浓厚的黑烟导致家中一片漆黑，从而使逃离更困难。在着火时室内温度能在瞬间急剧上升到 315.6℃，吸入超热的空气会烧焦你的肺。为了安全从着火的住宅中逃离，应谨记以下技巧：

● 一旦发现着火马上离开，不要试图救你的贵重物品。

● 弯腰并闭上嘴巴。在烟雾少的地板上爬行，因为位置越低烟雾越少（烟雾中含有毒性气体能使你昏迷）。

● 感觉关闭的门的热度。用手背去感知门的上部、门把手和门框的温度。如果感觉很热，立即寻找另一个通道逃离。

● 停下，触地，打滚。如果你的衣服着火了，应停止奔跑，躺倒地上来回打滚，直到火被扑灭。

● 待在外面。一旦你已经逃离着火现场，绝对不要返回。

● 从邻居家拨打 119。

高层建筑着火

如果你在高层建筑上生活或工作，一定要熟悉有关高层建筑着火的特殊消防安全和预防措施。参加消防训练，并练习从你的家中逃离火灾现场。下面列出的简单消防安全措施将有助于在高楼火灾中生存下来：

● 学习高层建筑的疏散计划并施以练习。

● 熟悉你所处的建筑中火灾警报器的声音，并知道当地的紧急求助电话。

不要自我猜想已经有人拨打了求助电话而放弃呼救。

● 绝对不要锁上或用东西支撑大厅或楼梯处着火的门。

● 在你的房间内或公共使用区安放烟雾警报器。

如果你所居住或工作的大楼着火了，一定要尽量保持镇静并遵循下述措施：

● 如果着火时你正在房间里或办公室，先触摸你用于逃离的门是否发热。如果感觉门比较热，则不能打开它。待在屋内，用衣物或带子将门周围的缝隙塞住，遮住通风口避免烟雾进来。给消防队打电话，告诉他们你被困住了，然后等待营救。

● 如果门不发热，弯下身来，打开一个小缝看走廊里是否有烟雾或火焰。

● 如果你没有看到烟雾或火，按照该栋建筑的疏散计划撤离。

● 走通向一楼的楼梯，绝对不要乘坐电梯。

● 如果你没有听到大楼的火警声，

烟花爆竹的安全

　　每年都有数千人因烟花爆竹致伤而去医院急诊室接受处理，有些人因此而丧命。大多数受伤者是5~14岁的男孩，他们在玩儿烟花爆竹时受伤。这些烟花在许多地方都是合法销售的。眼睛、手和脸烧伤是最常见的。儿童因缺乏身体协调能力而无法安全燃放烟花。因此最安全的预防烟花爆竹伤害的办法是不买，并使它们远离你的家和你的孩子。可以在当地观看由经过专业培训的人员操作的烟花表演。

拉响离你最近的警钟。

● 如果烟雾或火焰挡住了你的去路，立即远离这个地方。

● 一旦你已经逃离了大楼，待在外面。绝对不要为了取回某些东西再返回去，只有经消防队同意方可。

● 如果你知道有人被困在大楼里，一定告诉消防队员。

机动车的安全

　　小心驾驶并不能充分保障你开车时的安全。碰撞和故障也能使你易于受到过往车辆的攻击。酒精是导致超过40%致命性交通事故的一大危险因素，每年有将近300 000人在因酒精引起的车祸中受伤。最好的预防措施是每次开车时都系好安全带。不要忘记将你的孩子放在大小适宜的安全座椅中，绝对不要让12岁或以下的儿童坐在前排座位上，因为乘客座位上的安全气囊有导致损伤和死亡的危险。

用安全带拯救生命

　　安全带每年能拯救数千条生命。如果你开车或坐车时没系安全带，当车碰到障碍物或突然刹车时，你的车将会停下来，而你却因为惯性而保持前行状态，结果就是你撞上车前的挡风玻璃、仪表板或前面座椅的后背。系好安全带能防止你在车内翻滚或飞出车外，并帮助司机在发生碰撞时仍能控制汽车。无论路程有多短，在每一次短途中都要系上安全带，并指导你的孩子如何正确使用。下面为你提供了正确系安全带的方法：

● 调整安全腰带的高度，将它从骨盆处绑定，最低处贴大腿而过，不要接触到腹部。

● 将安全肩带贴胸部而过，远离颈部。

● 不要将肩带放在背后或手臂下方。

碰撞之后

许多碰撞都是比较小的追尾事件。如果你的车发生了追尾，逃离现场后不会使你感觉安全或舒服的。正确的做法是给跟在你后面的车发信号，然后开车到最近的警局、便利店或加油站，检查受损情况和填写保险单。有些地方规定机动车碰撞后应留在事故现场。

下面这些小技巧能帮助你在碰到一场更严重的车祸时确保你的安全：

● 安全前提下可以先停车，如果你有把握就可缓慢离开车祸现场。

● 关掉车祸现场所有车辆的发动机。

● 检查每辆汽车中的所有人员，看是否有人需要帮助。

● 报警。如果有必要，也要拨打急救中心的电话。

如果你的车发生故障

如果你的车在一段繁忙的道路上或在高速公路上发生了故障，你最大的危险就是被路过的车辆撞到，而路边停车点的取消又进一步增加了这个危险。路边停车点是为故障车辆准备暂时停留的地方，但在许多地方，它们被其他通行干道所取代了。下面列出了一些当你的车在高速公路上发生故障后能使随后发生危险最小化的措施：

● 尽可能把车推到离道路较远的地方。

● 打开车上的危险灯和车内的顶灯。

● 在车的天线上放一块白色手帕或布，并拉起车的发动机盖。

● 不要站在车子的旁边或后面，不要沿着高速公路行走。如果你可以，尽量在栏杆的另一边远离高速公路的地方等待支援，或者待在汽车内关上门等待救助。如果你有一个信号灯，将它放到汽车后面。

● 如果你手边有电话，给你的汽车俱乐部、牵引车服务部或警察局打电话。

● 如果有人愿意提供帮助，不要上他的汽车，而是请他打电话给警察局。

在恶劣的天气中开车

为了降低恶劣的天气中开车发生故障的概率，在冬天来临之前，根据汽车维护手册中提及的维护计划准备御寒设备。定期检查汽车的挡风玻璃刮水器、灯光和各类溶液的量（包括挡风玻璃清洗液）。如果有必要，为汽车安装雪地防滑轮胎。确保汽车的刹车和换挡能正常工作。为车门锁加润滑油，并堵上锁眼以防它们被冻住。

准备一个紧急求生背包，里面的求生物品清单如下。并将背包放在后座上或汽车的后备箱内。

● 挡风玻璃刮刀和毛刷，雪铲（以防止积雪）；

● 汽车充电电缆；

● 手电筒和备用电池；

● 毛毯或睡袋；

● 高热量、易存储的食物（如干果）；

● 急救箱；

● 刀具；

● 备用衣物（以防身上的衣服潮湿）；

● 小的金属容器和放水容器，以便能将雪融化成饮用水使用；

● 准备能增加摩擦牵引力的沙袋或

警告 ❗

儿童用的安全气囊

安全气囊能在车祸中拯救生命，但它们充气膨胀时发出的冲力足以杀死或严重伤害一个坐在前排座位上的孩子或青少年。即使在轻微的汽车碰撞后安全气囊也能充气膨胀。另外，一种号称灵巧的安全气囊——它能根据乘客或司机的体形来调节膨胀力度（如果乘客是一个青少年还可以关掉）——也不是百分之百的可靠。各种因素（如湿度、人就座或离开座位时的瞬间重量、儿童座椅增加的重量、安全带额外的张力和座椅的位置等）都会导致安全气囊在不应该充气膨胀时反而膨胀，而应该膨胀时却不膨胀。所有12岁及以下的儿童（包括婴儿）都应该安置在后排座位上，以防止由汽车安全气囊膨胀带来的严重损伤或死亡。

猫砂；

- 工具箱；
- 拖拽索；
- 指南针和行车图。

如果预先知道行车途中会遭遇强烈的暴风雪天气，那么应考虑一下是否一定要冒此风险。如果你必须要长途开车，并且你的旅程不能被耽搁，那么一定要听天气预报（在你出门前和开车途中都要关注）了解当前的道路状况，或打电话给天气查询热线了解当前的天气情况。

下面列出的行车指南将会提高你平安抵达目的地的概率：

- 告诉你的家人或邻居你将要去的地方，预期的行车路线和到达时间。当你抵达目的地后，打电话给某个人，告诉他你已经平安抵达目的地。
- 在出发前将油箱加满油以防止油路管结冰，油路管结冰会妨碍汽车发动。
- 问是否有人能一同前行，这样你就不必独自上路了。
- 清理车窗上的积雪和结冰。在汽车挡风玻璃上的冰雪融化之前不要出发。
- 如果天气情况变得特别危险，做好返回的准备。
- 在大雾天气开车时，关上车前的远光灯，打开防雾灯（远光灯发射出的明亮的灯光会被雾气反射掉，从而降低可见度）。如果雾气太浓厚，将车开到路边等雾气散后再继续行车。不要在大雾天气以极低的车速前行，因为这样很容易发生追尾。
- 在下雪或冰冻的天气里行车时，要减慢车速，与前车的车距应比平常更远。
- 在经过桥、天桥和昏暗的地方时要注意路面上的打滑点。
- 如果公路比较光滑，起步时要缓慢，刹车时应提早缓慢刹车。如果你车有防锁死刹车系统（ABS），不要启动刹车泵。如果汽车开始滑行，将你脚离开油门并保持刹车。控制刹车时的车向，直到你感觉轮胎已遇到阻力，然后再打正方向。
- 如果有一辆扫雪车正朝你开来，立即停到路的右边，以腾出路的中心部位以便清理。如果扫雪车就在你的前方，停在其后面，以避免被盐或沙子溅到。当你能看到扫雪车前面的道路时再小心通过。被吹起来的雪有时能遮挡住一辆正在靠近的车辆。

戏水的安全

无论是海滩、游泳池，还是湖泊或河流，但凡有水的地方都是一个令人兴奋的场所。但是溺死在水里和与水有关的损伤也不断出现。为了保护家人在水里和水边的安全，你所能做的最重要的就是确保家中的每个成员都会游泳。

为了能安全的游泳、划船或从事其他水上运动，你需要遵循以下这些水上安全技巧：

- 学会游泳。
- 仅在有人看管的地方游泳。
- 服从所有游戏规则和信号。
- 不要饮酒。
- 注意天气情况，在恶劣的天气里不要游泳。
- 了解遇到突发事件时该如何行动。
- 游泳时不要离安全区域太远。
- 玩儿跳水或潜水时你要先下去试探游泳池的深浅，以确保游泳池有足够的深度。
- 在划船或筏运时穿救生衣。
- 防止被烈日晒伤。

儿童玩儿水安全

溺水是4岁以下儿童意外死亡的首要杀手。一个年幼的小孩在离水面2.5厘米的水桶或浅水池中几秒钟内就会淹死。然而，即使更大一点儿的孩子也很危险，溺水是15岁以下儿童常见的死亡原因。遵循下列简单的措施有助于保护孩子远离水上事故：

- 当孩子在玩儿水时一定要时刻警惕：无论孩子是在划船还是在水边玩耍，都要确保他们穿有经海岸巡逻队批准的救生工具或救生衣。不要依靠充气玩具或浮水圈让孩子漂流。
- 不要将年幼的小孩单独留在浴盆里，即使只是几秒钟的时间。浴缸座椅并非安全，它会使孩子翻倒，将孩子缠在水下。
- 浴缸和所有水桶在使用完后应立即清空。
- 洗手池应盖上盖子，以防孩子掉入。
- 当孩子5岁时，将孩子送去学习游泳。5岁以下的小孩不适合学习游泳，在水中可能会有危险。
- 教育孩子绝不要一个人去游泳。
- 警告孩子在结冰的湖面或河面上行走或溜冰有危险。

海滩

为保证每一次海滩之旅都尽可能安全，请遵循如下海滩安全措施：

- 仅在指定的游泳区域活动，最适宜的地方是能看到救生员的地方。
- 不要独自游泳。
- 检查海滩的环境，包括天气情况和其他潜在的危险。
- 不要在桥墩、筏、码头、桩或跳水台附近游泳，这些地方容易损伤你的头部、颈部或脊椎，或者有人在跳水时伤到你。另外，激流（向海中央运动的水流，在那里很难逆水而行）在有固定物体的地方如桥墩处容易加强。
- 如果不幸卷入了激流中，沿着与海岸平行的方向游，直到你游出激流。不要试图逆激流而游。
- 警惕危险的水生动物如水母。
- 尽量在海岸附近玩耍，以便你有足够的体力游回岸边。

第六章
替 补 医 学

替补医学（CAM），或称补充和替代医学，指的是治疗方法或者治疗系统通常不是由常规医学机构或者西医学院校所提供的一种情况。这类治疗方法的治疗方式有很多——可以单独使用，或者与其他替代疗法联合使用，代替常规疗法使用，或者更多的是作为常规疗法的辅助疗法。

如果你正在采用一种替代疗法或者正在考虑尝试一种替代疗法时，一定要告诉你的医生。在没有让医生进行准确诊断的情况下，擅自用某种替代疗法代替常规疗法将会给你的健康带来威胁。另外，联合使用多种治疗方法有时也是极具危险性的。例如，一些草药能与某些处方药或者非处方药发生交叉反应。尽管发表在主流医学领域的有关替代疗法的研究数量在不断增加，但对常规医疗和替代医疗之间的相互作用仍然不清楚。如果你正在考虑某种特殊疗法，要求医生为你提供一些有关它的安全性和有效性的科学证据，或者咨询信誉高的机构。

本章所要讨论的替补疗法是一些人们正在使用的较为流行的疗法。在这些替补疗法中，应用最广泛的是草药疗法和饮食补充剂，针灸疗法，身心疗法如静思，以及手法治疗如按摩和脊椎指压疗法。

替代医学体系

替代医学体系是一套完整的医学理论和治疗体系，它们自成一体，不同于常规医学。这些替代医学体系中有的体系，如顺势疗法和物理疗法，是从西方医学中延伸出来的；而另一些源于传统的中医。

顺势疗法

顺势疗法源自德国18世纪90年代，由一位内科医师发明。顺势疗法的理论依据是"以毒攻毒"。根据这一理论，能使一位健康的人出现某些症状的自然物质，经过高倍稀释和小剂量服用后，也能治愈一例病人身上出现的同样症状。顺势疗法医生认为这些自然物质被稀释的倍数越高，它的疗效就越强。他们认为由这种方式生产出来的药是安全的，与常规药品相比产生的副作用更少。顺势疗法医生在为病人开处方之前，会综合考虑病人的个性、精神和情绪状态。顺势疗法被用于治疗多种疾病。它的理论基础没有得到现代科学的证实。已经发表的各种顺势疗法研究的结果并不一致。

物理疗法

在这种替代医疗体系中，物理疗法

师利用机体本身具有的天然康复力量来帮助机体进行自愈。典型的物理疗法包括改变饮食、按摩、水疗法、光疗法、软组织手法治疗、锻炼，以及干预疗法如针灸疗法和小手术。物理疗法将疾病作为机体在维持健康和在疾病治疗重塑健康的过程中产生的变化。物理疗法的有效性仍没有经过科学的验证。

中医

传统的中医学是一个古老的卫生保健体系，中医学以气——即生命元为治疗根本，它通过人体中被称为经脉的特殊通道运行至全身。根据中医理论，当机体内气的平衡失调时疾病就会发生。中医的治疗方法很多，包括草药方剂，营养疗法，体能锻炼如太极、静思、针灸、按压疗法和按摩，所有这些疗法的目的都是调理气机，使其恢复平衡，达到治愈疾病的目的。

针灸

经络

经络是人体内运行气血的通路，其主干叫"经"，分支叫"络"。经与络纵横交错、沟通表里、贯通上下，构成联系全身的联络网。外邪入侵，可沿经络通路而内传脏腑；反之，脏腑有病，也可沿经络通路而达于体表。因此，可根据疾病所出现的症状，结合经络循行部位及所联系的脏腑，作为诊断疾病的依据，并可以通过循经取穴、分经用药，进行针灸等来对内脏疾病进行治疗。

● **十四经脉** 经络分12条正经和8条奇经。通常将十二正经和奇经中的督脉和任脉，称为十四经脉。

手三阴经。手三阴经从胸部起始，

经上肢屈侧循行到手部与手三阳经连接。一般胸部病证可以取手三阴经穴位治疗。①手太阴肺经：属肺，络大肠。②手厥阴心包经：属心包，络三焦。③手少阴心经：属心，络小肠。

手三阳经。手三阳经从手部开始，沿上肢伸侧循行到头与足三阳经连接。一般头颈部、面部、眼、耳、鼻、咽

十二经脉衔接走向表

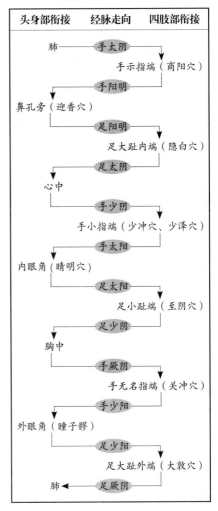

喉部的病证及发热病，可取手三阳经穴位治疗。①手阳明大肠经：属大肠，络肺。②手少阳三焦经：属三焦，络心包。③手太阳小肠经：属小肠，络心。

足三阳经。足三阳经从头部始，经躯干、下肢循行到足部与足三阴经连接。一般头面部病证、发热及神志病，可以取足三阳经穴位治疗。①足阳明胃经：属胃，络脾。②足少阳胆经：属胆，络肝。③足太阳膀胱经：属膀胱，络肾。

足三阴经。足三阴经从足部始，循下肢内侧上行，经腹胸与手三阳经连接。一般腹部和泌尿生殖系统病证，可以取足三阴经穴位治疗。①足太阴脾经：属脾，络胃。②足厥阴肝经：属肝，络胆。③足少阴肾经：属肾，络膀胱。

任脉和督脉。①任脉：始于会阴，沿腹胸正中线上行，止于颏唇沟中央，与督脉相交。总管全身阴经。②督脉：始于尾骨下方，沿背正中线上行，循头顶过前额，止于上齿龈处，与任脉相接。总督全身阳经。

穴位

穴位名下括弧内属经：（肺）为手太阴肺经；（心）为手少阴心经；（心包）为手厥阴心包经；（脾）为足太阴脾经；（肾）为足少阴肾经；（胃）为足阳明胃经；（小肠）为手太阳小肠经；（肝）为足厥阴肝经；（大肠）为手阳明大肠经；（膀胱）为足太阳膀胱经；（三焦）为手少阳三焦经；（胆）为足少阳胆经；（督）为督脉；（任）为任脉；（奇）为奇穴；（新）为新穴。

针法

常用针有毫针、三棱针、皮肤针和皮内针四种。毫针长度有5分至4寸

不等，针身粗细有24号至30号；三棱针针尖呈三角形；皮肤针用5或7枚小针集束装在针柄上，又名梅花针或七星针；皮内针一种为麦粒形，一种为图钉形。

灸法

灸法是以热作用于穴位，使患者感到温热或灼痛，以达到通经活络的治疗目的。灸法一般用于虚证、寒证，禁用于热证、实证，对眼周围、浅表大血管处及高血压患者不宜使用。灸时应注意防止烫伤，灸伤局部要经消毒后包扎，防止感染。

按摩疗法

按摩又称推拿，是中医学的外治法之一。用各种手法作用于人体体表以达到防治疾病目的的一种治法。它具有疏通经络、滑利关节、调整脏腑气血功能，增强人体抗病能力的作用。按摩手法是按摩治病的手段，按摩手法技巧性强，掌握手法要经过锻炼。按摩练功是增强术者身体素质和手法功力的主要方法。按摩手法作用于人体可以是一个点，一条线，也可以是一个面。按摩有14经穴位(见"经络与针灸")和经外奇穴，也有用按摩的特定穴位。

按摩常用穴位

穴位是脏腑、经络之气输注于体表，并聚集的特定部位，亦是脏腑病理变化的反映点。本书介绍的穴位又是健身美容按摩施术的具体部位。只要能准确定位，并对不同的穴位施以各种按摩手法，就可以达到调整人体机能，提高机体免疫力，平衡脏腑功能，从而达到健身美容的最终目的。

● **头面部常用穴位**

印堂 位于两眉头连线的中点处，

属于经外奇穴。

睛明 位于目内眦旁0.1寸,属于足太阳膀胱经。

迎香 位于鼻翼旁开0.5寸,属于手阳明大肠经。

人中 位于人中沟上1/3与下2/3交界处,属于督脉。

承浆 位于颏唇沟的中点,属于任脉。

神庭 位于前额正中线,入发际0.5寸处,属于督脉。

头维 位于额角发际直上0.5寸处,属于足阳明胃经。

承泣 位于目正视时,瞳孔直下,眼眶下缘与眼球之间,属于足阳明胃经。

攒竹 位于眉头凹陷中,属于足太阳膀胱经。

鱼腰 位于眉毛的中点,属于经外奇穴。

太阳 位于眉梢与外眼角之间向后1寸凹陷处,属于经外奇穴。

颊车 位于下颌角前上方约一横指处,咬牙时咬肌隆起处,属于足阳明胃经。

下关 位于颧弓下缘,下颌切迹之间的凹陷处,闭口有孔,属于足阳明胃经。

听宫 位于耳屏前,张口时呈凹陷处,属于手太阳小肠经。

听会 位于耳屏间切迹前,下颌骨髁状突的后缘,张口有孔,属于足少阳胆经。

耳门 位于耳屏上切迹前,下颌骨髁状突后缘凹陷中,属于手少阳三焦经。

翳风 位于耳垂后,属于手少阳三焦经。

地仓 位于口角旁0.4寸处,属于足阳明胃经。

丝竹空 位于眉梢处的凹陷中,属于手少阳三焦经。

百会 位于头顶正中两耳尖连线的中点,属于督脉。

角孙 位于平耳尖处的发际,属于手少阳三焦经。

风池 位于颈后枕骨下两侧,两肌腱之间凹陷处,属于足少阳胆经。

率谷 位于耳尖直上,入发际1.5寸处,属于足少阳胆经。

● **胸腹部常用穴位**

璇玑 位于前正中线,胸骨柄的中央,属于任脉。

膻中 位于前正中线,平第4肋间隙,属于任脉。

中脘 位于脐上4寸处,属于任脉。

神阙 位于脐的中间,属于任脉。

气海 位于脐下15寸处,属于任脉。

关元 位于脐下3寸处,属于任脉。

天枢 位于脐旁开2寸处,属于足阳明胃经。

● **腰背部常用穴位**

大椎 位于第7颈椎棘突下,属于督脉。

天宗 位于肩胛骨下窝的中央,属于手太阳小肠经。

肺俞 位于第3胸椎棘突下,旁开1.5寸处,属于足太阳膀胱经。

心俞 位于第5胸椎棘突下,旁开1.5寸处,属于足太阳膀胱经。

肝俞 位于第9胸椎棘突下,旁开1.5寸处,属于足太阳膀胱经。

脾俞 位于第11胸椎棘突下,旁开1.5寸处,属于足太阳膀胱经。

胃俞 位于第12胸椎棘突下,旁开1.5寸处,属于足太阳膀胱经。

肾俞 位于第 2 腰椎棘突下，旁开 1.5 寸处，属于足太阳膀胱经。

八髎 位于 4 对骶后孔中，共 8 个穴位，属于足太阳膀胱经。

志室 位于第 2 腰椎棘突下，旁开 3 寸处，属于足太阳膀胱经。

命门 位于第 2 腰椎棘突下，属于督脉。

腰阳关 位于第 4 腰椎棘突下，属于督脉。

腰眼 位于第 4 腰椎棘突下，旁开 3 ~ 4 寸处，属于经外奇穴。

● **上肢部常用穴位**

肩髃 位于肩峰端下缘，在肩峰与肱骨大结节之间（三角肌上部中央）。肩平举时，肩部出现两个凹陷的前方凹陷处，属于手阳明大肠经。

曲池 位于肘部，在屈肘时成直角，肘横纹外端下肱骨外上髁连线的中点，属于手阳明大肠经。

合谷 位于手背第一、二掌骨之间，约平第二掌骨中点，属于手阳明大肠经。

内关 位于腕横纹上 2 寸，两条肌腱之间，属于手厥阴心包经。

外关 位于腕背横纹上 2 寸，桡骨与尺骨之间，属于手少阳三焦经。

劳宫 位于第二、三掌骨之间，握拳时，中指尖下即是穴位，属于手厥阴心包经。

鱼际 位于第一掌骨中点，赤白肉际处，属于手太阳肺经。

● **下肢部常用穴位**

环跳 位于肌骨大转子高点与骶管裂孔连线的外 1/3 与内 2/3 交界处，属于足少阳胆经。

承扶 位于臀横纹中央，属于足太阳膀胱经。

殷门 位于承扶穴与委中穴连线，承扶穴下 6 寸处，属于足太阳膀胱经。

委中 位于腘横纹中央，属于足太阳膀胱经。

承山 位于腓肠肌两肌腹之间凹陷的顶端，属于足太阳膀胱经。

膝眼 位于髌尖两侧凹陷处，属于经外奇穴。

足三里 位于外膝眼穴下 3 寸，胫骨前嵴外一横指处，属于足阳明胃经。

三阴交 位于内踝高点上 3 寸，胫骨内侧面后缘，属于足太阴脾经。

涌泉 位于足底（去趾）前 1/3，足趾跖屈时呈凹陷处，属于足少阴肾经。

昆仑 位于外踝点与跟腱之间凹陷处，属于足太阳膀胱经。

按摩手法

按摩手法是根据防病治病的需要和经验总结出来的特定的技巧动作，是推拿按摩疗法防病治病的主要手段。按摩手法的熟练及正确与否，将直接影响防治效果。

● **按摩手法基本要求**

持久 按某种手法操作时能持续一定的时间。

有力 可以根据接受按摩的人的体质在一定的力度下运用某种手法。

均匀 是各种按摩手法的力度、速度、频率等均有一定的节律。

柔和 是指手法要轻而不浮，重而不滞，用力不可生硬粗暴，变换动作要自然。

按摩时，这 4 个基本要求均有内在的关联。

● **按摩手法练习**

掌握按摩手法，需要经过刻苦的训

练。训练方法各家各派不尽相同，基本上可归纳为两个方面：一是通过练功，以增强指力、掌力、腕力、臂力、腰力和腿力；二是借助于器械如沙袋、砖块等或人体操作的练习。

按摩手法种类很多，而在练习时则常以手、腿、身、法、步的协同要求较高的一指禅推法和㨰法为主。这是因为一指禅推拿和㨰法推拿是各流派的代表手法。

● 捺法

掌捺法 用掌心按压，并缓慢地向外移动。

用双手手指或手掌向两旁分开按捺，有的流派将其称为"分法"。

指捺法 用拇指掌面或中指指端按压，并缓慢地移动。

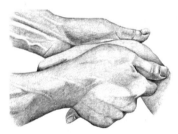

掌捺法

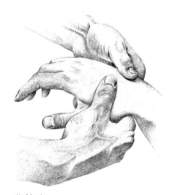

指捺法

● 按法

指按压的方式作用于患者的手法，一般是用一指或一掌。但按法在临床应用中如需加强指法或掌按法的力量，可双指重叠或双掌重叠进行按压。用双指按压，也可分开同时按压两个穴位，如按天宗。无论是用单指、双指、手掌或肘尖，在操作按法时，还可以边按边揉，这种方法又称为"按揉法"。

指按法 ①指端按法：用拇指顶端或中指端在穴位上加力按压。②指纹按法：用拇指螺纹面掌面在穴位上加以按压，又称"押法"。③屈指按法：手握成拳状后用大拇指间关节背面的突起处，或用中指第一指间关节突起处按压。

掌按法 用掌心或掌根部在体表加力按压，分别称为"掌压法"和"掌根按法"。

肘按法 屈肘，用肘尖在穴位上用力按压，又称"肘压法"。

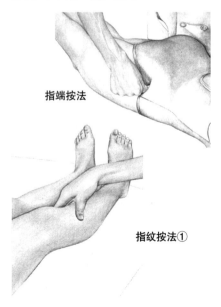

指端按法

指纹按法①

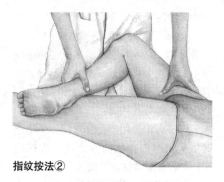

指纹按法②

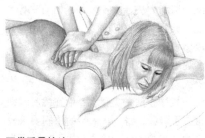

双掌重叠按法

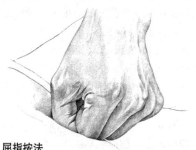

屈指按法

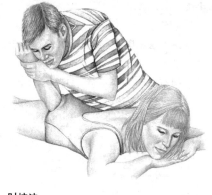

肘按法

● 掐法

用拇指指甲按刺穴位。操作时仅用指甲按刺，而不要抠动，防止破皮。

掐法、指端按法和点法又称"指针"法。

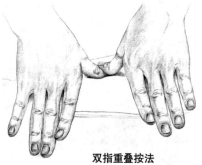

双指重叠按法

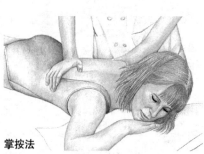

掌按法

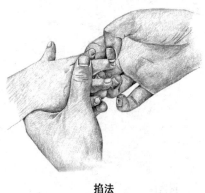

掐法

● 揉法

指揉法 分为几类，其中以用拇指或中指掌紧按在穴位上做回旋转动的单指揉应用最多。

鱼际揉法 用右手大鱼际、小鱼际按于体表做回旋转动。本法较轻柔和缓，常用于面部、手部及胸腹部。

掌根揉法 用掌根按于体表做回旋转动。本法柔和，较以上几种压力稍大，常用于四肢及腰背部。

注意：①揉法通常每分钟需回旋转动 140 次左右。②揉时要紧贴皮肤，不得移动摩擦。

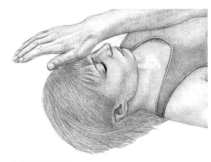

大鱼际揉法②

● 拨法

弹拨法 用拇、示、中三指提拉筋腱，松手后，利用筋腱的固有弹力使其回复，如此多次操作。

扣拨法 用示、中指指端扣拉筋腱。可用于缺盆、极泉、小海、委中、承山等穴。

按拨法 用拇指指端按在筋腱上进行扭转，使筋腱移动或分开。

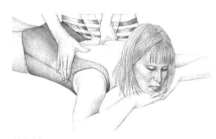

按揉法

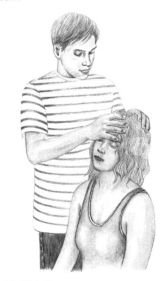

大鱼际揉法①

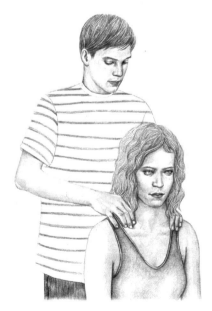

拨缺盆

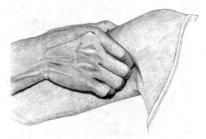

拨极泉

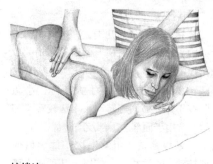

按拨法

● **摩法**

分为掌摩法和指摩法两类。

指摩法 右手手指并拢，用示、中、无名指指尖做圆周抚摸摩研。操作时以前臂为主动，速度较慢。

掌摩法 用右手手掌心做圆周抚摸摩研，操作时以腕关节为主动，速度较快。

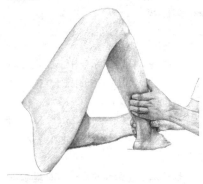

拨承山

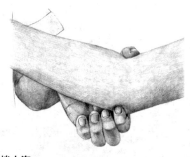

拨小海

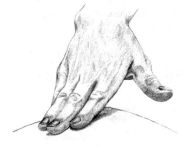

指摩法

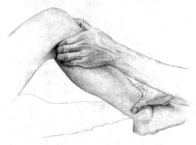

拨委中

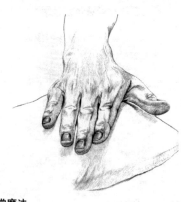

掌摩法

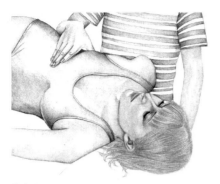

掌摩法

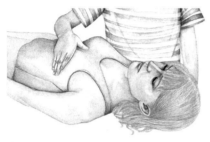

摩胁

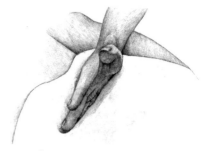

开合法①

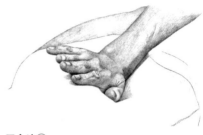

开合法②

●挪法

用掌侧做上下、左右往来缓慢移动。

若治疗胃下垂时，左小腹用右手小鱼际着力向上挪托，又称为"托法"。治腹胀时，从左侧腹部用小鱼际着力向右侧挪摩，至右侧腹部再用大鱼际着力向左侧挪摩，如此反复又称"开合法"。挪、托、开合，手法都比掌摩法重，且缓慢沉重。

●搓法

在临床上，搓法视操作部位不同而不同。搓摩法常用于肋部和背部。搓转法常用于四肢。搓揉法则常用于肩部。

搓摩法 双掌置于胸背部对称用力，做前后搓摩，并自上而下移动。

搓揉法 用双手小鱼际对称用力搓揉。

搓转法 用双手掌心挟住肢体并对称用力，做前后搓动肢体，并使肢体随之转动。

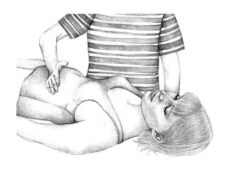

挪法

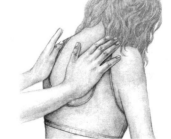

搓摩法

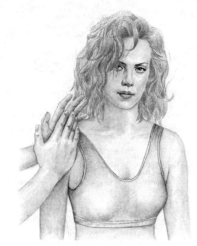

搓揉法

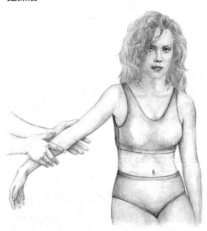

搓转法

● 擦法

在临床上，用拇指偏峰自前向后推擦颞部，用其余四指指端自上而下推擦枕部的方法，称为"擦法"。

注意：用力快中求稳，不要擦破皮肤。

指擦法　用示、中、无名指指面做来回摩拭。

鱼际擦法　用手掌大鱼际或小鱼际

做来回摩拭，又称为"大鱼际擦法"和"小鱼际擦法"。

大鱼际擦法常用于四肢，小鱼际擦法则常用于腰骶部、背部及面颊部。一般小鱼际擦法透热较快。

掌擦法　用手掌掌面来回摩拭。方向可向左右前后，在肋部，为操作方便可做斜方向摩拭。掌擦法主要用于胸背部和肋部。

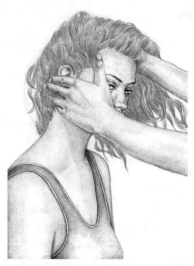

擦法

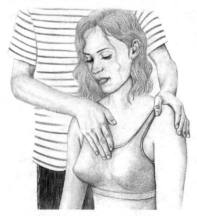

指擦法

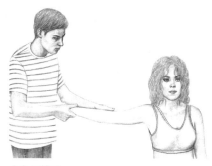

大鱼际擦法

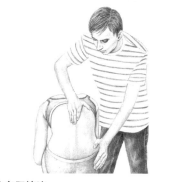

小鱼际擦法

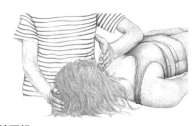

擦面颊

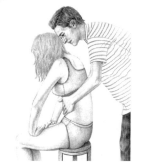

掌擦法

● 捻法

用拇、示指或拇、中指掌面捏住手指（足趾），从指根捻向指尖，对称用力做捻转活动。通常用于手、足小关节。

注意捻转速度快，移动速度则要慢。

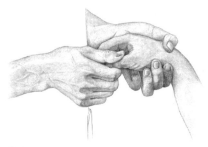

捻法

● 一指禅推法

一指禅推法是一指禅推拿流派代表手法，也是推拿的主要手法。操作时要求心平气和，沉肩，垂肘，悬腕，手握空拳，指吸定，不抬肩，不支肘。动作要领是以腕关节摆动，带动手指活动，向外摆动幅度较大，向内摆动幅度较小。

一指禅推法可用拇指指端或拇指掌面，或拇指外侧端（偏峰）着力，通过腕关节左右摆动带动拇指活动，每分钟约 160 次。

一指禅推法可用于全身，临床实际操作应根据不同部位而相应变化。例如，推拿头顶时，为防止滑动，可在头顶置一毛巾；在顶部则可双手操作。

缠法　以拇指偏峰（外侧端）着力，腕关节用每分钟 240 次的速度做小幅度圆形摆动。要求是手法轻而快，缠绵不休，又称"心功劲"。

跪推法　跪推法推时大拇指屈曲，以拇指指间关节背面突起处着力，其余与一指禅推法相似。

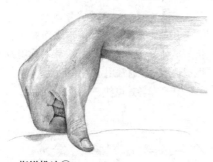

一指禅推法①

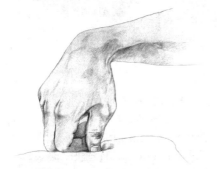

一指禅推法②

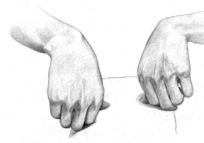

一指禅双手推法①

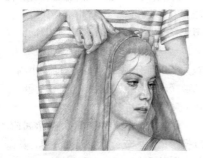

一指禅双手推法②

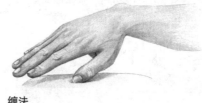

缠法

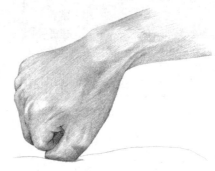

跪推法

● 推法

指推法　①直推法：用拇指掌面或偏峰(外侧端)或示、中或示、中、无名指掌面着力，做直线、单方向推动。速度约每分钟 240 次。用时还须以指蘸药液。注意：所蘸药液不可太多，否则推不着实；也不可太少，否则会伤及皮肤。②分推法：用双手拇指端或螺纹面自穴中向两旁做 ⟶ 或 ⌒ 方向用轻力推动，每分钟约 160 次，或称为分法。用于小儿面部、上肢、胸腹及背部。③合推法：与分推法相反，用两手拇指端或掌面自穴位两旁向穴位推动合拢，每分钟 120 次左右。又称为"合法""和法"。用于小儿腕部。④旋推法：用右手拇指指端或掌面在穴位上用轻力做旋转推摩。每分钟 200 次左右。常用于小儿双手及背部腧穴。旋推法只在穴位表面旋转推动，而不带及皮下组织，这区别于指揉法。⑤指运法：用拇、中指指端或掌面由此及彼用轻力做弧形或圆形推动，每分钟 100 ~ 160 次，又称运推法。常用于小儿额部及手掌部。

肘推法 用肘尖在所需按摩的部位上加力做直线推动。用力较重，速度较慢，每分钟 12 次左右。多用于背部督脉及膀胱经。

掌推法 平推法：用手掌着力做直线推动。用力要平稳着实，速度不宜太快。本法又称"刨推法"。是功推拿流派主要手法之一。常用于成人胸部及背部。

还有一种特殊的推法，其操作是，先在体表涂润滑剂，再拔火罐，然后推或拉罐，使罐紧吸于体表移动，推至皮下瘀紫。称为"推罐法"。主要用于治疗腰背风寒湿痹。

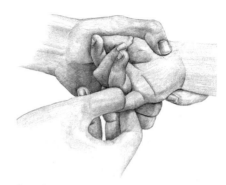

指运法

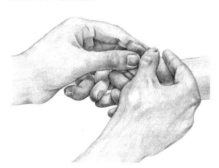

直推法

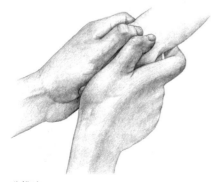

分推法

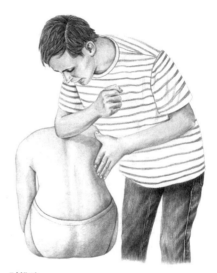

肘推法

● **梳法**

双手交替用示、中、无名、小指指尖在体表由前向后做轻力摩拂，速度为120 次 / 分钟左右，又称"拂法"。本法常用于腹部。

若用左手扶患者左肩，右手手掌除拇指外的其余四指并紧用指端沿其左肩胛骨下缘向上插入，左手推其肩向后，称为"插法"。主要用于治疗"胃下垂"。

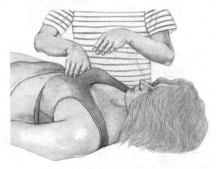

梳法

掌抹法用在颈项部时，可用掌背小鱼际侧着力向下推抹，顺势再用大鱼际着力向下推抹的操作法，称为"分抹法"。

抹法不同于分法的地方，主要有三点：一比分法用力重；二是可以上下左右开合往返；三是速度较慢。分法则较轻较快，只能从中间向两旁分推。

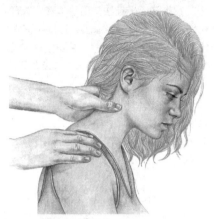

指纹抹法

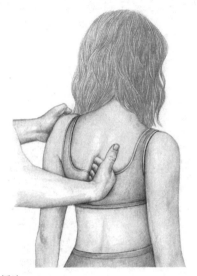

插法

● **抹法**

指抹法　①指纹抹法：用拇指螺纹面（掌面）用力按在体表上向上下左右推抹。②指节抹法：用示、中两指弯曲如钳状夹患者手指，或用拇、示指夹患者手指，从指根向指尖拉抹，此法又称为"理法"。③勾抹法：指以示、中指掌面着力，自太阳穴向后勾抹。

临床上，指抹法还可双手进行。

掌抹法　用双手大鱼际或双掌着力按在所需推拿体表向两旁推抹。

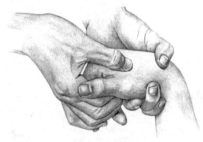

指节抹法①

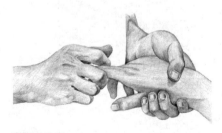

指节抹法②

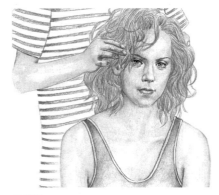

勾抹法

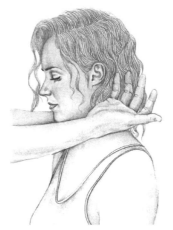

分抹法①

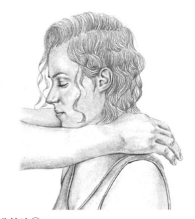

分抹法②

- **刮法**

用拇指外侧缘或示中指指面,刮痧板等器具从上而下由内至外地用力轻重地刮擦,每分钟60次左右。常用于眉心、颈项、胸胁间、背胁间、背部督脉及膀胱经、肘弯、膝弯等处。该法民间常用于治疗中暑。

- **拿法**

三指拿法 用大拇指与示、中两指捏住筋腱,然后用力向上提拿。

五指拿法 用大拇指与其余四指捏住一定部位,然后用力拿捏。多用于头部,拿捏刺激头部督脉、膀胱经和胆经。

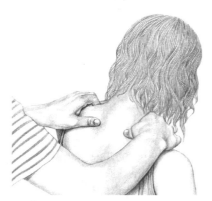

三指拿法

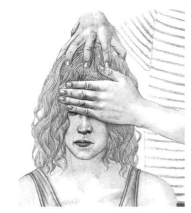

五指拿法

拿法除提拿、拿捏的本义外，还包括拨和按的动作。如拿合谷，可用拇指指端按压合谷穴。

注意，拿法在应用时动作要迟缓稳健。

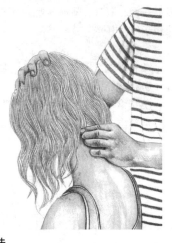

拿法

● **捏法**

捏法是用拇、示、中三指捻捏肌肤的方法，具体操作如下：

用拇指桡侧缘顶住皮肤，示、中指前按，三指指端捏住皮肤捻起，用力提拿，如此反复不断移动向前，俗称"翻皮肤"。

示指屈曲，用示指中节桡侧缘顶住皮肤，拇指端前按，拇、示指捏住皮肤捻起，用力提拿，如此反复不断移动向前。

本法又因为常用于背脊，而称"捏脊"。

● **捋法**

拇指与其余四指用力握住肢体，一握一放，自上而下移动，多用于四肢。要求动作快而有序，干净利落。

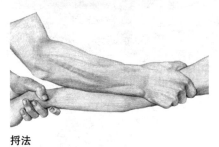

捋法

● **搽法**

手掌背面小指侧部分着力，通过腕部的屈伸外旋，使手掌来回滚动。每分钟 140 次左右。

搽法是搽法推拿的代表手法，也是推拿的主要练习手法。操作时的要求是上身前倾，肩关节放松，肘关节微屈，掌指自然，不要抬肩。

搽法常用于腰背及颈项、四肢关节。

注意：为了避免手背敲击被操作部位，手掌可稍稍握拢。

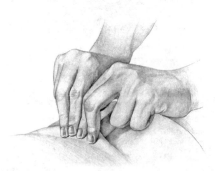

捏法

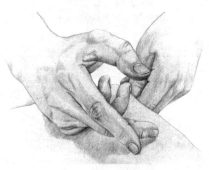

搽法①

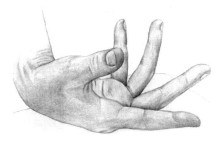

擦法②

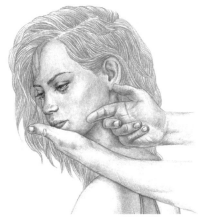

擦法③

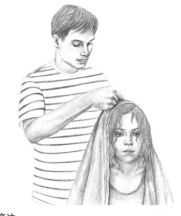

滚法

● **滚法**

手握空拳，拇指盖住拳眼，用除拇指外的其余四指指间关节着力，通过腕关节的屈伸，使之来回滚动，每分钟约160次。

滚法主要用于头顶部，也可用于腰背和腹部。

● **振法**

指振法 用右手中指指端按于穴位上，通过指端力量的改变，使穴位局部发生震颤。

掌振法 用手掌掌面按于体表，通过掌面力量的改变，使局部发生震颤。

操作时应尽量做到内动外不动。即从表面看操作者静止不动而患者都能感到震颤。

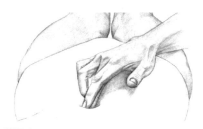

指振法

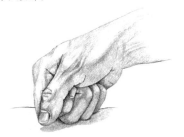

滚法

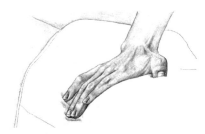

掌振法

● 抖法

抖法 双手握患者腕（踝）部做小幅度上下摆动，并逐渐使摆动向上传至肘、肩部。注意：上下摆幅度要小，速度要快。多用于四肢。若使患者俯卧，操作者握其踝前抖动，抖幅可波及腰部。此法又称抖腰。

牵抖法 操作时两手握患者腕部，使其上肢外展，在上举大于 90° 时，突然用力做小幅度的上下摆动一次，使肢体发生抖动。注意，上肢不要拉得过直过紧。

抓抖法 用五指指端捏拢肌肤，做上下抖动。多用于小儿，也可用于腹部减肥。

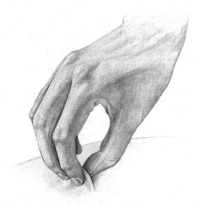

抓抖法

● 击法

可分为掌击法和拳击法两大类。

掌击法 ①拍击法：五指并拢，用指关节微屈的虚掌拍打，又称为"拍法"。要求：腕关节放松，稳健而又有节奏，双手交替进行。②侧击法：五指自然伸直，用手掌尺侧轻力击打的手法，又称为"剁击法"。要求双手交替有节律地进行。③劈法：单手操作，其余方法同上。此法多用于指间。④掌根击法：

用手掌根部叩击，亦称"叩击法"。

拳击法 ①拳背击法：腕部伸直，手握拳，用拳背击打。有横拳与竖拳之分。②捶法：手握空拳，用拳之尺侧部轻力击打，速度为每分钟 200 次左右。

临床上常用竖拳拳击大椎，常用横拳拳击腰部。

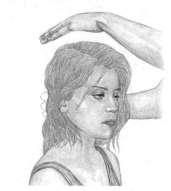

掌击法

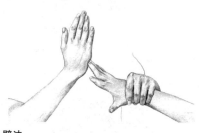

劈法

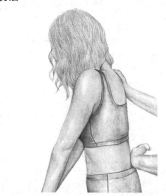

拳背击法①

● 点法

拇、示、中三指并紧，使中指突出，并用中指指端击打穴位，又称"指针法""点击法"。一般以腕关节屈伸活动而发力者，点击力量较轻；以肘关节屈伸而发力者，点击力量较重；以肩关节前屈活动而发力者，点击力量最重。要求用力稳、击穴准。

如患者为小儿，则仅用中指轻轻点击，又称为"捣法"。

注意：①叩法：五指分开并微屈，用手指指端击打。五指捏拢，用五指指端击打。②弹击法：用拇指端压中指指甲，然后中指用力弹出击打穴位，力量重，多用于成人；或用中指指端顶住示

指甲，然后示指用力弹出击打穴位，力量轻，多用于小儿。③笃击法：手握拳状，中指第一指间关节突出并以之敲击穴位。

● 摇法

摇颈项法 站于患者身后，一手按其头顶，另一手托其下颌，双手配合使其颈项转动。

摇肩法 ①握腕摇肩法：一手扶其肩，一手握其腕部，使其肩关节做环转状运动。②托肘摇肩法：一手扶其肩，另一手屈肘托其前臂及肘部，使其肩关节做环转状运动。③运（摇）肩法：双手配合，使其肩关节自前向后、自后向前做大幅度运动。

摇肘法 一手握其前臂下端，另一手托其肘尖处做小幅度屈伸环转运动。

摇腕法 一手握其前臂下端，一手握其拳做环状运动，或左右摇动。

摇腰法 扭腰法：患者取坐势，操作者立其身后，双手扶其两肩，一手向前推，一手向后拉，使其腰部旋转；或操作者立其身前，用两下肢夹住其大腿中部，双手扶其两肩，协同用力使其腰部旋转。

摇髋法 患者取仰卧势。摇其右侧髋关节时，操作者立其身后，左手按其膝部，右手托其右足跟，使其右侧下肢屈曲，双手协同用力，使右侧髋关节由前向后、由后向前做大幅度旋转运动。操作者摇左侧髋关节时，则动作与上述方法相反。

摇膝法 动作同摇髋法同，但幅度较小，以握足跟的手为主做环转活动，按其膝部的手仅做扶持。也有用拇、示指捏住髌骨做左右小幅度摇动。

摇踝法 一手握足跟，一手握足掌，

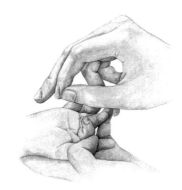

捣法

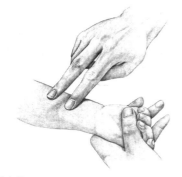

弹击法

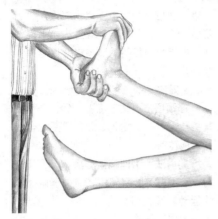

摇踝法

做环状旋转运动。

● 扳法

扳颈项法 ①患者取坐姿一手扶其项，一手按其额并向后加力按压，使其头向后仰；一手扶其肩，另一手按其枕后，并向前压，使其头向前俯。②一手拇指顶于颈椎棘突旁，一手托抱其下颌，进行领项旋转扳法。

扳肘法 操作者立于患者背后，一手托握其肘，一手握其前臂下端，用力使其腕后关节伸直。若使其肘关节屈曲，又称"屈肘法"。

扳肩法 ①立在取坐姿的患者的身前或身旁，双手重叠按其户丰，并使其上肢伸直，前臂搁置于操作者肩上。推拿时，操作者肩部上抬，同时双手用力向下按其肩来扳动其肩。②患者上肢上伸，医生一手按其肩，一手握其肘向上向后推扳。

扳胸法 患者取坐势，两手交叉置于枕后，操作者立其身后，双手托其肘向后用力扳动，并屈膝以膝盖向前顶其背脊，以增强效应。本法又称"扩胸法""胸椎对抗复位法"。

扳腰法 腰部后伸扳法：患者取俯卧位，下肢伸直，医生立其身旁，一手按其腰，一手托其膝部，用力上抬，可对应用力以增加扳腰效果。其一手托其膝，一膝顶其腰，进行扳腰。

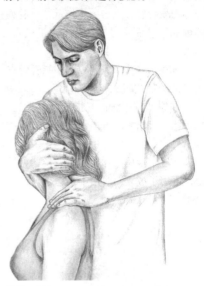

颈椎旋转扳法

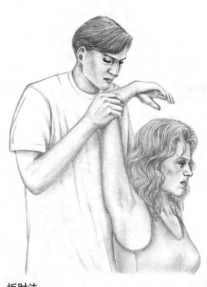

扳肘法

86

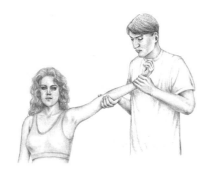

屈肘法①

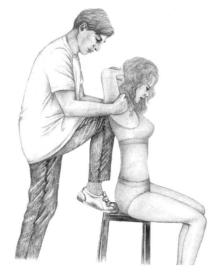

扳胸法

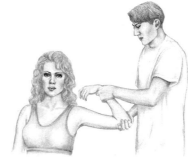

屈肘法②

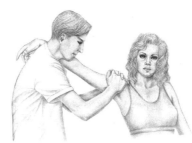

扳肩法①

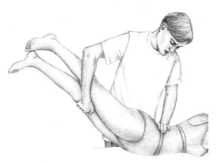

扳腰法①

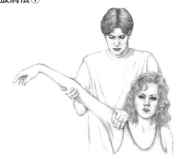

扳肩法②

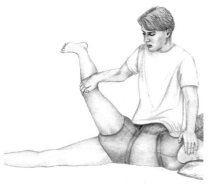

扳腰法②

自我健身按摩

按摩腿部

腿部按摩对人体保健非常有用。它可以减轻长时间站立引起的疼痛，促进运动后疲劳肌肉的恢复，促进血液和淋巴系统循环，使腿皮肤变得光滑柔嫩。加之大腿部的肌肉都较多，按摩容易，受到越来越多的人的青睐。

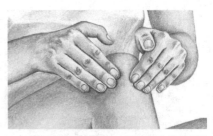

轻轻推揉膝关节周围。用手指在膝盖周围做环形揉。

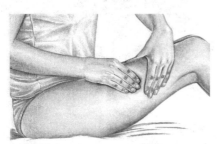

两手轮流有节奏地挤压正面和侧面的肌肉。经常揉一揉确实可以改善腿部的形态和皮肤纹理。

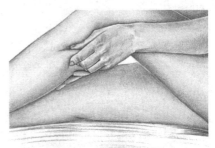

两手轮流提起并挤压肌肉。

按摩足部

按摩足部可很方便地进行，比如坐位，将一只脚放在另一侧的大腿上就行。喜欢躺着，就让一条腿屈曲，另一只脚放在抬起的大腿上。先按摩一侧脚，然后再按摩另一侧。

脚酸痛是疲劳和衰老的表现。身体姿势不良、背疼和疲倦都可能起源于容易被忽视的脚的部位。每天按摩脚，可以消除疲劳，放松全身的压力。

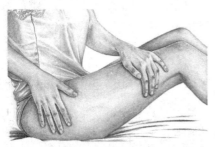

两手轮流从膝关节向上推到大腿。用有力的揉与平稳流畅的推对皮肤进行刺激。

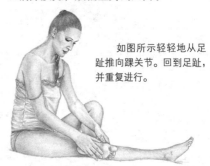

如图所示轻轻地从足趾推向踝关节。回到足趾，并重复进行。

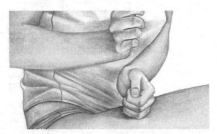

手呈半握拳状叩击大腿前方和外侧，可以使血液流向体表，减轻由于疲劳引起的肌肉僵硬。

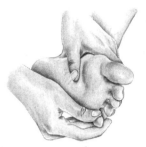

一手握足，另一手依次按摩每个足趾，并用拇指和示指用力挤压足趾和运拉每个关节。

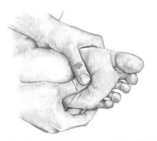

两手拇指重叠从脚掌心向下做直线重揉。然后用一个拇指在主足弓和足跟做环形揉。

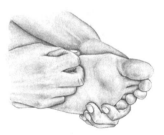

一手握足，另一只手半握拳用手指的指节在全脚掌做小的环形揉法。

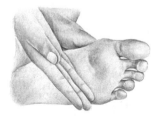

一手握足，另一只手伸展切击脚掌。动作要轻快以产生轻松舒适的效果。

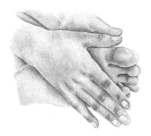

两手指推踝关节周围，推腿部时要用力，归位时要轻。

按摩手

做事离不开手，活动最多的动作是抓握动作，所以手疲劳是很正常的。可以通过张开手掌和牵拉手指这一有效的抵消动作来完成。

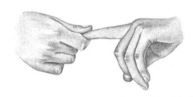

挤压每个手指的各个部位，并在关节部位用拇指轻轻地向外拉，让手指慢慢地从你手中滑过。

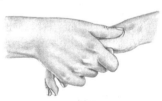

用拇指从掌指关节之间的凹陷处开始，推到手腕，可以放松肌腱的紧张。

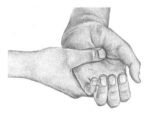

掌面向上，用另一只手指托住手背。用拇指做环形重揉并按压整个手掌和手腕。

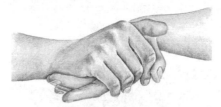

用一只手的掌根用力推另一只手掌面，然后轻轻地返回。

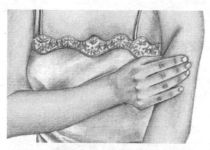

向上捏起手臂的肌肉，包括上臂后部的肌肉。

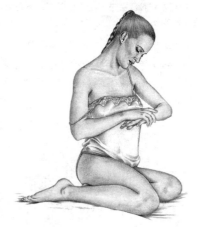

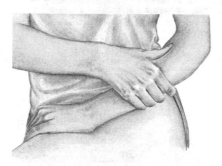

在前臂部用拇指做环形揉，然后转至肘关节周围的凹陷处。

用力向手腕处推手背，而后轻轻地返回。同时用手掌和手指挤压手面。

按摩手臂

按摩手臂可以消除身体任何部位的紧张，特别是肩部的紧张。每天都应在入睡前进行。

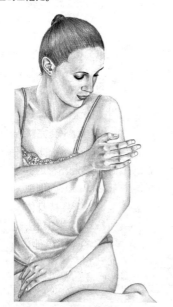

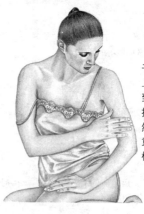

一只手按于另一只手指上，从手腕推到肩部。向上推时要用力，然后返回，并重复进行以放松手臂肌肉。

轻轻揉搓上臂以刺激血液循环，推及整个手臂。

按摩腹部

任何形式的腹部按摩都是很舒服的。躺下进行按摩时腿要屈曲。

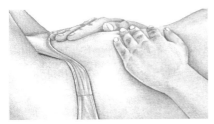

双手的全掌置于腹部上依次做顺时针方向的推。

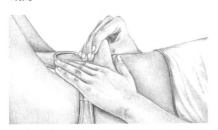

用拇指和手指捏整个腹部。然后侧卧，捏捏臀部。恢复仰卧再推整个上腹部。用手盖住肚脐直到感到有热量在那里聚集，然后慢慢地拿开手。

瑜伽

瑜伽发源于印度，修瑜伽已有心得的人，称为瑜伽派修行者。两千多年来他们一直视瑜伽为一套完整的人生哲学。他们相信瑜伽修行法能使"天人合一"，从而增进身体和精神的健康。

一般，我们把练习瑜伽视为松弛身心的一种方法，以及保持身体柔软、动作灵活的一项运动。瑜伽功法有很多宗派，其中最有名的是"哈他瑜伽"。瑜伽的意思是"结合、调和、统一"，"哈他瑜伽"则指自我练习。

瑜伽练习每天只需一两次，每次10～15分钟即可。

练习瑜伽者须知

首先，瑜伽不能替代医药治疗措施。其次，练习瑜伽必须在一个温度适中、空气流通的宁静房间内进行。同时须有足够空间伸展四肢。第三，练习瑜伽前，需要有一些准备活动和要求，如排尽大小便、不要进食，不穿紧束衣服、赤足等。

瑜伽修行法

● 跪伏支撑姿势

做法 ①跪在铺有厚地毯或橡胶垫子的地板上，同时，用双手支撑身体。双膝并拢，双脚分开约45厘米。②慢慢向后移动身体，直到坐到毛毯或坐垫上，把手轻轻放在膝上，注意不要用小腿来承担身体的重量。保持这个姿势2～5分钟，尽量维持正常的呼吸。微

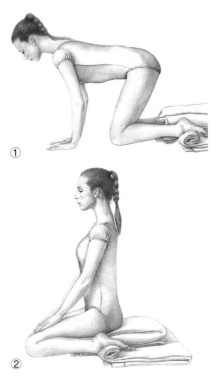

收下巴，双肩放松，脊柱保持挺直，眼睛看前面的地板。

● **仰卧姿势**

跪伏支撑姿势练熟之后，就可以练习仰卧姿势。练习前，要把一张或多张折叠的毛毯放在背后的地板上，用来支持背部上方。这可以松弛腿部肌肉，对经常站立或不停走动的人们尤其有帮助。如果在练习时或练习后，背部感到痛楚，仍要以这个方法来减轻不适。端坐起来，尽量分开双膝，使两脚大脚趾和脚底相触。双臂及躯干向前伸展，俯伏在地，足跟尽量贴近臀部，最后，缓缓伸出双腿，再站起来。

做法 ①仰卧姿势是跪伏支撑姿势的继续。开始时，应依跪伏支撑姿势跪下来及呼气。②一面呼气，一面靠着毛毯躺下，双肘自然地搁在毛毯上，起一定支撑身体的作用，继续自然地呼吸。③手臂慢慢伸直，沿体侧往下伸。并继续往下躺，使背部及头部最后都躺在毛毯上。保持这个姿势2～5分钟。起来时，先向一侧轻轻转身。

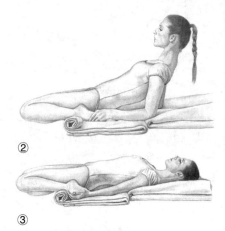

②

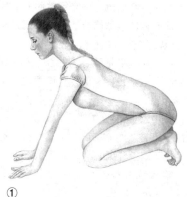

③

● **三角支撑姿势**

这个动作要求前肢尽量向前伸，头部向下垂，后肢拉直。

这个姿势最初练习可保持1分钟。纯熟后，可持续至5分钟。

做法 ①面向墙壁跪下，臀部坐于足跟上，双手分开15厘米，按在地板上，指尖撑住墙壁。②慢慢抬高躯干，这时要求两臂平行，其距离与两肩距离相同，并慢慢向前伸起足。③抬高整个躯干，臀部位置最高。保持双臂伸直，然后使肩胛骨向内收缩。将足跟同时贴地（一开始可能做不到）。保持足趾朝内，绷直双膝。

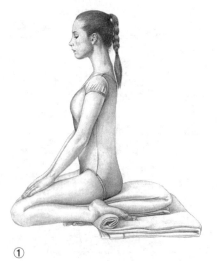

①

①

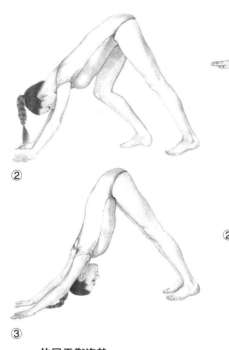

②

③

● 伸展平衡姿势

先应该完成这个姿势的 3 个动作，然后以相反方向重复一遍。

做法 ①背贴墙壁站直，双脚分开 90 厘米。双臂伸直与肩平，掌心向下。这时肩、臀、小指及脊柱大部分都贴着墙壁。然后，脚跟不动，右脚向右转 90°，左脚向右转 45°。②呼气时，

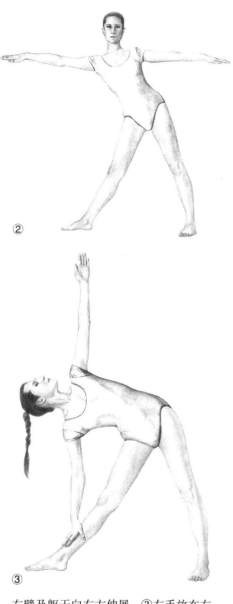

③

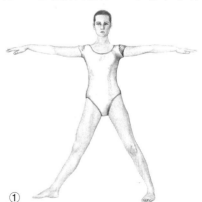

①

右臂及躯干向右方伸展。③右手放在右小腿上，伸举左臂，掌心向前，转动头部，脸向天空，眼望着左手拇指，保持正常呼吸及这个姿势 30 秒钟，然后，将这些动按相反的方向重复一遍。

● 坐立转体姿势

做法 ①坐在折叠的毛毯上，弯膝，两腿朝左。左手放在右膝上，扭转身体。右手随着后移，指尖触地。②左手用力拉右膝，同时右手手指用力按地。扭转臀部直至胸部平行于前面的腿。③转动颈背。微收下巴。转头向右平视。整个过程中都要保持呼吸的徐缓均匀。保持这个姿势2分钟，然后再朝反方向重复一遍。

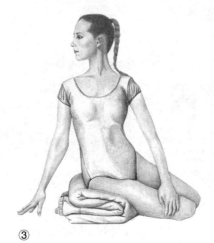

③

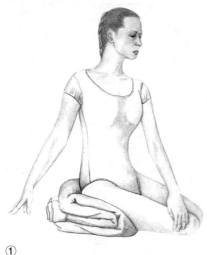

①

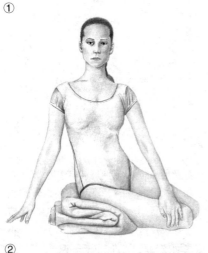

②

● 悬空支撑姿势

练习这个姿势，不但需要两张毛毯，而且还需用一个约高30厘米的结实木箱来承托身体，或者是一张矮凳子或茶几。

保持这个姿势的时间一开始可能较短，但练习日久的话，可以保持这个姿势5分钟，慢慢增加到10分钟。

练习这个姿势后，不要立刻坐起来。躯干从支撑物上滑下来后，应该弯曲双膝，躺卧一会儿后，再起来。

做法 ①放毛毯于我们要练习的地上和支撑物的边上。坐在支撑物的毛毯上，双膝弯曲。②躯干滑向地面躺卧，使支撑物上的毛毯刚好能托住脊柱下半

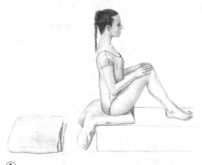

①

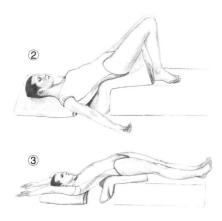

② ③

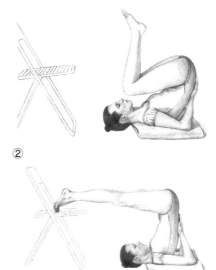

② ③

部。若肩部触不到毛毯，就应多放几张毛毯，直到毛毯能支撑双肩为止。③双臂伸直，平行置于头部两侧。

● 倒屈腿姿势

练习倒屈腿姿势时，一般需要折叠的毛毯来支撑颈、肩和肘。初学者还应该使用一张椅子来支撑双脚。

需要注意的是毛毯不能垫着头部，否则会阻碍呼吸。

初学者这个姿势能保持 3 分钟，熟悉后可延长至 10 分钟。

做法 ①仰卧枕骨着地，颈及双肩都在折叠的毛毯上，两手于躯干两侧平放，掌心向上。②屈膝，并使膝盖尽量贴靠胸部。呼气时翘起臀部背部，使之离开地面，随即将双手撑在腰背后。③将足趾放在椅子上，将双腿搁在椅子上，眼睛应看着胸腹相接处，练习纯熟后，可以不再用椅子支撑。

● 颈项支撑倒立姿势

颈项支撑倒立姿势是倒屈腿姿势的继续。熟悉后，应能保持这个姿势 3 分钟。

做法 ①由倒屈腿姿势开始，双手紧撑腰背，肘牢固地撑在毛毯上。②双足离开椅子，膝盖移近前额，仍以双手、两肘支撑躯干。③向上伸直双腿，并将竖直的躯干移近下巴。两腿并拢，大脚趾相触，脚底尽量竖直伸向天空。练习后，先弯曲双膝，并让背部的脊椎骨逐节接触地面，同时双手离开背部。

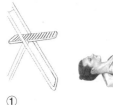

①

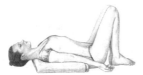

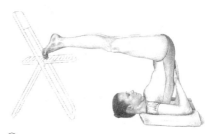

①

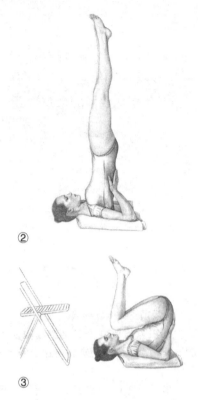

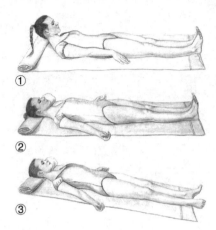

民间医学

民间医学是在特定的文化背景下，人民大众口头相传下来的治疗疾病的传统方法。事实上，某一种文化都有它自己的传统民间医学体系。民间医学所使用的药物多为草药和其他自然物质。治疗可在患者家里或在治疗师的家里进行。许多民间制剂的使用已有数千年的历史，并可能具有一定的健康益处，只是还没有被现代医学所理解。还有一些民间制剂则可能是无用的或是对健康有害的。

尽管民间疗法在本地可能是一种有效的医疗方法，但一旦脱离了它的文化背景并在其他地方实施时，就可能具有危险性。因此在你决定尝试任何民间疗法时，一定要征求医生的意见。

● 静卧冥想姿势

静卧冥想姿势意在通过使精神和肉体趋于空灵境界，以平静、沉寂来达到最佳的休整。多次练习后，便能停止思想保持清醒，达到一个物我两忘的境界。

做法 ①平卧，头枕在折叠的毛毯上，使下巴稍微下垂。保持双足并拢，足趾向上。并抬头检查躯干是否平直。②伸开两臂，手与躯干成45°角，掌心向上，双肩向下压，以使肩胛骨不与毛毯接触。慢慢闭上双眼，双足尽量前伸，以拉直脊柱。③双足松弛摆向两边，用鼻孔呼吸。放松面部肌肉、舌头和前额，静听呼吸的声音。结束姿势时，睁开眼睛，同时做深呼吸。提起双膝至胸部，再向右慢慢转身。慢慢抬起头，坐起身。

草药制剂和饮食补充剂

植物被用于预防和治疗疾病和紊乱、缓解疼痛的历史已经有数个世纪了。今天我们所使用的药物很多都是从植物中提取出来的。

草药的有效性如同合成药物一样，个体差异相当大。草药对每个人的疗效受到多种因素如体重、性别和身体整体状况的影响。另外，草药的作用比合成的药品作用更温和，并且很少有明显的副作用。然而草药制剂与大多数按标准化流程生产的药品又不同，因为缺乏统一的生产标准，草药制剂可能会含有一些有毒的物质。生产厂家的周围环境、贮藏条件、处理和加工方法也能影响产品的质量。

在没有咨询医生并接受医生检查的情况下，不要擅自服用草药或者饮食补充剂。这些产品中有些会与处方药和非处方药发生有损健康的交叉反应。例如，银杏在与抗凝血药如阿司匹林或者华法林同用时，会引起过多的出血。

有些医生建议人们计划做手术时应提前至少3周停止服用补充剂。尽管副反应很少见，但在手术前服用某些草药或者饮食补充剂可能会给身体带来伤害。一些补充剂能加速或者减慢心跳，增强麻醉剂的作用，抑制凝血，或者导致机体排斥移植的器官。

下面讨论了在生活中最常用的草药和饮食补充剂。研究已经证实了其中一些产品的作用。然而，还有一些产品的有效性没有通过科学的验证。

麻黄

科属 为麻黄科植物草麻黄、中麻黄或者木贼麻黄的干燥草质茎。

性味归经 辛、微苦，温。归肺、膀胱经。

功能主治 宣肺平喘，发汗解表，利水消肿。用于风寒感冒，风水浮肿，胸闷喘咳；支气管哮喘。

防风

科属 为伞形科植物防风的干燥根。

性味归经 辛、甘，温。归膀胱、肝、脾经。

功能主治 胜湿，止痉，解表祛风。用于破伤风、风湿痹痛、感冒头痛、风疹瘙痒。

薄荷

科属 为唇形科植物薄荷的干燥地上部分。

性味 归经 辛，凉。归肺、肝经。

功能主治 清头目，宣散风热，透疹。对于风热感冒、风温初起、喉痹、口疮、头痛、目赤、麻疹、风疹，胸胁胀闷有疗效。

苦丁茶

科属 为冬青科植物枸骨和大叶冬青的叶。

绝经期的替代疗法

在绝经期结束后是否需要使用替代疗法是许多妇女变老后需要面对的问题。雌激素在缓解绝经期症状方面——如潮热和阴道干燥——是非常有效的，但有一些激素疗法能导致明确的副作用，尤其是长期使用时。许多妇女都会选择有别于激素疗法的替代疗法，希望替代疗法可以减轻她们的症状，并期望降低患心脏病和骨质疏松的危险。

绝经后妇女所能选择的替代疗法包括天然或者植物雌激素，针灸，草药补充剂如黑升麻、红三叶草、啤酒花、当归和人参。在草药补充剂中，黑升麻在减轻绝经期症状方面最为有效。

性味归经 苦、甘，大寒。归肝、肺、胃经。

功能主治 清热生津，散风，消积，止痢。对于齿痛，头痛，目赤，烦渴引饮，壮热面赤，痢疾，食积有疗效。

决明子

科属 为豆科植物决明或者小决明的干燥成熟的种子。

性味归经 甘、苦、咸，微寒。归肝、大肠经。

功能主治 润肠通便，清热明目。对于畏光多泪，目赤涩痛，目暗不明，头痛眩晕，大便秘结有疗效。

黄芩

科属 为唇形科植物黄芩的干燥根。

性味归经 苦，寒。归肺、胆、脾、大肠、小肠经。

功能主治 泻火解毒，清热燥湿，安胎，止血。对于湿温、暑湿胸闷呕恶，泻痢，湿热痞满，肺热咳嗽，黄疸，血热吐衄，高热烦渴，胎动不安，痈肿疮毒有疗效。

火麻仁

科属 为桑科植物大麻的干燥成熟的果实。

性味归经 甘，平。归脾、胃、大肠经。

功能主治 润肠通便。用于肠燥便秘，血虚津亏。

芦荟

科属 为百合科植物库拉索芦荟、好望角芦荟或其他同属近缘植物叶的汁液浓缩干燥物。

大剂量的维生素

大量服用某些维生素——尤其是抗氧化剂（能破坏使细胞受损的自由基的营养成分）——是预防疾病、维护健康和延缓衰老的常用方法。理论上，抗氧化剂如硒和维生素C、维生素E因为能阻止细胞受损，从而可以预防疾病，延缓衰老。

大多数维生素需要与其他营养物质共同作用来平衡人体内复杂的化学反应过程。过多摄入某种维生素或者矿物质而没有相应的增加其他营养物质的水平，会将这个微妙的平衡打破。摄入大多数机体所需的维生素和矿物质的最好途径是采用多样化的饮食，包括各种水果和蔬菜，以及多种维生素强化食品，这些食品中含有日推荐摄入量的维生素和矿物质。

性味归经 苦，寒。归肝、胃、大肠经。

功能主治 通便，清肝热。用于小儿疳积，便秘，惊风；外治湿癣。

独活

科属 为伞形科植物重齿毛当归的干燥根。

性味归经 辛、苦，微温。归肾、膀胱经。

功能主治 通痹止痛，祛风除湿。对于风寒湿痹，腰膝疼痛，少阴伏风头痛有疗效。

路路通

科属 为金缕梅科植物枫香树的干燥成熟果序。

性味归经 苦，平。归肝、肾经。

功能主治 利水通经，祛风活络。用于关节痹痛，麻木拘挛，乳少经闭，水肿胀满。

苍术

科属 为菊科植物茅苍术或北苍术的干燥根茎。

性味归经 辛、苦，温。归脾、胃、肝经。

功能主治 祛风散寒，燥湿健脾，明目。用于脘腹胀满，泄泻，脚气肿痛，水肿，风湿痹痛，痿证，风寒感冒，夜盲。

广藿香

科属 为唇形科植物广藿香的干燥地上部分。

性味归经 辛，微温。归脾、胃、肺经。

功能主治 开胃止呕，芳香化浊，发表解暑。用于湿浊中阻，暑湿倦怠，脘痞呕吐，寒湿闭暑，胸闷不舒，鼻渊头痛，腹痛吐泻。

茯苓

科属 为多孔菌科真菌茯苓的干燥菌核。

性味归经 甘、淡，平。归心、肺、肾经。

功能主治 利水渗湿，宁心，健脾。用于水肿尿少，痰饮眩悸，便溏泄泻，脾虚食少，惊悸失眠，心神不安。

薏苡仁

科属 为禾本科植物薏苡的干燥成熟种仁。

性味归经 甘、淡，凉。归脾、胃、肺经。

功能主治 除痹止泻，健脾渗湿，清热排脓。用于水肿，脚气，湿痹拘挛，小便不利，肺痈，脾虚泄泻，扁平疣，肠痈。

辅酶 Q_{10}

辅酶 Q_{10} 也叫泛醌，是由人体自然生产的一种化合物。它能帮助细胞产生能量，并具有抗氧化剂的功效，保护细胞免受自由基（机体正常的代谢过程中产生的有害副产物）的损伤。辅酶 Q_{10} 在体内自然生成的数量随着年龄的增大而降低。在美国，合成的辅酶 Q_{10} 被作为饮食补充剂加工成药丸销售，用于保护心脏和刺激免疫系统。辅酶 Q_{10} 作为补充剂，对癌症和充血性心力衰竭的常规治疗也很有帮助。辅酶 Q_{10} 从使用至今，没有发现有关其严重副作用的报道。然而，它能降低抗凝血药华法林的疗效，因此如果你正在服用华法林，则不要使用辅酶 Q_{10}。

褪黑激素

褪黑激素是由脑部的松果腺在晚上天黑后分泌的一种激素，它有助于调节睡眠—觉醒周期。体内褪黑激素的水平在早上天亮后降低。

有的人服用褪黑激素补充剂来缓解飞行时差反应——因为时区的改变打破了睡眠—觉醒周期而导致的反应，或将褪黑激素作为暂时的睡眠辅助剂。然而，没有研究能明确证实褪黑激素的这两个用途，医生也警告说服用褪黑激素补充剂能降低自身对褪黑激素的分泌能力。另外，因为褪黑激素会与其他激素发生反应，因此孕妇或哺乳期妇女以及小孩应禁用褪黑激素。对于哮喘患者，褪黑激素可能会加重夜间哮喘的症状。褪黑激素可能引起的副反应包括头痛、性欲降低和不孕不育，以及嗜睡。

如何你正在考虑是否服用褪黑激素补充剂，请征求医生的建议。褪黑激素可能会与某些药物发生反应，而且长期服用它对身体的影响也不清楚。另外，如同所有的补充剂一样，褪黑激素的生产不受 FDA 的管制，因此，服用剂量等均为标准化。

手法治疗

手法治疗是通过操纵或者移动身体的相应部位来治疗疾病。手法治疗包括脊椎指压疗法、按摩疗法和反射疗法。整骨疗法也包括在其中，尽管它属于主流医学系统，但因为它的治疗重点也是通过手法来研究治疗肌肉骨骼系统的疾病。脊椎指压疗法集中于身体结构（主要是脊椎）与机体如何工作之间的关系。它的治疗依据是通过调整脊椎来恢复健康。按摩疗法主要调节身体的软组织部分来缓解所谓的受限（即紧张）现象，并使身体组织的功能恢复正常。

手法治疗在治疗慢性病时，会产生不同级别的治疗效果，但一般而言，它对下背部的不适和疼痛是有一定治疗作用的。

脊椎指压疗法

脊椎指压疗法是以疾病是由正常的神经功能失调引起为理论依据的治疗系统。治疗集中在对身体的调整和对肌肉、组织和脊柱关节进行的手法处理，而不是使用药物或者手术。在诊断疾病

时，脊椎指压治疗师通常会询问病人的病史，用 X 线检查病人脊椎的排列情况，并对病人的背部进行检查。一旦诊断明确，治疗师就会对引起疾病的相应脊椎骨用手法进行调整。需要治疗的次数和时间因人而异。

脊椎指压疗法的目的是将骨骼结构恢复平衡，从而恢复脊柱的运动范围。它对下背部疾病的治疗有效。但有人称它也能治疗高血压、心脏病或糖尿病，然而这些观点均未经过科学的验证。

反射疗法

反射疗法是一种古老的治疗形式，它的理论依据是人脚上的某些区域与人体的某些腺体、器官和系统相对应。用手指和手上的压力来刺激脚上的这些区域能为人体相对应的部位带来有益的影响。反射疗法的倡导者宣称该疗法可以改善多种身体疾病，但它主要被当作减压技术来使用。反射疗法对疾病的有效性还没有得到科学的验证。

菲尔德克雷斯（Feldenkrais）技术

菲尔德克雷斯（Feldenkrais）技术是一种运动疗法，以一位以色列科学家的名字命名。他在膝盖受伤后，面临着做手术的风险，但手术有可能会使他的膝盖再也无法活动。他无法接受这个风险，于是开始研究人体结构，最终发展了一套理论。他认为当一个人学会了不正确的动作后，会在他此后的一生中不断重复这些动作，从而导致机体功能障碍。根据他的理论，这些不正确的动作可以得到纠正。当人们意识到这些动作的不正确后，可以慢慢学习正确的小动作，然后不断实践，最终会掌握更大

的、更复杂且更有效的运动方式从而取代以前错误的运动方式。能从菲尔德克雷斯技术中受益的疾病有背痛、大脑性麻痹、慢性疲劳综合征、头和颈痛、肠易激综合征和中风。

身心疗法

身心疗法运用到了大量的技术，这些技术被认为能提高人们的思维能力从而促进身体健康。最常用的身心疗法有引导意象、静思、祈祷、瑜伽和艺术与音乐疗法。放松疗法是另一种较常见的身心技术，在第四章最后一节已经讨论过了。催眠疗法和生物反馈技术不属于身心疗法，因为它们现在通常被医学专业人员所使用。还有一种身心技术是认识行为疗法，它已经成为主流医疗方法中的一个组成部分。

身心疗法已被证实对健康有多种益处，包括缓解压力，增加对疾病的理解，和恢复人们的自控能力。

引导意象

引导意象指的是通过想象描绘出一幅积极向上的图画，从而引导人体康复。引导意象的操作通常是在治疗师的语言指导下或是在录音带的引导下进行的，通过引导使练习者进入意识放松或者假想身体正在康复的一种轻松的幻想中（如想象自己在海滩上游玩），从而启动机体的康复功能。引导意象的理论基础是机体会对这种幻想产生反应，如同它们是真实的一样，从而促使机体逐渐趋于健康。引导意象现已被医院和其他一些保健机构所应用，因为它对缓解疼痛、减轻焦虑和增强免疫系统功能的疗效已经得到证实。

静思

静思也是一种身心放松技术，它要求练习者保持静坐或放松的姿势，双眼闭合，然后开始精神练习，以帮助集中注意力、放松和提高精神意识。练习者通常可以通过默默地将思想集中在呼吸或者某一个单词、物体上来达到这种状态。在静思中思想的静止和深度呼吸有助于释放压力，并且对多种疾病都有好处，包括高血压和心脏病。静思也被用于缓解慢性疼痛、头痛和呼吸问题如哮喘。

祈祷

若干科学研究显示祈祷能对健康产生客观积极的影响。在这些研究中，进行祈祷的人健康状况的改善要高于没有进行祈祷的人；而且不管这些病人是否了解祈祷或者是否相信祈祷的功效，都会出现相同的结果。医学界还无法解释祈祷和康复之间的联系。但是，许多医生推荐它因为它能促进病人的精神和心理健康，并提供精神动力。

艺术疗法，音乐疗法和舞蹈疗法

有时，医生会借用艺术、音乐和舞蹈来治疗情感和身体疾病，以弥补常规药物和治疗方法的不足。艺术、音乐和舞蹈疗法都以释放患者创造性的康复潜能为目的。这些治疗方法经常被医院、疗养院、精神病院和收容所所采用，来缓解疼痛、促进放松和治疗抑郁症。治疗师在接受创造性艺术培训的同时，也要接受人类发展学、心理疗法和物理疗法的培训。

艺术疗法能提高人们的自我意识，并帮助人们更好的处理自身的症状。音乐疗法利用人们对音乐产生的情绪反应来实现这些作用。另外，欣赏或者演奏也能降低心率和血压，并降低机体释放的应激激素的水平。舞蹈疗法通过运动来传递情感和促进健康。

能量疗法

能量疗法通过影响人体内部及周围的能量场来重塑健康，然而这种能量场的存在没有科学依据。有些能量疗法——包括灵气疗法和治疗触摸——是将手放在这些能量场内或者在这些能量场内运动来调节人体内外能量场的平衡。而电磁场疗法则是利用磁场或者电场来治疗和控制疼痛。对这些治疗方法的研究仍在进行中。

治疗触摸

治疗触摸是古老的康复疗法"按手疗法"的一个派生疗法，操作时治疗师将手放在距离病人几米远的地方操作病人的能量场来促使康复。治疗触摸是由一名护士和一名理疗师于20世纪70年代发展起来的，现在它主要被护理中心所采用，但它在医疗社区的认可度正与日俱增。治疗触摸的理论依据是人的身体、思维和情感共同形成了一个和谐有序的能量场，这个能量场的整体健康时保持平衡状态，而一旦生病就会失去平衡。治疗师通过手在每个人的能量场的运动，能引导失去平衡的能量恢复正常。

在治疗过程中，病人可以采取一种舒服的坐姿或者平卧，治疗师将他的手在距离病人几厘米远的地方上下移动，以查明病人失衡的能量。目前还没有证据支持治疗触摸的康复作用，尽管民间传闻一些人在接受该疗法后发现确实有疗效。有一些研究显示治疗触摸可能有助于痴呆患者的放松，或者帮助物质滥用者停止对药物的依赖。

电磁场疗法

电磁场疗法运用磁场、电场或其他更多非传统的方法，如脉冲场和交流电或直流电电场来治疗疾病。电磁场疗法的从业者认为他们能利用这些能量场来改变人体内细胞的行为，从而促使身体产生积极的改变。例如，脉冲电磁场能用于预防骨质流失或者恢复骨密度。电磁场也能用于治疗哮喘、癌症、偏头痛以及疼痛。因为电磁场疗法没有经过科学研究，因此我们对它们的疗效也未知。

人体结构图

下面的人体结构图描述了人体主要脏器和系统的解剖结构，并对每一部分提供了简要说明。更多信息可以参见身体各个系统部分或各种身体疾病的症状、诊断和治疗。

脏器模型

上部脏器是胸腔，胸腔里面是心脏和肺。胸腔与下部脏器——腹部——由横膈相隔离，横膈是一个类似圆屋顶样的肌肉块。横膈的边缘依附在胸腔的底部。

腹部有消化系统和泌尿系统的器官。消化系统由消化道——从口腔一直延伸到肛门的管道，负责处理你所吃的食物——和其他两个器官，肝脏和胰腺组成，它们通过分泌消化液来辅助消化。泌尿系统包括肾脏、输尿管、膀胱和尿道。腹部的下方嵌在髋骨内，叫作骨盆。详细请参考本章的"下腹部的器官"一节。

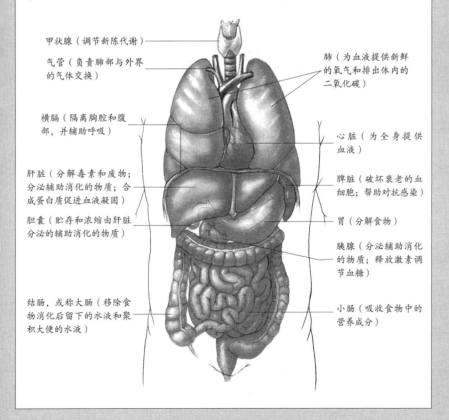

甲状腺（调节新陈代谢）

气管（负责肺部与外界的气体交换）

肺（为血液提供新鲜的氧气和排出体内的二氧化碳）

横膈（隔离胸腔和腹部，并辅助呼吸）

心脏（为全身提供血液）

肝脏（分解毒素和废物；分泌辅助消化的物质；合成蛋白质促进血液凝固）

脾脏（破坏衰老的血细胞；帮助对抗感染）

胆囊（贮存和浓缩由肝脏分泌的辅助消化的物质）

胃（分解食物）

胰腺（分泌辅助消化的物质；释放激素调节血糖）

结肠，或称大肠（移除食物消化后留下的水液和聚积大便的水液）

小肠（吸收食物中的营养成分）

肌 肉

在人体中共有600块肌肉，它们由大量互相牵连的具有收缩（变短）和松弛（拉长）能力的纤维组成。骨骼肌依附在（直接或者依赖于肌腱）两块或更多的骨骼上；当这些肌肉收缩时，就会促使骨骼运动。每一组肌肉通常协调工作，附近的肌肉则提供支持。

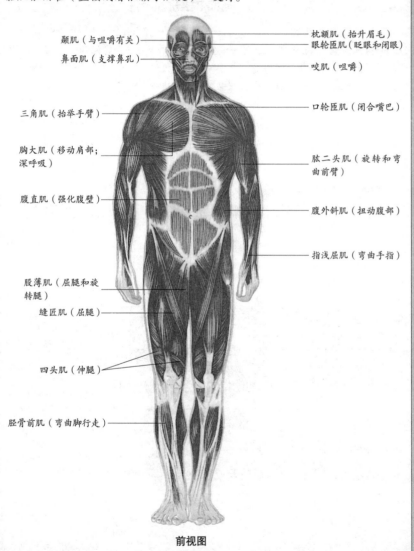

颞肌（与咀嚼有关）

鼻面肌（支撑鼻孔）

三角肌（抬举手臂）

胸大肌（移动肩部；深呼吸）

腹直肌（强化腹壁）

股薄肌（屈腿和旋转腿）

缝匠肌（屈腿）

四头肌（伸腿）

胫骨前肌（弯曲脚行走）

枕额肌（抬升眉毛）
眼轮匝肌（眨眼和闭眼）

咬肌（咀嚼）

口轮匝肌（闭合嘴巴）

肱二头肌（旋转和弯曲前臂）

腹外斜肌（扭动腹部）

指浅屈肌（弯曲手指）

前视图

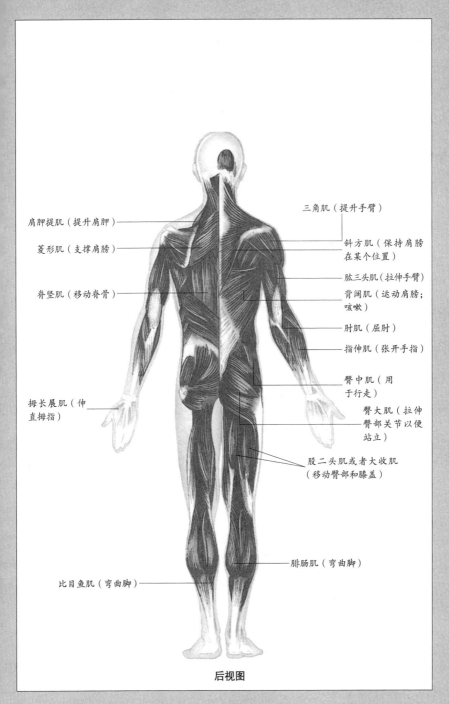

肩胛提肌（提升肩胛）

菱形肌（支撑肩膀）

脊竖肌（移动脊骨）

拇长展肌（伸
直拇指）

比目鱼肌（弯曲脚）

三角肌（提升手臂）

斜方肌（保持肩膀
在某个位置）

肱三头肌（拉伸手臂）

背阔肌（运动肩膀；
咳嗽）

肘肌（屈肘）

指伸肌（张开手指）

臀中肌（用
于行走）

臀大肌（拉伸
臀部关节以便
站立）

股二头肌或者大收肌
（移动臀部和膝盖）

腓肠肌（弯曲脚）

后视图

免疫系统

人体的免疫系统为我们的身体提供了多种作用——无论是体内还是体外，它保护我们免受微生物如病毒，疾病如癌症的攻击。免疫系统由蛋白质、细胞、器官和淋巴管共同组成一个复杂且联系紧密的网络，它们协同工作从而保护你我的健康。

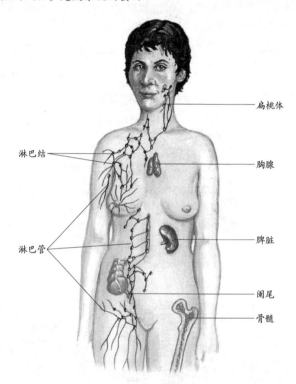

扁桃体

淋巴结

胸腺

脾脏

淋巴管

阑尾

骨髓

淋巴系统

免疫系统的重要器官是淋巴结，淋巴结分布在你的颈部、腋窝和腹股沟处。淋巴结中含有白细胞，称为淋巴细胞，它们负责对抗外来的有潜在危害性的微生物如病毒或细菌。像所有的血细胞一样，白细胞也是在柔软的骨髓中生成的。生成的白细胞离开骨髓并被血液运输到淋巴结。

一种运输体液的管道系统（称为淋巴管）再将白细胞从淋巴结输送到血液中。白细胞就这样在全身巡逻——在血液、淋巴结和淋巴管中不停地循环——来监测任何外来的有害微生物并移除受损的细胞。

胸腺是位于胸骨后面的一个小脏器。T淋巴细胞在此生长直到成熟。脾脏是腹部左上方拐角处的一个拳头大的脏器，脾脏里含有大量的白细胞和许多其他的淋巴细胞。扁桃体和邻近的增殖腺（图中未显示）以及阑尾都是丛生的淋巴组织，它们是机体的防御线，防御机体某个部位可能有危险性的微生物入侵或者在体内繁殖。

骨　骼

　　我们的骨骼和肌肉通过共同作用来支撑我们的躯体和促使我们运动。人体的骨骼中平均有206块骨，其中每支手臂有32块，每条腿有31块，头骨有29块，脊柱有26块，胸腔有25块。有些人的骨数量与标准的骨数量略有不同，例如，有5%的人身上有一对额外的肋骨，而有些人的手上或脚上会多出了几块骨，或者缺少一块或几块骨。

　　骨与骨交合处的关节有几种类型，包括固定的关节，如头骨上的关节，它们将头骨牢牢地连接在一起；部分可移动性的关节，如脊骨之间的关节，它们可以允许脊柱在特定的范围内活动；自由活动的关节，如下鄂、臀部、膝盖或者肩部的关节，它们允许相应的骨骼在多个方向运动。

　　男性与女性的骨骼差异非常小。男性的骨通常要比女性的骨长且重。而女性盆骨的盆腔——由髋骨和骶骨所包围，则要比男性盆骨的盆腔宽一些，这是为女性生产时准备的。

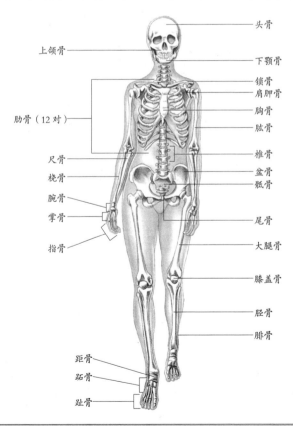

上颌骨

肋骨（12 对）

尺骨

桡骨

腕骨

掌骨

指骨

头骨

下颚骨

锁骨
肩胛骨

胸骨

肱骨

椎骨

盆骨

骶骨

尾骨

大腿骨

膝盖骨

胫骨

腓骨

距骨

跖骨

趾骨

心脏和血管

血液将维持生命的氧气和其他细胞所必需营养成分输送到全身各处，并将由细胞产生的废物带走。心脏的泵血功能保持血液在全身不断循环，它将血液流向肺部以获取新鲜的氧气，然后再将富含氧气的血液收回并传输到机体的各个器官和组织。心脏每分钟大约能泵出 5.7 升的血液进入循环系统中。

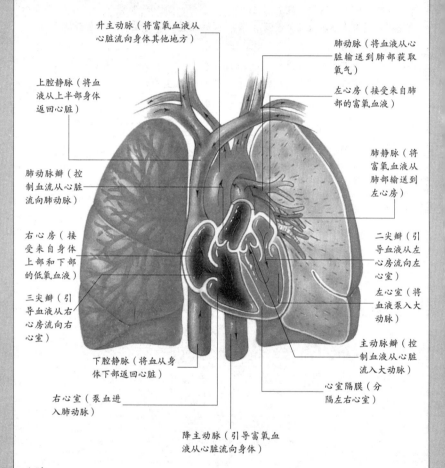

升主动脉（将富氧血液从心脏流向身体其他地方）

上腔静脉（将血液从上半部身体返回心脏）

肺动脉瓣（控制血流从心脏流向肺动脉）

右心房（接受来自身体上部和下部的低氧血液）

三尖瓣（引导血液从右心房流向右心室）

下腔静脉（将血从身体下部返回心脏）

右心室（泵血进入肺动脉）

降主动脉（引导富氧血液从心脏流向身体）

肺动脉（将血液从心脏输送到肺部获取氧气）

左心房（接受来自肺部的富氧血液）

肺静脉（将富氧血液从肺部输送到左心房）

二尖瓣（引导血液从左心房流向左心室）

左心室（将血液泵入大动脉）

主动脉瓣（控制血液从心脏流入大动脉）

心室隔膜（分隔左右心室）

心脏

心脏是中空的肌性器官，如同拳头大小。心脏有两个左右对称的泵（即左、右两个心室），另外还有左、右两个心房。全身血液经上、下腔静脉回流至右心房，再经三尖瓣进入右心室，然后由右心室将血液泵入肺动脉。血液在肺部吸收新鲜的氧气。富含氧气的血液然后通过肺静脉回流至左心房，再经二尖瓣进入左心室，最后由左心室将血液泵入主动脉，供应全身组织和器官。

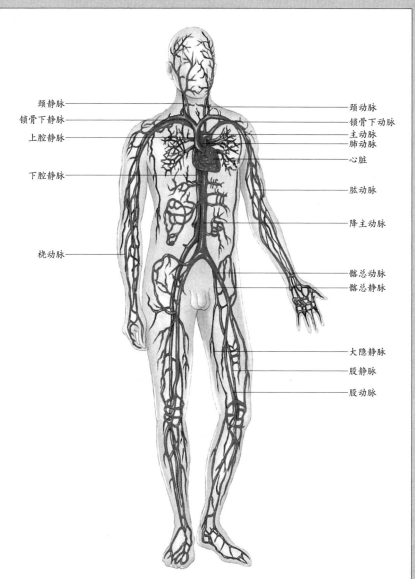

颈静脉
锁骨下静脉
上腔静脉

下腔静脉

桡动脉

颈动脉
锁骨下动脉
主动脉
肺动脉
心脏

肱动脉

降主动脉

髂总动脉
髂总静脉

大隐静脉
股静脉
股动脉

循环系统

　　循环系统是由心脏、肺和血管组成的一个封闭的运输系统。静脉携带着用过的、不含氧气的血液流入右心室，右心室再将它泵入肺部以获取新鲜的氧气。新鲜的富氧血液返回左心室，左心室再将它通过主动脉泵入到全身各处。主动脉是人体内最大的血管，它将血液引入动脉再输送到全身的器官组织中。然后静脉再将用过的血液返回心脏，由此周而复始。每天人体内血液循环约有 10 000 次。

大脑和神经系统

神经系统有两个重要组成部分：中枢神经系统和周围神经系统。大脑和脊髓构成了中枢神经系统，中枢神经系统调节机体与外界之间的所有反应。大脑是人体中最为复杂的器官，它负责控制我们人体的大多数生理机能。大脑的每一个区域都掌管着不同的生理机能，如语言、视力、运动或者情感。周围神经系统由自大脑和脊髓发出的遍及身体各个部位的神经组成。外周神经将身体不同部位的信息传递给大脑，并将大脑发出的指令返回给身体各个部位。大脑的工作无休止，即使当我们睡觉时大脑仍在工作。

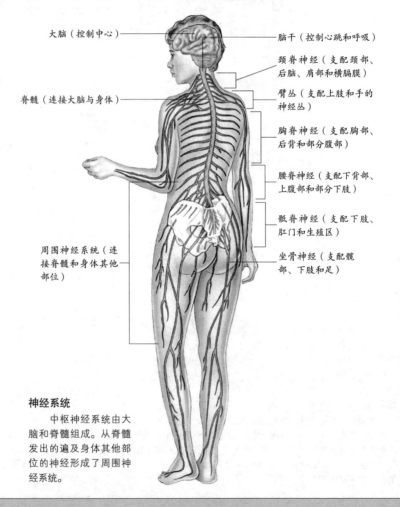

大脑（控制中心）

脊髓（连接大脑与身体）

周围神经系统（连接脊髓和身体其他部位）

脑干（控制心跳和呼吸）

颈脊神经（支配颈部、后脑、肩部和横膈膜）

臂丛（支配上肢和手的神经丛）

胸脊神经（支配胸部、后背和部分腹部）

腰脊神经（支配下背部、上腹部和部分下肢）

骶脊神经（支配下肢、肛门和生殖区）

坐骨神经（支配髋部、下肢和足）

神经系统

中枢神经系统由大脑和脊髓组成。从脊髓发出的遍及身体其他部位的神经形成了周围神经系统。

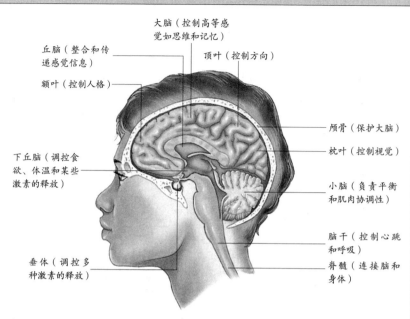

大脑（控制高等感觉如思维和记忆）

丘脑（整合和传递感觉信息）

顶叶（控制方向）

额叶（控制人格）

颅骨（保护大脑）

枕叶（控制视觉）

下丘脑（调控食欲、体温和某些激素的释放）

小脑（负责平衡和肌肉协调性）

脑干（控制心跳和呼吸）

垂体（调控多种激素的释放）

脊髓（连接脑和身体）

脑

脑外包绕着由坚硬颅骨组成的颅。左右两个大脑半球，小脑和脑干是大脑的重要组成部分。大脑半球占了将近90%的大脑组织。每一个半球从前到后约有15.2厘米宽，它们加起来共有约12米长。大脑半球由错综复杂的神经组织组成，这些神经组织的面积加起来有一张摊开的报纸那么大。

小脑位于大脑半球的后面，控制着肌肉的协调能力。像大脑半球一样，小脑也是由神经细胞组成的，也被分成两个半球。

脑干中含有神经纤维（即神经元），神经纤维通过脊髓将大脑和身体的其他组织连成整体。脑干也控制着呼吸和心率。

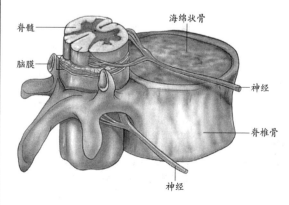

脊髓

海绵状骨

脑膜

神经

脊椎骨

神经

脊髓

脊髓由三层保护膜覆盖，这些保护膜叫作脑膜。脊髓中有一个中央管，其中存放着脑脊液。脊神经发送和接受身体感觉的信息，然后通过脊髓给大脑传递和接受信息。脊髓周围的圆柱状骨叫作脊椎骨，负责保护脊髓。脊柱能使我们保持直立和维持平衡。

泌尿系统

泌尿系统负责过滤来自血流中的废物和过多的体液，并通过尿液将它们排出体外。肾脏负责过滤来自血液的多余水液、盐和废物，过滤后的物质又被机体重新吸收进入血流，而被过滤出的水液、盐和废物则作为尿液（通过输尿管）进入膀胱，并储存在膀胱直到机体感觉到有尿意。此时，尿液通过一个狭窄的管道即尿道被排出体外。

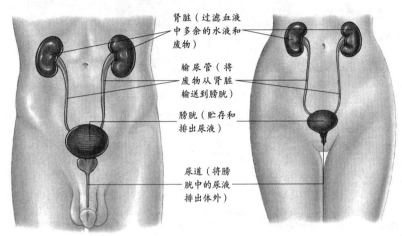

肾脏（过滤血液中多余的水液和废物）

输尿管（将废物从肾脏输送到膀胱）

膀胱（贮存和排出尿液）

尿道（将膀胱中的尿液排出体外）

男性泌尿系统   女性泌尿系统

男性和女性泌尿系统

男性和女性的泌尿系统略有不同。男性的尿道比女性的更长；男性的膀胱位置在盆骨的较高处。

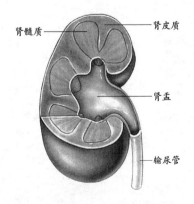

肾髓质

肾皮质

肾盂

输尿管

肾脏是如何工作的

肾脏有调节血压、生成血细胞，以及过滤机体中的废物的功能。血液首先流经肾皮质的小血管，肾皮质则会移除血液中的废物。经滤过后的血液随后流入肾髓质的小管中，在那里机体所需的营养物质和水液被血液重新吸收。接着经过滤过的和重新得到养分的血液返回至血液循环中，而留下的废物则被收集在肾盂中形成尿液。尿液通过输尿管进入膀胱，并贮存在膀胱等待被排出体外。

下腹部的器官

　　下腹部的器官主要负责生殖和排出体内的废物（包括尿液和大便）。下腹部的器官有时也叫作盆腔器官。除了生殖器官的功能不同外，盆腔器官中的其他脏器功能在男女之间是相同的。

　　膀胱是一个中空的肌囊组织，当完全膨胀后它的直径有7.62厘米宽。膀胱负责储存尿液，直到尿液经尿道排出体外。男性的尿道要比女性的长一些。在胃部经过消化的食物通过肠道然后经由直肠和肛门排出体外。

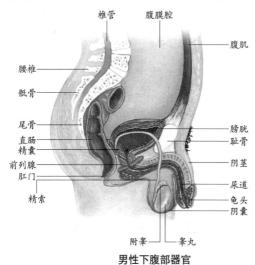

男性下腹部器官

男性生殖器官

　　男性生殖器官中，除了可以看见的生殖器——阴茎和睾丸，在腹部还分布有腺体和管道系统。体内的男性生殖器官负责生成、贮存和输送精液，包括前列腺、两个精囊和两根叫作输精管的管道。

女性生殖器官

　　女性生殖器官位于盆腔内部。卵巢中含有卵子，它的一端通过输卵管与子宫相连。在每一个月经周期，卵巢中成熟的卵子通过输卵管进入子宫。

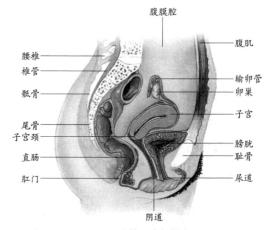

女性下腹部器官

影像学诊断技术

　　影像学诊断技术是医学的一个分支，它能帮助医生诊断疾病，同时也是除体格检查和实验室检查外常用到的一个检查手段。例如，医生在询问完一位患有慢性咳嗽病人的病史并完成了体格检查后，可能就会要求患者做X线胸透以明确咳嗽的原因。对于中风患者，医生可能会建议患者做CT（计算机化断层显像）或者MRI（磁共振成像术），对脑部进行检查。影像学诊断技术通常可以查明症状的病因或者缩小病因范围。在许多影像学技术中（如血管造影术），常常使用造影剂（染色剂）或者对比剂（如空气或水）来使身体的某个部位更容易显现。

　　X线显现于1895年被发现，它是第一种被用于诊断医学疾病的影像技术。超声成像技术是在1952年形成的，被用于检查胎儿和监测怀孕状况，利用声波来绘制图像。之后影像学诊断技术得到了飞速发展：在20世纪60年代出现了SPECT（单光子发射计算机断层成像术）；70年代，常规CT扫描术问世了；80年代又发明了MRI和PET（正电子发射断层成像术）；到了90年代又发展了fMRI（功能磁共振成像术）。新的成像技术仍在不断进展。

　　内镜的使用（它可以直接插入体内）有助于医生检查体内状况，从而评估组织和器官的功能，并辅助进行手术。

脑部成像

　　在计算机成像技术如MRIs和PET的帮助下，医生可以看到有活力、有思维的大脑内部。这些新颖的成像技术已经提高了医生诊断和定位脑部发生紊乱的部位的能力。计算机成像术也使医生清楚了不同大脑区域之间的关系，了解到大脑特定区域的功能，并促使他们发展出新的治疗方法来治疗脑部疾病。

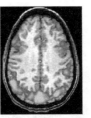

一个具有攻击性的
青少年的大脑

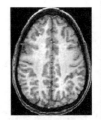

一个不具攻击性的
青少年的大脑

有攻击性的和没有攻击性的青少年的大脑

　　这两幅图片是利用一种叫作功能磁共振成像术（fMRI）的技术呈现出来的，图片显示了伴有破坏性行为障碍（使得他们具有攻击性）的青少年和健康的、没有攻击性的青少年同时在玩儿一个暴力视频游戏时的大脑活跃性。图片显示伴有行为障碍的青少年大脑前叶的活跃性（左图）不如健康的青少年（右图），这提示伴有行为障碍的青少年很少能控制被视频游戏所激发的暴力情绪。

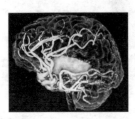

出血的大脑

　　这幅三维立体的血管造影照片显示了因出血或者脑内流血导致中风的大脑情况。

X线

X线是一束高能量的电磁波，它的波长比可见光或者无线电波的波长短。当将一束X线穿过体内时，机体有的部位吸收的X线要多于其他部位，从而在X线胶卷或者照片上产生出阴影。X线图像也能呈现在荧光板或者监视器上。密集的结构（例如骨）允许少量的X线通过，因此这些结构在照片上看起来会更亮或更白。脂肪和其他软组织吸收少量的射线，因此它们在照片上看起来有点儿发灰。中空的结构（如肺脏）能让更多的射线通过，从而在图片上会更暗，更黑。

如果将中空的结构（如肠和血管）充满某种造影剂（染色剂）如硫酸钡，那么它们在X线照片上的显影会更清晰，因为硫酸钡能阻止X线透过。例如，在对上消化道进行X线检查时，医生会要求病人在禁食几个小时后饮用一些硫酸钡溶液。随着钡在消化道的运行，它能将食管、胃和上部肠道的轮廓清晰地显示在X线照片上。在对下端肠道进行X线检查时，钡剂通过直肠被直接注入肠道（这一操作叫作钡灌肠）。碘常用作对照剂来检查甲状腺、血管和尿道。

操作方法

在进行X线检查前，你可能需要脱去一些衣服，以有助于产生更清晰的X线照片。然后将需要检查的部位放在X线仪器和胶片之间，通常会触及仪器或者距离仪器非常近。仪器将决定你的位置或者固定检查部位以获得最佳的成像。接着仪器会从几个角度拍摄检查部位。X线本身不会给你带来不适，因为你不会感觉到X线在穿透你的身体。

不需要检查的部位可能需要能屏蔽X线的遮盖物（如铅防护板）来保护它们免于暴露于X线下。X线照射所需要的时间很短，差不多一眨眼的工夫就已足够。在接受X线照射时，被照射区域会有小块组织受损，因此X线检查仅在必需的情况下才会进行，怀孕时绝不能接受X线照射。

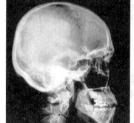

头骨

这幅X线照片显示的是健康人密集的头骨轮廓，它将大脑包围在其中从而起到保护作用。因为X线照片所提供的有关大脑的信息很少，因此X线主要用于诊断和评估头骨发生骨折的情况。

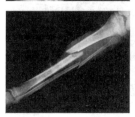

受损的手臂

这幅X线照片显示前臂双骨——发生桡骨和尺骨骨折。

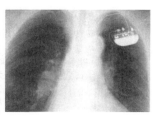

胸腔中的起搏器

在这幅X线胸片中，中空的肺脏是两块面积较大的阴影，而两片肺叶之间的心脏几乎看不见。而植入皮肤下的起搏器则清晰可见，它被用导线连接在心脏上来调节心跳。

血管造影术

血管造影术是用来检查血管，尤其是检查动脉的一种成像技术。血管造影能帮助医生诊断血管性疾病，并通常在行血管手术前使用，以确定受阻血管或受损血管的位置。在进行血管造影术前，医生首先需要在腹股沟处的股动脉、肘部的臂动脉或者颈部的颈动脉开一个小切口，将一根柔软细长的塑料导管插进动脉，然后再将一剂含碘的造影剂通过导管注入需要检查的动脉内。动脉中的任何异常都会显现在X线照片中。

磁共振血管造影（MRA）将磁共振成像和血管造影相结合。在MRA中，借用特殊的脉冲无线电来产生和提高成像，通常不用X线也无须注射对照剂。

操作方法

如果你正在接受血管造影检查，你需要躺在检查台上并保持不动。首先医生会对插入导管的部位进行局部麻醉，然后将穿刺针刺入皮肤插入动脉中，借助将一根细长的尖端柔软的导引钢丝通过针头插进动脉内。随后退出穿刺针，接着将塑料导管经导引钢丝插入动脉管并固定好，最后再退出导引钢丝。当向动脉中注射对照剂时，你会有一种发热的感觉并会持续几秒钟。整个操作时间从几分钟到几个小时不等。在检查后，你可能需要再躺上几个小时。血管造影术对血管带来轻微的损伤，造影剂有引起过敏的危险。

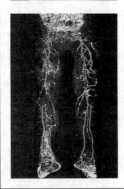

颈动脉上的动脉瘤

左图可以清晰地看到一个动脉瘤，即动脉壁的薄弱部位出现的一个异常囊性体。这幅图片是颈动脉的血管造影。如果脑中的动脉瘤破裂，就会引起中风。

腿部发炎的动脉

这幅血管造影图（采用的是磁共振血管造影，即MRA）反映的是关节炎（动脉壁上发生炎症）患者腿部受损的动脉。腿部的动脉起自腹股沟的髂动脉。

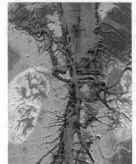

狭窄的冠状动脉

心脏动脉的血管造影常用于诊断心脏疾病。在图片中，对比剂暴露出了左冠状动脉的狭窄部分（图中箭头所指），从而使对应的那部分心肌血供减少。如果血供完全受阻就会导致心脏病发作。

肾动脉

为肾脏供血的动脉（即肾动脉）是从腹主动脉（图片中央那条垂直的大血管）分叉出来的。图片中脊椎骨和几根肋骨隐约可见。

超声成像术

超声成像技术是利用高频率的声波产生图像。尽管超声检查最初是用于检查胎儿，但现在它可以用于检查身体的每一个器官，包括心脏如超声心动图。因为超声检查不会给患者带来暴露于射线下的危险，因此它正逐渐取代常规X线检查用于诊断多种疾病。在超声检查中，医生会借助于一根叫作传感器的棍状物在需要检查部位的体表处来回移动，将超声波导入人体内。超声成像术对软组织和充满体液的组织（如卵巢）敏感，能产生清晰的图像，但对于检查充满气体的组织（如肺）用途不大。另外，超声波不能穿透骨。超声成像可以显示在计算机屏幕上。超声检查经常用于活体组织检查时定位针头（活体组织检查是从待检的身体部位取出一小块组织进行微观检测）。

多普勒超声是一项可以评估运动性的超声技术，如评价血流通过胎儿跳动的心脏时或通过动脉、静脉时的运动情况。因为在血管中流动的血细胞能对声波做出反应，因此血管中血流的速度和方向就可以用超声检查来检测和分析。超声检查的结果会在计算机屏幕上用图线表示出来。

操作方法

如果你需要对腹部进行超声检查，医生将会要求你在检查前禁食至少12个小时。如果检查部位在盆骨区域，你将需要在检查前的20~30分钟饮用3~4杯水以充盈你的膀胱。技术员将在你的待检皮肤上涂上一层凝胶剂，这层凝胶体能提高传感器的触感度，并使它在皮肤上移动时更容易和顺滑。然后室内光线要打暗，以确保技术员能更清晰地看到显示屏上的图像。大多数超声检查需要15~30分钟的时间。

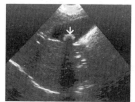

胆结石

胆囊的超声扫描（图片顶部黑色卵圆形的区域）图反映出胆囊中有一个结石（图中箭头所指）。胆结石是在贮存在胆囊中的胆汁变硬后形成的。大多数胆结石的主要组成是胆固醇。

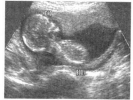

四个月大的胎儿

怀孕期间，用超声检查来判定胎儿的大致年龄、生长速度和位置是一个安全的方法。这幅超声图显示的是健康的4个月大的胎儿（胎儿头部在图片左边，面朝上）。

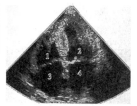

心脏

心脏的超声检查叫作超声心动图检查，能帮助医生诊断心脏的异常。这幅超声心动图显示的是一个健康的心脏。图片中央的四个暗区就是心脏的4个腔室，分别标上了序号：1是右心室，2是左心室，3是右心房，4是左心房。

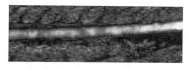

腿部静脉

这幅多普勒超声图显示的是血流通过身体最长的静脉的情况，这条静脉从脚部伸至腹股沟，负责将血压回流至心脏。

CT 扫描

计算机化断层成像（CT）是 X 线扫描术和电子计算机密切结合的一种影像技术。一台 CT 扫描仪运用 X 线的工作方式与常规 X 线仪的工作方式不同。CT 扫描仪不是捕获 X 光照片，而是发射出大量的 X 线从不同的方向穿透人体中需要检查的部位，然后记录待检部位所吸收的 X 线数量，最后利用自身所带的计算机来描绘出图像。在 CT 检查中，计算机根据收集到的数据描绘出一系列水平或者垂直的（或者是三维立体的）待检部位断面的图像。这些图像能清晰地呈现出待检部位所有脏器的外貌。CT 扫描能生成比常规 X 线更详细的头部和身体图像，并能降低对不舒服的、有创性且危险的诊断技术的需要，如探测手术。

操作方法

你在接受 CT 扫描之前，技术员会将一剂对照剂（染色剂）如碘液注射到你手臂上的静脉内，以确保血管和任何肿瘤能更好成像。如果受检部位是你的腹部和盆腔，你将需要饮用一杯稀的硫酸钡溶液（它也是一种对照剂）来充盈你的肠道，并有助于提高成像。技术员也将调整你（或者扫描仪）的位置来获得更好的成像效果。在扫描前，你需要静静地躺在检查台上。CT 扫描技术是无痛的。不过，检查时间可能需要 1 个小时或者更长，这主要依赖于扫描的角度和部位。

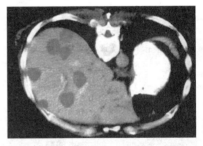

肝癌

图片中左边一大块区域就是肝脏，可以看到肝脏上的肿瘤（斑点）从结肠处开始蔓延。

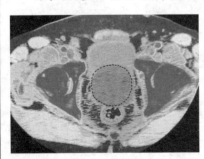

前列腺癌

这是一幅男性骨盆器官图，图中显示了一个增生癌变的前列腺（图片中心虚线标示区域）。盆骨位于前列腺的两边。前列腺下方的一个圆形的区域是直肠。膀胱位于前列腺正上方，呈卵圆形（略被肥大的前列腺挤压）。

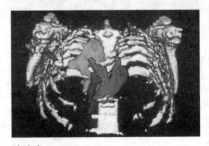

胰腺癌

CT 扫描能扫描到因炎症导致胰腺发生的小肿瘤或者肿胀。在本图中，胰腺上的肿瘤清晰可见（虚线指示区域）。

核磁共振

当身体的某部分暴露在强磁场和各种不同的无线电频率下时，体内的天然磁场发生改变，核磁共振成像技术（MRI）就是根据这些改变来生成断面成像。在这些技术的帮助下，医生能检查内脏的结构和形状。像计算机化断层显像（CT）一样，MRI也是利用计算机将记录在扫描仪上的数据绘制成图像。不过，扫描仪上的数据不是由X线提供的。在MRI检查中，患者被安置在一个强磁场内，从而引起体内一些氢原子核以一种精准的模式重排（就像磁石周围的铁屑）；然后释放无线电波使其通过人体，促使排成一行的氢原子核暂时不成直线。原子核随后会重新复原它们原来的排列模式，当原子核在发生移动时会发射出无线电信号。不同组织释放出的信号强度不同，如肿瘤组织释放出的信号会有

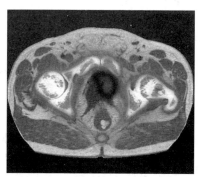

前列腺癌

这是一幅男性骨盆MRI扫描图，图中显示增生的前列腺有癌性肿瘤组织（颜色深如肾脏形状的区域）。

所增强。这些信号能被MRI仪所探测到，随后由计算机进行分析。计算机根据这些信息描绘出图像。MRI有时能产生比CT更详细的三维立体图像。

MRI技术包括有磁共振血管造影术（MRA）和磁共振谱（MRS）。MRA与其他血管造影术一样被用于评估血流，但无须使用染料或者放射性追踪仪。MRS不同于常规的MRI，MRS利用连续的无线电波来激活水以外的其他各种化合物的氢原子活性。这些化合物能吸收并以某种频率（或光谱）发射出信号，可以根据这种频率或光谱进行鉴别。彩色成像是将某一种光谱指定颜色后形成的。MRS常用于对大脑功能的彩色成像，鉴别患病组织的化学成分。

功能磁共振成像技术（fMRI）又叫脑电图，它是利用与MRI相同的扫描设备为大脑行为提供非侵入性的成像，并检测生物学功能发生的任何改变。功能MRI能跟踪脑部的血流运行，脑部越是活跃的区域，血流的供应就越多。功能MRI能使医生得到连续的成像，分析它们之间的差异。当一个人要执行某一项任务或者受到某种刺激时，功能MRI也有助于医生识别这个人脑部兴奋的（活跃的）区域。

操作方法

因为MRI扫描仪能产生非常强大的磁场，因此你检查期间不能穿戴任何金属的物品（如珠宝、眼镜或者

核磁共振（接上页）

发夹）。如果你有金属移植器（如人造关节、金属板、螺杆或者夹子）、金属附件（如牙套）或者电力设备（如助听器），一定要让医生知晓，因为它们会影响磁场。如果你体内有起搏器也必须告诉医生，这一点尤为重要，因为磁场会使起搏器停止工作。尽管目前还没有发现MRI对胎儿有任何影响，但如果你怀有身孕或准备怀孕，在进行MRI检查前一定要告诉医生。

在接受MRI检查时，你需要平躺在一张狭窄的带垫子的检查台上，膝盖下塞上软垫。技术员会给你一个信号按钮，以便你检查期间感觉不适时提醒技术员（如果你不习惯这种受限的空间，可以要求医生在检查前给你打一针镇静剂）。因为扫描仪工作时非常吵闹，因此技术员会给你耳塞或者耳机来帮助抵挡噪声。你可能会被静脉注射一针对照剂。在MRI检查期间，你必须安静地躺着，偶尔你需要屏住呼吸。在封闭的MRI检查中，检查台会嵌入扫描仪中狭窄的通道中。而在开放的MRI检查中，扫描仪比较安静且不会太狭窄。MRI检查是无痛的，检查过程将持续20~90分钟或者更长。

核医学影像技术

核医学影像技术（也叫放射性核素扫描）不仅能显示机体的脏器或其他结构的外貌，也能评价它们的工作性能。在进行核医学影像技术检查时，小剂量的放射性物质（叫作放射性核素或者放射性同位素——或追踪素）或者被吞服或者通过静脉注射进入体内。医生可以根据待检部位来选择特定的追踪素，例如，碘液趋向于聚集在甲状腺。当追踪素进入血流后，它会自动向靶器官聚集，并发射出少量的 γ 射线（与 X 射线类似）。γ 射线

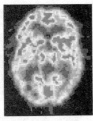

梦境中的大脑

这幅图片是利用正电子发射断层成像术（PET）对大脑在做梦时生成的一幅薄层图像。

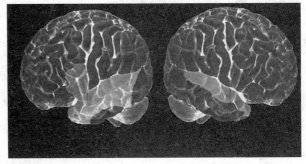

大脑

在这幅图片中，PET 数据与左、右大脑半球的三维立体 MRI 扫描图相结合，显示出了当一个人在听他所熟悉的语言时大脑的活跃性。

核医学影像技术（接上页）

可以通过伽马照相机探测到。异常组织吸收的放射性物质或者比健康组织多或者少，这主要依据组织的类型而定。例如，肿瘤组织吸收的放射性物质就比较多，而死亡的心脏组织吸收的放射性物质就比较少。收集到的信息随后由计算机进行分析，并被绘制成相应器官的图像，这种操作被称为伽马扫描（也叫闪烁扫描）。

放射性核素扫描也能利用计算机来辅助形成图像，例如单光子发射计算机断层成像术（SPECT）。在SPECT中，身体组织（通常是大脑）的断面成像通过在人体周围旋转的伽马照相机来生成。正电子发射断层成像术（PET）将核素扫描术与化学分析相结合来反映血流和组织兴奋时的化学反应。在SPECT/PET的操作中，化合物如血糖（大脑的能量来源）和关键性的神经递质（脑细胞的信使）被制成有轻微放射性的物质并被注射入体内。当它们在大脑中工作时，会发射出光子（光粒子），这些光子可以像X射线一样被探测到。SPECT和PET经常用于研究大脑的工作。

操作方法

在核医学影像技术中所使用的放射性化合物对胎儿有一定的影响，因此如果你怀有身孕或准备怀孕，在进行检查前请告知医生。当吞下或注射了放射性追踪素后，你需要等待一会儿，让追踪素进入血流并聚集到靶器官，然后才能进行伽马照相。这个等待时间可能将需要几个小时，所以你可以暂时离开一段时间，之后再回来进行检查。当你接受扫描时，你需要躺或坐在检查台上，然后技术员将伽马照相机靠近待检部位。在伽马照相机工作时，你必须保持静止，不过技术员会要求你改变姿势；如果有必要的话，技术员会重新调整你和照相机的位置。整个操作将需要1~5个小时。有些情况下会需要重复1~2次操作。放射性核素扫描操作是无痛的（除了在注射追踪素时）。追踪素能很快分解成无毒的物质，并排出体外。

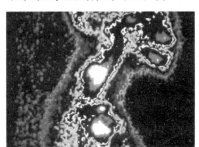

骨癌

这幅伽马扫描图显示的是一位癌细胞已经扩散到颈椎骨（图片中白色区域）的癌症患者的头部、颈部和上胸的侧面图。图片中癌变的骨看起来尤为明亮，这是因为放射性追踪素集中在癌变骨部位的量要高于正常骨中的量。

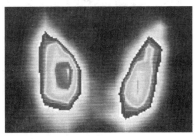

甲状腺

这是健康的甲状腺（位于颈的底部）上两个圆裂片的伽马扫描图（正面图）。

内镜检查法

内镜是一根细小的（通常比较柔软）观察管，它有助于医生直接检查体内的情况。内镜的构造包括：一个光源，由柔软的玻璃或塑料纤维（称为光导纤维素）制成，用于传递光线；目镜，在内镜的一端；镜头或者计算机视频芯片，在内镜的另一端。内镜上还有一根吸引管和一根导管，用于帮助内镜进入体内并进行操纵。

内镜检查法能用于检查上呼吸道和肺脏（气管镜）；检查食管、胃和小肠的第一部分（胃镜）；检查腹腔（腹腔镜）；检查整个大肠（结肠镜）；检查大肠的末端和直肠（S状结肠镜）；检查膀胱（膀胱内部检查镜）；检查子宫颈和子宫（子宫镜）；检查关节，特别是膝关节（关节内镜）。

操作方法

若对消化道的某段进行内镜检查，你可能需要禁食一段时间（通常是隔夜）才能进行检查。根据受检部位的不同，你需要接受静脉注射或者口服镇静剂，或者局部或全身麻醉。然后，医生将内镜直接通过人体的开口处插入体内，或者通过一个小切口将内镜插入并引导到待检部位。整个操作通常需要 30~60 分钟。

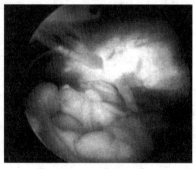

膝盖处的钙沉积

有一种细长、坚硬的内镜（叫作关节内镜）常用于直接检查关节情况。这幅关节内镜图显示的是膝关节处钙沉积的情况。

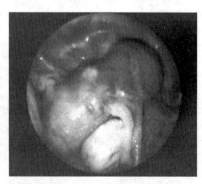

子宫

这幅图片显示的是通过一种叫作宫腔镜的特殊内镜观察到的子宫内部的情况。宫腔镜穿过阴道和子宫颈被引入子宫中进行检查。

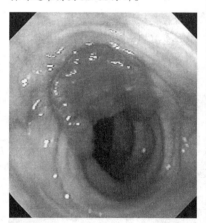

结肠癌

医生采用两种内镜来直接检查结肠（大肠）的内部情况，即利用结肠镜观察整个大肠，利用 S 状结肠镜来观察大肠下三分之一段。

视觉辅助诊断

　　这一部分的内容将有助于你识别肉眼可见的疾病信号。在随后几页照片中的颜色反映了皮肤、眼睛、指甲上发生的异常或疾病。有关这些照片的详细描述可以参看本书第四部分"症状的自我诊断"中的相应症状表格。如果你怀疑自己有某个症状，请去看医生。

　　你在浏览这些照片时，要谨记许多皮肤、眼睛和指甲问题看起来彼此都比较相似。不同个体症状不同，也许你的症状与书中所展现的完全不同。但医生熟悉疾病所有的外在迹象，并且通常根据这些迹象就能做出准确的诊断。

胎记

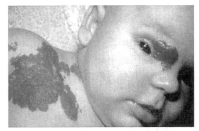

草莓样血管瘤

　　草莓样血管瘤的特征是皮肤上有突起的鲜红色斑块，多在出生时或出生后第 1 个月内出现，并很容易出血。经过 6~10 个月后，印记会开始萎缩和消退。大多数印记会在宝宝长到 5 岁时消失。

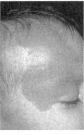

葡萄酒色痣

　　葡萄酒色痣，也叫单纯样血管瘤，是一个平坦或小圆形的斑块，皮肤呈紫红色，常出现在脸上，面积较大。其常伴终生，也可能随时间而消退。

胎斑

　　胎斑多出现在婴儿的臀部或者下背部，呈蓝色斑块。胎斑主要影响非洲或者亚洲血统的婴儿，但西班牙或地中海血统的婴儿偶有。胎斑通常在婴儿长到 5 岁时慢慢消失。

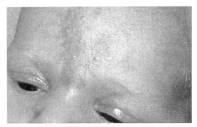

鸟啄斑

　　鸟啄斑又叫鲑鱼色斑，是比较常见的胎记类型，外表平坦，呈鲑鱼色，因毛细血管扩张所致。鲑鱼色斑通常出现在新生儿的前额、眼睑、鼻根和颈后。婴儿在哭闹时它们会变得更暗，而按压时变白。鲑鱼色斑通常在婴儿长到 18 个月大前慢慢消失。

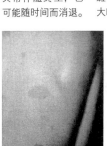
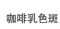

咖啡乳色斑

　　咖啡乳色斑是平坦的色素沉着斑，通常边缘规则，看起来就像一块独立的皮肤。它们通常在出生时产生，并且终生保持不变。有一些咖啡乳色斑可能是遗传性疾病——神经纤维瘤病的一个症状。

异常的色斑

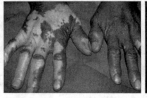 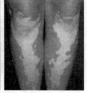 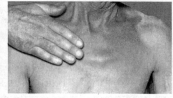

白癜风

白癜风的典型特征是皮肤失去正常的颜色，变得比周围皮肤苍白，形状不规则，但皮肤的质地仍保持原样。这种非色素沉着的色斑通常对称出现在身体的两侧。白癜风可能是免疫应答异常所致。在大多数情况下，皮肤颜色的丧失是永久性的。

黄疸

黄疸的典型特征是皮肤泛黄、眼睛泛白，通常是由肝脏疾病引起的。黄疸是血液中胆红素堆积而成，胆红素是一种黄褐色的色素，正常情况下经肝脏的转化形成胆汁，排入胆道，最后经大便排出体外。

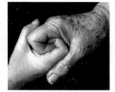 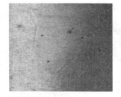

老年斑

老年斑也叫肝斑或者雀斑，是一种平坦、褐色到黑棕色或黑色的斑块，是长期受日光暴晒所致。它们通常在中年时出现，见于重复暴露于日光中的皮肤区域（如手、脸和胸部）。

樱桃样血管瘤

樱桃样血管瘤是皮肤上出现的平坦或圆形突起的小红斑，由皮肤血管破裂引起。尽管樱桃样血管瘤首发于青年时期，但它们通常是由于人们随着年龄的增加，皮肤失去弹性所致。

发育不良痣

发育不良痣是一类面积大圆形的胎块，但不是出生时出现的。它们通常在青春期出现，但也可见于任何年龄段。发育不良痣边缘多不规则，边界不清晰，而且略微不对称。它们的形状多变，中心呈棕褐色或褐色或者更暗。发育不良痣应定期接受医生的检查，因为它们有癌变（形成恶性黑色素瘤）的可能性。

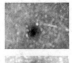

正常痣

皮肤上呈圆形或者卵圆形的痣是黑色素沉着所致，黑色素决定着皮肤、毛发和眼睛的颜色。痣是非常普遍的。它们或是平坦的（见左图中上面两个小图片），或是均匀突起的（下面两个小图片），通常与周围的皮肤之间有明显的界线。面积较大的痣周围有粗糙的毛发生长。有的人全身有很多痣（即发育不良痣，见左图中右上方的小图片）。有的痣会发生癌变（恶性黑色素瘤）。

皮肤癌

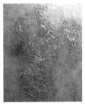 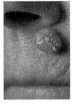 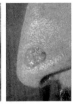

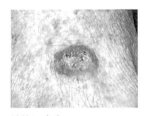

基底细胞癌

　　基底细胞癌是一类常见的皮肤癌，通常是由过度暴露于日光中所致。基底细胞癌发展缓慢，也不易扩散，而且很少会危及生命。基底细胞癌的形状多样化，但通常是由一个小而平坦的结节开始，然后逐渐形成溃疡（开放疮），并且边缘突起。这里为你提供了一个基底细胞癌的特写（上方见左图）。基底细胞癌多见于脸部，通常长在眼睛周围、鼻子附近（上方见中图），或者鼻子上（上方见右图），以及其他暴露在日光中的地方（包括背部、胸部、手臂和腿）。

恶性黑色素瘤

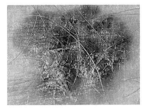

恶性黑色素瘤

　　恶性黑色素瘤是致命性最强的一种皮肤癌症。它有时与日光暴晒有关，但能发生在身体的任何部位，包括正常情况下没有暴露在日光中的部位。大多数恶性黑色素瘤经常出现在面部、身体上半部或者腿部，并且通常由一个现有的胎块发展而成，不过它们也可以由表面正常的皮肤发展而成。恶性黑色素瘤会引起流血和无法治愈的疼痛。

鳞状细胞癌

　　鳞状细胞癌是一类常见的皮肤癌，它很少会危及生命。鳞状细胞癌最初是小而坚硬的无痛性小肿块或斑块，随后缓慢发展至看起来像疣或者溃疡（开放疮）。它们的出现与日光暴晒有关，可以出现在身体的任何地方，但多见于手背（如上图所示）或者嘴唇。在极少数情况下，鳞状细胞癌会扩散至身体的其他部位，并具有致命性，尤其是当它们恰好生长在烧伤或接种疫苗留下的疤痕处时。

不对称

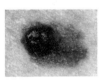

　　恶性黑色素瘤经常是不对称的。如果你在恶性黑色素瘤的中央水平的或者垂直地画一条线，你会发现线两边的形状不一样。

边界

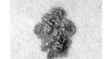

　　恶性黑色素瘤的轮廓不均匀或者说界限不确定，会随着时间而改变。正常的胎块有清晰的边界。

颜色

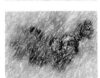

　　黑色素瘤颜色非常黑，并且周围有棕褐色、褐色、白色、红色或蓝色阴影。它们的颜色也会不断发生改变。

直径

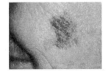

　　胎块或者皮肤色素沉着区域的直径超过 1.27 厘米（大约一个橡皮擦的宽度），就可能是恶性黑色素瘤的迹象，尽管再小一点儿的胎块也会提示有恶性黑色素瘤存在的可能性。

皮炎

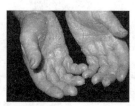

刺激性皮炎

刺激性皮炎是接触性皮炎的一种的形式，是由接触任何能损伤或破坏皮肤表面的保护性油脂的物质引起的。刺激性皮炎的症状包括皮肤干燥、瘙痒和发炎。

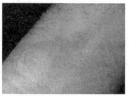

过敏性皮炎

接触到类似毒葛、毒橡树和毒漆树之类的植物，大多数人会出现严重的过敏性皮炎，尽管人们对这些植物的敏感性随着年龄的增加会逐渐降低。在接触后的24~48小时内出现症状，包括皮肤上出现突起的红色斑块或者水泡，如是水泡则极度瘙痒最终会破裂并流出渗液。引起皮疹的植物体上的油能从接触部位扩散到身体的其他部位。

婴儿湿疹

婴儿湿疹是遗传性过敏性皮炎的一种，症状是皮肤发痒或出现红色的小丘疹，同时还伴有渗出性的水泡，水泡表面有坚硬的外皮包裹。婴儿湿疹通常出现在脸颊或下颌处、膝盖后面，或者肩肘内侧。

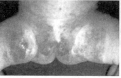
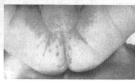

尿疹

尿疹围绕着婴儿的大腿、生殖器和臀部（左）而生，轻则发红，重则发炎。尿疹有时也伴随有酵母菌感染，从而引起疼痛和渗出性的丘疹（右）。皮肤接触尿液和大便，尿布本身的潮湿和摩擦都能引起尿疹。

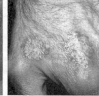
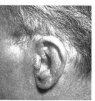

湿疹

湿疹是皮肤上出现的红色瘙痒的肿块或者水泡，有时会连成一片。如果湿疹长期存在，受感染的皮肤就会变得干燥，颜色比周围皮肤白或者暗，看起来很像皮革。在钱币状湿疹中，受感染的皮肤呈圆形突起并脱皮。腿（左）和手（右）是常见的感染部位。

脂溢性皮炎

脂溢性皮炎属于慢性的皮肤炎症，症状是皮肤发红、脱皮和瘙痒。在成人，脂溢性皮炎通常影响头皮、面部和颈部，但它也会出现在身体的其他部位。头皮屑就属于脂溢性皮炎。

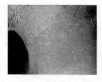

过敏性接触性皮炎

过敏性接触性皮炎是机体对一些物质产生的过敏反应（见左图的颈部），这些物质包括染发剂、金属和毛制品。过敏性接触性皮炎引起的瘙痒和脱皮现象只局限在受感染的部位，如左侧所示的由镍制成的金属纽扣引起的皮疹。

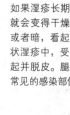

皮肤表面或表皮下的肿块

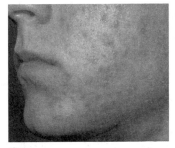

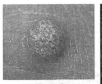

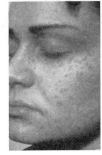

痤疮

　　痤疮是一种慢性的皮肤问题，痤疮的类型有很多种，而无论哪一种痤疮都会长期存在于上半身，大多数在脸部。痤疮包括埋藏在皮肤下的黑色小点（称为黑头粉刺）；红色小肿块，顶上有轻微突起的小白点（称为粟粒疹）；还有由小变大的坚硬肿块（称为节结和囊肿）。痤疮常见于青少年，但也会在各个年龄段出现。

疣

　　疣是在皮肤表面的一小块区域内出现的病毒性感染，长期存在于皮肤上。疣的典型特征是突出皮肤的坚硬肿块，肿块表面粗糙，类似花椰菜的表面（见左上图）。长在足底的疣叫作跖疣（见右上图）。在长有疣的地方可以看到黑色的小斑点。顶部平坦、颜色呈肉色的疣主要出现在手腕、手背和脸上（见左图）。平坦的疣有瘙痒感。

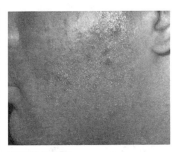

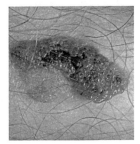

脂溢性角化病

　　脂溢性角化病是一些颜色发暗的肿块，有时表面粗糙，它们经常在中晚年大量滋生。脂溢性角化病对人体没有危害，但看起来有点儿像恶性黑色素瘤（一种危及生命的皮肤癌）。脂溢性角化病有时也叫脂溢性疣。

剃刀肿块

　　剃刀肿块医学上称为假性毛囊炎，是卷曲的胡须在遇到锋利的剃须刀时反向往皮肤里面生长，从而导致皮肤产生的肿块。这些肿块能引起轻微的炎症，并多见于胡须卷曲的男性。如果毛囊受到感染，就被叫作毛囊炎。

光化性角化病

　　光化性角化病是在身体受日光暴晒的部位产生的小的类似疣的肿块。它们不属于皮肤癌，但必须进行处理，否则它们就会癌变。

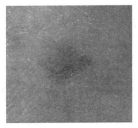

皮肤表面或表皮下的肿块（接上页）

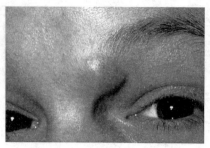

表皮囊肿

表皮囊肿又叫皮脂腺囊肿，看起来通常比较柔软、平滑，有时在表皮下出现微黄色的肿块。有时在囊肿的中央皮肤上能看到黑色的小点。表皮囊肿多发生在头皮、面部、颈部或耳朵上。它们对人体没有危害，但会长大和感染。

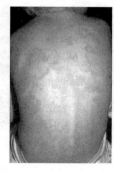

荨麻疹

荨麻疹的常见症状是皮肤上有一处或者多处突起的红色斑块，并有瘙痒感。这些斑块叫作水疱，它们有明确的界限。荨麻疹是机体对食物、药品、化妆品或者冷、热产生的过敏反应。荨麻疹通常在一段时间后自动消失，但会复发。

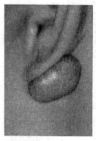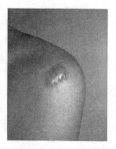

瘢痕疙瘩

当皮肤受伤时，瘢痕组织就会对受伤处进行修复形成瘢痕疙瘩。瘢痕疙瘩是治愈过程发生异常引起的突起、坚硬且瘙痒的瘢痕。瘢痕疙瘩更多见于黑色肤质的人群。

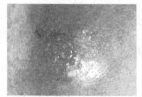

疖

疖是受感染的毛囊，最初是在皮肤下出现红色肿块，随后逐渐长大疼痛并伴有脓汁。

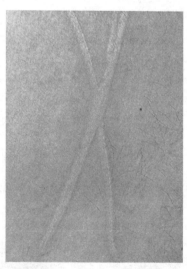

皮肤划痕症

皮肤划痕症是当皮肤受到摩擦或者与手指或其他物品接触后发生的过敏反应。其结果是在皮肤受到刮擦的部位出现麻疹。由这类麻疹引起的发红、突起、瘙痒的肿块（水泡）不会立即消失，反而会在皮肤受到刮擦后的几个小时内继续发展。

皮肤感染和炎症

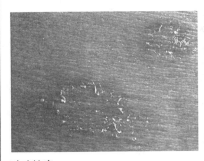

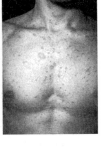

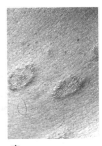

玫瑰糠疹

玫瑰糠疹通常始于胸前（见右图）或前胸的一个或两个卵圆形的斑块（见左图），叫作前驱斑。经过几周后，相似的斑块（通常更小）相继出现，并蔓延到上臂和大腿。这种皮疹有时伴痒感，并有轻微的鳞片。皮肤白者斑块呈猩红色，皮肤黑者斑块呈咖啡色。

癣

癣是由癣菌（一种真菌）感染引起的皮肤病，它的特征是皮肤发红、瘙痒，并呈现环状皮疹。癣的环形特定是真菌整齐地向四周扩散，而留下中央正常皮肤形成的。

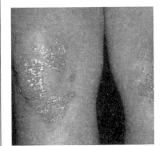

银屑病

银屑病（又叫牛皮癣）的症状是皮肤上有粗厚的、高于皮肤的粉红色或红色斑块，并有一层银白色的皮屑覆盖。一些小斑块会相互连接形成大斑块。在少数情况下，受影响的部位有轻微的瘙痒感或者疼痛。银屑病的好发部位是膝盖（见左图）、肩肘和头皮。当银屑病影响到头皮时，头皮上会产生肿块，同时会出现暂时性的头发脱落。银屑病也会影响到指甲。

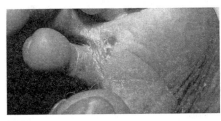

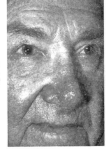

酒渣鼻

酒渣鼻又叫红斑痤疮。酒渣鼻患者的脸部（通常是脸颊和鼻子上的皮肤）变得异常发红和油腻，并且有充满脓汁的丘疹生长。在一些情况下，鼻子变得更大并呈球根状，眼睛也变得发红。

足癣

足癣，俗称香港脚，属于癣菌（一种真菌）感染。它能引起瘙痒和脚部皮肤开裂，并通常发生在脚趾之间和下方。受感染的皮肤会脱皮，偶尔还出现水泡。

皮肤感染和炎症（接上页）

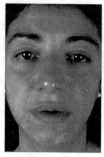

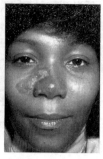

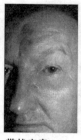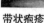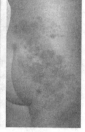

带状疱疹

系统性红斑狼疮

系统性红斑狼疮是一种慢性病，它能引起结缔组织如肌腱和软骨发炎。系统性红斑狼疮的症状是脸颊和鼻梁上出现红色、瘙痒的蝴蝶样皮疹。

盘状红斑狼疮

盘状红斑狼疮是最常见的一种狼疮，主要影响外露的皮肤。在盘状红斑狼疮中，最初症状是在皮层厚的皮肤如脸部、耳后和头皮上出现红色圆形的皮疹。病变部位最终会形成瘢痕。

带状疱疹由带状疱疹病毒引起，通常发生在眼睛周围（见左图）或者身体的一侧形成一条狭长的皮疹，如在腰部周围、肩膀上或者腿部下方（见右图）。在皮疹出现之前，患者会感到病变部位有灼热感或者刺痛感。皮疹由许多小水泡形成，它们通常会在1周内萎缩结痂。在眼睛周围出现的带状疱疹能引起剧烈的疼痛、红肿和流泪。

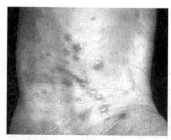

扁平苔癣

扁平苔癣的症状是通常在手腕的内侧出现一些紫红色的小肿块。发病原因未知。

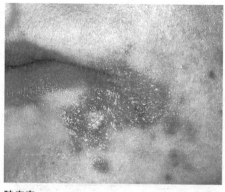

脓疱病

脓疱病是一种具有高度传染性的细菌感染性疾病，通常在嘴和鼻子周围出现小水泡，水泡也可出现在身体的其他部位。感染扩散很快。水泡最终破裂后会形成淡黄褐色的硬皮。

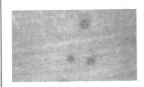

传染性软疣

　　传染性软疣是一种病毒感染性疾病，对身体无害，具有高度传染性，特征是肿块小、发亮、圆形似珍珠状。肿块的中央有小塌陷，挤压后产生白色蜡样物质。感染多见于儿童，但也能通过性途径传播。

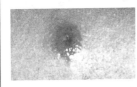

炭疽热

　　炭疽热最初表现是皮肤出现发痒、肿胀的疮，类似于暴露在外的皮肤如头、颈或手受到昆虫叮咬后的反应。疮随后形成水泡，逐渐发展成溃疡最终结痂。

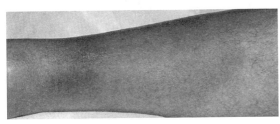

蜂窝织炎

　　蜂窝织炎是由细菌引起的皮肤和组织感染，细菌通常从伤口或者皮肤上的其他入口潜入体内引起疾病。病变部位经常感觉发烫、发红，并有压痛，发红的区域能从感染部位一直延伸到邻近的淋巴结。面部、颈部和腿是最容易受到影响的部位。

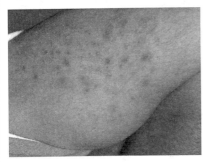

毛囊炎

　　毛囊炎是由细菌感染引起的毛囊炎症。毛囊炎几乎在皮肤各处都可发生，但多发生于颈部、大腿、臀部、腋窝处，导致这些部位产生疖。对男性来说，较为严重的一种毛囊炎发生在脸部长有胡须处，会引起充满脓汁的水泡。

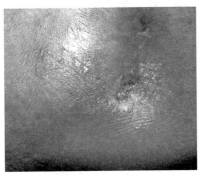

静脉曲张性溃疡

　　静脉曲张性溃疡是一类开放性被感染的疮，它是由腿部供血不足导致腿部的静脉扭曲、肿胀（即静脉曲张）而引起的。静脉曲张性溃疡通常出现在脚踝周围或者脚踝上。

叮咬和虫害侵染病

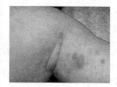

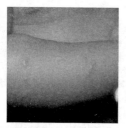

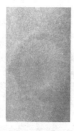

莱姆病

莱姆病是被细菌传染的蜱叮咬后引起的疾病。在叮咬的部位可能会有红点出现。红点随后逐渐变大形成一个圆形的红色皮疹。

疥疮

疥疮是一种由疥螨叮咬引起的皮肤病，有瘙痒感。疥螨先在表皮上挖凿隧道然后在隧道内产卵。疥螨叮咬后皮肤上出现红色小肿块，挖凿的隧道看起来像数条细长的白线。叮咬通常发生在温暖、潮湿的皮肤上，如生殖器、臀部、手腕、腰部周围和手指之间。

跳蚤叮咬

会出现的皮肤跳蚤叮咬后红肿瘙痒的小点。跳蚤倾向于叮咬脚踝或者腿下部的部位，尽管身体的其他也会受到跳蚤的叮咬。当按压叮咬处的皮肤时，也会引起这块皮肤的肿胀，然后颜色变白。

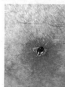

蜱叮咬

蜱以血液为食物，在取食时它们首先用钩状的口器刺破皮肤，然后潜入皮肤。当它们吸饱血液后，离开皮肤，留下一个小伤口和发炎的部位。

口腔和嘴唇疾病

口腔溃疡

口腔溃疡是指在口腔、舌上或者嘴唇周围出现的小而圆的痛性溃疡。口腔溃疡的中央呈白色、灰白色或者黄色，周围由红肿发炎的组织包围。

唇疱疹

唇疱疹是由疱疹病毒引起的小水泡。它们发生在嘴唇上或者嘴唇周围。水泡最初有刺麻感，较小，在随后的几天内会逐渐变大、破裂并形成硬皮。水泡周围的皮肤也会发炎红肿。

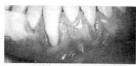

由无烟型香烟引起的牙龈损伤

无烟型香烟能引起口腔和牙龈发生变化，如牙齿褪色、磨损，牙龈后退（暴露出牙齿的根部），以及起支撑作用的牙骨和牙龈组织萎缩。这种损伤可能是长久性的。吸无烟型香烟也能引起其他口腔问题，如黏膜白斑病或者口腔癌。

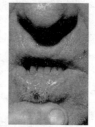

口腔癌

口腔癌通常是由抽烟引起的，包括雪茄或者无烟型香烟。嘴唇上的或者在口腔边缘的癌症（为鳞状细胞癌）也可能由日光暴晒引起。口腔癌的征兆包括无痛感或者有痛感的褪色现象，或者在口腔的任何部位包括舌上出现的肿块，并且在几周内无法治愈。

指甲和头皮问题

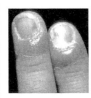

甲沟炎

甲沟炎是由细菌或真菌感染引起的，表现为表皮和甲襞肿胀、发炎，并伴有疼痛。在有些情况下，指甲也会增厚变成粉状。

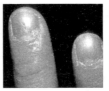

指甲上的银屑病

有些皮肤病能影响到指甲。如银屑病会使指甲出现凹痕、粗糙和异常增厚。

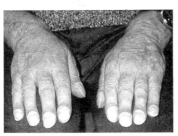

杵状指甲

杵状或者勺子形状的指甲经常见于患有肺部或者心脏疾病的病人，偶尔也见于肠炎患者。指甲尖呈圆球根状（出生时手指甲和指甲尖就是圆形的通常不是由疾病引起的）。

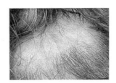

秃头

头皮上的头发脱落并形成圆形可能是由疾病——局部性秃头症引起的，压力可以引起局部性脱发。

眼疾

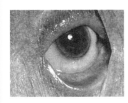

黄疸

黄疸是血液中胆红素过多造成的，它能引起皮肤和巩膜变成黄色。黄疸通常由肝脏疾病引起。

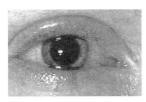

角膜溃疡

角膜溃疡指角膜（眼球前面的透明保护膜）的外层发生的破裂或者开放疮。角膜溃疡会导致巩膜变成粉红色或者红色。有些情况下，溃疡看起来就如一块白斑，能影响视力。

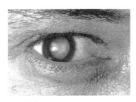

白内障

白内障是指眼中原本透明的晶状体变得混浊。晚期的或者成熟的白内障看起来就像是附在健康的瞳孔内一个灰白色的或者薄雾状的圆环。白内障能导致视力下降。

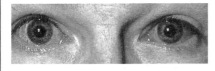

结膜炎

结膜炎是指结膜（即衬贴于眼睑内侧和眼球表面的薄膜）变得疼痛、红肿发炎。眼睛有异物感和瘙痒，并有黏液流出。在有些情况下，眼睛对光敏感。

眼疾（接上页）

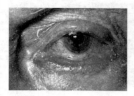

眼睑外翻

眼睑外翻是指下眼睑边缘远离眼球向外翻转。外翻的下眼睑内侧暴露在外，使得内壁和眼球疼痛、干燥。眼睑外翻会导致眼睛过度流泪，因为眼泪无法正常排出。

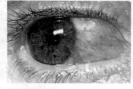

翼状胬肉

翼状胬肉是指眼球结膜（即衬贴于眼睑内侧和眼球表面的薄膜）增厚，从而覆盖了部分角膜（眼球前面的透明保护膜），并通常增厚成翼状或者扇状。翼状胬肉通常出现在内眼角，并会逐渐长大，从而影响视力。

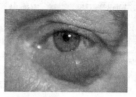

睑板腺囊肿

睑板腺囊肿是指在上眼睑或者下眼睑上出现的无痛肿胀（囊肿），能长成豌豆大小（尽管大多数囊肿都比较小）。如果囊肿受到感染，眼睑就会发红、疼痛并更加肿胀。睑板腺囊肿是因为润滑眼睑边缘的睑板腺受到阻塞引起的。

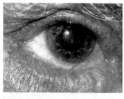

眼睑内翻

眼睑内翻是指上眼睑或者下眼睑的边缘向内翻转。眼睑向内翻转后睫毛摩擦到眼球表面从而引起疼痛和刺激眼球。眼睑内翻使眼睛极度不适，并导致眼睛发炎。

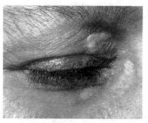

黄色瘤

黄色瘤是指眼睛周围的皮肤上生长的体形小的淡黄色脂肪类沉淀物，通常在鼻子附近。这些脂肪沉淀物没有危险，但在极少数情况下它提示血液中胆固醇异常偏高。

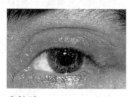

麦粒肿

麦粒肿又叫睑腺炎，是指睫毛小囊受到感染。眼毛囊变得红肿、发炎、疼痛，并有脓液。

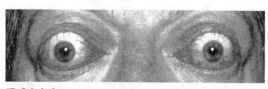

眼球突出症

眼球突出症是指眼睛看起来似在凝视某物或者看起来从眼窝中突出来了，从而使眼白比正常情况下更多地暴露在外。眼球突出症会导致闭眼困难。眼球突出是许多疾病的症状，其中最常见的是甲状腺功能亢进。眼球突出是由于眼球后面的组织过量堆积从而推动眼球远离眼窝造成的。

第七章

预防性卫生保健

你能做到的一件最重要的事情就是对自己的健康负责。虽然基因在所有的疾病中扮演着一个重要的角色，但是，生活方式——如运动习惯和饮食——对健康的影响更为重要。医生可以帮助你评估自己的健康风险，并推荐相应的措施来降低风险。你应该定期去看医生，以确保你已经做了医生所推荐的各种检查、筛选试验和疫苗接种。一般说来，一个病症越早被诊断和治疗，预后就会越好。

常规的卫生保健

你应该在你还健康的时候，尽量计划好对突发情况的应对方法，以便在紧要关头时你不会仓促做出决定。从你以前的医生那儿取一份有关你的医疗记录的复印件，或者让他将医疗记录传真到你的新医生那儿。每个人都希望自己选择的医生接受过良好的教育，有能力，并且平易近人。拥有同情心和高道德标准也是每位医生应具备的重要品质，同时也是良好的卫生保健的根本。

如何选择医生

下面是你在选择医生时所需要考虑的一些事情：

- 你需要哪一类的医生？
- 你对医生的文化背景、性别或者年龄有要求吗？比如，你想要一个与你出身背景相似或者与你说相同语言的医生吗？你想要一个与你性别一样或年龄相仿的医生吗？
- 你需要一个对某类治疗技术或者对某类疾病有专长的医生吗？
- 医生的办公地点能很容易找到吗？他有足够的办公时间和手术时间吗？你需要提前多久预约？
- 你所要选择的医生在同行中有良好的声誉吗？
- 你所要选择的医生在一所好医院里有特权吗？
- 你所要选择的医生完成了多少年的住院医师培训或有多少年的会员资格？
- 你所要选择的医生是否获得了医学专业资格认证？

与你的医生交谈

当你去找一位新的医生进行常规体格检查时，他会问你一系列问题，以便发现你和你最亲近的家庭成员所存在的疾患。你对这些问题的答案组成了你的健康史。你的健康史是医生所必需的重要信息，它有助于医生评估你目前的健康状况，确定你可能需要何项筛选试验，诊断和治疗你可能存在的疾患，并为你推荐一些措施以避免将来可能引起的健康问题。

你还要向医生提供有关你以前的医疗保健、免疫接种日期以及你的生活方式等方面的信息。把这些信息写成书面材料，不要依赖你的记忆。

为了帮助查明你的家族中是否存在某些具有遗传性的疾病或失调，你需要尽可能多地了解你亲属的健康史，询问他们现在或既往可能有过的健康问题。为了了解有关你家庭成员中去世者的健康问题，请询问其他的家庭成员或与当地的个人健康部门联系，以获得一份列有死亡原因的死亡证明书。

当你与所有的亲属会谈之后，将你所收集的信息按照如下图所示的方式汇总成一棵家族健康史树。然后你和你的医生就可以对这棵树上的信息进行分析，以明确你的家族的健康模式，并评估你的健康风险。

你的健康史

建立你自己的书面个人健康史，这样可以监督你的用药情况以及健康方面的任何变化。填写后面的个人健康史表格。当你每次与一个新的医生或其他卫生保健专业人员预约时，随身带上你的书面个人健康史。这些信息可以帮助医生更熟悉你、你的健康以及你的健康护理需求。这份个人健康史表格填写得越完整，你的医生就越能够确定你所需要的卫生保健需求。

资格认证是什么意思

资格认证即行医资格认证。一个医生要获得行医资格认证，必须完成至少7年的医学培训（4年医学院校的学习加上3年或更长时间的住院医师实习），并通过专业综合考试，如外科学或者内科学。只有通过考试，他们才能得到医学专业的资格认证，成为注册医师。

充分利用就诊机会

时间对于你和医生都是宝贵的，因此要充分利用你就诊的机会。一定要准时赴约，提出疑问时表达要清楚而简要。仔细倾听医生的回答，如果你认为有必要还可以记笔记。尽量不要跑题。仅仅处理目前所担心的健康问题就够了；如果有必要，医生会问你有关你过去的健康问题。清楚识别并描述你的症状，真实并完整地回答问题。要积极提出疑问，特别是当你的医生使用一些你不能理解的言语或医学名词时。检查一下你目前正在使用的药物清单——以确定你所使用的药物中已经包含了所有的维生素和其他的营养补充物。另外，与医生讨论你正在使用的替代疗法或自我疗法。

医生会根据你的症状、体格检查，常常还有测试结果来做出诊断。当医生明确你的健康问题后，你要确信自己清楚医生的诊断，而且一定要在你确实明白之后再离开医生办公室。

在就诊之后，回想一下你从中学到了什么。如果对你所听到的仍然有疑问或不太确定的话，请打电话给你的医生

家族健康史树图

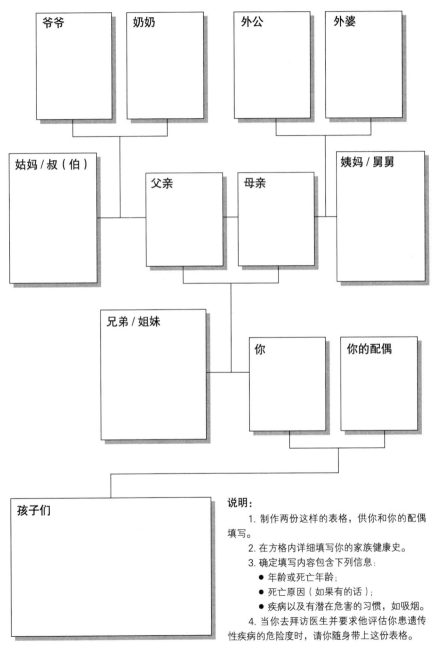

说明:

1. 制作两份这样的表格,供你和你的配偶填写。

2. 在方格内详细填写你的家族健康史。

3. 确定填写内容包含下列信息:
- 年龄或死亡年龄;
- 死亡原因(如果有的话);
- 疾病以及有潜在危害的习惯,如吸烟。

4. 当你去拜访医生并要求他评估你患遗传性疾病的危险度时,请你随身带上这份表格。

个人健康史

填写下列内容：

姓名 _____

性别 _____ 出生日期 _____ 年龄 _____

出生地点 _____ 民族 _____

疾病史

现有疾病   诊断年月

_____   _____

_____   _____

_____   _____

_____   _____

_____   _____

既往手术史   年   医院

_____   _____   _____

_____   _____   _____

_____   _____   _____

既往受伤史 / 疾病   年

_____   _____

_____   _____

精神疾病   诊断年月

_____   _____

_____   _____

目前使用的处方药

药物   剂量   已服用的时间

_____   _____   _____

_____   _____   _____

_____   _____   _____

_____   _____   _____

_____   _____   _____

目前使用的非处方药

药物	剂量	已服用的时间
_____	_____	_____
_____	_____	_____
_____	_____	_____

药物过敏反应

药物	反应
_____	_____
_____	_____

社会史

婚姻状态：已婚或单身 　　　　　　孩子的数目

性生活史：

　你一生中性伴侣的个数 _____

　性伴侣的性别：男性，女性或双性

　是否采用安全的性生活？是或否

生活方式

烟　　　　　你曾经使用过烟草产品吗？是或否

　　　　　　每天吸香烟的量 _____

　　　　　　每天吸雪茄烟的量 _____

　　　　　　你吸烟的年数 _____

　　　　　　每天嚼用烟草或使用鼻烟的数量 _____

　　　　　　你嚼用烟草或使用鼻烟的年数 _____

　　　　　　你曾经戒过烟吗？是或否

酒　　　　　每天喝酒次数 _____

　　　　　　你曾经戒过酒？是或否

　　　　　　你曾经滥用过酒吗？是或否

违禁药品　　你曾经使用过违禁药品吗？是或否

　　　　　　你曾经使用过哪种（些）药品？ _____

　　　　　　你最后一次使用是什么时候？ _____

锻炼　　　　你是否定期训练？是或否

　　　　　　如果是，是什么类型的锻炼？ _____

　　　　　　你每周锻炼几次？ _____

　　　　　　每次锻炼的时间 _____

疫苗接种

疫苗	最后接种疫苗的年份	疫苗	最后接种疫苗的年份
破伤风 / 白喉	_____	水痘	_____
肺炎球菌疫苗	_____	甲型肝炎	_____
流感疫苗	_____	乙型肝炎	_____
麻疹，腮腺炎，风疹	_____	脑膜炎	_____
脊髓灰质炎	_____		

家族健康史

关系	健在（是 / 否）	死亡年龄	疾病和 / 或死亡原因
父亲	_____	_____	_____
母亲	_____	_____	_____
配偶	_____	_____	_____
兄弟	_____	_____	_____
	_____	_____	_____
姐妹	_____	_____	_____
	_____	_____	_____
祖父母			
爷爷	_____	_____	_____
奶奶	_____	_____	_____
外公	_____	_____	_____
外婆	_____	_____	_____
叔伯、姑、舅、姨	_____	_____	_____

医生

当前的医生

	医学专业	地址	电话号码
主要医生	_____	_____	_____
	_____	_____	_____

以前的医生

	医学专业	地址	电话号码
主要医生	_____	_____	_____
	_____	_____	_____
	_____	_____	_____

健康保险

健康保险公司 _____

你的识别号 _____

保险公司的电话号码 _____

或他的助手或护士。你还需要自己阅读医学书籍或手册，或者上网查找，总之要想方设法尽可能多地了解有关你的病症的信息和推荐的试验或治疗方法。同时要确保信息来源的可靠性，例如来自联邦政府的信息，来自有声望的国家健康组织机构或者专门为你所患的疾病提供信息的组织。你还可以同其他患有同样疾病的人相互交流经验。

要完全而仔细地遵循医生的指示。要通过改善自己的生活方式，来为自己的健康负责。平时你可以在自己家里监控某些疾病。例如，你可以在家里用一个血压监测仪检查你的血压，或者如果你有糖尿病，可以定期测试血糖。如果你对你的治疗方法或其他护理的任何方面存有疑问时，请不要犹豫，给你的医生打电话。

如何管理药物

当医生给你开处方药物的时候，他会告诉你怎么服用，何时服用以及多久服用一次。除此之外，他也应尽你所能去获知与所服药物的有关信息。如果你对所服药物存有疑问，你要毫不犹豫地向你的医生或药剂师询问。

医生会为你定期查体并询问一些问题，以判断你所服药物是否起效。医生会根据检查结果和你所提供的信息，对你的用药做出必要的调整，例如改变药物剂量或更换药物。

下面列出的常规指导方针将有助于你安全地管理药物：

● 在同一药房取你药上所开具的药物，以便你所有的用药记录都在同一个地方。这样药剂师也可以为你的用药提出建议，以帮助你避免诸如药物相互

作用之类的严重问题。

● 按照使用说明正确地服用药物，仔细地遵循医生的指示。如果你漏服了一次剂量，下一次要在规定的时间服药；不要服用加倍的剂量。假如你不确定该怎么办，请咨询医生或药剂师。

● 如果你吞咽药物有困难，请告诉医生。不要将药丸或药片分开或压碎，或将胶囊打开，除非医生允许你这样做。

● 如果你的医生或药剂师曾告知酒精会影响药物的疗效或使药物失效，那就请勿饮酒（一些感冒药、镇咳剂和漱口剂中含有酒精）。

● 由于一种药物能与另一种药物或其他的物质产生交叉反应，因此，你的医生需要了解你服用的所有药物，尤其是如果由不同的保健提供者开处方时。将你正在服用的所有药物列成一个清单——包括处方药物和非处方药物，维生素、矿物质和其他的营养补充剂，以及草药制剂——当你去看医生时随身带上它们。

● 如果你曾经对某种药物有过敏反应，请告诉医生。一些过敏反应可导致过敏性休克，这是一种危及生命的疾病。

● 如果你患有糖尿病、肾脏疾病或肝脏疾病，请告诉医生。因为这些疾病会影响到机体对药物的代谢。

● 如果你怀有身孕或正在哺乳期，请告诉医生。药物可以通过胎盘进入胎儿体内，或者通过母乳经由血流进入婴儿体内。

● 如果你有吸烟或咀嚼烟草的习惯，请告诉医生。假如你用烟草的话，一些药物可能会不起作用。

● 不要因为你感觉身体好多了就停止服药——除非医生同意你这样做。例如，你过早地停止服用某种抗生素，你的症状可能会复发，或者治疗可能会无

效。持续用药对于控制诸如高血压之类的慢性疾病是必需的。

● 不要因为服用药物引起了副作用就停止服药。正确的做法是与医生取得联系，医生会调整药量或给你开另一种药物。医生让你停药之前要持续服用药物。

● 要正确地存放药物，以原包装形式存放较好。绝对不要把多种药物放在一个存储袋中。存放药物时要避光、防热和防潮，否则将会改变药效。不要把药物存放在浴室的药柜中或厨房的餐具柜内，而要存放在一个阴凉、干燥的地方。假如你的药物需要冷藏，就把它存储在冰箱的最顶格，因为那儿通常是最冷的，但是要确保它不会被冷冻。

● 如果你的家里有孩子，就要求处方中的所有药物都配有安全瓶盖，以防孩子开启，并把所有的药物存放在一个能上锁的橱柜或抽屉中。

● 每次服药前要认真地检查标签，以确保你服用的药物是正确的。为避免误服，绝不要在黑暗中服药。

● 不要与他人共享处方药物，也不要服用为其他人所开的处方药物。

● 要确保你所服用的药物是最近生产的。为了避免治疗间断，要随时检查药品的标签，并且在当所开的处方药将要过期失效时尽快告知你的医生。

● 将所有过期失效的药物处理掉，包括过了有效期的非处方药。处理时保持药物原有的包装状态，拧好安全瓶盖，然后将它们装入密封的塑料袋中，丢入垃圾箱中。

● 将你所在地的中毒控制中心的电话号码记在电话机旁。如果你服药过量请拨打这个电话。

● 如果你对你的用药有任何疑问的话，请与你的医生或药剂师联系。

老年人药物管理

许多老年人需要治疗的疾病不止一种，或者看过的医生不止一个。他们可能每天都需要服用几种不同的处方或非处方类药物，并且服药时间和种类这一问题上很容易出错。一些老年人在用药时偶尔会漏服或服用过量，而另外一些人在吞咽药物时会遇到困难。所有这些问题都可能会引起严重的后果。

下面列出的小提示可以帮助一个老年人或者他的照料者安全地管理好药物：

● 将老人正在服用的药物列出一张清单（包括处方药和非处方药），并确保所服用的药物是最近生产的。去每一个诊所看病时都随身带着这张单子（或小药箱）。这些信息有助于医生开药，并能监测老人的用药情况。

● 及时告诉医生服用的药物对老人造成的任何副作用或改变。

● 假如老人对记得服药有困难，可以尝试将每一次服药与一天中的特殊时间联系起来，例如早上起来后的第一件事，临睡前或用餐时。

● 在日历上制订一个服用药物的时间表，并且当老人服用时仔细核对每一种药物的剂量。

● 用一个可以隔开的包装袋将老人一周的药物剂量进行分类，为此目的而设计的塑料小药箱用来贮存药物是很有用的，但要确信小药箱上做了正确的标记。

● 让老人严格遵照处方服药，决不要随意改变药量或停止服用任何处方中所开具的药物，除非是医生的指示。

● 要求医生以最容易服用的形式给老人开药。例如，假如老人吞咽药丸有问题，那么药物就必须换成液体制剂。

● 鼓励老人站着或坐着服用药物，而不是躺着服药。

● 假如老人打开药品包装时有困难，那么可以要求药剂师用瓶盖容易打开的包装盒。将药盒放置在孩子们接触不到的地方。

● 要确信标签上的使用说明书易于阅读和理解。要求药品的标签用大号字体印刷。

● 避免把药物放置在床边的桌子上。这可以避免当老人不十分清醒时服错药物或服药过量。

● 要保证老人的药物是新近生产的。假如医生希望老人继续服用已接近有效期的药物，那么要尽快通知医生，以便医生能打电话请药剂师更新处方或写一张新的处方。

● 及时处理所有不用的和过期的处方药物及非处方药。将它们扔掉。

● 确保老人从不服用为他人开的药物，也从不把自己的药物给其他人使用。

自我检查

除医生为你推荐的筛选试验之外，你还应该定期在家做一些自我检查，这可以帮助识别癌症的早期征兆。一旦对自己的身体熟悉了，你就更有可能注意到身体的任何异常改变。定期的自我检查——尤其是对乳房、皮肤和睾丸的检查——是早期发现肿瘤的最好机会。当肿瘤还小的时候，更容易被治疗，而且通常情况下被治愈的机会也就更大。

乳房的自我检查

早期检测可以提高乳腺癌治愈的可能性。许多乳房肿块是女性通过定期自我检查发现的。所有女性都应该从18岁开始每个月检查她们自身乳房的变化，并且在她们的一生中持续下去。乳房的任何形状或触感的变化，或者乳房皮肤、乳头的变化都有可能是乳腺癌的早期征兆。找出乳房的硬块或软块，皮肤组织的变化（例如鱼鳞皮肤）或颜色的改变（例如皮肤发红），乳房局部皱褶或凹陷（例如小凹的形成），一个新近形成的乳头内陷，或任何形式的乳头排出物。每个女人的乳房都是独特的，因此你需要了解你的乳房，让它告诉你什么情况下你的乳房才是正常的，这一点很重要。

在每个月月经周期的相同时间对你的乳房进行一次自我检查。进行乳房自

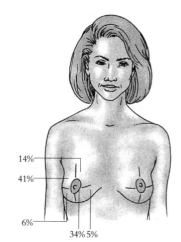

14%
41%
6%
34% 5%

癌性肿瘤发生的百分比
乳腺癌更易发生在乳房的某些特定部位。大多数乳房肿瘤发生于乳房的上侧、外侧（朝向腋窝）或者乳头的后面。检查你乳房的各个部分，尤其要特别注意以上部位。本图显示的是乳房的各个部位发生癌性肿瘤的百分比。

检的最佳时间是你的月经期刚刚结束之时（在你的月经期开始后 7~10 天），此时你的乳房不是十分敏感或肿胀。假如你服用口服避孕药，那么就在你每个月开始服用一个新的药片时进行乳房自检。假如你正在接受激素治疗中，请咨询你的医生有关做乳房自我检查的最佳时间。过了绝经期后，选择一个月中一个特殊的日子进行乳房自检，并坚持在以后每个月的这一天进行检查。

假如你在乳房自检时发现有任何异常，请立即告诉医生。虽然大多数的乳房肿块和其他改变并非癌症，但它们都必须得到医生的评估。

如何进行乳房的自我检查

检查乳房时采取正确的姿势能帮助你轻易地触摸到乳房中的肿块。进行乳房自我检查时须做到：

● 站在镜子前面，手臂自然垂在两侧，仔细观察每只乳房是否有肿块或其他改变。

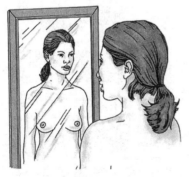

用一面镜子来检查乳房

● 将双臂伸直举过头顶重复检查，再次观察乳房的变化；然后将双手在脑后交叉合拢，前后活动肩膀观察乳房的变化。

● 双手放于髋部，将双肘向前推，

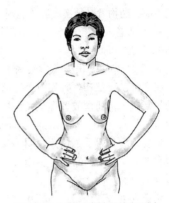

将双手放于髋部并收缩胸部肌肉

观察皮肤或乳头的变化。

● 用你的拇指和示指挤压两个乳头并检查分泌物。

● 躺在一个平坦的表面（如硬床或地板上），在你首先要检查的乳房一侧的肩下放一个枕头。抬起准备检查一侧的胳膊，越过头顶放置于床或地板上。假如你拥有一对巨大的乳房，你需要调整体位以保证正准备检查的乳房组织分布平衡。

● 用另一只手的中间三个手指的指腹而不是指尖正对着乳房，从腋窝处开始检查。检查时在乳房上做小的圆周运动——圆圈面积大约同硬币大小。以打圈方式环绕着乳房移动手指，或者沿乳房上下来回移动手指。不论你使用何种方式，不要让你的手指离开你的乳房直到你的检查覆盖乳房的每一部分为止（有的女性使用油、洗液或粉剂来使手指更容易在乳房上移动。）

● 用轻柔的力量去触摸皮肤，然后轻轻地增大压力来感触表皮下的变化，再加大压力去感触肋骨附近的变化。

● 用这种方式检查整个胸部，从腋窝中央向上到胸骨（趋向胸部的中心），从锁骨向下到乳房下方。

- 另一只乳房检查重复。
- 假如你触摸到了肿块或发现有任何变化，请立刻告诉医生。

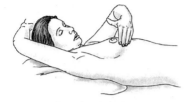

平躺，肩下垫一个枕头

睾丸的自我检查

所有到了青春期或超过 15 岁的男性都必须进行至少每个月一次（每周一次更佳）的睾丸诊查，以检查出睾丸癌早期征兆的任何变化。除了发现某个睾丸中有任何肿块之外，一侧睾丸的增大或缩小，积液，睾丸、阴囊、腹股沟或腹部的沉闷感、疼痛或其他不适，都有可能是癌症的征兆，必须立即报告给医生。睾丸癌的另一个征兆是乳房的增大或触痛。

检查自己的睾丸将有助于你熟悉它们的正常触感和形态。假如你检查到了一个肿块或膨胀物（疼痛的或不疼痛），就请立即去看医生。虽然癌性肿块可能存在于睾丸的前部，但它们更有可能在侧面生长。

如何进行睾丸的自检

自我检查睾丸的最佳时间是在温水浴后或淋浴的时候。因为热会使阴囊的肌肉松弛，从而使你更容易检出异常。

在检查睾丸时要做到：

- 站在一面长镜子前面。检查睾丸和阴囊是否有肿胀，或者看一侧睾丸是否明显比另一侧的大（一侧睾丸轻微大于另一侧是正常的）。
- 寻找附睾（在每侧睾丸后上方，

用来聚集并运送精液的柔软管状结构）以熟悉它的触感，以使你不会把它误认为一个癌性的肿块。

- 用两只手检查每一个睾丸。检查时将拇指置于睾丸顶部，示指和中指置于睾丸下部。
- 用双手轻轻将睾丸在拇指和其他手指之间滚动。每个睾丸用 30~60 秒的时间来检查。
- 触摸睾丸的表面以寻找任何肿块或肿胀，不管它有多么小。
- 对另一只睾丸重复整个检查。

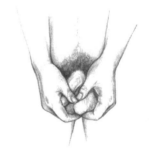

在拇指和其他手指之间滚动睾丸

皮肤癌的检查

所有 20 岁以上的成人（尤其是那些经常受到太阳光长时间照射的人）都必须有规律地（至少每个月一次）检查自己的皮肤有无任何改变。熟悉自己身上的胎记、雀斑、痣和瑕疵特点。如果皮肤上有新出现的痣或新近出现的色素斑点、斑块，或者一颗已有的痣发生了变化，或者某处在不断地增生、流血、瘙痒或不能愈合等，都可能是皮肤癌的征兆。

如何进行皮肤癌的检查

当你检查皮肤时，要特别注意直接或频繁接受日光照射的皮肤区域，要确定在良好的光线下进行皮肤检查。

进行皮肤自我检查时要做到：

● 站在一面长镜子前面，对你的整个身体进行从前到后的检查。

● 近距离地检查你的脸（特别是你的下巴、鼻子和脸颊）、耳朵和颈部的前面、胸部（妇女还要看乳房的下方）和腹部，检查你的肩部，举起你的手臂看左右两侧。

● 将肘部弯曲，仔细观察你的前臂、上臂的后面以及你的手背和手掌（包括你的手指甲）。

● 用一面手持的镜子连同一面长镜子一起使用，将你整个头各处的头发分开，观察你的头皮的各个部分。检查你颈部的后面以及每个耳朵的顶部和后面。

● 检查你的后背部（上和下）、臀部以及两条腿的背面。

● 坐下，观察你的生殖器、大腿和胫骨的前面、脚尖和脚跟，以及脚趾之间的部位。

常规检查和试验

为了留住健康，你能做的一件最重要的事情便是遵循医生所推荐的所有体格检查和筛选试验。对于有些筛选试验如大便潜血试验，每一位过了某一年龄段的人都会被推荐；而另外一些试验则是专为男性或女性所推荐的，例如巴氏（Pap）试验多被推荐给女性检测（为了检测子宫颈癌），而前列腺特异性抗原（PSA）试验是专为男性推荐的（为了检测前列腺癌）。

骨盆检查和巴氏涂片

骨盆检查通常是常规妇科健康检查的一部分。在检查的时候，你需要平躺在检查床上，双脚踩在脚镫里，双膝分开并弯曲。当医生检查你的阴道壁或子宫颈是否有异常时，他会在你的阴道中插入一个叫张开器的器械以使阴道保持张开（一直开口至子宫）。

在进行巴氏涂片操作时，医生会从子宫颈用拭子抹一些细胞涂片送给实验室，在实验室操作人员检查这些细胞是否会有癌变的可能。在细胞样品取出后，医生将会移走张开器，然后戴上手套将一根或两根手指插入你的阴道中，以检查子宫、卵巢或输卵管是否有异常。另外，检查时医生可能还会检查你的直肠并取一份粪便样本送实验室检测。

巴氏试验结果要等几周后才会出来。假如细胞是正常的，那么试验结果就是阴性；假如细胞是癌前期或癌性的，那么试验结果就是阳性。如果试验结果显示是癌性或癌前期细胞，你的医生会安排更进一步的试验和处理。假如试验结果不确定——指的是 ASCUS（非典型鳞状上皮细胞）——试验可能必须每3个月重复一次，直到确诊的结果出来，或者医生采用阴道镜直接检查子宫颈。

许多实验室用巴氏涂片做遗传学试验来鉴别人乳头状瘤病毒（HPV）毒株，目前已知这种人乳头状瘤病毒能增加女性患子宫颈癌的危险度。假如巴氏涂片的结果显示你已经感染了可引起癌症的人乳头状瘤病毒株，那么医生就可能会建议你更加频繁地做巴氏涂片或阴道镜检查。

当你决定开始性生活或你已长到

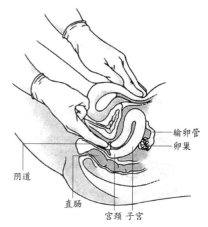

输卵管
卵巢
阴道
直肠
宫颈 子宫

骨盆检查

在检查骨盆的时候，医生用手来触摸盆腔内脏器，检查子宫、卵巢以及输卵管是否有异常。

了18岁时，你就必须做首次巴氏涂片。为了帮助你预防子宫颈癌，你要定期去看医生——每年或按照医生所建议的时间——做巴氏涂片，这样有助于在早期检测出宫颈非典型性增生病变。巴氏涂片有助于预防宫颈癌，因为它可以检测出治愈性高的宫颈细胞癌前病变，进而在早期阶段去除这些病变。

乳房造影术

乳房造影术，又叫乳房X线摄影术，是通过低强度的X线扫描绘制出乳房内部结构的照片。数字化乳房造影法用计算机编码而不是X线片来记录X线。乳房造影术常用作40岁以上妇女乳腺癌的筛选，以早期检测癌症，早期检测出的癌症通常更容易治疗，治愈的可能性更大。诊断性的乳房造影术常用于评估诸如肿块、疼痛或乳头溢液之类的乳房变化，并且在乳房造影筛查试验中可以更近距离地观察所发现的异常。虽

然每年有很多妇女死于肺癌，但是乳腺癌是妇女尤其是50~69岁的妇女最常见的癌症。

大多数医生建议妇女在40岁左右时做乳房造影术作为筛选检查的基准测试，以后每1~2年做一次。对于患乳腺癌风险较高的妇女——如那些有乳腺癌家族史（尤其是母亲或姐妹有乳腺癌）的妇女，医生可能会建议她在年轻时就开始定期做乳房造影术。你可以在乳房诊所、医院的放射科、私人的放射诊所或医师诊室获得一张高质量的乳房X线照片。

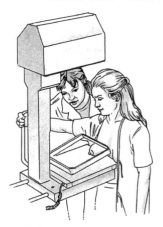

做乳房造影术

在做乳房造影术时，每只乳房被压扁在乳房造影机的两块塑料薄片之间。技术人员会帮你摆放好乳房的位置，尽可能地在薄片之间将乳房压平，以得到一张质量清晰的图像，并能更容易的定位异常部位。当乳房被压扁到一定程度后，发射低强度的X射线扫描。通常每个乳房照两张X线照片——一张从顶端照，另一张从侧面照。整个过程要花10~15分钟。

大便潜血试验

粪便带血可能是结肠癌或直肠癌的早期征兆，但也可能是不太严重的情况，如痔疮。一项叫作大便潜血试验的

结肠癌筛选试验，能检测出粪便中是否存在隐血。由于早期的小肿瘤很少导致出血，并且即使出血，量也很小，因此用肉眼是不可能看到，只能通过化学测试检测出来。大多数大便潜血试验是在家中完成的，但是医生在常规的骨盆检查或直肠检查的时候也经常用戴手套的手指提取粪便样本进行检测。医生建议从50岁开始就应该每年做一次大便潜血试验。有患结肠癌危险因素的人，如有结肠癌家庭史或以前有结肠息肉的人，应该从40岁开始每年做一次大便潜血试验。

医生会给你一个在家里用的试剂盒。在做潜血试验（叫作愈创木脂涂片法）时，你要从三次不同的排便中各取少量的粪便样本把它们放置在一张特殊的卡片上，然后你把卡片邮寄给医生诊室或实验室，在那里检测样品是否有血。

你无须医生的处方就可以从药房领到潜血试验用的试剂。测试时你要在一次排便后把一张以化学方法处理过的纸片放在马桶里，你要观察纸片颜色的变化，然后把它记录在试剂盒提供的卡片上。你需要在两次或多次排便时重复这一操作，然后把结果邮寄给你的医生。

不管用何种试剂盒，都要仔细按照说明书的要求去做。在实验之前，你需要做一些饮食方面的改变并避免服用一些可能会影响测试结果的药物。例如，你需要在测试的前7天停止服用阿司匹林以及其他的非甾体抗炎药物（服用对乙酰氨基酚是可以的，因为它不会使出血增加）。在测试前3天，每天摄入维生素C的量不要超过250毫克（无论是食物中的还是额外补充的），或者不吃红色肉类或生的花椰菜、菜花、辣根、防风草、萝卜、包菜或瓜类。假如你正处在月经期或月经期后3天内、痔疮正在出血或者小便中有血时，不要做该测试。测试前几天避免用洁厕剂，因为洁厕剂会影响测试的结果。放置有粪便样品的卡片要避热、避光和化学药物（如碘酒、漂白剂和家用清洁剂）。

假如大便潜血试验表明你的粪便中有血，医生会建议你重复试验或做另外的试验如结肠镜检查、钡餐灌肠或乙状结肠镜检查（见后文），以检查你的结肠和直肠。

直肠指检

直肠指检用于检查骨盆和下腹部的异常。在直肠指检时，医生戴上手套并抹上润滑油，然后将手指插入直肠，并用其他手指按压下腹部或骨盆部位。直肠指检是男性常规体格检查和妇女常规骨盆检查的一部分，或者用于查明引起如骨盆痛或直肠出血症状的原因。在检查的时候，医生通常会从直肠取一份粪便的样本用来检测粪便中是否有血，粪便有血可能是结肠癌的早期征兆。对于男性，医生在做直肠指检时可以触摸到前列腺；对于女性，医生可以触摸到子宫和卵巢，从而检查这些器官是否有异常。其他的器官，如在做直肠指检的时候有时也需要进行触摸检查膀胱。

乙状结肠镜检查

灵活的乙状结肠镜检查可用作大肠下段（乙状结肠或降结肠）癌症的筛选试验，它从直肠进入结肠的最后部分。乙状结肠镜检查也被用来查明引起腹泻、

医生推荐的筛选试验

下面的表格中列出了常用的筛选试验，普通人应多长时间做一次检查以及在什么年龄段时应该去做检查。这些是常规的指导方针。根据你的健康、你的健康危险度、你的家族健康史以及你的健康史，医生可能会建议你更频繁或较少地做这些试验。

年龄段	试验	何时做试验
不到30岁的成人	体格检查（包括测量血压）	每1年或2年做一次，或根据医生的建议
	牙齿检查	每6个月做一次
	眼部检查	20~29岁之间做一次
	骨盆检查	从18岁开始每年做一次
	巴氏涂片	性生活频繁的妇女每年一次，或根据医生的建议；如果你的性伴侣不止一个，那么每6个月做一次
	胆固醇测试	非必需，除非因为吸烟、肥胖、高血压、糖尿病或心脏病家族史而使得你的心脏病危险度增加。假如你的危险度较高，在20岁做一个基准测试，如果最后的测试结果是正常的，那么每5年做一次
30到39岁	体格检查（包括测量血压）	每1年或2年做一次，或根据医生的建议
	牙齿检查	每6个月做一次
	眼部检查	30~39岁之间做一次
	骨盆检查	每年做一次
	巴氏涂片	性生活频繁的妇女每年做一次或根据医生的建议；如果你的性伴侣不止一个，那么每6个月做一次
	胆固醇测试	如果最近一次的测试结果是正常的，那么每5年做一次
40到49岁	体格检查（包括测量血压）	每1年或2年做一次，或根据医生的建议
	牙齿检查	每6个月做一次
	眼部检查	每2~4年做一次
	骨盆检查	每年做一次
	巴氏涂片	性生活频繁的妇女每年做一次或根据医生的建议；如果你的性伴侣不止一个，那么每6个月做一次

年龄段	试验	何时做试验
40 到 49 岁	胆固醇测试	如果最后一次的测试结果是正常的，那么每 5 年做一次
	乳房造影术	40 岁时做基准测试，以后每 1 或 2 年做一次
	前列腺检查	有前列腺癌家族史的男性在 45 岁时进行检查
	骨密度测试	接近更年期的所有妇女；有骨质疏松症危险的妇女或男子；当医生建议时
50 岁及以上	体格检查（包括测量血压）	每 1 年或 2 年做一次，或根据医生的建议
	牙齿检查	每 6 个月做一次
	眼部检查	每 2~4 年做一次；65 岁后每 1~2 年做一次
	骨盆检查	每年做一次
	巴氏涂片	性生活频繁的妇女每年做一次，或根据医生建议；70 岁后巴氏涂片连续三次正常或 10 年内无异常结果的妇女不需做
	胆固醇测试	如果最后的测试结果是正常的，那么每 5 年做一次
	乳房造影术	每年做一次
	结肠和直肠检查	直肠检查和大便潜血试验每年做一次；乙状结肠镜检查每 5 年做一次；结肠镜检查每 10 年做一次或根据医生的建议
	前列腺检查	每年做一次
	骨密度测试	接近或已到更年期的所有妇女；所有 65 岁以上的妇女；有骨质疏松症危险的男性；当医生建议时

腹痛和便秘的原因，或诊断和监测溃疡性结肠炎或克罗恩病等疾病。在检查过程中，医生会将一个短的、可弯曲的、带光源的导管（乙状结肠镜）插入到直肠中，并慢慢将它导入下段结肠。医生退镜过程中仔细检查直肠和结肠。

如果医生检查到了任何异常病变，如异常增生组织（息肉）或炎症组织，他就会用器械插入其中，取走一小块组织样本（活组织检查）。组织样本会被送到实验室，由技术人员在显微镜下做检查。假如你体内有息肉，因为它有癌变倾向，所以医生会建议你做结肠镜检查以观察整段结肠。

在做乙状结肠镜检查之前，你将会被告知有关清肠的说明。例如，你的医生可能会建议你在术前用 1~2 次灌肠剂，并且可能会要求你用泻药或调整你的日常饮食。在检查过程中，你要侧躺在一张检查床上，然后医生会将一根可弯曲的导管（约手指粗细）插入你的肛门和直肠，并慢慢地直接向上穿过下段结肠。你可能会感觉到有些不舒适，如下腹部的压迫感和轻微的绞痛。整个过程需要 5~10 分钟。

血液检验

医生在很多情况下都会要求患者进行血液检验。取一份血样本送到实验室进行评估，医生就可以判断你是否对某一种疾病易感，或者明确你现有疾病的病因并确定治疗方法。许多因素都可以影响测试的结果，例如正在服用的处方药或非处方药、饮酒或测试前进食等。

你在准备进行血液检验前，医生会告知你应该如何为检查做准备。

全血细胞计数

全血细胞（CBC）计数目的是为了检查红细胞、白细胞和血小板——血液中主要三种细胞的数量和质量。一项全血细胞计数包括六个不同的试验。

红细胞计数

红细胞（RBC）计数常用来测定血液中红细胞的含量（给组织运输氧气）是否过高或过低。红细胞水平的极度增高可能是血液病例如红细胞增多症的征兆；红细胞水平的极度降低则可能会是贫血的征兆。

成人的常规接种疫苗

除了定期的健康检查和筛选试验之外，你的医生很可能会建议你接种疫苗，以抑制某些有潜在危险的感染性疾病。你必须接种的疫苗取决于你的危险度系数。告诉医生有关下列疫苗的接种情况。

疫苗	谁必须接种	何时接种
破伤风加强免疫	所有成人	每 10 年一次
白喉加强免疫	所有成人	每 10 年一次
水痘	从未患过水痘或接种过疫苗的成人	任何时候
肺炎球菌性肺炎疫苗	60 岁以上者或慢性病患者、长期依靠护理设施生活者、卫生保健工作者或免疫系统受损的患者	5~10 年一次
流感疫苗	所有成人	每年秋天（在流感季节开始时）
麻疹、腮腺炎和风疹	1956 年后出生的以及未得过这些传染病或接种过疫苗的每个人	任何时候
乙型肝炎病毒	卫生保健工作者和任何慢性病患者或多个性伴侣者	任何时候
脑膜炎	大学生或到脑膜炎流行地区的旅行者	任何时候；对旅行者，至少出发前 1 周

红细胞压积

红细胞压积试验同红细胞计数一样，常用来测定极高水平或低水平的红细胞。在红细胞压积试验中，医生先扎破受试者的手指，然后取一滴血置于一支玻璃管内，接着将玻璃管放在离心机中高速离心，使红细胞下沉到底部，而血液中的液体部分（即血清）则留在顶部。

白细胞计数

白细胞（WBC）计数常用来测定白细胞（对抗感染）的水平。白细胞水平的高低都可能表明你已受感染或感染的风险在增高。高水平的白细胞还可能表明是一种血癌，如白血病。

血细胞分类计数

血细胞分类计数用于测定五种不同类型白细胞的数目，包括中性粒细胞、淋巴细胞、单核细胞、嗜酸性粒细胞和嗜碱性粒细胞。任何一种类型的白细胞水平升高或降低都有可能是传感染、过敏或者更严重的病症，如癌症、白血病、心脏病发作或者艾滋病的征兆。

血红蛋白

血红蛋白试验用于测定血红蛋白（运输氧气并使血液成为红色的色素）的数量。血红蛋白试验也用于检验红细胞含量是否正常。血红蛋白数目降低提示有缺铁性贫血。

血小板计数

血小板计数用于测定血液中血小板（能使血液凝结的细胞片段）的数量。手术前了解体内血小板的数目非常重要。血小板计数低可能是由白血病和其他癌症或因治疗癌症引起的，血小板计数高可能是因骨髓疾病或缺铁性贫血引起。非常低的血小板数值可能是内脏出血的征兆。

血液生化检测

血液生化检测包括测定血清（血液的液体部分）中某些化学物质含量的一系列试验。异常的血液生化检测结果可能但不一定总是提示有健康问题，而患有疾病的人有时则会出现正常的血液生化检测结果。假如你的血液生化检测结果异常，医生会在建议你做进一步的医学检查之前，重复一次血液检验，看检验结果是否一致。不同的实验室给出的正常结果范围可能会稍有不同。

胆固醇和脂质

胆固醇和脂质试验用于测定血液中不同脂肪的含量，包括三酰甘油、HDL（高密度脂蛋白）——好的胆固醇，以及 LDL（低密度脂蛋白）——坏的胆固醇。三酰甘油或低密度脂蛋白胆固醇含量的增高、高密度脂蛋白胆固醇含量的降低，都提示包括心脏病、动脉粥样硬化和中风等在内的心血管疾病危险度增加，医生通过胆固醇测试来评估心脏病的危险度。糖皮质激素、噻嗪类利尿剂和口服避孕药等药物都会影响胆固醇的含量。过量饮酒、肾脏和肝脏疾病、肥胖症、更年期、糖尿病以及甲状腺功能减退症（甲状腺活性不足）也可以影响胆固醇和脂质的含量。

葡萄糖

葡萄糖是一种为人体提供能量的糖类，由胰腺产生的胰岛素负责调节血液中葡萄糖的水平。葡萄糖含量增高可能是糖尿病的征兆，葡萄糖含量降低可能是肾上腺功能不全的征兆（肾上腺功能不足）。中风或心脏病发作等疾病可以暂时使葡萄糖含量增加，糖皮质激素、利尿剂和三环抗抑郁药等药物也能

测量胆固醇水平

从 20 岁开始，你就必须至少 5 年检查一次胆固醇水平。如果你有心脏病家族史，那么测试就必须更加频繁。测定胆固醇水平可以帮助医生评估你可能患上心脏病的风险。如果你血液中的总胆固醇含量小于 200 毫克 / 分升，低密度脂蛋白（坏的）胆固醇含量在 100 毫克 / 分升以下，高密度脂蛋白（好的）胆固醇含量达到 60 毫克 / 分升或更高，并且三酰甘油含量小于 150 毫克 / 分升，那么你患心脏病的风险就很低。禁食 12 小时后进行测量的结果是最可靠的。

总胆固醇毫克 / 分升	心脏病危险度水平
小于 200 毫克 / 分升	低
200~239 毫克 / 分升	临界高点
等于及大于 240 毫克 / 分升	高
低密度脂蛋白胆固醇	
小于 100 毫克 / 分升	低
100~129 毫克 / 分升	中等低
130~159 毫克 / 分升	临界高点
160~189 毫克 / 分升	高
等于及大于 190 毫克 / 分升	非常高
高密度脂蛋白胆固醇	
大于及等于 60 毫克 / 分升	低
50~59 毫克 / 分升	中等低
40~49 毫克 / 分升	临界高点
小于及等于 39 毫克 / 分升	高
三酰甘油	
小于 150 毫克 / 分升	低
151~199 毫克 / 分升	临界高点
200~499 毫克 / 分升	高
等于及大于 500 毫克 / 分升	非常高

增加葡萄糖的含量。一般而言，健康人很少发生低血糖。血糖的正常值范围是 65~109 毫克 / 分升。

白蛋白

白蛋白试验用于测定血液中白蛋白的含量，白蛋白将水分保留在血管内，它是人体内最丰富的蛋白质。白蛋白的含量是判断一个人整体营养状况的良好指征，如肝炎、肝硬化及营养不良之类的病症可以引起白蛋白含量的下降，白蛋白的含量在妊娠期也会降低。白蛋白试验可以有助于肝病、肾脏疾病，以及如克罗恩病等能减少营养素吸收的肠道疾病的诊断。患有癌症或慢性病，如自身免疫性疾病或艾滋病的人，经常表现为白蛋白水平降低。白蛋白的正常值范围是 3.7~5.2 克 / 分升（g/dL）。

碱性磷酸酶

碱性磷酸酶（ALP）是存在于机体所有组织里的一种酶。正常状况下在肝脏、胆管、骨头，以及孕妇和胎盘碱性磷酸酶含量较高，碱性磷酸酶浓度增高可能是一些异常状况，包括骨病、白血病和肝病在内的征兆。这种酶正常情况下也会升高，如健康的骨发育，或可由药物异常反应引起。碱性磷酸酶的正常值范围是 40~157 国际单位 / 升（IU/L）。

丙氨酸氨基转氨酶

丙氨酸氨基转移酶（ALT）存在于多种组织中，但是在肝脏中含量较高。医生用丙氨酸氨基转移酶试验来检查是否有肝损伤情况，肝损伤后会使丙氨酸氨基转移酶释放到血液中。丙氨酸氨基转移酶水平异常增高可能是肝脏疾病的征兆，如肝炎和肝硬化。丙氨酸氨基转移酶的正常值范围是 5~35 国际单位 / 升（IU/L）。

血尿素氮

血尿素氮（BUN）是肝脏中蛋白质分解后的副产物。血尿素氮含量的升高可能是肾脏疾病的征兆，有时可能是严重胃肠道出血的征兆。抗生素和利尿剂也能影响血尿素氮的含量。医生用血尿素氮试验来评价肾功能以及诊断胃肠道出血的状况。血尿素氮的正常值范围是8~23毫克/分升。

钙

血清钙试验用于测定血清中钙的总量。钙含量的增高可能是身体其他部分癌症已经扩散到骨骼、多发性骨髓瘤、甲状腺功能亢进（甲状腺激活过度）或甲状旁腺功能亢进（甲状旁腺激活过度）的征兆，锂剂、噻嗪类利尿剂和制酸剂也能升高血液中钙的含量。医生用血清钙试验来诊断或监测骨病、肾脏疾病、内分泌疾病和癌症。低钙可由严重的急性胰腺炎引起。总钙量的正常值范围是8.4~10.3毫克/分升。

二氧化碳

二氧化碳是机体正常代谢的废产品，通过呼吸肺将血液中的二氧化碳排出。二氧化碳含量的升高可能显示身体存在影响肺脏的疾病，例如肺气肿或其他阻塞性肺疾病，或因呕吐所致的胃酸流失。糖皮质激素和制酸剂的过度使用也能增加血液中二氧化碳的含量，严重的未加控制的糖尿病、肾衰竭或严重的腹泻可以引起二氧化碳含量的降低。二氧化碳的正常值范围是21.3~30.3毫摩尔/升（mmol/L）。

总胆红素

胆红素是胆汁中的一种橙黄色的色素，是由肝脏分泌的一种液体，在消化过程中用以消除废物并破坏脂质。医生用总胆红素试验诊断肝病、黄疸（皮肤发黄眼睛发白）和胆管（从肝脏运输胆汁的管子）阻塞。总胆红素的正常值范围是0.2~1.1毫克/分升。

直接胆红素

直接胆红素试验用于测定血液中另一种胆红素叫作结合胆红素的含量。血液中通常所含的结合胆红素数量很少，但是肝脏受损能增加血液中胆素的数量。直接胆红素的正常值范围是0.04~0.20毫克/分升。

间接胆红素

间接（未结合的）胆红素含量的升高可能是溶血性贫血、恶性贫血或新生儿黄疸的一个征兆。间接胆红素的正常值范围是0.2~0.7毫克/分升。

磷

磷是一种与钙同为机体所用，为骨骼发育和生长所需的物质。血液中磷含量的升高可能是肾衰竭或甲状旁腺功能减退（甲状旁腺激活不足）的征兆。血清无机磷的正常值范围是2.4~4.4毫克/分升。

钾

钾是维持体内神经冲动、体液平衡、正常心律和肌肉功能所必需的一种矿物质。血钾含量的升高可能是肾衰竭的征兆，当一个人做血液透析（肾衰竭的一种治疗方法，在治疗时一台机械装置暂时执行着肾脏的功能）时可能出现血钾升高。血钾含量的降低可以由液体丢失引起，如出汗过多、呕吐或腹泻；药物治疗如血管紧张素转换酶（ACE）抑制因子可以升高血钾，缓泻药、胰岛素或水杨酸盐等药物可以降低血钾。钾的正常值范围是3.5~5.3毫克当量/升（mEq/L）。

钠

钠是在维持体内水盐平衡中起重要作用的一种化学物质。一些激素可以引起钠的丢失。钠含量的增加表明水的过多损失（脱水），吃过多含盐食物以及没有摄入足够的水也可以增加钠的含量。钠含量的降低可能是肾脏疾病、严重脑病或肺病的一个征兆，利尿剂和一些用于治疗糖尿病的药物也可以降低钠的含量。钠的正常值范围是 133~145 毫摩尔 / 升（mmol/L）。

总蛋白

医生通过测定血液中蛋白质的含量检测许多疾病，包括肝病、肾脏疾病和多发性骨髓瘤。糖皮质激素、胰岛素和生长激素等药物能增加血中蛋白的含量。应用雌激素能降低蛋白含量。总蛋白的正常值范围是 6~8 克 / 分升（g/dl）。

尿酸

尿酸是新陈代谢的一种副产物，正常情况下经肾脏由尿排出。尿酸数量的增加可能是痛风、肾衰竭或铅中毒的征兆。酒精、利尿剂和咖啡因等药物能增加血液中尿酸的含量。尿酸的正常值范围是 2.6~7.8 毫克 / 分升。

血培养

在进行血培养时，从肘内侧的静脉或者从手背上的静脉中抽出血液，然后经过几天的培养后进行检查。血培养用来检查血液中是否细菌和其他微生物生长。血液中细菌的存在提示有菌血症，可威胁生命。

前列腺特异性抗原试验

PSA（前列腺特异抗原）试验用于测定血液中一种由前列腺细胞所产生的前列腺特异抗原的蛋白质含量。当一个人患有前列腺癌或如前列腺炎、前列腺增生等非癌性疾病时，前列腺特异抗原的含量就会增加。前列腺特异抗原试验常与直肠指检一起进行，用于 50 岁或 50 岁以上男性前列腺癌的筛选和诊断。由于黑人患前列腺癌的风险高于白人，因此黑人（以及所有有前列腺癌家族史的男人）大约在 45 岁时就应该开始做前列腺特异抗原试验。这个试验也可以联合其他试验，来检测接受过前列腺癌治疗的男性该病的复发情况。

前列腺特异抗原的水平低于 4 纳克 / 毫升（ng/ml）被认为是正常的。如果你的前列腺特异抗原含量升高，医生将建议你做更多的试验，包括影像试验或活组织检查（从前列腺组织中取一小块组织样本在显微镜下检查）。大多数前列腺特异抗原含量高的男性，尤其是那些 50 岁以上的男性，在进一步的试验中并未发现前列腺癌。如果你的前列腺特异抗原含量升高，咨询医生是否需要每年做一次前列腺特异抗原试验以及可能的随访。

甲状腺激素

甲状腺产生两种甲状腺激素，分别是甲状腺素（T4）和三碘甲腺原氨酸（T3），它们可以在血液中检测出，帮助医生评估甲状腺的功能。甲状腺激素的生成是由脑中的腺垂体分泌促甲状腺激素（TSH）而触发的。医生通常综合两个或更多的试验来诊断甲状腺疾病。例如，高水平的 TSH 和低水平的 T4 可以提示甲状腺激活不足（甲状腺功能减退），异常低水平的 TSH 和高水平的 T4 可以提示甲状腺激活过度（甲状腺功能亢进）。总 T_4 的正常值范围是 4.6~12 微克 / 分升（$\mu g/dl$），总 T_3 的正常值范围是 80~180 纳克 / 分升（ng/dl），总 TSH 的正常值范围是 0.5~6 微单位 / 毫升（mcU/ml）。

尿液检验

医生通过尿液检验对尿液进行评估以发现是否有肾脏或膀胱感染的征兆，或尿液中是否有血或其他物质的存在。一个人做尿液检验可能有许多原因，包括作为每年体格检查的常规项目、手术前、诊断泌尿道感染，以及用来确认和监测怀孕等。尿液样本可以在医师诊室采集或在家里采集（然后再带到医师诊室）。

在清洁的条件下采集尿液样本是必要的。在做尿液检验之前，要求你清洗你的生殖器区域，以确保尿液没有被通常定植在皮肤上的细菌所污染。用一个干净的容器接尿。为了得到中段尿或收集到清洁尿液样本，要求你将尿液排入容器之前先往马桶里排尿几秒钟。

尿液分析

医生做尿液分析的目的是诊断或监测影响肾脏的疾病，如肾脏疾病或糖尿病。医生会用一个测试条去检验特别可疑的异常，如是否有细菌的存在。样本放于显微镜下做更近距离的检查，以寻找细菌或其他微生物以及特殊的物质，如可能是健康问题征兆的黏液、红细胞或白细胞。

尿液培养

医生做尿液培养以诊断泌尿道感染。尿液收集好以后，将一份样本置于实验室内的一张载玻片上，放置于保温箱中 24 小时。如果样本上有细菌、酵母或其他微生物生长，试验结果就被认为是阳性的，然后样本用不同的药物进行试验，以确定用何种药物治疗感染。

第三部分

急救和家庭护理

第一章

急　　救

急救的主要目的是帮助一位受伤者（或者，在有些情况下是一位病人）恢复或者是防止损伤变得更糟糕。实施急救的人还必须在专业救援者到来之前让求助者放宽心，并尽可能使其感觉舒适。对于许多轻度损伤来说，一般仅采取急救就可以了；更严重的损伤可能需要医生诊断和更进一步的治疗。

在损伤或紧急状况发生之前你所掌握的知识越多，你的作用就会越大。学习本章节的内容熟悉急救的技术和程序。有些题目如过敏反应、哮喘发作、癫痫发作以及糖尿病昏迷在本书的其他章节进行论述。运动损伤和大多数运动创伤的标准疗法在本书相关章节。

对最近的医院急诊科做一次实地考察，这样你就可以了解最佳路线，以备你必须亲自开车送一位伤者去医院时做到心中有数。亲身经历的信息是无可替代的；参加急救培训班为你自己遇到紧急状况时做准备。由于心肺复苏术（CPR）必须只能由受过专项培训的人来操作，因此本书不包含CPR的操作说明。

处理紧急状况的先后顺序

快速和准确地判断需要做什么是至关紧要的。处理紧急状况时应遵循下列步骤：

（1）首先拨打或叫其他人拨打120急救电话，或向其他人寻求帮助。

（2）检查呼吸。如果这个人发生了窒息，实施海姆利希手法（Heimlich maneuver）。假如呼吸已经停止，立刻进行口对口复苏术。

（3）检查心跳。假如这个人心跳已经停止，如果你受过CPR培训，请实施心肺复苏术（CPR）。

（4）控制任何出血。

（5）处理任何烧伤或骨折。

（6）预防休克。

急救事件、急救措施索引

呼吸停止

帮助一位停止呼吸的人恢复呼吸，最简单有效的方法是把你呼出的气吹进他的肺中。假如一个人的呼吸停止了，需立即进行口对口复苏术（也称人工呼吸），因为如果大脑低氧超过 4~5 分钟，就会发生永久性的脑损害或死亡。遇到这种情况时，首先要拨打或叫其他人拨打 120 急救电话，或向其他人寻求帮助。

当一个人的呼吸停止时，他的胸部或腹部不再上下起伏，他的脸将会变成蓝色或灰色，并且你将感觉不到他的口或鼻中有任何气息呼来。

如果因为某些原因（如口腔损伤）你不能给他做口对口的人工呼吸，可以将你的口置于他的鼻子周围设法使他或她复活。对于一个婴儿或小孩，可以将你的口放在小孩的口和鼻之上。

海姆利希手法（Heimilich Maneuver）

海姆利希手法是为发生窒息的人取出食物或异物的一项有效的急救措施。

如果这个窒息者是清醒的或是站立的：

（1）站在窒息者的后面并把你的拳头（拇指折叠在拳头里）放在他肚脐的稍上方，肋骨和胸骨的下方，不要碰到胸骨。

（2）将你的另一只手放在第一只手下面并快速用力向上推挤。注意只能挤压他的腹部，不要挤肋骨。重复以上动作直到他咳出堵塞物。

（3）假如物体被取出而此人停止了呼吸，立刻进行口对口复苏术（见下文）。

如果窒息者不省人事或倒在地上：

（1）翻身使他的背朝下平躺着，跨坐在他身上。

（2）将手掌后根部放置于此人的胃部，肚脐的稍上方，肋骨（图中虚线）的下方，将你的另一只手放在第一只手的上面。保持你的肘部是直的，快速有力向下、向前推挤（朝向此人头部），不要压在此人的肋骨上，只给予胃部压力。重复以上动作直到他咳出堵塞物。

（3）假如物体被取出而此人停止了呼吸，立刻进行口对口复苏术（见下文）。

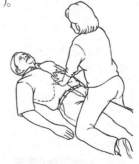

跨坐在窒息者身上并给予几次向前的推力

口对口复苏术

在进行口对口复苏术时，请遵循以下操作步骤：

（1）让此人背朝下平躺在一个牢固坚硬的平面上。

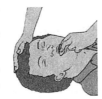

清除口中的异物

（2）将他的头转向一侧，把手指伸进他的口中清除口中任何可见的异物（如食物或松动的假牙）。

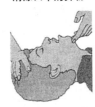

抬起下巴使后脑翘起

（3）假如此人的颈部看起来没有受伤，向上抬起下巴，同时用另一只手的手掌轻轻地压低前额，使后脑翘起，这样可以提高咽喉后面的舌头从而打开气道（不要将一个小孩的头过度向后倾斜）。

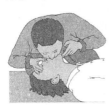

将气吹入口内

（4）用压低前额（见左图）的那只手的手指捏此人的鼻孔使之闭合（如有面部损伤的人或小孩，不要捏住鼻孔）。张大嘴巴，做一个深呼吸，并向此人的口中吹入两口完整的呼吸。

（5）如果这个人口部有损伤，将气吹入他的鼻子中（左下两图）。对于婴儿或小孩，不要捏鼻子，往口和鼻中吹气。

（6）继续往此人的口中送入呼吸。每次呼吸后移开你的嘴并转头，这样你的耳朵在此人的口上方以倾听从他

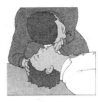

听并感觉呼气

肺中呼出的气息。你也许能感觉到呼出的气体。往此人口中再次吹气之前深吸一口气，大约每5分钟给一次呼吸（小孩每3分钟一次呼吸）。

（7）注意这个人的胸部。如果每次呼吸时胸部不上升，那么说明气道不通畅或没有充分打开。重新检查此人的气道，清除任何杂质并调整此人的下巴，以设法打开气道。

（8）继续往此人口中送呼吸，直到他有自主的呼吸或直到医疗救援人员到达。

（9）检查此人颈（或腕）动脉的搏动。如果没有脉搏，你受过CPR训练的话，一边压迫胸部，一边继续做口对口人工呼吸，直到他恢复自主呼吸或医疗救援人员到达。

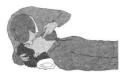

将气吹入口部受损者的鼻内

将气吹入一个小孩的口和鼻内

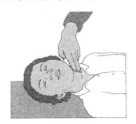

检查颈动脉的搏动

窒　息

窒息的人会不知不觉地抓紧他的脖子。气道完全性梗阻需要立即救助。如果他还可以说话、咳嗽或呼吸，并且皮肤颜色是正常的（即看起来不是淡蓝色或灰色的），那么气道可能仅仅只是部分阻塞。不要妨碍他，让他尽力咳出食物或异物。

如果这个人不能说话并呼吸困难，让人拨打120，或当你开始进行海姆利希手法时寻求帮助。海姆利希手法通过压迫腹部，进而向上推横膈，这样可以增大肺内压并将物体压出气管。

溺　水

遇到这种情况时，首先要拨打或叫其他人拨打120，或向其他人寻求帮助。如果你认为溺水者可能有颈部损伤，不要移动他。如果你必须移动，要始终保持溺水者的头、颈和躯体呈一条直线。

假如溺水者还有呼吸，将他置于侧卧位，最好使头部稍微向后倾斜（以打开气道）并低于身体（以排出液体）。不要给溺水者吃或喝任何东西。保持身体的温暖，但不要按摩皮肤，因为按摩会使肌肉损伤变得更糟。

假如溺水者没有呼吸，应立刻进

使一个窒息的婴儿复活

（1）坐下并把孩子脸部朝下放在你的膝部（对于一个婴儿，可以用你的手臂连同手支撑他的下巴）。

（2）用你的手根部在肩胛骨之间给孩子几次重打。背部的打击必须是有力的，但不要伤害到孩子。

（3）如果这样不能逼出食物或异物，翻身使小孩的背部朝下（保持头比躯干低）。将两个手指放在孩子的两个乳头之间中心偏下方的位置，用你的手指迅速推挤胸部5次。这推力必须是有力的但不要伤害到孩子。

（4）重复上述两个操作（脸朝下和脸朝上）直到小孩咳出食物或异物。

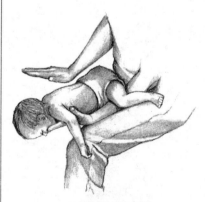

在孩子的两个肩胛骨之间重拍

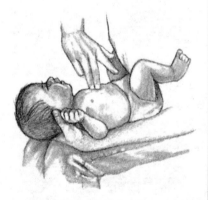

将孩子背朝下翻转过来并用你的手指推挤胸部5次

行口对口复苏术，你呼入溺水者肺里的空气将会经过肺里的水。持续口对口人工呼吸，直到医疗救援人员到达或此人恢复自己呼吸。如果溺水者的心脏已经停止跳动，你如果受过 CPR 训练的话就请实施 CPR。

心脏病发作

心脏病发作是一种危及生命的紧急状况，是由于部分心肌缺血和低氧引起的，通常由供应心肌的其中一根冠状动脉狭窄或阻塞引起。如果部分心肌缺血和低氧的时间过长，心脏就会停止工作。一个心脏病发作的人如果不及时治

体外自动除颤器

一种被称为体外自动除颤器（AED）的救命设备，通过电击心脏可以把心脏的异常节律调至正常。AED 正逐渐进驻机场、学校以及大型购物中心。它们是为非医学专业人员所准备的，任何没有经过预先培训的人都可以使用（虽然在大多数社区都开设有 AED 培训班）。这一设备有文字的和有声指导说明。一台 AED 机比心肺复苏术（CPR）更容易使用并更有效。

AED 机首先会检查一个人的心律以决定是否需要一次电击。除非确实需要，否则 AED 将不会执行一次电击。此外，即使垫子没有放置在正确的位置上，AED 机也将会工作。如果你认为某个人可能或已经出现心脏病发作，不要忘记问附近是否有 AED 机可以使用。

疗，其幸存率每分钟将减少 10%。

心脏病发作的症状包括持续的疼痛（可能持续几分钟），或一种紧缩感，或胸部中央的压迫感；胸痛，或从胸部到一只手臂或肩或到颈、下巴、背部或腹部游走性的不适感；大量出汗；恶心或呕吐；焦虑；皮肤苍白或淡蓝色的指甲或嘴唇；乏力；头晕以及呼吸困难。

如果你认为某个人可能心脏病发作：

（1）首先要拨打或叫其他人拨打 120 急救电话，或向其他人寻求帮助。告诉急救人员这个人有可能心脏病发作。

（2）在附近找是否有体外自动除颤器（AED）可以使用。在完成了下面第 3~5 步后，立刻将此人带到最近医院的急诊科。

（3）如果这个人是清醒的，帮助他选择一个舒服的体位坐下（躺下可能会使呼吸困难），并给他一片阿司匹林（假如此人对阿司匹林不过敏）。咀嚼型的阿司匹林是最好的，但是你也可以让他咀嚼一片普通的阿司匹林。不要给他吃或喝任何东西。松开任何紧身的衣物并使此人保持镇静、放松和温暖。

（4）如果这个人昏迷不醒并不能呼吸，而且周围也没有 AED 可供使用，如果你曾受过 CPR 训练的话请立即实施 CPR。同时进行口对口人工呼吸，直到此人的呼吸恢复或直到医疗救援人员到达。

（5）如果这个人昏迷不醒并不能呼吸，但有 AED 可以使用，解开此人的衣服并将电极垫子如机器上所示的方式放在胸部——一只垫子放在这个人的右上侧（在乳头和锁骨之间），另一只垫子放在这个人的左下侧（恰好在腋窝的下面）。确认没有人（包括操作除纤颤器的人）

与此人有身体接触。按机器上的"分析"钮，此项检查用于确定是否需要实施一次电击。如果除纤颤器分析结果显示可以给予此人一次电击，再次确认没有人与此人有身体接触，然后按"电击"钮。如果有必要的话，重复这一操作（按分析和电击钮）三次。假如此人仍然没有脉搏，你如果受过 CPR 训练请实施 CPR。

意识丧失

当一个人意识丧失时，身体的正常反射功能也会消失，无论是喊他、叫他都不会有反应。意识丧失时主要的危险是气道阻塞，舌头或其他东西如食物或呕吐物残留堵塞气道时就会引起气道阻塞。引起意识丧失的原因包括心脏病发作、中风、颅脑损伤、严重出血、重度烧伤、糖尿病昏迷（低血糖）、骨折、中毒、药物过量、中暑、窒息、对食物或对昆虫咬伤或螫伤产生的严重过敏反应、蛇咬伤以及电休克或闪电打击。

遇到这种情况时，首先要拨打或叫其他人拨打 120 急救电话，或向其他人寻求帮助。如果你不能打电话或寻求帮助，立刻将这个人带到最近医院的急诊科。不要让一个意识丧失的人单独留下。

严重出血

静脉出血通常要比动脉出血平稳且缓慢得多，动脉出血时血液通常会从一个伤口喷涌而出。当动脉被切断或者扯裂时，身体很快就会失去大量血液。在严重的创伤中，血液流动极为通畅以至于根本没有机会形成血块。严重失血可以导致休克和意识丧失，而且流血不止

如何处理一个意识丧失的患者

假如这个人不能呼吸：

立刻开始做口对口人工呼吸。如果这个人没有心跳，你如果受过 CPR 训练的话就实施 CPR。

假如这个人能呼吸：

（1）不要移动他，尤其是你认为他可能有颈部或背部损伤时。

（2）如果你确定这个人没有颈部或背部损伤，将他置于侧卧位（以防窒息），头部稍向后倾斜（以打开气道）并低于身体的其他部分（以排出液体）。

（3）松开紧身衣物，尤其是颈部四周，并使他保持舒适和暖和。

（4）不要给此人吃或喝任何东西。

是可以致命的。假如一个成人失血超过 8.52 升或一个儿童失血超过 2.84 升就认为是严重的失血。

机体正常情况下可以通过收缩受损动脉的血管壁肌肉以及形成血凝块封闭一个伤口。如果血液由于某些原因不能凝结，如因为出血者有血友病或服用了抗凝血的药物，出血将难以控制。急救的目的是尽快止血。遇到这种情况时，首先要拨打 120，或向其他人寻求帮助。如果你不能打电话或寻求帮助，立刻将这个人带到最近医院的急诊科。

断臂、腿、手指或脚趾

如果一个人断了一条胳膊或一条腿，首先关注的是拯救这个人的生命。遇到这种情况时，首先要拨打或叫其他

阻断严重的出血

（1）抬高身体受伤的部位。将身体出血的部位抬高超过心脏，以减少血流。

抬起身体受伤的部分

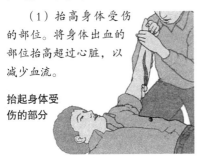

（2）将伤口周围任何可见的容易移动的物体（如玻璃或金属）挑出，但不要为了挑出嵌入伤口深部的异物而触动伤口。

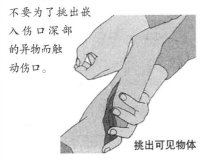

挑出可见物体

（3）用某些尽可能干净的物品（如干净的布或衣服碎片，必要时直接用你的手）用力压在伤口上。不要将物品压在伤口里，这样不容易移去。保持5~10分钟，直到所有可见的出血止住为止。如果伤口的边缘呈张口状，一起用力压住它们。

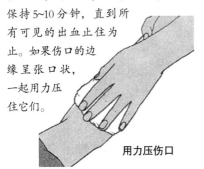

用力压伤口

（4）将伤口用诸如布条之类的干净材料完全包扎紧以保持压力，但不要把

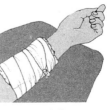

包扎紧伤口

绷带系太紧以致血液循环被完全切断，也不要用止血带。

（5）选择一条远于绷带与心脏的距离的动脉检查脉搏，以确信绷带下有血液循环。

（6）如果绷带被血染红，不要移走它，而是将更多的纱布或织物缠在带血绷

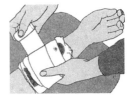

将另外的缚料缠在先前的绷带之上

带上，并再次将它缠紧或用带子绑牢，同时持续给予直接压迫。

（7）如果直接压迫不能减慢或止住出血，除了对伤口直接施压外，还可以对动脉压迫止血点（见下页）施加压力，并保持受伤部位高过心脏。

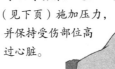

如果持续出血，对压迫止血点施加压力

动脉压迫止血点

有时对伤口直接施压并不能止血，或者因为伤口太宽而无法对整个受伤面积施加压力。遇到这种情况时，用力压迫给伤口供血的动脉将有所帮助。对伤口和心脏之间的一个位点施压，从而使经过该位点的动脉被挤压到骨头上而阻止其对受伤部位的供血。持续施压直到出血停止后再停止施压。

下图动脉上画圈的区域表示可以对其施加压力来控制出血。

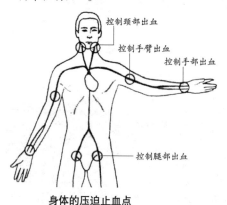

身体的压迫止血点

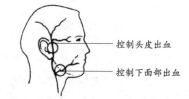

头部的压迫止血点

头皮损伤时通常会大量出血，因为头皮有丰富的血供。如果你正在处理的是头部浅伤口，要平稳施加压力。如果能看见骨折、颅骨碎片或其他杂质（或如果你怀疑骨折）时，不要压迫伤口，因为你可能会把碎片或其他物质压进脑中。如果头部损伤非常严重，小心压迫伤口四周并在其周围打一个松结。

如果有澄清的、水样的液体（脑脊液）从受伤者的耳朵或鼻子里出来，提示颅骨底部可能发生了骨折。在耳朵或鼻子外放一块干净的垫子，但不要试图阻止液体的排出。

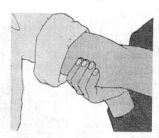

手臂出血

有一条动脉沿着上臂的内侧运行。为了止住手臂上的出血，用你的指尖压迫位于腋窝和肘部间、与肌肉在一条线上的一个止血点迫使动脉压缩到上肢骨上。

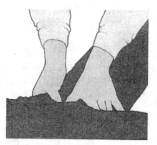

腿部出血

有一条动脉穿过腹股沟走向腿部。为了止住腿部的出血，用双手握住出血者大腿的上部，并用两个拇指用力压腹股沟中央，一个拇指压在另一个拇指上面。

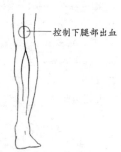

腿部的压迫止血点

人拨打120，或向其他人寻求帮助。立刻带着受伤者和断离的部分肢体去医院急诊科。

当身体部分发生断离时，通常会大量流血。对于处理严重出血的具体操作见下页。

离开身体的组织失去血液供给的时间越长，它被成功再接到身体上的机会就会越小。要设法保存断离的组织（在伤口已经过处理后）：

（1）用水或盐水溶液冲洗，清理断离的组织，但不要用力擦洗或用肥皂洗。

（2）将断离的组织放置于一个清洁、干燥、密封的塑料袋中。

（3）将袋子放在冰水里，以保持断离的组织尽可能冷却（但不可冷冻断离的组织或直接与冰接触，因为温度太低可以引起组织损伤）。

胸部创伤

不同类型的胸部创伤可能需要不同的急救方法。例如，如果一个物体穿透了胸壁，空气便可以进入胸腔，造成肺脏移位和塌陷，并减少吸入肺脏的空气量，这被称为吸入性胸部创伤。当受伤者吸气时，你将能听到空气被吸入的声音；当此人呼气时，你将能看见伤口周围有沾染血的气泡。如果你不能确定物体是否完全穿透胸壁，就把伤口作为吸入性胸部创伤来处理。

当你遇到这种情况时，首先要拨打或叫其他人拨打120急救电话，或向其他人寻求帮助。**然后遵照下列步骤来处理胸部创伤：**

（1）不要移动任何嵌入伤口的物体。

（2）用你的手掌，将一个干净的垫子或衣服布片用力压在伤口上。

（3）假如伤口不是一个吸入性创伤，用一块纱布、大块布、床单或塑料皮覆盖整个伤口及周围5厘米的范围，设法用带子或另外的附着物使这层覆盖物不透气。如果你没有带子，将手放在伤口的两侧并用力将皮肤推在一起以封闭伤口。

（4）如果伤口看起来像是在吸入空气，在受伤者呼气后封闭伤口，但留一个出口不要封闭，这将避免空气在胸腔里形成空腔并压迫塌陷的肺脏。

（5）将受伤者放平躺下，抬高头部和肩，并使身体轻微地向受伤的一侧倾斜。

（6）不要给受伤者吃或喝任何东西。

休　　克

休克是机体组织中的血流减少到危及生命的一种情况。休克通常由严重的疾病或损伤引起，如心脏病发作，脊髓损伤、严重出血、重度烧伤、中毒或严重过敏反应。

一个休克的人表现为面色苍白并满身是汗，皮肤凉、湿润，且脉搏虚弱、急促，动作混乱。这个人可能会说他感觉乏力或昏昏欲睡，最后将变得昏迷不醒。一个休克的人需要立即进行治疗。当你遇到这种情况时，首先要拨打或叫其他人拨打120急救电话，或向其他人寻求帮助。

电击或闪电电击

普通家用电器的电击很少会引起严重的问题，但是由高压线引起的电击是可以致命的，被闪电击中也可以致命。电击时，进出身体的电流能干扰大脑中

处理休克的患者

在拨打或叫其他人拨打120急救电话，或向其他人寻求帮助后，采取下列措施处理休克：

如果休克者无法呼吸：

立即开始实施口对口人工呼吸。如果这个人没有心跳，你如果受过CPR训练的话实施CPR。

如果休克者能呼吸：

（1）不要移动一个可能有头部、颈部或背部损伤的人。

（2）治疗任何重度伤或疾病（如"休克"项下所列出的那些）。

（3）如果休克者出现呕吐或昏迷不醒，将此人侧放在地上，让他的头部稍向后倾斜（口张开），以防止因液体或呕吐物而窒息。

（4）如果休克者不呕吐，是清醒的，且没有背部、脊柱、颈部、头部或胸部损伤，抬起他或她的双腿大约0.3米，以保证血液流到上身。

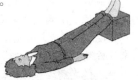

将休克者的腿抬高放平躺

（5）松开紧身衣物，并保持此人舒适和暖和。

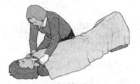

保持暖和

（6）不要给休克者吃或喝任何东西。

控制呼吸的生物电活动，并使心脏停止跳动。它也能使人昏迷并引起意识丧失、内伤和骨折（因肌肉收缩而起）。电流进出身体之处可能只有很小的痕迹。

如何救助触电者：

（1）首先拨打或叫其他人拨打120急救电话，或向其他人寻求帮助。不管灼伤或电击看起来有多小，都要得到医学处理。

（2）如果可能的话切断电流，或用一不导电的物体如木椅、扫帚柄或干绳索把这个人安全地与电源分离。可以立刻安全地接触一个被闪电击中的人。

（3）如果这个人不能呼吸，立即开始实施口对口人工呼吸。如果没有心跳，如果你受过CPR训练的话可以实施CPR。

（4）处理烧伤。

（5）处理骨折。

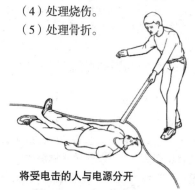

将受电击的人与电源分开

烧　伤

烧伤可以由干热（例如火灾）、湿热（例如蒸气或热液体）、电、摩擦、化学腐蚀剂或阳光引起。

眼睛烧伤（如由热灰或热渣引起）要立即寻求医疗救助。不要让受伤者擦他的眼睛，用一块消毒的敷布和绷带轻轻盖住双眼（这将有助于将眼运动和随后的疼痛减到最小）。

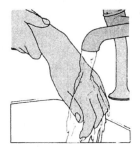

让凉自来水倾注在烧伤处

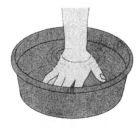

将烧伤处浸入凉水中

烧伤根据皮肤损伤的深度分为三个程度——一度、二度和三度。所有的烧伤都需要去求医。一度烧伤仅仅损伤外层皮肤并引起轻度的红、疼痛和肿胀，皮肤没有破损，无大水疱形成，烧伤通常在 5 天内痊愈。轻度的晒伤就是一度烧伤。二度烧伤引起表层下皮肤损伤以及重度疼痛和红、肿胀，有水泡形成。破坏所有皮肤层的烧伤（三度烧伤）可以引起轻微疼痛，因为神经末梢已被破坏。皮肤看上去可能是白色和烧焦的。

处理烧伤的患者：

（1）如果烧伤严重或面积很广，首先要拨打或叫其他人拨打 120 急救电话，或向其他人寻求帮助。

（2）如果烧伤者呼吸停止（烧伤或烟吸入时常见），立即开始口对口人工呼吸。

（3）不要除去黏附在烧伤处的衣物，但应设法小心除去已接触过腐蚀性化学药品的衣物。设法除去鞋子、饰物或任

何可能因膨胀而使烧伤之处收缩的东西。

（4）尽快降低烧伤处皮肤的温度以控制组织损伤。将凉（非冰）水或其他如奶、啤酒等凉液体置于烧伤处（不要将冰或很冷的水置于烧伤处，因为它们可以更进一步地损伤皮肤，如果严重烧伤则可以引起休克）。根据烧伤的大小、位置和严重程度，将凉水倾注在烧伤处，把全部的烧伤区域浸入凉水中，或用非绒毛的布料（这样将不会黏附在烧伤处）准备凉水敷布。

（5）不要使用任何洗涤剂、乳膏、软骨、喷雾剂、消毒剂或任何家庭治疗法。轻度晒伤的皮肤可应用炉甘石洗剂。不要刺破任何水泡。

（6）用一块干净、干燥、非绒毛的布料轻轻地盖在烧伤伤口上。

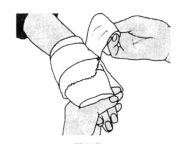

覆盖伤口

（7）一只烧伤的手臂或腿必须抬高以减少肿胀，可能的话将它保护在一只干净的塑料袋中。

抬高烧伤的手臂、腿、手或脚

（8）如果烧伤很小，可以服用一片非处方类止痛药。

（9）如果烧伤比较严重或面积比较大（如覆盖整个胸部），不要把任何冷的

警告 ❗

不寻常的烧伤

如果烧伤者有以下任何体征，你就应该怀疑他（特别是儿童、残疾人或老年人）是一个受虐待者：

● 烧伤部位能看出是某个物体如熨斗的特征或可辨别的形状、图形；

● 多发性环状烧伤（如来自香烟的）；

● 有明确边缘的烧伤（看起来像是被浸入滚烫的水中而受伤的区域）；

● 正处于康复不同阶段的多发性烧伤。

东西放在烧伤表面（因为这样你可能会把烧伤者的体温降低到一个危险的水平），而是用一条干净的毯子盖住烧伤部位。

（10）不要给烧伤者吃或喝任何东西。如果烧伤相对较小（且这个人清醒并不呕吐），可以频繁地让他啜饮凉水以防止体液丢失。

（11）必要时处理休克。

水　泡

皮肤上的水泡通常由摩擦（如来自鞋或工具、器械的重复使用）或烧伤（包括化学灼伤）所致皮肤损伤引起。新的皮肤在一个水泡下形成，水泡内的液体逐渐被吸收；最后最外层的皮肤消失。只有在水泡破溃或者新生的皮区有可能有摩擦破损时才需要急救，摩擦破损可以导致疼痛和感染。

处理水泡：

（1）用肥皂和水轻轻地洗水泡和周围的区域，不要刺破水泡或试图消除它。

（2）用一块消毒纱布垫盖住水泡并用带子固定纱布垫。

（3）如果水泡由化学药品引起，直径大于5厘米或者水疱出现在手上、面部（特别在口和鼻周围）或生殖器处，立即去看医生。

体温过低

体温过低是指体内温度下降到35℃以下。体温过低通常发生在长时间暴露于极端寒冷环境下或浸泡冷水之后，不过体温过低也可能发生在相对温暖的水中，如水温低于体温且接触时间足够长。在长时间暴露于极端寒冷的环境中时，热量消耗的速度要远高于体内热量生成的速度，从而使体温下降。对于年轻健康的人，体温过低只有在极端的、长时间暴露于寒冷中后才会出现；但对于老年人和年纪很小的儿童，体温过低更快更容易发生。

体温的下降开始可能不明显，但随着此人的身体和心理反应能力的迟缓，引起笨拙、易怒、口齿不清、混乱和昏昏欲睡，呼吸和心跳变得虚弱和缓慢，这个人最后可能走向昏迷和死亡。

处理体温过低的患者：

（1）首先要拨打或叫其他人拨打120的急救电话，或向其他人寻求帮助。

（2）如果患者停止呼吸，立即开始口对口人工呼吸。如果患者没有心跳，你如果受过CPR训练的话就实施CPR。

（3）让患者躺下，并尽可能使他保持不动，这会减少血压下降或心律异常的风险。当冷的血液从末端回流到心脏时，可导致血压下降或心律异常的危险。

（4）如果在室外，尽你所能避免患者受冷和吹风。使他与地面隔离以避免损失更多的热能，用暖和的、干的衣服和毯子盖住他，并确信他的头部被盖住了。用你自己的身体提供额外的热量。

（5）如果你能做到的话，把患者带进一个温暖的房间里，除去湿衣服。不要将他放在暖气装置前使这个人过热太快。身体复温太快可以导致当冷的血从四肢回流到心脏和大脑时，血液急速冲到身体的表面而使体内的温度下降。

（6）如果患者是清醒的，给他一杯温的（不热的）饮料，如肉汤或加柠檬、蜂蜜或有溶解凝胶的温水。不要给此人酒精、含咖啡因的饮料（如茶、咖啡或热的巧克力）或香烟。酒精能限制血液流动到末端并抑制有助于暖身的寒战机制。咖啡因加速体温过低并可以引起心脏搏动加快，可能引起心律失常。烟草直接温暖远离皮肤表面的血液。酒精、咖啡因和香烟也是利尿剂（增加尿液中水的排出量），可以引起脱水。

（7）不要搓揉皮肤，这能引起皮肤损伤。必要时检查并治疗冻伤（见下）。

冻　伤

冻伤是因暴露于极端低温而引起的皮肤或其他组织的损伤。大多数冻伤病例是在低于 6.7℃ 的温度下接触 7~10 小时后发生的。当皮肤和组织细胞内的液体冻结并结晶，受堵的血液流动到某区域并引起组织损伤时，冻伤就发生了。冻伤通常影响耳朵、手和手指、脚和脚趾，以及鼻子。

在冻伤的早期阶段，症状包括针蛰或烧伤样皮肤红肿或感觉寒冷。后来，皮肤看起来呈现白色、淡灰黄色或像蜡样，并出现搏动、肿胀或麻木。如果冻伤只影响到皮肤和皮下组织，通常可以痊愈。如果影响到血管，损伤通常是永久的，冻伤的部分可能必须截肢。

处理冻伤患者：

（1）如果冻伤者的症状看来很严重或冻伤面积很大，首先要拨打或叫其他人拨打 120 急救电话，或向其他人寻求帮助。

（2）在你将冻伤者带到一个暖和的地方以前，需先用额外的衣服或毯子盖住冻僵的部分，把冻伤的手和手指卷进冻伤者的腋下或用手将冻伤的耳朵或鼻子罩住。不要搓揉冻伤的部分。

（3）一旦进入一个暖和的地方，立即除去任何湿、冷或束紧的衣物。

（4）迅速复温冻伤的身体部分，因为这部分可以引起一些疼痛。将冻伤的部分放入温（不是热）水（40~41.7℃）中浸泡 15~30 分钟。不要将冻僵的身体部分放在靠直接热源（如热灯、电热毯、暖气炉或火炉）太近的地方；由于冻伤的地方是没有知觉的，可能会出现烧伤。

（5）如果可能的话，保持冻伤部位高抬以防止肿胀，因为肿胀可以引起更大的组织损伤。

（6）给冻伤者喝不含酒精的暖饮料（酒精限制血液流动）。不要让冻伤者吸烟，因为吸烟使动脉收缩并直接温暖远离皮肤表面的血液。

（7）必要时给冻伤者服用一片非处方类止痛药（如布洛芬）。布洛芬是最有帮助的，其成人剂量每 12 小时 400

毫克。

（8）当冻伤的部位热起来时，让冻伤者缓慢移动它们，但不要让脚部冻伤的人走路，因为身体的重量可以损伤冻伤的脚趾。

（9）当冻伤部位的皮肤恢复正常颜色和感觉后，停止进行加温处理。不要弄破任何水泡。为了促进康复，每6小时为冻伤的皮肤涂一次芦荟胶。

热 衰 竭

当某人超长时间暴露于高温（特别是潮湿的）或在很热的天气运动过度，而没有摄入足够的盐和水以补充汗液过多丢失的盐和液体时，就可以发生热衰竭。

热衰竭患者可能通常感觉像是生病了，有头晕并可能昏厥，看起来面色苍白，且皮肤可能是凉的、湿黏的。热衰竭患者将会大量出汗，且他的脉率和呼吸可以变得很快。热衰竭患者的温度通常是正常的或仅有轻度升高（约37.8℃），还可能有头痛和肌肉痛性痉挛，并可能有呕吐，也可能会昏倒。热衰竭可以导致更严重的中暑。

处理热衰竭患者：

（1）如果症状严重或变得更糟，首先要拨打或叫其他人拨打120急救电话，或向其他人寻求帮助。

（2）让热衰竭患者躺在一个凉快、荫凉的地方，并抬高此人的双脚。如果有可能，将此人移到一个有空调的房间内。

（3）松开任何紧身的衣物。

（4）尽你所能使此人凉快下来。用手、一台设定在制冷挡上的风吹干燥器或电风扇给此人吹风。用凉水海绵擦拭他的身体；用从一根软管或喷雾瓶给他喷水；将凉的湿布放在他的前额，或放置冰袋包裹他的颈、腹股沟和腋窝。用凉水（不是热的）给他洗澡或淋浴使其降温，但不要把整个身体浸入水中。

（5）如果此人清醒且不呕吐，给他凉水、补液（将1/4到1/2茶匙的盐或含氯化钠的盐片溶解在1.14升水中）、澄清的汁液或含有小于6%葡萄糖的运动饮料。不要给患者服用没有溶解的盐片。

中 暑

中暑通常是由于长时间暴露于非常热的环境中而发生的，直接暴露于阳光下引起的中暑被称为日射病。中暑后，大脑中正常情况下负责调节体温的结构丧失调节机能，中暑者的体温不超过39.4℃。中暑者可能会思维混乱、失去知觉，面色潮红、皮肤干热及脉搏强、快；另外，中暑者还可能会有呕吐和癫痫发作。中暑是一种医学突发事件。

处理中暑患者：

（1）首先要拨打或叫其他人拨打120急救电话，或向其他人寻求帮助。

（2）让中暑者在一个凉快、荫凉的地方躺下休息，尽快让这个人凉下来。如果有可能，将此人移到一个有空调的房间内。

（3）除去多余或紧身的衣物，如不透气的衣服或运动服。

（4）用你所能用的一切方法使中暑者凉快下来。用手给中暑者扇风，或用一台设定在制冷挡上的风吹干燥器或电风扇给中暑者吹风。用浸泡凉水的海绵擦拭他的身体；用从一根软管或喷雾瓶给他喷水；将凉的湿布放在他的前额，或放置冰袋包裹他的颈、腹股沟和腋窝。用凉水（不是热的）给他洗澡或淋浴使其降温，但不要把整个身体浸入水中。

骨折或脱位

如果没有做 X 线检查，要确定一块骨头是否断掉（骨折）通常是不可能的，除非有时断裂的骨头可能会伸出皮肤外，这种情况被称为开放性骨折。由于出血和感染可能，开放性骨折通常比闭合性骨折（皮肤未受损）更为严重。如果有人听到骨头突然断掉的声音，就要怀疑骨折。由于骨头末端的共同摩擦，骨折还可以产生一种摩擦发声的感觉。

断掉或脱位的骨头在触摸或移动的时候会感到敏感或疼痛，并且受伤的部分移动时将会有困难。断裂处看上去可能变形或肿胀，有异常移动以及青肿瘀紫。不正确处理骨折或脱位可以引起神经和血管更严重的损伤，任何移动可能会引起更多的组织损伤。

处理疑似骨折或脱位：

（1）如果骨折或脱位患者受伤的区域严重变形或如果皮肤已破损，首先要拨打或叫其他人拨打 120 急救电话。

（2）如果损伤看起来不是太严重，把患者带到最近的医院急诊科。

（3）处理任何严重出血。如果伤口是开放的，不要清洗或用任何药物。用一大块已消毒的干净垫子轻压用以止血。用一块纱布盖住整个伤口，包括突出的骨头。

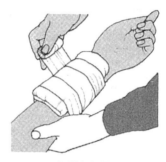

用绷带包扎骨头

（4）不要试图将脱位或断骨放回原位。

（5）如果必须移动患者，先用一块夹板固定住受伤的部分。

（6）保持患者舒适和暖和。

（7）不要给患者吃或喝任何东西。

（8）留意休克的征兆，必要时治疗休克。

头部、背部或脊髓损伤

对任何一位被发现是昏迷不醒的人都应该怀疑有颅脑损伤的可能。任何有颅脑损伤的人也可能伴有颈部损伤。如果一个人颈部或脊柱受损伤，以及有重度疼痛、麻刺感、感觉丧失或其手臂、腿的失控，或有任何膀胱或肠道的失控，说明脊柱可能有骨折或脱位。

警告 ❗

不寻常的骨折或脱位

如果患者有任何以下的体征，你就应该怀疑他（特别是儿童、残疾人或老年人）是一个受虐待者：

● 在身体同一部位反复的骨折或复发的脱位。

● 发生在胸骨、背部、颅骨、锁骨末端或背部肋骨的骨折。

使用夹板

　　夹板固定法可以防止骨折的活动，这样可以减轻疼痛并防止断裂的骨头变得更糟。一块夹板必须坚硬并足够长以固定骨折上下方的关节。夹板可以由一块木板、厚纸板、杂志，并在其中填充枕头报纸、衣服、毛巾或毯子制作而成。对于上臂骨折，一定要在手臂和躯干之间放置一些填充物。

　　夹板可以用领带、撕裂的布条、皮带、线或绳子系紧，但不要将夹板系得过紧而阻碍血液循环。如果有肿胀、麻木或麻刺感，或非损伤引起的变色时，松开夹板结；如果患者的手指或脚趾没有触感，或如果你无法触摸到夹板固定区域的脉搏，这些都是夹板固定区域缺血的征兆。

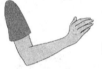

将手臂呈直角位放置

做一个衬垫夹板

夹板放在断裂处上下

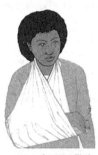

用一条宽吊带支持手臂

用夹板固定一只断的下臂

　　将患者的下臂横过胸部呈直角的位置放置，手掌面对胸部，拇指向上指。将一块衬垫夹板环绕下臂，夹板必须从肘部一直到延伸到腕关节。

　　在断骨处的上方和下方分别系好夹板，用一条环绕脖子的宽吊带支持下臂（手指必须稍高于肘部）。

用夹板固定一只受伤的腿

　　将受伤腿的膝盖轻轻地弄直。在两腿之间放置一些填充物。在多个位置将受伤的腿与另一条腿系住，但是不要正好系在断骨的上方。如果你用一块木板做夹板，夹板必须达到整条腿的长度。

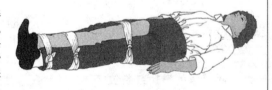

　　处理头部、背部或脊髓损伤：

　　（1）首先要拨打或叫其他人拨打120急救电话，或向其他人寻求帮助。

　　（2）不要移动受伤者，除非他有生命危险或有窒息、呕吐。

　　（3）如果必须移动受伤者，需事先固定头、背、颈和脊柱，不要让颈或背弯曲或扭转。在受伤者的头、颈和躯干两侧放置垫子或其他材料，以防止它们从一侧移向另一侧。没有木板之类的背部支撑时不要将受伤者抬起来。如果必须拖动受伤者，不要从侧面拖他，抓紧

警告 !

固定颈部受伤者的头部

颈部受伤者的任何头部活动（向前、向后或从一侧向另一侧）都可能导致麻痹或死亡。不要将一个可能有颈部损伤的人的头盔除去。必要时设法用一把螺丝起子从头盔上除去护面罩。

如果你必须除去头盔（为了给停止呼吸者口对口人工呼吸或为了治疗严重头部伤），应事先保持受伤者的头部完全不动。让另外一个人用一只手的拇指和手指托住受伤者下巴来控制伤者的头部，另一只手牢牢抓住颅骨底部；与此同时，你小心地将手伸向头盔的侧面除去头盔。

这个人的腋窝或腿并朝身体纵轴的方向拉。始终保持头部与身体的其他部分在一条线上。

（4）如果受伤者没有呼吸，立即开始口对口人工呼吸，尽可能少地移动头部和背部。

（5）不要给受伤者吃或喝任何东西。

吞服毒物

对吞咽毒物者采取任何措施之前，先拨打120寻求技术指导。准备好需要提供的信息：

- 中毒者的年龄；
- 毒物名称；
- 吞服毒物的量；
- 何时吞服的毒物；

- 中毒者是否呕吐；
- 将中毒者带到最近的医院急诊科需多长时间；
- 能立即抵达你所在地的电话号码。

然后严格遵循你所得到的指示操作。牛奶和水通常用来稀释毒物，但是需要根据毒物的种类来决定使用何种液体。不要给予果汁或醋，它们无效且伤害身体。不要诱导中毒者呕吐或给予吐根糖浆、活性炭，除非医生或毒物中心告诉你这样做。

家庭常见的毒物

下列有毒物质在大多数家庭中均可找到。它们如果被吞咽的话是非常有害并可能是致命的。因此你需要将它们存放在贴有正确标签的对儿童安全的容器内，并将它们储藏在小孩够不着的地方。

- 防冻剂；
- 香烟及其他形式的烟草；
- 化妆品、科隆香水或香料；
- 任何药物；
- 园艺产品，如肥料、杀菌剂或除草剂；
- 家庭清洁剂，如漂白剂、洗碗机和洗碗盘用的洗涤剂、排水设备除垢剂、家具抛光剂、玻璃清洁剂、油脂剥离剂、洗衣粉、烤箱清洁剂、家畜腹泻粉或洁厕剂；
- 杀虫剂；
- 溶液；
- 指甲油及其剥离剂；
- 油漆及油漆稀释剂；
- 某些植物（如花叶万年青、喜林芋和吊兰）。

中毒处理：

（1）如果中毒者没有呼吸，立即开始口对口人工呼吸。

（2）如果中毒者正在呕吐，将其头部转向一侧或脸朝下，头部低于身体的其他部分以避免呕吐造成窒息。如果是儿童，应将他横过你的膝盖脸朝下放置。

（3）将呕吐物收集在容器中送到急诊科。

（4）将毒物包装随同中毒者一起带到急诊科。

有毒植物

有些植物可以引起过敏反应或直接导致皮肤表面发生化学反应，如灼伤或水泡。毒常春藤、毒橡树和毒漆树是引起易感者产生这种反应的三种最常见的植物。当一个人碰到一种有毒植物（或者触摸与接触过有毒植物的衣物或宠物）时，树叶上的一种油性物质就会粘到皮肤上，并引起瘙痒、渗出性的皮疹。这种皮疹能够轻易地蔓延到身体的其他部位。毒常春藤、毒橡树和毒漆树燃烧产生的烟雾也可以刺激皮肤，而且如果吸入了这些烟雾，可以引起严重的喘息或呼吸困难。

在与有毒植物可能接触之前，可以应用一种含有本托库他（bentoquatam，能减轻引起皮肤发生过敏的刺激油对皮肤的影响）的非处方类洗液来预防或减轻皮肤过敏反应。它必须在可能接触前至少15分钟使用（并在这之后每4小时使用一次），而且即使应用洗液也必须在接触后冲洗皮肤。如果在暴露后使用，这种药物将不能阻止或预防过敏反应。

处理毒常春藤、毒橡树和毒漆树引起的过敏反应：

（1）如果你正在帮助某个已接触过有毒植物的人，请先戴上手套除去他的衣服。

（2）用中性肥皂和水立即清洗皮肤及指甲（15分钟之内），以除去油性的植物物质。

（3）使用凉的东西包裹住受侵袭的

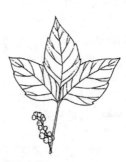

毒常春藤

毒常春藤的每个复生叶上都有三片有光泽的小叶，有植物、矮灌木或藤本植物三种生长形式。

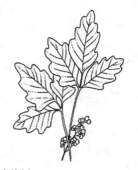

毒橡树

与毒常春藤一样，毒橡树的复生叶上也有三片有光泽的小叶，有植物、矮灌木或藤本植物三种生长形式。三片小叶类似于橡树叶。

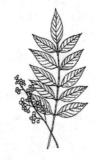

毒漆树

毒漆树的复生叶上有两排对生的小叶且有一片小叶在顶端。有矮灌木或树木两种生长形式。

区域。

（4）告诉过敏者不要搔抓或擦侵袭的区域，搔抓能使皮疹恶化或蔓延。

（5）不停用温水（非热的）淋浴或洗麦片澡，受侵袭的区域应用炉甘石洗剂或局部用皮质类固醇制剂，并口服抗组织胺药或非处方类止痛药以帮助缓解瘙痒。

（6）用温水和能去油的洗衣粉彻底清洗衣服。

（7）如果反应严重或皮疹发生在脸部（尤其在眼和口周围）或生殖器，应立即去医院治疗。

昆虫叮咬

每年因昆虫叮咬导致的死亡人数要多于因蛇咬引起的死亡人数。但是大多数昆虫叮咬仅会引起轻度的反应，如发红和肿胀。如果一个人对某些昆虫的毒液过敏，昆虫叮咬可能会危及生命，并引起过敏性休克。最常见的叮咬昆虫有蜜蜂、大黄蜂、黄蜂、小黄蜂、火蚁，只有蜜蜂会将螯针留在皮肤里。

昆虫叮咬的症状有疼痛、肿胀、发红、瘙痒和灼伤。多种昆虫叮咬能迅速引起肿胀、头痛、肌肉痛性痉挛、发热和困倦。昆虫叮咬引起的严重过敏反应包括严重的肿胀和瘙痒（包括远离叮咬的身体区域）、荨麻疹、咳嗽或喘鸣、呼吸困难、胃绞痛、恶心和呕吐、乏力、头昏眼花、淡蓝色皮肤和意识丧失。

处理昆虫叮咬引起的严重过敏反应：

（1）假如受叮咬者看似发生严重的过敏反应，首先要拨打或叫其他人拨打120急救电话，或向其他人寻求帮助。

如果受叮咬者自己有一个防治过敏反应的药盒，帮助他注射一支肾上腺素；如果本人不能完成注射，你可以按照药盒上的说明书给他注射。

（2）给予受叮咬者一剂口服的抗组胺药，帮助对抗过敏反应并缓解症状。

（3）如果受叮咬者呼吸停止了，立刻开始口对口人工呼吸。如果受叮咬者心跳停止了，你如果受过 CPR 训练的话就实施 CPR。

处理昆虫叮咬：

（1）假如螯针嵌入皮肤中，用钝的刀刃、指甲或者一块厚纸板轻刮皮肤，小心地除去螯针。不要用镊子挤压螯针，这样可以把毒液压进体内。

（2）用肥皂和水轻洗伤区，注意不要弄破任何水泡。

（3）在受叮咬部位上面放置冰块（包在一块布里）或冷敷，减少毒液的吸收和扩散。

（4）如果受叮咬部位肿胀或瘙痒，让受伤者服用一片口服的抗组胺药以阻止反应并缓解症状。

毒蜘蛛咬伤和蝎蜇伤

毒蜘蛛咬伤和某些蝎子的蜇伤对于幼儿、老人和病人是相当危险的。

黑寡妇毒蛛的颜色漆黑发亮，包括腿在内大约有 2.5 厘米。在它们身体的腹部有一个红色的沙漏标记。棕隐士蜘蛛是褐色的，包括腿在内有 1.9~3.8 厘米长，在它们身体的最上方朝向头部的方向有一个小提琴样的标记。蝎子看上去像 5 厘米长的龙虾或螃蟹并有一组钳子。它们的尾巴成弓形向背部弯曲，并在顶部有一根刺。

黑寡妇毒蛛咬伤的症状包括轻度的发红、肿胀和咬伤周围锐痛，出汗、恶心和呕吐、胃绞痛、腹部坚硬、肌肉痛性痉挛、乏力、面部肿胀，以及胸部紧缩感与呼吸困难。

棕隐士蜘蛛咬伤的症状包括咬伤时一种针刺样的感觉，咬伤部位发红（变成一个水泡），咬伤部位随着时间感觉更加疼痛，有发热伴寒战、恶心和呕吐、关节痛和皮疹。在咬伤的一天内伤者可能尿中有血。咬伤的周围将形成一个开放的溃疡并能持续数个月。

蝎子蜇伤的症状包括咬伤部位重度灼痛、侵袭区域的麻木感和麻刺感，并有恶心和呕吐、胃痛、张口困难、心率加快、视物模糊、肌肉痉挛、癫痫发作和意识丧失。

处理毒蜘蛛咬伤和蝎蜇伤：

（1）如果有人被毒蜘蛛或蝎子蜇伤，首先要拨打或叫其他人拨打 120，或向其他人寻求帮助。

（2）如果被咬伤者没有呼吸，立刻开始口对口人工呼吸。如果被咬伤者停止了心跳，你如果受过 CPR 训练的话就实施 CPR。

（3）保持被咬伤的部位低于心脏。

（4）用布包的冰块或冷敷布敷在被咬伤部位表面。

（5）保持被咬伤者保持镇静和放松。

（6）如果你能安全地捕获这只蜘蛛或蝎子，将它随身带至急诊科。

蜱 咬 伤

蜱到处可见，但在树木繁茂的地区和草地繁殖旺盛。它们能传染疾病，如莱姆病（Lyme disease）和落基山斑疹

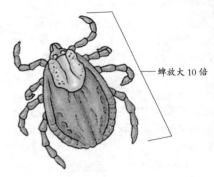

——蜱放大 10 倍

蜱

蜱大约 0.32 厘米长。当一只蜱吸足血后，它能膨胀到正常大小的 7 倍。

热（Rocky Mountain spotted fever）。蜱咬伤的首发症状包括刺感、疼痛、瘀伤和非叮咬部位出现的环状的红色皮疹或斑点。如果你认为被蜱叮咬了，请立即去看医生。医生会做一个血液检验以确定这只蜱是否引起了感染；如果感染是在早期，医生会开抗生素。

蛇 咬 伤

毒蛇包括响尾蛇、百步蛇（水生噬鱼腹蛇）、铜头蛇（所有三种都是颊窝毒蛇）以及珊瑚蛇。每 3 个被毒蛇咬伤的病例中有 2 个是由响尾蛇咬伤。百步蛇和铜头蛇主要生长在美国的东南部和南部中央，珊瑚蛇生长在美国的东南部。

了解一条蛇是否有毒是非常重要的。有毒的或分泌毒液的蛇有一个三角形的头，而无毒蛇有一个更圆形的头。如响尾蛇、铜头蛇和百步蛇之类的颊窝毒蛇，在它们的鼻孔和裂缝样的眼睛之间有凹陷（看上去像是另一对鼻孔）。响尾蛇尾部有一个响环，百步蛇口中有一条白线，铜头蛇有一个铜色的和一个

略带桃色的灰体，皮肤上有一个褐色的沙漏形状。

颊窝毒蛇咬伤的症状包括咬伤部位剧烈疼痛、迅速肿胀、褪色和发红。伤者还可能出现乏力、恶心和呕吐、视物模糊、癫痫发作、手臂和腿麻木以及呼吸困难。

珊瑚蛇不属颊窝毒蛇类，但它们也是有毒的。它们有圆形的眼睛和黑色的鼻子以及红、黄和黑相间的环（狭窄的黄环始终将红环和黑环分开）。所有毒蛇均有长的毒牙。

珊瑚蛇咬伤的症状包括咬伤部位的轻度疼痛和肿胀、视物模糊、眼睑下垂、发音或吞咽困难、流涎、困倦、出汗、恶心和呕吐、意识错乱、乏力、头晕、关节痛、麻木和呼吸困难。

如果被蛇咬伤的 4 小时内（对于颊窝毒蛇咬伤）或 6 小时内（对于珊瑚蛇咬伤）无肿胀，这条蛇很可能是无毒的。

处理毒蛇咬伤：

（1）打电话给 120。不要试图吸出毒液（你自己可能会中毒）。

（2）如果被蛇咬伤者没有呼吸，立刻开始口对口人工呼吸。若受伤者停止心跳，你如果受过 CPR 训练的话就实施 CPR。

（3）如果能找到治疗蛇咬伤的小药箱，立刻用药箱中的吸引杯吸出含毒液的体液。

（4）保持受伤者镇静，这将减慢循环并有助于使毒液扩散停止。

（5）除去任何饰物。

（6）固定被咬伤的手臂或腿，并保持它低于心脏的水平。保持受伤者镇静，并不要让他走路。

（7）彻底清洗咬伤的区域，不要用冰或冷水，它能损伤皮肤。用一块消毒的敷料包住咬伤区。

（8）如果受伤者不恶心或呕吐，没有癫痫发作而且是清醒的，给他小口水。不要给含酒精饮料。

（9）如果你能安全地捕获并杀死这条蛇（最好不要损坏头部），将它随身带至急诊科。不要摸蛇的头部，已切断的蛇头在蛇死后的 1 小时内仍能射毒。如果你不能将这条蛇随身带到医生处，设法将蛇的样子描绘给医生。

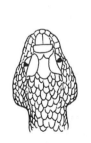
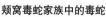
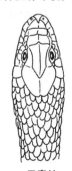

颊窝毒蛇家族中的毒蛇

无毒蛇

俯视颊窝毒蛇

颊窝毒蛇，如响尾蛇、百步蛇和铜头蛇从上面看有一个三角形的头（左图）。无毒蛇有一个更圆的头（右图）。

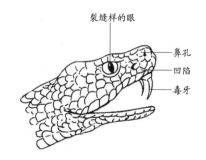

裂缝样的眼

鼻孔

凹陷

毒牙

鉴别颊窝毒蛇

毒蛇，如颊窝毒蛇，通常都有长的毒牙、裂缝样的眼，以及在眼睛和鼻孔之间含有毒囊的凹陷。

动物咬伤

家养动物（如一只狗或猫）或野生动物（如一只松鼠或浣熊）咬伤能导致严重的感染和组织损伤。必须将伤人的动物捉住并做狂犬病试验。打电话给警察局以卫生部门以捕捉、限制或杀死动物，以便于能将其做狂犬病试验。被咬者可能需要注射破伤风疫苗，而且，在少数的情况下，还需要几次注射狂犬病疫苗。

处理动物咬伤：

（1）如果被咬伤的伤口深且面积大，首先要拨打或叫其他人拨打120急救电话，或向其他人寻求帮助。如果咬伤不太严重，你可以将这个人带到急诊科。

（2）用肥皂和自来水清洗咬伤部位至少5分钟以清洁污染组织。用肥皂和水清洗咬伤后，用聚乙烯酮碘溶液或1%~2%的季铵溶液冲洗伤口5分钟。不要将任何其他药物或家庭治疗法用于伤口上，因为它们可以引起感染或组织损伤。

（3）治疗任何出血。

（4）将一块消毒的纱布或一块干净的干布包扎在伤口上。

（5）如果身体的一部分或皮肤被咬掉，尽量将它随身带到急诊科来。

人咬伤

皮肤破损的人咬伤可以使细菌或病毒污染伤口从而引起严重的感染。所有的人咬伤需要立即进行医学处理。对人咬伤的处理同动物咬伤，并需要立刻治疗。

耳或鼻中的异物

孩子们经常会把小物体弄进他们的耳朵或鼻子中。如果你的孩子将一个小物体弄进了他的耳朵或鼻子中，你不要试图自己除去它。将你的孩子带到医生处，让医生安全地将物体移去。

在移去耳朵中活昆虫之前要先杀死它：

（1）让这个人倾侧他的头，将受侵袭的耳朵朝上。轻轻向后上拉耳垂伸直外耳道。

（2）如果你认为鼓膜没有损坏，向耳中慢慢倒入少量温热的矿物油、橄榄油、植物油或婴儿油类，这类油能使昆虫窒息。

（3）如果昆虫悬浮到顶部，你能很容易地除去它，用镊子把它从耳中取出。如果看来像是很难除去，就让医生来做。

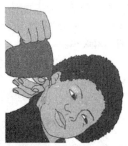

往耳中慢慢倒入少量温油

小割伤和擦伤

由小的割伤或擦伤引起的少量出血通常在几分钟内可以自行止住。如果血液从伤口喷出或压几分钟后不能止住，说明出血严重，需要立即进行医疗护理。如果切口在脸上或伤口较深、不规则，又或者切口张口很严重以致你不能将边缘聚到一起，立刻将受伤者带到急

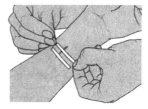

用外科胶带封闭切口边缘

诊科。这类伤口很可能需要缝合以帮助伤口愈合并减少瘢痕形成。如果伤口是由明显的脏物引起的，或有明显的污物或异物植入，或是由动物或人咬伤的，医生需要对割伤或擦伤的伤口进行清理。医生将会对任何感染或伤口显露出红色条纹（是感染扩散到血流的征兆）的割伤或擦伤进行评估。

处理小的割伤或擦伤：

（1）处理割伤或擦伤前先洗手。

（2）用一块干净的纱布或棉花球、肥皂和水轻轻地洗伤口。如果你能做到而且不会进一步损坏皮肤的话，除去伤口上所有污物。对于有异物或脏物进入的擦伤，可能需要轻轻地洗刷。在自来水下彻底冲洗至少 5 分钟。

（3）用一块干净的或消毒的布把伤口轻轻拍干。不要用任何非处方类药物或家庭治疗。

（4）如果损伤是一个小的擦伤或划痕，不要包扎并使之暴露于空气中。用一块消毒的敷料包扎切口，并用带子固定住。用一两条外科胶带将呈轻微张口状的伤口边缘封闭。

刺 伤

由一个狭长的物体（如指甲或牙齿）所致的深部伤口不会引起过多出血，但比其他伤口更有可能被感染，因为污物

和细菌能感染深层组织，血液不能将其冲出来。所有刺伤都必须由医生来检查和处理，特别是如果它们受到感染、伤口处出现红色条纹（是感染扩散到血液的征兆）或由动物或人咬伤引起的。刺伤后手臂或腿部的麻木感、麻刺感或乏力可能提示神经或肌腱受损。深部伤口必须注射抗生素和破伤风抗毒素以预防感染。

处理刺伤：

（1）处理伤口前先洗手。

（2）不要刺探伤口周围或往伤口中放置任何药物。

（3）不要试图移走深深植入伤口的物体，因为物体可能会折断在伤口里或移走它可能会引起严重出血。如果刺穿的物体小且没有深入皮肤，可以用经过医用酒精消毒、火烧灭菌的或用沸水消毒并冷却的镊子除去它。

（4）轻压伤口的边缘以促进流血（以洗出细菌）。不要用力过猛，以免引起另外的组织损伤。

（5）用一块干净的纱布或棉花垫，用肥皂和水轻轻地洗伤口。在自来水下彻底冲洗至少 5 分钟。

（6）用一块干净的布把伤口轻轻拍干。不要使用任何药物或家庭治疗。

（7）用一块消过毒的敷料包住伤口，并用带子固定住。

瘀 伤

当损伤使皮下的小血管胀裂，但没有弄破皮肤时就会形成瘀伤，血液从小血管中渗出进入皮下组织，引起皮肤变色和肿胀。瘀伤时皮肤通常会变色——从紫色到绿色和黄色，然后再到褐色，直至褪色。瘀伤不需治疗通常在 10~14

警告！

不寻常的瘀伤

如果有人有以下任何体征，你就应该怀疑他（特别是儿童、残疾人或老年人）可能是一个受虐者：

● 瘀伤在脸部、背部、腹部、大腿或臀部等肉体丰满的地方；

● 瘀伤在颈部（可能来自窒息）、胸部或生殖器等通常受保护的地方；

● 有如衣架或皮带扣等特征性的及可辨别的物体形状的瘀伤；

● 在痊愈不同阶段的多重瘀伤。

天后自行消失。

头部、胫骨或眼睛周围（眼圈发黑）瘀伤时肿胀可能会很显著，因为皮下只有少量的脂肪组织来缓冲打击。如果瘀伤不完全褪色或消失，或者如果瘀伤变得疼痛和肿胀，或如果瘀伤无原因持续出现时，需要去看医生，你可能有骨折或其他损伤或血液凝固障碍。

处理瘀伤：

（1）用冰袋或冷湿布轻敷在瘀伤处以减少出血、疼痛和肿胀。注意不要用力过大。

（2）如果瘀伤发生在手臂或腿上，抬至高于心脏的水平以减少流至此处的血液。

（3）24小时后，用一块温毛巾或电热毯以帮助痊愈。

碎　片

小碎片通常很容易用镊子除去，眼睛里的碎片只能由医生来除去。如果碎片折断在皮肤里、扎得很深或不能除去，尽快去看医生。如果伤口感染或从伤口处出现红色条纹（是感染扩散到血液的征兆），你也必须去看医生。

除去皮肤上的碎片：

（1）用肥皂和水清洗手和碎片周围的皮肤。

（2）用医用酒精、火焰或沸水高温消毒镊子（以及任何你可能需要的其他器械，如针或剃须刀片）并冷却至室温。如果碎片伸出皮肤，将打开的镊子直接放在碎片一侧皮肤上（轻轻地推进皮肤），并沿碎片进入皮肤的方向将它轻轻拉出。

（3）如果碎片刚好嵌入皮肤下，用一根消毒针或消毒剃须刀片的尖轻轻松开碎片周围的皮肤，用针尖或剃须刀片尖提起碎片末端，用消毒的镊子小心地移去所有的碎片。

（4）轻轻挤压伤口以加速轻度出血，促进部分细菌随血液流出。

（5）用肥皂和水清洗该处，然后用绷带包扎。

眼中异物

绝不要除去刺入眼中或瞳孔上的任何东西。如果有东西嵌入眼睛，不要用手擦它。用一块消毒的敷布轻轻盖住双眼并轻轻地用绷带包扎固定。覆盖双眼以帮助眼停止运动，这能使眼部损伤和疼痛降到最低。打电话给120急诊电话，或立即将受伤者送至医院急诊科。

如果一个物体，如一块泥土或一根睫毛浮在眼白上或内侧眼角或内侧眼睑上，你可以设法除去它。眼中有异物时会引起眼痛、灼热感、流泪、发红或对光敏感。

除去一个没有嵌入眼中的异物：

（1）用肥皂和水洗手。

（2）假如这个人戴隐形眼镜，容易的话就除去（或叫此人自己除去）眼镜。

（3）轻轻拉出上眼睑并向下盖住下眼睑，并保持上眼睑向下几秒钟。这样可以引起流泪，将微粒冲出。将上眼睑盖住下眼睑并滑动也可以移去微粒。

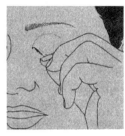

拉住上眼睑盖住下眼睑

（4）如果受伤者仍感到眼中有微粒，用一块干净的布轻轻盖住眼睛并立即寻求医疗救助。

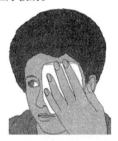

用一块干净的布盖住眼睛

眼中进入化学药物

进入眼睛里的化学药物必须立即洗出来以避免永久性损伤或失明。眼睛损伤能立即出现。不要让受伤者揉眼睛。

处理眼睛化学灼伤：

（1）首先要拨打或叫其他人拨打120急救电话，或向其他人寻求帮助。

（2）假如这个人戴隐形眼镜，容易的话就除去（或叫受伤者自己除去）眼镜。

（3）把受伤者的头放在水龙头下（或水管、水罐），让凉水轻轻地从眼内角（紧靠鼻子）向外流，冲洗整只眼至少30分钟。如果没有自来水，可以用瓶装水或奶。保持眼睑张开。确信无化学药物侵入未受伤的眼。（如果两只眼都受到影响，让水冲洗两只眼或轮流在两只眼之间快速冲洗）。你也可以将受伤者脸的上部放进一个盆中，或沉入装满水的池中，使他的眼睛浸入水中。告诉这个人在水下眨眼数分钟。如果这个人躺着不能站立，往眼内角里倒入大量的水并让它向外流，保持眼睑张开。如此继续30分钟以上。

（4）用一块无菌的垫料或一块干净的布盖住受伤的眼，合上眼睑用胶带固定住。

（5）立即将受伤者带到最近医院的急诊科。

扭伤和劳损

肌肉或肌腱的撕裂称为劳损，韧带或关节囊的撕裂称为扭伤。扭伤和劳损由组织的过度牵张引起，且两者损伤的症状相同，都出现疼痛、肿胀和瘀紫。

严重扭伤的感觉与骨折的相同，因此你必须得到医生诊断以排除骨折。

处理扭伤或劳损：

（1）扭伤或劳损发生后，前24~48小时内，用冷布包或包裹有冰袋的布包敷在受伤区域表面（冷敷20分钟，然后拿开20分钟）以减少肿胀。

（2）用夹板固定损伤部位（如果

使用"8"字形绷带

（1）将绷带围脚绕1~2圈以固定绷带。

（2）将绷带对角横过足背并环绕踝关节，继续将绷带向下横过足背并行至足弓下部。

（3）持续"8"字形缠绕。使每一次缠绕与前一次缠绕的绷带有3/4重叠。

（4）用绷带将脚（但不包括脚趾）、踝关节和小腿下部全部包裹住。用胶带或夹子固定绷带。

用绷带围脚绕1~2圈

将绷带对角横过足背并环绕踝关节

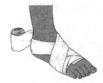

与前一次重叠3/4的绷带宽

用绷带将整只脚（但不包括脚趾）包裹住

是手腕、肘部或肩损伤），或不要用损伤部位继续行走（如果是踝关节、脚或膝盖损伤）以减轻受伤部位承重。如果是脚或踝关节扭伤，用一条弹性绷带呈"8"字形包裹受伤的关节或肌肉。

（3）24小时后给扭伤或劳损部位热敷以加速愈合。

鼻 出 血

鼻出血可能由损伤、鼻中隔抓伤、重复殴打鼻子或感染引起，通常出血仅来自一个鼻孔。鼻出血很少会使人担忧，通常在数分钟后就能止住。反复出现的鼻出血（尤其是老年人）可能有潜在的医学疾病，应必须由医生来评估。如果你的鼻子可能被打破了，或者出血不止，或者你感觉头昏眼花、苍白无力或心率加快，需得到医学处理。

止住鼻出血：

（1）坐下并头向前倾，嘴保持张开以防止血液堵塞气道。

（2）用嘴来呼吸，同时捏住鼻梁下的两侧鼻孔大约10分钟（10分钟足够促使血凝块形成和封闭破损的血管）。

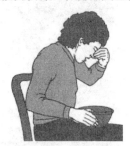

坐下并且头向前倾

（3）缓慢放开鼻子上的手指。不要拍打鼻子或碰触它。

（4）如果持续出血，再次捏住你的鼻子10分钟。

（5）将一块冷的湿布或装满冰的布

放置于鼻梁和脸部上方，以促使血管收缩。

（6）出血止住后至少12小时内避免拍打、移动或触摸你的鼻子。

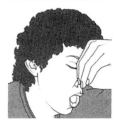

捏住鼻子

晕　厥

晕厥是由于脑部血供减少引起的短暂性意识丧失。由抗高血压用药、从坐或躺的位置起来太快、运动太激烈、热衰竭或低血糖引起的血压一过性下降都会使人感觉头晕。不过人们通常几分钟后就可以恢复过来。

如果一个人感到昏晕或已经晕厥时：

（1）将他放平躺下，腿抬高20~30厘米。如果受伤者是清醒的，让他坐下并缓慢向前弯腰，这样使头放在双膝之间。

（2）如果一个人几分钟后仍然昏迷不醒，首先要拨打或叫其他人拨打120急救电话，或向其他人寻求帮助。如果这个人不呼吸，处理措施见"如何处理一个意识丧失的患者"。

（3）松开任何紧身衣物，尤其是颈部周围。

（4）用凉水冲洗受伤者的脸（但不要将水倒入或泼在脸上）。

（5）在完全清醒之前不要让他吃喝任何东西。如果你认为晕厥可能由于脱水引起，而且这个人是清醒的且不呕吐，给他喝凉水。

（6）如果受伤者正在呕吐，将其转

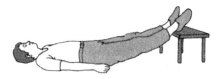

将受伤者放平躺下，腿抬高

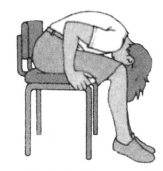

让受伤者坐下并缓慢向前弯腰

向一侧，头部稍向后倾斜（保持气道通畅并防止呕吐物窒息）。

打掉的牙齿

被打掉且没有破碎或其他损坏的完整的牙齿，牙科医生通常能在30分钟内将它成功再植。拿打掉的牙齿时只能接触牙冠（或顶部），决不要握住牙根部。不要试图进行乳牙再植，尽快带受伤者去看牙科医生。

处理牙齿被打掉：

（1）如果掉牙者是清醒的，而且牙齿仍在受伤者口中，让他在嘴里滚动牙齿使牙齿包上一层唾液。如果牙齿已掉出并弄脏，迅速用凉水冲洗（不接触牙根），但不要用肥皂，且不要用力擦拭使牙齿干燥。

（2）用一块干净的布或一块纱布抓住牙冠部，立刻将牙齿牢牢地放回牙槽，让掉牙者用他的舌头、手指或通过轻轻咬合把牙齿固定，直到你将受伤者带到牙科医生处。

（3）如果牙齿不能立即放回牙槽里，将牙齿放入氯化钠溶液里，这种溶液在大多数急救药箱中能找到，是为运输被打掉牙齿而特别配制的。如果你没有氯化钠溶液，可将牙齿放入一个装有受伤者唾液或全脂冷牛奶（非脱脂牛奶）的容器中，这样可以在找到牙医前保持牙齿的活性。只有当你没有受伤者的唾液或全脂牛奶时，才会用到常规的氯化钠溶液或含少量盐的自来水保存牙齿。运送牙齿时不要将它放在布或纱布里使牙齿脱水。

紧急分娩

有时分娩会出乎意料地突然发生，或者产程发生太快不能及时送医院进行分娩。如果产妇的宫缩大约间隔2分钟1次，或感觉腹中像有推挤的力量，或在阴道口看见婴儿的头部，通常提示婴儿很快将出生。

生产是一个自然的过程，而且大多数分娩没有并发症。然而，分娩是有血的。首先要拨打或叫其他人拨打120急救电话，或向其他人寻求帮助。如果有可能的话，设法将产妇送到最近医院的急诊科。如果不行，医生也许可以在电话中给你做技术指导。不要试图通过交叉产妇的两条腿或推婴儿的头来延缓或阻止生产，这样能严重伤害婴儿。

帮助婴儿出生：

（1）将干净的床单铺在床上（有可能的话，在下面放一块橡胶布或淋浴门帘）。如果找不到床，在产妇身下，至少在她的臀部和大腿下放置干净的衣服或报纸。如果可以的话，收集干净的毯子或毛巾（用来包裹婴儿），干净的线、鞋带、绳索或布条（用来系脐带），剪刀或一把刀（用来剪断脐带），一只大塑料袋或其他容器（在其中放置胞衣或胎盘，以使医生能够随后检查），以及卫生巾或一块干净的布（分娩后放在产妇的阴道上）。

（2）尽可能地使产妇保持放松。

（3）用肥皂和水洗手。用医用酒精消毒剪刀或刀，或将它们煮沸至少5分钟，或放在火上烧30秒，并在使用前将它们冷却。

（4）让产妇仰卧，双膝弯曲，双脚伸开，并使两侧膝盖和大腿尽量分开。

（5）不要把你的手或任何物体放入阴道以任何方式干扰分娩，或在婴儿的头完全从阴道出来之前触及婴儿。一旦看到婴儿的头，立即托住但不要拽拉。如果婴儿的头在一个充满液体的袋子里（胎盘），用消过毒的剪刀或你的手指小心刺破袋子并除去婴儿脸上的膜。

（6）头一旦出现，如果你能感觉到或看到脐带环绕在婴儿的颈部，迅速但轻柔地在婴儿头顶滑动松开脐带。如果脐带在颈部周围缠绕得太紧，立即剪断脐带并在末端打结。如果脐带没有缠绕颈部周围，不要在此时剪断脐带。

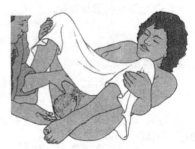

当婴儿的头出现后及时托住

（7）当婴儿的肩出现时继续托住婴儿的头，但不要将婴儿拽出体外（甚至通过抓住腋窝）。当婴儿身体的其他部分出现时，小心托住婴儿。

（8）如果你可以的话，在分娩后记录下时间。

（9）用一只手托住婴儿的头和身体，同时用另一只手抓住婴儿的双腿和踝关节（一定要抓紧，因为新生婴儿非常光滑）。调整婴儿的体位，使头部低于双脚，从而使任何膜或体液排出婴儿的肺、嘴和鼻子。不能抓住婴儿的脚将婴儿完全倒立放置或者拍打婴儿。

（10）轻轻地擦去婴儿嘴或鼻子外的膜或流液（最好用消过毒的纱布或清洁的布）。

（11）如果婴儿不哭或不呼吸，轻轻摩擦他的胸部或轻拍足底。如果婴儿仍然没有呼吸，实施人工呼吸。

（12）一旦婴儿开始呼吸，将他包起来（包括头顶）保持温暖和舒适。不要清理婴儿皮肤、眼睛或耳朵上干酪样的白膜（这是一层保护膜）。

（13）如果产妇在胎盘分娩后（分娩后的5~20分钟内）能立即送入医院，

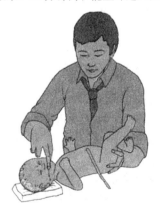

擦去嘴或鼻子外的膜或黏液

可以将婴儿和胎盘、脐带保持连接状态。

（14）如果你必须剪断脐带，需在它停止搏动后再行剪断或打结。用一根线、鞋带、绳或布，在距婴儿肚脐至少10厘米的地方打一个紧结，然后距婴儿20厘米的地方再打另一个结，用消毒的剪刀或刀在两个结之间剪断脐带（在医院，医生通常是在婴儿的腹部钳住脐带）。

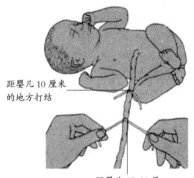

距婴儿10厘米的地方打结

距婴儿15~20厘米的地方打另一个结

在距婴儿10厘米的脐带上打一个结，距15~20厘米的地方打另一个结

（15）20分钟之内胎盘（附着于脐带）将出现，产妇的宫缩会最终将胎盘推出体外。不要拽拉脐带，拽拉脐带会将胎盘撕离子宫壁从而引起严重或持续性出血。轻轻地但坚定地以环状方式按摩产妇的下腹部，以帮助子宫收缩并减少严重出血。

（16）胎盘娩出后，将它放在一个塑料袋或容器中，与产妇和婴儿一道送到医院检查。胎盘娩出后需继续按摩产妇的下腹部。

（17）将卫生巾或一块干净的布放在产妇的阴道上吸收血液。保持产妇温暖和舒服，并给她喝一些不含酒精的液体以补充损失的体液。

第二章

家 庭 护 理

在不同的时间，大多数家庭需要为一个生病的、上了年纪的、残疾的或术后康复的家庭成员提供家庭护理。在家中照顾一个人能让他保持感觉良好，从而有助于身体更快、更完全地复原。

为家庭护理做准备

家庭护理要求有一个考虑周全的护理计划，这一计划必须有足够的伸缩性以应对被照料者不断改变的需要。与护理小组中的所有成员——如医师、护士——事先一起讨论期望和潜在的问题，制订可能最好的护理计划。护理小组的成员在制订护理计划时需考虑下列因素：

● 疾病预期持续时间；

● 被护理者的疾病可能改善或恶化的程度；

● 被护理者是否有可能完全康复；

● 可能发生的特殊医学紧急事件，以及如何处置这些紧急事件；

● 依需要调整护理安排。

设定优先顺序和目标

患者得到医院的出院许可后是开始计划从医院护理向家庭护理过渡的最佳时机。一名医院社会工作者、初级护理人员能指导你顺利完成这一过渡，并帮助你成功设计家庭护理策略，以便患者

离开医院后，你能够集中精力为患者提供最好的护理。当你制订护理计划时须考虑下列问题：

● 患者需要何种护理，提供这种护理的最佳途径是什么？你能在家中提供这种护理吗？

● 患者需要24小时的护理吗？

● 假如你需要监测血压或血糖等健康指标的水平，或管理及调整用药，谁将指导你完成这些工作？你可以向谁寻求建议和帮助？

● 谁将成为你护理小组中的成员，他们将扮演什么角色？你可能需要各种人的服务，如医生、专家、上门服务的护士、治疗学家以及家庭健康助手。

● 可以用何种护理，以及从哪个代理机构获得？护理是否有效并可靠，费用是多少？

● 你是否需要任何特殊设备，如用来提供氧气或静脉内营养的设备？谁将培训你操作设备，它需要什么样的维护，由谁提供这些维护？

● 患者家中将需要做如何改变以方便患者活动并增加安全性？如你可能需要设置坡道、扶手，或带楼梯的电梯，

或装在浴室的抓杆和扶手，以便在使用厕所和浴缸时保障安全。

• 患者是否需要专门的装备以帮助他完成日常工作？可以从药店和医药供应公司购得各种有用的设备，如一种被称为抓器的手提式装置，可以帮助一个人抓紧一个物体，而没有此装置时不能抓住这一物体。

• 家里的宠物是否会产生任何问题？一些与宠物有关的惯例和行为可能需要调整，以避免意外伤害的发生。如你可以安装一道儿童安全门，使狗远离一个正在学习使用步行机的人。

• 患者有运输方面的需要吗？你可以用自己的汽车或货车，或者你可能需要一辆有特殊装备的货车。在多数社区都配备有专门的输送服务，而且收费也比较合理；征求医院社会工作者的建议，或检查你的电话簿。

护理技能

一旦患者回到了家里，你每天的日常工作将集中于满足他的需求。某些情况下，患者需要注册护士或其他专业护理人员提供的专门技术和训练。经过正确的培训和指导，你将学会自己完成这些必需的工作。只要你有需要就去征求专业人士的建议。

给予药物治疗

从药品的名称开始，熟悉患者所服用药物的所有信息。如果他正在服用几种药物，将药名列一个单子，并将每种药物每天的服用剂量制成表格，以使你在给药时能核对每种药物的剂量。找到医生或药师所开每个处方药物的说明书，并确保你能完全理解。阅读每个药物的包装说明书。你或许想问医生或药师下列问题：

• 什么时候服用这种药物（用餐时服用、晨起时服用、睡前服用或每天两次或多次）？

• 这种药物需服用多长时间？必须再装满药物吗？

• 可能的副作用是什么？对于这些副作用我们应该做些什么？

• 这种药物治疗是否会干扰患者正在服用的其他药物的作用？

• 服用者必须忌用某种食物吗？

• 该药物治疗有持续效果吗？

• 该药物治疗有什么注意事项吗？

• 该药物有不同的剂型吗？例如，如果服用者吞咽药丸有困难，询问是否有液体剂型。

记住所有的药物必须按照医生所开的处方准确地服用，没有医生的许可决不要停止用药。

警告 ❗

过敏反应和令人讨厌的副作用

某些药物能引起过敏反应（产生如荨麻疹、瘙痒、皮疹或喘鸣症状）或副作用（如恶心、头晕）。如果患者用药后出现了任何一种症状，立即打电话给医生以查明你是否需要停止用药。医生可能需要调整药量或更换药物。

健康的饮食对维持身体的健康是必需的，并能促进顺利康复。如果医生没有为患者建议特殊饮食，你可以为他准备平常的食物。

摄入足够的流质也是健康饮食中重要的一部分。大多数人每天必须喝至少8杯液体，包括水、牛奶、果汁、肉汤或不含咖啡因的咖啡、茶或软饮料。如果医生限制患者每日的流质摄入量，请遵循医生的指示。

下列的几个小技巧能帮助患者更容易吸收健康饮食。可以对它们做些适当的调整以满足患者的需要：

● 将食物切成薄片、小块状，剁碎，做成糊状或煮成浓汤，使它们更容易咀嚼和吞咽。

● 寻找一些方法增加正处于体重减轻危险中人饮食中的热量和营养。例如，强化乳奶昔是既可口又有营养的。咨询医生你正在照顾的人是否能从营养补充剂中获益，这种营养补充剂能否提供额外的热量和营养。

● 食欲减退的人每天吃5~6顿小餐而不是正常3顿大餐，有助于摄入更多的热量。

● 询问被护理者他喜欢或不喜欢食用什么食物。

● 使膳食看起来很诱人。

● 只要有可能就一起用餐。仪式化的进餐时间是令人欣慰的，并能帮助患者找到生活恢复正常的感觉。

● 如果中风已使患者一侧身体瘫痪，食物就可能集中在瘫痪一侧的颊部。如果出现这种情况，当患者咀嚼食物时，用你的手指轻轻按摩面颊，以帮助食物向前推进。

● 如果这个人能够做锻炼，鼓励并帮助他这样做。定期的锻炼能刺激食欲并帮助预防便秘。向医生咨询哪种锻炼是最好的。

协助进食

如果患者不能自己进食，你就必须喂他吃饭。把食物切成小块、一口大小或煮成浓汤，以使它更容易咀嚼和吞咽。喂患者吃饭之前，确保他就坐在一个舒适的位置上，卷起一张餐巾纸或毛巾放在下巴下面，以收集任何从口中流出来的食物。自己先尝尝食物以确保它不太热。由于给人喂食可能是个漫长的过程，因此把食物放在一个加温的盘中以保温。

如果患者不能咀嚼或吞咽——如由于口腔辐照治疗、下巴损伤或中风——你可能需要通过一根饲管或静脉（直接进入静脉）提供营养，医生或护士将会教你如何正确安全地操作。靠近观察是否有任何感染的征兆：静脉注射针头或饲管插入部位的疼痛、发红或肿胀，或发热。

良好的口腔卫生对于维持健康的饮食是必需的。确信患者有良好的口腔卫生习惯（每天刷牙和剔牙），且定期看牙科医生。

特殊饮食

如果被护理者需要用特殊的饮食，医生可能会建议一名护理人员或注册营养师教你如何准备食物。一名注册营养师能评估被护理者的饮食需求，提供指导并回答你可能提出的疑问。常见的特殊饮食包括低钠、低蛋白和流质饮食。

低钠饮食

低钠饮食比较容易做到。当烹调或供应食物时，你可以不要给食物加盐从而减少被护理者膳食中钠的含量。避免提供高钠食物，如经加工处理或嫩化的肉（包括火腿、咸肉和冷吃的肉片）、熏鱼或熏肉、乳酪、泡菜、除水果外的罐头食品、加工食品和方便食品，以及有盐味的黄油或人造黄油。始终要检查罐装食品、方便食品和加工食品包装标签的钠含量，购买有"不加盐"标签的罐装食品。

如果你需要进一步限制被护理者的盐摄入量，你的医生会告诉你如何减少或排除仅含少量钠的食物。为了不加盐而增加食物的香味，可以用香料、草药、调味或柠檬汁调味。问医生是否可以用盐替代物。大多数人发现，在食用不含盐的食物几周后，他们不再想吃盐。

低蛋白饮食

为了减少被护理者膳食中蛋白质的量，必须减少富含蛋白的食物，如蛋类、肉、鱼和乳制品。由于蛋白质可为机体提供许多能量，你将必须在膳食中添加额外的糖类成分以补充能量。如果患者需要降低蛋白质，向医生或营养医师寻求指导。

流质饮食

有时医生会为患者开一个流质饮食处方，此时患者就不能吃任何固态食物。在这种情况下，要求医生推荐一名能够制订一项平衡膳食计划的营养医师。你也可以向医生询问为患者提供流质营养补充剂的有关事宜，这种营养补充剂来源很多，多见于罐装的单包装产品中。

当给患者服用流质饮食时，你需要一直轻微抬起被护理者的头部，以防止窒息和食物溢出。最好的操作方法是当患者通过一支可弯曲的吸管饮用食物时，拿住杯子或玻璃杯。吃完后保持患者的头部后仰至少20分钟，以防止窒息

或反流。

膳食服务

特殊的膳食服务，如车餐，能为无法自己准备膳食的老年人或残疾人提供送到家中的、营养均衡的热的或冷的膳食。这种服务的费用根据此人的支付能力来定。由于在某些社区对这种服务的需求很高，因此这种服务会优先满足收入有限的人群。在其他社区，能全额付费的人也有资格享用这种服务。特殊的膳食需要医生的书面医嘱。

预防褥疮

一个长期卧病在床的人有形成褥疮的危险，特别是如果他的活动受限或感觉功能受损时。褥疮多形成在身体承重或与床有摩擦的部位。褥疮是持续受压的结果，这种压力阻碍了受压周围区域组织的血液循环。营养不良和失禁也会促成褥疮的形成。

褥疮开始是有一片皮肤出现触痛、变红和发炎，皮肤逐渐变紫、溃烂，并形成一个开放的溃疡；溃疡逐渐长大长深，然后感染。褥疮通常愈合很慢，除非受影响的区域承受的压力大大减少或消除，否则根本就不会愈合。

防止褥疮最好的方法是在这个人清醒的时间里，每2小时改变一次体位。轻轻将身体由侧身移至背朝上，然后转向另一侧；整天不停地变换体位。千万不要在床上把这个人从一个位置拖至另一个位置，这样你可能会损伤患者的皮肤，增加褥疮形成的危险。

大约每小时一次，通过摆动卧床者的脚趾、转动踝关节、伸缩手臂和腿、捏

紧及放松肌肉以及伸展整个身体来刺激循环和防止关节变硬。如果卧床者不能动或身体非常虚弱，你可以通过一天数次轻轻屈伸他的关节让患者做被动运动。

尽可能经常让卧床者起床。四处走动还能防止液体聚集在肺部，液体聚集在肺部是发生肺炎的一个主要危险因素。如果卧床者无法起床，鼓励他经常在床上活动。

将垫子和枕头放在被护理者的双膝之间和肩下以帮助减轻压迫。交替使用压力床垫、人造羊皮床垫和足跟保护垫使空气在被护理者的皮肤四周流通，并减少靠床一侧的压迫和摩擦。有一种床或脚支架（一个放置在床尾的帐篷样设备）可以帮助减轻卧床者足部毯子及其他覆盖物的重量，你可以从药店和医药供应公司租用或购买这些物品。记住，

褥疮

褥疮最常见的部位在颅底、肩部、肩胛骨、肘部、下背、臀部、膝盖两侧、踝部、足跟。

即使你使用了这些物品，你仍然需要时常给被护理者转动身体以防止褥疮。

保持被护理者皮肤的清洁和干净，特别是最容易发生褥疮的地方。经常为被护理者洗澡。要求医生或护士推荐一种不含酒精的皮肤乳膏，将乳膏以环形运动的方式涂于卧床者身上。每天检查皮肤是否有变红等褥疮的体征，如果你看见皮肤上发生了任何变化，告诉医生褥疮可能正在形成。

迅速除去内衣裤（包括一次性的短内裤）上的污物。确保床单拉紧以防起皱，并保持干净、干燥以及没有碎屑。

准备健康的饮食和大量的液体以帮助保持被护理者皮肤的健康。摄入高蛋白食物（如瘦肉、鱼、干豌豆和黄豆以及全部的谷物）和营养补充剂，这样也能帮助预防和治疗褥疮。

洗　　澡

除非被护理者病得非常重，否则他通常可以独立洗澡，只要给予最小限度的帮助。在给他取来一盆温水、中性肥皂和一块毛巾之前，将一块大毛巾放在被护理者身下以保护床上用品。确保房间暖和，并准备另一块大毛巾包裹被护理者以保暖和保护隐私。被护理者必须每天用海绵擦身。

如果你正在照顾的人不能独立洗澡，你可以为他提供床浴。虽然在床上洗浴存在一定的困难，但一旦你掌握了操作程序就不会觉得困难了。给被护理者脱去衣服之前要确保房间是温暖的，注意尽可能保护个人隐私。用一块大毛巾盖住他，并将另一块毛巾放在被护理者的身下以保护床上用品。开始前检查

水温以确保其处于一个舒适的温度。当你用肥皂时，要确保它是一块中性肥皂，不会使皮肤干燥或刺激皮肤。

当你给被护理者洗澡时，仔细观察溃疡、皮疹或其他皮肤问题。如果被护理者刚从手术后恢复，一定要仔细检查手术切口以却确保它顺利愈合。一些可能的感染指征包括发热，手术切口周围发红、疼痛、肿胀，以及化脓。立即向医生或护士报告，任何体征都是重要的。

当为被护理者洗澡时，每次只清洗并弄干身体的一个地方，并且你在洗的时候只掀开身体待洗部位，这有助于保温及保护隐私。

遵循下列步骤：

（1）从头部开始，用净水给被护理者洗澡。仅在出汗的地方用肥皂（如腋窝、腹股沟和臀部）；清洗皱褶之间的皮肤。既要清洗彻底又要动作轻柔。需要时换水。

（2）用一块新的软毛巾将被护理者的身体轻轻拍干；不要擦干。

（3）将被护理者转至侧卧，清洗并弄干他的背部。

（4）让被护理者将他的手浸入一盆水中进行清洗，这比用毛巾擦手更加清爽。

（5）在帮助被护理者穿衣服之前，确信他身体的每个地方已彻底干燥。必要时准备或涂抹防臭剂、外用药水或底粉。

帮助如厕

对于不能自己如厕的人来说，膀胱和肠道运动会有困难。一个长期卧病在床的人将需要使用一个便盆或便桶，如果是男性可以用一个手提式的尿壶。如果卧床者不能使用这些装置，他可能需要穿有吸收功能的一次性内裤。要始终给被护理者充分的隐私权。

如果被护理者排小便或大便后不能擦拭，你将需要帮他做这件事。保持生殖器和肛区的清洁有助于防止皮肤的损坏。对于女人或女孩，要始终从前到后（从阴道到肛门）轻轻地擦拭，以确保细菌不会进入阴道或泌尿道而引起感染。

一些护理人员需要给被护理者用灌肠剂（通过直肠注入一种液体）以缓解便秘或直肠中变硬的粪便积聚物（粪便嵌塞）。如果被护理者有一根可将尿排入袋中的留置导管（一根直接插入膀胱的塑料管），你将需要规律地倒空并清理袋子（医生或其他卫生保健专业人士将定期更换导管）。从卫生保健专业人士处学习正确的操作，也可要求医生提供明确、精确的技术说明书。

用便桶

如果被护理者能够短暂起床，在床边放一个便桶也许是最容易的。协助被护理者起床并坐在便桶上。如果有需要，帮助被护理者让他自己擦拭，然后帮助他回到床上。倒空可移去的那层浅盘，冲洗并用水稀释家用消毒剂彻底冲洗，然后将它放回便桶中。

用便盆

一个长期卧病在床的人将需要用一个便盆，这可能会引起尴尬。除了顾忌被护理者的隐私之外，要确保给他充足的时间。有人对使用便盆感到窘迫或压力，当他需要使用时，可能会不情愿提出请求从而抑制排便的冲动，而抑制排便的冲动可以导致便秘和粪便嵌塞。因此记得经常问被护理者是否需要用便盆——并放在容易拿到的地方及同一地方，以便被护理者需要时能很快找到它。

在给被护理者便盆之前，先在便盆边缘洒少量底粉，以使便盆更容易移动到臀部下面。便盆开口的末端必须始终朝向被护理者的脚。将卫生纸和湿纸巾放在容易拿到的地方，必要时帮助被护理者清理干净。用完后将便盆中的内容物倒入厕所，并用水稀释的家用消毒剂将便盆彻底冲洗干净。

一个不能将自己身体抬起来的人可以在他人协助下使用便盆。如果有可能，让其他人帮助你。你先抬起被护理者的臀部，然后让另外一个护理人员把便盆放在被护理者的臀部下面。如果没有其他护理人员，先让被护理者转向另一侧背向你，然后你轻轻把便盆放在靠臀部的地方并将便盆牢牢地推进床垫里，同时将被护理者的背滚到它的上方。为了移走便盆时内容物不会流出，把便盆紧紧固定住并将被护理者轻轻滚动使其远离你，随后取走便盆。彻底清洁并擦干生殖器和肛区。

用手提式尿壶

始终将一只手提式尿壶放置在使用者容易够到的同一个地方。在清空之前，让他将尿壶放在一个大的盘子或桶子中以防壶中内容物流出。每次用后将尿壶清空倒入厕所，冲洗尿壶，并通过用水稀释的家用消毒剂将其彻底清洗干净。

监测症状

作为患者主要的护理人员，由你来观察患者疾病的任何变化以预示患者健康状况是改善还是恶化最为便利。你需要留意的项目在于被护理者的疾病或情况。一般而言，近距离地观察他的机敏性、记忆力、灵活性、视力、听觉、情绪、睡眠模式、饮食习惯、人际交往，以及诸如触觉、知觉反应都是比较重要的。甚至是很小的、表面上无关紧要的变化可能就是一个潜在的严重健康问题的征兆，你必须尽可能地向医生或护士反映这些变化。需留意的常见体征包括：

● 呼吸模式的变化，包括呼吸较浅、换气过度（异常深而急促的呼吸或呼吸延长）、刺耳的呼吸、咽喉里的气过水声、呼吸暂停（包括在睡眠的时候）、呼吸困难或喘鸣。

● 灵活性的变化，如跛行、维持平衡问题、手臂或腿活动受限或瘫痪。

● 震颤、摇动、面肌抽搐、颤搐、眼睑或嘴下垂，或面瘫。

● 异常的喷嚏或咳嗽。

● 渗出物，如渗透绷带的；鼻出血或眼睛流泪；或开放疮的流脓。

● 发热、寒战或出汗。

● 失眠（入睡困难或不能熟睡）或疲乏。

● 便秘、腹泻、大小便失禁或呕吐。

● 排尿或排粪的改变，包括频率、气味、外观和数量，以及排尿或排便疼痛或困难。

● 皮肤外观的改变，包括皮疹、溃疡、触痛、干燥、湿、瘙痒、苍白、黄疸（皮肤黄化，眼睛发白）或肿胀。

● 不明原因的体重减轻或增加。

● 食欲的变化。

失禁

失禁是没有能力控制尿（小便失禁）或粪便（大便失禁）的排泄，通常是由一种潜在的疾病或情况引起的。大小便失禁可单独或同时发生，不要把失禁当作是衰老的正常反应。一位正经历失禁问题的老人必须尽快去医生那儿检查。

当在家护理生病的人时，失禁可能是一个主要问题。处理失禁的一个方法是制订一个上厕所的例行程序：鼓励被护理者频繁的、定期去卫生间（如2~3小时一次）；迅速提供帮助以防止意外；确保卫生间的设施容易到达并使用。如果被护理者被限制在床，确保能很容易够到便桶、便盆或手提式尿壶。

许多对付失禁的辅助物，如有吸收功能的失禁垫子、一次性内裤以及导尿管，都可以从药店和医药供应公司获得。有关这些物品请咨询医生。

如果一个人小便和大便都失禁，膀胱排尿控制能力的丧失通常先于肠道排便控制能力丧失发生。让医生检查被护理者以查找潜在的原因。

抑郁症

病人或残疾人是患抑郁症的高危人群。由于老年人自杀的高风险性，对抑郁症的早期检测和治疗是非常重要的。如果你注意到你正在护理的这个人有下列任何体征或症状超过数天，立即告诉他的医生：

- 食欲的变化（减少或增加）。
- 体重减轻或增加。
- 心情或情绪的变化。
- 机体缺乏对刺激的反应能力或注意力。
- 对喜爱的活动丧失兴趣。
- 绝望或无助的感觉。

一些人错误地认为抑郁症的症状是老年人生活的正常部分，或把它误认为是老年痴呆、痴呆或其他疾病的症状。

如果是诊断抑郁症，不论在任何年龄，它都能通过药物治疗、心理疗法或两者结合得以成功治疗。

发热

虽然发热通常是不危险的，但如果你正在护理的人发热，你需要提醒被护理者的医生。在给被护理者服用阿司匹林或阿司匹林替代品前，始终要与被护理者的医生协商。医生可能会给被护理者开药以减轻发热。如果患者在用了退热药物后体温继续上升，立即打电话给医生。绝不要人为地升高发热者的体温（如加热或给他身上加盖额外的毯子或其他覆盖物），温度异常升高能引起癫痫发作或意识丧失。

为了帮助降低体温，用微温水海绵擦拭他的脸、颈、躯干、手臂和腿，并让它由此皮肤蒸发以降低皮肤的温度。鼓励被护理者喝大量的水、运动饮料、果汁或肉汤，以补充通过伴随发热的大量出汗而损失的液体。

呕吐

药物和治疗方法如放射疗法都可以引起恶心和呕吐。然而，呕吐也可能是一种疾病或潜在健康问题的征兆，因此如果你正在护理的人有呕吐现象，请务必告诉医生，特别是他反复呕吐时。医生可能会让你留意患者脱水的体征，如口渴、唇口干燥、头晕、头痛、意识错乱、肌无力、震颤和尿量减少。脱水是能导致昏迷和死亡的潜在危险状态。

如果被护理者被限制在床或不能去厕所，在床边为他放置一个容器（如一个碗或洗碗盆）以作呕吐时用。一些人呕吐时想独处，而另一些人则希望有人陪在身边。如果被护理者乐意有人在身边，当他呕吐时抓住他的前额；当他呕吐完后，给他一些水漱口并给一只碗用以吐漱口水，然后用凉水或微温水擦拭他的脸。

恶心一结束就给被护理者啜饮水、茶、姜汤、肉汤或果汁饮料，以补充损失的体液。除非医生让你这样做，否则在停止呕吐后数小时不要给他吃固态食物，可以给他一些不会引起胃部不适的东西（如凝胶）。

记忆问题

所有不同年龄的人都有可能会在一位亲戚生日时忘记给他打电话，或在喜爱的食谱里遗漏某些配料。这种类型的记忆问题是正常现象，不会影响到记忆功能。有时伴随老化会出现更严重的记忆问题。当一个老年人意识到他的记忆不再有从前那么好，他可能开始觉得惴惴不安、害怕和忧虑。健忘可能使一个老年人认为他正在发展成为痴呆或阿尔茨海默病。此时，你需要使此人安心，并试着用下列方法帮他提高记忆：

- 做标记提醒他做某些事情，如服药、关掉火炉或锁门。将标记放在一个醒目的位置，如将标记置去浴室沿途，并在浴室门上贴上"浴室"标记。
- 给他一本大字体的大日历本，以方便他核对一周的每一天所记录的日期和事件。
- 在日历上圈出日期作为有重要安排和重要日期的一个提醒。
- 为他准备一个字体大而易读的数字时钟，以帮助他做定向计时。
- 遵循一个有规律的进餐时间表，记忆有问题的人经常会忘记进餐。
- 在冰箱门上公布一张每日活动清单，以提醒他需要做的一些事情。
- 把要带到楼上的物品放在靠近楼梯角的地方（但不要放在楼梯上）。
- 将出门要随身携带的物品放在靠近大门的地方。
- 将盒中的内含物标签贴于盒子上，以使他一瞥就能知道里面装的是什么。
- 将钥匙、眼镜和药物等物品储存在同一地方（并确保始终将它们放回原位），以使它们在需要的时候能很容易找到。
- 如果被护理者有定向障碍，让他在所有时间都戴一根识别腕带，腕带上应该列出他的姓名、住址和电话号码。如果他走远或走丢时，这种识别将会很有用。

如果被护理者的记忆问题开始影响到日常的生活，应该让一个有丰富的阿尔茨海默和其他痴呆病诊治经验的医生来为他做检查。

降低不活动的风险

许多长期卧病在床的人由于不活动而产生了许多健康问题。由于循环、呼吸和肌强直等问题具有潜在的危险性，一个能起床的人需要有规律地活动。

增加循环

不活动使一个人的心输出量或循环减少，导致血液凝固的概率增加。一个人的心率或脉搏是评价他不卧床时心血管系统健康程度的一个良好的指示剂。

如果一个人离床后坐在椅子上时的心率每分钟 50~100 次之间，他离开床将没问题。如果一个人坐在椅子上时的心率超过每分钟 100 次，提示对这个人

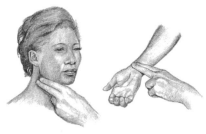

在颈动脉　　　　在桡动脉

检查脉搏

为了检查一个人的心率，将你的示指和中指放在他手腕内侧的动脉上，或放在颈部侧面的动脉沿线上（不要用你的拇指去测脉搏，因为你可能会把你自己拇指动脉的搏动误认为是被测者的脉搏）。当被测者的心脏跳动时，你应该能够感觉到他动脉里血液的脉动。准确计数20秒内搏动的次数，然后将这一数目乘3，最后所得的数目就是这个人的心率。

来说坐起来比较吃力，这时你需要询问他的医生他是否必须待在床上。

医生可能会建议卧床者在床上进行训练，以增大他的力量和耐力足以起床。在开始一个训练计划前，始终要先与医生进行协商。简单的训练包括增加活动范围的训练、从床上一侧转向另一侧，以及短时间坐在床沿上。如果被护理者的心率每分钟低于50次或每分钟高于110次，立即打电话给他或她的医生。每分钟心率低于50次表明可能存在如脱水、贫血或心力衰竭等问题。每分钟心率高于110次可能表明存在如心律失常或高血压等问题。

维持肺功能

不活动会降低肺功能并增加患肺炎的危险性，因此对于一个长期卧病在床的人，维持其肺功能是重要的。如果被护理者的医生已经提醒注意肺功能，那么当这个人清醒的时候，应鼓励他咳嗽并每小时做一次深呼吸运动，以扩展肺部。鼓励这个人通过鼻子做尽可能深地吸气，然后通过嘴缓慢而有力地呼出气体。

如果有可能，从呼吸治疗师那里获取一个被称为肺活量计的仪器（用来测量空气排出量），并让治疗师给你演示如何帮助被护理者使用它。

预防深部静脉血栓形成

血栓形成是另一个因制动引起的并发症。它们通常发生于腿部的静脉。如

警告 !

呼吸困难

如果你正在护理的人有呼吸困难或咳绿色、灰色、黄色或褐色黏痰，立即打电话给被护理者的医生。他可能患了肺炎。

警告 !

肺动脉栓塞

千万不要给一个长期卧病在床的人按摩腿部。按摩一个不能活动的人的腿（尤其是腓骨部）可能会促使血凝块移动，然后血凝块可能会通过血流流动游走到肺部，引起有生命危险的动脉阻塞（肺动脉栓塞）。肺动脉栓塞的症状包括呼吸困难、胸部疼痛、疾脉、出汗、轻度发热以及产生微带血痰的咳嗽。如果出现这些症状，拨打120急救电话，或立即将此人带到最近医院的急诊科。

果被护理者不能承受自身的重量或不能走路，询问医生被护理者是否应该在床上时活动他的腿以防止血栓形成。此外，向医生询问有关使用能帮助预防腿部血栓形成的特殊弹力长袜。不要按摩被护理者的腿，除非有医生的指示。

保持手臂和腿的强壮

一个人在被限制在床上仅 1 天后即开始失去肌力；卧床 1 周后，他可能会因太虚弱而不能站立。短暂的卧床休息在手术或大病后经常是必需的。必须鼓励一个无论何种原因被限制在床的人经常改变体位，以防止长时间的制动引起关节僵直、肌紧张丧失以及四肢挛缩。

为帮助预防关节僵直，小心地将卧床者的手臂和双腿置于舒适、自然、不劳累的体位，并将它们用枕头、气垫或垫子支撑。将卧床者的双肘安置在枕头上，并用泡沫橡胶坐垫或枕头维持他的双腿转向外侧。用一块踏足板支撑住被护理者的双脚以防足下垂（脚从踝关节开始柔软悬垂的一种状况）。将手放在一小卷泡沫橡胶垫周围。

增加活动范围的训练将有助于防止

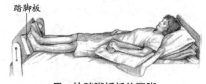

踏脚板

用一块踏脚板托住双脚

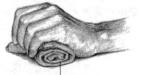

泡沫橡胶垫卷

用一卷泡沫橡胶垫支撑手部

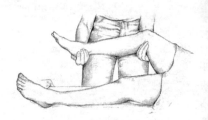

锻炼腿部

增加活动范围的训练

如果你正在护理的人不能动或活动有困难，帮助他做增加活动范围的训练以防手和四肢肌肉萎缩。轻轻屈伸每只肘部和手腕，以及每只手的手指和拇指；抬起每条腿，屈伸臀部、膝部和踝部。

卧床不起者手、手臂和腿变僵硬和肌肉萎缩。这个人应该将四肢做上下运动，以及伸展和收缩运动，这一过程被称为主动活动范围。如果这个人不能活动某个肢体，护理人员必须进行增加活动范围的被动训练。轻轻抓住被护理者肢体的每个关节，并向肢体能正常活动的所有方向活动。这些锻炼还能帮助刺激血液循环以及帮助防止腿部血栓的形成。上门服务的护士可以教你如何正确实施增加活动范围的训练。

鼓励被护理者每天数次全方位活动每个关节。为避免损伤，不要试图移动任何有抵抗活动的关节，千万不要移动任何能引起不适或疼痛的肢体。如果出现抵抗或疼痛，尽快告诉医生。

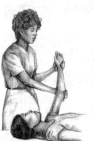

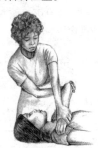

伸直肘部和手腕　　　**弯曲肘部和手腕**

帮助长期卧床者起床

一位长期卧病在床的人，当第一次起床时有可能感觉虚弱和头晕。为防跌倒，在他设法站起来之前，让他慢慢地坐起来并在床边休息几分钟。在床边放置一把结实的椅子。当此人感觉稳定后，你需要站立在他的前面，这样他能够靠在你身上以求支持。扶住他帮他慢慢转身，并将他小心轻柔地放进椅子里。当此人开始感觉有力了，再用你的手臂做支撑，让他设法走几步。

为长期卧床者翻身

一个长期卧病在床的人经常容易滑向床脚。为了将一个不能活动的人移到床头，你首先需要帮助他坐起来。

一个不能动的人身体必须始终调整在适当位置以防变形，可以用枕头和软垫来帮助调整。例如，当一个人侧躺时，不要升高床头，而是在大腿和手臂下放一个枕头，并在此人背后放一个枕头或软垫以防止他向后滚动。一个臀部有点儿胖的人不必固定在完全的侧卧位，将他的位置改为30°侧卧位，以防臀部区域生成褥疮。

当护理人员醒着的时候，不应该让一个长期卧病在床不能动的人保持同一体位超过2小时。将卧床者由侧卧位移向仰卧位，然后移向另一侧卧位，每2小时移动一次。当不能动的人处于仰卧位时，在每只手臂下和大腿两侧各放置一个枕头以防臀部向外转动，还可以在双膝下放置一个小枕头，并在床底部放置一块踏脚板以保持此人的脚与床垫呈直角。这一定位将预防足下垂的发生

移动一个躺在床上的人

（1）为帮助卧床者在床上坐起来，先用枕头将他的肩抬高，将此人的双臂交叉放在腰部。将你的双手放在双肩上，并单膝跪在床上，紧靠他的臀部。将你的另一只脚牢牢站在紧靠床的地板上，在你膝部的稍前方，并恰好在此人的腰部位置。

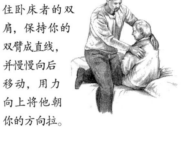

（2）紧紧抓住卧床者的双肩，保持你的双臂成直线，并慢慢向后移动，用力向上将他朝你的方向拉。

（3）如果你想要将卧床者朝床头移动，将你的手放在此人肩上靠近你，然后你走到他的后面。将你的一个膝盖跪在床上卧床者的后面，另一只脚牢牢站在地板上。将此人的前臂交叉放在他腰部前面，并从后面紧紧抓住。慢慢往后退，用力将此人朝你的方向拉。

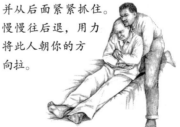

（脚从踝关节开始柔软悬垂的一种状况），并防止此人从床上滑落。

不要将被单和毯子紧紧围住此人的脚和腿，用一张床或脚支架（放置于床尾的一种帐篷状装置）使毯子和其他覆盖物隆起。保持底部的床单平整以防止它们起皱或在身体下聚成一团，这样可能会引起褥疮。

当在床上喂一个人吃东西时，将床头升高至少30°以防止窒息，并至少在进食后1小时内保持床头处于抬高状态。这种位置的调整有助于防止食物反流，食物反流可以使他不小心将食物吸入肺而引起窒息，外部颗粒吸入肺中可以导致肺炎。

移动一个不能动的人

将一个不能动的人移到椅子、轮椅或抽水马桶时，应穿带防滑底的结实鞋子，并确保你正在移动的人也穿着结实的防滑鞋或拖鞋。为防止跌倒，不要企图移动一个赤脚或只穿短袜的人。你可能需要用一条传送带，一条特别设计的环绕被移动者腰部的带子。这条带子起杠杆作用，当你帮助被移动者站立或坐起时，使你更容易抓紧他。你的医生、护士或家庭健康助手可以教你如何恰当地使用这条传送带。你可以从医药供应公司购买到传送带。

在你移动这个人之前：

● 告诉这个人每一个步骤。

● 如果你移动医院病床上的人，请锁住床上的制动器。

● 如果你正将这个人移动到轮椅上，请锁住轮椅的制动器。

● 需要时在这个人身上放传送带。

为了移动一个不能动的人：

（1）小心地帮助被移动者坐在床边，让他的脚踩在地上。如果被移动者卧床已有很长时间，让他坐在床边休息一会儿，直到其感觉安全。你站在被移动者的正前方，用你的膝顶住他的膝，将被移动者的臀部小心滑向你。

（2）帮助被移动者处在一个站立位，必要时用传送带，以便在腰部将他紧紧抓牢。

（3）慢慢转动被移动者直到他的背部正好位于椅子、轮椅或便桶的前面，让此人在想坐上去前感觉到椅子或便桶的位子就在他的腿后。

（4）将被移动者缓慢放低至一个座位。一旦他安全就座，除去传送带。

为了帮助此人回到床上，以相反的顺序执行上述步骤。开始前要确保床和轮椅上的制动器已锁住，并使用传送带。如果是医院病床，不要忘记在此人回到床上后将床的扶手升高。

调整家内环境

当一个老人或残疾人独自居住时，一个安全的环境常常是最需要关注的。仔细检查家中各个地方，并采取下列步骤保证家中安全：

● 需要时更换家中设备以防跌倒；

● 安装防烟警报（尤其是卧室和厨房附近）和一氧化碳检测器，并且经常检查电池，在每年的同一天更换电池，不论它们是否需要；

● 设计一条逃生路线以防火灾，进行常规的消防训练；

● 保持一条没有障碍物的通道能到达所有通向外界的门；

● 将热水器的温度设定在 43.3℃ 以下，以防烫伤；

● 在厨房放一个灭火器，并学习如何正确使用和维护；

● 修理或更换任何电线磨损或插头损坏的电器；

● 电源插座不要超负荷；

● 从毯子或地毯下移走电线；

● 在外面的门上安装能锁死的锁具，所有窗户应安装结实的锁，家中的地上安装运动检测灯；

● 让有资格的专业人员检查火炉和温度调节装置。

布置房间

布置被护理者的房间时，要考虑他的需要。要考虑他是如何生病的，你可能要照顾他多长时间。布置房间，使被护理者和护理人员感到尽可能舒适和便利。下面列出了一些有用的点子：

● 两层的房子，住在底层较好。这将减少他的孤独感，你将省去许多上楼和下楼的行程，并能防止跌倒。

● 准备一张单人床，将它放好位置，以便从两侧都容易接近它。

● 准备一张能存放药物、水、薄纸片、口哨或响铃（用来求助）以及任何其他重要物品的床头桌。

● 如果此人能起床但不能自如地上厕所，你将需要准备一只便桶（一把含有可移动便盆的轻便椅子）。你可以从药店或医药供应公司租用或购买，或者在某些社区，可以从地方保健所或志愿者组织借用。如果此人需要卧床，应始终在床边放一只便盆（以及为男人或男孩准备的手提式尿壶）。

● 保持房间温度舒适和空气适当流通。

防止跌倒

仔细彻底地检查被护理者的住宅或公寓，并做一切必要的改变以防止跌到。这里是你能做的一些事情：

● 确保灯开关在门道上容易够到的范围内，这样被护理者不必穿过一个黑暗的房间去开灯。灯光如果太暗会影响被护理者的视力。使用高功率的电灯泡，但确保灯泡外面有物体覆盖以减少刺眼。

● 将一盏灯放在被护理者的床边能够得着的地方。卧室和洗手间之间的通道需安装夜间照明灯，并在洗手间也安装上。

● 移走不牢固的毯子、蹭鞋垫和长条地毯。确保所有其他地毯和毯子有抗滑衬垫，或它们被大头针钉在地板上以防摔倒和滑倒。

● 合理摆放家具，以确保被护理者从一处走到另一处时畅通无阻。保持过道和楼梯畅通整洁。特别小心安置带尖的或锐利的转角，或容易碰撞或跌倒的家具，如无靠背的睡榻以及咖啡桌。移走任何现在不用的家具。为电视机准备一个遥控器。

● 不要让电话线和电线落在过道上。

● 在所有楼梯的两侧准备坚固的扶手，比楼梯踏级高出约 76 厘米。露出的踏级上用防滑的梯级。如果楼梯铺着地毯，确保地毯用大头针安全地钉在每一级踏级上。不要在楼梯顶部或底部放置不牢固的毯子。所有楼梯必须有良好的照明。不要将玩具和其他物品放在楼梯上。如果被护理者不能爬楼梯，安装一部电梯。如果底楼有一个洗手间，将被护理者的卧室移到附近。

• 确保椅子和桌子都是坚固、稳定以及平衡的，以备被护理者用它们作依靠。

• 将温度调节装置设定在一个暖和的温度约22℃以防止老人的关节变僵硬，关节僵硬能导致跌倒。

• 在床上安护栏或在床边放一把结实的椅子，以帮助被护理者上下床时支撑。紧靠床边放一部可控制音量和带光亮拨号的电话。

• 在澡盆或淋浴器下的地上放一块防滑的橡皮垫或防滑的橡皮膏条。在卫生间四周的墙上及沿浴缸安装扶手和抓杆。在浴池前面的地板上放置防滑的橡皮垫。清除溢出在地板上的水并立即将垫子反转过来。把常用的物品放在容易够得到的地方，以避免必须弯腰或站在椅子或爬上梯凳才能够到。确保被护理者穿着一双很合脚、低跟的防滑鞋。

• 告诉被护理者绝对不要用挂毛巾杆作为支持物，因为它们不够牢固。在浴盆或淋浴器外的地板上放一块浴室防滑垫。有人发现一种马桶坐垫圈用起来很方便。

• 不要锁住卫生间的门。必须将卫生间的门锁去除，以防止被护理者意外地将自己锁在卫生间。

• 让医生检查所有的药物以确保它们是必要的，特别是可能有困倦、头晕或昏厥等副作用的药物。

• 当走出屋外时，让被护理者穿舒适、结实带吸底的步行鞋。如果他用手杖或助步器，确保它结实且状态良好。

如果有可能，当天气不好，特别是当人行道潮湿或结冰时，鼓励被护理者待在屋内。在冬天的时候，保持阳台、台阶、人行道和车道没有雪和冰。在结冰的地面撒沙或盐。

• 一个行走有困难的人可以寻求理疗师的帮助，或者作为一个门诊病人或寻求家庭保健治疗机构的帮助并从中受益。如果行走有问题，与医生讨论做一个步态评估，然后开始拟定一个训练计划，以改善此人的步行能力并增进他的力量。

虽然采取最佳的预防措施，跌倒仍然可能发生。如果被护理者突然跌倒了，不要移动他，应设法确定任何损伤的性质和程度，并立即向紧急医疗援助中心求助。

调节家中温度

当你上了年纪，体温调节能力会逐渐减弱。对于老年人，如果房间温度低于18.3℃，危及生命的体温下降很快就能形成。确保你需要照顾的人家中供暖系统工作正常，且整天有足够的供热，尤其是如果此人住在一套公寓建筑里时，那儿的房客通常无法控制供热。定期检查炉子是否有一氧化碳泄漏也是极其重要的。

老年人也容易受到高温的伤害，高温也可以导致危及生命的疾病，如热衰竭和中暑。如果有可能，专家强烈建议将室温维持在恒定的22℃。在夏季，风扇可能会有帮助，但在许多家庭，空调是保持温度在舒适水平的唯一方法。然而，许多老年人没有空调或负担不起高额的电费。仔细留意此人热衰竭和中暑的体征。

照顾护理者

照顾好你自己是良好护理工作的一个重要部分。由于成功的护理需要大量时间和精力，因此，保持你身体和情绪上的健康是极其重要的。不要羞于接受他人的帮助。

照顾你自己

要保持你自己身体、精神和情绪上的健康，这样你才有可能为一个病人提供最好的照料。这里是一些将有助于你应付护理需求的指导方针：

● 设定现实的目标和界限。自学有关你所照顾的人的疾病信息，以便合理确定现在和将来的期望值。知道期待的目标将帮助你随着时间的推移调整护理计划。决定在何种情况下你将不能在家中继续照顾你所关心的人，并提前将可能性设计好。例如，如果你爱的人有晚期病症，寻找有关临终关怀的方案。

● 尽可能了解所有护理知识。这类信息的来源很多，包括图书馆、医院、某些机构和协会。向你的医生、护士或医院社会工作者询问信息来源。

● 不要混淆护理的概念。让你所关心的人尽量保持独立。抑制想包揽所有事的冲动，并鼓励你所爱的人参与他每日的护理程序。

● 每天保证充足的休息。每个护理者每天都需要一些连续的睡眠。大多数人每天需要大约 8 小时的睡眠。如果有可能的话，在你所爱的人睡觉的同时你也睡觉，或设法在有另一个护理者代替你的时候睡觉。

● 一定要保存好你自己的医疗和牙科的预约。尽可能保持你的健康是重要的。当你去看医生或牙科医生时，要安排让一个可靠的家庭成员、朋友或邻居与你所关心的人待在一起。

● 坚持健康的日常饮食使你有足够的能量完成一天的活动。吃大量的水果、蔬菜和全谷物，并确保你每天获得足量的钙。考虑每天摄取多种维生素和矿物质。

● 设法每天做锻炼。选择你所喜欢的一种锻炼方法，如每天 30 分钟轻快的散步将能协调你的肌肉并改善你的循环功能，它还将让你走出房子。

● 不要忽视你个人的生活。有规律地从护理生活中拿出部分时间去享受生活并处理个人的事情。继续参与你一直喜欢的活动。玩儿得开心是缓解压力并将你思想从护理工作中移开的一个好方法。

● 当你需要暂时休息时就小憩一下吧。一个负责任的家庭成员或朋友也许每周有数小时能来顶替你。

● 护理过程中要自始至终写日记。一天结束时把事情记下来能帮助你组织思想、表达情感，并找到解决问题的方法。

● 设法维持与你情绪的接触并找出积极的处理方法。对护理人员来说，经历内疚、愤怒、怨恨或抑郁等情绪是很平常的。当这些情绪无法得到发泄时，它们可能会影响护理程序并对你的健康有不良影响。与你的家人、朋友以及护理组的其他成员一起讨论你的情绪可能是有益的。加入一个护理援助团体能减少你的孤独感，帮助你找到应对你情绪的方法，并解决护理相关的问题。留意抑郁的症状。如果你感觉抑郁，尽快得到专业人员的帮助。

要求并接受他人的帮助

只要有可能，与他人分摊你的护理责任，以保证被护理者和你的健康与幸福。当你需要时要习惯于向他人求助，不要等到情况变得难以控制。每一个家庭成员都必须通过某种方法参与或做出贡献——做零工、供差遣、准备膳食、接电话或提供陪伴。

准备请求帮助时，事先准备好一张必须要做的所有事情的目录清单。例如，要求朋友或家人过来并与被护理者待在一起，这样你就能够离开。为了能有时间待在家里，要求他们为你购物或陪伴被护理者去医师诊室。并且当有人提供帮助时要毫不犹豫地接受它。

如果你不能依赖朋友、邻居或家庭成员，要求你的医生向家庭探视助理护士分配工作，这样可以由一名护士评估情形并提供一些必要的帮助。考虑雇请一个家庭助手、家庭健康助手或陪伴以帮助你完成每天的工作。如果家庭成员没有时间，也许他们可以为你所需的帮助提供财务支持。一些医院和私人疗养所有暂息护理设施，当你外出旅行时，你可以将你所看护的人带到此处安置一小段时间，补足你可能失去的所需时间，或只是待在家里享受孤寂。

为护理人员缓解压力

在家照顾一个所关心的人可以说是整个家庭压力的主要原因，对护理人员来说压力尤其大。你正在照顾的人可能会烦恼、愤怒或抑郁。他可能要求多或难以取悦，让你感觉不能胜任、落空、生气以及中圈套。你可能为此感觉消极

和内疚。这样的感觉是可以理解的，但你必须克服它们才能继续向前。在你的护理计划中及早采取步骤，以安排暂息期间的照料。

防止崩溃

护理人员的崩溃是因延长的护理压力引起身体或情绪上的衰竭。这种情况通常是逐渐发生的。开始体征和症状可能不会出现，直到你习惯于日常的护理程序很长时间后。崩溃影响你的护理质量。由于不同的人有不同的心理调节能力，崩溃的水平也各不相同。护理人员崩溃的常见体征和症状包括：

- 愤怒或易怒；
- 感觉失败或挫败；
- 缺乏精力；容易疲劳；
- 感觉孤独；
- 定期哭泣；
- 难以处理小问题或作较小的决定；
- 频繁的头痛或感冒；
- 食欲改变；
- 睡眠出现障碍；
- 出现皮肤问题，如痤疮或皮疹；
- 无法集中思想；
- 感觉焦虑、抑郁或怨恨；
- 神经质的习性（如咬指甲癖或暴食）。

为帮助防止崩溃，你需要一个可靠的援助团队，可以定期向他们倾诉或拜访他们，表达你的情感并讨论你所忧虑的问题。许多护理人员仅与某个人交流后就可以缓解。如果做任何事不能缓解，崩溃将很快导致抑郁症。如果你有护理人员崩溃的任何症状，尽快从社会工作者、医生、护士、心理学家或专业的咨询员那里寻求帮助。与牧师聊天也

护理人员自我评估调查表

护理人员常常由于太过于考虑他人的需要，以至于他们忽略了自身的幸福。如果你是一个护理人员，回答下列问题，然后自我评估以确定你的紧张水平。

在过去一星期左右时间里，我：

（1）专注做一件事情时有困难 　　　　是 　　　　否
（2）感觉我不能让我的亲戚独自一人留下 　　　　是 　　　　否
（3）做出决断时有困难 　　　　是 　　　　否
（4）挫败感 　　　　是 　　　　否
（5）感觉自己有用和必需 　　　　是 　　　　否
（6）感觉孤寂 　　　　是 　　　　否
（7）为我的亲属与他以前的自己改变很多而感到不安 　　　　是 　　　　否
（8）感觉没有隐私或个人时间 　　　　是 　　　　否
（9）是否急躁或易怒 　　　　是 　　　　否
（10）照顾亲属扰乱了我的睡眠 　　　　是 　　　　否
（11）哭泣 　　　　是 　　　　否
（12）在工作和家庭责任之间感觉紧张 　　　　是 　　　　否
（13）有背痛 　　　　是 　　　　否
（14）感觉生病（头痛、胃部不适或感冒） 　　　　是 　　　　否
（15）对我的家人给予支持感到满意 　　　　是 　　　　否
（16）发现我亲属的生活处境不便或照料有障碍 　　　　是 　　　　否
（17）在1~10的分数范围内，不紧张给1分，非常紧张
　　　给10分，估计你现在的紧张度 　　　　
（18）在1~10的分数范围内，非常健康给1分，健康状
　　　况很差给10分，估计你现在的健康与去年此时相比 　　　　

自我评估

为了确定你的得分：

（1）问题5和15，回答"否"的视为"是"，回答"是"的视为"否"。
（2）合计回答"是"的总数。

解释你的得分

你可能正处于高度紧张状态，如果：

● 你对问题4或11回答"是"；或
● 你在问题17上的得分是6或更高；或
● 你在问题18上的得分是6或更高；或
● 你的总得分是10或更高

> **你现在应该做什么**
>
> 如果你正处于高度紧张状态：
> ● 考虑看医生做健康检查。
> ● 考虑找护理人员以缓解紧张。向医生或社会工作者询问有关在你社区的护理资源。
> ● 考虑加入一个援助团体，你能从中学会并与其他护理人员一起分享经验。

可能有帮助。

缓解压力

如果你是个护理人员，你可以采取多种方式来得到暂时的休息。有时是非常简单的，例如在一天结束时享受一个热水浴或看一个喜欢的电视节目；它也可以是一个有组织的程序，例如成人的日间护理，或你正在照顾的这个人到卫生护理设施寻求护理或治疗的暂息护理程序；或者可以采取一个与被护理者待在家中的暂息工作者或志愿者的形式。另一种方法是，你可以出去旅行或独自一人在家度过一些时间。

尽可能多地维持户外活动和交际。例如，如果你有自己的工作，尽可能维持你的工作。在你所爱的人生病前，继续参与你所喜欢的休闲活动。接受他人提供的帮助，包括家庭成员、朋友、暂息工作者以及志愿者。

与援助团体中的其他成员分享他们的经历令护理人员感觉舒适。在这样的团体里，人们可以分享他们对于有关护理或如糖尿病、癌症或老年痴呆等特殊疾病的忧虑。向当地医院咨询你所在地团体的有关信息。你的医生或健康护理小组的其他成员也可能为你介绍一个援助团体。互联网也是寻找一个满足你需求的援助团体的好地方。如果不能在你的所在地找到一个援助团体，考虑开始组织你自己的援助团体。

> **你可以为一个护理人员做些什么**
>
> 作为护理人员的朋友或亲属，可以做许多事来减轻他的工作。尽管下面列出的措施相对简单，但对护理人员的生活有深远、积极的影响：
>
> ● 保持联系。尽可能经常打电话或探望护理人员。护理人员常常会感觉孤独，通过与朋友或亲属的交流可以得到巨大释放。
> ● 提供帮助。问护理人员他想要你做些什么。由于多数护理人员不愿向他人寻求帮助，因此你可能需要坚持要求。
>
> ● 做一个好的听众。对于护理人员来说，讨论他们的情感和所关心的问题是重要的，且这样做可以通常有助于缓解压力和焦虑。让护理人员知道如果他需要与人交谈时，你是非常乐意效力的。

第四部分

症状的自我诊断

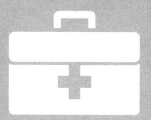

如何使用症状自我诊断表

设计这部分图表是用来帮助你找到出现某些症状的可能原因。通过一系列的问答，你可能会得到一个诊断结果或者被引导到本书的其他图表或章节。也可能会建议你去看医生或者立即去医院的急诊科。在使用这些图表时：

● 通过后面的图表目录找到你需要的体征表格。

● 翻到这个图表，阅读表格主题下关于该体征的描述来确定这个表格是否是你所需。

● 每一个图表都以提问开始。

● 沿着"是"或"否"的回答路径得到诊断或其他指示说明。

● 除非遇到紧急情况，否则最好将所有建议读完以得到尽可能多的信息。

● 为了得到明确的诊断和治疗，最好去看医生。

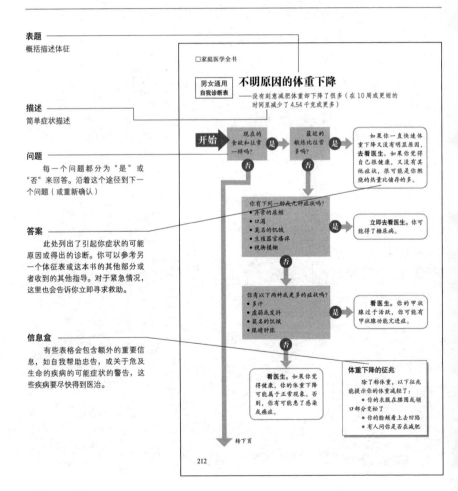

表题
概括描述体征

描述
简单症状描述

问题
每一个问题都分为"是"或"否"来回答。沿着这个途径到下一个问题（或重新确认）

答案
此处列出了引起你症状的可能原因或得出的诊断。你可以参考另一个体征表或这本书的其他部分或者收到的其他指导。对于紧急情况，这里也会告诉你立即寻求救助。

信息盒
有些表格会包含额外的重要信息，如自我帮助忠告，或关于危及生命的疾病的可能症状的警告，这些疾病要尽快得到医治。

□家庭医学全书

男女通用
自我诊断表

不明原因的体重下降
——没有刻意减肥体重却下降了很多（在10周或更短的时间里减少了4.54千克或更多）

开始

现在的食欲和往常一样吗？

最近的锻炼比往常多吗？

如果你一直快速体重下降又没有明显原因，去看医生。如果你觉得自己很健康，又没有其他症状，很可能是你燃烧的热量比储存的多。

你有下列一种或几种症状吗？
● 异常的尿频
● 口渴
● 莫名的饥饿
● 生殖器官瘙痒
● 视物模糊

立即去看医生。你可能得了糖尿病。

你有以下两种或更多的症状吗？
● 多汗
● 虚弱或发抖
● 莫名的饥饿
● 眼睛肿胀

看医生。你的甲状腺过于活跃，你可能有甲状腺功能亢进症。

看医生。如果你觉得健康，你的体重下降可能属于正常现象。否则，你有可能得了感染或癌症。

体重下降的征兆
除了称体重，以下征兆能提示你的体重减轻了：
● 你的衣服在腰围或领口部分变松了
● 你的脸颊看上去凹陷
● 有人问你是否在减肥

转下页

212

如何找到你所需要的自我诊断表

下面列出的自我诊断表索引会引导你找到与你体征有关的自我诊断表页码，根据以下步骤找到你所需要的自我诊断表。

（1）单列出你的主要症状。如果你有2个或更多症状（比如发热、咳嗽、流鼻涕），确定哪一个最困扰你。

（2）在下面的"自我诊断表索引"

中找到这个症状。这个索引是以关键词的形式列出的，便于查找。

（3）当你在自我诊断表索引里找到你需要的自我诊断表后，翻到那一页根据指示回答自我诊断表中列出的问题，寻找引起症状的原因。如何使用这些自我诊断表详见前一页"如何使用症状自我诊断表"。

自我诊断表索引

男女通用
自我诊断表

感觉周身不适

——感到身体不舒服但又说不清楚

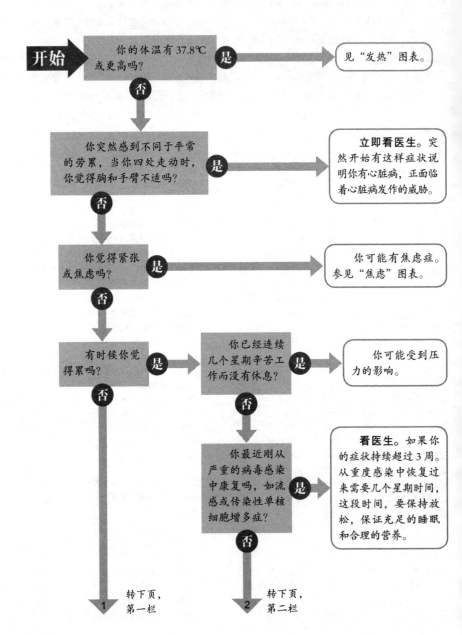

开始 你的体温有 37.8℃ 或更高吗？ → **是** → 见"发热"图表。

否 ↓

你突然感到不同于平常的劳累，当你四处走动时，你觉得胸和手臂不适吗？ → **是** → **立即看医生。** 突然开始有这样症状说明你有心脏病，正面临着心脏病发作的威胁。

否 ↓

你觉得紧张或焦虑吗？ → **是** → 你可能有焦虑症。参见"焦虑"图表。

否 ↓

有时候你觉得累吗？ → **是** → 你已经连续几个星期辛苦工作而没有休息？ → **是** → 你可能受到压力的影响。

否 ↓

你最近刚从严重的病毒感染中康复吗，如流感或传染性单核细胞增多症？ → **是** → **看医生。** 如果你的症状持续超过3周。从重度感染中恢复过来需要几个星期时间，这段时间，要保持放松，保证充足的睡眠和合理的营养。

否 ↓

1 转下页，第一栏

2 转下页，第二栏

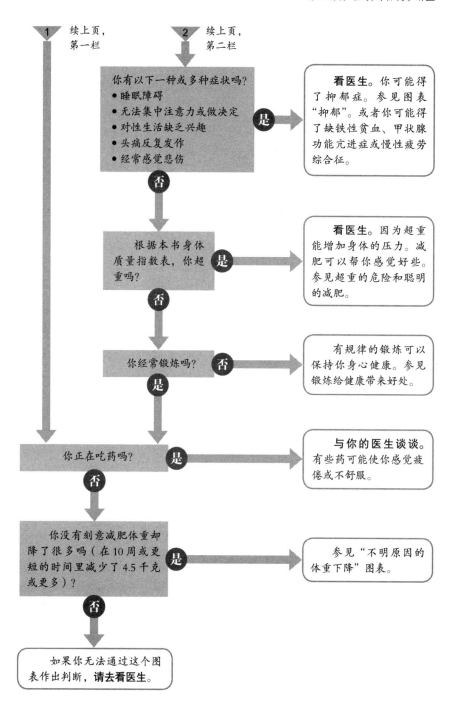

男女通用
自我诊断表

不明原因的体重下降

——没有刻意减肥体重却下降了很多（在 10 周或更短的
时间里减少了 4.54 千克或更多）

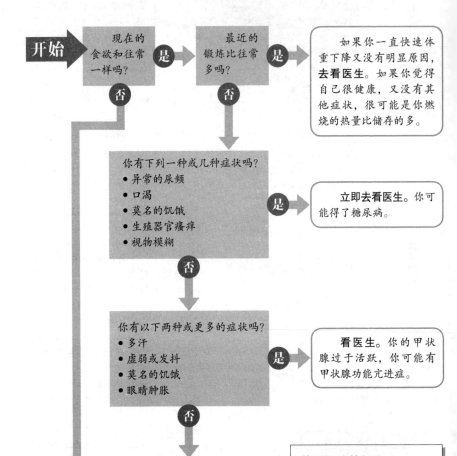

开始

现在的食欲和往常一样吗？ → **是** → 最近的锻炼比往常多吗？ → **是** →
　　如果你一直快速体重下降又没有明显原因，**去看医生**。如果你觉得自己很健康，又没有其他症状，很可能是你燃烧的热量比储存的多。

否　　　　　**否**

你有下列一种或几种症状吗？
- 异常的尿频
- 口渴
- 莫名的饥饿
- 生殖器官瘙痒
- 视物模糊

→ **是** → 　　**立即去看医生**。你可能得了糖尿病。

否

你有以下两种或更多的症状吗？
- 多汗
- 虚弱或发抖
- 莫名的饥饿
- 眼睛肿胀

→ **是** → 　　**看医生**。你的甲状腺过于活跃，你可能有甲状腺功能亢进症。

否

　　看医生。如果你觉得健康，你的体重下降可能属于正常现象。否则，你有可能患了感染或癌症。

体重下降的征兆

　　除了称体重，以下征兆能提示你的体重减轻了：
- 你的衣服在腰围或领口部分变松了
- 你的脸颊看上去凹陷
- 有人问你是否在减肥

转下页

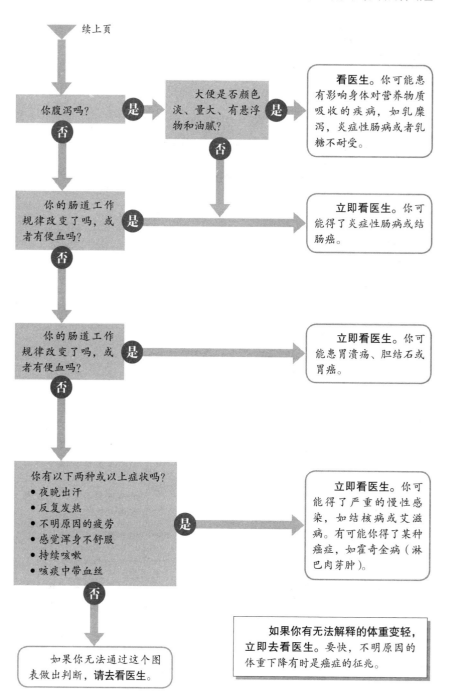

续上页

你腹泻吗？ — 是 → 大便是否颜色淡、量大、有悬浮物和油腻？ — 是 → **看医生。** 你可能患有影响身体对营养物质吸收的疾病，如乳糜泻，炎症性肠病或者乳糖不耐受。

否 ↓　　　　　否 ↓

你的肠道工作规律改变了吗，或者有便血吗？ — 是 → **立即看医生。** 你可能得了炎症性肠病或结肠癌。

否 ↓

你的肠道工作规律改变了吗，或者有便血吗？ — 是 → **立即看医生。** 你可能患胃溃疡、胆结石或胃癌。

否 ↓

你有以下两种或以上症状吗？
- 夜晚出汗
- 反复发热
- 不明原因的疲劳
- 感觉浑身不舒服
- 持续咳嗽
- 咳痰中带血丝

— 是 → **立即看医生。** 你可能得了严重的慢性感染，如结核病或艾滋病。有可能你得了某种癌症，如霍奇金病（淋巴肉芽肿）。

否 ↓

如果你无法通过这个图表做出判断，**请去看医生。**

如果你有无法解释的体重变轻，立即去看医生。 要快，不明原因的体重下降有时是癌症的征兆。

213

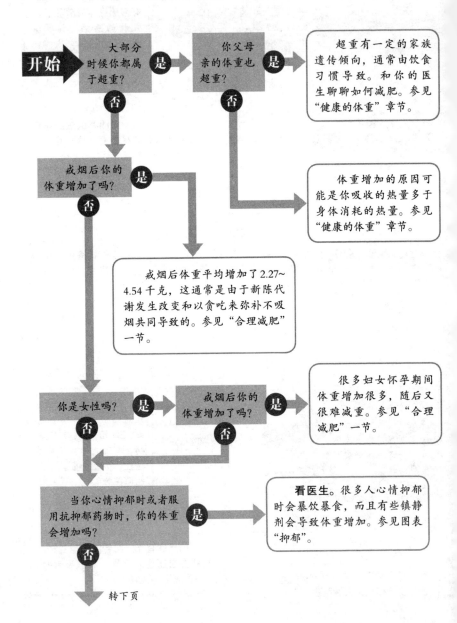

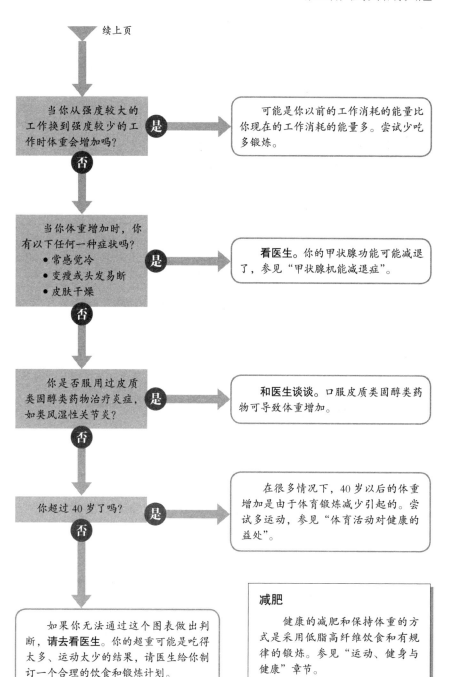

续上页

当你从强度较大的工作换到强度较少的工作时体重会增加吗？

是 → 可能是你以前的工作消耗的能量比你现在的工作消耗的能量多。尝试少吃多锻炼。

否

当你体重增加时，你有以下任何一种症状吗？
- 常感觉冷
- 变瘦或头发易断
- 皮肤干燥

是 → **看医生**。你的甲状腺功能可能减退了，参见"甲状腺机能减退症"。

否

你是否服用过皮质类固醇类药物治疗炎症，如类风湿性关节炎？

是 → **和医生谈谈**。口服皮质类固醇类药物可导致体重增加。

否

你超过40岁了吗？

是 → 在很多情况下，40岁以后的体重增加是由于体育锻炼减少引起的。尝试多运动，参见"体育活动对健康的益处"。

否

如果你无法通过这个图表做出判断，**请去看医生**。你的超重可能是吃得太多、运动太少的结果，请医生给你制订一个合理的饮食和锻炼计划。

减肥

健康的减肥和保持体重的方式是采用低脂高纤维饮食和有规律的锻炼。参见"运动、健身与健康"章节。

睡眠障碍

——经常无法入睡或保持熟睡。对于5岁以下的儿童，参见图表"儿童夜间觉醒"

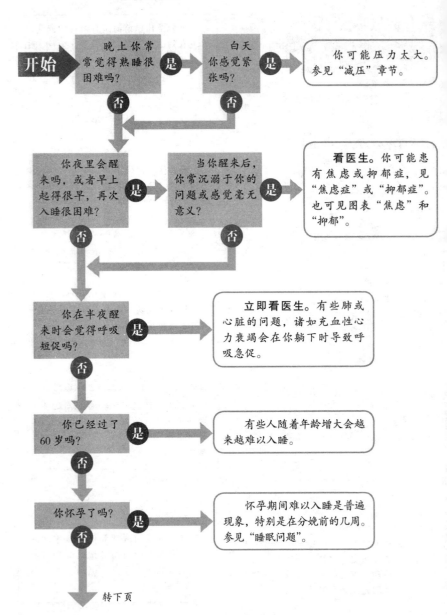

开始 → 晚上你常常觉得熟睡很困难吗？ — **是** → 白天你感觉紧张吗？ — **是** → 你可能压力太大。参见"减压"章节。

否 ↓ **否** ↓

你夜里会醒来吗，或者早上起得很早，再次入睡很困难？ — **是** → 当你醒来后，你常沉溺于你的问题或感觉毫无意义？ — **是** → **看医生。**你可能患有焦虑或抑郁症，见"焦虑症"或"抑郁症"。也可见图表"焦虑"和"抑郁"。

否 ↓ **否** ↓

你在半夜醒来时会觉得呼吸短促吗？ — **是** → **立即看医生。**有些肺或心脏的问题，诸如充血性心力衰竭会在你躺下时导致呼吸急促。

否 ↓

你已经过了60岁吗？ — **是** → 有些人随着年龄增大会越来越难以入睡。

否 ↓

你怀孕了吗？ — **是** → 怀孕期间难以入睡是普遍现象，特别是在分娩前的几周。参见"睡眠问题"。

否 ↓

转下页

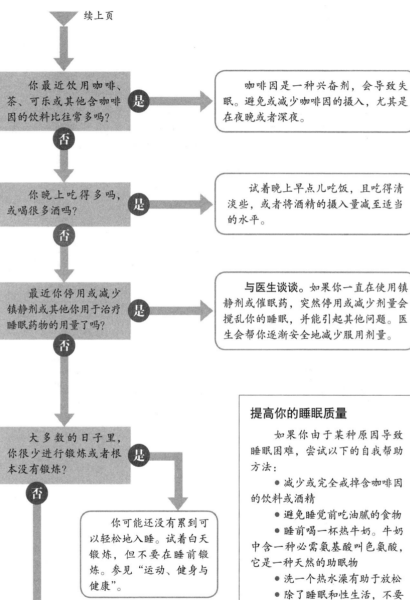

续上页

你最近饮用咖啡、茶、可乐或其他含咖啡因的饮料比往常多吗？ **是** → 咖啡因是一种兴奋剂，会导致失眠。避免或减少咖啡因的摄入，尤其是在夜晚或者深夜。

否

你晚上吃得多吗，或喝很多酒吗？ **是** → 试着晚上早点儿吃饭，且吃得清淡些，或者将酒精的摄入量减至适当的水平。

否

最近你停用或减少镇静剂或其他你用于治疗睡眠药物的用量了吗？ **是** → **与医生谈谈**。如果你一直在使用镇静剂或催眠药，突然停用或减少剂量会搅乱你的睡眠，并能引起其他问题。医生会帮你逐渐安全地减少服用剂量。

否

大多数的日子里，你很少进行锻炼或者根本没有锻炼？ **是** → 你可能还没有累到可以轻松地入睡。试着白天锻炼，但不要在睡前锻炼。参见"运动、健身与健康"。

否

如果你无法通过这个图表做出诊断，或者如果自我测量无效的话，**请去看医生**。

提高你的睡眠质量

如果你由于某种原因导致睡眠困难，尝试以下的自我帮助方法：

● 减少或完全戒掉含咖啡因的饮料或酒精

● 避免睡觉前吃油腻的食物

● 睡前喝一杯热牛奶。牛奶中含一种必需氨基酸叫色氨酸，它是一种天然的助眠物

● 洗一个热水澡有助于放松

● 除了睡眠和性生活，不要用床进行其他运动

● 确保卧室不要太热并且让你的床垫保持舒适

217

发　　热

——体温达到 37.8℃或者更高。对于 2 岁以下的儿童，参见图表"婴幼儿发热"。对于 2 ~ 12 岁的儿童，参见图表"儿童发热"

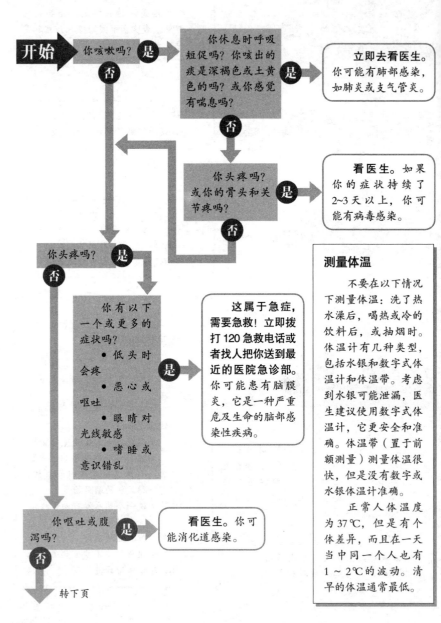

开始 → 你咳嗽吗？ **是** → 你休息时呼吸短促吗？你咳出的痰是深褐色或土黄色的吗？或你感觉有喘息吗？ **是** → **立即去看医生。** 你可能有肺部感染，如肺炎或支气管炎。

否

否

你头疼吗？或你的骨头和关节疼吗？ **是** → **看医生。** 如果你的症状持续了 2~3 天以上，你可能有病毒感染。

否

你头疼吗？ **是**

否

你有以下一个或更多的症状吗？
● 低头时会疼
● 恶心或呕吐
● 眼睛对光线敏感
● 嗜睡或意识错乱

是 → **这属于急症，需要急救！** 立即拨打 120 急救电话或者找人把你送到最近的医院急诊部。你可能患有脑膜炎，它是一种严重危及生命的脑部感染性疾病。

你呕吐或腹泻吗？ **是** → **看医生。** 你可能消化道感染。

否

转下页

测量体温

不要在以下情况下测量体温：洗了热水澡后，喝热或冷的饮料后，或抽烟时。体温计有几种类型，包括水银和数字式体温计和体温带。考虑到水银可能泄漏，医生建议使用数字式体温计，它更安全和准确。体温带（置于前额测量）测量体温很快，但是没有数字或水银体温计准确。

正常人体温度为 37℃，但是有个体差异，而且在一天当中同一个人也有 1 ~ 2℃的波动。清早的体温通常最低。

续上页

你的关节或骨痛吗? **是** → **看医生**。如果你的症状持续了 2~3 天以上。你可能有病毒感染，如流感。休息并喝大量液体。

否

你有皮疹吗? **是** → 参见图表"发热出疹"。

否

你的喉咙疼吗? **是** → **看医生**。你可能喉咙感染了。

否

你的后背（腰以上的一侧或两侧）疼吗? 有寒意吗? **是** → **立即看医生**。你可能肾脏感染，这种情况很严重。参见"急性肾盂肾炎"。

否

你小便时疼吗? 或你小便次数比往常多吗? **是** → **看医生**。你可能有尿路感染。参见"膀胱炎"。也可参见"男性膀胱炎"或"女性膀胱炎"。如果你是男性，也可参见"前列腺炎"。

否

白天大部分时间你都待在强烈的阳光下或很热的环境中吗? **是** → 这属于急症，需要急救！立即拨打 120 急救电话或者找人把你送到最近的医院急诊部。你可能是热衰竭或中暑，需要急救，参见"热衰竭"和"中暑"。

否

如果你无法通过这个图表做出诊断，或者你的体温 24 小时内没有恢复正常，或者你的体温很高或者再次升高，**请去看医生**。

如果你的体温非常高

立即看医生。体温达 40℃或更高将很危险。用微温的水擦拭头和身体可以减缓一些。喝大量液体，尤其是水和补液或运动饮料来补充流失的体液。在服用阿司匹林或阿司匹林替代药来解热前先问问医生。

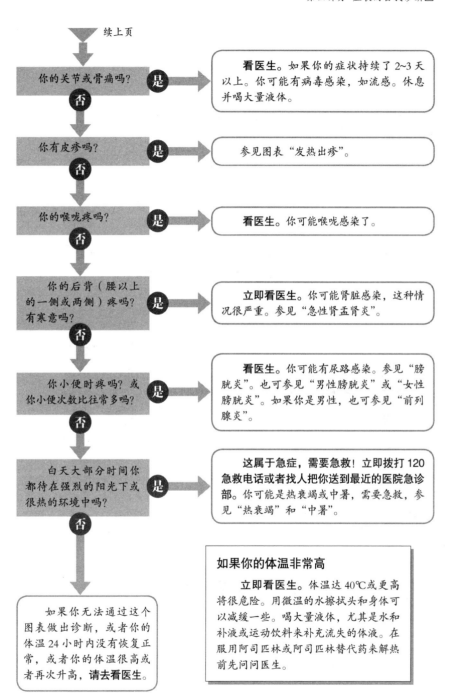

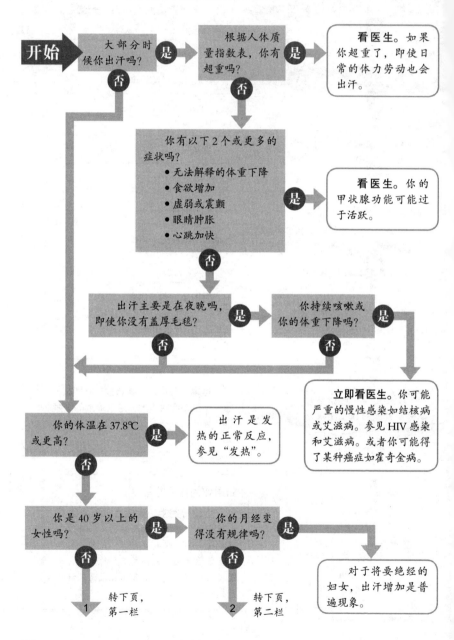

男女通用
自我诊断表

多　汗
——与温暖的环境和运动无关的出汗

开始 → 大部分时候你出汗吗？ — 是 → 根据人体质量指数表，你有超重吗？ — 是 → **看医生。** 如果你超重了，即使日常的体力劳动也会出汗。

否 ↓　　否 ↓

你有以下2个或更多的症状吗？
- 无法解释的体重下降
- 食欲增加
- 虚弱或震颤
- 眼睛肿胀
- 心跳加快

是 → **看医生。** 你的甲状腺功能可能过于活跃。

否 ↓

出汗主要是在夜晚吗，即使你没有盖厚毛毯？ — 是 → 你持续咳嗽或你的体重下降吗？ — 是 →

否 ↓　　否 ↓

立即看医生。 你可能严重的慢性感染如结核病或艾滋病。参见 HIV 感染和艾滋病。或者你可能得了某种癌症如霍奇金病。

你的体温在 37.8℃ 或更高？ — 是 → 出汗是发热的正常反应，参见"发热"。

否 ↓

你是40岁以上的女性吗？ — 是 → 你的月经变得没有规律吗？ — 是 →

否 ↓　　否 ↓

对于将要绝经的妇女，出汗增加是普遍现象。

1 转下页，第一栏

2 转下页，第二栏

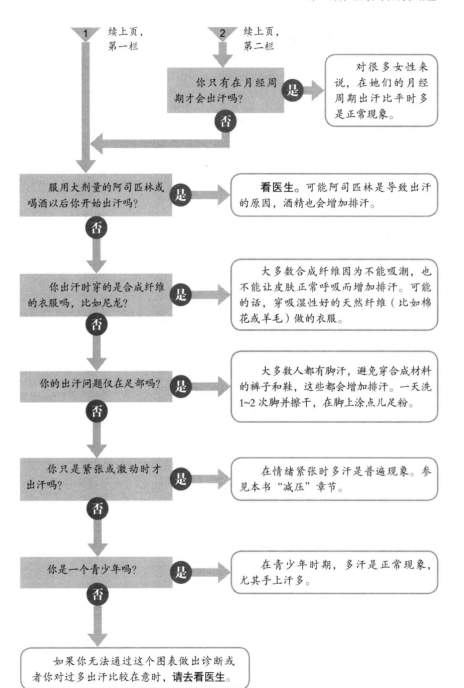

1 续上页,
第一栏

2 续上页,
第二栏

你只有在月经周期才会出汗吗? —是→ 对很多女性来说,在她们的月经周期出汗比平时多是正常现象。

否

服用大剂量的阿司匹林或喝酒以后你开始出汗吗? —是→ **看医生**。可能阿司匹林是导致出汗的原因,酒精也会增加排汗。

否

你出汗时穿的是合成纤维的衣服吗,比如尼龙? —是→ 大多数合成纤维因为不能吸潮,也不能让皮肤正常呼吸而增加排汗。可能的话,穿吸湿性好的天然纤维(比如棉花或羊毛)做的衣服。

否

你的出汗问题仅在足部吗? —是→ 大多数人都有脚汗,避免穿合成材料的裤子和鞋,这些都会增加排汗。一天洗1~2次脚并擦干,在脚上涂点儿足粉。

否

你只是紧张或激动时才出汗吗? —是→ 在情绪紧张时多汗是普遍现象。参见本书"减压"章节。

否

你是一个青少年吗? —是→ 在青少年时期,多汗是正常现象,尤其手上汗多。

否

如果你无法通过这个图表做出诊断或者你对过多出汗比较在意时,**请去看医生**。

男女通用
自我诊断表

皮下肿胀

——你可以看到或感觉到皮下新出现的肿块或肿胀。12岁以下的孩子请参见图表"儿童肿胀"

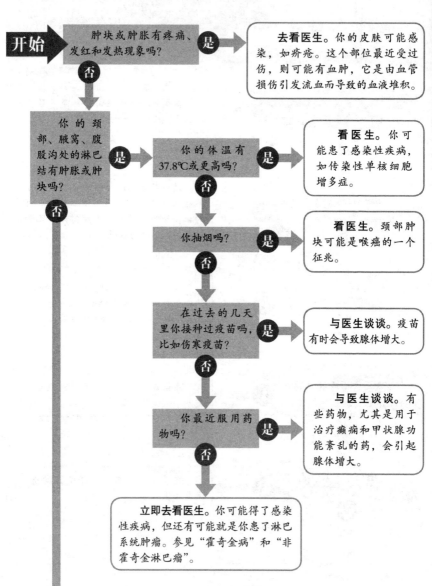

开始 肿块或肿胀有疼痛、发红和发热现象吗？ **是** → **去看医生。** 你的皮肤可能感染，如疖疮。这个部位最近受过伤，则可能有血肿，它是由血管损伤引发流血而导致的血液堆积。

否

你的颈部、腋窝、腹股沟处的淋巴结有肿胀或肿块吗？ **是** → 你的体温有37.8℃或更高吗？ **是** → **看医生。** 你可能患了感染性疾病，如传染性单核细胞增多症。

否

你抽烟吗？ **是** → **看医生。** 颈部肿块可能是喉癌的一个征兆。

否

在过去的几天里你接种过疫苗吗，比如伤寒疫苗？ **是** → **与医生谈谈。** 疫苗有时会导致腺体增大。

否

你最近服用药物吗？ **是** → **与医生谈谈。** 有些药物，尤其是用于治疗癫痫和甲状腺功能紊乱的药，会引起腺体增大。

否

立即去看医生。 你可能得了感染性疾病，但还有可能就是你患了淋巴系统肿瘤。参见"霍奇金病"和"非霍奇金淋巴瘤"。

否

转下页

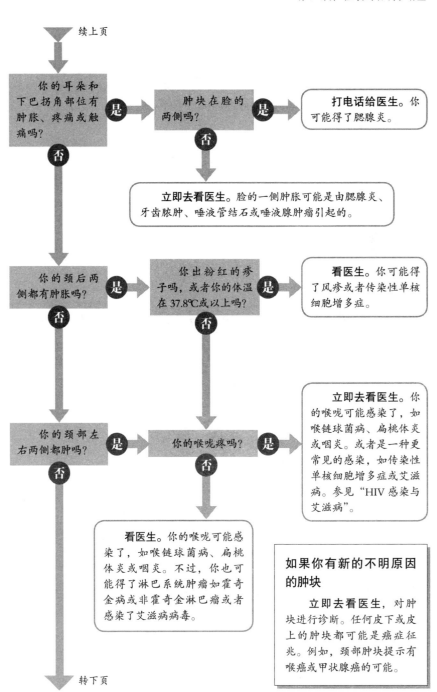

续上页

你的耳朵和下巴拐角部位有肿胀、疼痛或触痛吗？

是 → 肿块在脸的两侧吗？ **是** → **打电话给医生。**你可能得了腮腺炎。

否 ↓

否 → **立即去看医生。**脸的一侧肿胀可能是由腮腺炎、牙齿脓肿、唾液管结石或唾液腺肿瘤引起的。

你的颈后两侧都有肿胀吗？ **是** → 你出粉红的疹子吗，或者你的体温在37.8℃或以上吗？ **是** → **看医生。**你可能得了风疹或者传染性单核细胞增多症。

否 ↓

你的颈部左右两侧都肿吗？ **是** → 你的喉咙疼吗？ **是** → **立即去看医生。**你的喉咙可能感染了，如喉链球菌病、扁桃体炎或咽炎。或者是一种更常见的感染，如传染性单核细胞增多症或艾滋病。参见"HIV感染与艾滋病"。

否 ↓

否 → **看医生。**你的喉咙可能感染了，如喉链球菌病、扁桃体炎或咽炎。不过，你也可能得了淋巴系统肿瘤如霍奇金病或非霍奇金淋巴瘤或者感染了艾滋病病毒。

如果你有新的不明原因的肿块

立即去看医生，对肿块进行诊断。任何皮下或皮上的肿块都可能是癌症征兆。例如，颈部肿块提示有喉癌或甲状腺癌的可能。

转下页

223

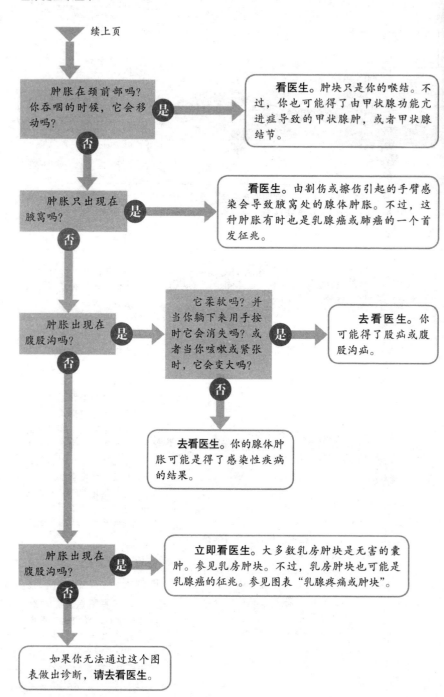

续上页

肿胀在颈前部吗？你吞咽的时候，它会移动吗？

是 → 看医生。肿块只是你的喉结。不过，你也可能得了由甲状腺功能亢进症导致的甲状腺肿，或者甲状腺结节。

否 ↓

肿胀只出现在腋窝吗？

是 → 看医生。由割伤或擦伤引起的手臂感染会导致腋窝处的腺体肿胀。不过，这种肿胀有时也是乳腺癌或肺癌的一个首发征兆。

否 ↓

肿胀出现在腹股沟吗？

是 → 它柔软吗？并当你躺下来用手按时它会消失吗？或者当你咳嗽或紧张时，它会变大吗？

是 → 去看医生。你可能得了股疝或腹股沟疝。

否 ↓

去看医生。你的腺体肿胀可能是得了感染性疾病的结果。

否 ↓

肿胀出现在腹股沟吗？

是 → 立即看医生。大多数乳房肿块是无害的囊肿。参见乳房肿块。不过，乳房肿块也可能是乳腺癌的征兆。参见图表"乳腺疼痛或肿块"。

否 ↓

如果你无法通过这个图表做出诊断，**请去看医生**。

男女通用
自我诊断表

非皮疹性瘙痒

——皮肤瘙痒，但是痒的皮肤表面没有任何异样。2～12岁的儿童参见图表"儿童瘙痒"

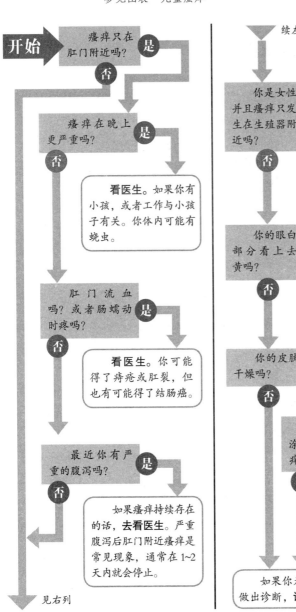

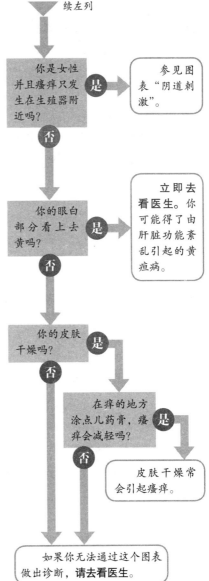

225

感觉昏晕和昏厥

男女通用
自我诊断表

——突然感觉虚弱和站不稳，这可引起暂时的意识丧失

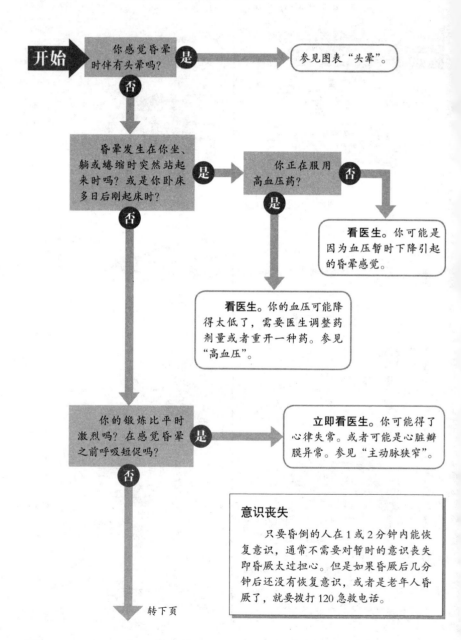

开始 你感觉昏晕时伴有头晕吗？ → **是** → 参见图表"头晕"。

否 ↓

昏晕发生在你坐、躺或蜷缩时突然站起来时吗？或是你卧床多日后刚起床时？ → **是** → 你正在服用高血压药？ → **否** → **看医生。** 你可能是因为血压暂时下降引起的昏晕感觉。

是 ↓

看医生。 你的血压可能降得太低了，需要医生调整药剂量或者重开一种药。参见"高血压"。

否 ↓

你的锻炼比平时激烈吗？在感觉昏晕之前呼吸短促吗？ → **是** → **立即看医生。** 你可能得了心律失常。或者可能是心脏瓣膜异常。参见"主动脉狭窄"。

否 ↓

意识丧失

只要昏倒的人在1或2分钟内能恢复意识，通常不需要对暂时的意识丧失即昏厥太过担心。但是如果昏厥后几分钟后还没有恢复意识，或者是老年人昏厥了，就要拨打120急救电话。

转下页

续上页

你好长时间不吃东西了吗？或者你患有糖尿病吗？

是 **看医生。** 如果你患有糖尿病，最好与医生讨论控制血糖的方法。低血糖会使人昏晕。喝点儿甜的东西或吃些含糖或淀粉的食物可能会使你觉得好些。参见"低血糖症"。

如果你感到昏晕

如果觉得昏晕，躺下来把脚抬高。如果不可能做到躺下，就坐下来弯腰把头放在膝盖之间一直到觉得好些为止。急救方法参见"晕厥"。

否

你在强烈的阳光或者闷热不通风的环境下呆了几小时吗？

是 这属于急症，需要急救！立即拨打120急救电话或者找人把你送到最近的医院急诊部。你可能得了热衰竭，这会导致一种危及生命的疾病中暑。急救方法见"热衰竭"和"中暑"。

否

你有以下一种或多种症状吗？
● 身体的某个部位麻木或有麻刺感
● 视物模糊
● 意识错乱
● 说话困难
● 手臂或脚不能动

是 这属于急症，需要急救！立即拨打120急救电话，或者找人把你送到最近的医院急诊部。你可能有中风或者短暂性脑缺血发作。

否

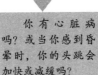

你有心脏病吗？或当你感到昏晕时，你的头跳会加快或减缓吗？

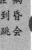**是** 你的意识丧失了吗？

是 **立即看医生。** 你意识丧失可能是由严重的心律异常引起的。

否

看医生。 你的心率和心律可能存在异常，如心律失常。

否

转下页

227

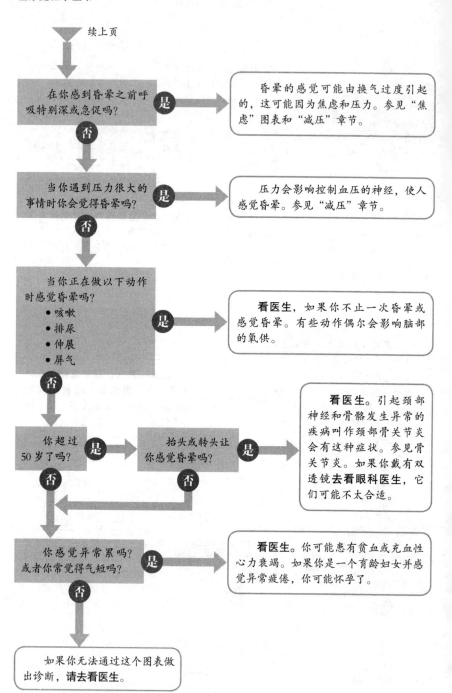

续上页

在你感到昏晕之前呼吸特别深或急促吗？ **是** → 昏晕的感觉可能由换气过度引起的，这可能因为焦虑和压力。参见"焦虑"图表和"减压"章节。

否

当你遇到压力很大的事情时你会觉得昏晕吗？ **是** → 压力会影响控制血压的神经，使人感觉昏晕。参见"减压"章节。

否

当你正在做以下动作时感觉昏晕吗？
● 咳嗽
● 排尿
● 伸展
● 屏气
是 → **看医生**，如果你不止一次昏晕或感觉昏晕。有些动作偶尔会影响脑部的氧供。

否

你超过50岁了吗？ **是** → 抬头或转头让你感觉昏晕吗？ **是** → **看医生**。引起颈部神经和骨骼发生异常的疾病叫作颈部骨关节炎会有这种症状。参见骨关节炎。如果你戴有双透镜**去看眼科医生**，它们可能不太合适。

否　　　　　　　　　**否**

你感觉异常累吗？或者你常觉得气短吗？ **是** → **看医生**。你可能患有贫血或充血性心力衰竭。如果你是一个育龄妇女并感觉异常疲倦，你可能怀孕了。

否

如果你无法通过这个图表做出诊断，**请去看医生**。

男女通用
自我诊断表

头　　晕

——一种旋转的感觉伴有头轻和站立不稳

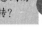 **开始** → 你是否感到房间好像在旋转？ ——**是**→ 你注意到自己有以下 1 个到多个症状吗？
- 手臂或腿无力
- 身体的某个部位麻木或有刺麻感
- 视物模糊
- 发音困难

否↓

参见图表"感觉昏晕和昏厥"。

是→ 这属于急症，需要急救！立即拨打 120 急救电话或者找人把你送到最近的医院急诊部。你可能中风或短暂性脑缺血发作。

否↓

 你有任何听力丧失或者听到外界并没有的声音的表现吗？ ——**是**→ **看医生。**你的内耳可能有问题比如迷路炎，或者梅尼埃病。

否↓

你超过 50 岁了吗？ ——**是**→ 你抬头时会头晕吗？ ——**是**→ **看医生。**头晕也是与颈部神经和骨骼有关的疾病颈部骨关节炎的一个症状。参见骨关节炎。**看眼科医生，**如果你戴有双透镜，它们可能不太适合。

否↓　　　　　　　　**否**↓

 你在早晨有复发性严重的头痛发作并伴随恶心和呕吐吗？ ——**是**→ 最近你的头受过伤吗？ ——**是**→ 这属于急症，需要急救！立即拨打 120 急救电话或者找人把你送到最近的医院急诊部。你可能有硬脑膜下出血和血肿。

否↓　　　　　　　　**否**↓

如果你无法通过这个图表做出诊断，**请去看医生。**

这属于急症，需要急救！立即拨打 120 急救电话或者找人把你送到最近的医院急诊部。你的颅内压可能增高了，这可危及生命。不过，你也可能有偏头痛。

如果你有严重的复发性头痛

立即去看医生。头晕或者站立不稳，尤其是早上发生的，可能是脑部肿瘤的征兆，特别是当伴随有复发性疼痛和突发性的呕吐（之前无恶心的症状）时。

229

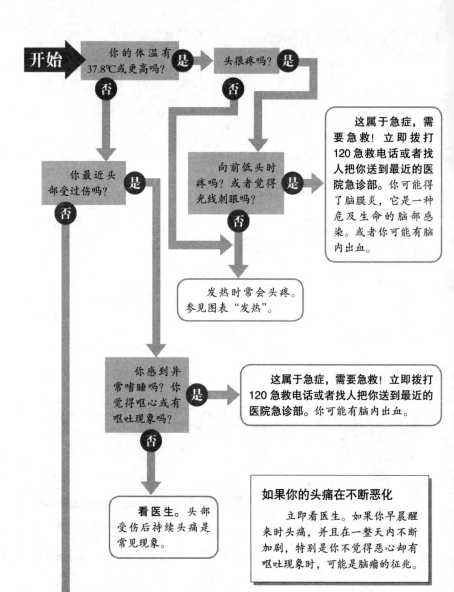

男女通用
自我诊断表

头 疼

——头部轻度到重度的疼痛

开始 ▶ 你的体温有37.8℃或更高吗? **是** → 头很疼吗? **是** →

否

否

这属于急症,需要急救! 立即拨打120急救电话或者找人把你送到最近的医院急诊部。你可能得了脑膜炎,它是一种危及生命的脑部感染。或者你可能有脑内出血。

你最近头部受过伤吗? **是** → 向前低头时疼吗? 或者觉得光线刺眼吗? **是** →

否

否

发热时常会头疼。参见图表"发热"。

你感到异常嗜睡吗? 你觉得呕心或有呕吐现象吗? **是** → 这属于急症,需要急救! 立即拨打120急救电话或者找人把你送到最近的医院急诊部。你可能有脑内出血。

否

看医生。头部受伤后持续头痛是常见现象。

如果你的头痛在不断恶化

立即看医生。如果你早晨醒来时头痛,并且在一整天内不断加剧,特别是你不觉得恶心却有呕吐现象时,可能是脑瘤的征兆。

转下页

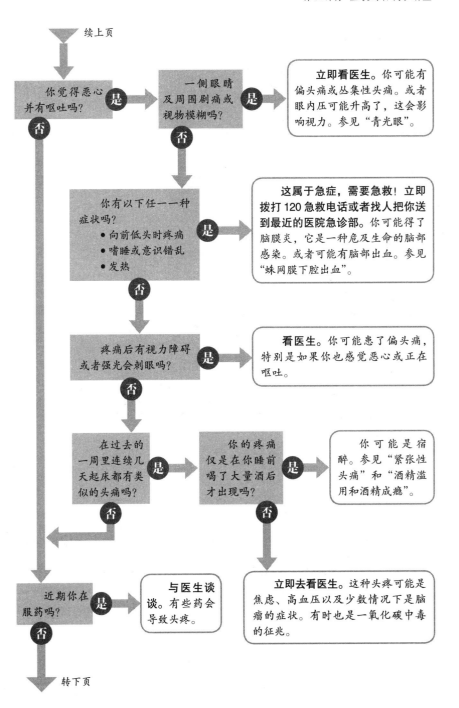

续上页

你觉得恶心并有呕吐吗？

是 → 一侧眼睛及周围剧痛或视物模糊吗？

是 → **立即看医生。**你可能有偏头痛或丛集性头痛。或者眼内压可能升高了，这会影响视力。参见"青光眼"。

否 ↓

你有以下任一一种症状吗？
- 向前低头时疼痛
- 嗜睡或意识错乱
- 发热

是 → **这属于急症，需要急救！立即拨打120急救电话或者找人把你送到最近的医院急诊部。**你可能得了脑膜炎，它是一种危及生命的脑部感染。或者可能有脑部出血。参见"蛛网膜下腔出血"。

否 ↓

疼痛后有视力障碍或者强光会刺眼吗？

是 → **看医生。**你可能患了偏头痛，特别是如果你也感觉恶心或正在呕吐。

否 ↓

在过去的一周里连续几天起床都有类似的头痛吗？

是 → 你的疼痛仅是在你睡前喝了大量酒后才出现吗？

是 → 你可能是宿醉。参见"紧张性头痛"和"酒精滥用和酒精成瘾"。

否 ↓

立即去看医生。这种头疼可能是焦虑、高血压以及少数情况下是脑瘤的症状。有时也是一氧化碳中毒的征兆。

否 ↓

近期你在服药吗？

是 → **与医生谈谈。**有些药会导致头疼。

否 ↓

转下页

231

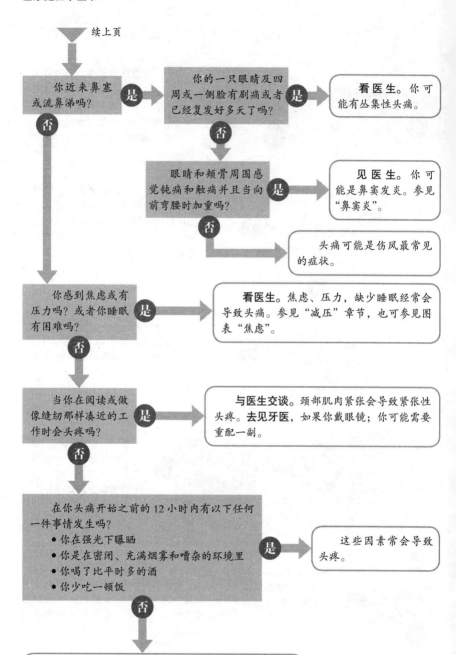

续上页

你近来鼻塞或流鼻涕吗？ — 是 → 你的一只眼睛及四周或一侧脸有剧痛或者已经复发好多天了吗？ — 是 → **看医生**。你可能有丛集性头痛。

否

是 → 眼睛和颊骨周围感觉钝痛和触痛并且当向前弯腰时加重吗？ — 是 → **见医生**。你可能是鼻窦发炎。参见"鼻窦炎"。

否 → 头痛可能是伤风最常见的症状。

你感到焦虑或有压力吗？或者你睡眠有困难吗？ — 是 → **看医生**。焦虑、压力，缺少睡眠经常会导致头痛。参见"减压"章节，也可参见图表"焦虑"。

否

当你在阅读或做像缝纫那样凑近的工作时会头疼吗？ — 是 → **与医生交谈**。颈部肌肉紧张会导致紧张性头疼。**去见牙医**，如果你戴眼镜；你可能需要重配一副。

否

在你头痛开始之前的 12 小时内有以下任何一件事情发生吗？
- 你在强光下曝晒
- 你是在密闭、充满烟雾和嘈杂的环境里
- 你喝了比平时多的酒
- 你少吃一顿饭

是 → 这些因素常会导致头疼。

否

如果你无法通过这个图表做出诊断，并且你的头痛持续了整晚或者引起了其他症状，**请去看医生**。

男女通用
自我诊断表

麻木或刺麻感
——身体某部位失去感觉或有刺麻感

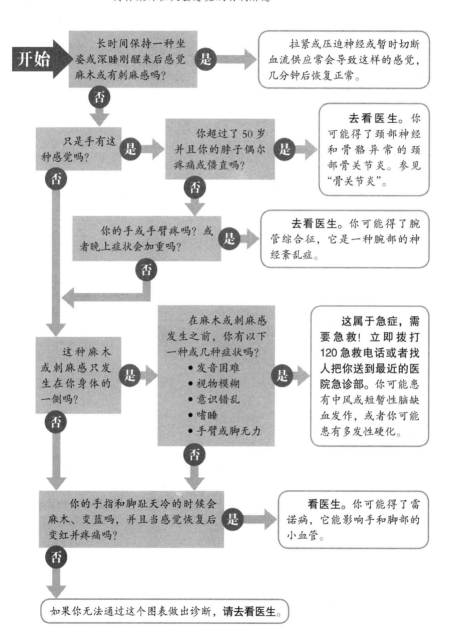

开始 → 长时间保持一种坐姿或深睡刚醒来后感觉麻木或有刺麻感吗？ —是→ 拉紧或压迫神经或暂时切断血流供应常会导致这样的感觉，几分钟后恢复正常。

否↓

只是手有这种感觉吗？ —是→ 你超过了50岁并且你的脖子偶尔疼痛或僵直吗？ —是→ **去看医生。**你可能得了颈部神经和骨骼异常的颈部骨关节炎。参见"骨关节炎"。

否↓

你的手或手臂疼吗？或者晚上症状会加重吗？ —是→ **去看医生。**你可能得了腕管综合征，它是一种腕部的神经紊乱症。

否↓

这种麻木或刺麻感只发生在你身体的一侧吗？ —是→ 在麻木或刺麻感发生之前，你有以下一种或几种症状吗？
● 发音困难
● 视物模糊
● 意识错乱
● 嗜睡
● 手臂或脚无力
—是→ **这属于急症，需要急救！**立即拨打120急救电话或者找人把你送到最近的医院急诊部。你可能患有中风或短暂性脑缺血发作，或者你可能患有多发性硬化。

否↓

你的手指和脚趾天冷的时候会麻木、变蓝吗？并且当感觉恢复后变红并疼痛吗？ —是→ **看医生。**你可能得了雷诺病，它能影响手和脚部的小血管。

否↓

如果你无法通过这个图表做出诊断，**请去看医生。**

男女通用
自我诊断表

抽搐和震颤

——不由自主的肌肉运动，包括突然、短暂的抽搐和持续性的震颤或颤抖

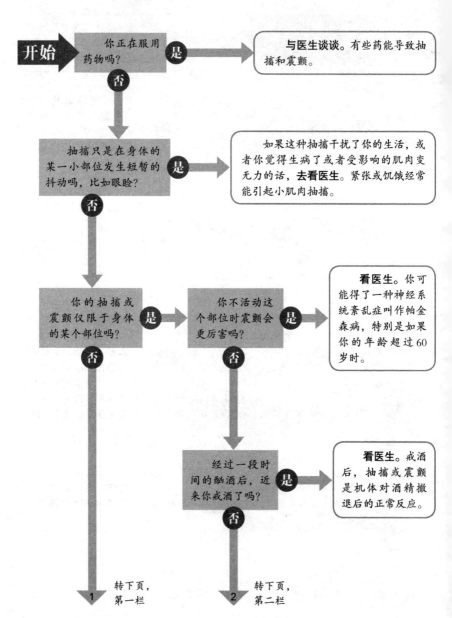

开始 → 你正在服用药物吗？ —**是**→ **与医生谈谈**。有些药能导致抽搐和震颤。

↓**否**

抽搐只是在身体的某一小部位发生短暂的抖动吗，比如眼睑？ —**是**→ 如果这种抽搐干扰了你的生活，或者你觉得生病了或者受影响的肌肉变无力的话，**去看医生**。紧张或饥饿经常能引起小肌肉抽搐。

↓**否**

你的抽搐或震颤仅限于身体的某个部位吗？ —**是**→ 你不活动这个部位时震颤会更厉害吗？ —**是**→ **看医生**。你可能得了一种神经系统紊乱症叫作帕金森病，特别是如果你的年龄超过60岁时。

↓**否**   ↓**否**

经过一段时间的酗酒后，近来你戒酒了吗？ —**是**→ **看医生**。戒酒后，抽搐或震颤是机体对酒精撤退后的正常反应。

↓**否**

1 转下页，第一栏   2 转下页，第二栏

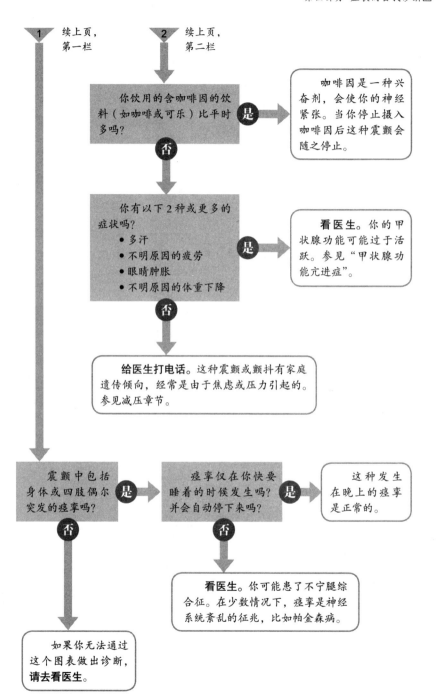

1 续上页，第一栏

2 续上页，第二栏

你饮用的含咖啡因的饮料（如咖啡或可乐）比平时多吗？ **是** → 咖啡因是一种兴奋剂，会使你的神经紧张。当你停止摄入咖啡因后这种震颤会随之停止。

否

你有以下2种或更多的症状吗？
- 多汗
- 不明原因的疲劳
- 眼睛肿胀
- 不明原因的体重下降

是 → **看医生。**你的甲状腺功能可能过于活跃。参见"甲状腺功能亢进症"。

否

给医生打电话。这种震颤或颤抖有家庭遗传倾向，经常是由于焦虑或压力引起的。参见减压章节。

震颤中包括身体或四肢偶尔突发的痉挛吗？ **是** → 痉挛仅在你快要睡着的时候发生吗？并会自动停下来吗？ **是** → 这种发生在晚上的痉挛是正常的。

否

否

看医生。你可能患了不宁腿综合征。在少数情况下，痉挛是神经系统紊乱的征兆，比如帕金森病。

如果你无法通过这个图表做出诊断，**请去看医生。**

235

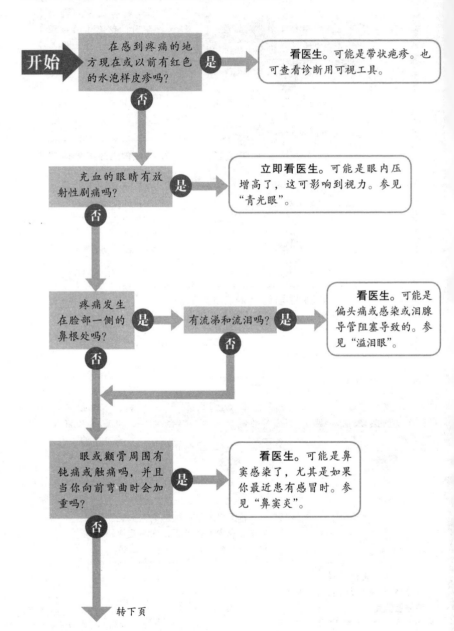

男女通用
自我诊断表

脸部疼痛
——脸部的一侧或两侧或者前额疼痛

开始 → 在感到疼痛的地方现在或以前有红色的水泡样皮疹吗？ —是→ **看医生**。可能是带状疱疹。也可查看诊断用可视工具。

↓否

充血的眼睛有放射性剧痛吗？ —是→ **立即看医生**。可能是眼内压增高了，这可影响到视力。参见"青光眼"。

↓否

疼痛发生在脸部一侧的鼻根处吗？ —是→ 有流涕和流泪吗？ —是→ **看医生**。可能是偏头痛或感染或泪腺导管阻塞导致的。参见"溢泪眼"。

↓否 （从"有流涕和流泪吗？"否）

眼或颧骨周围有钝痛或触痛吗，并且当你向前弯曲时会加重吗？ —是→ **看医生**。可能是鼻窦感染了，尤其是如果你最近患有感冒时。参见"鼻窦炎"。

↓否

转下页

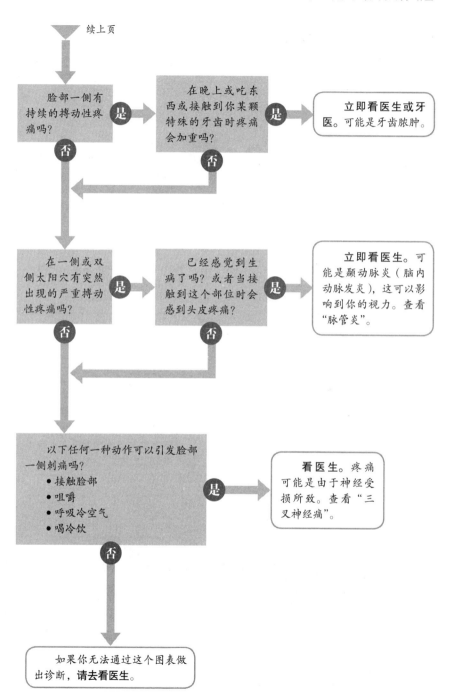

续上页

脸部一侧有持续的搏动性疼痛吗？ — 是 → 在晚上或吃东西或接触到你某颗特殊的牙齿时疼痛会加重吗？ — 是 → **立即看医生或牙**医。可能是牙齿脓肿。

否 ↓ 否 ↓

在一侧或双侧太阳穴有突然出现的严重搏动性疼痛吗？ — 是 → 已经感觉到生病了吗？或者当接触到这个部位时会感到头皮疼痛？ — 是 → **立即看医生。**可能是颞动脉炎（脑内动脉发炎），这可以影响到你的视力。查看"脉管炎"。

否 ↓ 否 ↓

以下任何一种动作可以引发脸部一侧刺痛吗？
● 接触脸部
● 咀嚼
● 呼吸冷空气
● 喝冷饮

是 → **看医生。**疼痛可能是由于神经受损所致。查看"三叉神经痛"。

否 ↓

如果你无法通过这个图表做出诊断，**请去看医生。**

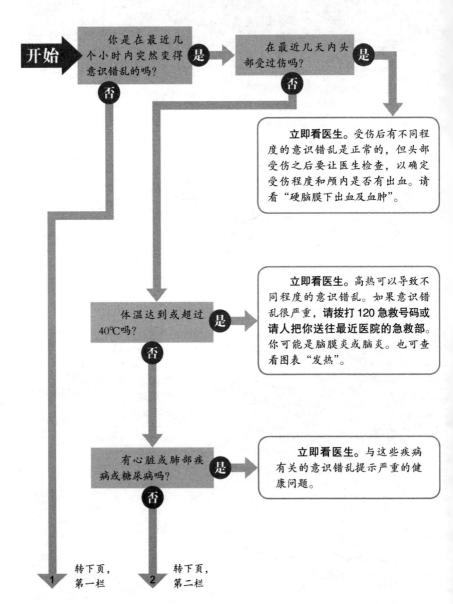

男女通用
自我诊断表

意识错乱

——意识错乱的表现很广，小到不能确定某些事情如时间、地点、事件，大到完全与现实隔绝。如果你的年龄超过65岁，也可查看图表"老年人意识错乱"

开始 → 你是在最近几个小时内突然变得意识错乱的吗？ —是→ 在最近几天内头部受过伤吗？ —是→

否

否

立即看医生。 受伤后有不同程度的意识错乱是正常的，但头部受伤之后要让医生检查，以确定受伤程度和颅内是否有出血。请看"硬脑膜下出血及血肿"。

体温达到或超过40℃吗？ —是→ **立即看医生。** 高热可以导致不同程度的意识错乱。如果意识错乱很严重，**请拨打120急救号码或请人把你送往最近医院的急救部。** 你可能是脑膜炎或脑炎。也可查看图表"发热"。

否

有心脏或肺部疾病或糖尿病吗？ —是→ **立即看医生。** 与这些疾病有关的意识错乱提示严重的健康问题。

否

1 转下页，第一栏　　2 转下页，第二栏

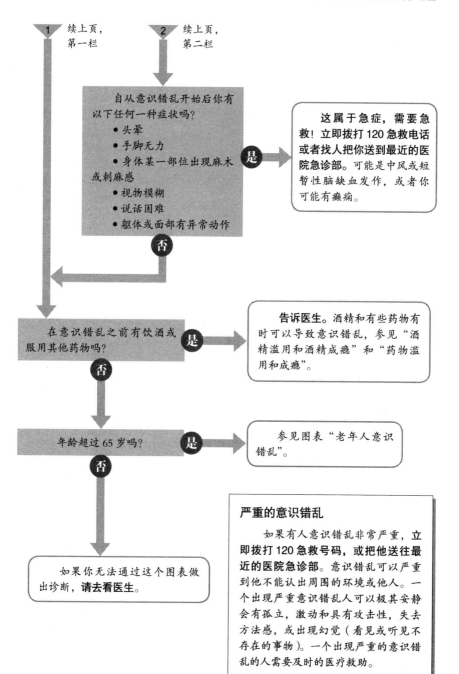

1 续上页，第一栏

2 续上页，第二栏

自从意识错乱开始后你有以下任何一种症状吗？
- 头晕
- 手脚无力
- 身体某一部位出现麻木或刺麻感
- 视物模糊
- 说话困难
- 躯体或面部有异常动作

是 ▶ 这属于急症，需要急救！立即拨打 120 急救电话或者找人把你送到最近的医院急诊部。可能是中风或短暂性脑缺血发作，或者你可能有癫痫。

否

在意识错乱之前有饮酒或服用其他药物吗？

是 ▶ **告诉医生。** 酒精和有些药物有时可以导致意识错乱，参见"酒精滥用和酒精成瘾"和"药物滥用和成瘾"。

否

年龄超过 65 岁吗？

是 ▶ 参见图表"老年人意识错乱"。

否

如果你无法通过这个图表做出诊断，**请去看医生。**

严重的意识错乱

如果有人意识错乱非常严重，立即拨打 120 急救号码，或把他送往最近的医院急诊部。意识错乱可以严重到他不能认出周围的环境或他人。一个出现严重意识错乱人可以极其安静会有孤立，激动和具有攻击性，失去方法感，或出现幻觉（看见或听见不存在的事物）。一个出现严重的意识错乱的人需要及时的医疗救助。

记忆障碍

——难以回忆起特殊的事实、事件或某段时间

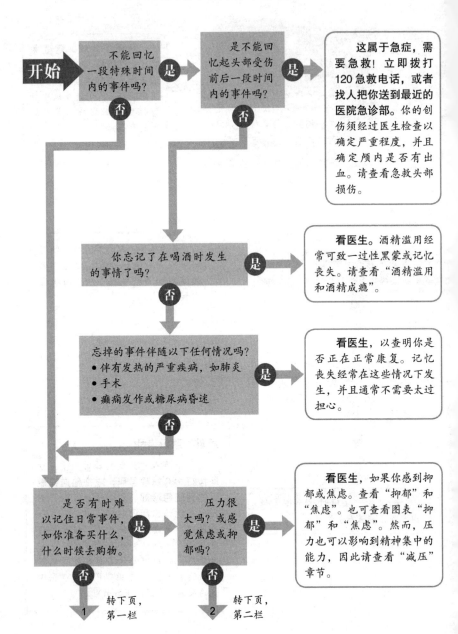

开始

不能回忆一段特殊时间内的事件吗？ —是→ 是不能回忆起头部受伤前后一段时间内的事件吗？ —是→ **这属于急症，需要急救！** 立即拨打120急救电话，或者找人把你送到最近的医院急诊部。你的创伤须经过医生检查以确定严重程度，并且确定颅内是否有出血。请查看急救头部损伤。

否↓ （第一个框）
否↓ （第二个框）

你忘记了在喝酒时发生的事情了吗？ —是→ **看医生。**酒精滥用经常可致一过性黑蒙或记忆丧失。请查看"酒精滥用和酒精成瘾"。

否↓

忘掉的事件伴随以下任何情况吗？
● 伴有发热的严重疾病，如肺炎
● 手术
● 癫痫发作或糖尿病昏迷 —是→ **看医生**，以查明你是否正在正常康复。记忆丧失经常在这些情况下发生，并且通常不需要太过担心。

否↓

是否有时难以记住日常事件，如你准备买什么，什么时候去购物。 —是→ 压力很大吗？或感觉焦虑或抑郁吗？ —是→ **看医生**，如果你感到抑郁或焦虑。查看"抑郁"和"焦虑"。也可查看图表"抑郁"和"焦虑"。然而，压力也可以影响到精神集中的能力，因此请查看"减压"章节。

否↓ **1** 转下页，第一栏
否↓ **2** 转下页，第二栏

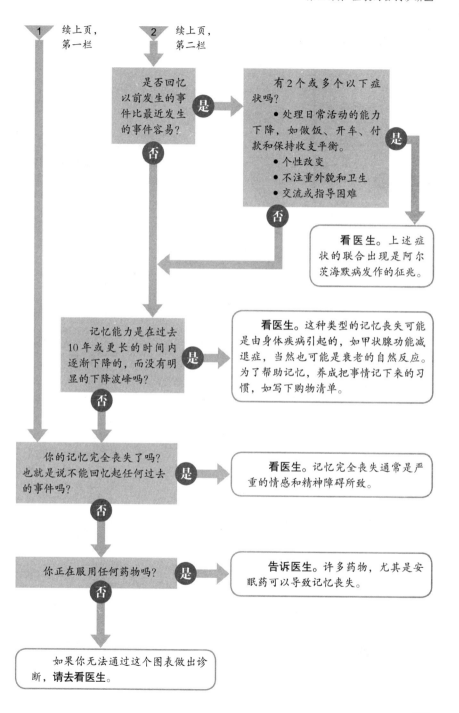

续上页，第一栏

续上页，第二栏

是否回忆以前发生的事件比最近发生的事件容易？

是

有2个或多个以下症状吗？

● 处理日常活动的能力下降，如做饭、开车、付款和保持收支平衡。
● 个性改变
● 不注重外貌和卫生
● 交流或指导困难

是

否

看医生。上述症状的联合出现是阿尔茨海默病发作的征兆。

记忆能力是在过去10年或更长的时间内逐渐下降的，而没有明显的下降波峰吗？

是

看医生。这种类型的记忆丧失可能是由身体疾病引起的，如甲状腺功能减退症，当然也可能是衰老的自然反应。为了帮助记忆，养成把事情记下来的习惯，如写下购物清单。

否

你的记忆完全丧失了吗？也就是说不能回忆起任何过去的事件吗？

是

看医生。记忆完全丧失通常是严重的情感和精神障碍所致。

否

你正在服用任何药物吗？

是

告诉医生。许多药物，尤其是安眠药可以导致记忆丧失。

否

如果你无法通过这个图表做出诊断，**请去看医生。**

241

说话困难

男女通用
自我诊断表

——难以选择和使用词语或难以发音

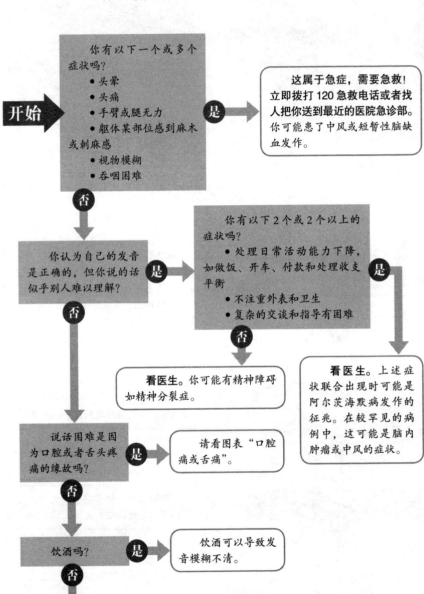

开始

你有以下一个或多个症状吗?
- 头晕
- 头痛
- 手臂或腿无力
- 躯体某部位感到麻木或刺麻感
- 视物模糊
- 吞咽困难

是 → 这属于急症,需要急救!立即拨打 120 急救电话或者找人把你送到最近的医院急诊部。你可能患了中风或短暂性脑缺血发作。

否

你认为自己的发音是正确的,但你说的话似乎别人难以理解?

是 → 你有以下 2 个或 2 个以上的症状吗?
- 处理日常活动能力下降,如做饭、开车、付款和处理收支平衡
- 不注重外表和卫生
- 复杂的交谈和指导有困难

是 → **看医生。**上述症状联合出现时可能是阿尔茨海默病发作的征兆。在较罕见的病例中,这可能是脑内肿瘤或中风的症状。

否 → **看医生。**你可能有精神障碍如精神分裂症。

否

说话困难是因为口腔或者舌头疼痛的缘故吗?

是 → 请看图表"口腔痛或舌痛"。

否

饮酒吗?

是 → 饮酒可以导致发音模糊不清。

否

转下页

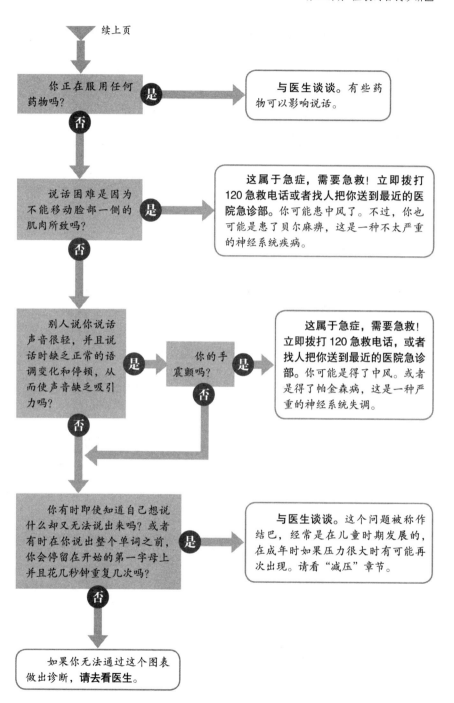

续上页

你正在服用任何药物吗？ **是** → 与医生谈谈。有些药物可以影响说话。

否

说话困难是因为不能移动脸部一侧的肌肉所致吗？ **是** → 这属于急症，需要急救！立即拨打120急救电话或者找人把你送到最近的医院急诊部。你可能患中风了。不过，你也可能是患了贝尔麻痹，这是一种不太严重的神经系统疾病。

否

别人说你说话声音很轻，并且说话时缺乏正常的语调变化和停顿，从而使声音缺乏吸引力吗？ **是** → 你的手震颤吗？ **是** → 这属于急症，需要急救！立即拨打120急救电话，或者找人把你送到最近的医院急诊部。你可能是得了中风。或者是得了帕金森病，这是一种严重的神经系统失调。

否

否

你有时即使知道自己想说什么却又无法说出来吗？或者有时在你说出整个单词之前，你会停留在开始的第一字母上并且花几秒钟重复几次吗？ **是** → 与医生谈谈。这个问题被称作结巴，经常是在儿童时期发展的，在成年时如果压力很大时有可能再次出现。请看"减压"章节。

否

如果你无法通过这个图表做出诊断，**请去看医生。**

<table>
<tr><td>男女通用
自我诊断表</td><td>思维或情感障碍
——思维或情感看上去不正常或不健康</td></tr>
</table>

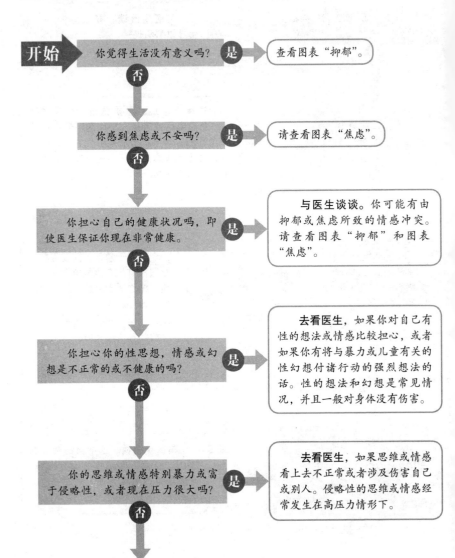

开始 ➤ 你觉得生活没有意义吗？ **是** ➤ 查看图表"抑郁"。

否 ↓

你感到焦虑或不安吗？ **是** ➤ 请查看图表"焦虑"。

否 ↓

你担心自己的健康状况吗，即使医生保证你现在非常健康。 **是** ➤ **与医生谈谈**。你可能有由抑郁或焦虑所致的情感冲突。请查看图表"抑郁"和图表"焦虑"。

否 ↓

你担心你的性思想，情感或幻想是不正常的或不健康的吗？ **是** ➤ **去看医生**，如果你对自己有性的想法或情感比较担心，或者如果你有将与暴力或儿童有关的性幻想付诸行动的强烈想法的话。性的想法和幻想是常见情况，并且一般对身体没有伤害。

否 ↓

你的思维或情感特别暴力或富于侵略性，或者现在压力很大吗？ **是** ➤ **去看医生**，如果思维或情感看上去不正常或者涉及伤害自己或别人。侵略性的思维或情感经常发生在高压力情形下。

否 ↓

如果你无法通过这个图表做出诊断，并且这种思维或情感障碍一直烦扰你的话，**请去看医生**。

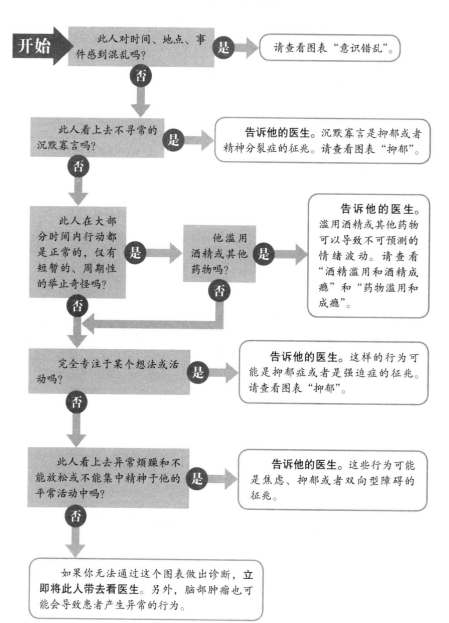

抑　郁

——以悲伤、无望感和无助感为特征的情感障碍，通常伴随有可怜的自大、情感淡漠和从社会中退隐的表现

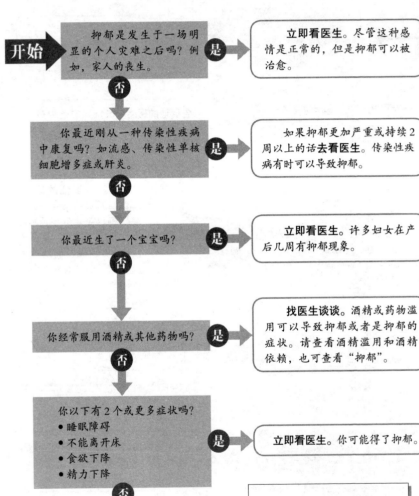

开始

抑郁是发生于一场明显的个人灾难之后吗？例如，家人的丧生。

是 → **立即看医生。**尽管这种感情是正常的，但是抑郁可以被治愈。

否

你最近刚从一种传染性疾病中康复吗？如流感、传染性单核细胞增多症或肝炎。

是 → 如果抑郁更加严重或持续2周以上的话**去看医生**。传染性疾病有时可以导致抑郁。

否

你最近生了一个宝宝吗？

是 → **立即看医生。**许多妇女在产后几周有抑郁现象。

否

你经常服用酒精或其他药物吗？

是 → **找医生谈谈。**酒精或药物滥用可以导致抑郁或者是抑郁的症状。请查看酒精滥用和酒精依赖，也可查看"抑郁"。

否

你以下有2个或更多症状吗？
● 睡眠障碍
● 不能离开床
● 食欲下降
● 精力下降

是 → **立即看医生。**你可能得了抑郁。

否

如果你无法通过这个图表做出诊断，**请去看医生。**

自杀

请立即接受治疗，如果你（或你知道某人）有抑郁的症状。抑郁是自杀的第一危险因素。

男女通用
自我诊断表

焦　虑

——一种紧张、焦急或急躁的感觉，有时可伴有躯体症状如心悸（你可以感觉到心跳）或者腹泻

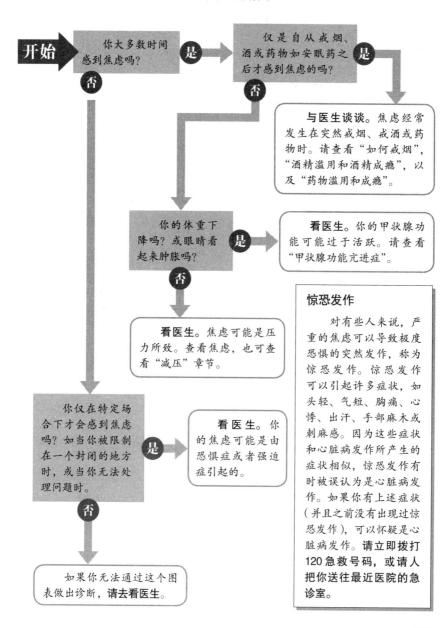

开始 → 你大多数时间感到焦虑吗？ **是** → 仅是自从戒烟、酒或药物如安眠药之后才感到焦虑的吗？ **是** →

否　　　　　　　**否**

与医生谈谈。焦虑经常发生在突然戒烟、戒酒或药物时。请查看"如何戒烟"，"酒精滥用和酒精成瘾"，以及"药物滥用和成瘾"。

你的体重下降吗？或眼睛看起来肿胀吗？ **是** → **看医生。**你的甲状腺功能可能过于活跃。请查看"甲状腺功能亢进症"。

否

看医生。焦虑可能是压力所致。查看焦虑，也可查看"减压"章节。

你仅在特定场合下才会感到焦虑吗？如当你被限制在一个封闭的地方时，或当你无法处理问题时。 **是** → **看医生。**你的焦虑可能是由恐惧症或者强迫症引起的。

否

如果你无法通过这个图表做出诊断，**请去看医生。**

惊恐发作

对有些人来说，严重的焦虑可以导致极度恐惧的突然发作，称为惊恐发作。惊恐发作可以引起许多症状，如头轻、气短、胸痛、心悸、出汗、手部麻木或刺麻感。因为这些症状和心脏病发作所产生的症状相似，惊恐发作有时被误认为是心脏病发作。如果你有上述症状（并且之前没有出现过惊恐发作），可以怀疑是心脏病发作。请立即拨打120急救号码，或请人把你送往最近医院的急诊室。

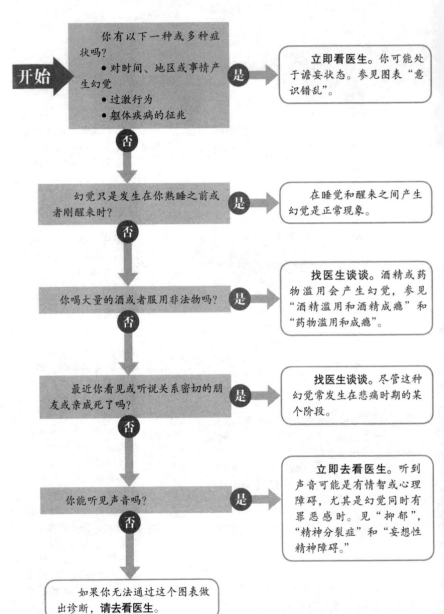

男女通用
自我诊断表

幻　　觉

——没有外界刺激而产生的异常感官知觉，并且没有事实根据

开始

你有以下一种或多种症状吗？
● 对时间、地区或事情产生幻觉
● 过激行为
● 躯体疾病的征兆

是 → **立即看医生。**你可能处于谵妄状态。参见图表"意识错乱"。

否

幻觉只是发生在你熟睡之前或者刚醒来时？

是 → 在睡觉和醒来之间产生幻觉是正常现象。

否

你喝大量的酒或者服用非法物吗？

是 → **找医生谈谈。**酒精或药物滥用会产生幻觉，参见"酒精滥用和酒精成瘾"和"药物滥用和成瘾"。

否

最近你看见或听说关系密切的朋友或亲戚死了吗？

是 → **找医生谈谈。**尽管这种幻觉常发生在悲痛时期的某个阶段。

否

你能听见声音吗？

是 → **立即去看医生。**听到声音可能是有情智或心理障碍，尤其是幻觉同时有罪恶感时。见"抑郁"，"精神分裂症"和"妄想性精神障碍。"

否

如果你无法通过这个图表做出诊断，**请去看医生。**

梦 魇

| 男女通用 |
| 自我诊断表 |

——令人恐惧的梦，会让人从睡梦中惊醒

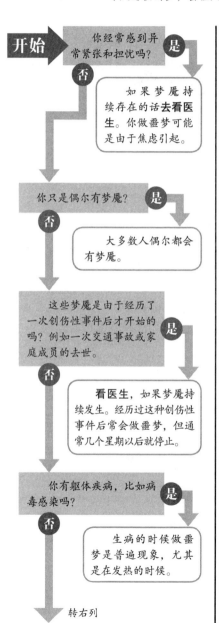

开始 你经常感到异常紧张和担忧吗？ **是**

否

如果梦魇持续存在的话**去看医生**。你做噩梦可能是由于焦虑引起。

你只是偶尔有梦魇？ **是**

否

大多数人偶尔都会有梦魇。

这些梦魇是由于经历了一次创伤性事件后才开始的吗？例如一次交通事故或家庭成员的去世。 **是**

否

看医生，如果梦魇持续发生。经历过这种创伤性事件后常会做噩梦，但通常几个星期以后就停止。

你有躯体疾病，比如病毒感染吗？ **是**

否

生病的时候做噩梦是普遍现象，尤其是在发热的时候。

转右列

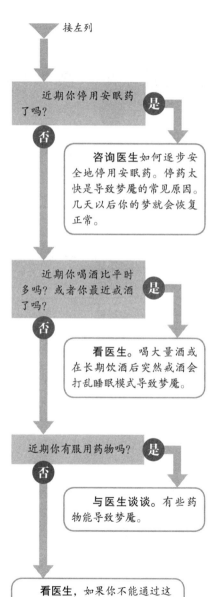

接左列

近期你停用安眠药了吗？ **是**

否

咨询医生如何逐步安全地停用安眠药。停药太快是导致梦魇的常见原因。几天以后你的梦就会恢复正常。

近期你喝酒比平时多吗？或者你最近戒酒了吗？ **是**

否

看医生。喝大量酒或在长期饮酒后突然戒酒会打乱睡眠模式导致梦魇。

近期你有服用药物吗？ **是**

否

与医生谈谈。有些药物能导致梦魇。

看医生，如果你不能通过这个图表确诊而且噩梦仍在继续。

男女通用
自我诊断表

脱　发

——头发全部或部分变稀或脱落

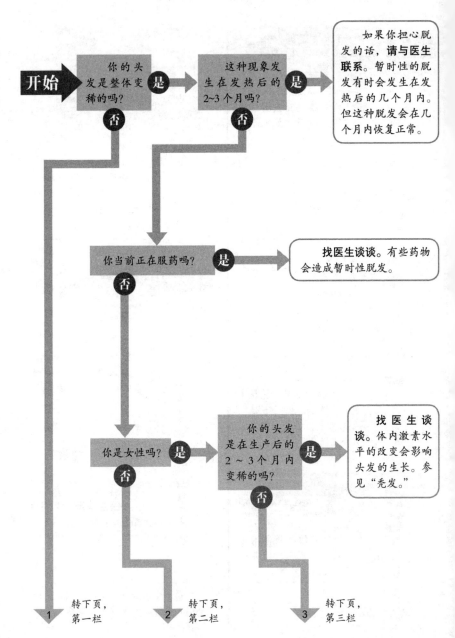

开始 → 你的头发是整体变稀的吗？ — 是 → 这种现象发生在发热后的2~3个月吗？ — 是 →

如果你担心脱发的话，请与医生联系。暂时性的脱发有时会发生在发热后的几个月内。但这种脱发会在几个月内恢复正常。

你当前正在服药吗？ — 是 → **找医生谈谈。**有些药物会造成暂时性脱发。

你是女性吗？ — 是 → 你的头发是在生产后的2~3个月内变稀的吗？ — 是 → **找医生谈谈。**体内激素水平的改变会影响头发的生长。参见"秃发。"

1 转下页，第一栏　　2 转下页，第二栏　　3 转下页，第三栏

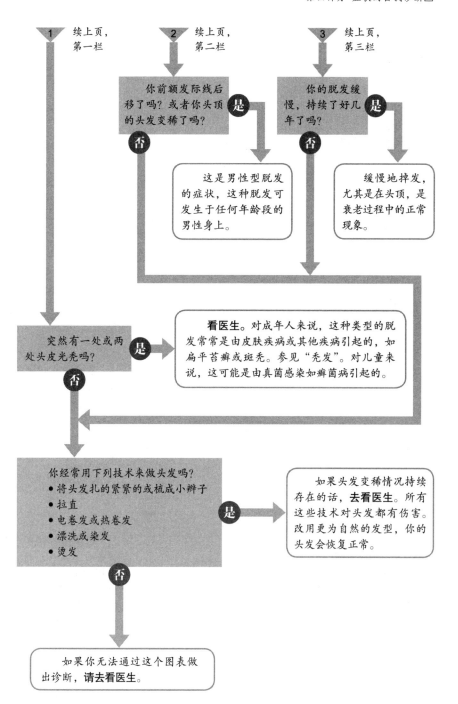

1 续上页，
第一栏

2 续上页，
第二栏

3 续上页，
第三栏

你前额发际线后移了吗？或者你头顶的头发变稀了吗？ 是

否

你的脱发缓慢，持续了好几年了吗？ 是

否

这是男性型脱发的症状，这种脱发可发生于任何年龄段的男性身上。

缓慢地掉发，尤其是在头顶，是衰老过程中的正常现象。

突然有一处或两处头皮光秃吗？ 是

否

看医生。对成年人来说，这种类型的脱发常常是由皮肤疾病或其他疾病引起的，如扁平苔癣或斑秃。参见"秃发"。对儿童来说，这可能是由真菌感染如癣菌病引起的。

你经常用下列技术来做头发吗？
● 将头发扎的紧紧的或梳成小辫子
● 拉直
● 电卷发或热卷发
● 漂洗或染发
● 烫发

是

否

如果头发变稀情况持续存在的话，**去看医生**。所有这些技术对头发都有伤害。改用更为自然的发型，你的头发会恢复正常。

如果你无法通过这个图表做出诊断，**请去看医生**。

男女通用
自我诊断表

一般性皮肤问题

——指皮肤上发生的变化，包括疹和斑。2岁以下的孩子，参见图表"幼儿皮肤问题"；也可参见视觉辅助诊断工具的开篇部分

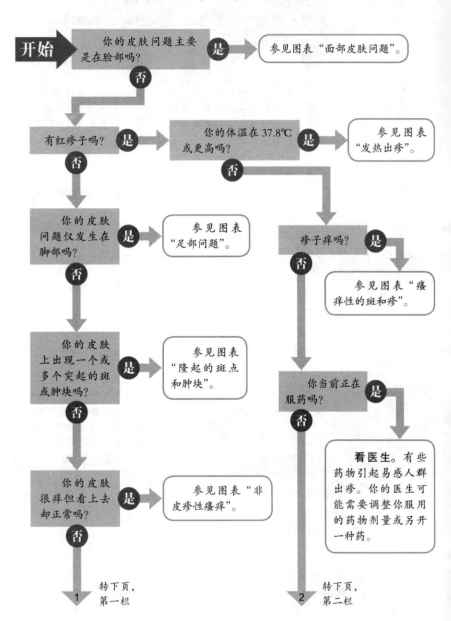

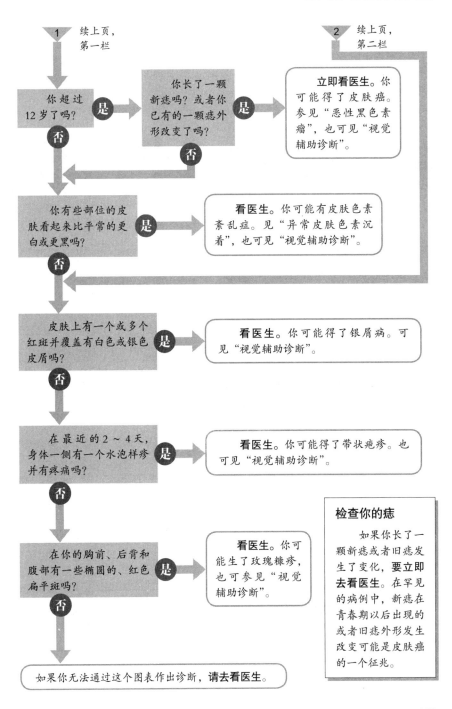

1 续上页，第一栏

你超过12岁了吗？

是 → 你长了一颗新痣吗？或者你已有的一颗痣外形改变了吗？

是 → **立即看医生。** 你可能得了皮肤癌。参见"恶性黑色素瘤"，也可见"视觉辅助诊断"。

否

2 续上页，第二栏

否

你有些部位的皮肤看起来比平常的更白或更黑吗？

是 → **看医生。** 你可能有皮肤色素紊乱症。见"异常皮肤色素沉着"，也可见"视觉辅助诊断"。

否

皮肤上有一个或多个红斑并覆盖有白色或银色皮屑吗？

是 → **看医生。** 你可能得了银屑病。可见"视觉辅助诊断"。

否

在最近的2~4天，身体一侧有一个水泡样疹并有疼痛吗？

是 → **看医生。** 你可能得了带状疱疹。也可见"视觉辅助诊断"。

否

在你的胸前、后背和腹部有一些椭圆的、红色扁平斑吗？

是 → **看医生。** 你可能生了玫瑰糠疹，也可参见"视觉辅助诊断"。

否

如果你无法通过这个图表作出诊断，**请去看医生。**

检查你的痣

如果你长了一颗新痣或者旧痣发生了变化，**要立即去看医生。** 在罕见的病例中，新痣在青春期以后出现的或者旧痣外形发生改变可能是皮肤癌的一个征兆。

面部皮肤问题

——面部出现的任何疹、斑或发生的改变。对于 2 岁以下的儿童，参看图表"幼儿皮肤问题"；也可参看"视觉辅助诊断"的开篇部分

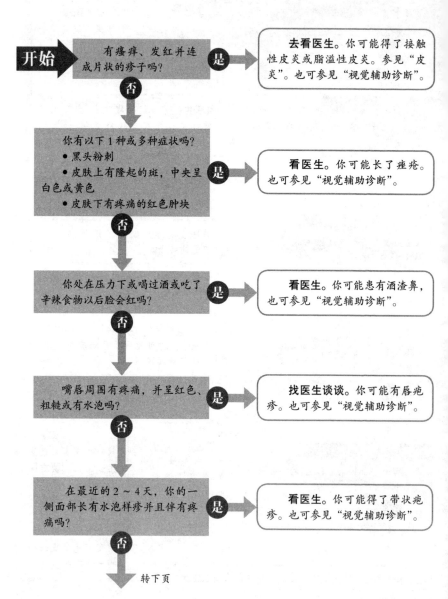

开始

有瘙痒、发红并连成片状的疹子吗？ **是** ▶ **去看医生。**你可能得了接触性皮炎或脂溢性皮炎。参见"皮炎"。也可参见"视觉辅助诊断"。

否

你有以下 1 种或多种症状吗？
● 黑头粉刺
● 皮肤上有隆起的斑，中央呈白色或黄色
● 皮肤下有疼痛的红色肿块 **是** ▶ **看医生。**你可能长了痤疮。也可参见"视觉辅助诊断"。

否

你处在压力下或喝过酒或吃了辛辣食物以后脸会红吗？ **是** ▶ **看医生。**你可能患有酒渣鼻，也可参见"视觉辅助诊断"。

否

嘴唇周围有疼痛，并呈红色、粗糙或有水泡吗？ **是** ▶ **找医生谈谈。**你可能有唇疱疹。也可参见"视觉辅助诊断"。

否

在最近的 2 ~ 4 天，你的一侧面部长有水泡样疹并且伴有疼痛吗？ **是** ▶ **看医生。**你可能得了带状疱疹。也可参见"视觉辅助诊断"。

否

转下页

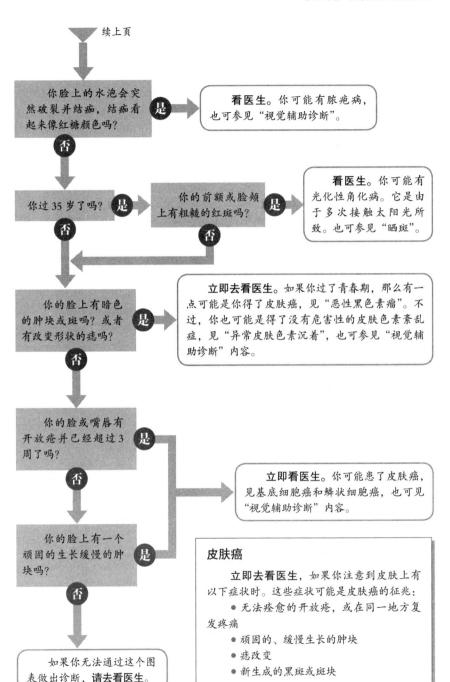

续上页

你脸上的水泡会突然破裂并结痂，结痂看起来像红糖颜色吗？ **是** → **看医生。**你可能有脓疱病，也可参见"视觉辅助诊断"。

否

你过35岁了吗？ **是** 你的前额或脸颊上有粗糙的红斑吗？ **是** → **看医生。**你可能有光化性角化病。它是由于多次接触太阳光所致。也可参见"晒斑"。

否 **否**

你的脸上有暗色的肿块或斑吗？或者有改变形状的痣吗？ **是** → **立即去看医生。**如果你过了青春期，那么有一点可能是你得了皮肤癌，见"恶性黑色素瘤"。不过，你也可能是得了没有危害性的皮肤色素紊乱症，见"异常皮肤色素沉着"，也可参见"视觉辅助诊断"内容。

否

你的脸或嘴唇有开放疮并已经超过3周了吗？ **是**

否

→ **立即看医生。**你可能患了皮肤癌，见基底细胞癌和鳞状细胞癌，也可见"视觉辅助诊断"内容。

你的脸上有一个顽固的生长缓慢的肿块吗？ **是**

否

如果你无法通过这个图表做出诊断，**请去看医生。**

皮肤癌

　　立即去看医生，如果你注意到皮肤上有以下症状时。这些症状可能是皮肤癌的征兆：
● 无法痊愈的开放疮，或在同一地方复发疼痛
● 顽固的、缓慢生长的肿块
● 痣改变
● 新生成的黑斑或斑块

瘙痒性的斑和疹

男女通用
自我诊断表

——皮肤瘙痒并有褪色或隆起。对于 2 岁以下的儿童请参看图表幼儿皮肤问题

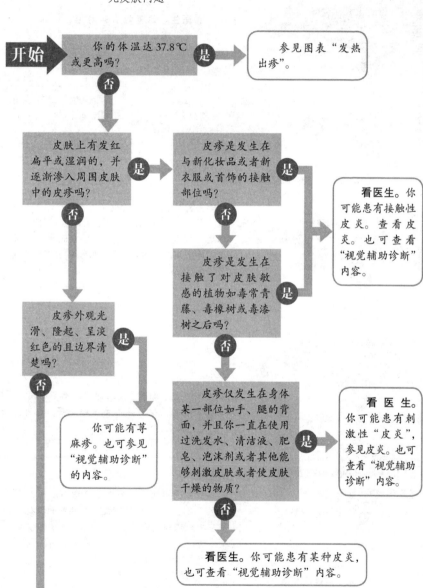

开始 → 你的体温达 37.8℃ 或更高吗? — **是** → 参见图表"发热出疹"。

否

皮肤上有发红扁平或湿润的,并逐渐渗入周围皮肤中的皮疹吗? — **是** → 皮疹是发生在与新化妆品或者新衣服或首饰的接触部位吗? — **是** → **看医生。** 你可能患有接触性皮炎。查看皮炎。也可查看"视觉辅助诊断"内容。

否 / **否**

皮疹是发生在接触了对皮肤敏感的植物如毒常青藤、毒橡树或毒漆树之后吗? — **是** →

否

皮疹外观光滑、隆起、呈淡红色的且边界清楚吗? — **是** → 你可能有荨麻疹。也可参见"视觉辅助诊断"的内容。

否

皮疹仅发生在身体某一部位如手、腿的背面,并且你一直在使用过洗发水、清洁液、肥皂、泡沫剂或者其他能够刺激皮肤或者使皮肤干燥的物质? — **是** → **看医生。** 你可能患有刺激性"皮炎",参见皮炎。也可查看"视觉辅助诊断"内容。

否

看医生。 你可能患有某种皮炎,也可查看"视觉辅助诊断"内容。

↓ 转下页

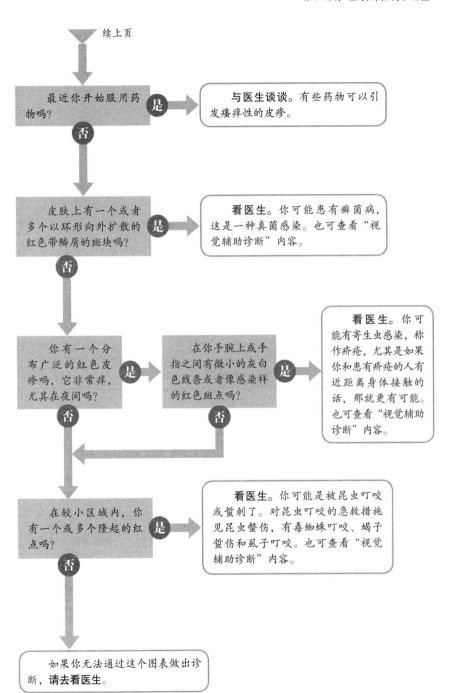

续上页

最近你开始服用药物吗？ —是→ **与医生谈谈。**有些药物可以引发瘙痒性的皮疹。

否↓

皮肤上有一个或者多个以环形向外扩散的红色带鳞屑的斑块吗？ —是→ **看医生。**你可能患有癣菌病，这是一种真菌感染。也可查看"视觉辅助诊断"内容。

否↓

你有一个分布广泛的红色皮疹吗，它非常痒，尤其在夜间吗？ —是→ **在你手腕上或手指之间有微小的灰白色线条或者像感染样的红色斑点吗？** —是→ **看医生。**你可能有寄生虫感染，称作疥疮，尤其是如果你和患有疥疮的人有近距离身体接触的话，那就更有可能。也可查看"视觉辅助诊断"内容。

否↓ ───── 否↓

在较小区域内，你有一个或多个隆起的红点吗？ —是→ **看医生。**你可能是被昆虫叮咬或蜇刺了。对昆虫叮咬的急救措施见昆虫螫伤，有毒蜘蛛叮咬、蝎子螫伤和虱子叮咬。也可查看"视觉辅助诊断"内容。

否↓

如果你无法通过这个图表做出诊断，**请去看医生。**

男女通用
自我诊断表

发热出疹

——体温达到 37.8℃甚至更高，皮肤上出现斑、变色的区域或者水疱

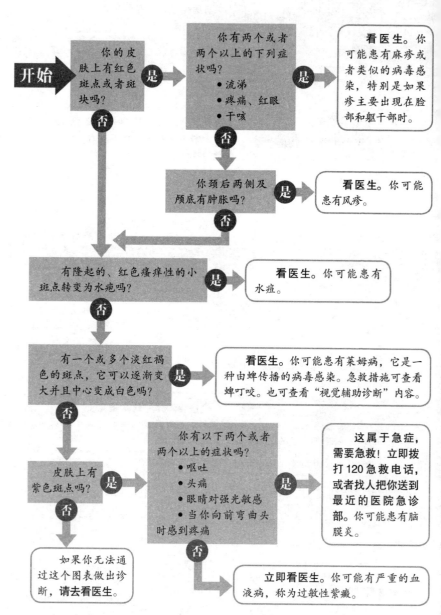

开始

你的皮肤上有红色斑点或者斑块吗？

是 → 你有两个或者两个以上的下列症状吗？
● 流涕
● 疼痛、红眼
● 干咳

是 → **看医生。**你可能患有麻疹或者类似的病毒感染，特别是如果疹主要出现在脸部和躯干部时。

否 → 你颈后两侧及颅底有肿胀吗？

是 → **看医生。**你可能患有风疹。

否 → 有隆起的、红色瘙痒性的小斑点转变为水疱吗？

是 → **看医生。**你可能患有水痘。

否 → 有一个或多个淡红褐色的斑点，它可以逐渐变大并且中心变成白色吗？

是 → **看医生。**你可能患有莱姆病，它是一种由蜱传播的病毒感染。急救措施可查看蜱叮咬。也可查看"视觉辅助诊断"内容。

否 → 皮肤上有紫色斑点吗？

是 → 你有以下两个或者两个以上的症状吗？
● 呕吐
● 头痛
● 眼睛对强光敏感
● 当你向前弯曲头时感到疼痛

是 → 这属于急症，需要急救！立即拨打120急救电话，或者找人把你送到最近的医院急诊部。你可能患有脑膜炎。

否 → **立即看医生。**你可能有严重的血液病，称为过敏性紫癜。

否 → 如果你无法通过这个图表做出诊断，**请去看医生。**

男女通用 自我诊断表

隆起的斑点和肿块

——皮肤上隆起的区域，发炎、红肿、色深，毛糙或坚硬

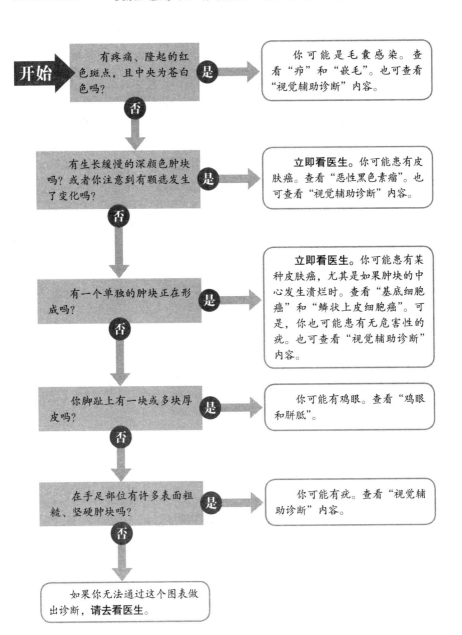

开始

有疼痛、隆起的红色斑点，且中央为苍白色吗？

是 → 你可能是毛囊感染。查看"疖"和"嵌毛"。也可查看"视觉辅助诊断"内容。

否

有生长缓慢的深颜色肿块吗？或者你注意到有颗痣发生了变化吗？

是 → 立即看医生。你可能患有皮肤癌。查看"恶性黑色素瘤"。也可查看"视觉辅助诊断"内容。

否

有一个单独的肿块正在形成吗？

是 → 立即看医生。你可能患有某种皮肤癌，尤其是如果肿块的中心发生溃烂的话。查看"基底细胞癌"和"鳞状上皮细胞癌"。可是，你也可能患有无危害性的疣。也可查看"视觉辅助诊断"内容。

否

你脚趾上有一块或多块厚皮吗？

是 → 你可能有鸡眼。查看"鸡眼和胼胝"。

否

在手足部位有许多表面粗糙、坚硬肿块吗？

是 → 你可能有疣。查看"视觉辅助诊断"内容。

否

如果你无法通过这个图表做出诊断，**请去看医生。**

259

眼睛疼痛

男女通用 自我诊断表

——眼睛或眼睛周围持续或间歇性疼痛

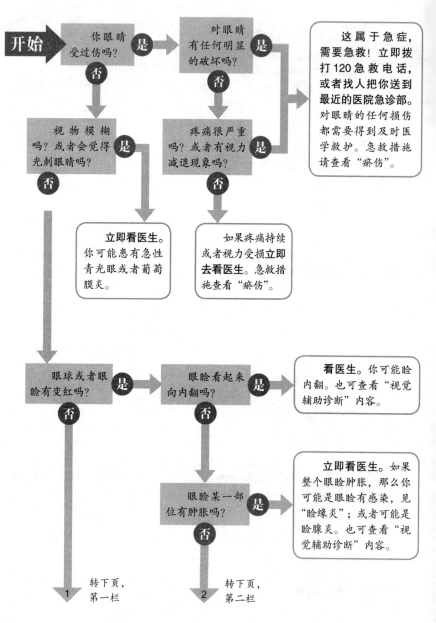

开始 你眼睛受过伤吗？ → **是** → 对眼睛有任何明显的破坏吗？ → **是**

对眼睛有任何明显的破坏吗？ → **否**

否

视物模糊吗？或者会觉得光刺眼睛吗？ → **是**

疼痛很严重吗？或者有视力减退现象吗？ → **是**

> 这属于急症，需要急救！立即拨打120急救电话，或者找人把你送到最近的医院急诊部。对眼睛的任何损伤都需要得到及时医学救护。急救措施请查看"瘀伤"。

否 **否**

> **立即看医生。**你可能患有急性青光眼或者葡萄膜炎。

> 如果疼痛持续或者视力受损**立即去看医生。**急救措施查看"瘀伤"。

眼球或者眼睑有变红吗？ → **是** → 眼睑看起来向内翻吗？ → **是**

> **看医生。**你可能睑内翻。也可查看"视觉辅助诊断"内容。

否 **否**

眼睑某一部位有肿胀吗？ → **是**

> **立即看医生。**如果整个眼睑肿胀，那么你可能是眼睑有感染，见"睑缘炎"；或者可能是睑腺炎。也可查看"视觉辅助诊断"内容。

否

1 转下页，第一栏

2 转下页，第二栏

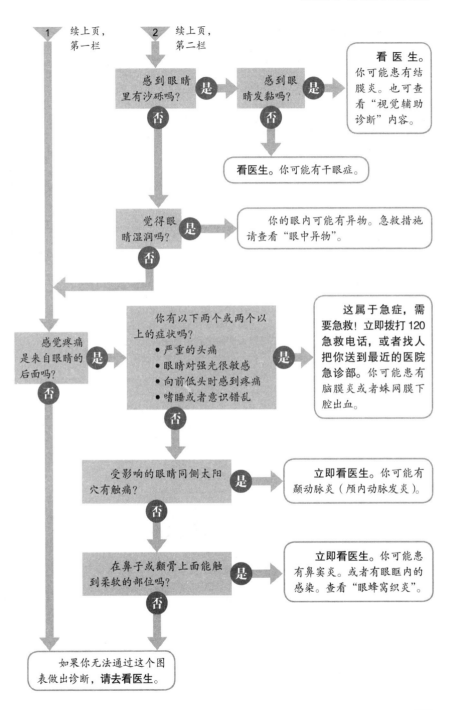

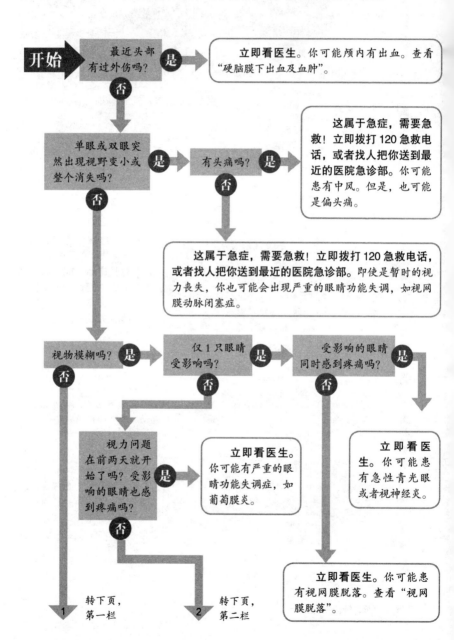

男女通用 自我诊断表

视力障碍或受损

——视力出现问题，包括模糊不清、复视、散光或飞蚊症

开始 → 最近头部有过外伤吗？ — 是 → 立即看医生。你可能颅内有出血。查看"硬脑膜下出血及血肿"。

否 ↓

单眼或双眼突然出现视野变小或整个消失吗？ — 是 → 有头痛吗？ — 是 → 这属于急症，需要急救！立即拨打120急救电话，或者找人把你送到最近的医院急诊部。你可能患有中风。但是，也可能是偏头痛。

否 ↓

这属于急症，需要急救！立即拨打120急救电话，或者找人把你送到最近的医院急诊部。即使是暂时的视力丧失，你也可能会出现严重的眼睛功能失调，如视网膜动脉闭塞症。

否 ↓

视物模糊吗？ — 是 → 仅1只眼睛受影响吗？ — 是 → 受影响的眼睛同时感到疼痛吗？ — 是 →

否 ↓ — 否 ↓ — 否 ↓

视力问题在前两天就开始了吗？受影响的眼睛也感到疼痛吗？ — 是 → 立即看医生。你可能有严重的眼睛功能失调症，如葡萄膜炎。

立即看医生。你可能患有急性青光眼或者视神经炎。

否 ↓

立即看医生。你可能患有视网膜脱落。查看"视网膜脱落"。

1 转下页，第一栏

2 转下页，第二栏

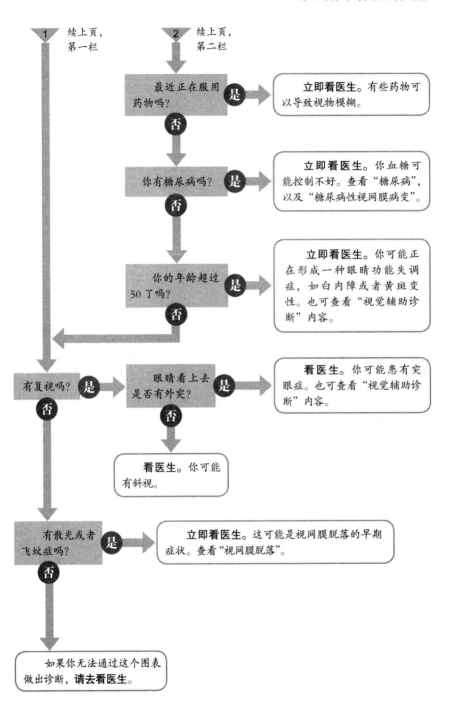

1 续上页，第一栏

2 续上页，第二栏

最近正在服用药物吗？

是 → **立即看医生。**有些药物可以导致视物模糊。

否

你有糖尿病吗？

是 → **立即看医生。**你血糖可能控制不好。查看"糖尿病"，以及"糖尿病性视网膜病变"。

否

你的年龄超过50了吗？

是 → **立即看医生。**你可能正在形成一种眼睛功能失调症，如白内障或者黄斑变性。也可查看"视觉辅助诊断"内容。

否

有复视吗？

是 → 眼睛看上去是否有外突？

是 → **看医生。**你可能患有突眼症。也可查看"视觉辅助诊断"内容。

否

看医生。你可能有斜视。

否

有散光或者飞蚊症吗？

是 → **立即看医生。**这可能是视网膜脱落的早期症状。查看"视网膜脱落"。

否

如果你无法通过这个图表做出诊断，**请去看医生。**

男女通用
自我诊断表

耳 痛

——一侧或双侧耳朵疼痛

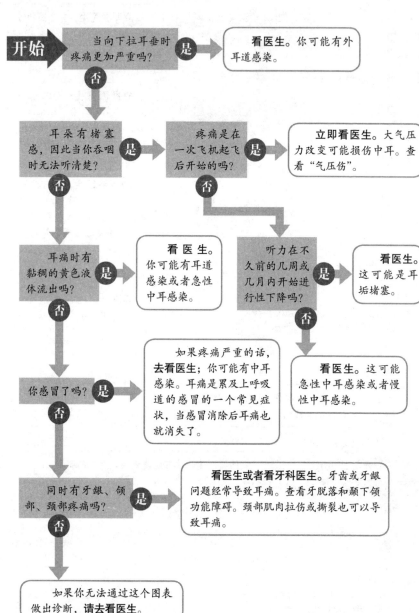

开始 ▶ 当向下拉耳垂时疼痛更加严重吗？ — **是** → **看医生。** 你可能有外耳道感染。

否

耳朵有堵塞感，因此你吞咽时无法听清楚？ — **是** → 疼痛是在一次飞机起飞后开始的吗？ — **是** → **立即看医生。** 大气压力改变可能损伤中耳。查看"气压伤"。

否　　　　　　　　　　　　　**否**

耳痛时有黏稠的黄色液体流出吗？ — **是** → **看医生。** 你可能有耳道感染或者急性中耳感染。

听力在不久前的几周或几月内开始进行性下降吗？ — **是** → **看医生。** 这可能是耳垢堵塞。

否　　　　　　　　　　　　　**否**

看医生。 这可能急性中耳感染或者慢性中耳感染。

你感冒了吗？ — **是** → 如果疼痛严重的话，**去看医生**；你可能有中耳感染。耳痛是累及上呼吸道的感冒的一个常见症状，当感冒消除后耳痛也就消失了。

否

同时有牙龈、颌部、颈部疼痛吗？ — **是** → **看医生或者看牙科医生。**牙齿或牙龈问题经常导致耳痛。查看牙脱落和颞下颌功能障碍。颈部肌肉拉伤或撕裂也可以导致耳痛。

否

如果你无法通过这个图表做出诊断，**请去看医生。**

男女通用
自我诊断表

耳　　鸣

——外界所没有的而仅有你能听到的声音（如铃声、嗡嗡声、嘶嘶声）

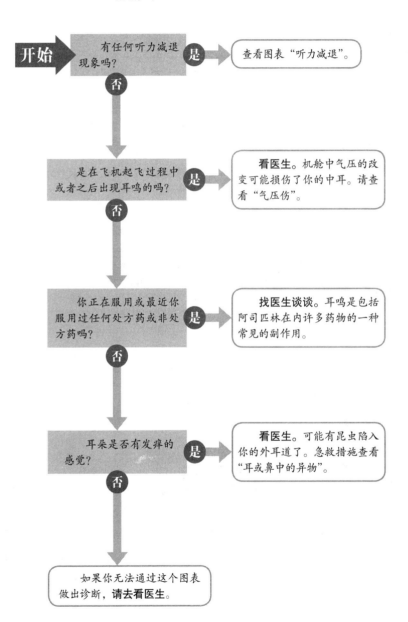

开始 → 有任何听力减退现象吗？

是 → 查看图表"听力减退"。

否 ↓

是在飞机起飞过程中或者之后出现耳鸣的吗？

是 → **看医生**。机舱中气压的改变可能损伤了你的中耳。请查看"气压伤"。

否 ↓

你正在服用或最近你服用过任何处方药或非处方药吗？

是 → **找医生谈谈**。耳鸣是包括阿司匹林在内许多药物的一种常见的副作用。

否 ↓

耳朵是否有发痒的感觉？

是 → **看医生**。可能有昆虫陷入你的外耳道了。急救措施查看"耳或鼻中的异物"。

否 ↓

如果你无法通过这个图表做出诊断，**请去看医生**。

听力减退
——单侧或双侧耳朵的听觉受损

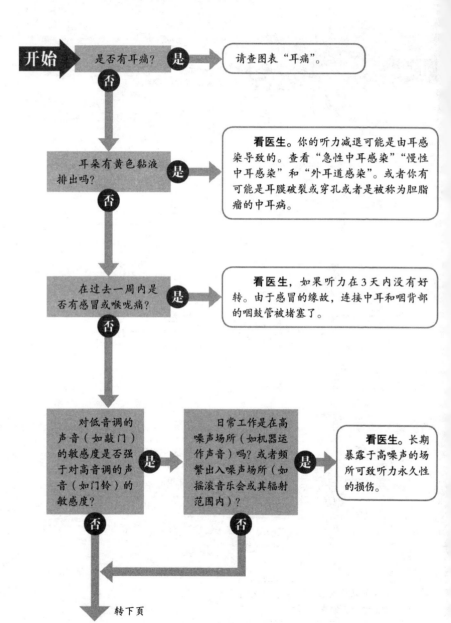

开始 是否有耳痛？ **是** → 请查图表"耳痛"。

否 ↓

耳朵有黄色黏液排出吗？ **是** → **看医生。**你的听力减退可能是由耳感染导致的。查看"急性中耳感染""慢性中耳感染"和"外耳道感染"。或者你有可能是耳膜破裂或穿孔或者是被称为胆脂瘤的中耳病。

否 ↓

在过去一周内是否有感冒或喉咙痛？ **是** → **看医生，**如果听力在3天内没有好转。由于感冒的缘故，连接中耳和咽背部的咽鼓管被堵塞了。

否 ↓

对低音调的声音（如敲门）的敏感度是否强于对高音调的声音（如门铃）的敏感度？ **是** → 日常工作是在高噪声场所（如机器运作声音）吗？或者频繁出入噪声场所（如摇滚音乐会或其辐射范围内）？ **是** → **看医生。**长期暴露于高噪声的场所可致听力永久性的损伤。

否 ← **否**

转下页

266

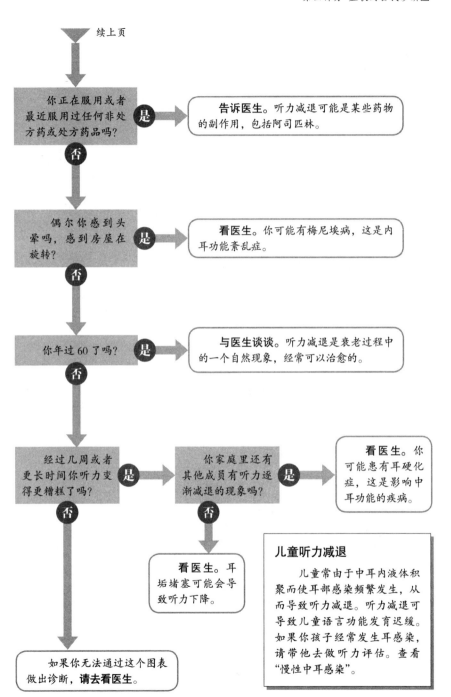

续上页

你正在服用或者最近服用过任何非处方药或处方药品吗？ 是 → **告诉医生**。听力减退可能是某些药物的副作用，包括阿司匹林。

否

偶尔你感到头晕吗，感到房屋在旋转？ 是 → **看医生**。你可能有梅尼埃病，这是内耳功能紊乱症。

否

你年过 60 了吗？ 是 → **与医生谈谈**。听力减退是衰老过程中的一个自然现象，经常可以治愈的。

否

经过几周或者更长时间你听力变得更糟糕了吗？ 是 → 你家庭里还有其他成员有听力逐渐减退的现象吗？ 是 → **看医生**。你可能患有耳硬化症，这是影响中耳功能的疾病。

否

否 → **看医生**。耳垢堵塞可能会导致听力下降。

如果你无法通过这个图表做出诊断，**请去看医生**。

儿童听力减退

儿童常由于中耳内液体积聚而使耳部感染频繁发生，从而导致听力减退。听力减退可导致儿童语言功能发育迟缓。如果你孩子经常发生耳感染，请带他去做听力评估。查看"慢性中耳感染"。

267

流 鼻 涕

男女通用
自我诊断表

——鼻子部分或者完全堵塞，并且有液体流出

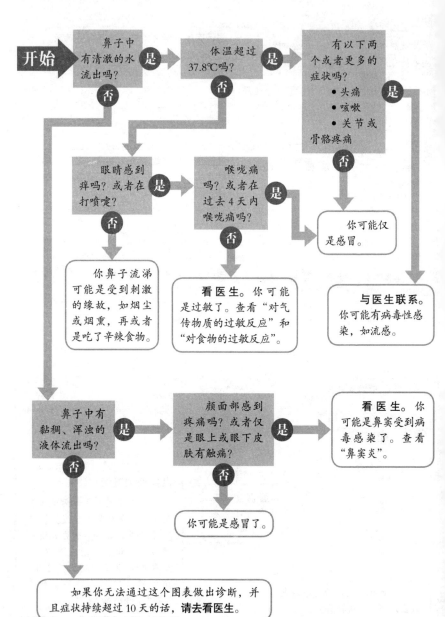

喉 咙 痛

男女通用自我诊断表

——喉咙后边有粗糙或者刺痛的感觉，让人不舒服，尤其在吞咽时更明显

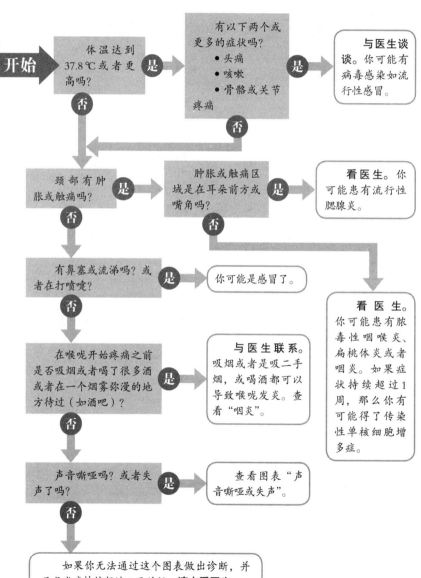

开始

体温达到37.8℃或者更高吗？ — **是** →

有以下两个或更多的症状吗？
- 头痛
- 咳嗽
- 骨骼或关节疼痛
— **是** → **与医生谈谈。** 你可能有病毒感染如流行性感冒。

↓ **否**

颈部有肿胀或触痛吗？ — **是** → 肿胀或触痛区域是在耳朵前方或嘴角吗？ — **是** → **看医生。** 你可能患有流行性腮腺炎。

↓ **否**

有鼻塞或流涕吗？或者在打喷嚏？ — **是** → 你可能是感冒了。

↓ **否**

在喉咙开始疼痛之前是否吸烟或者喝了很多酒或者在一个烟雾弥漫的地方待过（如酒吧）？ — **是** → **与医生联系。** 吸烟或者是吸二手烟，或喝酒都可以导致喉咙发炎。查看"咽炎"。

↓ **否**

声音嘶哑吗？或者失声了吗？ — **是** → 查看图表"声音嘶哑或失声"。

↓ **否**

如果你无法通过这个图表做出诊断，并且喉咙痛持续超过2天的话，**请去看医生。**

看 医 生。 你可能患有脓毒性咽喉炎、扁桃体炎或者咽炎。如果症状持续超过1周，那么你有可能得了传染性单核细胞增多症。

269

男女通用
自我诊断表

声音嘶哑或失声

——声音不正常地沙哑

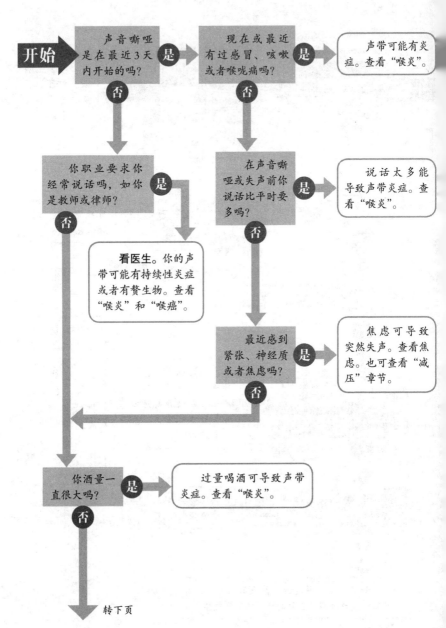

开始 → 声音嘶哑是在最近3天内开始的吗？ —是→ 现在或最近有过感冒、咳嗽或者喉咙痛吗？ —是→ 声带可能有炎症。查看"喉炎"。

（否）↓

你职业要求你经常说话吗，如你是教师或律师？ —是→ 看医生。你的声带可能有持续性炎症或者有赘生物。查看"喉炎"和"喉癌"。

（否）↓

在声音嘶哑或失声前你说话比平时要多吗？ —是→ 说话太多能导致声带炎症。查看"喉炎"。

（否）↓

最近感到紧张、神经质或者焦虑吗？ —是→ 焦虑可导致突然失声。查看焦虑。也可查看"减压"章节。

（否）↓

你酒量一直很大吗？ —是→ 过量喝酒可导致声带炎症。查看"喉炎"。

（否）↓

转下页

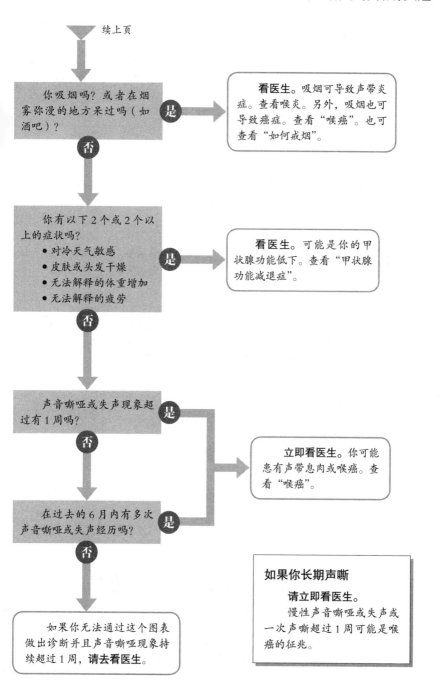

续上页

你吸烟吗？或者在烟雾弥漫的地方呆过吗（如酒吧）？

是 → **看医生。**吸烟可导致声带炎症。查看喉炎。另外，吸烟也可导致癌症。查看"喉癌"。也可查看"如何戒烟"。

否

你有以下 2 个或 2 个以上的症状吗？
- 对冷天气敏感
- 皮肤或头发干燥
- 无法解释的体重增加
- 无法解释的疲劳

是 → **看医生。**可能是你的甲状腺功能低下。查看"甲状腺功能减退症"。

否

声音嘶哑或失声现象超过有 1 周吗？

是

否

→ **立即看医生。**你可能患有声带息肉或喉癌。查看"喉癌"。

在过去的 6 月内有多次声音嘶哑或失声经历吗？

是

否

如果你长期声嘶

　　请立即看医生。
　　慢性声音嘶哑或失声或一次声嘶超过 1 周可能是喉癌的征兆。

　　如果你无法通过这个图表做出诊断并且声音嘶哑现象持续超过 1 周，**请去看医生。**

271

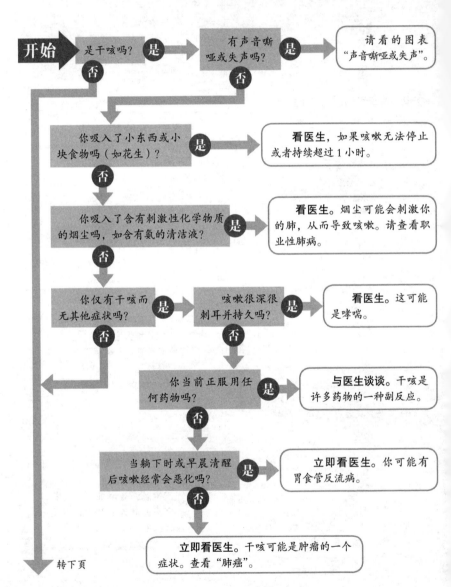

咳　嗽

男女通用
自我诊断表

——来自肺部的气体突然强迫性的被释放出来，以帮助清除呼吸道中的物质。能清除肺中黏液的咳嗽称为保护性咳嗽。无黏液产生的咳嗽称为干咳，通常是由咽部的小刺激所引起的。对于 2～12 岁的儿童，请查看图表"儿童咳嗽"。

开始

是干咳吗？

是

有声音嘶哑或失声吗？

是

请看的图表"声音嘶哑或失声"。

否

否

你吸入了小东西或小块食物吗（如花生）？

是

看医生，如果咳嗽无法停止或者持续超过 1 小时。

否

你吸入了含有刺激性化学物质的烟尘吗，如含有氨的清洁液？

是

看医生。烟尘可能会刺激你的肺，从而导致咳嗽。请查看职业性肺病。

否

你仅有干咳而无其他症状吗？

是

咳嗽很深很刺耳并持久吗？

是

看医生。这可能是哮喘。

否

否

你当前正服用任何药物吗？

是

与医生谈谈。干咳是许多药物的一种副反应。

否

当躺下时或早晨清醒后咳嗽经常会恶化吗？

是

立即看医生。你可能有胃食管反流病。

否

立即看医生。干咳可能是肿瘤的一个症状。查看"肺癌"。

转下页

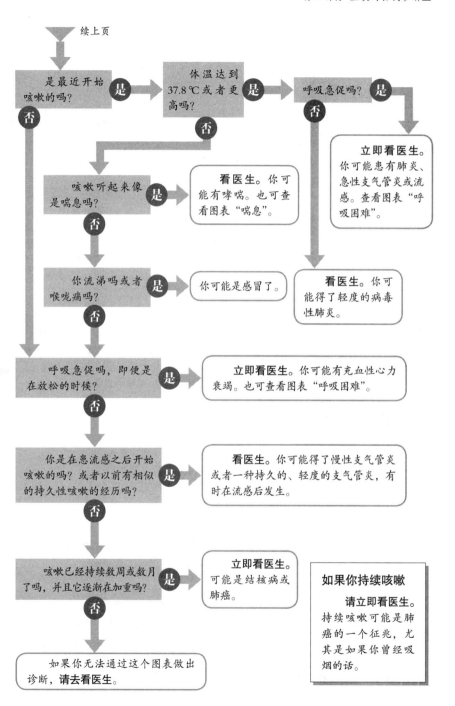

续上页

是最近开始咳嗽的吗？ — **是** → 体温达到 37.8℃或者更高吗？ — **是** → 呼吸急促吗？ — **是**

否 ↓　　　　　　**否** ↓　　　　　　**否** ↓

立即看医生。 你可能患有肺炎、急性支气管炎或流感。查看图表"呼吸困难"。

咳嗽听起来像是喘息吗？ — **是** → **看医生。** 你可能有哮喘。也可查看图表"喘息"。

否 ↓

你流涕吗或者喉咙痛吗？ — **是** → 你可能是感冒了。

否 ↓

看医生。 你可能得了轻度的病毒性肺炎。

呼吸急促吗，即便是在放松的时候？ — **是** → **立即看医生。** 你可能有充血性心力衰竭。也可查看图表"呼吸困难"。

否 ↓

你是在患流感之后开始咳嗽的吗？或者以前有相似的持久性咳嗽的经历吗？ — **是** → **看医生。** 你可能得了慢性支气管炎或者一种持久的、轻度的支气管炎，有时在流感后发生。

否 ↓

咳嗽已经持续数周或数月了吗，并且它逐渐在加重吗？ — **是** → **立即看医生。** 可能是结核病或肺癌。

否 ↓

如果你无法通过这个图表做出诊断，**请去看医生。**

如果你持续咳嗽
　　请立即看医生。 持续咳嗽可能是肺癌的一个征兆，尤其是如果你曾经吸烟的话。

男女通用
自我诊断表

咯　　血

——咳出鲜血或者黏液，颜色呈条纹状的鲜红色或铁锈色，含有黑色微粒或小点，或者是呈淡红色泡沫状

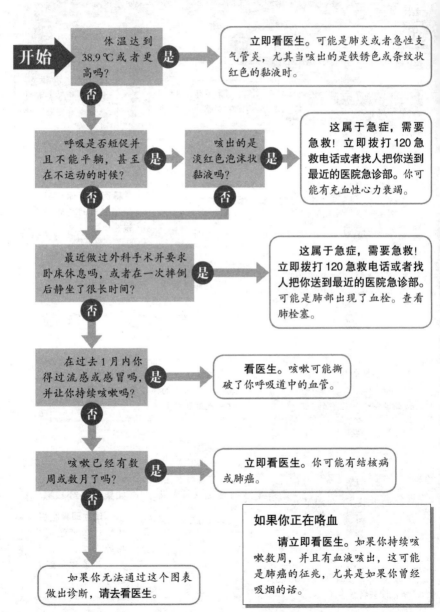

开始

体温达到38.9℃或者更高吗？ —是→ **立即看医生。** 可能是肺炎或者急性支气管炎，尤其当咳出的是铁锈色或条纹状红色的黏液时。

否↓

呼吸是否短促并且不能平躺，甚至在不运动的时候？ —是→ 咳出的是淡红色泡沫状黏液吗？ —是→ **这属于急症，需要急救！立即拨打 120 急救电话或者找人把你送到最近的医院急诊部。** 你可能有充血性心力衰竭。

否↓　　　　否↓

最近做过外科手术并要求卧床休息吗，或者在一次摔倒后静坐了很长时间？ —是→ **这属于急症，需要急救！立即拨打 120 急救电话或者找人把你送到最近的医院急诊部。** 可能是肺部出现了血栓。查看肺栓塞。

否↓

在过去 1 月内你得过流感或感冒吗，并让你持续咳嗽吗？ —是→ **看医生。** 咳嗽可能撕破了你呼吸道中的血管。

否↓

咳嗽已经有数周或数月了吗？ —是→ **立即看医生。** 你可能有结核病或肺癌。

否↓

如果你正在咯血

请立即看医生。如果你持续咳嗽数周，并且有血液咳出，这可能是肺癌的征兆，尤其是如果你曾经吸烟的话。

如果你无法通过这个图表做出诊断，**请去看医生。**

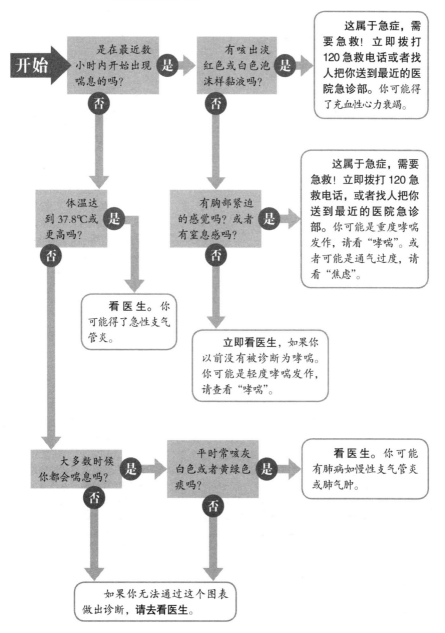

男女通用
自我诊断表

喘　息
——嘈杂而艰难的呼吸

开始

是在最近数小时内开始出现喘息的吗？

有咳出淡红色或白色泡沫样黏液吗？

这属于急症，需要急救！立即拨打120急救电话或者找人把你送到最近的医院急诊部。你可能得了充血性心力衰竭。

体温达到37.8℃或更高吗？

有胸部紧迫的感觉吗？或者有窒息感吗？

这属于急症，需要急救！立即拨打120急救电话，或者找人把你送到最近的医院急诊部。你可能是重度哮喘发作，请看"哮喘"。或者可能是通气过度，请看"焦虑"。

看医生。你可能得了急性支气管炎。

立即看医生，如果你以前没有被诊断为哮喘。你可能是轻度哮喘发作，请查看"哮喘"。

大多数时候你都会喘息吗？

平时常咳灰白色或者黄绿色痰吗？

看医生。你可能有肺病如慢性支气管炎或肺气肿。

如果你无法通过这个图表做出诊断，**请去看医生**。

男女通用
自我诊断表

呼吸困难

——呼吸短促或者胸部有紧迫感，这使得你能感觉到自己的呼吸

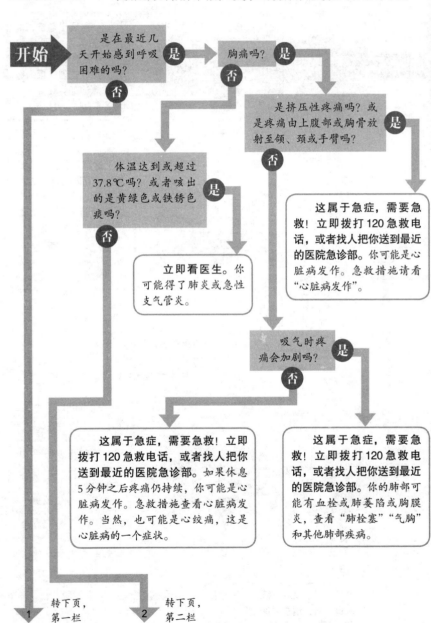

开始 ➡ 是在最近几天开始感到呼吸困难的吗？ **是** ➡ 胸痛吗？ **是**

否

否

是挤压性疼痛吗？或是疼痛由上腹部或胸骨放射至颌、颈或手臂吗？ **是**

否

体温达到或超过37.8℃吗？或者咳出的是黄绿色或铁锈色痰吗？ **是**

否

立即看医生。你可能得了肺炎或急性支气管炎。

这属于急症，需要急救！立即拨打120急救电话，或者找人把你送到最近的医院急诊部。你可能是心脏病发作。急救措施请看"心脏病发作"。

吸气时疼痛会加剧吗？ **是**

否

这属于急症，需要急救！立即拨打120急救电话，或者找人把你送到最近的医院急诊部。如果休息5分钟之后疼痛仍持续，你可能是心脏病发作。急救措施查看心脏病发作。当然，也可能是心绞痛，这是心脏病的一个症状。

这属于急症，需要急救！立即拨打120急救电话，或者找人把你送到最近的医院急诊部。你的肺部可能有血栓或肺萎陷或胸膜炎，查看"肺栓塞""气胸"和其他肺部疾病。

1 转下页，第一栏

2 转下页，第二栏

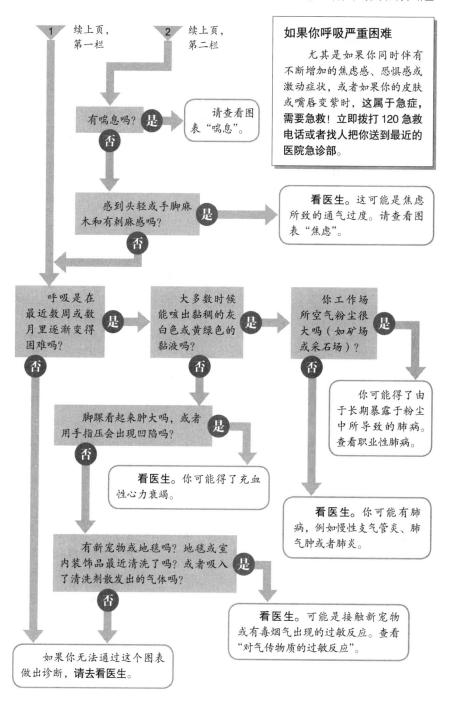

续上页，第一栏 ①

续上页，第二栏 ②

有喘息吗？ **是** → 请查看图表"喘息"。

否

感到头轻或手脚麻木和有刺麻感吗？ **是** → **看医生。** 这可能是焦虑所致的通气过度。请查看图表"焦虑"。

否

如果你呼吸严重困难

尤其是如果你同时伴有不断增加的焦虑感、恐惧感或激动症状，或者如果你的皮肤或嘴唇变紫时，**这属于急症，需要急救！立即拨打120急救电话或者找人把你送到最近的医院急诊部。**

① 呼吸是在最近数周或数月里逐渐变得困难吗？ **是** → 大多数时候能咳出黏稠的灰白色或黄绿色的黏液吗？ **是** → 你工作场所空气粉尘很大吗（如矿场或采石场）？ **是** →

否 **否** **否**

脚踝看起来肿大吗，或者用手指压会出现凹陷吗？ **是** →

否

看医生。 你可能得了充血性心力衰竭。

你可能得了由于长期暴露于粉尘中所导致的肺病。查看职业性肺病。

看医生。 你可能有肺病，例如慢性支气管炎、肺气肿或者肺炎。

有新宠物或地毯吗？地毯或室内装饰品最近清洗了吗？或者吸入了清洗剂散发出的气体吗？ **是** →

否

看医生。 可能是接触新宠物或有毒烟气出现的过敏反应。查看"对气传物质的过敏反应"。

如果你无法通过这个图表做出诊断，**请去看医生。**

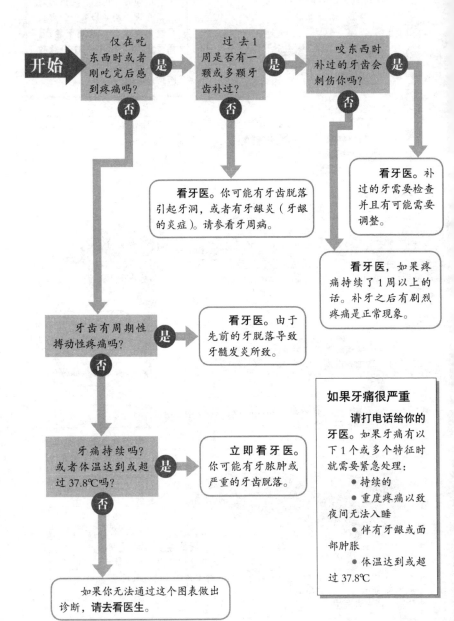

牙 痛

男女通用
自我诊断表

——牙齿或牙龈疼痛

开始

仅在吃东西时或者刚吃完后感到疼痛吗？ — **是** → 过去1周是否有一颗或多颗牙齿补过？ — **是** → 咬东西时补过的牙齿会刺伤你吗？ — **是**

否

看牙医。 补过的牙需要检查并且有可能需要调整。

看牙医。 你可能有牙齿脱落引起牙洞，或者有牙龈炎（牙龈的炎症）。请参看牙周病。

看牙医， 如果疼痛持续了1周以上的话。补牙之后有剧烈疼痛是正常现象。

牙齿有周期性搏动性疼痛吗？ — **是** → **看牙医。** 由于先前的牙脱落导致牙髓发炎所致。

否

牙痛持续吗？或者体温达到或超过37.8℃吗？ — **是** → **立即看牙医。** 你可能有牙脓肿或严重的牙齿脱落。

否

如果你无法通过这个图表做出诊断，**请去看医生。**

如果牙痛很严重

请打电话给你的牙医。 如果牙痛有以下1个或多个特征时就需要紧急处理：

● 持续的
● 重度疼痛以致夜间无法入睡
● 伴有牙龈或面部肿胀
● 体温达到或超过37.8℃

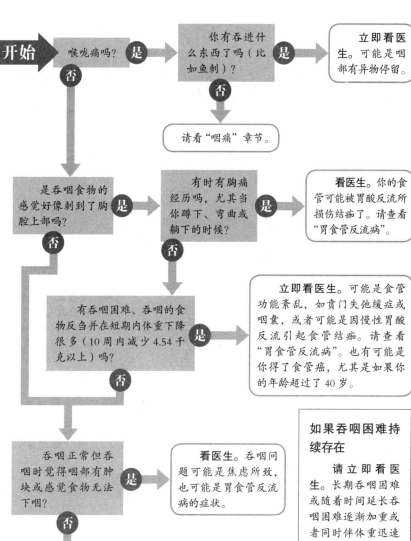

男女通用
自我诊断表

吞咽困难

——吞咽时感到不舒服或疼痛，或者无法吞咽

开始

喉咙痛吗？ → **是** → 你有吞进什么东西了吗（比如鱼刺）？ → **是** → 立即看医生。可能是咽部有异物停留。

否 ↓

否 ↓ 请看"咽痛"章节。

是吞咽食物的感觉好像刺到了胸腔上部吗？ → **是** → 有时有胸痛经历吗，尤其当你蹲下、弯曲或躺下的时候？ → **是** → **看医生**。你的食管可能被胃酸反流所损伤结痂了。请查看"胃食管反流病"。

否 ↓

否 ↓

有吞咽困难、吞咽的食物反刍并在短期内体重下降很多（10周内减少4.54千克以上）吗？ → **是** → 立即看医生。可能是食管功能紊乱，如贲门失弛缓症或咽囊，或者可能是因慢性胃酸反流引起食管结痂。请查看"胃食管反流病"。也有可能是你得了食管癌，尤其是如果你的年龄超过了40岁。

否 ↓

吞咽正常但吞咽时觉得咽部有肿块或感觉食物无法下咽？ → **是** → **看医生**。吞咽问题可能是焦虑所致，也可能是胃食管反流病的症状。

否 ↓

如果你无法通过这个图表做出诊断，**请去看医生**。

如果吞咽困难持续存在

请立即看医生。长期吞咽困难或随着时间延长吞咽困难逐渐加重或者同时伴体重迅速下降，可能是食管癌的一个症状，尤其是如果你的年龄超过了40岁时。

口腔痛或舌痛

男女通用
自我诊断表

——口腔内部或者舌体上或周围或者嘴唇疼痛

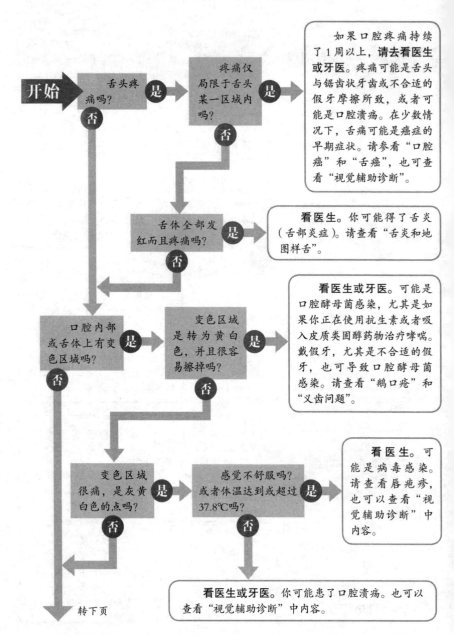

开始 → 舌头疼痛吗？ —是→ 疼痛仅局限于舌头某一区域内吗？ —是→ 如果口腔疼痛持续了1周以上，**请去看医生或牙医**。疼痛可能是舌头与锯齿状牙齿或不合适的假牙摩擦所致，或者可能是口腔溃疡。在少数情况下，舌痛可能是癌症的早期症状。请参看"口腔癌"和"舌癌"，也可查看"视觉辅助诊断"。

否↓ | 否↓

舌体全部发红而且疼痛吗？ —是→ **看医生**。你可能得了舌炎（舌部炎症）。请查看"舌炎和地图样舌"。

否↓

口腔内部或舌体上有变色区域吗？ —是→ 变色区域是转为黄白色，并且很容易擦掉吗？ —是→ **看医生或牙医**。可能是口腔酵母菌感染，尤其是如果你正在使用抗生素或者吸入皮质类固醇药物治疗哮喘。戴假牙，尤其是不合适的假牙，也可导致口腔酵母菌感染。请查看"鹅口疮"和"义齿问题"。

否↓ | 否↓

变色区域很痛，是灰黄白色的点吗？ —是→ 感觉不舒服吗？或者体温达到或超过37.8℃吗？ —是→ **看医生**。可能是病毒感染。请查看唇疱疹，也可以查看"视觉辅助诊断"中内容。

否↓ | 否↓

看医生或牙医。你可能患了口腔溃疡。也可以查看"视觉辅助诊断"中内容。

↓ 转下页

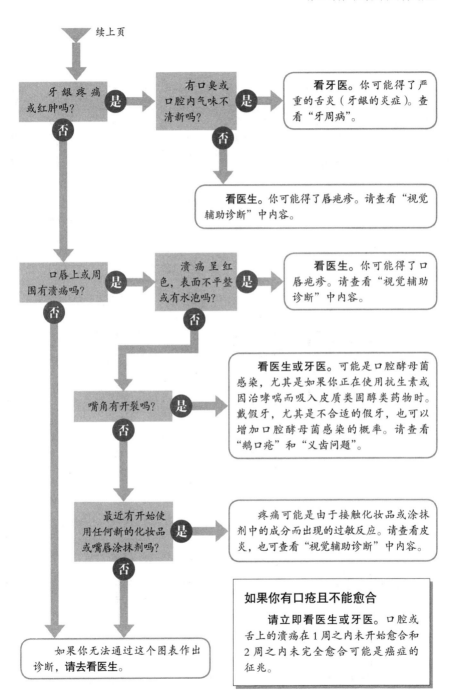

续上页

牙龈疼痛或红肿吗？ — 是 → 有口臭或口腔内气味不清新吗？ — 是 → **看牙医。**你可能得了严重的舌炎（牙龈的炎症）。查看"牙周病"。

否 ↓（有口臭或口腔内气味不清新吗？否）→ **看医生。**你可能得了唇疱疹。请查看"视觉辅助诊断"中内容。

口唇上或周围有溃疡吗？ — 是 → 溃疡呈红色，表面不平整或有水泡吗？ — 是 → **看医生。**你可能得了口唇疱疹。请查看"视觉辅助诊断"中内容。

嘴角有开裂吗？ — 是 → **看医生或牙医。**可能是口腔酵母菌感染，尤其是如果你正在使用抗生素或因治哮喘而吸入皮质类固醇类药物时。戴假牙，尤其是不合适的假牙，也可以增加口腔酵母菌感染的概率。请查看"鹅口疮"和"义齿问题"。

最近有开始使用任何新的化妆品或嘴唇涂抹剂吗？ — 是 → 疼痛可能是由于接触化妆品或涂抹剂中的成分而出现的过敏反应。请查看皮炎，也可查看"视觉辅助诊断"中内容。

如果你无法通过这个图表作出诊断，**请去看医生。**

如果你有口疮且不能愈合

　　请立即看医生或牙医。口腔或舌上的溃疡在1周之内未开始愈合和2周之内未完全愈合可能是癌症的征兆。

男女通用
自我诊断表

口　臭

——暂时的或持久性的腐臭气味

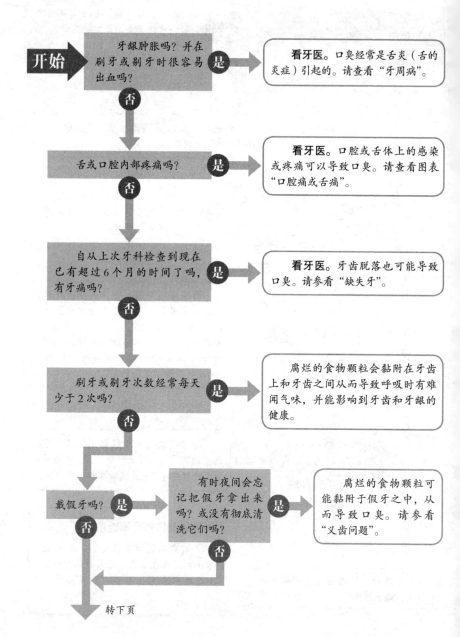

开始 ➤ 牙龈肿胀吗？并在刷牙或剔牙时很容易出血吗？ —是→ **看牙医**。口臭经常是舌炎（舌的炎症）引起的。请查看"牙周病"。

否

舌或口腔内部疼痛吗？ —是→ **看牙医**。口腔或舌体上的感染或疼痛可以导致口臭。请查看图表"口腔痛或舌痛"。

否

自从上次牙科检查到现在已有超过6个月的时间了吗，有牙痛吗？ —是→ **看牙医**。牙齿脱落也可能导致口臭。请参看"缺失牙"。

否

刷牙或剔牙次数经常每天少于2次吗？ —是→ 腐烂的食物颗粒会黏附在牙齿上和牙齿之间从而导致呼吸时有难闻气味，并能影响到牙齿和牙龈的健康。

否

戴假牙吗？ —是→ 有时夜间会忘记把假牙拿出来吗？或没有彻底清洗它们吗？ —是→ 腐烂的食物颗粒可能黏附于假牙之中，从而导致口臭。请参看"义齿问题"。

否　　　　否

转下页

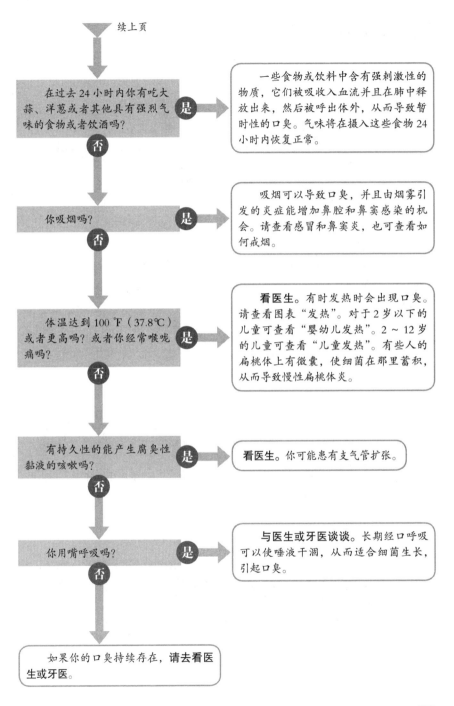

续上页

在过去 24 小时内你有吃大蒜、洋葱或者其他具有强烈气味的食物或者饮酒吗？　　**是**

一些食物或饮料中含有强刺激性的物质，它们被吸收入血流并且在肺中释放出来，然后被呼出体外，从而导致暂时性的口臭。气味将在摄入这些食物 24 小时内恢复正常。

否

你吸烟吗？　　**是**

吸烟可以导致口臭，并且由烟雾引发的炎症能增加鼻腔和鼻窦感染的机会。请查看感冒和鼻窦炎，也可查看如何戒烟。

否

体温达到 100 ℉（37.8℃）或者更高吗？或者你经常喉咙痛吗？　　**是**

看医生。 有时发热时会出现口臭。请查看图表"发热"。对于 2 岁以下的儿童可查看"婴幼儿发热"。2 ～ 12 岁的儿童可查看"儿童发热"。有些人的扁桃体上有微囊，使细菌在那里蓄积，从而导致慢性扁桃体炎。

否

有持久性的能产生腐臭性黏液的咳嗽吗？　　**是**

看医生。 你可能患有支气管扩张。

否

你用嘴呼吸吗？　　**是**

与医生或牙医谈谈。 长期经口呼吸可以使唾液干涸，从而适合细菌生长，引起口臭。

否

如果你的口臭持续存在，**请去看医生或牙医。**

男女通用
自我诊断表

呕　　吐

——呕吐。对于 6 个月以下的儿童，请看图表"婴儿呕吐"

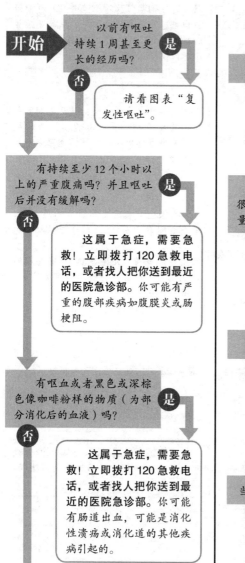

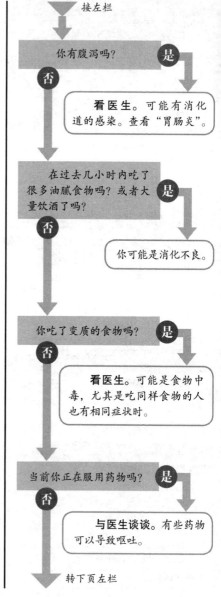

转右栏

转下页左栏

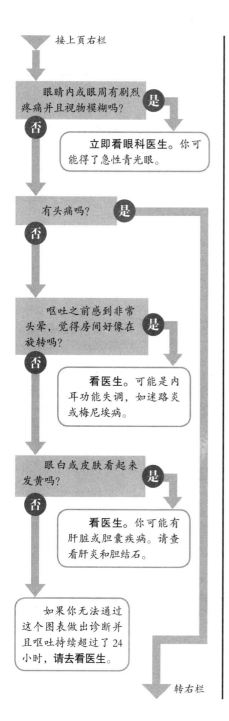

接上页右栏

眼睛内或眼周有剧烈疼痛并且视物模糊吗？ **是**

否

立即看眼科医生。你可能得了急性青光眼。

有头痛吗？ **是**

否

呕吐之前感到非常头晕，觉得房间好像在旋转吗？ **是**

否

看医生。可能是内耳功能失调，如迷路炎或梅尼埃病。

眼白或皮肤看起来发黄吗？ **是**

否

看医生。你可能有肝脏或胆囊疾病。请查看肝炎和胆结石。

如果你无法通过这个图表做出诊断并且呕吐持续超过了 24 小时，**请去看医生**。

转右栏

接左栏

在过去 24 小时内脑部有受伤吗？ **是**

否

这属于急症，需要急救！立即拨打 120 急救电话，或者找人把你送到最近的医院急诊部。你可能是脑损伤。

你有以下一个或多个症状吗？
- 向前低头时疼痛
- 眼睛对强光敏度
- 嗜睡或意识错乱
- 发热

 是

否

请看图表"头疼"。

这属于急症，需要急救！立即拨打 120 急救电话，或找人把你送到最近的医院急诊部。你可能有脑膜炎或蛛网膜下腔出血。

如果你持续性呕吐

请立即看医生。持续性呕吐可以导致脱水和身体必需盐分的丢失，从而引起化学物质失衡，如果不及时治疗可造成休克。脱水症状有头轻、脉搏急促、尿量减少。

如果你呕血

这属于急症，需要急救！立即拨打 120 急救电话或者找人把你送到最近的医院急诊部。 呕吐物含鲜红色血液或者黑色或深棕色咖啡粉样的物质（为部分消化的血液）是致命性胃肠道出血的征兆。

男女通用
自我诊断表

复发性呕吐

——1周内呕吐多次。对于6个月以下的婴儿，请看婴儿呕吐

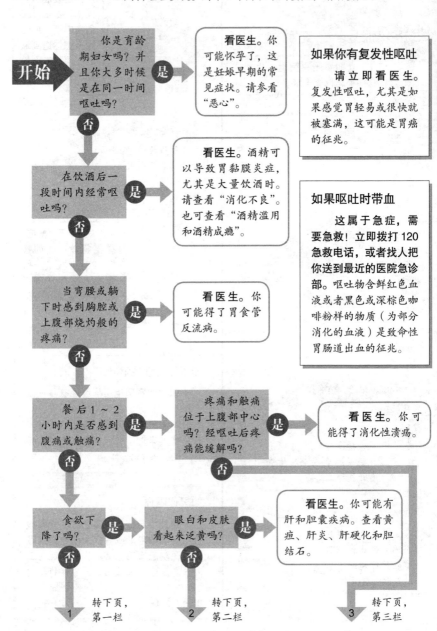

开始

你是育龄期妇女吗？并且你大多时候是在同一时间呕吐吗？

是 → 看医生。你可能怀孕了，这是妊娠早期的常见症状。请参看"恶心"。

否

在饮酒后一段时间内经常呕吐吗？

是 → 看医生。酒精可以导致胃黏膜炎症，尤其是大量饮酒时。请查看"消化不良"。也可查看"酒精滥用和酒精成瘾"。

否

当弯腰或躺下时感到胸腔或上腹部烧灼般的疼痛？

是 → 看医生。你可能得了胃食管反流病。

否

餐后1~2小时内是否感到腹痛或触痛？

是 → 疼痛和触痛位于上腹部中心吗？经呕吐后疼痛能缓解吗？

是 → 看医生。你可能得了消化性溃疡。

否

否

食欲下降了吗？

是 → 眼白和皮肤看起来泛黄吗？

是 → 看医生。你可能有肝和胆囊疾病。查看黄疸、肝炎、肝硬化和胆结石。

否

否

1 转下页，第一栏

2 转下页，第二栏

3 转下页，第三栏

如果你有复发性呕吐

请立即看医生。

复发性呕吐，尤其是如果感觉胃轻易或很快就被塞满，这可能是胃癌的征兆。

如果呕吐时带血

这属于急症，需要急救！立即拨打120急救电话，或者找人把你送到最近的医院急诊部。呕吐物含鲜红色血液或者黑色或深棕色咖啡粉样的物质（为部分消化的血液）是致命性胃肠道出血的征兆。

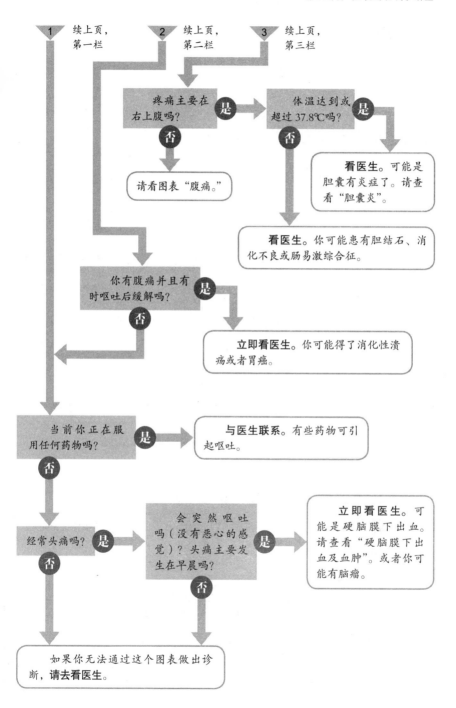

1 续上页，第一栏

2 续上页，第二栏

3 续上页，第三栏

疼痛主要在右上腹吗？ **否** → 请看图表"腹痛。"

是 → 体温达到或超过 37.8℃吗？

体温达到或超过 37.8℃吗？ **是** → **看医生。** 可能是胆囊有炎症了。请查看"胆囊炎"。

否 → **看医生。** 你可能患有胆结石、消化不良或肠易激综合征。

你有腹痛并且有时呕吐后缓解吗？ **是** → **立即看医生。** 你可能得了消化性溃疡或者胃癌。

当前你正在服用任何药物吗？ **是** → **与医生联系。** 有些药物可引起呕吐。

否

经常头痛吗？ **是** → 会突然呕吐吗（没有恶心的感觉）？头痛主要发生在早晨吗？ **是** → **立即看医生。** 可能是硬脑膜下出血。请查看"硬脑膜下出血及血肿"。或者你可能有脑瘤。

否

如果你无法通过这个图表做出诊断，**请去看医生。**

| 男女通用 自我诊断表 | **腹　痛** |

——胸廓底部和腹股沟之间的出现疼痛。2～12岁儿童请参看图表"儿童腹痛"

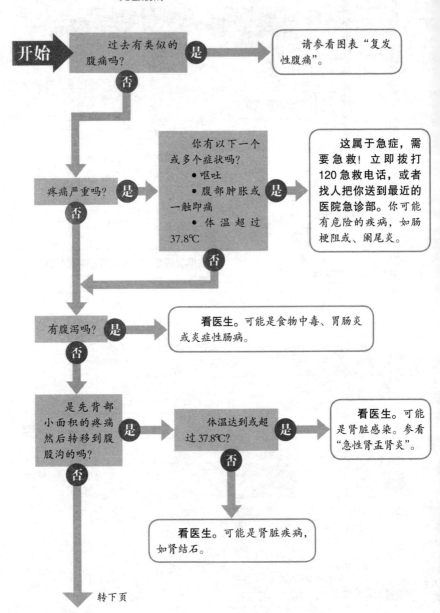

开始 ➤ 过去有类似的腹痛吗？ ——**是**——➤ 请参看图表"复发性腹痛"。

否

疼痛严重吗？ ——**是**——➤ 你有以下一个或多个症状吗？
● 呕吐
● 腹部肿胀或一触即痛
● 体温超过37.8℃

否

——**是**——➤ 这属于急症，需要急救！立即拨打120急救电话，或者找人把你送到最近的医院急诊部。你可能有危险的疾病，如肠梗阻或、阑尾炎。

否

有腹泻吗？ ——**是**——➤ **看医生**。可能是食物中毒、胃肠炎或炎症性肠病。

否

是先背部小面积的疼痛然后转移到腹股沟的吗？ ——**是**——➤ 体温达到或超过37.8℃? ——**是**——➤ **看医生**。可能是肾脏感染。参看"急性肾盂肾炎"。

否

否 ➤ **看医生**。可能是肾脏疾病，如肾结石。

转下页

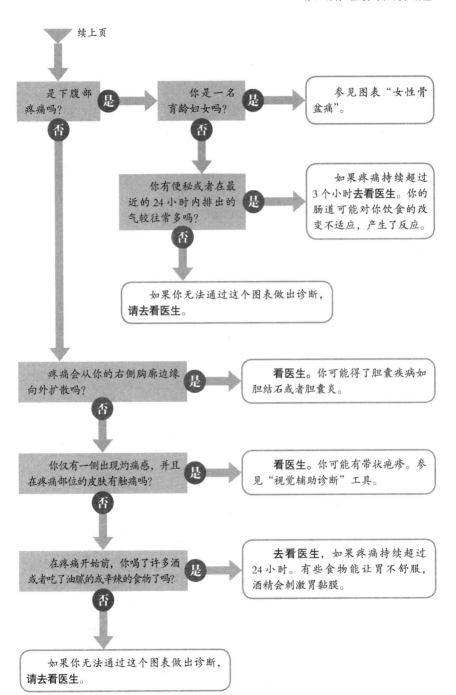

续上页

是下腹部疼痛吗？ —**是**→ 你是一名育龄妇女吗？ —**是**→ 参见图表"女性骨盆痛"。

否↓（你是一名育龄妇女吗？）

你有便秘或者在最近的 24 小时内排出的气较往常多吗？ —**是**→ 如果疼痛持续超过 3 个小时去看医生。你的肠道可能对你饮食的改变不适应，产生了反应。

否↓

如果你无法通过这个图表做出诊断，**请去看医生**。

否↓（是下腹部疼痛吗？）

疼痛会从你的右侧胸廓边缘向外扩散吗？ —**是**→ **看医生。**你可能得了胆囊疾病如胆结石或者胆囊炎。

否↓

你仅有一侧出现灼痛感，并且在疼痛部位的皮肤有触痛吗？ —**是**→ **看医生。**你可能有带状疱疹。参见"视觉辅助诊断"工具。

否↓

在疼痛开始前，你喝了许多酒或者吃了油腻的或辛辣的食物了吗？ —**是**→ **去看医生**，如果疼痛持续超过 24 小时。有些食物能让胃不舒服，酒精会刺激胃黏膜。

否↓

如果你无法通过这个图表做出诊断，**请去看医生**。

| 男女通用 自我诊断表 | **复发性腹痛** |

——腹痛时发时止。2～12岁的儿童请参见图表"儿童腹痛"

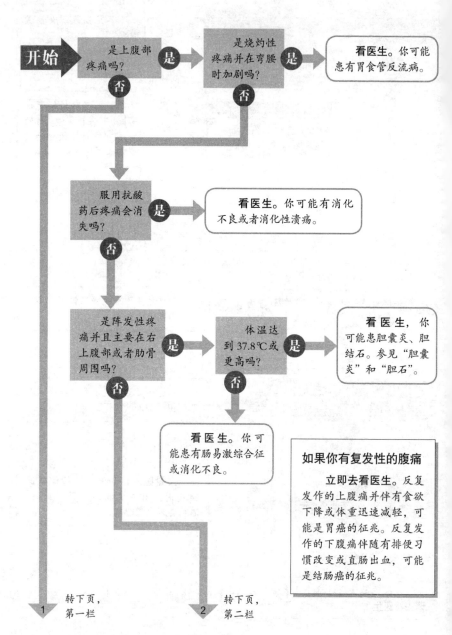

开始 → 是上腹部疼痛吗？ —是→ 是烧灼性疼痛并在弯腰时加剧吗？ —是→ **看医生。**你可能患有胃食管反流病。

否

否

服用抗酸药后疼痛会消失吗？ —是→ **看医生。**你可能有消化不良或者消化性溃疡。

否

是阵发性疼痛并且主要在右上腹部或者肋骨周围吗？ —是→ 体温达到37.8℃或更高吗？ —是→ **看医生，**你可能患胆囊炎、胆结石。参见"胆囊炎"和"胆石"。

否

否

看医生。你可能患有肠易激综合征或消化不良。

如果你有复发性的腹痛

　　立即去看医生。反复发作的上腹痛并伴有食欲下降或体重迅速减轻，可能是胃癌的征兆。反复发作的下腹痛伴随有排便习惯改变或直肠出血，可能是结肠癌的征兆。

1 转下页，第一栏

2 转下页，第二栏

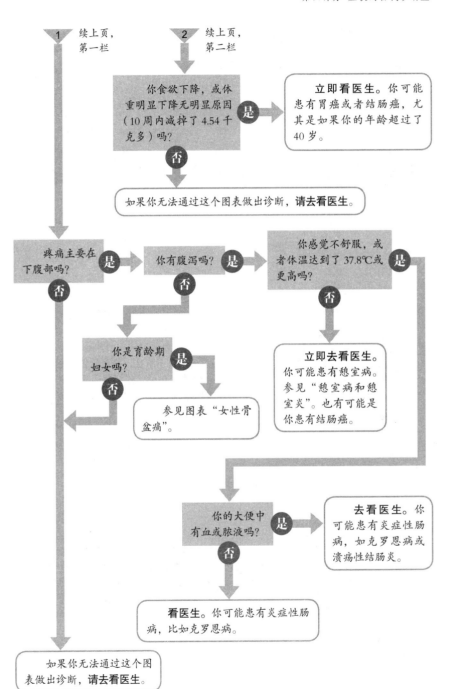

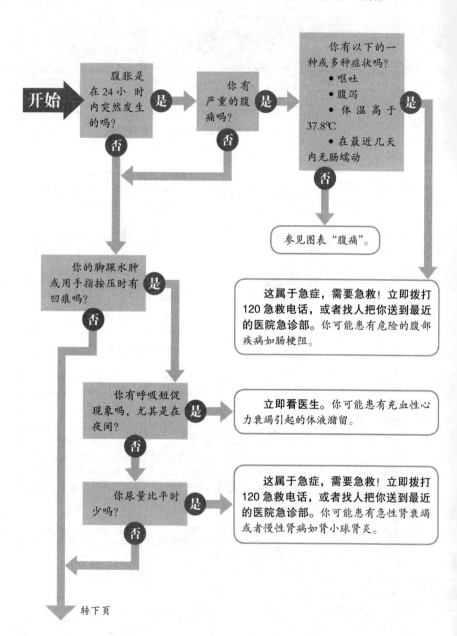

男女通用
自我诊断表

腹　　胀

——从胸廓底部到腹股沟之间的整个腹部出现的广泛肿胀

开始

腹胀是在 24 小时内突然发生的吗？ — 是 →

你有严重的腹痛吗？ — 是 →

你有以下的一种或多种症状吗？
- 呕吐
- 腹泻
- 体温高于 37.8℃
- 在最近几天内无肠蠕动

否 ↓

参见图表"腹痛"。

否 ↓

你的脚踝水肿或用手指按压时有凹痕吗？ — 是 →

是 → 这属于急症，需要急救！立即拨打 120 急救电话，或者找人把你送到最近的医院急诊部。你可能患有危险的腹部疾病如肠梗阻。

否 ↓

你有呼吸短促现象吗，尤其是在夜间？ — 是 → 立即看医生。你可能患有充血性心力衰竭引起的体液潴留。

否 ↓

你尿量比平时少吗？ — 是 → 这属于急症，需要急救！立即拨打 120 急救电话，或者找人把你送到最近的医院急诊部。你可能患有急性肾衰竭或者慢性肾病如肾小球肾炎。

否 ↓

转下页

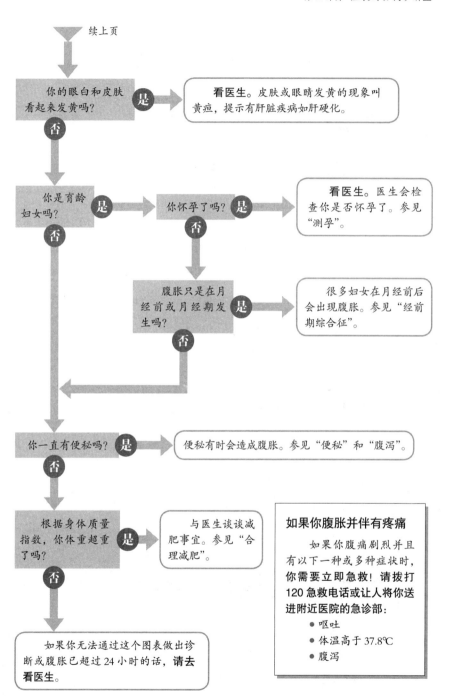

续上页

你的眼白和皮肤看起来发黄吗？ **是** → **看医生。**皮肤或眼睛发黄的现象叫黄疸，提示有肝脏疾病如肝硬化。

否

你是育龄妇女吗？ **是** → 你怀孕了吗？ **是** → **看医生。**医生会检查你是否怀孕了。参见"测孕"。

否

否 → 腹胀只是在月经前或月经期发生吗？ **是** → 很多妇女在月经前后会出现腹胀。参见"经前期综合征"。

否

你一直有便秘吗？ **是** → 便秘有时会造成腹胀。参见"便秘"和"腹泻"。

否

根据身体质量指数，你体重超重了吗？ **是** → 与医生谈谈减肥事宜。参见"合理减肥"。

否

如果你无法通过这个图表做出诊断或腹胀已超过24小时的话，**请去看医生。**

如果你腹胀并伴有疼痛

如果你腹痛剧烈并且有以下一种或多种症状时，**你需要立即急救！请拨打120急救电话或让人将你送进附近医院的急诊部：**

● 呕吐
● 体温高于37.8℃
● 腹泻

气体和嗳气

——消化道的气体经口或肛门排出（也叫胀气）

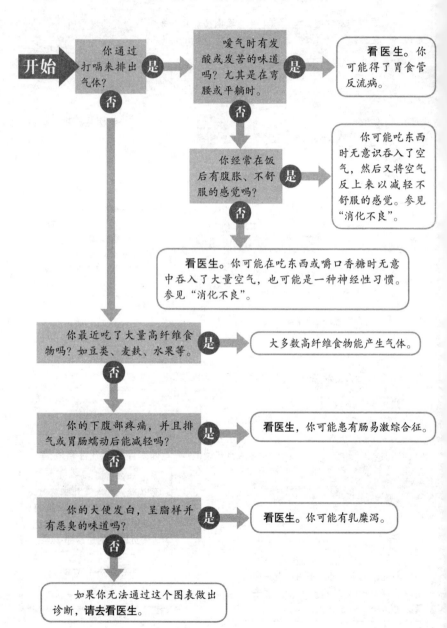

开始 → 你通过打嗝来排出气体？ — 是 → 嗳气时有发酸或发苦的味道吗？尤其是在弯腰或平躺时。 — 是 → **看医生。**你可能得了胃食管反流病。

否 ↓ ... 否 ↓

你经常在饭后有腹胀、不舒服的感觉吗？ — 是 → 你可能吃东西时无意识吞入了空气，然后又将空气反上来以减轻不舒服的感觉。参见"消化不良"。

否 ↓

看医生。你可能在吃东西或嚼口香糖时无意中吞入了大量空气，也可能是一种神经性习惯。参见"消化不良"。

你最近吃了大量高纤维食物吗？如豆类、麦麸、水果等。 — 是 → 大多数高纤维食物能产生气体。

否 ↓

你的下腹部疼痛，并且排气或胃肠蠕动后能减轻吗？ — 是 → **看医生，**你可能患有肠易激综合征。

否 ↓

你的大便发白，呈脂样并有恶臭的味道吗？ — 是 → **看医生。**你可能有乳糜泻。

否 ↓

如果你无法通过这个图表做出诊断，**请去看医生。**

腹　　泻

**男女通用
自我诊断表**

——频繁的排稀便。6个月以下的婴儿参见图表"婴儿腹泻"

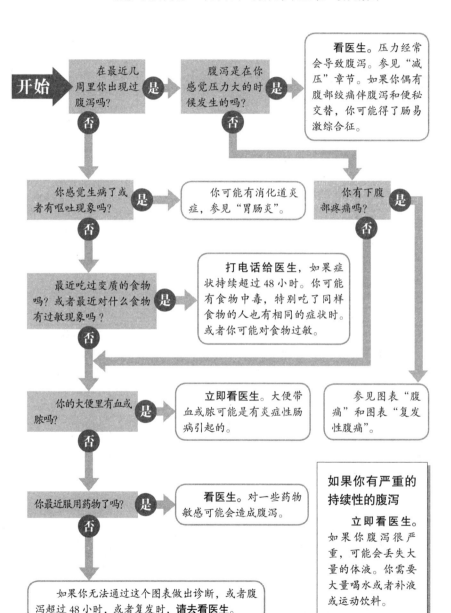

看医生。压力经常会导致腹泻。参见"减压"章节。如果你偶有腹部绞痛伴腹泻和便秘交替，你可能得了肠易激综合征。

开始 → 在最近几周里你出现过腹泻吗？ —是→ 腹泻是在你感觉压力大的时候发生的吗？ —是→

否 ↓　　　　　　　　　　否 ↓

你感觉生病了或者有呕吐现象吗？ —是→ 你可能有消化道炎症，参见"胃肠炎"。　　　　　你有下腹部疼痛吗？ —是→

否 ↓　　　　　　　　　　　　　　　　　　　　否 ↓

最近吃过变质的食物吗？或者最近对什么食物有过敏现象吗？ —是→ **打电话给医生**，如果症状持续超过48小时。你可能有食物中毒，特别吃了同样食物的人也有相同的症状时。或者你可能对食物过敏。

否 ↓

你的大便里有血或脓吗？ —是→ **立即看医生。**大便带血或脓可能是有炎症性肠病引起的。　　　　　参见图表"腹痛"和图表"复发性腹痛"。

否 ↓

你最近服用药物了吗？ —是→ **看医生。**对一些药物敏感可能会造成腹泻。

否 ↓

如果你无法通过这个图表做出诊断，或者腹泻超过48小时，或者复发时，**请去看医生。**

如果你有严重的持续性的腹泻

立即看医生。如果你腹泻很严重，可能会丢失大量的体液。你需要大量喝水或者补液或运动饮料。

男女通用
自我诊断表

便 秘

——大便次数较少、较干而难以排出

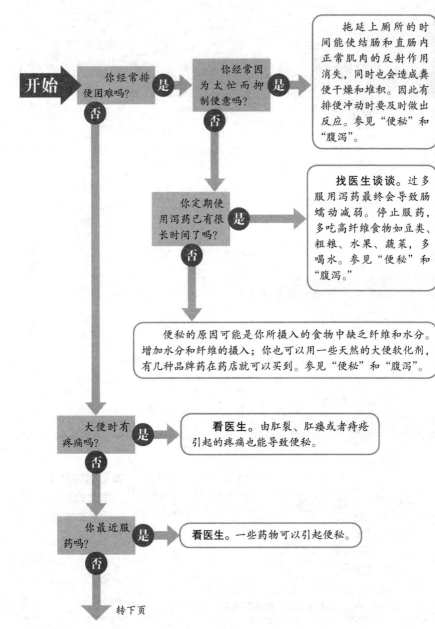

开始 → 你经常排便困难吗？ —是→ 你经常因为太忙而抑制便意吗？ —是→ 拖延上厕所的时间能使结肠和直肠内正常肌肉的反射作用消失，同时也会造成粪便干燥和堆积。因此有排便冲动时要及时做出反应。参见"便秘"和"腹泻"。

否↓ ……… 否↓

你定期使用泻药已有很长时间了吗？ —是→ **找医生谈谈**。过多服用泻药最终会导致肠蠕动减弱。停止服药，多吃高纤维食物如豆类、粗粮、水果、蔬菜，多喝水。参见"便秘"和"腹泻。"

否↓

便秘的原因可能是你所摄入的食物中缺乏纤维和水分。增加水分和纤维的摄入；你也可以用一些天然的大便软化剂，有几种品牌药在药店就可以买到。参见"便秘"和"腹泻"。

大便时有疼痛吗？ —是→ **看医生**。由肛裂、肛瘘或者痔疮引起的疼痛也能导致便秘。

否↓

你最近服药吗？ —是→ **看医生**。一些药物可以引起便秘。

否↓

转下页

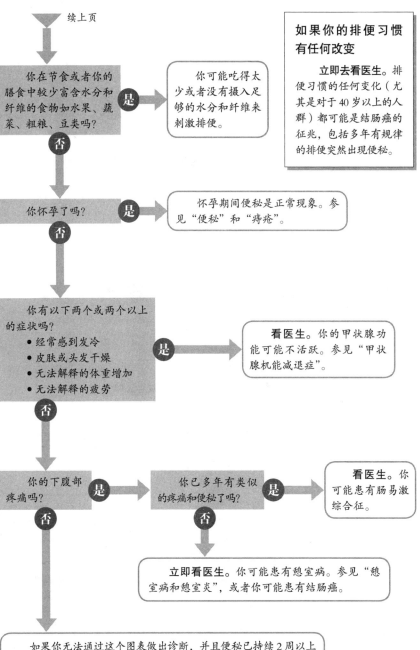

续上页

你在节食或者你的膳食中较少富含水分和纤维的食物如水果、蔬菜、粗粮、豆类吗？

是 → 你可能吃得太少或者没有摄入足够的水分和纤维来刺激排便。

如果你的排便习惯有任何改变

立即去看医生。排便习惯的任何变化（尤其是对于 40 岁以上的人群）都可能是结肠癌的征兆，包括多年有规律的排便突然出现便秘。

否

你怀孕了吗？ **是** → 怀孕期间便秘是正常现象。参见"便秘"和"痔疮"。

否

你有以下两个或两个以上的症状吗？
- 经常感到发冷
- 皮肤或头发干燥
- 无法解释的体重增加
- 无法解释的疲劳

是 → **看医生**。你的甲状腺功能可能不活跃。参见"甲状腺机能减退症"。

否

你的下腹部疼痛吗？ **是** → 你已多年有类似的疼痛和便秘了吗？ **是** → **看医生**。你可能患有肠易激综合征。

否 （下腹部疼痛）

否 （多年类似疼痛）→ **立即看医生**。你可能患有憩室病。参见"憩室病和憩室炎"，或者你可能患有结肠癌。

如果你无法通过这个图表做出诊断，并且便秘已持续 2 周以上或者连续 3 天甚至更长时间都没有排便，**请去看医生**。

大便异常

——大便的颜色或黏稠度异常

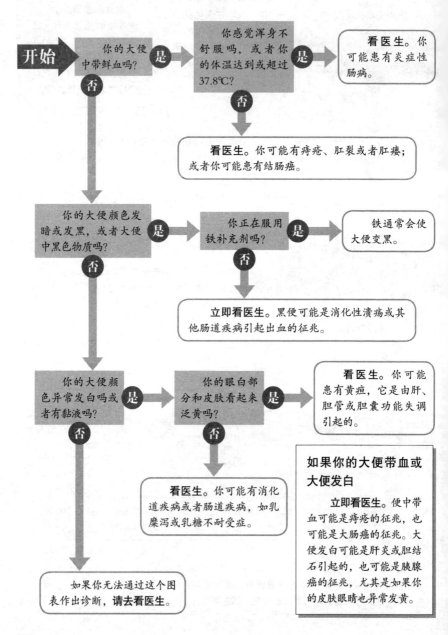

开始

你的大便中带鲜血吗？ **是**→ 你感觉浑身不舒服吗，或者你的体温达到或超过37.8℃？ **是**→ **看医生。**你可能患有炎症性肠病。

否↓

（中）**否**↓

看医生。你可能有痔疮、肛裂或者肛瘘；或者你可能患有结肠癌。

你的大便颜色发暗或发黑，或者大便中黑色物质吗？ **是**→ 你正在服用铁补充剂吗？ **是**→ 铁通常会使大便变黑。

否↓

否↓

立即看医生。黑便可能是消化性溃疡或其他肠道疾病引起出血的征兆。

你的大便颜色异常发白吗或者有黏液吗？ **是**→ 你的眼白部分和皮肤看起来泛黄吗？ **是**→ **看医生。**你可能患有黄疸，它是由肝、胆管或胆囊功能失调引起的。

否↓

否↓

看医生。你可能有消化道疾病或者肠道疾病，如乳糜泻或乳糖不耐受症。

如果你无法通过这个图表作出诊断，**请去看医生。**

如果你的大便带血或大便发白

立即看医生。便中带血可能是痔疮的征兆，也可能是大肠癌的征兆。大便发白可能是肝炎或胆结石引起的，也可能是胰腺癌的征兆，尤其是如果你的皮肤眼睛也异常发黄。

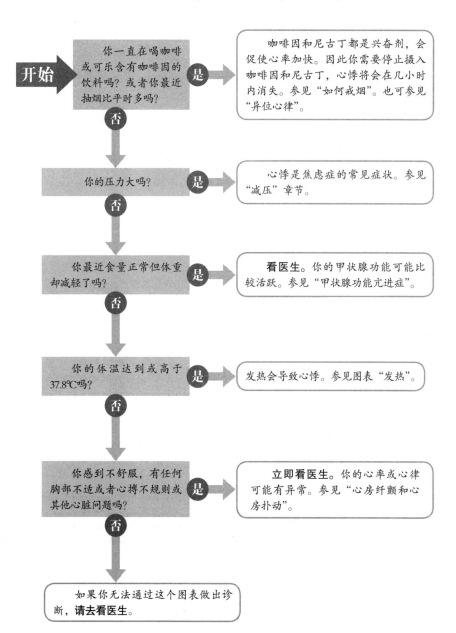

心 悸

——感觉心跳不规则，或者心跳比平常更强或更快

开始

你一直在喝咖啡或可乐含有咖啡因的饮料吗？或者你最近抽烟比平时多吗？

是　　咖啡因和尼古丁都是兴奋剂，会促使心率加快。因此你需要停止摄入咖啡因和尼古丁，心悸将会在几小时内消失。参见"如何戒烟"。也可参见"异位心律"。

否

你的压力大吗？

是　　心悸是焦虑症的常见症状。参见"减压"章节。

否

你最近食量正常但体重却减轻了吗？

是　　**看医生。**你的甲状腺功能可能比较活跃。参见"甲状腺功能亢进症"。

否

你的体温达到或高于37.8℃吗？

是　　发热会导致心悸。参见图表"发热"。

否

你感到不舒服，有任何胸部不适或者心搏不规则或其他心脏问题吗？

是　　**立即看医生。**你的心率或心律可能有异常。参见"心房纤颤和心房扑动"。

否

如果你无法通过这个图表做出诊断，**请去看医生。**

男女通用
自我诊断表

胸　痛

——在颈部和胸廓底部之间发生的任何疼痛

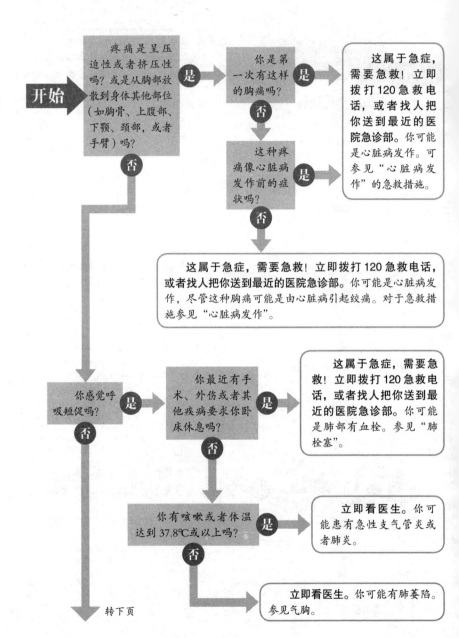

开始

疼痛是呈压迫性或者挤压性吗？或是从胸部放散到身体其他部位（如胸骨、上腹部、下颚、颈部，或者手臂）吗？

是

你是第一次有这样的胸痛吗？

是

这属于急症，需要急救！立即拨打120急救电话，或者找人把你送到最近的医院急诊部。你可能是心脏病发作。可参见"心脏病发作"的急救措施。

否

这种疼痛像心脏病发作前的症状吗？

是

否

这属于急症，需要急救！立即拨打120急救电话，或者找人把你送到最近的医院急诊部。你可能是心脏病发作，尽管这种胸痛可能是由心脏病引起绞痛。对于急救措施参见"心脏病发作"。

否

你感觉呼吸短促吗？

是

你最近有手术、外伤或者其他疾病要求你卧床休息吗？

是

这属于急症，需要急救！立即拨打120急救电话，或者找人把你送到最近的医院急诊部。你可能是肺部有血栓。参见"肺栓塞"。

否

你有咳嗽或者体温达到37.8℃或以上吗？

是

立即看医生。你可能患有急性支气管炎或者肺炎。

否

立即看医生。你可能有肺萎陷。参见气胸。

否

转下页

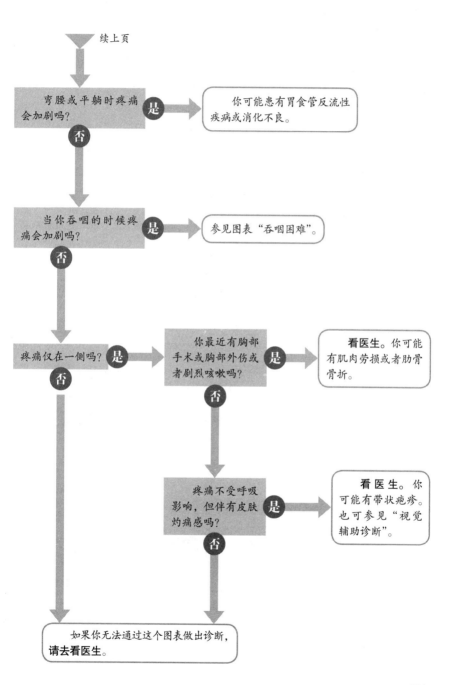

续上页

弯腰或平躺时疼痛会加剧吗？ **是** → 你可能患有胃食管反流性疾病或消化不良。

否

当你吞咽的时候疼痛会加剧吗？ **是** → 参见图表"吞咽困难"。

否

疼痛仅在一侧吗？ **是** → 你最近有胸部手术或胸部外伤或者剧烈咳嗽吗？ **是** → **看医生。**你可能有肌肉劳损或者肋骨骨折。

否

否

疼痛不受呼吸影响，但伴有皮肤灼痛感吗？ **是** → **看医生。**你可能有带状疱疹。也可参见"视觉辅助诊断"。

否

如果你无法通过这个图表做出诊断，**请去看医生。**

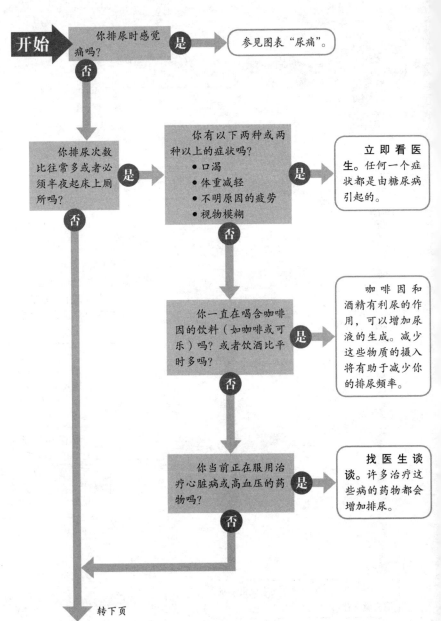

男女通用
自我诊断表

异常尿频

——总有排尿的冲动并且排尿比往常更频繁

开始 → 你排尿时感觉痛吗？ —**是**→ 参见图表"尿痛"。

否 ↓

你排尿次数比往常多或者必须半夜起床上厕所吗？ —**是**→ 你有以下两种或两种以上的症状吗？
● 口渴
● 体重减轻
● 不明原因的疲劳
● 视物模糊
—**是**→ **立即看医生**。任何一个症状都是由糖尿病引起的。

否 ↓

你一直在喝含咖啡因的饮料（如咖啡或可乐）吗？或者饮酒比平时多吗？ —**是**→ 咖啡因和酒精有利尿的作用，可以增加尿液的生成。减少这些物质的摄入将有助于减少你的排尿频率。

否 ↓

你当前正在服用治疗心脏病或高血压的药物吗？ —**是**→ **找医生谈谈**。许多治疗这些病的药物都会增加排尿。

否 ↓

转下页

302

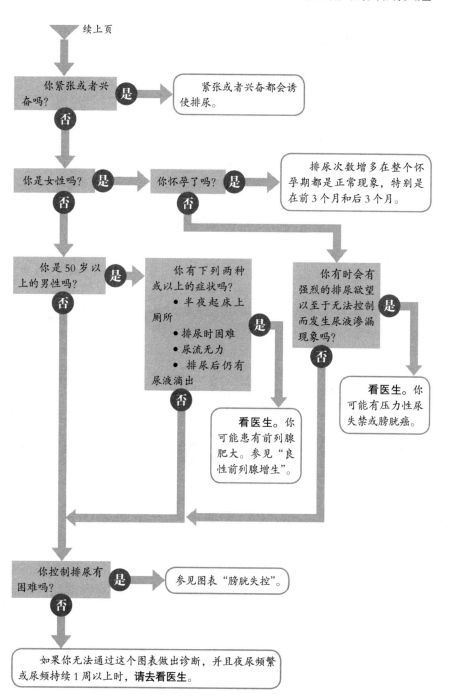

续上页

你紧张或者兴奋吗？ **是** → 紧张或者兴奋都会诱使排尿。

否

你是女性吗？ **是** → 你怀孕了吗？ **是** → 排尿次数增多在整个怀孕期都是正常现象，特别是在前3个月和后3个月。

否

否

你是50岁以上的男性吗？ **是** → 你有下列两种或以上的症状吗？
● 半夜起床上厕所
● 排尿时困难
● 尿流无力
● 排尿后仍有尿液滴出

否

你有时会有强烈的排尿欲望以至于无法控制而发生尿液渗漏现象吗？ **是** → **看医生**。你可能有压力性尿失禁或膀胱癌。

否

是 → **看医生**。你可能患有前列腺肥大。参见"良性前列腺增生"。

否

你控制排尿有困难吗？ **是** → 参见图表"膀胱失控"。

否

如果你无法通过这个图表做出诊断，并且夜尿频繁或尿频持续1周以上时，**请去看医生**。

尿液异常

——尿液颜色异常或混浊或有淡淡的血色

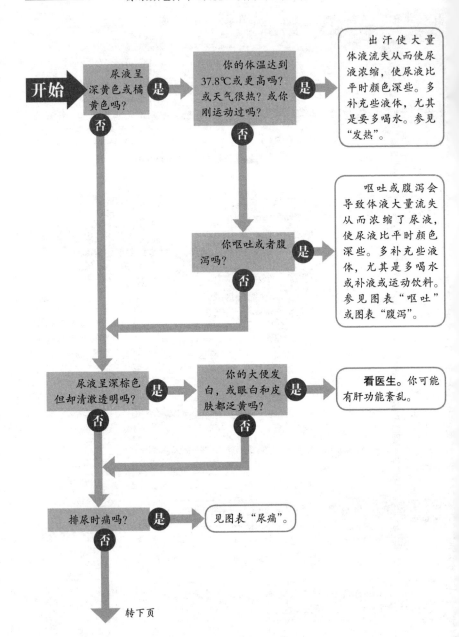

开始 → 尿液呈深黄色或橘黄色吗？

是 → 你的体温达到37.8℃或更高吗？或天气很热？或你刚运动过吗？

是 → 出汗使大量体液流失从而使尿液浓缩，使尿液比平时颜色深些。多补充些液体，尤其是要多喝水。参见"发热"。

否 → 你呕吐或者腹泻吗？

是 → 呕吐或腹泻会导致体液大量流失从而浓缩了尿液，使尿液比平时颜色深些。多补充些液体，尤其是多喝水或补液或运动饮料。参见图表"呕吐"或图表"腹泻"。

否 → 尿液呈深棕色但却清澈透明吗？

是 → 你的大便发白，或眼白和皮肤都泛黄吗？

是 → **看医生。**你可能有肝功能紊乱。

否 → 排尿时痛吗？

是 → 见图表"尿痛"。

否 → 转下页

304

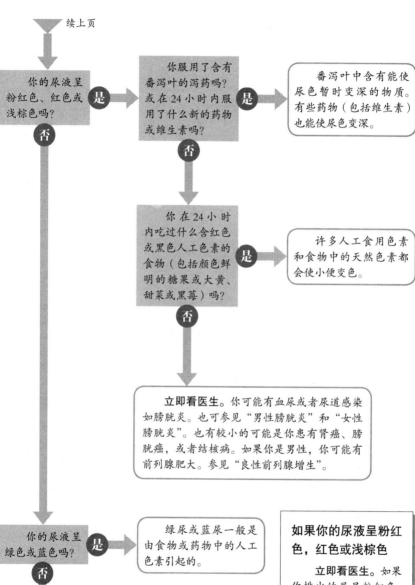

续上页

你的尿液呈粉红色、红色或浅棕色吗？

是 → 你服用了含有番泻叶的泻药吗？或在24小时内服用了什么新的药物或维生素吗？

是 → 番泻叶中含有能使尿色暂时变深的物质。有些药物（包括维生素）也能使尿色变深。

否 ↓

你在24小时内吃过什么含红色或黑色人工色素的食物（包括颜色鲜明的糖果或大黄、甜菜或黑莓）吗？

是 → 许多人工食用色素和食物中的天然色素都会使小便变色。

否 ↓

立即看医生。你可能有血尿或者尿道感染如膀胱炎。也可参见"男性膀胱炎"和"女性膀胱炎"。也有较小的可能是你患有肾癌、膀胱癌，或者结核病。如果你是男性，你可能有前列腺肥大。参见"良性前列腺增生"。

否 ↓

你的尿液呈绿色或蓝色吗？

是 → 绿尿或蓝尿一般是由食物或药物中的人工色素引起的。

否 ↓

如果你无法通过这个图表做出诊断，**请去看医生**。

如果你的尿液呈粉红色，红色或浅棕色

立即看医生。如果你排出的尿呈粉红色、红色或浅棕色，但无明显原因，那么你可能有血尿，血尿可能是由肾癌或膀胱癌引起的。

男女通用 自我诊断表	尿 痛

——排尿时感觉不舒服，有时还伴有下腹部疼痛

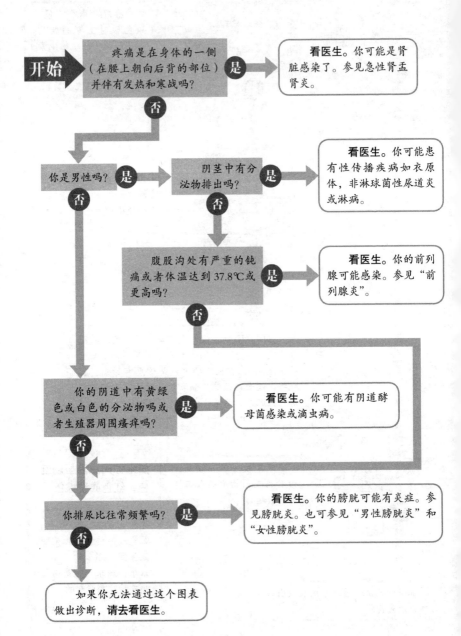

开始 疼痛是在身体的一侧（在腰上朝向后背的部位）并伴有发热和寒战吗？ → **是** → **看医生。**你可能是肾脏感染了。参见急性肾盂肾炎。

否

你是男性吗？ → **是** → 阴茎中有分泌物排出吗？ → **是** → **看医生。**你可能患有性传播疾病如衣原体，非淋球菌性尿道炎或淋病。

否

腹股沟处有严重的钝痛或者体温达到37.8℃或更高吗？ → **是** → **看医生。**你的前列腺可能感染。参见"前列腺炎"。

否

你的阴道中有黄绿色或白色的分泌物吗或者生殖器周围瘙痒吗？ → **是** → **看医生。**你可能有阴道酵母菌感染或滴虫病。

否

你排尿比往常频繁吗？ → **是** → **看医生。**你的膀胱可能有炎症。参见膀胱炎。也可参见"男性膀胱炎"和"女性膀胱炎"。

否

如果你无法通过这个图表做出诊断，**请去看医生。**

膀胱失控

男女通用
自我诊断表

——不随意的排尿。如果你已超过 65 岁，也可以参见图表"老年人膀胱失控"

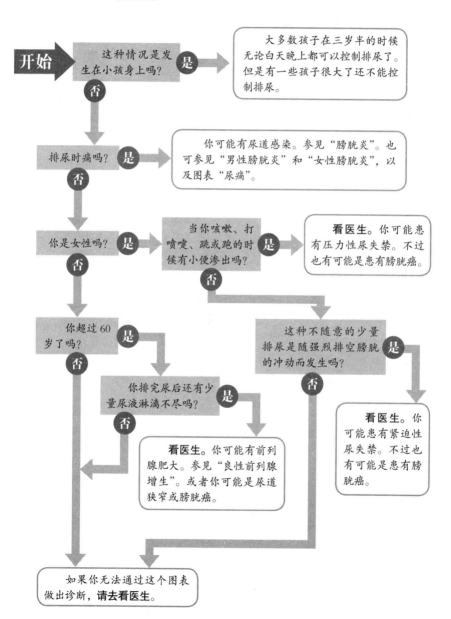

开始

这种情况是发生在小孩身上吗？

是 → 大多数孩子在三岁半的时候无论白天晚上都可以控制排尿了。但是有一些孩子很大了还不能控制排尿。

否

排尿时痛吗？

是 → 你可能有尿道感染。参见"膀胱炎"。也可参见"男性膀胱炎"和"女性膀胱炎"，以及图表"尿痛"。

否

你是女性吗？

是 → 当你咳嗽、打喷嚏、跳或跑的时候有小便渗出吗？

是 → **看医生**。你可能患有压力性尿失禁。不过也有可能是患有膀胱癌。

否

否

你超过 60 岁了吗？

是

否

你排完尿后还有少量尿液淋滴不尽吗？

是

否

这种不随意的少量排尿是随强烈排空膀胱的冲动而发生吗？

是 → **看医生**。你可能患有紧迫性尿失禁。不过也有可能是患有膀胱癌。

否

看医生。你可能有前列腺肥大。参见"良性前列腺增生"。或者你可能是尿道狭窄或膀胱癌。

如果你无法通过这个图表做出诊断，**请去看医生**。

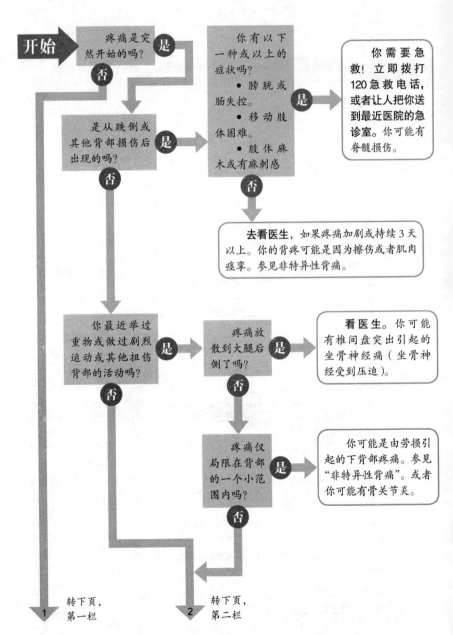

男女通用 自我诊断表	**背　　痛**
	——背部持续性或间歇性的疼痛或强直

开始 → 疼痛是突然开始的吗？ —是→ 你有以下一种或以上的症状吗？
- 膀胱或肠失控。
- 移动肢体困难。
- 肢体麻木或有麻刺感

—是→ 你需要急救！立即拨打120急救电话，或者让人把你送到最近医院的急诊室。你可能有脊髓损伤。

否↓

是从跌倒或其他背部损伤后出现的吗？ —是→（同上）

否↓

（症状）否↓

去看医生，如果疼痛加剧或持续 3 天以上。你的背疼可能是因为擦伤或者肌肉痉挛。参见非特异性背痛。

你最近举过重物或做过剧烈运动或其他扭伤背部的活动吗？ —是→ 疼痛放散到大腿后侧了吗？ —是→ **看医生**。你可能有椎间盘突出引起的坐骨神经痛（坐骨神经受到压迫）。

否↓　　　　　　　　　　　否↓

疼痛仅局限在背部的一个小范围内吗？ —是→ 你可能是由劳损引起的下背部疼痛。参见"非特异性背痛"。或者你可能有骨关节炎。

否↓

1 转下页，第一栏　　　　2 转下页，第二栏

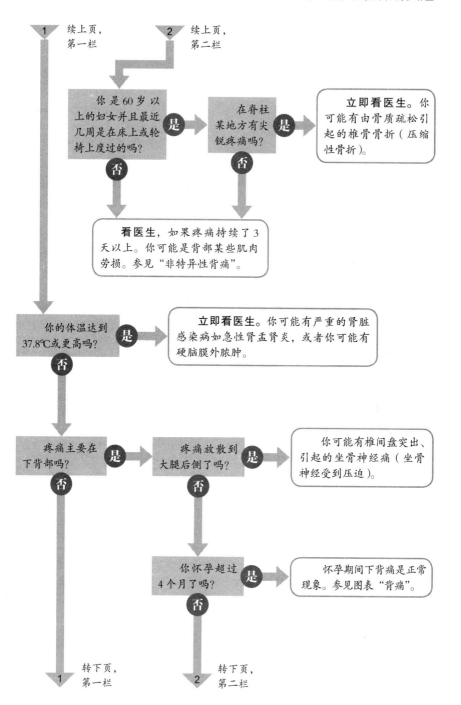

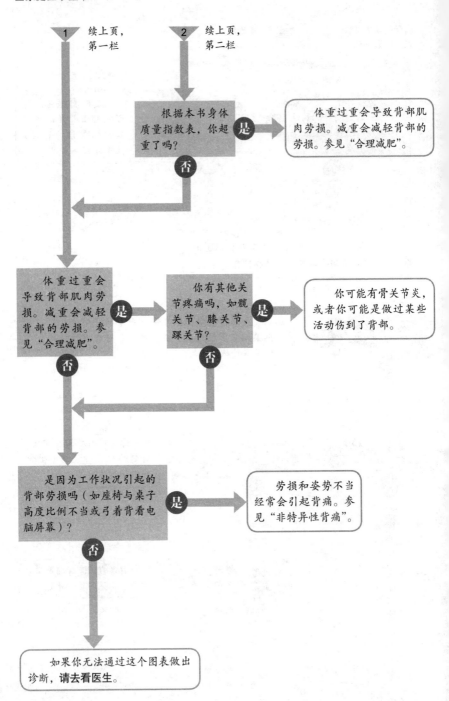

续上页，第一栏

续上页，第二栏

根据本书身体质量指数表，你超重了吗？

是 → 体重过重会导致背部肌肉劳损。减重会减轻背部的劳损。参见"合理减肥"。

否

体重过重会导致背部肌肉劳损。减重会减轻背部的劳损。参见"合理减肥"。

是 → 你有其他关节疼痛吗，如髋关节、膝关节、踝关节？

是 → 你可能有骨关节炎，或者你可能是做过某些活动伤到了背部。

否

否

是因为工作状况引起的背部劳损吗（如座椅与桌子高度比例不当或弓着背看电脑屏幕）？

是 → 劳损和姿势不当经常会引起背痛。参见"非特异性背痛"。

否

如果你无法通过这个图表做出诊断，**请去看医生。**

男女通用
自我诊断表

痛性痉挛

——不随意的伴有疼痛的肌肉（除了腹部肌肉）收缩。对于腹部痉挛，参见图表"腹痛"

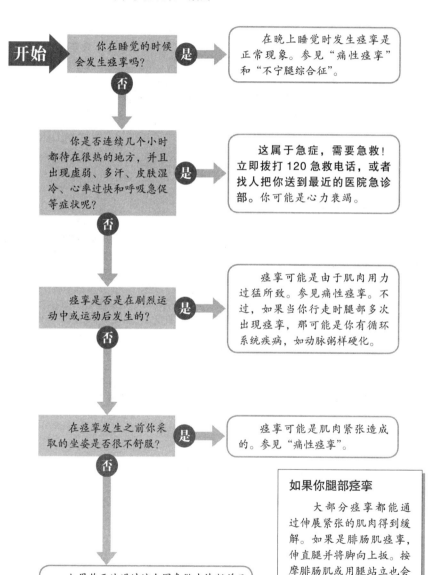

开始

你在睡觉的时候会发生痉挛吗？

是

在晚上睡觉时发生痉挛是正常现象。参见"痛性痉挛"和"不宁腿综合征"。

否

你是否连续几个小时都待在很热的地方，并且出现虚弱、多汗、皮肤湿冷、心率过快和呼吸急促等症状呢？

是

这属于急症，需要急救！立即拨打 120 急救电话，或者找人把你送到最近的医院急诊部。你可能是心力衰竭。

否

痉挛是否是在剧烈运动中或运动后发生的？

是

痉挛可能是由于肌肉用力过猛所致。参见痛性痉挛。不过，如果当你行走时腿部多次出现痉挛，那可能是你有循环系统疾病，如动脉粥样硬化。

否

在痉挛发生之前你采取的坐姿是否很不舒服？

是

痉挛可能是肌肉紧张造成的。参见"痛性痉挛"。

否

如果你腿部痉挛

大部分痉挛都能通过伸展紧张的肌肉得到缓解。如果是腓肠肌痉挛，伸直腿并将脚向上扳。按摩腓肠肌或用腿站立也会有帮助。

如果你无法通过这个图表做出诊断并且痉挛还继续存在的话，**请去看医生**。

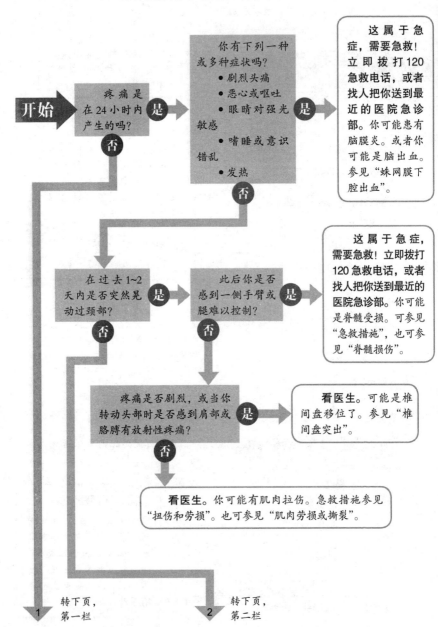

颈部疼痛与僵硬

男女通用 自我诊断表

——颈部疼痛或者不适或者无力移动

开始

疼痛是在 24 小时内产生的吗？

是 → 你有下列一种或多种症状吗？
- 剧烈头痛
- 恶心或呕吐
- 眼睛对强光敏感
- 嗜睡或意识错乱
- 发热

是 → 这属于急症，需要急救！立即拨打 120 急救电话，或者找人把你送到最近的医院急诊部。你可能患有脑膜炎。或者你可能是脑出血。参见"蛛网膜下腔出血"。

否

在过去 1~2 天内是否突然晃动过颈部？

是 → 此后你是否感到一侧手臂或腿难以控制？

是 → 这属于急症，需要急救！立即拨打 120 急救电话，或者找人把你送到最近的医院急诊部。你可能是脊髓受损。可参见"急救措施"，也可参见"脊髓损伤"。

否

否

疼痛是否剧烈，或当你转动头部时是否感到肩部或胳膊有放射性疼痛？

是 → **看医生。**可能是椎间盘移位了。参见"椎间盘突出"。

否

看医生。你可能有肌肉拉伤。急救措施参见"扭伤和劳损"。也可参见"肌肉劳损或撕裂"。

1 转下页，第一栏

2 转下页，第二栏

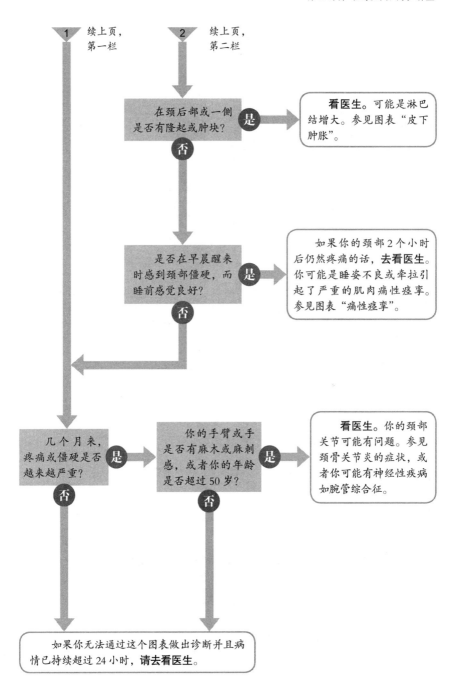

续上页,第一栏

续上页,第二栏

在颈后部或一侧是否有隆起或肿块?

是 → **看医生。**可能是淋巴结增大。参见图表"皮下肿胀"。

否

是否在早晨醒来时感到颈部僵硬,而睡前感觉良好?

是 → 如果你的颈部2个小时后仍然疼痛的话,**去看医生。**你可能是睡姿不良或牵拉引起了严重的肌肉痛性痉挛。参见图表"痛性痉挛"。

否

几个月来,疼痛或僵硬是否越来越严重?

是 → 你的手臂或手是否有麻木或麻刺感,或者你的年龄是否超过50岁?

否

是 → **看医生。**你的颈部关节可能有问题。参见颈骨关节炎的症状,或者你可能有神经性疾病如腕管综合征。

否

如果你无法通过这个图表做出诊断并且病情已持续超过24小时,**请去看医生。**

313

手臂或手疼痛

男女通用
自我诊断表

——手臂、肘、手腕或手疼痛。对于肩部疼痛参见图表"肩部疼痛"

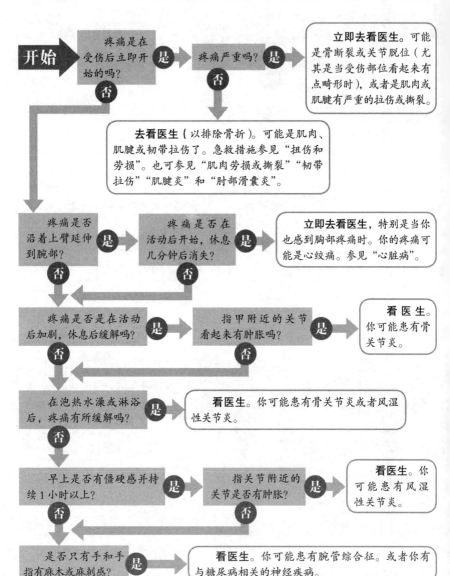

开始 疼痛是在受伤后立即开始的吗？ → **是** → 疼痛严重吗？ → **是** → **立即去看医生。**可能是骨断裂或关节脱位（尤其是当受伤部位看起来有点畸形时），或者是肌肉或肌腱有严重的拉伤或撕裂。

否 ↓ 否 ↓

去看医生（以排除骨折）。可能是肌肉、肌腱或韧带拉伤了。急救措施参见"扭伤和劳损"。也可参见"肌肉劳损或撕裂""韧带拉伤""肌腱炎"和"肘部滑囊炎"。

疼痛是否沿着上臂延伸到腕部？ → **是** → 疼痛是否在活动后开始，休息几分钟后消失？ → **是** → **立即去看医生**，特别是当你也感到胸部疼痛时。你的疼痛可能是心绞痛。参见"心脏病"。

否 ↓ 否 ↓

疼痛是否是在活动后加剧，休息后缓解吗？ → **是** → 指甲附近的关节看起来有肿胀吗？ → **是** → **看医生。**你可能患有骨关节炎。

否 ↓ 否 ↓

在泡热水澡或淋浴后，疼痛有所缓解吗？ → **是** → **看医生。**你可能患有骨关节炎或者风湿性关节炎。

否 ↓

早上是否有僵硬感并持续1小时以上？ → **是** → 指关节附近的关节是否有肿胀？ → **是** → **看医生。**你可能患有风湿性关节炎。

否 ↓ 否 ↓

是否只有手和手指有麻木或麻刺感？ → **是** → **看医生。**你可能患有腕管综合征。或者你有与糖尿病相关的神经疾病。

否 ↓

转下页

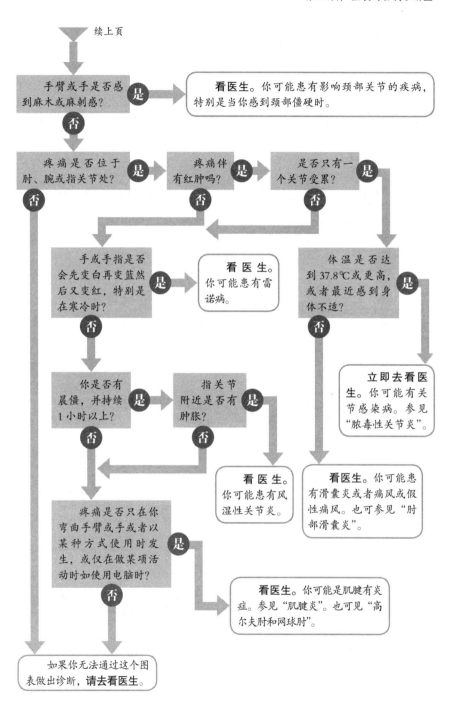

续上页

手臂或手是否感到麻木或麻刺感？

是 → **看医生。**你可能患有影响颈部关节的疾病，特别是当你感到颈部僵硬时。

否

疼痛是否位于肘、腕或指关节处？

是 → 疼痛伴有红肿吗？

是 → 是否只有一个关节受累？

否

手或手指是否会先变白再变蓝然后又变红，特别是在寒冷时？

是 → **看 医 生。**你可能患有雷诺病。

否

你是否有晨僵，并持续1小时以上？

是 → 指关节附近是否有肿胀？

否

否

是

体温是否达到37.8℃或更高，或者最近感到身体不适？

是 → **立即去看医生。**你可能有关节感染病。参见"脓毒性关节炎"。

否

看医生。你可能患有滑囊炎或者痛风或假性痛风。也可参见"肘部滑囊炎"。

看医生。你可能患有风湿性关节炎。

疼痛是否只在你弯曲手臂或手或者以某种方式使用时发生，或仅在做某项活动时如使用电脑时？

是 → **看医生。**你可能是肌腱有炎症。参见"肌腱炎"。也可见"高尔夫肘和网球肘"。

否

如果你无法通过这个图表做出诊断，**请去看医生。**

315

腿　痛

男女通用
自我诊断表

——大腿或腓肠肌上出现的间歇性或持续性疼痛

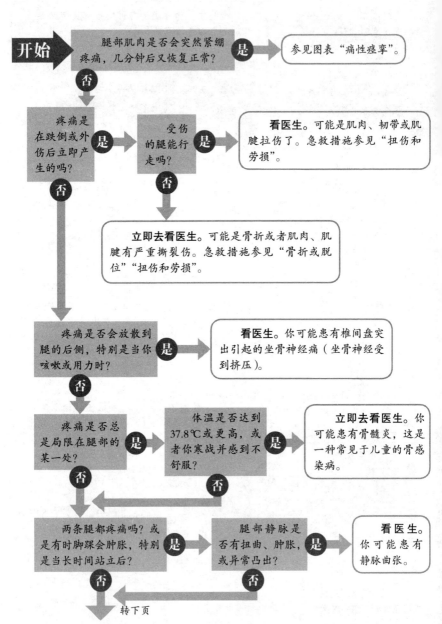

开始 → 腿部肌肉是否会突然紧绷疼痛，几分钟后又恢复正常？ —是→ 参见图表"痛性痉挛"。

↓否

疼痛是在跌倒或外伤后立即产生的吗？ —是→ 受伤的腿能行走吗？ —是→ **看医生。** 可能是肌肉、韧带或肌腱拉伤了。急救措施参见"扭伤和劳损"。

↓否（受伤的腿能行走吗？）

立即去看医生。 可能是骨折或者肌肉、肌腱有严重撕裂伤。急救措施参见"骨折或脱位""扭伤和劳损"。

↓否（疼痛是在跌倒或外伤后立即产生的吗？）

疼痛是否会放散到腿的后侧，特别是当你咳嗽或用力时？ —是→ **看医生。** 你可能患有椎间盘突出引起的坐骨神经痛（坐骨神经受到挤压）。

↓否

疼痛是否总是局限在腿部的某一处？ —是→ 体温是否达到37.8℃或更高，或者你寒战并感到不舒服？ —是→ **立即去看医生。** 你可能患有骨髓炎，这是一种常见于儿童的骨感染病。

↓否（疼痛是否总是局限在腿部的某一处？）　↓否（体温是否达到……）

两条腿都疼痛吗？或是有时脚踝会肿胀，特别是当长时间站立后？ —是→ 腿部静脉是否有扭曲、肿胀，或异常凸出？ —是→ **看医生。** 你可能患有静脉曲张。

↓否　↓否

转下页

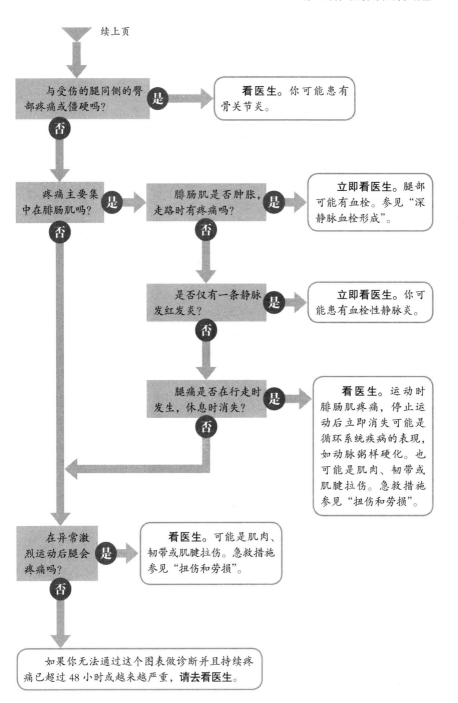

续上页

与受伤的腿同侧的臀部疼痛或僵硬吗？ **是** → **看医生。** 你可能患有骨关节炎。

否

疼痛主要集中在腓肠肌吗？ **是** → 腓肠肌是否肿胀，走路时有疼痛吗？ **是** → **立即看医生。** 腿部可能有血栓。参见"深静脉血栓形成"。

否

否

是否仅有一条静脉发红发炎？ **是** → **立即看医生。** 你可能患有血栓性静脉炎。

否

腿痛是否在行走时发生，休息时消失？ **是** → **看医生。** 运动时腓肠肌疼痛，停止运动后立即消失可能是循环系统疾病的表现，如动脉粥样硬化。也可能是肌肉、韧带或肌腱拉伤。急救措施参见"扭伤和劳损"。

否

在异常激烈运动后腿会疼痛吗？ **是** → **看医生。** 可能是肌肉、韧带或肌腱拉伤。急救措施参见"扭伤和劳损"。

否

如果你无法通过这个图表做诊断并且持续疼痛已超过 48 小时或越来越严重，**请去看医生。**

317

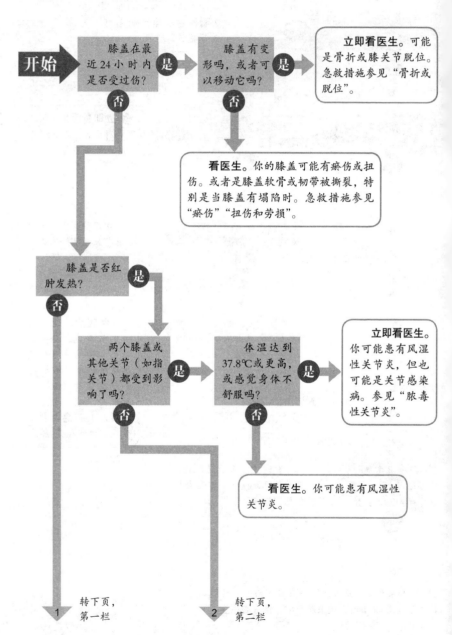

男女通用
自我诊断表

膝盖疼痛

——膝关节上或周围疼痛

开始 ➤ 膝盖在最近24小时内是否受过伤? —是→ 膝盖有变形吗,或者可以移动它吗? —是→ **立即看医生。**可能是骨折或膝关节脱位。急救措施参见"骨折或脱位"。

否 ↓ (膝盖有变形吗)否 ↓

看医生。你的膝盖可能有瘀伤或扭伤。或者是膝盖软骨或韧带被撕裂,特别是当膝盖有塌陷时。急救措施参见"瘀伤""扭伤和劳损"。

膝盖是否红肿发热? —是→ 两个膝盖或其他关节(如指关节)都受到影响了吗? —是→ 体温达到37.8℃或更高,或感觉身体不舒服吗? —是→ **立即看医生。**你可能患有风湿性关节炎,但也可能是关节感染病。参见"脓毒性关节炎"。

否 ↓

体温否 ↓

看医生。你可能患有风湿性关节炎。

否 ↓
1 转下页,第一栏

2 转下页,第二栏

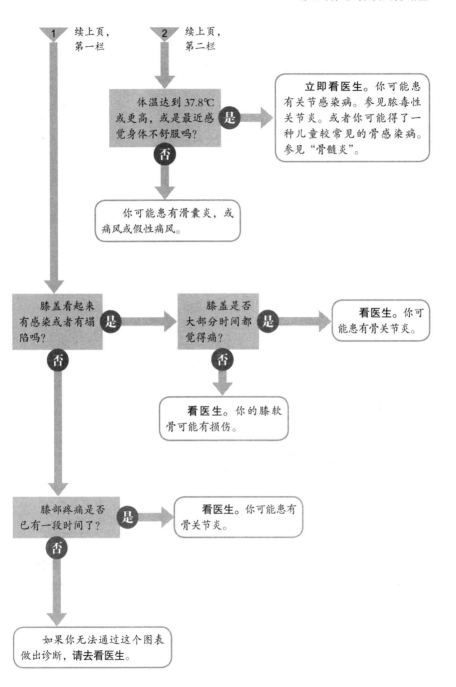

1 续上页，第一栏

2 续上页，第二栏

体温达到 37.8℃ 或更高，或是最近感觉身体不舒服吗？

是 → **立即看医生。** 你可能患有关节感染病。参见脓毒性关节炎。或者你可能得了一种儿童较常见的骨感染病。参见"骨髓炎"。

否 ↓

你可能患有滑囊炎，或痛风或假性痛风。

膝盖看起来有感染或者有塌陷吗？

是 → 膝盖是否大部分时间都觉得痛？

是 → **看医生。** 你可能患有骨关节炎。

否 ↓

看医生。 你的膝软骨可能有损伤。

否 ↓

膝部疼痛是否已有一段时间了？

是 → **看医生。** 你可能患有骨关节炎。

否 ↓

如果你无法通过这个图表做出诊断，**请去看医生。**

肩部疼痛

男女通用
自我诊断表

——肩部出现的疼痛、僵硬或活动受限

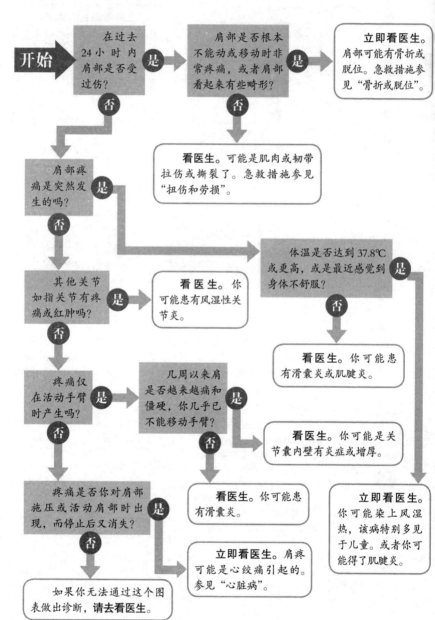

开始

在过去24小时内肩部是否受过伤？

是 → 肩部是否根本不能动或移动时非常疼痛，或者肩部看起来有些畸形？

是 → **立即看医生。** 肩部可能有骨折或脱位。急救措施参见"骨折或脱位"。

否 ↓

否 → **看医生。** 可能是肌肉或韧带拉伤或撕裂了。急救措施参见"扭伤和劳损"。

肩部疼痛是突然发生的吗？

是 →

否 ↓

体温是否达到 37.8℃ 或更高，或是最近感觉到身体不舒服？

是 →

否 ↓

其他关节如指关节有疼痛或红肿吗？

是 → **看医生。** 你可能患有风湿性关节炎。

否 ↓

看医生。 你可能患有滑囊炎或肌腱炎。

疼痛仅在活动手臂时产生吗？

是 → 几周以来肩是否越来越痛和僵硬，你几乎已不能移动手臂？

是 →

否 ↓

否 ↓

看医生。 你可能是关节囊内壁有炎症或增厚。

疼痛是否你对肩部施压或活动肩部时出现，而停止后又消失？

是 → **看医生。** 你可能患有滑囊炎。

否 ↓

立即看医生。 你可能染上风湿热，该病特别多见于儿童。或者你可能得了肌腱炎。

如果你无法通过这个图表做出诊断，**请去看医生。**

立即看医生。 肩疼可能是心绞痛引起的。参见"心脏病"。

脚踝疼痛
——一只或两只脚踝上或周围疼痛

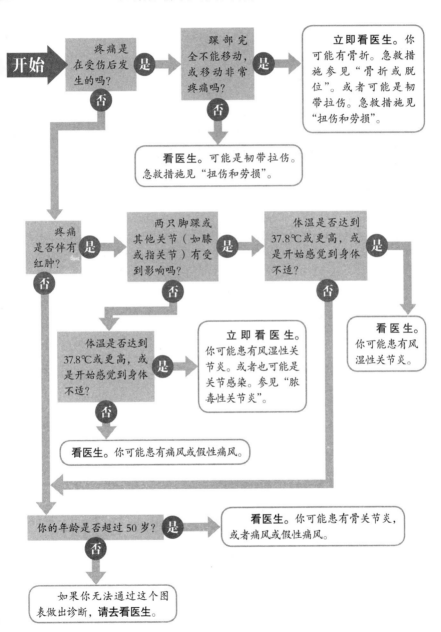

开始 → 疼痛是在受伤后发生的吗? —**是**→ 踝部完全不能移动,或移动非常疼痛吗? —**是**→ **立即看医生。**你可能有骨折。急救措施参见"骨折或脱位"。或者可能是韧带拉伤。急救措施见"扭伤和劳损"。

否

否

看医生。可能是韧带拉伤。急救措施见"扭伤和劳损"。

疼痛是否伴有红肿? —**是**→ 两只脚踝或其他关节(如膝或指关节)有受到影响吗? —**是**→ 体温是否达到37.8℃或更高,或是开始感觉到身体不适? —**是**→

否

否

否

体温是否达到37.8℃或更高,或是开始感觉到身体不适? —**是**→ **立即看医生。**你可能患有风湿性关节炎。或者也可能是关节感染。参见"脓毒性关节炎"。

否

看医生。你可能患有风湿性关节炎。

看医生。你可能患有痛风或假性痛风。

你的年龄是否超过50岁? —**是**→ **看医生。**你可能患有骨关节炎,或者痛风或假性痛风。

否

如果你无法通过这个图表做出诊断,**请去看医生。**

321

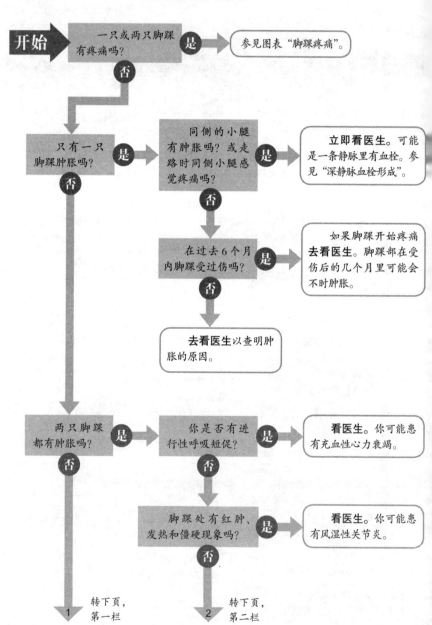

男女通用
自我诊断表

脚踝肿胀
——一只或两只脚踝肿胀或僵硬

开始 → 一只或两只脚踝有疼痛吗？ **是** → 参见图表"脚踝疼痛"。

否 ↓

只有一只脚踝肿胀吗？ **是** → 同侧的小腿有肿胀吗？或走路时同侧小腿感觉疼痛吗？ **是** → **立即看医生。**可能是一条静脉里有血栓。参见"深静脉血栓形成"。

否 ↓

在过去6个月内脚踝受过伤吗？ **是** → 如果脚踝开始疼痛**去看医生**。脚踝部在受伤后的几个月里可能会不时肿胀。

否 ↓

去看医生以查明肿胀的原因。

否 ↓

两只脚踝都有肿胀吗？ **是** → 你是否有进行性呼吸短促？ **是** → **看医生。**你可能患有充血性心力衰竭。

否 ↓

脚踝处有红肿、发热和僵硬现象吗？ **是** → **看医生。**你可能患有风湿性关节炎。

否 ↓

1 转下页，第一栏

2 转下页，第二栏

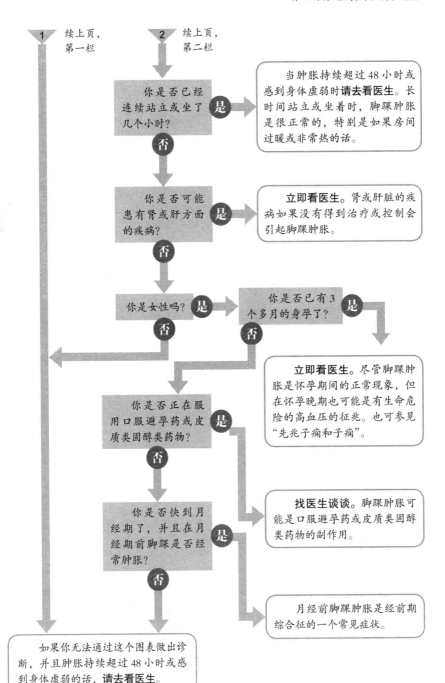

续上页，第一栏

续上页，第二栏

1

2

你是否已经连续站立或坐了几个小时？

是 → 当肿胀持续超过48小时或感到身体虚弱时**请去看医生**。长时间站立或坐着时，脚踝肿胀是很正常的，特别是如果房间过暖或非常热的话。

否

你是否可能患有肾或肝方面的疾病？

是 → **立即看医生**。肾或肝脏的疾病如果没有得到治疗或控制会引起脚踝肿胀。

否

你是女性吗？ **是** → 你是否已有3个多月的身孕了？ **是**

否 **否**

立即看医生。尽管脚踝肿胀是怀孕期间的正常现象，但在怀孕晚期也可能是有生命危险的高血压的征兆。也可参见"先兆子痫和子痫"。

你是否正在服用口服避孕药或皮质类固醇类药物？

是 → **找医生谈谈**。脚踝肿胀可能是口服避孕药或皮质类固醇类药物的副作用。

否

你是否快到月经期了，并且在月经期前脚踝是否经常肿胀？

是 → 月经前脚踝肿胀是经前期综合征的一个常见症状。

否

如果你无法通过这个图表做出诊断，并且肿胀持续超过48小时或感到身体虚弱的话，**请去看医生**。

脚部疾病

男女通用
自我诊断表

——一只脚或两只脚的任一区域出现的疼痛、炎症或肿胀。
包括图表"脚踝疼痛"和图表"脚踝肿胀"

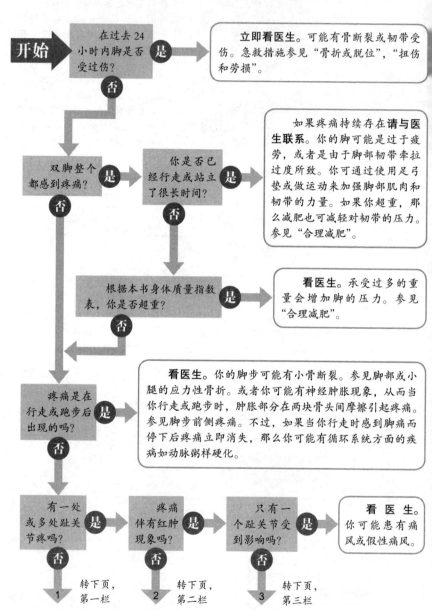

开始

在过去24小时内脚是否受过伤？

是 → **立即看医生。** 可能有骨断裂或韧带受伤。急救措施参见"骨折或脱位"，"扭伤和劳损"。

否

双脚整个都感到疼痛吗？

是 → 你是否已经行走或站立了很长时间？

是 → 如果疼痛持续存在**请与医生联系**。你的脚可能是过于疲劳，或者是由于脚部韧带牵拉过度所致。你可通过使用足弓垫或做运动来加强脚部肌肉和韧带的力量。如果你超重，那么减肥也可减轻对韧带的压力。参见"合理减肥"。

否

根据本书身体质量指数表，你是否超重？

是 → **看医生。** 承受过多的重量会增加脚的压力。参见"合理减肥"。

否

疼痛是在行走或跑步后出现的吗？

是 → **看医生。** 你的脚步可能有小骨断裂。参见脚部或小腿的应力性骨折。或者你可能有神经肿胀现象，从而当你行走或跑步时，肿胀部分在两块骨头间摩擦引起疼痛。参见脚步前侧疼痛。不过，如果当你行走时感到脚痛而停下后疼痛立即消失，那么你可能有循环系统方面的疾病如动脉粥样硬化。

否

有一处或多处趾关节疼吗？

是 → 疼痛伴有红肿现象吗？

是 → 只有一个趾关节受到影响吗？

是 → **看医生。** 你可能患有痛风或假性痛风。

否 ↓ 1 转下页，第一栏

否 ↓ 2 转下页，第二栏

否 ↓ 3 转下页，第三栏

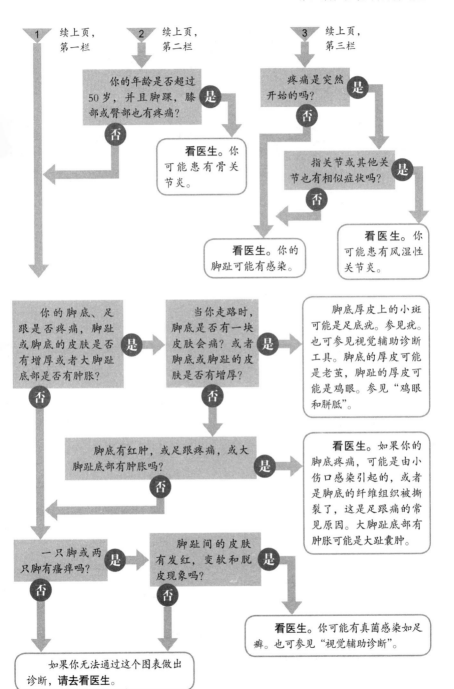

1 续上页，第一栏

2 续上页，第二栏

3 续上页，第三栏

你的年龄是否超过50岁，并且脚踝，膝部或臀部也有疼痛？

是 → **看医生。**你可能患有骨关节炎。

否

疼痛是突然开始的吗？

是 → 指关节或其他关节也有相似症状吗？

否

是 → **看医生。**你可能患有风湿性关节炎。

否

看医生。你的脚趾可能有感染。

你的脚底、足跟是否疼痛，脚趾或脚底的皮肤是否有增厚或者大脚趾底部是否有肿胀？

是 → 当你走路时，脚底是否有一块皮肤会痛？或者脚底或脚趾的皮肤是否有增厚？

否

是 → 脚底厚皮上的小斑可能是足底疣。参见疣。也可参见视觉辅助诊断工具。脚底的厚皮可能是老茧，脚趾的厚皮可能是鸡眼。参见"鸡眼和胼胝"。

否 → 脚底有红肿，或足跟疼痛，或大脚趾底部有肿胀吗？

是 → **看医生。**如果你的脚底疼痛，可能是由小伤口感染引起的，或者是脚底的纤维组织被撕裂了，这是足跟痛的常见原因。大脚趾底部有肿胀可能是大趾囊肿。

否

一只脚或两只脚有瘙痒吗？

是 → 脚趾间的皮肤有发红，变软和脱皮现象吗？

否

否 → **看医生。**你可能有真菌感染如足癣。也可参见"视觉辅助诊断"。

如果你无法通过这个图表做出诊断，**请去看医生。**

男性
自我诊断表

睾丸疼痛或增大

——一侧或两侧的睾丸或者阴囊（包裹睾丸的囊体）出现的疼痛或肿胀

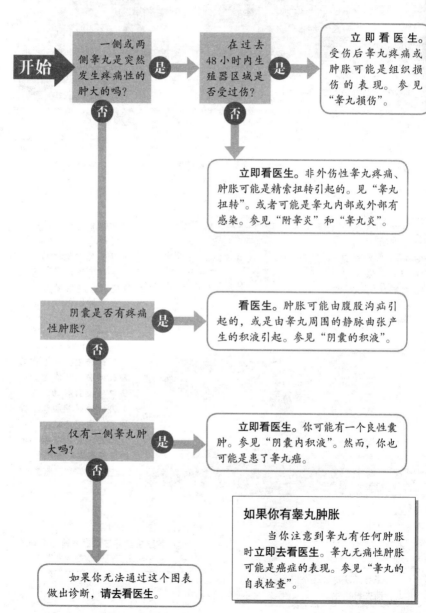

开始

一侧或两侧睾丸是突然发生疼痛性的肿大的吗？ **是** →

在过去48小时内生殖器区域是否受过伤？ **是** →

立即看医生。 受伤后睾丸疼痛或肿胀可能是组织损伤的表现。参见"睾丸损伤"。

否

立即看医生。 非外伤性睾丸疼痛、肿胀可能是精索扭转引起的。见"睾丸扭转"。或者可能是睾丸内部或外部有感染。参见"附睾炎"和"睾丸炎"。

阴囊是否有疼痛性肿胀？ **是** →

看医生。 肿胀可能由腹股沟疝引起的，或是由睾丸周围的静脉曲张产生的积液引起。参见"阴囊的积液"。

否

仅有一侧睾丸肿大吗？ **是** →

立即看医生。 你可能有一个良性囊肿。参见"阴囊内积液"。然而，你也可能是患了睾丸癌。

否

如果你无法通过这个图表做出诊断，**请去看医生**。

如果你有睾丸肿胀

当你注意到睾丸有任何肿胀时立即去看医生。睾丸无痛性肿胀可能是癌症的表现。参见"睾丸的自我检查"。

男性性交痛

——在性交过程中或之后出现的疼痛或不适

男性
自我诊断表

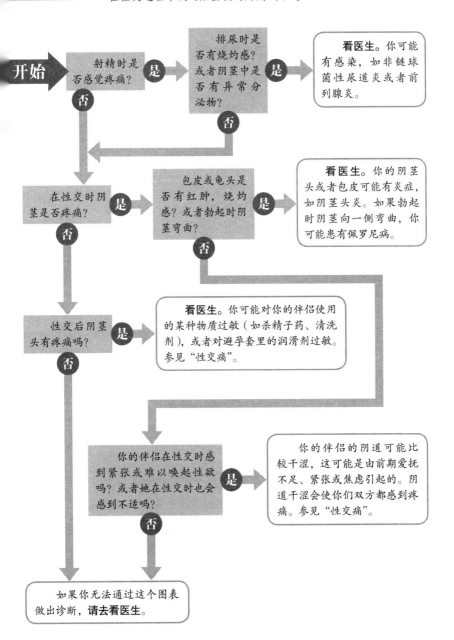

开始

射精时是否感觉疼痛？ **否** / **是**

排尿时是否有烧灼感？或者阴茎中是否有异常分泌物？ **是** / **否**

看医生。 你可能有感染，如非链球菌性尿道炎或者前列腺炎。

在性交时阴茎是否疼痛？ **否** / **是**

包皮或龟头是否有红肿，烧灼感？或者勃起时阴茎弯曲？ **是** / **否**

看医生。 你的阴茎头或者包皮可能有炎症，如阴茎头炎。如果勃起时阴茎向一侧弯曲，你可能患有佩罗尼病。

性交后阴茎头有疼痛吗？ **否** / **是**

看医生。 你可能对你的伴侣使用的某种物质过敏（如杀精子药、清洗剂），或者对避孕套里的润滑剂过敏。参见"性交痛"。

你的伴侣在性交时感到紧张或难以唤起性欲吗？或者她在性交时也会感到不适吗？ **否** / **是**

你的伴侣的阴道可能比较干涩，这可能是由前期爱抚不足、紧张或焦虑引起的。阴道干涩会使你们双方都感到疼痛。参见"性交痛"。

如果你无法通过这个图表做出诊断，**请去看医生。**

327

女性
自我诊断表

乳腺疼痛或肿块

——一侧或两侧乳房出现疼痛、触痛或肿块。参见乳房的自我检查

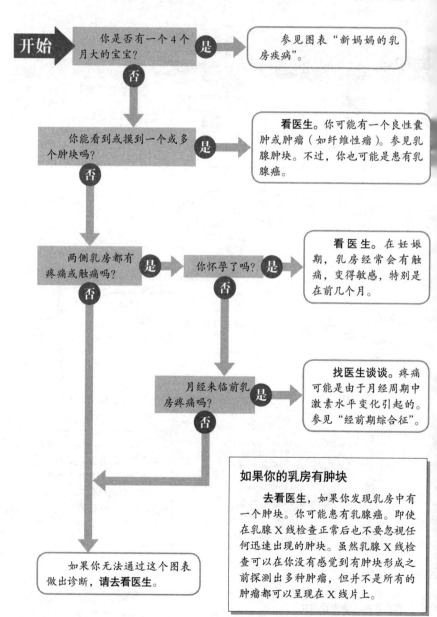

开始 → 你是否有一个4个月大的宝宝？ —**是**→ 参见图表"新妈妈的乳房疾病"。

↓**否**

你能看到或摸到一个或多个肿块吗？ —**是**→ **看医生**。你可能有一个良性囊肿或肿瘤（如纤维性瘤）。参见乳腺肿块。不过，你也可能是患有乳腺癌。

↓**否**

两侧乳房都有疼痛或触痛吗？ —**是**→ 你怀孕了吗？ —**是**→ **看医生**。在妊娠期，乳房经常会有触痛，变得敏感，特别是在前几个月。

↓**否** ↓**否**

月经来临前乳房疼痛吗？ —**是**→ **找医生谈谈**。疼痛可能是由于月经周期中激素水平变化引起的。参见"经前期综合征"。

↓**否**

如果你的乳房有肿块

　　去看医生，如果你发现乳房中有一个肿块。你可能患有乳腺癌。即使在乳腺X线检查正常后也不要忽视任何迅速出现的肿块。虽然乳腺X线检查可以在你没有感觉到有肿块形成之前探测出多种肿瘤，但并不是所有的肿瘤都可以呈现在X线片上。

如果你无法通过这个图表做出诊断，**请去看医生**。

新妈妈的乳房疾病

**女性
自我诊断表**

——有一个 4 个月大的宝宝，乳房出现疼痛、触痛或肿块

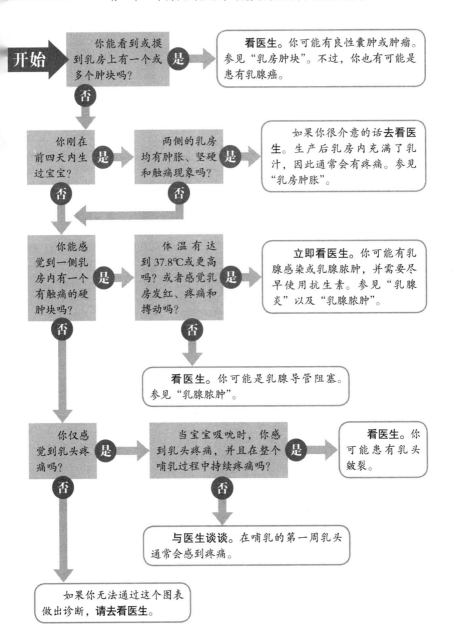

开始 ➤ 你能看到或摸到乳房上有一个或多个肿块吗？ —**是**→ **看医生。** 你可能有良性囊肿或肿瘤。参见"乳房肿块"。不过，你也有可能是患有乳腺癌。

↓ **否**

你刚在前四天内生过宝宝？ —**是**→ 两侧的乳房均有肿胀、坚硬和触痛现象吗？ —**是**→ 如果你很介意的话**去看医生**。生产后乳房内充满了乳汁，因此通常会有疼痛。参见"乳房肿胀"。

↓ **否** ↓ **否**

你能感觉到一侧乳房内有一个有触痛的硬肿块吗？ —**是**→ 体温有达到 37.8℃或更高吗？或者感觉乳房发红、疼痛和搏动吗？ —**是**→ **立即看医生。** 你可能有乳腺感染或乳腺脓肿，并需要尽早使用抗生素。参见"乳腺炎"以及"乳腺脓肿"。

↓ **否** ↓ **否**

看医生。 你可能是乳腺导管阻塞。参见"乳腺脓肿"。

你仅感觉到乳头疼痛吗？ —**是**→ 当宝宝吸吮时，你感到乳头疼痛，并且在整个哺乳过程中持续疼痛吗？ —**是**→ **看医生。** 你可能患有乳头皲裂。

↓ **否** ↓ **否**

与医生谈谈。 在哺乳的第一周乳头通常会感到疼痛。

如果你无法通过这个图表做出诊断，**请去看医生**。

闭　经

——在应该来的时候月经不来潮

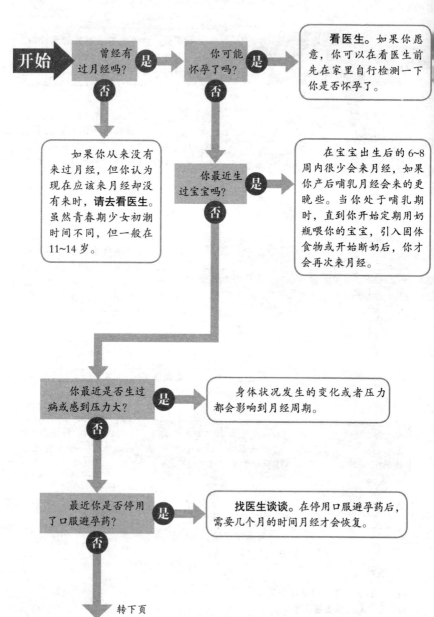

开始 ➤ 曾经有过月经吗? **是** ➤ 你可能怀孕了吗? **是** ➤ **看医生。**如果你愿意，你可以在看医生前先在家里自行检测一下你是否怀孕了。

否

如果你从来没有来过月经，但你认为现在应该来月经却没有来时，**请去看医生**。虽然青春期少女初潮时间不同，但一般在11~14岁。

你最近生过宝宝吗? **是** ➤ 在宝宝出生后的6~8周内很少会来月经，如果你产后哺乳月经会来的更晚些。当你处于哺乳期时，直到你开始定期用奶瓶喂你的宝宝，引入固体食物或开始断奶后，你才会再次来月经。

否

你最近是否生过病或感到压力大? **是** ➤ 身体状况发生的变化或者压力都会影响到月经周期。

否

最近你是否停用了口服避孕药? **是** ➤ **找医生谈谈**。在停用口服避孕药后，需要几个月的时间月经才会恢复。

否

转下页

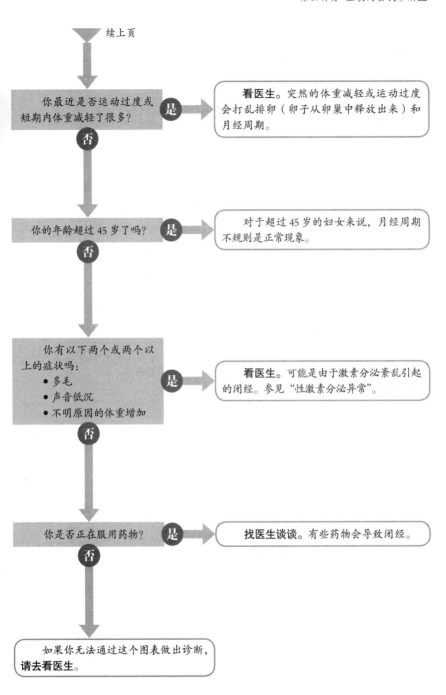

续上页

你最近是否运动过度或短期内体重减轻了很多？ **是** → **看医生。** 突然的体重减轻或运动过度会打乱排卵（卵子从卵巢中释放出来）和月经周期。

否

你的年龄超过 45 岁了吗？ **是** → 对于超过 45 岁的妇女来说，月经周期不规则是正常现象。

否

你有以下两个或两个以上的症状吗：
- 多毛
- 声音低沉
- 不明原因的体重增加

是 → **看医生。** 可能是由于激素分泌紊乱引起的闭经。参见"性激素分泌异常"。

否

你是否正在服用药物？ **是** → **找医生谈谈。** 有些药物会导致闭经。

否

如果你无法通过这个图表做出诊断，**请去看医生。**

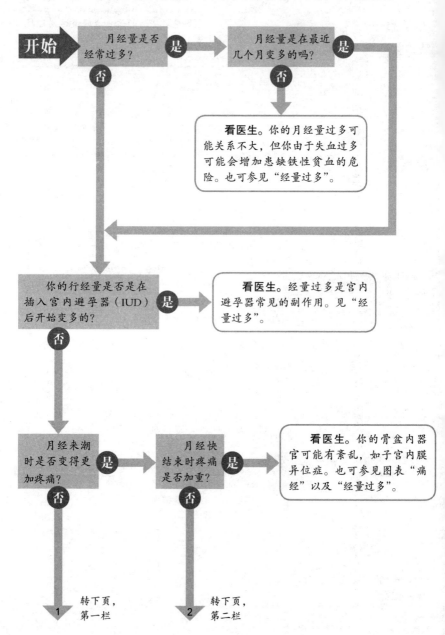

女性
自我诊断表

月经量过多

——行经时间超过 7 天以上，或者行经时间比平时长或经量多

开始 ➤ 月经量是否经常过多？ **是** ➤ 月经量是在最近几个月变多的吗？ **是**

否

否

看医生。 你的月经量过多可能关系不大，但你由于失血过多可能会增加患缺铁性贫血的危险。也可参见"经量过多"。

你的行经量是否是在插入宫内避孕器（IUD）后开始变多的？ **是** ➤ **看医生。** 经量过多是宫内避孕器常见的副作用。见"经量过多"。

否

月经来潮时是否变得更加疼痛？ **是** ➤ 月经快结束时疼痛是否加重？ **是** ➤ **看医生。** 你的骨盆内器官可能有紊乱，如子宫内膜异位症。也可参见图表"痛经"以及"经量过多"。

否

否

1 转下页，第一栏

2 转下页，第二栏

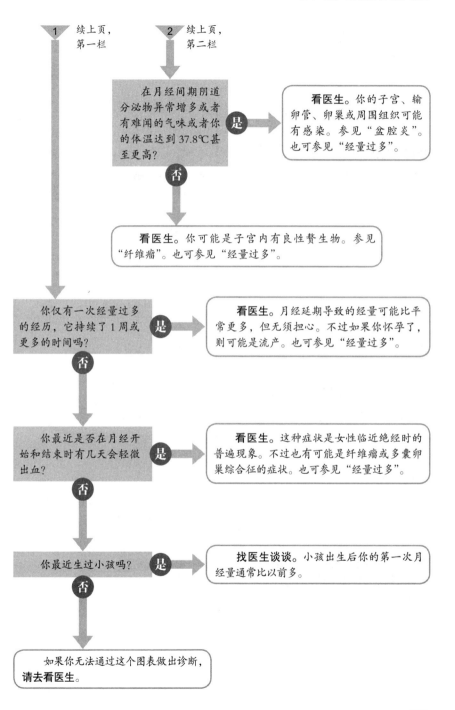

1 续上页，
第一栏

2 续上页，
第二栏

在月经间期阴道
分泌物异常增多或者
有难闻的气味或者你
的体温达到37.8℃甚
至更高？

是 → **看医生**。你的子宫、输卵管、卵巢或周围组织可能有感染。参见"盆腔炎"。也可参见"经量过多"。

否

看医生。你可能是子宫内有良性赘生物。参见"纤维瘤"。也可参见"经量过多"。

你仅有一次经量过多的经历，它持续了1周或更多的时间吗？

是 → **看医生**。月经延期导致的经量可能比平常更多，但无须担心。不过如果你怀孕了，则可能是流产。也可参见"经量过多"。

否

你最近是否在月经开始和结束时有几天会轻微出血？

是 → **看医生**。这种症状是女性临近绝经时的普遍现象。不过也有可能是纤维瘤或多囊卵巢综合征的症状。也可参见"经量过多"。

否

你最近生过小孩吗？

是 → **找医生谈谈**。小孩出生后你的第一次月经量通常比以前多。

否

如果你无法通过这个图表做出诊断，
请去看医生。

333

痛 经

——行经期疼

开始 →

月经间期阴道分泌物是否异常增多或气味难闻，或者体温在 37.8℃甚至更高吗？

是 →

否 ↓

> **看医生。** 你可能是子宫、输卵管、卵巢或周围组织感染。参见盆腔炎。参见"痛经"。

随着月经的继续，疼痛会加重吗？

是 →

否 ↓

> **看医生。** 你可能换有子宫内膜异位症。也可参见"痛经"。

在过去的 3 个月是否来过月经？

是 →

否 ↓

你经常会有痛经吗，这次的疼痛和以前的一样吗？

是 →

否 ↓

> **看医生。** 你可能患有子宫内膜异位症。也可参见"痛经"。

转右栏 ↓

▼ 接左栏

自从你使用了宫内避孕器（IUD）后，月经来潮时比以前更痛了吗？

是 →

否 ↓

> **看医生。** 经期疼痛增加有时是由内置的宫内避孕器引起的。也可参见"痛经"。

你最近已停止使用口服避孕药了吗？

是 →

否 ↓

> **找医生谈谈。** 口服避孕药经常能减轻月经痛，因此，一些女性注意到当她们停药后疼痛就会增强。也可参见"痛经"。

> 如果你无法通过这个图表做出诊断，**请去看医生。**

女性
自我诊断表

女性骨盆痛

——骨盆部位疼痛。仅在参照过图表"腹痛"后才可使用这个图表

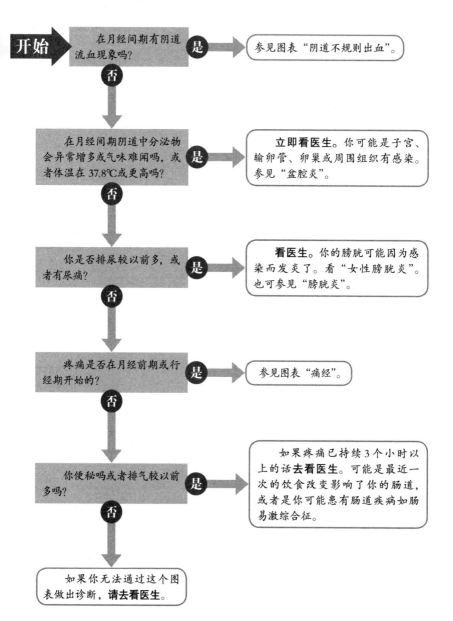

开始 ➤ 在月经间期有阴道流血现象吗？ **是** ➤ 参见图表"阴道不规则出血"。

否

在月经间期阴道中分泌物会异常增多或气味难闻吗，或者体温在 37.8℃或更高吗？ **是** ➤ **立即看医生。**你可能是子宫、输卵管、卵巢或周围组织有感染。参见"盆腔炎"。

否

你是否排尿较以前多，或者有尿痛？ **是** ➤ **看医生。**你的膀胱可能因为感染而发炎了。看"女性膀胱炎"。也可参见"膀胱炎"。

否

疼痛是否在月经前期或行经期开始的？ **是** ➤ 参见图表"痛经"。

否

你便秘吗或者排气较以前多吗？ **是** ➤ 如果疼痛已持续 3 个小时以上的话**去看医生。**可能是最近一次的饮食改变影响了你的肠道，或者是你可能患有肠道疾病如肠易激综合征。

否

如果你无法通过这个图表做出诊断，**请去看医生。**

阴道不规则出血

女性自我诊断表

——发生在月经间期、怀孕期或绝经后的任何出血现象

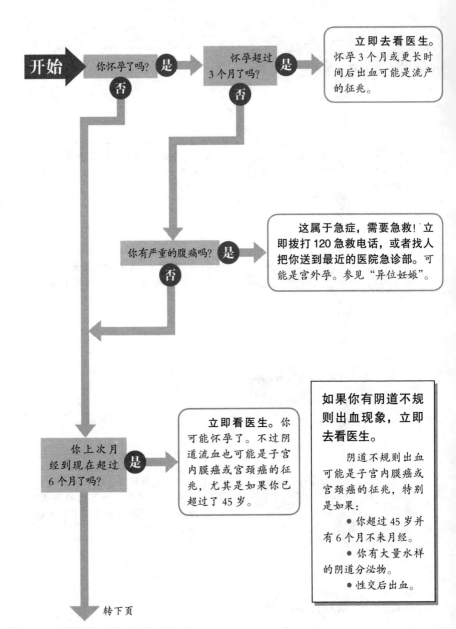

开始 → 你怀孕了吗? — **是** → 怀孕超过3个月了吗? — **是** → **立即去看医生。** 怀孕3个月或更长时间后出血可能是流产的征兆。

否

否

你有严重的腹痛吗? — **是** → **这属于急症,需要急救!** 立即拨打120急救电话,或者找人把你送到最近的医院急诊部。可能是宫外孕。参见"异位妊娠"。

否

你上次月经到现在超过6个月了吗? — **是** → **立即看医生。** 你可能怀孕了。不过阴道流血也可能是子宫内膜癌或宫颈癌的征兆,尤其是如果你已超过了45岁。

如果你有阴道不规则出血现象,立即去看医生。

阴道不规则出血可能是子宫内膜癌或宫颈癌的征兆,特别是如果:

● 你超过45岁并有6个月不来月经。

● 你有大量水样的阴道分泌物。

● 性交后出血。

转下页

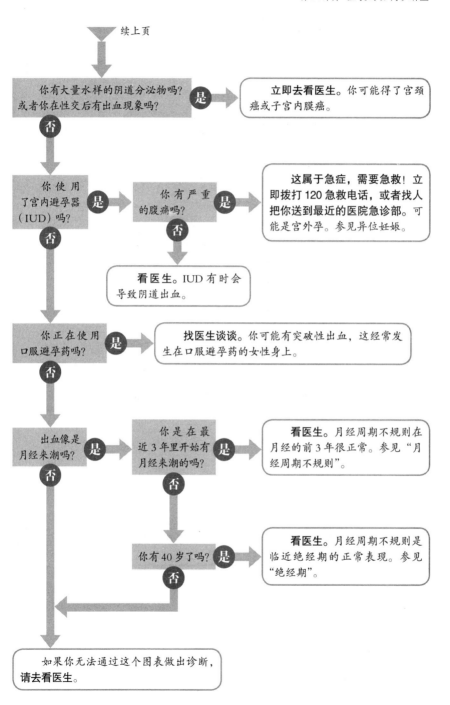

续上页

你有大量水样的阴道分泌物吗？
或者你在性交后有出血现象吗？
是 → **立即去看医生。**你可能得了宫颈癌或子宫内膜癌。
否

你使用了宫内避孕器（IUD）吗？
是 → 你有严重的腹痛吗？
是 → **这属于急症，需要急救！**立即拨打 120 急救电话，或者找人把你送到最近的医院急诊部。可能是宫外孕。参见异位妊娠。
否 → **看医生。**IUD 有时会导致阴道出血。
否

你正在使用口服避孕药吗？
是 → **找医生谈谈。**你可能有突破性出血，这经常发生在口服避孕药的女性身上。
否

出血像是月经来潮吗？
是 → 你是在最近 3 年里开始有月经来潮的吗？
是 → **看医生。**月经周期不规则在月经的前 3 年很正常。参见"月经周期不规则"。
否 → 你有 40 岁了吗？
是 → **看医生。**月经周期不规则是临近绝经期的正常表现。参见"绝经期"。
否
否

如果你无法通过这个图表做出诊断，**请去看医生。**

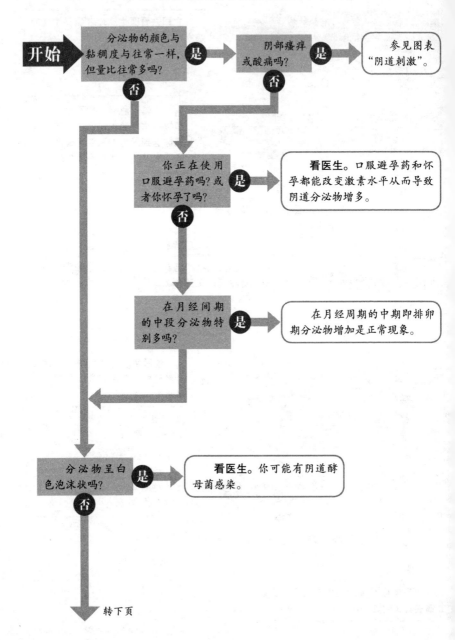

女性
自我诊断表

阴道分泌物异常

——阴道分泌物的颜色、黏稠度或数量与往常不同

开始 → 分泌物的颜色与黏稠度与往常一样,但量比往常多吗? —是→ 阴部瘙痒或酸痛吗? —是→ 参见图表"阴道刺激"。

否 ↓   否 ↓

你正在使用口服避孕药吗?或者你怀孕了吗? —是→ **看医生。**口服避孕药和怀孕都能改变激素水平从而导致阴道分泌物增多。

否 ↓

在月经间期的中段分泌特别多吗? —是→ 在月经周期的中期即排卵期分泌物增加是正常现象。

否 ↓

分泌物呈白色泡沫状吗? —是→ **看医生。**你可能有阴道酵母菌感染。

否 ↓

转下页

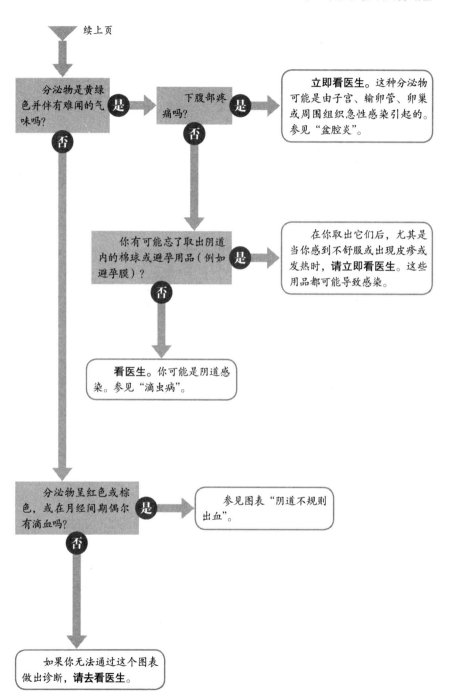

续上页

分泌物是黄绿色并伴有难闻的气味吗？

是 → 下腹部疼痛吗？

是 → **立即看医生**。这种分泌物可能是由子宫、输卵管、卵巢或周围组织急性感染引起的。参见"盆腔炎"。

否 ↓

你有可能忘了取出阴道内的棉球或避孕用品（例如避孕膜）？

是 → 在你取出它们后，尤其是当你感到不舒服或出现皮疹或发热时，**请立即看医生**。这些用品都可能导致感染。

否 ↓

看医生。你可能是阴道感染。参见"滴虫病"。

否 ↓

分泌物呈红色或棕色，或在月经间期偶尔有滴血吗？

是 → 参见图表"阴道不规则出血"。

否 ↓

如果你无法通过这个图表做出诊断，**请去看医生**。

阴道刺激

——阴道内部或边缘瘙痒或酸痛

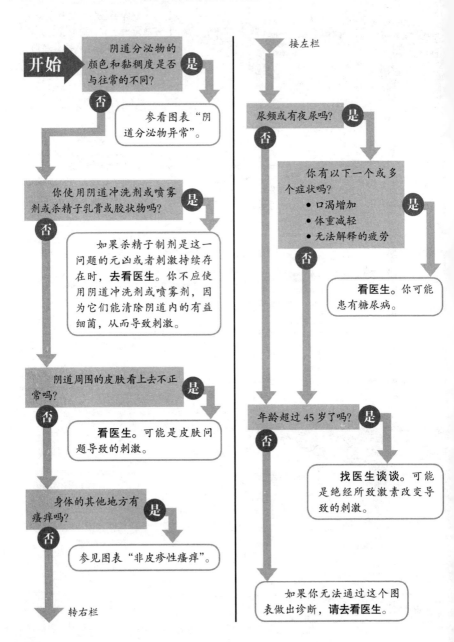

开始 → 阴道分泌物的颜色和黏稠度是否与往常的不同？ **是**

否

> 参看图表"阴道分泌物异常"。

你使用阴道冲洗剂或喷雾剂或杀精子乳膏或胶状物吗？ **是**

否

> 如果杀精子制剂是这一问题的元凶或者刺激持续存在时，**去看医生**。你不应使用阴道冲洗剂或喷雾剂，因为它们能清除阴道内的有益细菌，从而导致刺激。

阴道周围的皮肤看上去不正常吗？ **是**

否

> **看医生**。可能是皮肤问题导致的刺激。

身体的其他地方有瘙痒吗？ **是**

否

> 参见图表"非皮疹性瘙痒"。

转右栏

接左栏

尿频或有夜尿吗？ **是**

否

你有以下一个或多个症状吗？
- 口渴增加
- 体重减轻
- 无法解释的疲劳

是

> **看医生**。你可能患有糖尿病。

年龄超过 45 岁了吗？ **是**

否

> **找医生谈谈**。可能是绝经所致激素改变导致的刺激。

> 如果你无法通过这个图表做出诊断，**请去看医生**。

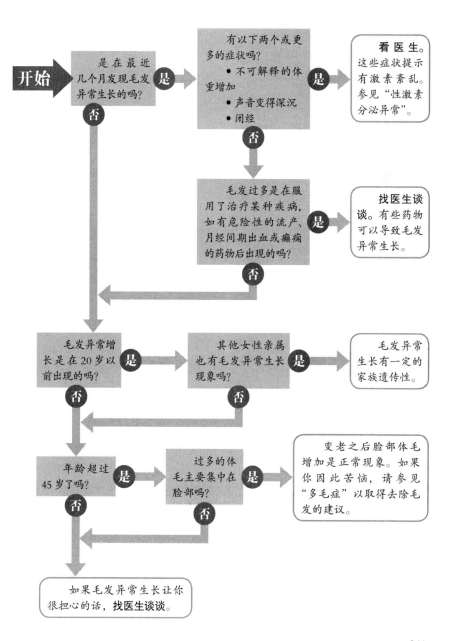

女性
自我诊断表

女性毛发异常生长
——体毛过多

开始

是在最近几个月发现毛发异常生长的吗？ — **是** → 有以下两个或更多的症状吗？
• 不可解释的体重增加
• 声音变得深沉
• 闭经 — **是** → **看医生。** 这些症状提示有激素紊乱。参见"性激素分泌异常"。

否

否 ↓

毛发过多是在服用了治疗某种疾病，如有危险性的流产、月经间期出血或癫痫的药物后出现的吗？ — **是** → **找医生谈谈。** 有些药物可以导致毛发异常生长。

否

毛发异常增长是在20岁以前出现的吗？ — **是** → 其他女性亲属也有毛发异常生长现象吗？ — **是** → 毛发异常生长有一定的家族遗传性。

否 **否**

年龄超过45岁了吗？ — **是** → 过多的体毛主要集中在脸部吗？ — **是** → 变老之后脸部体毛增加是正常现象。如果你因此苦恼，请参见"多毛症"以取得去除毛发的建议。

否 **否**

如果毛发异常生长让你很担心的话，**找医生谈谈。**

341

女性
自我诊断表

女性性交痛

——在性交时或刚结束后感觉疼痛或不适

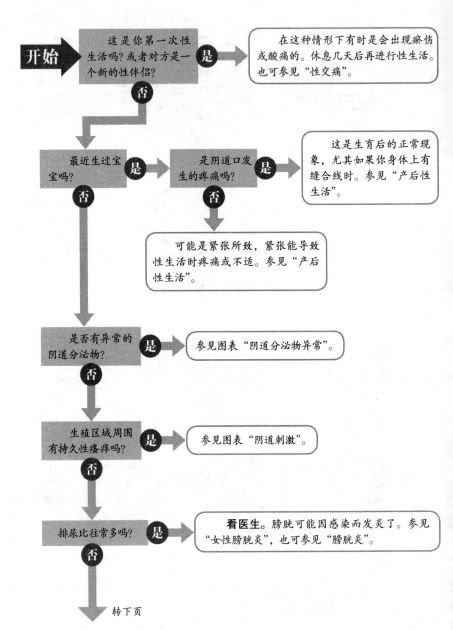

开始 → 这是你第一次性生活吗? 或者对方是一个新的性伴侣? — **是** → 在这种情形下有时是会出现瘀伤或酸痛的。休息几天后再进行性生活。也可参见"性交痛"。

否 ↓

最近生过宝宝吗? — **是** → 是阴道口发生的疼痛吗? — **是** → 这是生育后的正常现象,尤其如果你身体上有缝合线时。参见"产后性生活"。

否 ↓

可能是紧张所致,紧张能导致性生活时疼痛或不适。参见"产后性生活"。

否 ↓

是否有异常的阴道分泌物? — **是** → 参见图表"阴道分泌物异常"。

否 ↓

生殖区域周围有持久性瘙痒吗? — **是** → 参见图表"阴道刺激"。

否 ↓

排尿比往常多吗? — **是** → **看医生。**膀胱可能因感染而发炎了。参见"女性膀胱炎",也可参见"膀胱炎"。

否 ↓

转下页

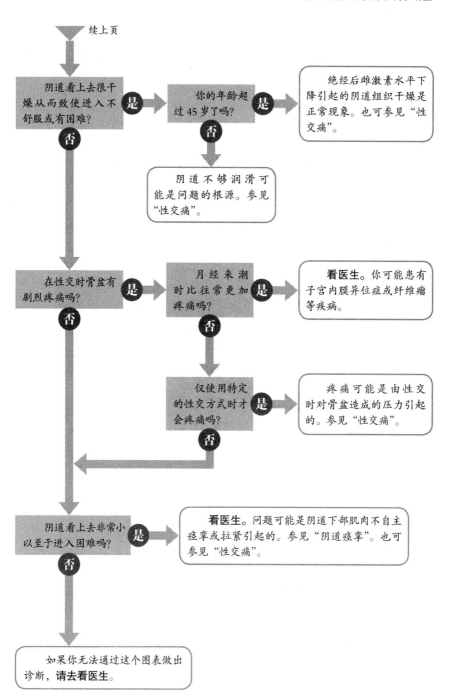

续上页

阴道看上去很干燥从而致使进入不舒服或有困难? — 是 → 你的年龄超过 45 岁了吗? — 是 → 绝经后雌激素水平下降引起的阴道组织干燥是正常现象。也可参见"性交痛"。

否（你的年龄超过45岁了吗?）→ 阴道不够润滑可能是问题的根源。参见"性交痛"。

在性交时骨盆有剧烈疼痛吗? — 是 → 月经来潮时比往常更加疼痛吗? — 是 → 看医生。你可能患有子宫内膜异位症或纤维瘤等疾病。

否（月经来潮时比往常更加疼痛吗?）→ 仅使用特定的性交方式时才会疼痛吗? — 是 → 疼痛可能是由性交时对骨盆造成的压力引起的。参见"性交痛"。

阴道看上去非常小以至于进入困难吗? — 是 → 看医生。问题可能是阴道下部肌肉不自主痉挛或拉紧引起的。参见"阴道痉挛"。也可参见"性交痛"。

如果你无法通过这个图表做出诊断，请去看医生。

不孕不育

夫妻
自我诊断表

——有性生活且没有使用避孕措施，超过12个月而未能怀孕。也可参见"不育"章节

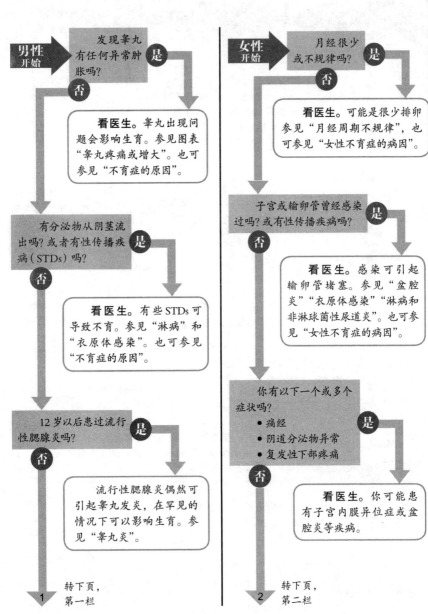

男性开始 发现睾丸有任何异常肿胀吗？ 是

否

看医生。睾丸出现问题会影响生育。参见图表"睾丸疼痛或增大"。也可参见"不育症的原因"。

有分泌物从阴茎流出吗？或者有性传播疾病（STDs）吗？ 是

否

看医生。有些STDs可导致不育。参见"淋病"和"衣原体感染"。也可参见"不育症的原因"。

12岁以后患过流行性腮腺炎吗？ 是

否

流行性腮腺炎偶然可引起睾丸发炎，在罕见的情况下可以影响生育。参见"睾丸炎"。

转下页，
第一栏
1

女性开始 月经很少或不规律吗？ 是

否

看医生。可能是很少排卵。参见"月经周期不规律"，也可参见"女性不育症的病因"。

子宫或输卵管曾经感染过吗？或有性传播疾病吗？ 是

否

看医生。感染可引起输卵管堵塞。参见"盆腔炎""衣原体感染""淋病和非淋球菌性尿道炎"。也可参见"女性不育症的病因"。

你有以下一个或多个症状吗？
- 痛经
- 阴道分泌物异常
- 复发性下部疼痛
是

否

看医生。你可能患有子宫内膜异位症或盆腔炎等疾病。

转下页，
第二栏
2

续上页，
第一栏

 续上页，
第二栏

你是否超重，洗热水澡或桑拿浴，穿紧身衣服，吸烟，酗酒，吸毒或吃的较差；或者你健康状态差；生殖道曾做过手术或者生殖道有异常吗？ **是**

年龄超过35岁了吗？ **是**

否

看医生。睾丸持续暴露于高温条件（当脂肪层提高了睾丸周围的温度或者洗热水澡或桑拿浴，穿紧身衣服时）会减少精子数量，吸烟、酗酒或吸毒不但会减少精子数量而且还能降低精子的活力。健康状况差也会影响生育。在生殖道进行的手术或生殖道结构异常会阻碍精液的运行。

看医生。生育能力随年龄增大而下降。

性生活每周少于1次吗？ **是**

否

如果性生活更频繁，可以增加怀孕的机会，尤其是在排卵期前后的性生活。

你或你的伴侣有性方面的问题吗，如勃起障碍或性交时疼痛？ **是**

否

看医生。很多情况下，怀孕失败与性生活困难有关。

你们中是否有人生病了或者患有慢性病？ **是**

  否

看医生。许多疾病（尤其肝脏和激素问题）和相关治疗药物有时能导致不孕不育。

不孕不育症的治疗

不孕不育通常能成功治愈。参见"不育症的治疗"。

如果你无法通过这个图表做出诊断，**请去看医生。**

儿童夜醒

儿童
自我诊断表

——适合5岁以上儿童。夜间睡眠障碍，导致小孩哭泣或喊叫。也可参见"整夜入睡困难或睡熟困难"

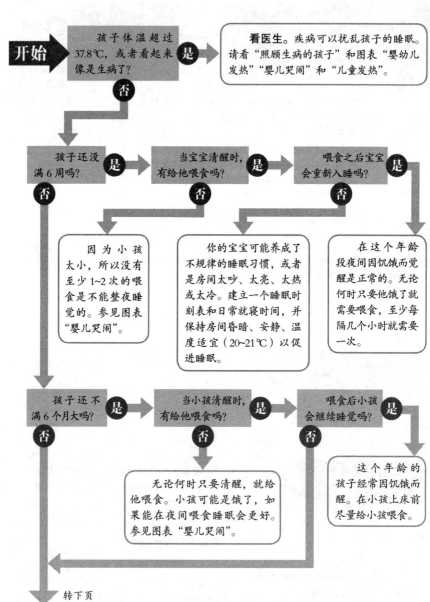

开始

孩子体温超过37.8℃，或者看起来像是生病了？ **是** → **看医生。** 疾病可以扰乱孩子的睡眠。请看"照顾生病的孩子"和图表"婴幼儿发热""婴儿哭闹"和"儿童发热"。

否

孩子还没满6周吗？ **是** → 当宝宝清醒时，有给他喂食吗？ **是** → 喂食之后宝宝会重新入睡吗？ **是**

否 / **否** / **否**

因为小孩太小，所以没有至少1~2次的喂食是不能整夜睡觉的。参见图表"婴儿哭闹"。

你的宝宝可能养成了不规律的睡眠习惯，或者是房间太吵、太亮、太热或太冷。建立一个睡眠时刻表和日常就寝时间，并保持房间昏暗、安静、温度适宜（20~21℃）以促进睡眠。

在这个年龄段夜间因饥饿而觉醒是正常的。无论何时只要他饿了就需要喂食，至少每隔几个小时就需要一次。

孩子还不满6个月大吗？ **是** → 当小孩清醒时，有给他喂食吗？ **是** → 喂食后小孩会继续睡觉吗？ **是**

否 / **否** / **否**

无论何时只要清醒，就给他喂食。小孩可能是饿了，如果能在夜间喂食睡眠会更好。参见图表"婴儿哭闹"。

这个年龄的孩子经常因饥饿而醒。在小孩上床前尽量给小孩喂食。

转下页

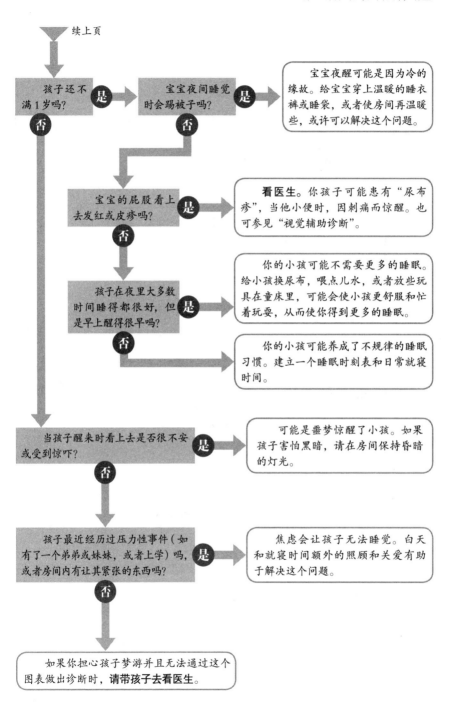

续上页

孩子还不满1岁吗？ **是** 宝宝夜间睡觉时会踢被子吗？ **是** 宝宝夜醒可能是因为冷的缘故。给宝宝穿上温暖的睡衣裤或睡袋，或者使房间再温暖些，或许可以解决这个问题。

否 **否**

宝宝的屁股看上去发红或皮疹吗？ **是** **看医生。**你孩子可能患有"尿布疹"，当他小便时，因刺痛而惊醒。也可参见"视觉辅助诊断"。

否

孩子在夜里大多数时间睡得都很好，但是早上醒得很早吗？ **是** 你的小孩可能不需要更多的睡眠。给小孩换尿布，喂点儿水，或者放些玩具在童床里，可能会使小孩更舒服和忙着玩耍，从而使你得到更多的睡眠。

否

你的小孩可能养成了不规律的睡眠习惯。建立一个睡眠时刻表和日常就寝时间。

当孩子醒来时看上去是否很不安或受到惊吓？ **是** 可能是噩梦惊醒了小孩。如果孩子害怕黑暗，请在房间保持昏暗的灯光。

否

孩子最近经历过压力性事件（如有了一个弟弟或妹妹，或者上学）吗，或者房间内有让其紧张的东西吗？ **是** 焦虑会让孩子无法睡觉。白天和就寝时间额外的照顾和关爱有助于解决这个问题。

否

如果你担心孩子梦游并且无法通过这个图表做出诊断时，**请带孩子去看医生。**

婴儿哭闹

| 儿童 自我诊断表 |

——适合 6 个月以下儿童。婴儿不停地哭泣

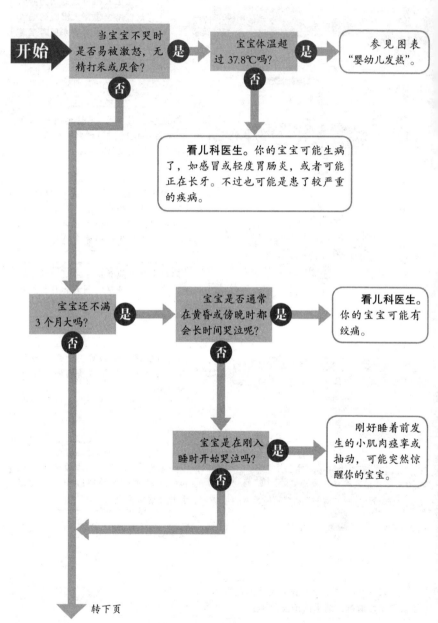

开始 → 当宝宝不哭时是否易被激怒，无精打采或厌食？ —是→ 宝宝体温超过 37.8℃吗？ —是→ 参见图表"婴幼儿发热"。

看儿科医生。你的宝宝可能生病了，如感冒或轻度胃肠炎，或者可能正在长牙。不过也可能是患了较严重的疾病。

宝宝还不满 3 个月大吗？ —是→ 宝宝是否通常在黄昏或傍晚时都会长时间哭泣呢？ —是→ 看儿科医生。你的宝宝可能有绞痛。

宝宝是在刚入睡时开始哭泣吗？ —是→ 刚好睡着前发生的小肌肉痉挛或抽动，可能突然惊醒你的宝宝。

转下页

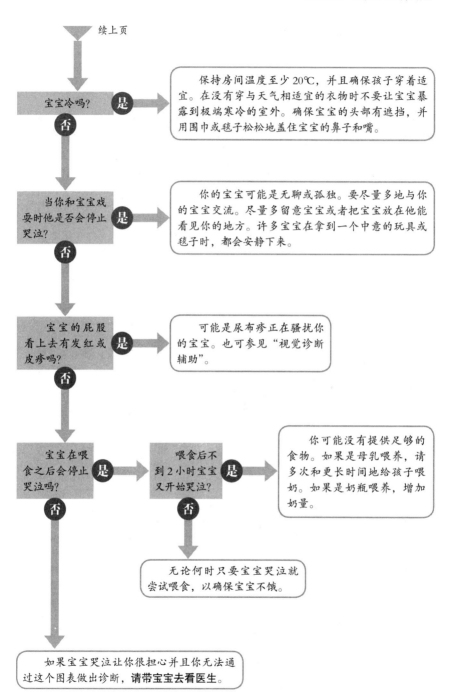

续上页

宝宝冷吗？ **是** → 保持房间温度至少20℃，并且确保孩子穿着适宜。在没有穿与天气相适宜的衣物时不要让宝宝暴露到极端寒冷的室外。确保宝宝的头部有遮挡，并用围巾或毯子松松地盖住宝宝的鼻子和嘴。

否

当你和宝宝戏耍时他是否会停止哭泣？ **是** → 你的宝宝可能是无聊或孤独。要尽量多地与你的宝宝交流。尽量多留意宝宝或者把宝宝放在他能看见你的地方。许多宝宝在拿到一个中意的玩具或毯子时，都会安静下来。

否

宝宝的屁股看上去有发红或皮疹吗？ **是** → 可能是尿布疹正在骚扰你的宝宝。也可参见"视觉诊断辅助"。

否

宝宝在喂食之后会停止哭泣吗？ **是** → 喂食后不到2小时宝宝又开始哭泣？ **是** → 你可能没有提供足够的食物。如果是母乳喂养，请多次和更长时间地给孩子喂奶。如果是奶瓶喂养，增加奶量。

否　　　　**否**

无论何时只要宝宝哭泣就尝试喂食，以确保宝宝不饿。

如果宝宝哭泣让你很担心并且你无法通过这个图表做出诊断，**请带宝宝去看医生。**

儿童 自我诊断表

婴儿呕吐

——适合 6 个月以下的儿童。喂养后打嗝或呕吐

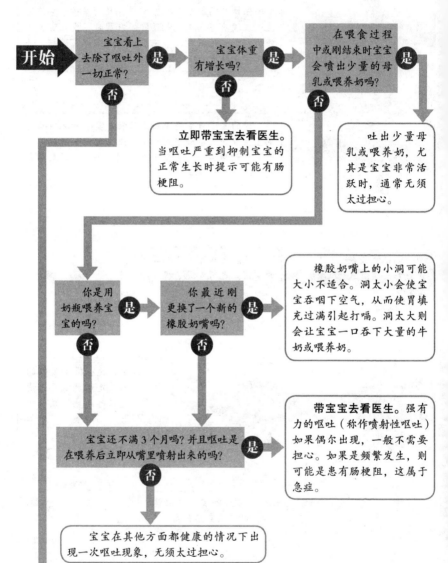

开始

宝宝看上去除了呕吐外一切正常？ —**是**→ 宝宝体重有增长吗？ —**是**→ 在喂食过程中或刚结束时宝宝会喷出少量的母乳或喂养奶吗？ —**是**→

否 ↓

立即带宝宝去看医生。 当呕吐严重到抑制宝宝的正常生长时提示可能有肠梗阻。

吐出少量母乳或喂养奶，尤其是宝宝非常活跃时，通常无须太过担心。

你是用奶瓶喂养宝宝的吗？ —**是**→ 你最近刚更换了一个新的橡胶奶嘴吗？ —**是**→

橡胶奶嘴上的小洞可能大小不适合。洞太小会使宝宝吞咽下空气，从而使胃填充过满引起打嗝。洞太大则会让宝宝一口吞下大量的牛奶或喂养奶。

否 ↓

宝宝还不满 3 个月吗？并且呕吐是在喂养后立即从嘴里喷射出来的吗？ —**是**→

带宝宝去看医生。 强有力的呕吐（称作喷射性呕吐）如果偶尔出现，一般不需要担心。如果是频繁发生，则可能是患有肠梗阻，这属于急症。

否 ↓

宝宝在其他方面都健康的情况下出现一次呕吐现象，无须太过担心。

转下页

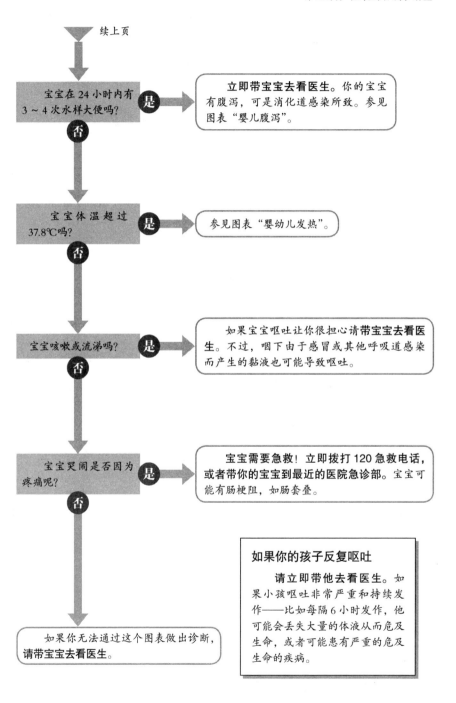

续上页

宝宝在 24 小时内有 3 ~ 4 次水样大便吗？ **是** → **立即带宝宝去看医生**。你的宝宝有腹泻，可是消化道感染所致。参见图表"婴儿腹泻"。

否

宝宝体温超过 37.8℃吗？ **是** → 参见图表"婴幼儿发热"。

否

宝宝咳嗽或流涕吗？ **是** → 如果宝宝呕吐让你很担心请带宝宝去看医生。不过，咽下由于感冒或其他呼吸道感染而产生的黏液也可能导致呕吐。

否

宝宝哭闹是否因为疼痛呢？ **是** → **宝宝需要急救！立即拨打 120 急救电话**，或者带你的宝宝到最近的医院急诊部。宝宝可能有肠梗阻，如肠套叠。

否

如果你无法通过这个图表做出诊断，**请带宝宝去看医生**。

如果你的孩子反复呕吐

　　请立即带他去看医生。如果小孩呕吐非常严重和持续发作——比如每隔 6 小时发作，他可能会丢失大量的体液从而危及生命，或者可能患有严重的危及生命的疾病。

婴儿腹泻

儿童
自我诊断表

——适合 6 个月以下的儿童。在 24 小时内有 3 ~ 4 次水样排便

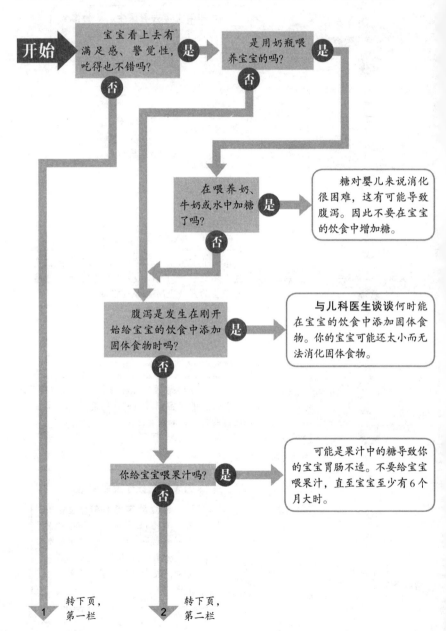

开始

宝宝看上去有满足感、警觉性,吃得也不错吗?

是 → 是用奶瓶喂养宝宝的吗?

否

是

在喂养奶、牛奶或水中加糖了吗?

是 → 糖对婴儿来说消化很困难,这有可能导致腹泻。因此不要在宝宝的饮食中增加糖。

否

腹泻是发生在刚开始给宝宝的饮食中添加固体食物时吗?

是 → **与儿科医生谈谈**何时能在宝宝的饮食中添加固体食物。你的宝宝可能还太小而无法消化固体食物。

否

你给宝宝喂果汁吗?

是 → 可能是果汁中的糖导致你的宝宝胃肠不适。不要给宝宝喂果汁,直至宝宝至少有 6 个月大时。

否

1 转下页,第一栏

2 转下页,第二栏

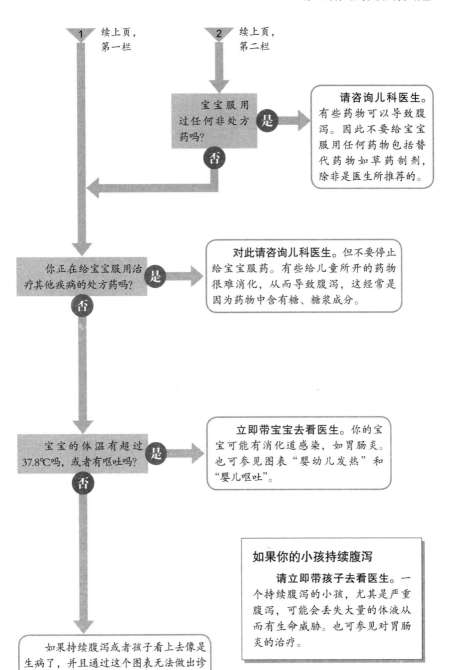

续上页，
第一栏

续上页，
第二栏

宝宝服用过任何非处方药吗？

是

请咨询儿科医生。 有些药物可以导致腹泻。因此不要给宝宝服用任何药物包括替代药物如草药制剂，除非是医生所推荐的。

否

你正在给宝宝服用治疗其他疾病的处方药吗？

是

对此请咨询儿科医生。 但不要停止给宝宝服药。有些给儿童所开的药物很难消化，从而导致腹泻，这经常是因为药物中含有糖、糖浆成分。

否

宝宝的体温有超过37.8℃吗，或者有呕吐吗？

是

立即带宝宝去看医生。 你的宝宝可能有消化道感染，如胃肠炎。也可参见图表"婴幼儿发热"和"婴儿呕吐"。

否

如果你的小孩持续腹泻

　　请立即带孩子去看医生。 一个持续腹泻的小孩，尤其是严重腹泻，可能会丢失大量的体液从而有生命威胁。也可参见对胃肠炎的治疗。

　　如果持续腹泻或者孩子看上去像是生病了，并且通过这个图表无法做出诊断，**请立即带宝宝去看医生。**

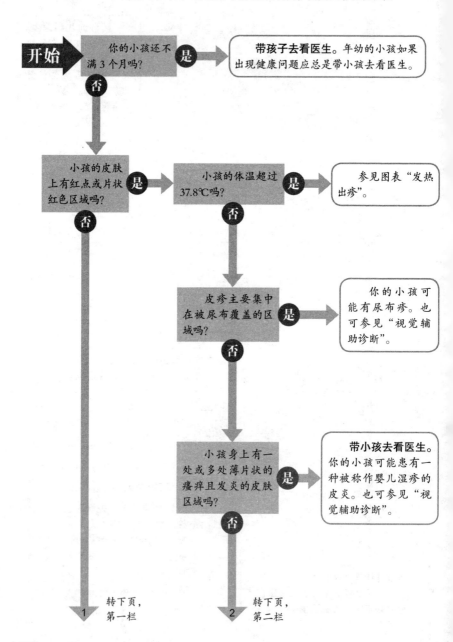

幼儿皮肤问题

儿童 自我诊断表

——适合 2 岁以下的儿童。皮肤肤色改变，发炎或者出现斑点

开始 → 你的小孩还不满 3 个月吗？ —是→ **带孩子去看医生。** 年幼的小孩如果出现健康问题应总是带小孩去看医生。

↓否

小孩的皮肤上有红点或片状红色区域吗？ —是→ 小孩的体温超过 37.8℃吗？ —是→ 参见图表"发热出疹"。

↓否（小孩的皮肤）　　　　↓否（体温）

皮疹主要集中在被尿布覆盖的区域吗？ —是→ 你的小孩可能有尿布疹。也可参见"视觉辅助诊断"。

↓否

小孩身上有一处或多处薄片状的瘙痒且发炎的皮肤区域吗？ —是→ **带小孩去看医生。** 你的小孩可能患有一种被称作婴儿湿疹的皮炎。也可参见"视觉辅助诊断"。

↓否

1 转下页，第一栏　　　　**2** 转下页，第二栏

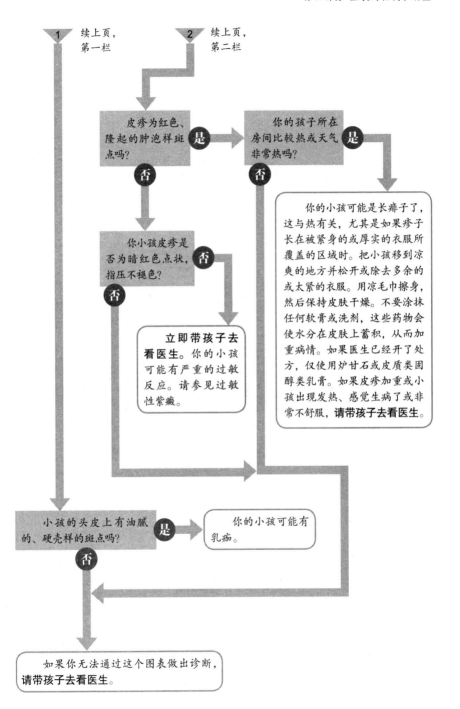

1 续上页，
第一栏

2 续上页，
第二栏

皮疹为红色、隆起的肿泡样斑点吗？ **是** → 你的孩子所在房间比较热或天气非常热吗？ **是**

否

否

你小孩皮疹是否为暗红色点状，指压不褪色？ **否**

否

立即带孩子去看医生。 你的小孩可能有严重的过敏反应。请参见过敏性紫癜。

你的小孩可能是长痱子了，这与热有关，尤其是如果疹子长在被紧身的或厚实的衣服所覆盖的区域时。把小孩移到凉爽的地方并松开或除去多余的或太紧的衣服。用凉毛巾擦身，然后保持皮肤干燥。不要涂抹任何软膏或洗剂，这些药物会使水分在皮肤上蓄积，从而加重病情。如果医生已经开了处方，仅使用炉甘石或皮质类固醇类乳膏。如果皮疹加重或小孩出现发热、感觉生病了或非常不舒服，**请带孩子去看医生。**

小孩的头皮上有油腻的、硬壳样的斑点吗？ **是** → 你的小孩可能有乳痂。

否

如果你无法通过这个图表做出诊断，**请带孩子去看医生。**

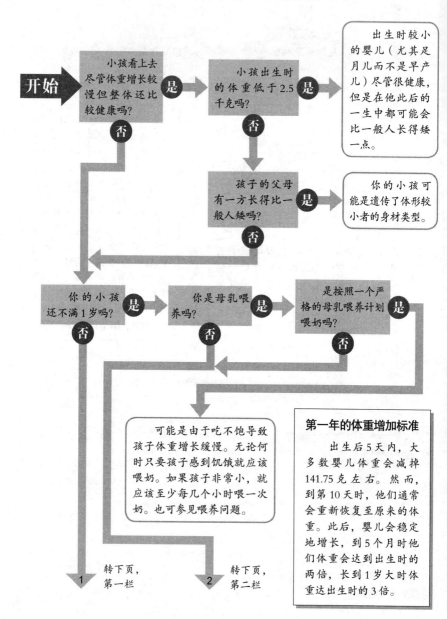

儿童
自我诊断表

幼儿体重增长缓慢

——适合2岁以下的儿童。即没有按预期的速度增加体重或生长。
请参看本页右下角的"第一年的体重增加标准"

开始

小孩看上去
尽管体重增长较
慢但整体还比
较健康吗？

是

小孩出生时
的体重低于2.5
千克吗？

是

出生时较小
的婴儿（尤其足
月儿而不是早产
儿）尽管很健康，
但是在他此后的
一生中都可能会
比一般人长得矮
一点。

否

否

孩子的父母
有一方长得比一
般人矮吗？

是

你的小孩可
能是遗传了体形较
小者的身材类型。

否

你的小孩
还不满1岁吗？

是

你是母乳喂
养吗？

是

是按照一个严
格的母乳喂养计划
喂奶吗？

是

否

否

否

可能是由于吃不饱导致
孩子体重增长缓慢。无论何
时只要孩子感到饥饿就应该
喂奶。如果孩子非常小，就
应该至少每几个小时喂一次
奶。也可参见喂养问题。

第一年的体重增加标准

出生后5天内，大
多数婴儿体重会减掉
141.75克左右。然而，
到第10天时，他们通常
会重新恢复至原来的体
重。此后，婴儿会稳定
地增长，到5个月时他
们体重会达到出生时的
两倍，长到1岁大时体
重达出生时的3倍。

1 转下页，
第一栏

2 转下页，
第二栏

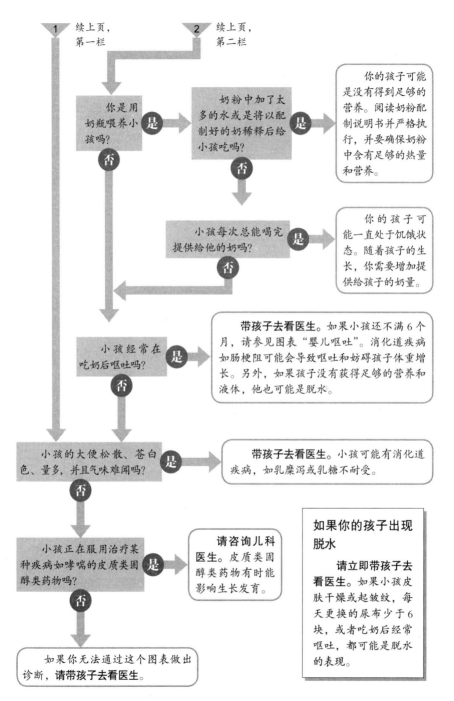

1 续上页，第一栏

2 续上页，第二栏

你是用奶瓶喂养小孩吗？

是 → 奶粉中加了太多的水或是将以配制好的奶稀释后给小孩吃吗？

是 → 你的孩子可能是没有得到足够的营养。阅读奶粉配制说明书并严格执行，并要确保奶粉中含有足够的热量和营养。

否

小孩每次总能喝完提供给他的奶吗？

是 → 你的孩子可能一直处于饥饿状态。随着孩子的生长，你需要增加提供给孩子的奶量。

否

小孩经常在吃奶后呕吐吗？

是 → **带孩子去看医生。**如果小孩还不满6个月，请参见图表"婴儿呕吐"。消化道疾病如肠梗阻可能会导致呕吐和妨碍孩子体重增长。另外，如果孩子没有获得足够的营养和液体，他也可能是脱水。

否

小孩的大便松散、苍白色、量多，并且气味难闻吗？

是 → **带孩子去看医生。**小孩可能有消化道疾病，如乳糜泻或乳糖不耐受。

否

小孩正在服用治疗某种疾病如哮喘的皮质类固醇类药物吗？

是 → **请咨询儿科医生。**皮质类固醇类药物有时能影响生长发育。

否

如果你无法通过这个图表做出诊断，**请带孩子去看医生。**

如果你的孩子出现脱水

　　请立即带孩子去看医生。如果小孩皮肤干燥或起皱纹，每天更换的尿布少于6块，或者吃奶后经常呕吐，都可能是脱水的表现。

婴幼儿发热

儿童
自我诊断表

——适合 2 岁以下儿童。腋下温度超过 37.8℃或者直肠温度超过 38.9℃

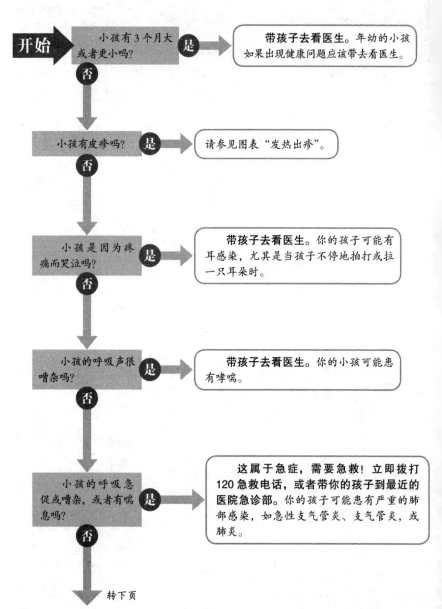

开始 → 小孩有 3 个月大或者更小吗？ **是** → **带孩子去看医生。** 年幼的小孩如果出现健康问题应该带去看医生。

否

小孩有皮疹吗？ **是** → 请参见图表"发热出疹"。

否

小孩是因为疼痛而哭泣吗？ **是** → **带孩子去看医生。** 你的孩子可能有耳感染，尤其是当孩子不停地拍打或拉一只耳朵时。

否

小孩的呼吸声很嘈杂吗？ **是** → **带孩子去看医生。** 你的小孩可能患有哮喘。

否

小孩的呼吸急促或嘈杂，或者有喘息吗？ **是** → **这属于急症，需要急救！** 立即拨打 120 急救电话，或者带你的孩子到最近的医院急诊部。你的孩子可能患有严重的肺部感染，如急性支气管炎、支气管炎，或肺炎。

否

转下页

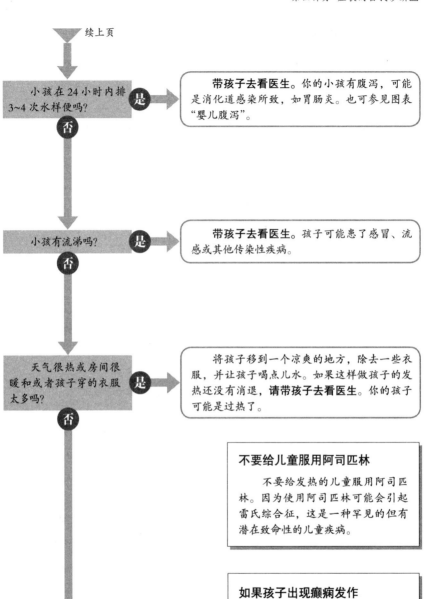

续上页

小孩在24小时内排3~4次水样便吗？ 是 → **带孩子去看医生。** 你的小孩有腹泻，可能是消化道感染所致，如胃肠炎。也可参见图表"婴儿腹泻"。

否

小孩有流涕吗？ 是 → **带孩子去看医生。** 孩子可能患了感冒、流感或其他传染性疾病。

否

天气很热或房间很暖和或者孩子穿的衣服太多吗？ 是 → 将孩子移到一个凉爽的地方，除去一些衣服，并让孩子喝点儿水。如果这样做孩子的发热还没有消退，**请带孩子去看医生。** 你的孩子可能是过热了。

否

不要给儿童服用阿司匹林

不要给发热的儿童服用阿司匹林。因为使用阿司匹林可能会引起雷氏综合征，这是一种罕见的但有潜在致命性的儿童疾病。

如果孩子出现癫痫发作

这属于急症，需要急救！立即拨打120急救电话，或者带你的孩子到最近的医院急诊部。也可参见"热性癫痫发作"。

如果你无法通过这个图表做出诊断，孩子的体温过高持续了6小时以上，或者体温高于38.9℃，**带孩子去看医生。**

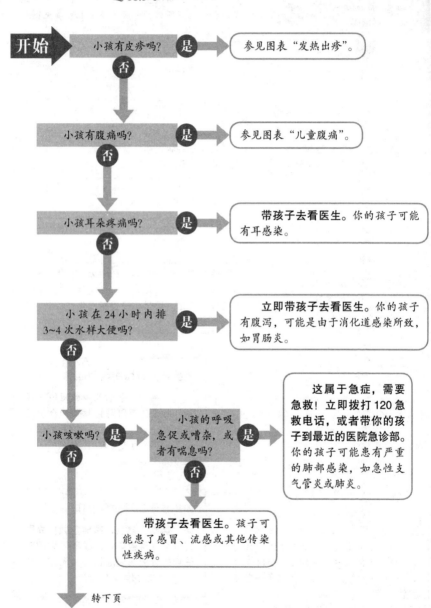

儿童
自我诊断表

儿童发热

——腋下温度超过37.8℃，口腔温度超过38.3℃，或者直肠温度超过38.9℃

开始 → 小孩有皮疹吗？ **是** → 参见图表"发热出疹"。

否

小孩有腹痛吗？ **是** → 参见图表"儿童腹痛"。

否

小孩耳朵疼痛吗？ **是** → 带孩子去看医生。你的孩子可能有耳感染。

否

小孩在24小时内排3~4次水样大便吗？ **是** → 立即带孩子去看医生。你的孩子有腹泻，可能是由于消化道感染所致，如胃肠炎。

否

小孩咳嗽吗？ **是** → 小孩的呼吸急促或嘈杂，或者有喘息吗？ **是** → 这属于急症，需要急救！立即拨打120急救电话，或者带你的孩子到最近的医院急诊部。你的孩子可能患有严重的肺部感染，如急性支气管炎或肺炎。

否

否

带孩子去看医生。孩子可能患了感冒、流感或其他传染性疾病。

转下页

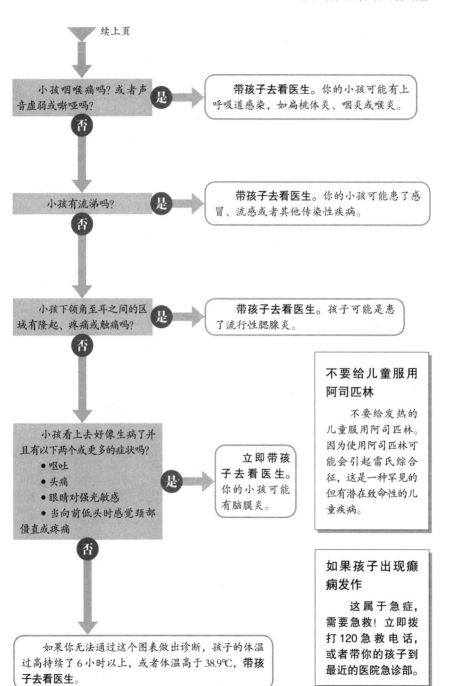

续上页

小孩咽喉痛吗? 或者声音虚弱或嘶哑吗?

是 → **带孩子去看医生。**你的小孩可能有上呼吸道感染, 如扁桃体炎、咽炎或喉炎。

否

小孩有流涕吗?

是 → **带孩子去看医生。**你的小孩可能患了感冒、流感或者其他传染性疾病。

否

小孩下颌角至耳之间的区域有隆起、疼痛或触痛吗?

是 → **带孩子去看医生。**孩子可能是患了流行性腮腺炎。

否

小孩看上去好像生病了并且有以下两个或更多的症状吗?
- 呕吐
- 头痛
- 眼睛对强光敏感
- 当向前低头时感觉颈部僵直或疼痛

是 → **立即带孩子去看医生。**你的小孩可能有脑膜炎。

否

如果你无法通过这个图表做出诊断, 孩子的体温过高持续了 6 小时以上, 或者体温高于 38.9℃, **带孩子去看医生。**

不要给儿童服用阿司匹林

不要给发热的儿童服用阿司匹林。因为使用阿司匹林可能会引起雷氏综合征, 这是一种罕见的但有潜在致命性的儿童疾病。

如果孩子出现癫痫发作

这属于急症, 需要急救! 立即拨打 120 急救电话, 或者带你的孩子到最近的医院急诊部。

儿童
自我诊断表

儿童腹痛

——适合12岁以上儿童。胸廓至腹股沟之间的区域疼痛

开始 → 即使是最轻微的动作似乎也会触痛孩子引起孩子尖叫? **是**

否

> 这属于急症,需要急救!立即拨打120急救电话,或者带你的孩子到最近的医院急诊部。孩子可能患有阑尾炎。

小孩吃得过饱或吃了能引起胃部不适的食物(如辛辣的食物)了吗? **是**

否

> 你的孩子可能有消化不良。

小孩在24小时内有3~4次水样大便或者有呕吐吗? **是**

否

> **带孩子去看医生。**你的孩子可能有消化道感染如胃肠炎,或者可能是食物中毒。

你的小孩已经有2~3天没有排便了吗?或者有排便困难现象? **是**

否

> **请咨询儿科医生。**可能是便秘。

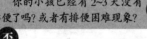

转右栏

续左栏 ↓

小孩流鼻涕或咽喉痛吗? **是**

否

> 儿童得了感冒或其他呼吸系统感染时常可出现腹痛,这是因为孩子吞咽了能导致胃部不适的黏液。

小孩排尿次数多吗或者排尿时疼痛吗? **是**

否

> **带孩子去看医生。**你的孩子可能有泌尿系统感染。

在腹痛开始之前小孩看上去很健康吗? **是**

否

你的小孩经常有这种类型的腹痛吗? **是**

否

> **带孩子去看医生。**尽管许多整体健康的小孩经常会出现腹痛,但你的孩子可能有潜在的疾病导致了腹痛。

> 如果你无法通过这个图表做出诊断,**请带孩子去看医生。**

儿童
自我诊断表

儿童瘙痒

——适合 12 岁以上儿童。皮肤受到刺激导致孩子想挠

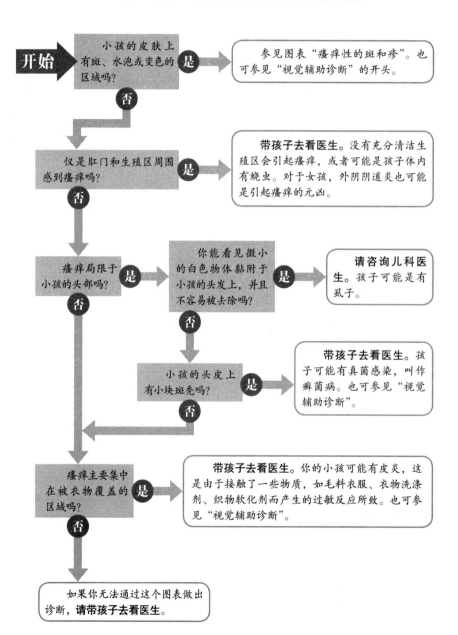

开始

小孩的皮肤上有斑、水泡或变色的区域吗？ **是** → 参见图表"瘙痒性的斑和疹"。也可参见"视觉辅助诊断"的开头。

否

仅是肛门和生殖区周围感到瘙痒吗？ **是** → **带孩子去看医生。** 没有充分清洁生殖区会引起瘙痒，或者可能是孩子体内有蛲虫。对于女孩，外阴阴道炎也可能是引起瘙痒的元凶。

否

瘙痒局限于小孩的头部吗？ **是** → 你能看见微小的白色物体黏附于小孩的头发上，并且不容易被去除吗？ **是** → **请咨询儿科医生。** 孩子可能是有虱子。

否

小孩的头皮上有小块斑秃吗？ **是** → **带孩子去看医生。** 孩子可能有真菌感染，叫作癣菌病。也可参见"视觉辅助诊断"。

否

瘙痒主要集中在被衣物覆盖的区域吗？ **是** → **带孩子去看医生。** 你的小孩可能有皮炎，这是由于接触了一些物质，如毛料衣服、衣物洗涤剂、织物软化剂而产生的过敏反应所致。也可参见"视觉辅助诊断"。

否

如果你无法通过这个图表做出诊断，**请带孩子去看医生。**

儿童咳嗽

儿童
自我诊断表

——适合 2~12 岁儿童。儿童咳嗽通常是呼吸道感染的症状

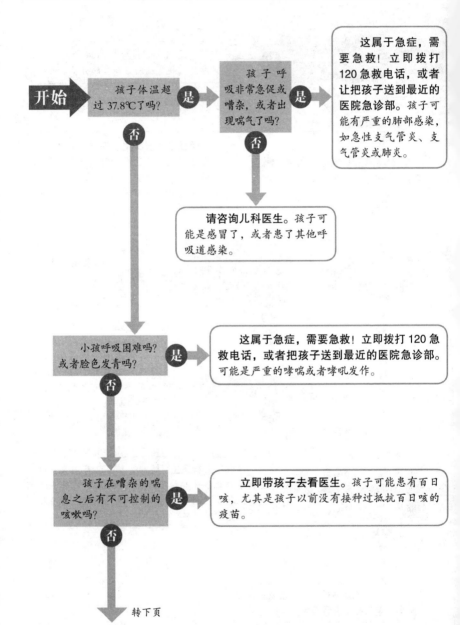

开始 → 孩子体温超过 37.8℃了吗? — 是 → 孩子呼吸非常急促或嘈杂，或者出现喘气了吗? — 是 → 这属于急症，需要急救! 立即拨打 120 急救电话，或者让把孩子送到最近的医院急诊部。孩子可能有严重的肺部感染，如急性支气管炎、支气管炎或肺炎。

（孩子呼吸非常急促…）否 → 请咨询儿科医生。孩子可能是感冒了，或者患了其他呼吸道感染。

（体温）否 ↓

小孩呼吸困难吗? 或者脸色发青吗? — 是 → 这属于急症，需要急救! 立即拨打 120 急救电话，或者把孩子送到最近的医院急诊部。可能是严重的哮喘或者哮吼发作。

否 ↓

孩子在嘈杂的喘息之后有不可控制的咳嗽吗? — 是 → 立即带孩子去看医生。孩子可能患有百日咳，尤其是孩子以前没有接种过抵抗百日咳的疫苗。

否 ↓

转下页

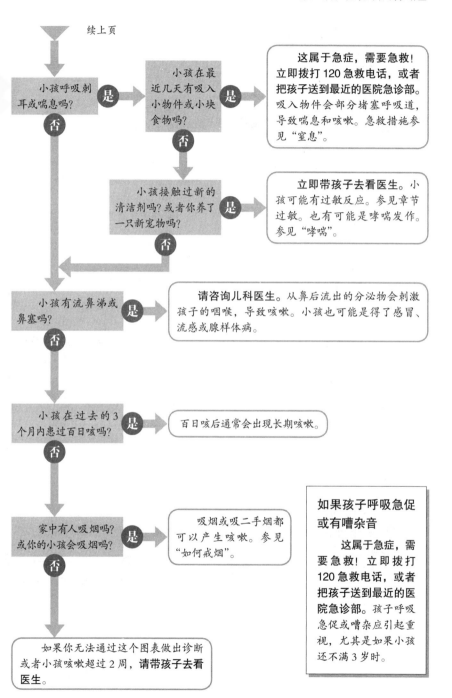

续上页

小孩呼吸刺耳或喘息吗？ 是→

小孩在最近几天有吸入小物件或小块食物吗？ 是→

这属于急症，需要急救！立即拨打120急救电话，或者把孩子送到最近的医院急诊部。吸入物件会部分堵塞呼吸道，导致喘息和咳嗽。急救措施参见"窒息"。

否↓

小孩接触过新的清洁剂吗？或者你养了一只新宠物吗？ 是→

立即带孩子去看医生。小孩可能有过敏反应。参见章节过敏。也有可能是哮喘发作。参见"哮喘"。

否↓

小孩有流鼻涕或鼻塞吗？ 是→

请咨询儿科医生。从鼻后流出的分泌物会刺激孩子的咽喉，导致咳嗽。小孩也可能是得了感冒、流感或腺样体病。

否↓

小孩在过去的3个月内患过百日咳吗？ 是→

百日咳后通常会出现长期咳嗽。

否↓

家中有人吸烟吗？或你的小孩会吸烟吗？ 是→

吸烟或吸二手烟都可以产生咳嗽。参见"如何戒烟"。

否↓

如果你无法通过这个图表做出诊断或者小孩咳嗽超过2周，**请带孩子去看医生**。

如果孩子呼吸急促或有嘈杂音

这属于急症，需要急救！立即拨打120急救电话，或者把孩子送到最近的医院急诊部。孩子呼吸急促或嘈杂应引起重视，尤其是如果小孩还不满3岁时。

| 儿童 |
| 自我诊断表 |

儿童肿胀

——适合 12 岁以下儿童。颈部或腋窝处出现的任何肿胀或肿块

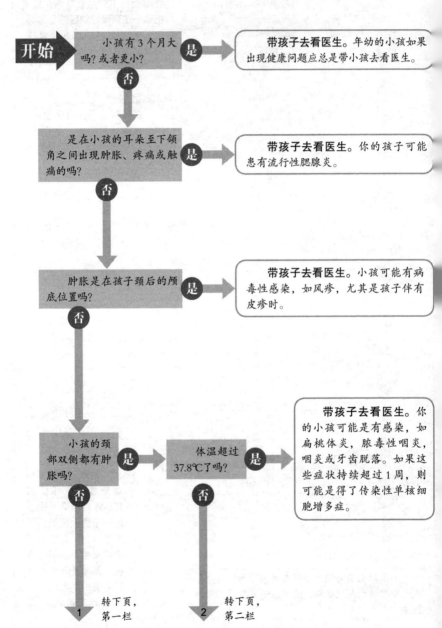

开始 ➤ 小孩有 3 个月大吗? 或者更小?

是 ➤ **带孩子去看医生。** 年幼的小孩如果出现健康问题应总是带小孩去看医生。

否 ↓

是在小孩的耳朵至下颌角之间出现肿胀、疼痛或触痛的吗?

是 ➤ **带孩子去看医生。** 你的孩子可能患有流行性腮腺炎。

否 ↓

肿胀是在孩子颈后的颅底位置吗?

是 ➤ **带孩子去看医生。** 小孩可能有病毒性感染,如风疹,尤其是孩子伴有皮疹时。

否 ↓

小孩的颈部双侧都有肿胀吗?

是 ➤ 体温超过 37.8℃了吗?

是 ➤ **带孩子去看医生。** 你的小孩可能是有感染,如扁桃体炎,脓毒性咽炎,咽炎或牙齿脱落。如果这些症状持续超过 1 周,则可能是得了传染性单核细胞增多症。

否 ↓
1 转下页,第一栏

否 ↓
2 转下页,第二栏

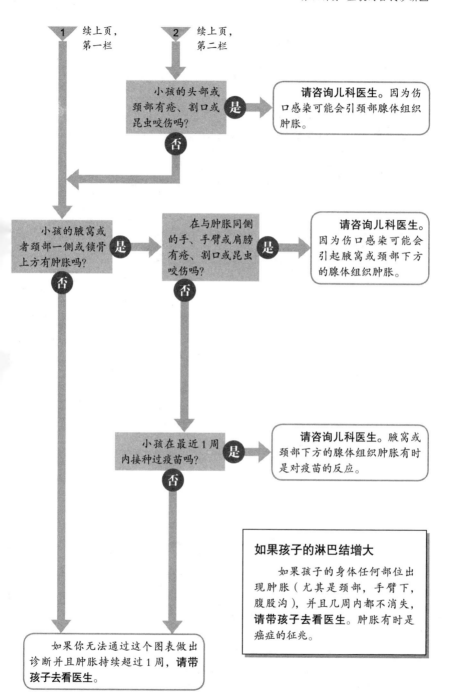

1 续上页,
第一栏

2 续上页,
第二栏

小孩的头部或
颈部有疮、割口或
昆虫咬伤吗?

是 → **请咨询儿科医生。**因为伤口感染可能会引颈部腺体组织肿胀。

否

小孩的腋窝或
者颈部一侧或锁骨
上方有肿胀吗?

是 → 在与肿胀同侧
的手、手臂或肩膀
有疮、割口或昆虫
咬伤吗?

是 → **请咨询儿科医生。**因为伤口感染可能会引起腋窝或颈部下方的腺体组织肿胀。

否

否

小孩在最近1周
内接种过疫苗吗?

是 → **请咨询儿科医生。**腋窝或颈部下方的腺体组织肿胀有时是对疫苗的反应。

否

如果孩子的淋巴结增大

　　如果孩子的身体任何部位出现肿胀(尤其是颈部,手臂下,腹股沟),并且几周内都不消失,**请带孩子去看医生。**肿胀有时是癌症的征兆。

　　如果你无法通过这个图表做出诊断并且肿胀持续超过1周,**请带孩子去看医生。**

367

儿童跛行

——适合 12 岁以下儿童。行走困难（幼儿不愿行走），臀部、
腿或脚可能伴有疼痛

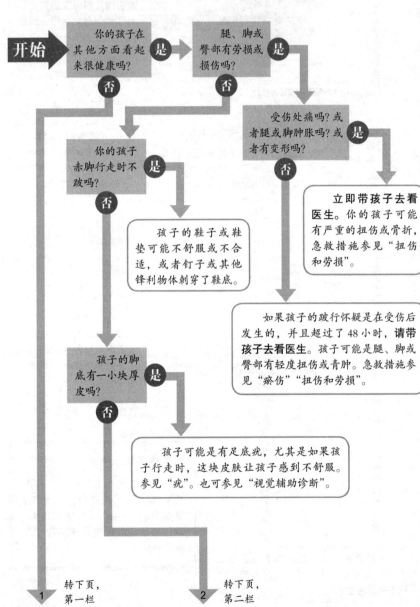

开始

你的孩子在其他方面看起来很健康吗？
是 → 腿、脚或臀部有劳损或损伤吗？
是 →

否 ↓ **否** ↓

受伤处痛吗？或者腿或脚肿胀吗？或者有变形吗？
是 →

你的孩子赤脚行走时不跛吗？
是 →

否 ↓ **否** ↓

立即带孩子去看医生。 你的孩子可能有严重的扭伤或骨折，急救措施参见"扭伤和劳损"。

孩子的鞋子或鞋垫可能不舒服或不合适，或者钉子或其他锋利物体刺穿了鞋底。

如果孩子的跛行怀疑是在受伤后发生的，并且超过了 48 小时，**请带孩子去看医生。** 孩子可能是腿、脚或臀部有轻度扭伤或青肿。急救措施参见"瘀伤""扭伤和劳损"。

孩子的脚底有一小块厚皮吗？
是 →

否 ↓

孩子可能是有足底疣，尤其是如果孩子行走时，这块皮肤让孩子感到不舒服。参见"疣"。也可参见"视觉辅助诊断"。

1 转下页，第一栏

2 转下页，第二栏

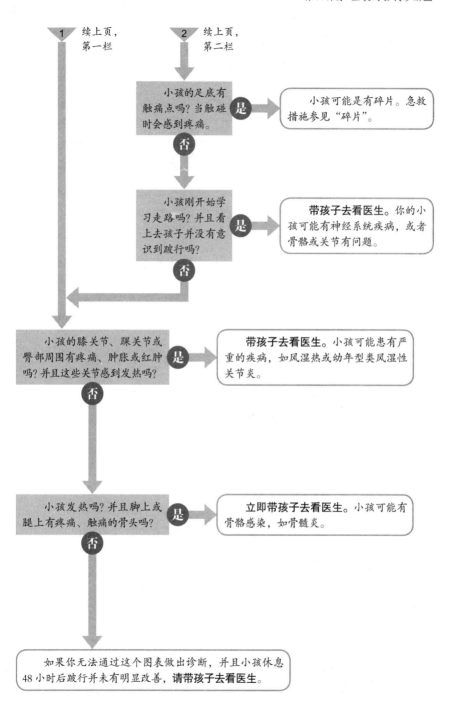

1 续上页，第一栏

2 续上页，第二栏

小孩的足底有触痛点吗？当触碰时会感到疼痛。

是 → 小孩可能是有碎片。急救措施参见"碎片"。

否

小孩刚开始学习走路吗？并且看上去孩子并没有意识到跛行吗？

是 → **带孩子去看医生**。你的小孩可能有神经系统疾病，或者骨骼或关节有问题。

否

小孩的膝关节、踝关节或臀部周围有疼痛、肿胀或红肿吗？并且这些关节感到发热吗？

是 → **带孩子去看医生**。小孩可能患有严重的疾病，如风湿热或幼年型类风湿性关节炎。

否

小孩发热吗？并且脚上或腿上有疼痛、触痛的骨头吗？

是 → **立即带孩子去看医生**。小孩可能有骨骼感染，如骨髓炎。

否

如果你无法通过这个图表做出诊断，并且小孩休息48小时后跛行并未有明显改善，**请带孩子去看医生**。

老年人膀胱失控

老年人自我诊断表

——不随意的排尿。仅在参考了图表"膀胱失控"后再使用本图表

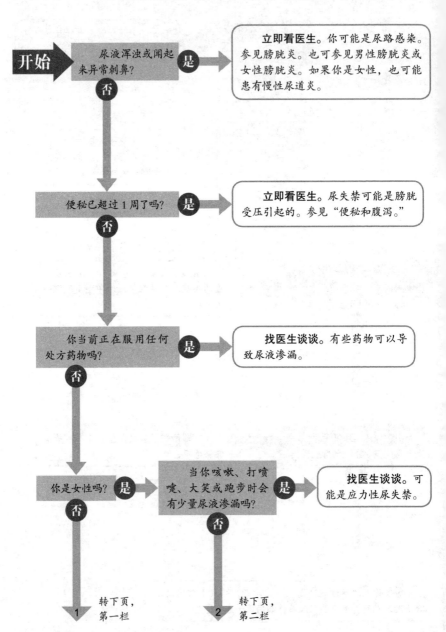

开始

尿液浑浊或闻起来异常刺鼻？　**是**　→　**立即看医生**。你可能是尿路感染。参见膀胱炎。也可参见男性膀胱炎或女性膀胱炎。如果你是女性，也可能患有慢性尿道炎。

否

便秘已超过1周了吗？　**是**　→　**立即看医生**。尿失禁可能是膀胱受压引起的。参见"便秘和腹泻。"

否

你当前正在服用任何处方药物吗？　**是**　→　**找医生谈谈**。有些药物可以导致尿液渗漏。

否

你是女性吗？　**是**　→　当你咳嗽、打喷嚏、大笑或跑步时会有少量尿液渗漏吗？　**是**　→　**找医生谈谈**。可能是应力性尿失禁。

否　　　　　　　　　　**否**

1　转下页，第一栏　　　2　转下页，第二栏

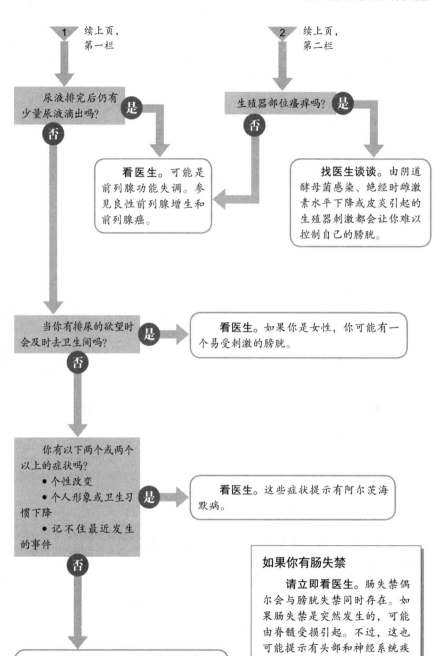

1 续上页，
第一栏

尿液排完后仍有少量尿液滴出吗？

是

否

看医生。 可能是前列腺功能失调。参见良性前列腺增生和前列腺癌。

2 续上页，
第二栏

生殖器部位瘙痒吗？

是

否

找医生谈谈。 由阴道酵母菌感染、绝经时雌激素水平下降或皮炎引起的生殖器刺激都会让你难以控制自己的膀胱。

当你有排尿的欲望时会及时去卫生间吗？

是

否

看医生。 如果你是女性，你可能有一个易受刺激的膀胱。

你有以下两个或两个以上的症状吗？
● 个性改变
● 个人形象或卫生习惯下降
● 记不住最近发生的事件

是

否

看医生。 这些症状提示有阿尔茨海默病。

如果你有肠失禁

　　请立即看医生。 肠失禁偶尔会与膀胱失禁同时存在。如果肠失禁是突然发生的，可能由脊髓受损引起。不过，这也可能提示有头部和神经系统疾病如阿尔茨海默病。

如果你无法通过这个图表做出诊断，**请去看医生。**

老年人意识错乱

老年人
自我诊断表

——对时间、地点、事件记不清楚，或者脱离现实。仅在使用过图表"意识错乱"之后才能使用本图表

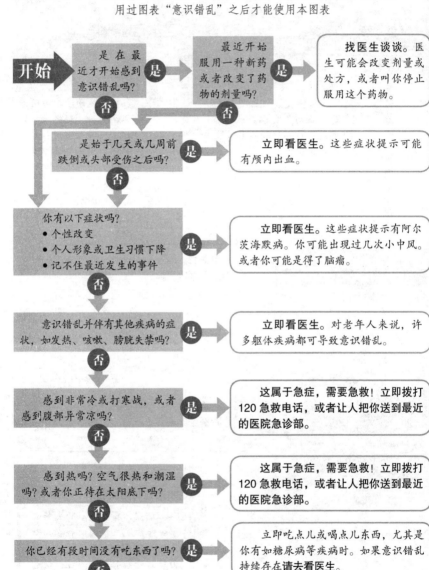

开始

是在最近才开始感到意识错乱吗？ **是** → 最近开始服用一种新药或者改变了药物的剂量吗？ **是** → **找医生谈谈。** 医生可能会改变剂量或处方，或者叫你停止服用这个药物。

否

否

是始于几天或几周前跌倒或头部受伤之后吗？ **是** → **立即看医生。** 这些症状提示可能有颅内出血。

否

你有以下症状吗？
● 个性改变
● 个人形象或卫生习惯下降
● 记不住最近发生的事件
是 → **立即看医生。** 这些症状提示有阿尔茨海默病。你可能出现过几次小中风。或者你可能是得了脑瘤。

否

意识错乱并伴有其他疾病的症状，如发热、咳嗽、膀胱失禁吗？ **是** → **立即看医生。** 对老年人来说，许多躯体疾病都可导致意识错乱。

否

感到非常冷或打寒战，或者感到腹部异常凉吗？ **是** → **这属于急症，需要急救！立即拨打120 急救电话，** 或者让人把你送到最近的医院急诊部。

否

感到热吗？空气很热和潮湿吗？或者你正待在太阳底下吗？ **是** → **这属于急症，需要急救！立即拨打120 急救电话，** 或者让人把你送到最近的医院急诊部。

否

你已经有段时间没有吃东西了吗？ **是** → **立即吃点儿或喝点儿东西，** 尤其是你有如糖尿病等疾病时。如果意识错乱持续存在**请去看医生。**

否

如果你无法通过这个图表做出诊断，**请去看医生。**

第五部分

一生的健康指南

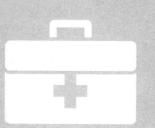

第一章

儿 童 健 康

要想确定你的孩子是否健康并处于健康成长中，最重要的一件事，就是带他去进行常规检查——我们把它叫作健儿门诊，同时还要接种医生推荐的所有疫苗。这一章描述了儿童早期成长的各个阶段和一些常见问题，比如婴幼儿身上的乳痂。介绍疾病的环节主要围绕疾病对身体某部位造成的影响进行讨论，其中一些主要是发生在婴幼儿身上的疾病，另一些是发生在儿童各个年龄段需要特殊检查和治疗的疾病。对于有些疾病，婴幼儿的表现与成年人的表现差异很大。

常规卫生保健

给孩子看病的医生也许是一位专职的儿科医生（受过专业教育，专门为婴幼儿和 18 岁以下的青少年看病的医生）。在就诊的时候，医生会为孩子进行一些检查，以确定孩子是否接种了各种必要的疫苗，同时治疗疾病。充分利用这些就诊的机会和医生讨论你所关心的儿童健康和成长方面的问题。

新生儿检查

产妇分娩后，医生和护士会及时为新生儿进行检查，来确定新生儿是否健康。他们会用吸引器把新生儿口腔和鼻腔中的液体吸出来，把抗生素滴到新生儿眼睛里防止感染，同时给新生儿注射维生素 K 来促进血液正常凝固。医生会估算新生儿的心率和呼吸，测量身高、

体重和头围，同时进行全身检查来查看新生儿是否畸形。所有新生儿都必须进行某些疾病的筛查试验和整体健康状况的评估，这种评估叫作阿普加（Apgar）评分。

阿普加评分

阿普加评分所评定的是新生儿的心率、呼吸、肌张力、反射反应和肌肤颜色（包括口腔内部和嘴唇、手掌和足底的颜色）。上述五项的每一项评分从 0~2 分不等，然后将所有五项的得分相加。总得分在 7~10 分之间通常提示新生儿是健康的，但这并不能预测新生儿成长发育和远期的健康状况。

新生儿筛查试验

新生儿在出生后的 24 小时内要接受各种疾病的检查，直至婴儿离开医院。一些疾病早期并没有症状，但它可以导致严重的健康问题甚至致命。新生儿出生后必须及时检查，原因在于当一

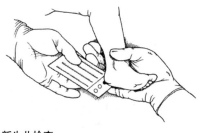

新生儿检查

通过从新生儿足跟部取少许血液样本进行检验，医生可以诊断出大量严重但可治愈的疾病，包括镰状细胞疾病和苯丙酮酸尿症（PKU）。样本需送到实验室进行检验，检验结果会返回儿科医生那里。

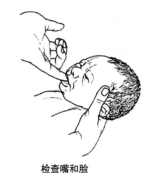

检查嘴和脸

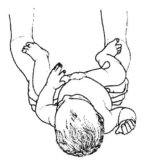

检查生殖器、肚脐、脚和臀部

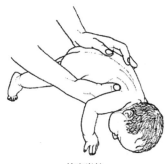

检查脊柱

新生儿体格检查

新生儿出生后需马上进行体格检查来判断是否有出生缺陷或其他异常。在很多情况下，早期发现有助于治疗的成功。例如检查新生儿的嘴唇是否有唇裂或上腭裂，检查面部是否有唐氏综合征的征兆，检查肛门是否通畅，检查生殖器判断性别，检查肚脐是否有脐突（脐疝的标志），检查脚是否畸形，检查臀部是否脱位，检查脊柱是否肿胀或开裂，这是脊柱裂的指征。

些疾病被早期诊断和治疗后，引发并发症的危险会大大降低。异常情况常常随着更全面更精确的检查而出现。

接种疫苗

接种疫苗或免疫接种可以保护身体，以抵抗一些传染性疾病，其中有许多都是致命的。在我国，所有儿童都被要求接种疫苗来抵抗一些传染性疾病，比如乙肝、麻疹、流行性腮腺炎和风疹。医生会告诉你孩子需接种疫苗的时间和种类。记好疫苗接种记录卡，每一次就诊时带上它，从而保证你孩子的免疫接种时时"更新"。

所有的疫苗通常注射在大腿或胳膊的外上侧。一些疫苗（比如麻疹疫苗、流行性腮腺炎疫苗和风疹疫苗）可以联合在一次注射。一些疫苗会导致机体出现一些不适反应，但是通常比较轻微不需要治疗，或者仅需要在注射部位冷敷来减轻水肿和不适。总之，如果你发现在你的孩子在接种疫苗后出现了一些异常症状，立即联系医生。

儿童接种疫苗推荐表

下面这张表展示的是不同年龄段的儿童应接种哪些常规疫苗。儿童通常是在定期的健儿门诊时接种疫苗的。

儿童接种疫苗推荐表

年龄	接种疫苗
出生~2个月	乙肝疫苗（第一次注射）
1~4个月	乙肝疫苗（第二次注射）
2个月	DtaP, Hib, IPV, PCV
4个月	DTaP, Hib, IPV, PCV
6个月	DTaP, Hib, PCV
6~18个月	乙肝疫苗（第三次注射），IPV
6个月~18岁[*]	流感疫苗（年年注射）
6~23个月[+]	流感疫苗（年年注射）
12~15个月	Hib, MMR（第一次注射），PCV
12~23个月	水痘疫苗
15~18个月	DTaP
2岁~18岁[*]	PPV, 甲型肝炎疫苗
4~6岁	DTaP, IPV, MMR（第二次注射）
11~16岁	Td
2~18岁	乙肝疫苗, 水痘疫苗（如果在此之前未注射过）
11~18岁	MMR（第二次注射，如果在此之前未注射过）

注：[*]推荐用于有哮喘、心脏病、镰状细胞疾病、艾滋病病毒感染或获得性免疫缺陷综合征、糖尿病等危险因素的儿童。

[+]推荐用于所有健康儿童。

关键词

DTaP　白喉—破伤风类毒素—百日咳疫苗
Hib　B型流感嗜血杆菌疫苗
IPV　脊髓灰质炎病毒灭活疫苗
PCV　肺炎球菌结合疫苗
PPV　肺炎球菌多糖疫苗
MMR　麻疹—腮腺炎—风疹疫苗
Td　破伤风—白喉类毒素疫苗

儿童期常见的筛查试验

在整个儿童期到医生那里做常规检查的时候，医生会就一些疾病包括高血压和铅中毒对孩子做筛查试验。早期发现这些疾病可以在疾病症状出现之前就进行治疗。

血压

从孩子3岁时起，医生会对孩子的血压进行一年一次的检查。血压结果会与同龄同性别儿童的平均正常值进行比较。如果孩子的血压升高，医生会查找导致血压高的原因，在必要的时候建议进行治疗。血压升高可能是肾病、心脏病和甲状腺疾病等严重疾病的信号。血压升高也可能是肥胖造成的。如果孩子比较胖，医生会提供一个减肥计划，比如合理的饮食和增强锻炼，当体重降下来的时候血压会明显降低。

血液检验

所有的儿童都曾经接受过血液检验。检查的目的或者是为了诊断某些疾病如感染，或者是为了筛查某些疾病如贫血。

全血细胞计数

全血细胞（CBC）计数检查的是血液中的主要组成成分，包括红细胞（为组织细胞运送氧气的细胞）、白细胞（抵抗感染的细胞）和血小板（凝血细胞）。CBC计数可以帮助诊断一些疾病，比如贫血——由血液中红细胞减少所引起的疾病，以及白血病——影响白细胞或存在有感染的疾病。

血色素检查和血球容积检查

血色素检查用来检查血液中具有运

送氧气能力的血红蛋白的水平。血球容积检查用来检查血液中红细胞所占的百分比，包括血色素。这两种检查都可以帮助诊断贫血。医生在孩子刚出生的时候通常会进行其中的一项检查，然后在孩童期和成人期定时进行检查。

胆固醇

胆固醇检查测量的是人体血液中所有血脂的水平，它可以帮助我们估算儿童患心脏病的危险系数。一些医生建议对所有6岁的儿童都应检查血中胆固醇水平，8岁的儿童应该重复检查。对于那些肥胖儿童，父亲或母亲总胆固醇水平在240毫克/分升以上的儿童，直系亲属（父母、祖父母和父母的兄弟姐妹）在50岁之前得过心脏病或有过心脏病发作的儿童，所有的医生都建议他们检查血中胆固醇水平。如果你的孩子总胆固醇水平在正常范围内（低于170毫克/分升），同时低密度脂蛋白水平（LDL，对人体有害的胆固醇）低于110毫克/分升，在5年之内重复检查血中胆固醇水平就可以了。如果胆固醇水平高于正常水平，医生会建议采取一些方法把它们降至正常，比如减肥、增加锻炼、采用低脂低蛋白饮食等。

铅

血中铅水平的增高会阻碍儿童身体和精神的发育，铅的水平越高危害越大。基于这一危险因素，医生会建议所有6个月~6岁年龄段的儿童都要检查是否有铅中毒，尤其是那些生活在用含铅的涂料粉刷的老房子中的儿童。许多学校要求儿童入学前要进行这一检查。

尿液分析

尿液分析可以发现一些潜在的危险因素，比如尿路感染、肾脏疾病和糖尿病，并可评估肾脏的功能。在经过如厕训练（3~4岁）后就可开始第一次体检，儿童每一次体检时都应进行尿液分析。如果尿液分析的结果异常，尿液样本会被送到实验室在显微镜下做进一步的检查。根据这些检查结果，医生会建议进行有针对性的治疗。

结核菌素试验

在我国，大多数儿童患上结核病（TB，一种发生于呼吸系统的具有很高传染性的细菌感染性疾病）的风险都是比较低的，但是许多学校要求对儿童进行TB的常规检查。进行结核菌素试验时，医生或护士在儿童的前臂内侧注射非常少量的结核杆菌纯蛋白衍化物。如果注射部位颜色发红、出现硬结，则提示这名儿童曾经接触过结核病患者或已经患有结核病。在这种情况下，这名儿童要进行进一步的身体检查和拍摄胸部X线片，来判断现在的身体状况和决定恰当的治疗措施。

成长道路上的里程碑

一般而言，所有儿童获得身体和智力发育，这一过程顺序是完全相同的。比如，儿童先学会坐然后学会走，先学会一些简单的单词然后学会造句。不同的是，每一位儿童学会某样技巧的速度因人而异。因此，我们绘制了下面这张表，以告诉家长儿童在每个年龄段身体和智力发育应达到的平均水平，并以此做大致的指导。你的孩子的发育程度也许会早于或晚于表上所列的平均时间。如果你对孩子的发育程度比较关心，那你就与医生联系，把你的想法告诉他。

6个月的儿童通常：

- 牙牙学语
- 会说一些像"爸爸"或"妈妈"这样简单的单词
- 会笑
- 当喊他的名字的时候他会有反应
- 会把头扭向发出声音的地方
- 在有外物支撑的情况下能坐着
- 能翻身
- 会伸手
- 能抓住东西
- 能把东西在两手之间传递
- 能伸展双臂

12个月的儿童通常：

- 开始讲话
- 能把单词和其所表达的意思联系起来
- 能认出家庭成员
- 会做一些你让他做的简单事情
- 能用手指指东西
- 能用手指捡起东西
- 独自玩儿玩具
- 能很好地运用两只手
- 不需要帮助可以喝茶杯里的水
- 自己用手吃东西
- 快速爬行
- 自己迈出第一步

18个月的儿童通常：

- 会使用一些动词（如"去"和"来"）
- 认识10个或更多的单词
- 认识身体的一些部位
- 会翻书
- 不需要帮助就可以行走

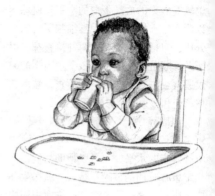

用茶杯喝水

学会用茶杯喝水需要进行练习。许多儿童在12个月大的时候就可以用茶杯喝水了。开始的时候要给你的孩子一个带盖子的茶杯，以免水溢出。

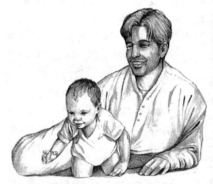

爬行

如果给予足够的时间与地板接触的话，大多数儿童最早在9个月大的时候就可以学会爬行。除了锻炼肌肉组织外，爬行还给予儿童去"探险"的机会。当你的孩子在爬行的时候，你一定要好好地看护好他，以免发生意外。

- 僵硬地跑
- 会用勺子吃饭
- 会用笔乱写乱画
- 会爬楼梯
- 能爬到家具上
- 寻找被藏起来的物品
- 和别的小朋友攀比玩具

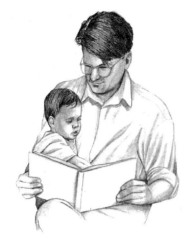

读书给孩子听

　　大声地读书给你的孩子听，这对于刺激他的大脑语言中枢或其他智力发育来说是一项简单而有效的方法。另外，读书给婴幼儿听可以使他们感到安静、舒适，同时对他们来说又是一种娱乐。每一天都要花一点儿时间读书给你的孩子听，并且把这一过程变得特别而有趣。

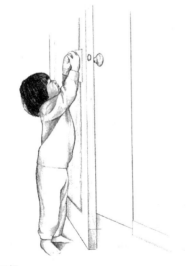

开门

　　2岁大的儿童充满好奇心，非常渴望学到新的"技术"，比如开门。如果你不想让你的孩子把门打开的话，为了孩子的安全，你最好在所有的门上都装上孩子们够不到的门锁。

　　● 和父母分开时会表现出担心的表情

24个月的儿童通常：

　　● 会说几百个单词

　　● 会说由2~3个短语组成的句子

　　● 在你的要求下可以正确指出身体的各个部位

　　● 又跑又跳

　　● 能倒着走

　　● 能下楼梯

　　● 能扔球和踢球

　　● 能用吸管喝水

　　● 会自己脱衣服

　　● 能自己打开门、抽屉和盒子

儿童的牙齿

　　大约在6个月大的时候，孩子会长出第一颗乳牙。总体上来说，儿童在大约2岁大的时候会长出一副整齐的乳牙。婴儿的第一颗牙齿，也就是切牙，通常在婴儿出生后第一年长出，这是毫无疑问的。长牙的时候婴儿会变得比较急躁，爱哭闹，入睡比较困难。牙龈可能红肿，和平常比起来婴儿会流更多的口水，同时会咬自己的手指。你也许能看到牙齿从牙龈里长出来的过程。你的孩子的饮食、睡眠和排便的习惯也许会有所改变，但这种不适是非常轻微的。

　　在1~3岁长第一颗和第二颗磨牙的时候，孩子会感到更多的不适。牙龈会变软，吃东西时会感到疼痛，这一侧的面颊摸起来发热，看上去发红。为了减轻孩子的痛苦，你可以用东西轻轻地摩擦他的牙龈，喂他一些冷水，或给他带上牙套，或给他咀嚼点儿饼干或百吉饼。也可以给你的孩子吃一些对乙酰氨基酚或布洛芬（不要吃阿司匹林），或者用一些非处方药来摩擦他的牙龈，也可以用一些儿童专用的牙龈止痛膏剂或胶剂。

在一些情况下，父母由于把所有的症状都归咎于牙齿的影响，从而忽略了其他疾病。比如，一侧面颊的不适很可能是耳部感染的信号，而不是牙齿引起的不适。因此，当你的孩子在长牙齿的

牙齿

乳牙和恒牙出现的时间因人而异。有的婴儿出生时就有一颗或更多的牙齿，而有的婴儿到1岁的时候还没有一颗牙齿。下面这个牙齿生长平均年龄表并不能反映出儿童的健康和发育情况，仅起一个对比的作用。

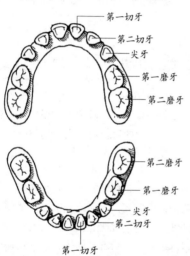

乳牙：20颗

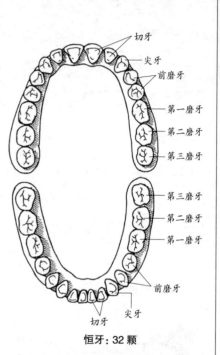

恒牙：32颗

乳牙生长年龄表

年龄	乳牙
6个月	第一切牙
7个月	第二切牙
12个月	第一磨牙
18个月	尖牙
2~3岁	第二磨牙

恒牙生长年龄表

年龄	乳牙
6~8岁	第一切牙
6~7岁	第一磨牙
7~9岁	第二切牙
9~12岁	尖牙
10~12岁	第一和第二前磨牙
11~13岁	第二磨牙
17~20岁（或永远不长）	第三磨牙（智齿）

年龄段表现出一些疾病的症状时，你应该与医生联系，向他讨教。

关注新生儿和婴幼儿健康

婴幼儿的很多健康问题都不至于危及生命，如婴幼儿乳痂、尿布疹、阵发性腹痛，这些情况都很常见并且能够在家中自行处理。如果你了解你的孩子，熟悉他的习惯和脾气，就可以迅速发现一些异常的症状和体征。相对于足月儿，早产儿更容易发生一些严重的疾病，如窒息和呼吸窘迫综合征。

新生儿窒息

新生儿窒息是由于呼吸中枢发育不完全而导致的肺内氧气和二氧化碳交换障碍，是一种危及生命的疾病。大脑控制着呼吸，婴儿在出生时存在大脑功能障碍将会影响呼吸，出现窒息。有时，产程中胎盘对胎儿供氧不足会导致新生儿脑细胞功能障碍。窒息的新生儿，脑损伤可发生在分娩前后。如果孕妇在孕期内吸烟，则更易导致胎儿体重降低、新生儿窒息和其他呼吸系统疾病。

对在医院分娩的患儿，医生会在出生后及时治疗并纠正窒息，所以脑损伤（发生于持续低氧4~5分钟后）和死亡（发生于低氧7~10分钟后）的发生率均较低。如果在家中分娩，出现新生儿窒息并发症的风险会显著升高，因为缺乏专业设备和训练有素的工作人员，即使有医生在场也难以应付这些紧急情况。

症状

窒息的新生儿无自主呼吸或者出生后不哭，少数患儿表现为皮肤青紫、四肢僵硬，严重的病例出现皮肤发灰、肌肉松弛、活动消失。

诊断

对于新生儿窒息的诊断是建立在症状的基础上。有时，产科医生会在分娩前预测到胎儿存在新生儿窒息的风险，提前安排孕妇在新生儿重症监护病房分娩。大多数情况下，如在产程中发现胎盘供氧不足，将会采取产钳助产或者剖宫产等紧急分娩的方式来纠正窒息。

治疗

抢救新生儿窒息首先是清理呼吸道，医生使用特殊的管子从新生儿的口鼻、咽喉吸净分泌物和其他引起呼吸道阻塞的物质，如羊水（一种在孕期包裹胎儿的液体）和胎粪（新生儿的第一次排便）。少数情况下，清理呼吸道后患儿出现呼吸运动并开始吸入氧气，这就刺激了大脑的呼吸中枢建立自主呼吸。如果清理呼吸道后患儿没有呼吸，医生将在保持呼吸道通畅的基础上，应用特殊的气囊和面罩进行正压通气。面罩覆盖住患儿口鼻，医生挤压气囊，使氧气进入患儿肺内。如果患儿仍没有反应，需进行气管插管、呼吸机（一种人工辅助呼吸的机器）辅助通气，直到患儿自主呼吸建立并且潜在的引起窒息的原因解除。是否导致脑损伤取决于引起新生儿窒息的原因和脑低氧持续的时间。脑缺氧时间在4~5分钟内一般不会导致永久性损伤。

呼吸窘迫综合征

呼吸窘迫综合征是早产儿常见的呼吸系统疾病（偶尔也可见于足月儿），表现为进行性加重的呼吸困难和威胁生命的低氧血症。长时间低氧将导致新生儿永久性的脑和肺损伤。新生儿的胎龄越小，发生呼吸窘迫综合征的风险就越高。呼吸窘迫综合征主要见于出生体重低于 1.36 千克和糖尿病母亲的婴儿。

新生儿的肺随着第一次呼吸而被打开，肺内的表面活性物质使肺泡（肺内一种微小的气囊）保持扩张。保持肺泡的扩张对于呼吸来说是非常必要的，因为氧气进入血液，细胞的代谢产物二氧化碳进入肺内被呼出，都需要通过围绕在肺泡周围的毛细血管（一种小血管）才能实现。然而，患有呼吸窘迫综合征的新生儿，由于肺内没有足够的表面活性物质，从而使肺泡在出生后几分钟或几小时内再次闭合，导致呼吸困难和氧气与二氧化碳的交换不充分。

症状

患有呼吸窘迫综合征的新生儿在出生后几小时内呼吸变得越来越吃力，呼吸频率变得越来越快。当婴儿吸气时，他的胸廓萎缩（而不是扩张，正常时应该扩张）。当呼气时，婴儿呼吸道会发出声响。

诊断

呼吸窘迫综合征的诊断要基于婴儿的临床症状和肺泡表面活性物质的多少。有时候医生可通过羊水诊断判断出胎儿肺泡表面活性物质的多少。如果胎儿的肺泡表面活性物质不足，可以通过给孕妇注射皮质类固醇类的药物（一种可以促进胎儿肺脏产生表面活性物质的药物）来增加胎儿的肺泡表面活性物质。

治疗

确诊为呼吸窘迫综合征或存在发展为这种疾病的可能性的婴儿，应该收住医院的新生儿重症监护病房（ICU）。治疗包括以下几个方面：在婴儿面部放一吸入器，使婴儿吸入人造的肺泡表面活性物质，帮助肺泡开放和恢复正常的呼吸；给婴儿进行人工呼吸，把气管插管插入婴儿的气管内把氧气输送到他的肺里；持续血氧监测，注意血中的氧分压和二氧化碳分压水平，同时也要对一些重要的电解质进行监测，如碳酸类化合物、钠离子、氯离子和钾离子等。用人工肺泡表面活性物质治疗后，对于那些早产儿（妊娠 28 周前出生）和瘦小婴儿体重 1.36 千克或不足 1.36 千克来说，他们仍有患呼吸窘迫综合征的风险，需要在新生儿 ICU 做进一步的呼吸系统症状监测。

肺泡表面活性物质

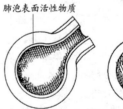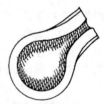

正常的肺泡　　　没有表面活性物质的肺泡
呼吸窘迫综合征

肺泡能产生一种物质叫作肺泡表面活性物质，正常情况下它包裹在肺泡外面保护肺泡，同时还可以使肺泡保持扩张的状态（左图），这样肺泡就可以从吸入的空气里获得氧气。没有肺泡表面活性物质的肺泡将发生萎缩（右图），这样就会出现呼吸窘迫综合征的典型症状——呼吸困难。

新生儿黄疸

新生儿黄疸指婴儿出生后出现皮肤和巩膜黄染，这是由血中胆红素（红细胞正常分解后所释放的一种物质）水平升高引起的。正常情况下，胆红素在肝脏代谢。新生儿由于肝脏功能发育不完全，胆红素代谢缓慢，所以容易发生黄疸，这种原因所致的黄疸称为生理性黄疸，超过半数的新生儿均可发生。

另有一种非生理性黄疸为溶血性黄疸，常由Rh血型不合所导致。母亲的血型抗体进入胎儿体内，与胎血中的红细胞结合引起红细胞迅速破坏，导致溶血。红细胞破坏释放出大量胆红素，使患儿在出生后发生黄疸。有时ABO血型不合，即母子血型不同（A，B，AB，或O），也会引起溶血性黄疸，但病情较Rh溶血轻。

梗阻性黄疸较为少见，但病情很重，是由肝内胆管畸形或缺失所致。胆汁（由肝脏分泌的一种辅助消化的液体）和胆红素排泄障碍，胆红素堆积在血液中引起高胆红素血症，发生黄疸。其他导致新生儿黄疸的一些少见原因还包括新生儿肝炎综合征、甲状腺功能减退和一些血液系统疾病。

上述各类型的黄疸若胆红素持续升高，均可损伤大脑。不过，积极治疗并密切监控血中胆红素水平可以防止脑损伤。

症状

所有类型的新生儿黄疸临床均表现为皮肤和巩膜的黄染。溶血性黄疸常发生在出生后的24小时内；生理性黄疸多在出生后3~5天出现；梗阻性黄疸多出现于出生后的1~2周。生理性黄疸和轻度的溶血性黄疸的皮肤黄染较轻，几天后可以消失。重度的溶血性黄疸和梗阻性黄疸随着胆红素在血中累积，黄疸逐渐加深。

诊断

诊断黄疸时，医生首先检查患儿的皮肤和巩膜的颜色，如果发现黄染，进一步做血液检验，检查胆红素水平、红细胞、肝酶等指标。有时还需要超声波扫描和X线来检查患儿的肝脏和胆道。除此以外，还需验血以明确引起黄疸的病因，如Rh血型不合等。

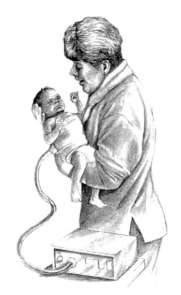

新生儿黄疸的治疗

如果你的孩子需要用光照疗法治疗黄疸，你可以在家给他治疗。家庭护士会指导你如何使用光照设备，并可以在每天随访时观察孩子的变化。紫外线灯光通过光导纤维分散于光导纤维毯上，光疗时将该毯包裹于患儿躯干即可。这样你可以抱着患儿，可以给他喂食，也可以改变他的体位。每天光导纤维毯戴的时间越长，患儿胆红素恢复正常水平的速度就越快。这一过程通常需要3~4天。

新生儿重症监护病房（ICU）

如果婴儿在妊娠 38 周前出生（早产儿），或体重少于 2.27 千克，或有严重的感染、呼吸系统疾病或出生缺陷，那么新生儿就应该立即送入接生医院的新生儿重症监护病房（ICU），如果接生医院没有新生儿 ICU，应立即转入别的医院的新生儿 ICU。及时地治疗和救护对提高新生儿的生存概率和远期健康有很大的益处。这一点对妊娠 26 周后出生的婴儿来说更是明显。虽然他们的生长发育会有所迟缓，但大多数早产儿到 2 岁的时候能够赶上足月儿的发育。

在新生儿 ICU，新生儿会被放进恒温的早产儿保育器里，同时身体会与电子监控器相连以监测生命体征。如果新生儿的肺脏发育不完全，那必须给他吸氧。新生儿的脐带、上肢或下肢会插入一根导管（一种又细又软的管子），医务人员会有规律地从这根导管里采取血样送去化验，从而了解新生儿的肝脏和肾脏功能及是否有氧中毒。

开始时新生儿会被喂食牛奶，通常把进食管从鼻孔插到胃里，食物通过胃管送入胃里，或者会给予静脉营养（把人体必需的营养物质从静脉输入人体）。过一段时间用奶瓶喂养。当孩子的体力和吸吮反射能力得到改善，你就可以给他母乳喂养了。当孩子在新生儿 ICU 时，你要不断地把乳汁从乳房里挤出来，这样，一方面你可以给尚在 ICU 的孩子提供母乳，

另一方面，当新生儿可以母乳喂养的时候，你的乳房依然有分泌乳汁的功能。把你的乳汁冷藏起来以备后用。护理人员会告诉你如何冷藏母乳。对早产儿来说，母乳是最有益的营养品，因为它不仅可以为新生儿提供促进发育必需的营养物质，还可以提供身体免疫必需的抗体。如果由于某种原因不能进行母乳喂养，为早产儿提供生长发育所必需的营养物质和热量也是可行的。

当新生儿体重达到 1.82~2.27 千克，并且危及生命的危险因素已被成功消除后，才能离开新生儿重症监护病房。

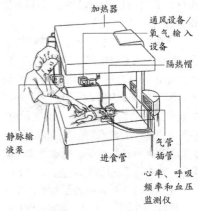

加热器
通风设备/氧气输入设备
隔热帽
静脉输液泵
进食管
气管插管
心率、呼吸频率和血压监测仪

新生儿重症监护

在早产儿保育器里，各种插管提供必要的生命保障，传感器帮助监控新生儿的生命体征。即使你不会喂养、不会正确地抱着你的孩子，当你被允许抚摸他、拥抱他并可以同他交谈的时候，你要花足够多的时间去做这一切，因为这样可以提高他的呼吸功能，促进他的身体发育，并可以加深你和孩子之间的感情。

治疗

大部分生理性黄疸无须治疗，可自行缓解。轻度的溶血性黄疸也可不经治疗而自行消失。合理喂养以促进胎粪排出，并使其逐渐过渡为正常大便。一部分胆红素可以从大便中排出体外，减少肝肠循环可减低血中胆红素水平。

对于梗阻性黄疸，应手术解除胆道梗阻，使胆汁和胆红素顺利排泄，否则将会在几个月内导致继发性肝脏损害。对于高胆红素血症的患儿还可采用光照疗法，使患儿暴露于紫外灯下，胆红素在光的作用下转化为水溶性物质，经尿液排出体外。对于重度溶血性黄疸应采取换血疗法，用捐献的血液取代新生儿的血液。

喂养问题

许多婴儿在吸吮完母乳或奶瓶几分钟后啼哭。出现这种情况，首先抱起宝宝抚摸安慰他，如果他确实吃饱了会很快停止啼哭安静入睡。如果宝宝仍然哭闹或者在两次喂养之间哭闹明显，说明他并没有获得足够的乳汁，可继续喂哺但不要强迫其进食，宝宝吃饱后会自行停止吸吮。有时婴儿啼哭是由于口渴，特别是在炎热的天气里，喂水后啼哭就会停止。如果婴儿在用奶瓶喂哺时啼哭，很可能是橡皮奶嘴的孔太小或堵住了而无法吸吮到奶水，试着更换一个新的奶嘴。

营养不良

在刚出生的前几周内，许多婴儿会在进食时就睡着了。婴儿在这个阶段吃得很少，但是需要频繁进食（有时2~3小时就需要进食一次）。这种情况是正常的。对一个健康婴儿来说，这个阶段会持续1个月。当婴儿睡醒或哭闹的时候把乳头或奶嘴放入他的口中，如果他拒绝吸吮就不要勉强。如果这种喂养方式持续了很长时间，或者你的孩子看起来有些嗜睡，或者体重减轻了，请到儿科医生那里就诊。医生会判断你的孩子是否得到了足够的营养，并会测量他的体重，检查他的发育情况。

如果你的孩子进食速度很慢，并且没有平常吃得多，你应该及时与医生联系。

食后溢乳或呕吐

许多婴儿在进食后都会溢出一些乳汁，特别是当他们打嗝的时候。用奶瓶喂养的婴儿更容易溢乳，因为他们进食的时候容易吞咽进更多的空气，这些气体会充满整个胃。一些好动的婴儿溢出的乳汁会更多，通常这都没必要引起担心。许多婴儿在4~6个月大的时候会逐渐停止溢乳，这时候他们已经开始进食固体食物。到9个月大的时候会完全停止溢乳。变换一下婴儿进食时的体位，哺乳完后把婴儿竖直抱一会儿，这样有助于减少溢乳的发生。

如果你的孩子呕吐的量很大，或者呕吐物里有血或一些绿褐色的东西，或者呕吐时喷射出的距离比较远（喷射状呕吐），且每天发生2~3次，请立即与儿科医生联系。偶尔的一次喷射状呕吐常常是一些比较轻微的疾病的表现，比如感冒、晕动病或胃肠炎。有少数病例，喷射状呕吐是一些严重疾病的表现，比如肠梗阻。

警告 !

前囟凹陷

如果发现你的孩子囟门凹陷，这可能是因为消化系疾病所引起的脱水造成的。请马上与医生联系或到距离最近的医院急诊科就诊。

开始进食固体食物

婴儿在4~6个月大的时候就可以逐渐进食固体食物。在你的孩子开始进食固体食物时，医生会建议你每天用勺子喂他两次谷类食物。然后，你可以逐渐地给你的孩子添加一些清洁的蔬菜和水果，每次添加一种，你要注意观察有无过敏或其他一些问题的发生。当你的孩子再大一点儿的时候，你可以给他添加一些蛋黄泥和肉末。一开始的时候就要努力使你的孩子养成良好的饮食习惯，只在吃饭的时间给他食物，不要给他一些高糖、高脂肪和高盐的食物，那些经过复杂的工序加工和处理过的食品也不要给孩子食用。同样，当孩子淘气和哭闹的时候，不要用食物来安慰他。

胃 肠 炎

胃肠炎是胃肠道的炎症，常见的病因有细菌或病毒感染，或者肠道寄生菌群紊乱。感染通常来源于进食不洁食物或与已经感染的病人共同进食，胃肠炎也可以通过咳嗽、打喷嚏或劣质的洗手液传播。许多病例表明，胃肠炎并不严重，容易治愈，持续时间也不长。但也并非完全如此，也有少数病例持续时间长，病情重。如果没有得到及时的治疗，持续时间较长的、症状较重的胃肠炎会导致机体脱水，进一步发展的话有可能引起肾脏或大脑的损害，甚至危及生命。

症状

婴幼儿胃肠炎的主要症状有呕吐和腹泻，程度从轻度到重度不等。除了呕吐和腹泻外，婴幼儿的胃肠炎症状还可能包括过敏、身体虚弱、低热、腹部不适或疼痛以及食欲不振等。脱水的症状包括：口干、眼窝凹陷、精神萎靡、烦躁易怒、少泪或少尿。如果任其进一步发展，脱水会变得越来越严重，婴儿的皮肤会失去弹性——用两根手指捏住婴儿的皮肤，当你松开手的时候，皮肤两指之间的皮肤不会马上恢复原来的位置。当你发现你的孩子有胃肠炎的症状时，请与医生联系。如果你的孩子有胃肠炎引起的脱水症状，或者在6小时内严重腹泻3次或呕吐出所有胃内容物，请立即联系医生或者直接到距离最近的医院急诊科就诊。

诊断

为了诊断胃肠炎，医生会问你一些婴儿的症状并且进行一系列检查。医护人员会采集血液或粪便的样本送到实验室分析，从而找出导致疾病的病原微生物。

治疗

对症状比较轻微的胃肠炎患儿来说，继续母乳喂养，并且补充一些非处方类的液体。如果孩子年龄超过6个月，除了母乳喂养外，你可以给他补充非处方类的液体和卫生的流质食品，比

婴儿胃食管反流病

胃食管反流病（GERD）是胃内容物（包括胃酸）反流入食管的疾病，食管有烧灼感和变得易激惹。对婴幼儿来说，这种疾病的发生是由于消化系统的发育不成熟所致。许多婴幼儿到了1周岁以后就很少再患 GERD。

GERD 的常见症状包括：烦躁、易激惹、食后哭闹、经常食后呕吐，大于1周岁的儿童经常啐唾液、打嗝溢奶、入睡困难、体重增长缓慢或体重减轻。当反流的胃内容物误吸入呼吸道的时候，会导致暂时呼吸道阻塞，或发展为慢性的呼吸困难或导致吸入性肺炎。一些婴儿可能会经历一段时间的无呼吸状态（呼吸暂停），这可以说是致命的。患有 GERD 的婴儿拒绝进食，当他试图下咽的时候可能发生呕吐或哽噎。如果这种情况经常发生，请与儿科医生联系。

GERD 的诊断依靠特殊的 X 线检查，它可以发现消化道的异常。有时候医生会采用24小时 pH 值监测试验来监测食管的胃酸水平。医生也会用内镜对上消化道（食管、胃和十二指肠上部）进行检查。

为了防止反流，喂孩子食物的时候使他处于竖直的体位，并轻轻地拍几下他的后背，在喂食后半个小时内要使孩子处于竖直体位，睡觉前3小时内不要喂孩子食物。如果这些措施都无效，医生会开一些药物来控制反流的发生或帮助减少胃酸的分泌。

如说肉汁。要保证婴儿有足够的休息时间，同时给他服用一些对乙酰氨基酚或布洛芬（不可用阿司匹林）来减轻疼痛。

医生也可能会建议你24小时内不要给婴儿进食，而是以非处方的补液或运动饮品来代替，帮助补充丢失的体液和电解质（一种对身体有重要作用的矿物质）。第二天再恢复母乳喂养，并可以辅助一些豆类或不含乳糖的食品。如果你的孩子24小时内没有呕吐，可以咽下流质食物的话，你可以给他吃一些软的固体食物。当腹泻停止的时候就可以恢复正常饮食了。

如果孩子的胃肠炎比较严重，那么应该住院治疗，静脉补充液体。在大多数胃肠炎病例中，患儿能完全康复，不会留下什么后遗症。

尿 布 疹

婴儿的尿液、粪便长期与婴儿的腹部、臀部、大腿和生殖器部位接触，会导致这些区域发炎，这就是尿布疹。尿布疹也可以由皮肤发炎和细菌、发酵菌的感染引起。有时尿布疹也可能是机体对肥皂、清洁剂、纺织物或一些合成的尿布的过敏反应所引起。

症状

尿布疹的主要症状是在尿布经常覆盖的地方皮肤发红、起疹、剧痛和潮湿。这些疹子是疼痛性的，程度有轻有重。

诊断和治疗

根据临床表现，尿布疹很容易诊断，并且治疗也非常简单，在家中就可以进行。在一天中尽可能多地使有疹子的区域暴露于温暖、干燥的空气中——取下婴儿的尿布，把一条柔软的毛巾放在一个防水的单子上，把婴儿放在毛巾上。要及时清除婴儿排泄的粪便和尿液，用温水和中性的肥皂清洗疹子。必要时要更换毛巾。然后用一条柔软的干净的毛巾轻拍感染区域。晚上睡觉时给婴儿换上尿布。

医生也许会建议你用浸泡在矿物油里的棉花球，或医院外面可以买到的锌氧化膏，或者用药膏来轻轻地清洁感染区域。如果感染区域再次污染，你要再次用锌氧化膏或药膏来清洁患处。

如果疹子持续存在或变得越来越严重，或有恶化的趋势，请与医生联系。医生会建议你用另一种方法在家治疗尿布疹，或者会给你开一些药膏或油膏来加速疹子愈合。有时候尿布疹会感染假丝酵母菌，这时候医生会给你推荐具有抗菌作用的药膏或油膏，来帮助清除这种细菌。

乳　痂

乳痂是发生在3~6个月月龄婴儿头部皮肤上的一种常见的、没有危害性的炎症性疾病，也是最常见的一类脂溢性皮炎。这种炎症的主要表现就是形成乳痂——由头部皮肤的脱落细胞和头部分泌的油脂组成。薄的、比较干燥的乳痂对婴儿来说不会引起任何不适。

症状

乳痂的最初症状是头皮出现薄的、干燥的、发红的鳞状斑片。最后头皮上形成一种黄色的、油脂样发硬的痂，这种痂有时可以覆盖到眉毛和耳后。在乳痂影响的头皮部，有的婴儿会暂时性地不长头发。

诊断和治疗

医生通过检查婴儿的头皮部即可对乳痂做出诊断。如果你的孩子患有乳痂，用中性的肥皂和水给他清洁头部受累区域，并用柔软的、干净的毛巾轻轻地彻底擦干。如果乳痂影响美观，医生会建议在婴儿头部涂擦一种无味的婴儿油或矿物油，并使这种油在婴儿头部待上几个小时或一晚上，这样能使乳痂变得松弛。然后，用齿细密的梳子轻轻地梳理婴儿的头发进一步使乳痂变得松弛，最后用中性洗发精把乳痂洗掉。如果乳痂再发，可以这样重复治疗。

如果乳痂比较严重或有痒感，或者乳痂变软并有黄脓渗出，请马上与医生联系。这可能是感染的症状，需要马上治疗。医生会给婴儿开一种局部用的抗生素软膏来帮助减轻症状和消除感染。

绞　痛

绞痛常常会引发婴儿大声地、持续地、非常痛苦地、无明显诱因地啼哭。绞痛常常出现于2~4周至2~3月大的婴儿身上。这种情况通常在下午或傍晚出现，持续3个小时或更长时间。导致绞痛的具体原因尚不清楚。

症状

绞痛的主要症状就是婴儿每天持续一段时间的大声地、痛苦地啼哭。婴儿会腹胀、腹肌紧张，双手紧握，努力屈膝以靠近胸部，面部发红，嘴唇周围苍白。当婴儿因筋疲力尽而入睡、有肠运动或排气后，啼哭会终止。

诊断和治疗

基于婴儿的症状可以对绞痛做出诊断。绞痛无特殊治疗方法。当婴儿3个月大的时候，这种情况会自行消失。到那时候，处理这种情况的最好方法就是使婴儿心理上感到舒适，对他做什么事情都要轻柔，不要过度刺激他。一些患绞痛的婴儿在下面情况下感觉会更好：睡在环境安静的房间里，轻抱轻放，得到父母更多的关爱。医生会建议你给孩子洗温水澡，给他提供一个安静舒适的环境。当播放一些柔和的音乐给他听的时候，婴儿会感觉好一些。试着给婴儿唱一些歌曲，或者轻轻地哼一些歌曲给他听。轻柔地、有节奏地触摸婴儿或抱着他运动，这是对婴儿的一种良性刺激，比如轻柔的按摩婴儿的背部，抱着婴儿轻轻地摇动或走动，在小汽车或木马上面轻轻地晃动。

改变婴儿的食谱也可以使他感到安逸和舒适。婴儿的妈妈在自己生病期间

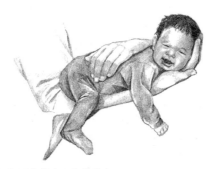

如果你的孩子患有绞痛

许多婴儿患绞痛时，父母发现将婴儿处于俯卧位，给婴儿腹部一个压力，常常能减轻婴儿的痛苦。平常你可以这样做，把你的婴儿面部朝下放在你的前臂上，另一只手扶好他，来增加婴儿腹部的压力。

要尽量减少给婴儿喂奶的次数。同时妈妈在这时候也不要食用巧克力、咖啡、奶油制品、辛辣食物、柑橘类的水果和含酒精的饮料，一些产气的蔬菜如椰菜、卷心菜和豆类蔬菜也不宜食用。因为这些食物能影响妈妈的乳汁，婴儿吃奶后会感到不适。如果婴儿不是母乳喂养，给婴儿多食一些豆类食品或不含乳糖的食品对婴儿来说感觉会更好。经常拍婴儿的背部使他打嗝，在两次进食期间要给他一些心理或身体上的安慰。

当婴儿的哭声使你心烦乱的时候你要控制好自己的情绪，不要对婴儿的哭声感到厌烦。在照顾婴儿的时候，只要有时间你就要尽可能地休息。把婴儿放在婴儿床上，关上卧室门，让婴儿哭上一会儿也无妨。如果照看婴儿使你感到压力大，自己不能忍受时，你应该去看医生，不要犹豫，向你的朋友或亲人寻求帮助。

婴儿猝死综合征

婴儿猝死综合征（SIDS）是1岁以内（通常为1~4月月龄）的健康婴儿突然毫无征兆的、不可解释的死亡。男婴发生SIDS的概率大于女婴，SIDS常常发生在秋季、冬季或早春。虽然引起SIDS的具体原因尚不清楚，但医生认为可能与婴儿的神经系统、心脑血管系统的发育和功能失常有关，或者是呼吸方式不当所导致。SIDS没有传染性和遗传性，婴儿时期的免疫接种、虐待和护理上的疏忽不会导致SIDS。

一些因素能增加婴儿发生SIDS的危险，比如围产期护理不当、早产、婴儿体重过轻、孕妇在怀孕期间饮酒和滥

警告 ！

睡眠姿势

为了降低发生 SIDS 的概率，所有婴儿睡觉时都应该处于仰卧位，除非婴儿患有某些疾病采取仰卧位睡觉易导致气道堵塞（比如上呼吸道疾病或胃食管反流）。如果婴儿的气道受堵，侧卧位的睡眠姿势可以帮助婴儿的气道保持通畅，使他呼吸更为容易。婴儿处于侧卧位睡眠的时候，要经常拽动一下婴儿身体下面的上臂，使该臂处于伸展位，这样可以防止婴儿翻身从而由侧卧位变成俯卧位。如果你不能确定你的孩子应该采用什么样的睡眠姿势，你应该问一问医生什么睡眠姿势最适合你的孩子。

当婴儿没有入睡的时候应多关注他的胃部，并注意促进颈部肌肉的发育和预防扁平颅。

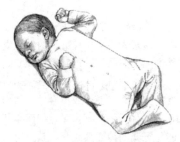

可预防 SIDS 的安全睡眠姿势

用药物、婴儿俯卧位的睡眠方式和吸二手烟。下面的方法可以帮助降低婴儿发生 SIDS 的概率：

• 孕妇在整个怀孕期间尽早开始并定期接受健康护理

• 孕妇在怀孕期间不要吸烟、饮酒

• 除了医生开的药物外，孕妇不要服用其他的药物

• 母乳喂养

• 让婴儿以仰卧位或侧卧位睡觉

• 给婴儿用一个结实坚硬一点儿的床垫

• 不要给婴儿使用枕头、毛绒毯子，不要在婴儿床上摆满玩具

• 婴儿睡觉时的环境温度不要过高

• 婴儿在的时候不要抽烟

• 婴儿生病时立即就诊

• 按时接种免疫接种表中规定的所有疫苗

先天性的心脏缺陷

先天性心脏缺陷有的可能非常轻微而无须治疗，对生长发育也没有影响；有的则比较严重，需要及早手术治疗以挽救患儿生命。

先天性心脏缺陷的形成

胎儿的心脏在怀孕的早期就开始发育，到怀孕的前 3 个月基本发育成形。在这段重要时期，任何影响其发育的因素都有可能导致心脏的先天缺陷（如风疹病毒感染）。绝大多数先天性心脏缺陷的病因还是未知的。目前普遍认为基因和环境因素共同作用导致了缺陷的发生，但具体与哪些环境因素密切相关还无法确定。

先天性心脏缺陷常与许多遗传性疾

丙合并出现，如唐氏综合征、马凡综合正、特纳综合征。在孕期的前几个月对胎儿进行超声检查是产前检查的重要部分，可以提供包括心脏在内的胎儿器官图像。通常超声检查，医生可评价胎儿的心脏，如发现异常可进一步行专门的胎儿心脏超声检查以获得更为详细的胎儿心脏的解剖学资料。

先天性心脏缺陷的症状

许多先天性心脏缺陷并不会引起明显的临床症状，大多病例是在常规体检中发现的。有些患儿的临床症状非常明显。有时，这些临床症状在出生后就开始出现，也有一部分患儿直至儿童期甚至更迟才出现症状。一些在生命早期不引起症状的先天性心脏缺陷需进行手术治疗以防止症状在以后出现。

血氧降低会导致皮肤青紫（发绀）。发绀是先天性心脏缺陷最常见的临床表现，是由于血氧饱和度降低所致。有轻度心衰的患儿常表现为喂养困难（因为无力吸吮）、体重不增和哭声低微。严重心衰患儿症状则更为明显，表现为呼吸急促、静息状态下出现呼吸困难、皮肤青紫。

先天性心脏缺陷的诊断

医生通常可以运用听诊器进行心脏听诊，初步诊断先天性心脏缺陷。使用听诊器可以听到心室收缩和瓣膜开闭的声音。瓣膜开闭时血液流动产生的声音称为心脏杂音，常常能够反映出心脏的异常与否。非病理性的杂音很常见，2~3岁的幼儿可闻及。正常的心脏杂音不需要任何治疗。

如果医生发现了异常的心脏杂音，通常会建议看儿童心脏病医生以明确诊断并评价病情的严重程度。不同的心脏畸形有特定的心脏杂音，儿童心脏病医生可由此借助听诊器判断先天性心脏缺陷的类型。当然，运用下列的辅助检查可以进一步明确诊断：

● **胸部X线检查**：胸部X线检查可提示心脏形态和大小的异常，以及房室大小和肺血管情况。

● **心电图**：心电图（ECG）记录了心脏搏动时的电生理活动情况，可以发现房室扩大和心律失常。

● **超声心动图**：超声心动图是利用超声波对心脏做的一种检查，心脏的四

出生缺陷

新生儿出生时就有某些异常叫作出生缺陷或先天畸形。虽然这种缺陷出生时就已存在，但它们对身体的影响可能很晚才显现出来。基因和环境因素可以单独或共同作用导致出生缺陷。对多数出生缺陷病例的病因尚不清楚。

对大多数病例来说，患儿得到治疗的时间越早，无论从生长发育上还是从身体和心理健康上来看，治疗结果越好。除了药物治疗外，出生缺陷的患儿还常常可以从心理健康师的咨询服务中受益，心理健康师可以帮助他们很好地处理先天畸形所带来的尴尬或挑战。如果你的孩子患有先天畸形，你也可以从这些咨询服务中受益；可以让医生给你推荐一位心理顾问或互助团体，在这里你可以跟与你情况相似的家长进行交流，以减轻自己心理上的焦虑。

个腔室、心室（心房）壁和心室的泵血功能通过这种检查可以形成动态的图像。这样可以为医生正确诊断先天性心脏缺陷提供足够的信息。

● **心脏导管检查**：在少数情况下需要用心脏导管检查来帮助确诊。进行这种检查时，医生会给患儿用一些麻醉剂或镇静剂，然后把一根非常细的、柔软的导管插入腿部静脉，沿静脉的走行到达心脏。儿童心脏病专家注意到，当导管通过心脏异常缺损的地方时，X线摄像可以发现异常缺损处。医生也可以用导管来测量血压和各个心房、心室的氧气含量。通过导管向心脏注入造影剂后，X线摄像机会拍摄一段动态图像。这段图像可以显示心脏的解剖结构。依靠这些信息，儿童心脏病专家可以对先天性心脏缺陷做出诊断，并进行合理的治疗。

先天性心脏缺陷的治疗

许多先天性心脏缺陷不需要治疗。房、室间隔小的缺损不会影响到心功能，无须修补，可能会自行闭合。微小的瓣膜病变也不需要治疗。然而，当发生菌血症时，细菌易在这些病变部位繁殖，引发感染。所以，患先天性心脏缺陷的儿童在接受任何牙科处理（包括清洗或手术）之前需预防使用抗生素，以防止心脏内感染。

在出生时或婴儿早期，许多情况会引发症状加重。如果症状较重，需紧急行心导管或手术干预来扩张狭窄的瓣膜或关闭缺损。建议严重先天性心脏缺陷患儿到专门的儿童心脏病医生那里就诊，由于具有专业的医疗设备和训练有素的工作人员，他们可以更好地进行上述手术操作。对于那些曾经救治过大量先天性心脏缺陷患儿的专科医院，他们进行心导管或心脏手术治疗的成功率会更高，即使遇到非常复杂的病例也能合理应对。

心脏移植适用于心脏严重畸形而其他治疗方法无法纠正的患儿。然而，由于没有足够符合移植条件的捐献器官而限制了心脏移植的应用。

主动脉和肺动脉狭窄

主动脉狭窄是指主动脉瓣膜狭窄，左心室的血液通过主动脉瓣流向全身各处。肺动脉狭窄是指肺动脉瓣狭窄，右心室的血液通过肺动脉瓣流向肺动脉。发生上述两种病变时，心脏都需要增加做功以满足全身和肺对血液的需要。同一个患儿可能同时患有主动脉和肺动脉狭窄。

症状

轻度狭窄不会引起临床症状。大部分轻度和中度肺动脉狭窄的患儿没有临床症状。严重的主动脉狭窄可表现为活动后疲乏、胸痛和苍白。症状的严重程度取决于狭窄程度。

肺动脉狭窄的患儿由于机体低氧而常于生后出现皮肤青紫（发绀）。严重主动脉狭窄的患儿可进展为心力衰竭，表现为呼吸急促、喂养困难、皮肤苍白。出现这些情况，须去医院进行救治。

诊断

对于患有动脉狭窄的儿童，不管是否存在临床症状，医生都可通过体格检查、心脏听诊发现异常。通常医生会

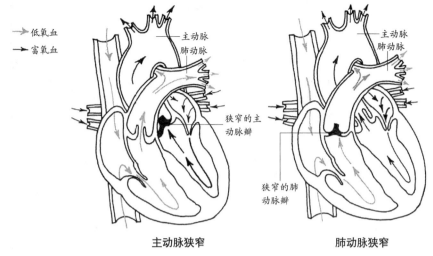

→ 低氧血
⇒ 富氧血

主动脉
肺动脉

狭窄的主
动脉瓣

主动脉
肺动脉

狭窄的肺
动脉瓣

主动脉狭窄　　　　　　**肺动脉狭窄**

主动脉和肺动脉狭窄

　　主动脉狭窄的心脏伴有主动脉瓣狭窄。狭窄使血液流出受阻，导致心脏做功增加，心室壁逐渐增厚。肺动脉狭窄的心脏伴有肺动脉（血液自心脏流至肺的主要通道）瓣狭窄。狭窄使血液流向肺血管受阻，导致心脏做功增加。

推荐患儿到儿童心脏科医生（治疗儿童心脏病的专科医生）那里就诊以明确诊断。儿童心脏科医生可能会进一步进行胸部 X 线、心脏超声和心电图等检查。

治疗

　　轻度动脉狭窄的患儿不须治疗，但医生应通过定期随访来监测患儿病情，因为狭窄常有逐渐加重的趋势。如患儿出现临床症状或者狭窄进行性加重，医生应推荐患儿到有专业心脏病治疗经验的医学中心就诊。患有主动脉狭窄或肺动脉狭窄的儿童在接受牙科治疗前都应预防使用抗生素，以防止心脏感染。

　　治疗严重的主动脉狭窄，常选用心脏瓣膜手术或球囊瓣膜成形术来扩张狭窄的瓣膜，使血液能顺利流经瓣膜运往全身。行球囊瓣膜成形术时，医生会经血管插入一个带有球囊的塑料导管，直

至心脏狭窄的瓣膜处。然后给球囊充气使狭窄的瓣膜扩张。极少情况下球囊瓣膜成形术失败后必须进行心脏手术。由于主动脉狭窄呈进行性加重，常需多次球囊瓣膜成形术或手术来纠正严重的狭窄。球囊瓣膜成形术也可用于治疗肺动脉狭窄。

间隔缺损

　　间隔缺损是指分隔心脏左右房室的心脏壁或者间隔缺损。间隔缺损分为两种：室间隔缺损和房间隔缺损。室间隔缺损是最常见的先天性心脏缺陷，是两个心室间壁上存在有缺损。房间隔缺损是两个心房间壁上存在有缺损。

　　间隔缺损时血液从心脏左侧房室流向右侧。如缺损过大，将迫使心脏做功增加导致充血性心力衰竭。

症状

室间隔缺损的症状取决于缺损的大小。小的缺损不会引发临床症状，常常可以自行闭合。严重室间隔缺损的患儿可进展为充血性心力衰竭，表现为呼吸急促、呼吸困难、多汗、心脏杂音、低体重和生长发育延迟。

房间隔缺损的患儿常常无临床症状，但是缺损极少能够自行闭合。房间隔缺损如果不治疗，将会逐渐进展并在中年出现许多临床问题，包括充血性心力衰竭、心律失常和肺动脉高压。

诊断

对于患有间隔缺损的儿童，医生可通过体格检查、心脏听诊发现异常。明确诊断需进一步检查，如胸部 X 线、心脏超声和心电图等检查。通常初诊医生会推荐患儿到儿童心脏科医生（治疗儿童心脏病的专科医生）那里就诊。

治疗

对于任何类型的先天性心脏缺陷，如果有细菌侵入血流均会有缺陷部位发生感染的风险，所以医生推荐患儿在接受牙科操作（包括清洁）和手术之前预防性使用抗生素。

小的室间隔缺损无需治疗，约 80%的缺损可以自行闭合。如室间隔缺损较大或者伴有充血性心力衰竭，需服用药物并采取高能量饮食（因心衰时耗能增加，需更多的能量以维持生长发育）。如患儿情况没有改善或者出现肺动脉高压（肺血管压力升高）或生长发育迟缓，需尽早进行心脏手术修补缺损。手术是纠正心脏畸形的有效手段，使患儿

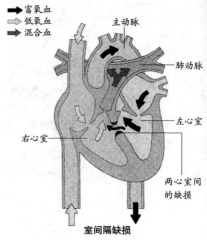

富氧血
低氧血
混合血

主动脉
肺动脉
左心室
右心室
两心室间的缺损

室间隔缺损

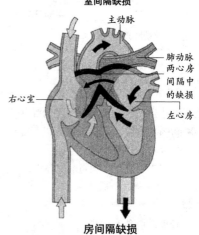

主动脉
肺动脉
两心房间隔中的缺损
右心室
左心房

房间隔缺损

室间隔缺损

室间隔缺损是（上图）分隔左右心室的心脏壁缺损。血液经缺损处由右室流向左室，使肺循环血流量增加。房间隔缺损是分隔左右心房的心脏壁缺损。血液经缺损处由右房流向左房，如缺损面积过大，也可使肺循环血流量增加。

能够正常生长并享受健康的生活。

如果房间隔缺损在 2 岁后仍然存在，建议进行干预使缺损闭合以防止远期损害。部分可采取导管介入闭合术。医生使过一根纤细柔韧的导管在缺损处放置一个金属装置，并把这个装置固定

于房间隔缺损处，使缺损闭合。大部分的房间隔缺损需开胸心脏手术治疗。经手术修补的患儿可以享受完美健康的生活，并与正常人寿命相同。

主动脉缩窄

主动脉缩窄是指连接心脏的大动脉即主动脉异常狭窄。狭窄好发于降主动脉段，使得狭窄的近心端所供部位血压升高而远心端血压降低。主动脉缩窄的患儿上肢血压升高，下肢血压降低，同时心脏被迫增加做功以克服狭窄带来的阻力，确保血液能到达全身各处。

症状

严重的主动脉缩窄会在出生后短时间内出现症状，表现为虚弱、活动减少、皮肤苍白、股动脉搏动减弱或消失，以及心脏杂音。

大部分主动脉缩窄的年长患儿没有任何临床症状。有些患儿出现搏动性头痛、下肢发凉、活动后跛行。他们同时也会伴有上肢血压升高、下肢血压降低、脉搏动减弱或消失，以及心脏杂音。

诊断和治疗

医生通常在婴儿第一次体检时发现腹股沟处动脉搏动减弱或消失，从而初步诊断本病。主动脉缩窄的年长患儿可表现为上肢血压升高和心脏杂音。明确诊断需借助心脏超声对主动脉和心脏做出评估。

通常只要确诊为主动脉缩窄，即使是婴幼儿，也应该尽早施行外科手术纠正缩窄。外科手术可以很快消除症状，降低血压，解除心脏危险。

法洛四联症

法洛四联症是心脏同时存在几种异常的疾病。这些缺陷包括室间隔缺损肺动脉（血液从心脏流向肺部的通道）瓣或肺动脉瓣下方狭窄、右心室肥厚、扩张的主动脉（血液从心脏流向身体其他各部分的主要通道）跨骑。这四种缺陷可以同时影响左右心室，使静脉血进入肺循环时受阻，静脉血不能进入肺循环

→ 低氧血
→ 富氧血

主动脉缩窄

健康心脏（左图），主动脉的宽度足以允许血流正常通过。主动脉缩窄（右图）是在主动脉上有一处明显的狭窄，血流只能通过头臂干、左颈总动脉和左锁骨下动脉流向颈部、头部和上肢。在主动脉缩窄的情况下，心脏会被迫增加做功，以便把血液泵入缩窄部位以下的动脉。

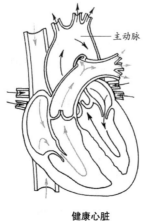

健康心脏

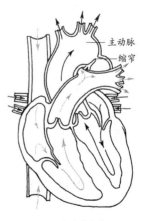

主动脉缩窄

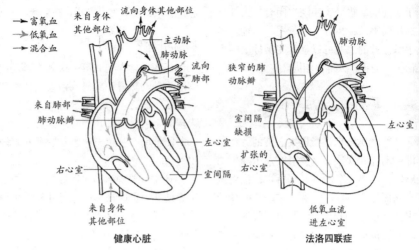

富氧血
低氧血
混合血

来自身体
其他部位
流向身体其他部位
主动脉
肺动脉
流向肺部
来自肺部
肺动脉瓣
右心室
左心室
室间隔
来自身体
其他部位

健康心脏

肺动脉
狭窄的肺动脉瓣
室间隔缺损
扩张的右心室
左心室
低氧血流进左心室

法洛四联症

法洛四联症

在法洛四联症中，四种心脏畸形同时存在。室间隔缺损使低氧血通过缺损处从右心室流向左心室，然后心脏将这些没有携带氧气的血液通过主动脉泵向身体各个组织。肺动脉瓣或下方狭窄阻止了部分低氧血进入肺循环。另外两种畸形为右心室肥厚和主动脉骑跨即直接跨于两个心室之上。

进行氧和二氧化碳的交换，心脏将这些含氧量少的血液射向身体各个组织，导致这些组织的供氧量减少。

症状

由于血氧含量的减少，婴儿在出生后或出生后很短的时间内出现皮肤青紫（发绀），尤其是在婴儿啼哭和进食的时候。其他症状包括呼吸急促，心脏杂音，进食困难，发育缓慢等。在婴儿期如果没有得到治疗，患儿的指（趾）端将膨大如鼓槌状，运动后呼吸短促，常需下蹲片刻缓解低氧现象。

诊断

当医生发现新生儿皮肤青紫，并在体格检查中听到心脏杂音的时候，常常会将其诊断为法洛四联症。通过胸部X线片可以发现心脏的异常。医生会对婴儿做超声心动图和心电图检查，以便把法洛四联症和其他一些心脏病鉴别开来。最后医生会把婴儿推荐到儿童心脏病专家那里做进一步的评估和治疗。

治疗

法洛四联症的患儿应该在1周岁之内行手术治疗。在进行手术之前，医生会向你推荐一个暂时性的解决方案，即先做一个小手术增加肺部的血流量，减轻婴儿的即时症状。不过，随着小儿外科的发展，越来越多的法洛四联症患儿在婴儿早期就可以行手术根治，而早期使用的暂时性的手术解决方案使用越来越少。

手术根治后，医生会给婴儿开一些抗生素，预防心脏细菌感染。手术后患儿的生长发育与其他正常儿童一样，但是在以后的生活中要定期去看心脏病专家进行检查，以便及时发现问题（如心脏节律的异常）。

动脉导管未闭

动脉导管未闭为一种心脏缺陷，是指动脉导管在婴儿出生后没有闭合。在胎儿时期，动脉导管连通着肺动脉（血液由心脏流向肺的通道）和主动脉（血液由心脏流向全身的主要通道）。由于动脉导管在出生后还保持开放状态，左心室泵向主动脉的一部分血液就会顺着开放的动脉导管从主动脉流向肺动脉，而不是流向身体各个组织。医生用听诊器就能够听到血液流经动脉导管的心脏杂音。动脉导管未闭多见于早产儿，也可见于足月儿。

症状

如果未闭合的动脉导管直径比较小，通常不会引起症状或症状轻微。动脉导管粗大者，常会出现气急、呼吸短促、脉搏跳动剧烈、进食困难、发育迟缓、肺部经常感染和易激惹。

诊断

如果通过听诊器听到心脏杂音即可诊断动脉导管未闭。为了确诊，医生会建议做其他一些检查，如胸部 X 线片、心脏超声和心电图。

治疗

对于早产儿动脉导管未闭的治疗，医生会首先推荐静脉注射药物吲哚美辛来促使导管闭合。另外，利尿剂的使用可以增加尿量，减轻心脏负荷。

如果上述治疗无效，或者如果患儿是足月儿或是大婴儿或儿童，医生会建议行心脏导管插入术来闭合动脉导管。该手术通过静脉或动脉将一根细而软的导管送达心脏，然后把一个微型弹簧圈放在动脉导管处使之闭合。少数病例需要在左臂下做一切口，由切口进行手术

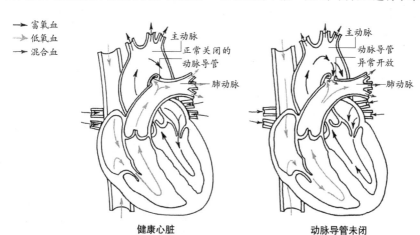

→ 富氧血
→ 低氧血
→ 混合血

主动脉
正常关闭的动脉导管
肺动脉

健康心脏

主动脉
动脉导管异常开放
肺动脉

动脉导管未闭

动脉导管未闭

在胎儿心脏中，肺动脉和主动脉之间有一个通道，我们把它叫作动脉导管。因为胎儿所需的氧气由母体的胎盘和脐带供应，所以动脉导管的存在可使胎儿体内的血液不流经肺部。正常情况下，动脉导管在婴儿出生后的很短时间内就应该闭合，促使血液进入肺循环获得氧气。如果动脉导管没有闭合，动脉血就会通过该导管从主动脉流向肺动脉，从而进入婴儿肺部，使心脏的负荷增加。

来关闭动脉导管。两种手术的成功率都很高，患儿不会留下后遗症，可以同其他正常儿童一样健康成长。

大动脉错位

大动脉错位是一种非常严重的心脏缺陷。在这种缺陷中，人体负责运送心脏内血液的两根大血管发生错位，这两根大血管即主动脉（血液由心脏流向身体其他各个部分的通道）和肺动脉（血液由心脏流向肺部的通道）。这样，从身体各部分流回心脏的静脉血在没有进行氧气交换的情况下，又由心脏泵出，流向身体其他各个部分。如果不经治疗，婴儿在出生后几周内即可死亡。

症状

由于大动脉错位导致血液中缺乏氧气，新生儿在出生后几小时内即可发生皮肤发绀，还可见气急、进食困难，有时候用听诊器还可闻及心脏杂音。

诊断

如果新生儿在出生后的几小时内发生皮肤发绀，医生应马上进行心脏检查，找出病因。诊断性检查包括胸部X线片、心电图和心脏超声。患儿应该被送入新生儿重症监护病房，接受儿童心脏病专家（专门研究治疗小儿心脏病的医生）的临床评估。

治疗

新生儿被确诊大动脉错位后，医生会建议行心脏导管插入术。该手术用一根细软的管子（导管）从动脉插入，到达心脏，在左右心房之间切一开口。通

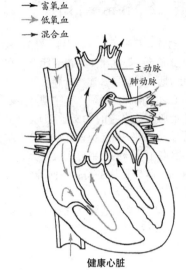

→ 富氧血
→ 低氧血
→ 混合血

主动脉
肺动脉

健康心脏

低氧血被重新流向身体各个部分

主动脉
肺动脉

大动脉错位

大动脉错位

大动脉错位是指运送心脏内血液的两根大血管发生错位，即主动脉和肺动脉发生错位。这样，从身体各组织流向心脏的静脉血在没有经过肺循环的情况下又流回身体各个组织。

过这一开口，血液可以进入肺循环（获得氧气），然后流入右心室，最后到达身体各个组织。在婴儿出生后2周内即

需行外科手术，纠正错位的主动脉和肺动脉的位置。手术成功后，婴儿即可获得一个幸福健康的人生。

左心发育不良综合征

左心发育不良综合征是一种严重的先天性心脏缺陷，该病患儿左侧心脏的发育不完全。在这种疾病中，左心室（将血液从心脏泵向身体各个组织）、左心房（接受肺部流入心脏的血液）、主动脉（心脏内血液流向身体各个组织的主要通道）及左侧心脏上的静脉或者缺失或者发育过小。这样，右侧心脏就会被迫增加做功来确保血液在体内的正常循环。在出生后几天内，患儿的心功能就会衰竭。如果没有得到及时的治疗，患儿1周之内就会死亡。

症状

患有左心发育不良综合征的新生儿，出生后第一眼看上去好像是健康的，但是很快变得虚弱、呼吸浅短、进食困难、皮肤苍白或发绀。患儿的脉搏微弱，皮肤温度比较低，并且呼吸困难。如果没有得到及时的治疗，新生儿在出生后几小时或几天内，病情就会恶化以致死亡。

诊断

如果在住院期间新生儿有左心发育不良的症状，医生会对他进行包括胸部X线片、心脏超声和心电图在内的检查，以便诊断疾病。如果你的孩子离开医院后出现了左心发育不良的症状，立即把他送到距离最近的医院急诊科就诊。治疗左心发育不良综合征，尽量选择对治疗儿童这类心脏病有丰富经验的医疗中心。

在医院，医生会给患儿静滴或口服一些药物来稳定患儿的状态。出生后几天内需进行第一次手术，确保患儿右心能把血液泵向身体各个组织、血液能够通过肺动脉流入肺内。患儿在6~12个月大的时候需进行第二次手术，2~4岁的时候进行第三次手术。即使做了这三次手术，患儿的心脏也不会完全正常。患儿要有规律的服用一些药物，保证心脏功能的良好；定时复诊。如果你的孩子不适合行三次手术，选择一个兼容性好的供体心脏做心脏移植可以拯救孩子的生命。

神经管缺陷

中枢神经系统包括各级脑组织和脊髓，它们在怀孕前2个月的时候由胚胎背部的条带形细胞发育而成。条带形细胞向内卷曲形成神经管，神经管的前端逐渐延伸形成脑组织，后端形成脊髓。一种由脑组织产生的液体（脑脊液）填充在脑和脊髓的内部和周围。骨细胞发育成颅骨和脊柱，从而为脑和脊髓提供更多的保护。

神经管缺陷即脑组织、脊柱或脊髓畸形，是一种中枢神经系统在出生时就存在异常的疾病。神经管缺陷与孕妇在怀孕期间叶酸的缺乏有关。在刚怀孕的前几周，这是胎儿中枢神经系统发育的一个重要时期，但很多孕妇却还不知道自己已经怀孕。只要育龄期女性在怀孕前和整个怀孕期间（尤其是怀孕前几周）每天摄入400微克的叶酸，很多神经管缺陷是可以避免的。

神经管缺陷具有家族遗传性。如果一对夫妇已经有一个患神经管缺陷的孩子，或亲属的孩子患有此病，那么他们应向遗传学家了解一下他们下一个孩子患此病的风险和如何避免再发此病。

脊　柱　裂

在神经管缺陷中有一种疾病叫作脊柱裂，该病患者的脊椎管没有完全闭合，脊神经在未闭合处暴露，得不到应有的保护。这种疾病常影响到腰骶部的脊柱和脑脊膜（覆盖在脊髓上的膜）。该处的神经支配着下肢肌肉、膀胱、大肠和小肠。身体残疾的程度取决于脊柱缺陷的严重程度。

症状

发生在腰骶部的脊柱裂导致的危险性和临床症状不尽相同。症状最轻的脊柱裂是隐性脊柱裂，只有脊椎管缺损——脊髓和脑脊膜正常。这种脊柱裂的临床症状仅仅是在腰骶部的皮肤上有一些异常现象，如一个小窝、胎痣或一小撮毛。一些患儿的脊柱缺损处会异常弯曲。少数隐性脊柱裂患儿会有身体残疾。

在最严重的脊柱裂中往往会伴有脊髓和脑脊膜的膨出，脑脊膜和脊髓膨出在患儿的背部。另一种情况仅伴有脑脊膜的膨出。膨出物的表面无论有无皮肤覆盖，都非常脆弱，容易被破坏。病原微生物会从被破坏区域进入脑脊液，引起脑脊膜炎。如果神经管被感染，脊髓在婴儿出生前就已被破坏，会导致婴儿虚弱、瘫痪、下肢感觉的丧失和大小便失禁。神经管缺陷的患儿常常会发生膀胱炎，有时会导致肾脏的损害。

诊断

在怀孕早期通过对孕妇血中甲胎蛋白（AFP）的测定就可以判断胎儿是否有脊柱裂。如果孕妇的 AFP 水平升高，医生会建议给胎儿做超声检查和羊水检查，来做进一步的诊断。婴儿出生后，医生在给婴儿进行体格检查时，会发现更多的脊柱裂的症状。隐性脊柱裂的患儿多因其他疾病做 X 线检查时才被偶然发现患有此病。

治疗

脊髓损伤不能被治愈，造成的瘫痪将会是永久性的。如果你的孩子患有脊柱裂，医生会在他出生后很短的时间内进行手术修复。头部 CT 和 MRI 可以发现脑部有无畸形和过多的脑脊液积聚（脑积水）。如果你的孩子有脑积水，医生会在他的颅内放置一根引流管，以引流出过多的液体。

虽然脊神经损伤不可修复，但是理疗可以促进肌肉的发育，使患儿在轮椅或其他外物的支撑下能够行走。为了进一步发掘你孩子的潜能，最好寻找一家有神经外科专家和神经管缺陷治疗专家的儿童医院，来给你的孩子进行治疗。许多脊柱裂的患儿可以和其他正常孩子一样就读于为正常儿童举办的学校。

少数病例需要行外科手术来纠正下肢畸形。一些患儿经过训练可以控制小便的排泄。如果你的孩子不能正常控制小便排泄，医生给你示范如何给孩子插一根导尿管来导尿。你每天需进行这样的操作 4~5 次。服用抗生素可以降低尿路感染的风险。如果你的孩子粪便排泄也有问题，医生会建议给他食用高纤维

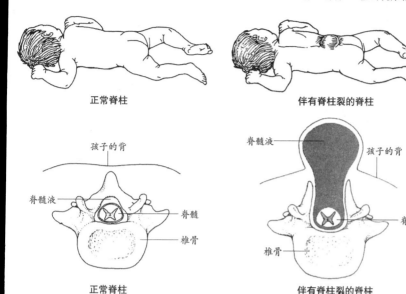

正常脊柱

伴有脊柱裂的脊柱

孩子的背

脊髓液

脊髓液 —— 脊髓

椎骨

孩子的背

脊髓

椎骨

正常脊柱

伴有脊柱裂的脊柱

脊柱裂

在正常的脊柱中（左图），脊髓被椎管保护着。脊柱裂患者的脊柱发育不完全，椎管有部分缺损，部分脊髓暴露在外。脊柱裂伴有脑膜膨出（右图）时，在患儿的背部可以看到一个内有脑膜（覆盖在脊髓上的膜）的囊状膨出。囊的表面可以有皮肤覆盖。

的饮食或开一些灌肠剂，来帮助患儿恢复有规律的排便运动。神经外科医生和泌尿科医师会定期察看孩子的治疗效果。

脑 积 水

脑脊液存在于脑内及脑和脊髓的四周。脑脊液由脑组织产生，流入脑组织周围的空隙，在那里被空隙周围的蛛网膜吸收。如果脑脊液分泌过多，或者蛛网膜在胎儿期发育异常，或者脑脊液循环发生障碍，脑脊液就会积聚在脑部的腔隙中。积聚的脑脊液使颅内压增高、脑组织膨大、颅缝扩大，最终使婴儿的头颅比正常婴儿大得多。

脑积水可以并发脊柱裂。对早产儿来说，颅内出血可以导致脑积水。如果出生时，婴儿的脑积水为进展性的，脑组织的破坏将非常严重，这样会限制婴儿的生长发育，甚至导致生命危险。幼儿期的脑部感染和颅内肿瘤也可以引发脑积水。

症状

如果新生儿的头围明显大于正常新生儿的平均水平，或者新生儿的头颅增长速度非常快，医生就会怀疑他是否有脑积水。医生怀疑新生儿患有脑积水后，会定期测量婴儿的头围。如果头围增长的速度明显高于同年龄段的正常水平，医生会给婴儿做进一步的检查来帮助诊断，如脑部超声、MRI 和 CT。

治疗

脑积水需行外科手术治疗。婴儿全

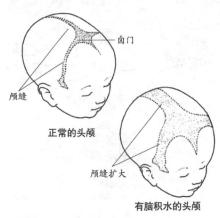

正常的头颅

有脑积水的头颅

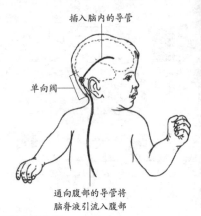

插入脑内的导管

单向阀

通向腹部的导管将
脑脊液引流入腹部

脑积水

出生时，婴儿颅骨上的颅缝尚未完全闭合（左上图），你可以在婴儿的头顶部摸到一个柔软的地方，我们把它叫作囟门。2岁时颅骨会闭合。脑积水的患儿，在脑室积聚的脑脊液令使师脑膨大，颅缝扩大（右下图），从而使患儿的头颅增大。

脑积水的治疗

为了减轻颅脑内的压力，外科医生会把一根导管插入婴儿脑内，然后把脑脊液引流至腹部或颈内的静脉。这根导管将会陪伴患儿一生。

麻后，外科医生会在他的颅骨上钻一个小洞，把一根带有单向阀的导管从洞口插入到脑室，然后把导管的另一端插入到腹部，或插入一根通向心脏的大血管内。这样，脑脊液就会沿导管引流到腹部或心脏。这根导管将永久地留在患儿体内。

手术后，婴儿的头颅会很快恢复正常大小。手术后第1年，婴儿需要经常到医院检查。脑积水患儿如果在早期即行手术治疗，对以后身体和智力的健康发育是非常有益的。

对一些患儿来说，随着时间的延长，导管会发生堵塞，从而导致颅内压力升高。这样，患儿就会表现出一些症状，比如烦躁易怒、经常呕吐、进行性头痛和发热等。如果发现孩子有上述症状，马上带他去医院就诊。确实是导管堵塞的话，医生会把堵塞物取出，或重新换一根新的导管。

其他先天性疾病

一些先天性出生缺陷是可以遗传的，另一些则由胚胎时期的发育异常所导致。对大多数病例来说，治疗时间越早，成功的可能性就越高，尤其对那些影响婴儿发育的疾病来说更是如此，比如影响婴儿学习走路的先天性髋关节脱位，影响婴儿的发音和进食的唇裂和腭裂。这些疾病一旦被治愈，婴儿将会获得一个幸福美满的人生。

先天性髋关节脱位

一些婴儿刚出生时就存在髋关节脱位，或在出生后很短的时间内发生一侧髋关节脱位。髋关节脱位时，股骨头位于骨盆髋臼之外，髋臼比较浅，髋关节周围组织发育缺陷。单侧或双侧髋关

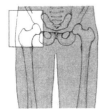 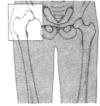

正常的髋关节　　　　脱位的髋关节

髋关节脱位

　　在正常的髋关节中（左图），股骨头位于骨盆的髋臼内。髋关节脱位患者（右图），股骨头位于髋臼之外。

节都可以发生脱位。先天性髋关节脱位（又称作发育性髋脱位）的病因现在尚不完全明了，但它的发病率很高，每 60 个新生儿中就可能有 1 例髋关节脱位。这种疾病有家族遗传性，女性发病率高于男性。胎儿在子宫内如果处于臀位（臀部或脚的位置低于头部的位置），患髋关节脱位的风险比较大。

症状和诊断

　　先天性髋关节脱位的症状并不明显。作为新生儿和婴儿常规检查的一部分，医生会检查婴儿的髋关节，如果存在脱位，医生会听到异常的声响。如果仅一侧髋关节脱位，该侧臀部皮肤折叠，双下肢不对称，患侧下肢短于健侧。为了确诊，医生会给患儿做髋关节部的 X 线检查，以全面了解髋关节的情况，查看髋臼有无潜在的异常。4~6 周大的婴儿，如果有患髋关节脱位的风险，比如有髋关节脱位家族史，臀位分娩，其他肌肉、骨骼、关节的异常，医生会建议给他做 X 线检查。

治疗

　　如果在出生后早期即被诊断为髋

关节脱位，整形外科医师（骨与关节病的专家）会把患儿的股骨头复位，并用特殊的硬夹板固定。医生会指导你在患儿治疗期间内进行一些特殊的护理。治疗的时间会持续 6~8 周，成功率很高，婴儿可以像其他正常儿童一样健康行走。

　　如果髋关节脱位确诊时间较晚，患儿则需要进行一次或多次手术来矫正脱位。患儿在医院接受治疗，在全麻下进行手术。手术后，患侧会缚上石膏绷带使之在几个月的时间内保持稳定。这段时间对患儿来说很痛苦，因为绷带限制了活动。让你的孩子做一些活动少的事情，比如读书和画画。如果你的孩子不识字的话，你要花尽可能多的时间来读书给他听，这样可以使他的思维集中，以刺激他大脑的发育。一些髋关节脱位的患儿在儿童期没有手术矫正，下肢长度不一样，导致行走出现问题，并且在以后的人生中有患关节炎的风险。

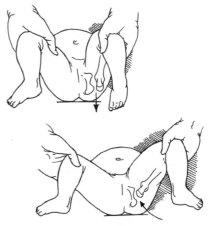

先天性髋关节脱位的治疗

　　治疗先天性髋关节脱位，医生根据一定的力学和杠杆原理用手帮助患儿的股骨头复位。

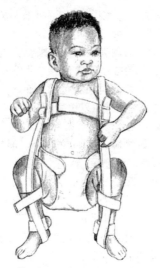

Pavlik 吊带

脱位的股骨头复位后，医生会给患儿戴上 Pavlik 吊带，把股骨头固定在正常位置直至髋关节恢复正常。患儿需戴 Pavlik 吊带 6~8 周。

畸 形 足

畸形足是指婴儿出生时，一只或两只足向内翻或向外翻。许多正常婴儿出生时足暂时性地翻向内，但是它们以后会自然恢复正常。畸形足不能自然恢复正常。畸形足有家族遗传性，男性发病率高于女性。少数畸形足和其他先天性畸形有一定关系。几乎所有的畸形足患儿在出生时就可以被确诊，并能得到及时的治疗，

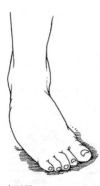

畸形足

畸形足是一种先天性畸形，足离开正常解剖位置发生扭转，通常向内向下翻。一只或两只足都可以发生。

使他们以后能够正常地学习行走。

症状

畸形足以足部向内向下翻多见。很少有疼痛，但是影响婴儿的站立和行走。如果不经治疗，婴儿不能正常用脚行走，行走时依靠足的侧面或足尖部。

诊断和治疗

通过体格检查和 X 线检查，医生即可对畸形足做出诊断。婴儿的骨骼尚未发育完全，随着婴儿骨骼和韧带的发育，医生会指导家长如何进行每天一次的手法矫形，直至足部恢复正常。对那些严重的病例，医生会介绍他们到整形外科医师那里接受治疗。整形外科医师会尽最大努力使患儿的足接近正常解剖位置，然后用夹板或石膏绷带固定。两个星期之后，医生会再次给患儿足部矫形，使其最大限度接近正常，然后重新固定。这一治疗过程需持续 3~6 个月，之后，患儿基本可以恢复正常。如果上述方法不能解决问题，那么外科手术的治疗是很有必要的。

唇裂和腭裂

唇裂是指上唇部有一竖直的裂口，可延伸至鼻根部。有些唇裂患儿的鼻子平塌。一些患儿唇部可有两个裂口，影响到上唇的两侧，或上唇的裂口延伸至口腔的顶部（上腭）。上腭的裂口叫作腭裂，裂口从牙龈后方沿上腭中线延伸至鼻腔。腭裂影响患儿的进食和吞咽，新生儿进食时乳汁会从鼻孔流出。如果不经治疗，唇裂会对患儿的自尊心造成一定伤害，腭裂能导致更严重的牙齿问题。

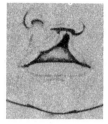 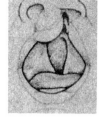

唇裂　　　　　　唇裂和腭裂

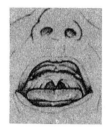

正常的唇和上腭

唇裂和腭裂

　　唇裂（左上图）的轻重程度不一，可以是仅仅上唇的凹口，也可以是上唇到鼻根部的裂口。裂口可出现在鼻子的一侧或两侧。有的情况下，唇裂可以延伸到口腔的顶部（上腭），形成腭裂（右上图）。腭裂也可以单独存在。

　　对很多患者来说，导致唇裂和腭裂的病因还不清楚，但是一些遗传和非遗传的因素都会导致本病的发生。这种畸形有家族遗传性，并且一个家庭内可有多个人患病。因此，如果你已经有一个孩子患唇裂或腭裂，或者你就是一位矫过形的唇裂或腭裂的患者，你最好找一位遗传学专家，让他帮你分析一下将来你的孩子患本病的风险有多大。

诊断和治疗

　　出生时，新生儿如果有明显的唇裂或腭裂的症状即可被确诊。如果新生儿口唇部有一裂口，医生会及时检查，以了解裂口的大小和波及范围。

　　唇裂和腭裂的患儿需行手术治疗。治疗过程中，将有一个专家组专门为患儿服务，专家组包括儿科专家、语言障碍矫正专家、牙齿矫正专家、小儿牙科专家、整形外科专家和耳鼻喉科专家（专门处理耳鼻喉疾病的医生）。

　　对 10 周大的患儿来说，手术治疗唇裂是可行的。由于疾病严重程度的不同，唇裂患儿从出生到进行手术期间所采取的治疗也不同。如果患儿进食没有问题，那么在此期间无须特殊治疗。如果患儿是奶瓶喂养，则需要给患儿准备一个特殊的奶嘴，或在奶嘴上开一个大点儿的出奶口。几个星期后，唇裂患儿就会停止从鼻孔溢奶。

　　手术治疗腭裂比治疗唇裂运用广泛。当患儿年龄大一点儿的时候（通常 9~18 个月龄），最好在开始学说话之前，即可以进行手术。在手术之前，如果患儿进食困难，口腔科医师会做一个大小合适的腭护板，盖在裂口上，以免呛乳。如果裂口没有波及牙龈，医生会在裂口周围的牙龈上放一个支架。有时，患儿需要通过插胃管（把一根管子通过鼻子或口腔插入胃里）来进食。如果需要长期留置胃管，医生会做一个小手术在患儿腹部切一小切口，然后把胃管插入胃里。

　　对一些患儿来说，为了预防耳内感染，在行腭裂矫形手术时，耳鼻喉科医生会在患儿每侧中耳内放置一根小塑料管，这可以帮助中耳内的空气循环和耳内液体的正常引流。有的患儿在长大后为了美观会要求再次手术。为了保证牙齿正常生长，你的孩子有必要去看牙齿矫正医师。基于你的孩子的情况，医生会建议给他做牙齿治疗和有规律的听力检查（许多儿童手术后牙齿的发育会正常）。

甲状腺功能减退症

甲状腺是位于颈部前下方的一个蝴蝶形的腺体，分泌甲状腺素和三碘甲腺原氨酸，它们对身体生长发育和新陈代谢（体内的一种化学变化过程）有非常重要的作用。甲状腺还分泌降钙素，它能控制血钙的水平和促进骨骼的成长。甲状腺功能减退症是一种内分泌疾病，这种疾病的患者甲状腺的分泌活动减弱，不能产生足够的甲状腺素，因此体内的新陈代谢活动减慢。

甲状腺功能减退症可以是先天性的，有的婴儿出生时就没有甲状腺；有的则是由遗传因素所导致，这种疾病的发病年龄多数在6岁以上，常常由于免疫性疾病引起甲状腺受损所导致。如果不经治疗，甲状腺功能减退症会导致严重的身体和智力问题，如智能发育低下或身材矮小。

症状

患儿的症状包括食欲不振，便秘，易疲劳，心率缓慢，身高增长缓慢，身体和智力发育迟缓等。甲状腺功能减退症患儿的典型面部症状包括眼距宽，鼻梁宽平，舌大而宽厚。当甲状腺功能减退症发病的时候症状包括肌张力较低，易疲劳，注意力不集中，皮肤干燥，声音低哑，毛发稀少和体型偏胖。

诊断和治疗

所有新生儿在出生后很短的时间内都要进行甲状腺功能减退症的临床筛查。如果检查结果显示婴儿血中甲状腺素的水平较低，医生会做进一步的检查来找出原因。有时，医生会给婴儿查MRI，检查婴儿是否有垂体瘤。

治疗甲状腺功能减退症需要终身服用甲状腺素的替代品（同甲状腺素化学结构相同），并且需要定期检测血中甲状腺素的水平，医生会根据需要调整药品剂量。

如果甲状腺功能减退症在婴儿出生早期被发现，治疗前景非常乐观。婴儿从出生后就开始服用甲状腺素替代品，身体和智力都可以正常发育。

消化系统疾病

胎儿时期胎儿在子宫内通过胎盘和脐静脉从母体获得营养物质。由于胎儿在母体内无须运用自身的消化系统，消化系统的畸形不影响到胎儿的生长发育，直到出生后才表现出临床症状。

新生儿最常见的消化系统畸形是狭窄（消化道的狭窄）和闭锁（消化道梗阻，被分割成两个独立封闭的部分）。导致这些先天缺陷的原因尚不明确。

消化系统的异常不仅影响新生儿的消化、吸收功能，还会带来其他风险。例如，消化系统疾病导致呕吐，新生儿吸入呕吐物导致气道梗阻和肺炎的发生。严重的呕吐和腹泻可导致脱水威胁生命。

梅克尔憩室

梅克尔憩室为先天性疾病，有一个异常的囊状物和消化道组织相连，一般接近于小肠末端（回肠）。正常人群中梅克尔憩室的发病率为2%，男性多于女性。梅克尔憩室通常不引起症状，只有在憩室发生梗阻、感染或者因为溃疡而出血时才会出现症状。胃黏膜分泌的胃酸刺激憩室可引起疼痛，甚至会引起大量的出血。在炎症比较严重时，囊壁会破裂，形成脓腔（充满浓液的腔室），或引起腹腔的炎症（腹膜炎）。有时候，梅克尔憩室会引起肠套叠（见下一页），即一部分肠管套入相邻的肠管之中，外形和望远镜有些相似。肠套叠多见于婴幼儿和学龄前期儿童。

症状和诊断

梅克尔憩室的症状包括：便血（暗红色血便），腹痛，呕吐，少数人可有发热。因为本病的症状和肠梗阻、阑尾炎、十二指肠溃疡穿孔非常相似，所以诊断起来非常困难。

如果婴儿有梅克尔憩室的症状，医生会给他做放射性核素检查和血液检查（检查是否有贫血）。如果放射性核素检查不支持梅克尔憩室的诊断，医生会做进一步的检查来找出病因。

治疗

首先要止住肠内出血和治疗贫血。肠内出血一旦停止，贫血很快就会恢复，这时患儿可以进行手术切除憩室，同时处理其他一些问题，如肠套叠。患儿需要服用一些抗生素来预防或治疗并发症，如腹膜炎。

肠 梗 阻

当大肠或小肠部分或全部堵塞时就会发生肠梗阻，从而阻止食物和代谢产物通过肠道。消化系统的很多疾病可以导致肠梗阻。

幽门狭窄

幽门狭窄是一种先天性疾病，在本病中幽门——胃通往十二指肠（小肠的起始部）的出口——的肌层增厚，从而使出口狭窄，阻止食物从胃内进入小肠。幽门狭窄在出生后2~8周出现症状，男性发病率高于女性。本病有家族遗传性。主要症状是进食后呕吐，婴儿也可以出现烦躁、哭闹和体重减轻。如果不经治疗，幽门狭窄会导致脱水、吸入性肺炎、营养不良，甚至危及生命。治疗本病时，需要通过手术扩大幽门，从而使食物能够顺利通过。

肠闭锁

婴儿出生时小肠一段或多段闭锁不通，如绳索状，称为肠闭锁。肠闭锁的主要症状是出生后几小时内间断性呕吐胆汁。婴儿没有肠蠕动，气体在肠腔内积聚导致腹部鼓胀。治疗肠闭锁需行手术，把健康的肠腔连接在一起。

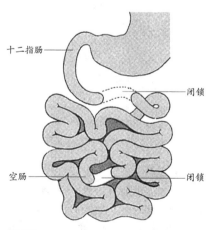

十二指肠

闭锁

空肠

闭锁

肠闭锁

在肠闭锁患者中，一段或多段小肠闭锁或缺失。闭锁部位可以发生在小肠的上段（十二指肠）、中段（空肠）或下段（回肠）。

肠扭转

肠腔弯曲发生扭转，阻止食物和代谢产物的通过，称为肠扭转。肠扭转可以是先天性的（出生时就存在），也可由腹腔内慢性炎症留下的粘连（瘢痕组织）或外科手术所引起。肠扭转的主要症状是间歇性的腹部剧痛，常发生在呕吐之后。外科手术可以使扭转的肠腔恢复原位。

肠狭窄

小肠的上段肠腔狭窄，狭窄处几乎闭锁不通，称为肠狭窄。肠狭窄的主要症状是在出生后几小时内间歇性呕吐胆汁（肝脏分泌的消化液）。婴儿没有肠蠕动，腹部由于肠腔气体的积聚而膨胀。肠狭窄可以通过外科手术治疗，或是通过手术扩大狭窄部位，或是通过手术切除狭窄部位，然后把健康部位连接。

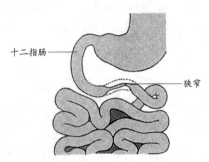

十二指肠 —

— 狭窄

肠狭窄

肠狭窄时，小肠的上段如十二指肠肠腔明显狭窄。外科手术可以扩大或切除病变部分小肠。

肠套叠

一部分肠管套入相邻的肠管之中，部分或全部阻止了食物和代谢产物的通过，称为肠套叠。患儿的最初症状是烦躁和嗜睡，然后会有突然的腹部剧痛和呕吐，还会出现腹泻、发热、血便或黏液便。医生会用钡剂灌肠来治疗肠套叠，钡剂灌肠可以使套叠的肠管恢复原位。如果灌肠无效，则需手术治疗，把套叠的肠管复位并切除受损的组织。

希尔施普龙病

希尔施普龙病（有时也叫先天性巨结肠症）是一种很少见的先天性疾病，在这种疾病中，大肠下段包括直肠由于神经节细胞的缺失使正常的推进式肠蠕动消失，食物和代谢产物通过受阻。本病男性发病率高于女性，有一定的家族遗传性。希尔施普龙病的主要临床症状是便秘。其他并发症包括腹胀，直肠指检后爆发性肛门排气，腹痛，呕吐，食欲不振，贫血。根治希尔施普龙病需行手术切除病变肠段，然后把正常肠段相互连接。

肛门闭锁

肛门闭锁是一种先天性疾病，肛门（消化道的末端）闭锁的原因有两点：一是肛膜穿过肛门使之闭锁；另一种原因很少见，即消化道末端抵达直肠部分，在直肠和肛门之间没有形成通道。婴儿出生24小时内没有排泄胎粪（新生儿的第一次肠蠕动），应该高度怀疑肛门闭锁。如果婴儿肛门未开口，或肛门指检时遇到阻力（闭合的直肠），就可以确诊肛门闭锁。治疗肛门闭锁，可以通过手术切除肛膜，或切开闭合的直肠，然后把直肠和肛门连接。

膈疝

婴儿出生时膈肌（隔离胸腔和腹腔的肌性结构，对维持正常呼吸有重要作用）有一缺损或薄弱点，腹腔内的脏器通过此处可以进入胸腔，称为膈疝。部分肝脏、脾、胃，或部分大肠、小肠，通过膈肌缺损突向胸腔，压缩一侧肺叶（通常为左侧），造成呼吸困难。严重的话，患儿可因低氧而致皮肤发绀，甚至需用呼吸机维持呼吸，直至进行手术治疗。

通过手术（越早做越好）打开胸腔后，把突向胸腔的脏器推回腹腔，然后缝合膈肌缺损。即使应用呼吸机辅助呼吸，由于肺发育不完全导致呼吸困难，许多患儿死于术前或术后。术后，患儿需要用心肺机（临时代替病人心肺的机器）帮助治疗，这种机器可以清除血中的二氧化碳，并为机体提供足够的氧气。这样可以使膈肌得到休息，直至愈合，增加了患儿的生存概率。

术后粘连

腹部手术后，腹内和肠段缝合处会形成瘢痕组织，形成新的阻塞。术后粘连的症状包括腹胀、腹部痉挛和绞痛。常用的治疗方法是手术，手术切除瘢痕组织，分离粘连的肠段，解除粘连。

麻痹性肠梗阻

感染和外科手术后可导致麻痹性肠梗阻，肠蠕动减弱或消失，不能将代谢产物推向直肠。肠腔内因积聚消化液、食物残渣和气体而膨胀，导致腹部炎症和疼痛。麻痹性肠梗阻时，由于粪便在肠管内长时间的停留，导致粪便硬结。治疗麻痹性肠梗阻，医生会把一个柔软的管子从患儿鼻子内插入肠腔，引流出肠腔内的容物。患儿需禁食，静脉营养维持生命，直至肠蠕动恢复正常，恢复排便排气。

食管闭锁

食管闭锁是一种非常少见的出生缺陷，它会影响患儿的进食和呼吸。食管

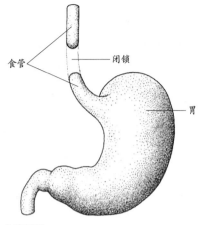

食管　　闭锁　　胃

食管闭锁

食管闭锁患者的食管（食物从口腔通向胃的通道）发育不完全，没有与胃相通。只要条件允许应立即做手术，把分离的部分连接起来。

闭锁患儿的食管没有发育完全，食管从口腔没有延伸至胃部。因此，婴儿不能吞咽食物和分泌物（唾液和黏液），它们将进入气管，引起呛咳。

症状

食管闭锁的主要症状是婴儿喉咙部发出持续性的异常声响。有时，气道堵塞后，由于低氧，婴儿皮肤变青紫。当医生用吸管将口腔分泌物吸出时，症状会马上缓解。当分泌物再次积聚时，症状会再次出现。婴儿进食时会有咳嗽，呼吸窘迫，呕吐。如果你的婴儿有上述症状时，请马上带他去看医生。

诊断和治疗

基于婴儿的症状和体格检查就可以对本病做出诊断。医生会用一个柔软的插管来探查婴儿食管是否闭锁，X线检查可以确诊。在本病被治愈前，婴儿不能经口进食，需持续性静脉营养。手术

可以扩开闭合的食管，然后把分离的食管相互吻合，从而解决问题。术后需要在修复部位暂时放置一个支撑管，使该处保持扩张，直至愈合。

胆道闭锁

部分胆道畸形或缺失，称为胆道闭锁，胆道闭锁是一种非常少见的先天性疾病。胆汁淤积在肝脏，不能排泄，会对肝脏造成损害。如果不治疗，本病会对 2 岁以内的婴幼儿造成致命危害。

症状和诊断

胆道闭锁的主要症状是长期黄疸（皮肤和巩膜黄染），通常出现在出生 2 周后。婴儿的粪便的颜色为白色，尿液的颜色为深褐色。通过临床症状、体格检查和血液检查，诊断胆道闭锁并不困难。医生会对肝脏做超声检查或放射性同位素检查来帮助确诊。

治疗

医生会建议通过手术在肝脏和小肠之间建立一个通道。手术一般在婴儿 2~3 个月大的时候进行。术后胆汁可以直接从肝脏流入小肠。还有一些患儿，医生会建议通过肝脏移植来治疗本病。

大便失禁

大便失禁是指不能随意控制排便和排气，粪便无意识地排在内裤上的一种疾病。大便失禁的患儿，大量干结的粪便积聚在直肠和大肠下段形成阻塞，排便时只能允许液体粪便通过。导致大便失禁的原因可能为长期慢性便秘，排便时疼痛，害怕上厕所或排便，直肠蠕动功能减退，或者是没有足够的时间上厕所。

儿童可能由于精神压力而导致大便失禁。父母会错误地认为孩子是故意把粪便排在内裤里而发火，这样会增加孩子的精神压力，使问题更加严重。

症状

大便失禁的症状和便秘的症状有些相似。由于排便时疼痛，所以孩子每周的排便次数很少。这样会使直肠的顺应性增加，每次排便后还会有一些粪便留在体内。患儿绞痛，腹胀，拒绝上厕所，食欲不振，易疲劳，烦躁。有时可能导致尿床。

诊断和治疗

通过临床症状和体格检查就可以对大便失禁做出诊断。通过腹部触诊可以了解结肠内有无干结的粪便，直肠指诊可以了解直肠内有无干结的粪便。一些实验室检查可以发现一些导致大便失禁的危险因素。

治疗大便失禁，医生会用灌肠剂或栓剂来清除结肠下段和直肠内的干结粪便，消除阻塞。医生会鼓励你的孩子养成每天定时排便的良好个人习惯。对一些患儿，医生会给他开一些灌肠剂、栓剂、粪便软化药物和肛门松弛类的药物，让患儿用上几天或更长的时间。同时医生会建议你的孩子改变饮食习惯来防止便秘，比如每天喝 8 杯水，多吃高纤维的食物等。如果问题持续存在，医生会建议你的孩子找心理医生或其他专家做进一步的评估和治疗。

神经系统疾病

神经系统由脑、脊髓和遍布全身的神经组成。神经系统疾病中有一部分是先天性疾病，还有一部分是由后天创伤或疾病造成的神经系统的部分损伤或功能障碍。

胎儿酒精综合征

胎儿酒精综合征是一种可预防的影响胎儿体格和智力的先天缺陷，由于母亲在孕期内酗酒导致，病情轻重不等。本病是导致儿童智力发育迟缓的首要疾病。母亲在怀孕期间饮酒，酒精可通过胎盘进入胎儿血液。母亲饮酒量越大，胎儿发病的潜在风险就越高。目前无法获知母亲在怀孕期间酒精的安全摄入量是多少，母亲在孕期的任何时间饮酒都会给胎儿带来患病风险。一些情况下，产前过度酗酒会导致胎儿死亡。

症状

胎儿酒精综合征表现为新生儿喂养和入睡困难，易激惹和对声音异常敏感。体格检查可见异常面容，如眼距缩小、眼裂增宽、耳郭突出、位置偏低，鼻和嘴的间距增宽，上唇薄、牙齿小。初学走路的胎儿酒精综合征患儿可表现为身材较同年龄儿童矮小，协调能力差，多动。大部分胎儿酒精综合征患儿伴有不同程度的智力发育迟缓、体格发育缓慢、学习困难，还可能伴有小脑畸形、心脏缺陷、腭裂、髋关节脱位。本病青春期常表现为行为和情绪异常。

诊断和治疗

胎儿酒精综合征的诊断需结合症状、体征和母亲的孕期饮酒史。本病所带来的损害大多是不可逆转的。治疗主要围绕于纠正腭裂、髋关节脱位、心脏缺陷等体格缺陷。一些孩子还需要接受物理治疗、语言训练、职业训练和特殊的教育，来帮助他们挖掘出自己最大的潜力。

脑 瘫

脑瘫是由于支配肌肉运动的大脑发育障碍或者损害而导致的一种神经肌肉疾病，表现为四肢无力、僵硬（又称强直）、疲软或姿势异常。脑瘫有可能是先天性的，也有后天发病的。本病无法治愈，但不随年龄增长而恶化。

大部分脑瘫的病因不明，一部分患儿是由于胎儿发育期的脑损伤所致。分娩过程中的脑损伤、脑炎、头部创伤也是脑瘫的常见病因。

症状

脑瘫的症状表现轻重不等，因人而异，病程的不同阶段也有所差异。大部分表现为肌力和肌张力异常，难以保持平衡，难以控制四肢运动并保持协调。脑瘫的婴儿还可能有吸吮和吞咽困难。婴儿的正常发育，如翻身、坐、爬、笑、说话、走路等能力到来的时间也会延迟。由于四肢肌肉僵硬、痉挛、肌张力降低，使得许多脑瘫患儿处于被动体位并表现出四肢、躯干、嘴、舌和面部的不自主运动。由于脑瘫患儿的大脑损伤同时引发了脑电活动异常，一些患儿还伴有癫痫发作。

部分脑瘫患儿伴有视觉、听觉和语言障碍。有的患儿智力正常，也有的伴有学习障碍。半数的脑瘫患儿伴有不同程度的脑发育迟缓。

诊断

诊断脑瘫时，医生需要收集完整的病史资料并进行全面的体格检查，包括测试婴儿的运动和反应能力。医生会询问家长婴儿的活动程度，询问并判断婴儿是否具备了某些特定的活动能力，如坐、爬、站、走。同时还有可能进行血液检查、遗传学检查、CT 扫描、MRI 来协助诊断。

治疗

脑瘫的治疗侧重于减轻疾病引起的伤残程度，使患儿最大限度地发挥其潜能。医生首先判断脑瘫的类型和程度，然后制订合适的治疗方案，如特殊教育、物理训练、职业训练、语言训练和医学咨询服务。

语言训练可以改善患儿的语言和吞咽能力。有些患儿需进行鼻饲以保证均衡的营养并防止食物进入、阻塞气道。手术治疗可纠正骨关节的畸形，使患儿能借助支架或拐杖行走。医生有时会使用肌肉松弛药物来缓解不自主运动和肌肉痉挛。这些药物可以采用口服、肌内注射、鞘内注射直接进入脑脊液（围绕脑和脊髓的液体）的形式。有时需要使用抗惊厥药控制癫痫发作。针对特定脊髓神经的手术治疗可以缓解肢体僵硬痉挛。听力障碍者建议使用助听器。建议使用眼睛或手术治疗来纠正斜视。

脑瘫患儿应进行定期的体格检查来检测其体格和智力发育情况。医生可分步制订计划，指导家长帮助患儿充分发挥其潜能并最大限度地提高他们的生活质量。照看脑瘫患儿需要精力和耐心，可以呼吁医生和医疗社会团体和组织工作者来帮助你和你的孩子。

热性惊厥

热性惊厥是由于婴儿或儿童的体温急剧升高而引起脑电活动异常的疾病。热性惊厥临床很常见，6 个月到 5 岁的儿童的发病率为 4%~10%。热性惊厥分为简单性和复杂性两种。简单性热性惊厥最常见，一般持续 1~5 分钟，多为全身性。复杂性热性惊厥发作时间超过 15 分钟，多为单侧肢体痉挛，24 小时内会再发。

30% 的热性惊厥患儿在 6 个月内会再发，尽管医生会叮嘱家长密切关注患儿病情，热性惊厥一般不会引起严重或持续的脑损害。2%~4% 的简单性热性惊厥患儿有可能发展为癫痫（正常人群癫痫的发病率为 1%）。如果患有复杂性热性惊厥，或者热性惊厥还伴有其他的脑部异常，或者有家族癫痫病史，那么患儿发生癫痫的发病风险增加到 10%。

症状

单纯性热性惊厥表现为四肢节律性的抽搐，眼睛斜视，意识丧失，有时还伴有口唇和指趾末端青紫。抽搐发作半小时后患儿精神萎靡。随着体温逐渐降至正常，患儿症状缓解。有时，单纯性热性惊厥不发生抽搐，仅表现为短暂的意识丧失或四肢强直。

诊断和治疗

如果儿童出现热性惊厥，家长应将

其送至急诊室由医生观察。对于 18 个月以上的患儿，医生会进行检查排除脑膜炎（覆盖在脑组织表面的脑膜被感染）。不存在脑膜炎的体征，可以不治疗，有时医生也会给予对乙酰氨基酚或布洛芬退热。

小于 18 个月的患儿发生脑膜炎难以表现出相应体征，需要常规行腰椎穿刺检查脑脊液中是否存在病原体。进行腰椎穿刺时，选择脊椎下段为穿刺点，留取脑脊液送显微镜下检查。病毒性脑膜炎无特殊治疗，常在 1 周内自行缓解。细菌性脑膜炎需要大剂量的抗生素静脉治疗。

对于有热性惊厥病史的患儿，在发热时可以服用短效的抗惊厥药物或镇静剂安定来提前预防惊厥。

雷氏综合征

雷氏综合征是一种罕见的，威胁生命的疾病，它能够引起大脑和肝脏的肿胀，大多数病例见于 4~16 岁正处于水痘、流感等病毒感染恢复期的儿童，大脑、肝脏、肾脏都会受到肿胀的损害。研究表明雷氏综合征常常与摄取阿司匹林或者其他包含有水杨酸类药品有关，而这类药常常是被用来缓解病毒感染的症状。因此，医生建议小于 18 岁的儿童服用对乙酰氨基酚或布洛芬以代替阿司匹林。

症状

雷氏综合征的最初症状是 3 小时 ~3 天的无法控制的强迫性呕吐。随着大脑的肿胀，大脑开始功能紊乱，并且儿童开始变得萎靡，没有方向感。其他症状包括言语迟缓继以缺失，幻觉，以及突然的攻击行为。大脑的严重肿胀会导致惊厥，昏迷，异常心跳，呼吸停止。肝脏的严重肿胀会导致黄疸，肾脏的损伤会导致肾衰。雷氏综合征是医疗急诊情况。如果你的孩子有雷氏综合征的情况，那么立即带他到最近的医院急诊部。早期检查和治疗雷氏综合征对于预防永久性的脑损伤和死亡至关重要。

诊断

为了诊断雷氏综合征，医生将会检测儿童的血糖以及血氨水平，并测肝酶水平以评估肝脏功能。患有雷氏综合征的儿童血糖降低，血氨以及肝酶会高。患者的凝血时间也需要测试，凝血时间一般会延长。医生会触诊腹部以判断肝脏是否肿大。肝脏活检能够看出肝脏是否受到损害。脑电图——检测大脑电活动的检测，能够评估大脑的功能。医生同时也可能会用 CT 或者 MRI 评估大脑和肝脏，腰穿检测脑脊液从而排除如脑膜炎等疾病。

治疗

患有雷氏综合征的儿童应该住院，并且通过静脉输液来补充呕吐丢失的液体，维持血液中电解质的稳定，减轻肿胀。大脑水肿同样可以通过药物得到控制。压力监控器可以移植入大脑评估大脑肿胀。儿童的血中电解质水平、血糖以及凝血状况也会被监测。如果需要，儿童也应该通过药物维持适当的血压，如果儿童呼吸有困难，可以应用呼吸机。恢复取决于病情的严重程度。那些症状不重的儿童可能会在 1 周内完全恢复，并且没有后遗症。而那些有严重症状的则可能会出现永久性的大脑损伤。

抽动秽语综合征

抽动秽语综合征是一种神经系统失调，以突然的、反复的、不自主的运动以及震颤的声音为特征。与其他震颤不同，抽动秽语综合征经常伴随着行为失调，包括注意力缺失多动症以及强迫症。患有抽动秽语综合征的儿童常常伴有忧虑以及抑郁，并且有自残倾向。其他常常伴随抽动秽语综合征的行为失调包括难以控制冲动、抑制怒火，以及反社会行为。这些行为问题会影响到学习和社会生活。

抽动秽语综合征常常起始于 2~15 岁，而震颤在 10 岁时表现最明显，通常随着年龄的增长而减弱。到 18 岁，约一半的病人不再有震颤。在有些病人，症状将持续一生，10%的病人成人期的症状比儿童期重。抽动秽语综合征的发病率从不到 1% 到 4% 不等，男孩是女孩的 3 倍，往往有家族倾向。

症状

抽动秽语综合征的震颤包括身体的运动，这包括眨眼、鼻抽动、肌震颤、张口、耸肩、头部震颤、躯干弯曲。更为严重的表现是跳，踢，做淫秽动作，模仿他人动作。典型的声音震颤包括抽泣，呼噜。有些小孩会重复自己或他人说的话以及叫喊一些不合时宜的词汇。许多患有抽动秽语综合征的儿童之所以会有身体运动或者说话，是因为他们担忧或者不适的感觉太严重而借助震颤的方式来缓解。

大部分抽动秽语综合征的儿童同时也会表现出注意缺失多动症和强迫症的症状。他们无法控制自主行为以及无法控制情绪，会导致情绪失控以及攻击

性行为。一些抽动秽语综合征儿童通过咬，抓，打等方式自残。

诊断和治疗

医生在诊断时，会询问病史，进行体格检查，以及观察是否有震颤行为。另外，如果患者同时存在有注意力缺失多动症、强迫症以及相关症状的家族史能够帮助明确诊断。

抽动秽语综合征的治疗取决于儿童的特征性症状。行为矫正可用于改变其震颤的习惯，纠正行为问题，预防强迫症。

当患儿的症状严重到干扰他的社会关系、学习情况或者日常活动时，医生通常会用药物进行治疗。总体上讲，医生首先会治疗最严重的症状。震颤常常可通过精神抑制药（如氟哌啶醇或者双氟苯丁哌啶苯并咪唑酮）得到治疗，这类药物能阻滞多巴胺受体。注意力缺失多动症可用中枢神经系统兴奋剂如 6-甲泼尼松龙进行治疗，强迫症可用 5-羟色胺重摄取抑制剂（SSRI）如氟西汀、氟伏沙明和舍曲林进行治疗。

尽量将儿童承受的压力程度最小化，因为压力会加重病情。不要因为不自主行为而责怪你的孩子，因为责怪会加重他们的压力。和孩子的老师保持沟通以随时了解孩子的情况，询问校方是否能改变一下学校环境使你的孩子能更适应。例如，通过录像让孩子的同学们了解抽动秽语综合征，这样可使你的孩子在学校更容易被他人接受。

睡眠障碍

出生后的前几周内，婴儿每天隔 2~3 小时就要哺乳一次，其他时候都在

睡眠中，晚上也是如此。9 个月后，大部分婴儿夜间不会醒来吃奶。1 岁左右的婴儿每天睡 16 小时，其中 3 小时是两次小睡时间。15~18 个月的婴儿每天从两次小睡过渡到只有一次小睡。

到学走路的阶段（大约 18 个月的时候），幼儿在睡眠时间上出现了个体差异。有些孩子早晨醒得很早，白天时间活动量很大，不喜欢午睡，直到晚上的休息时间才会感到疲惫。而另一些孩子则需要午睡休息一下。到 3 岁时，大部分孩子不再午睡，5 岁时几乎所有孩子都不需要午睡。

入睡困难或夜间睡眠障碍

有些孩子会发生入睡困难或夜间睡眠障碍。发生这些情况时不要让自己轻易妥协去哄他，因为他会变得更加期待你的关注，反而加重入睡困难。例如，孩子在夜间喂奶后哭闹，不要马上走过去把他抱起来。先在门外等待几分钟，他们有可能会停止啼哭自然入睡。如果

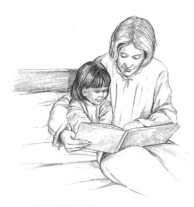

建立规律的睡眠时间

建立规律的睡眠时间，通过阅读故事使他们平静下来，这有助孩子获得良好的夜间睡眠。试着在每晚睡前给孩子阅读故事，这不仅给孩子和家长一个放松和交流的机会，还有助于促进孩子大脑的发育。

警告 ❗

尽量不要给孩子服用安眠药物

安眠药物会干扰孩子的正常睡眠，打乱睡眠时间，抑制呼吸。所以如果你的孩子有睡眠障碍问题，应向医生咨询。

一直哭闹不止，就过去检查一下，但是不要与他们玩耍，满足他们的需要（如喂奶、换尿片）后就离开。

不要让孩子在白天的睡眠时间过多。建立一个规律的睡眠时间表。睡前可给孩子读故事，尽量避免家中其他年长的孩子不断地进出房间，消除噪声的干扰。打开收音机播放一些轻音乐可以帮助遮盖噪声的干扰。不要在惩罚孩子时把他放到床上，否则经过一段时间后他们会把惩罚和睡眠联系在一起，会拒绝上床休息，或者在床上的睡眠质量差。

即使采取了上述措施，孩子们还有可能入睡困难或者在夜间睡眠时反复醒来，这时需要咨询医生。医生通常会提出一些建议。睡眠障碍同时伴有打鼾的年长儿，提示其可能患有某种疾病如腺体肥大。持续严重的睡眠障碍，家庭医生通常会建议到专业的神经科医生或心理医生那里做进一步的检查和治疗。

梦魇

梦魇常发生于深夜儿童熟睡时。孩子从噩梦中惊醒后会放声大哭。所有年龄的孩子都会偶尔出现梦魇，以 3~6 岁的孩子最容易出现。看到了吓人的景象，听到恐怖的声音或者是看了恐怖的电视电影后容易发生梦魇。有时，梦魇可能提示孩子在学校和家庭中承受了一

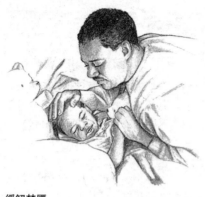

缓解梦魇

如果孩子从噩梦中惊醒并哭闹，要轻轻安慰他。留在孩子身边直至孩子恢复平静并重新入眠。

些压力。

当孩子做噩梦时，最好的办法就是安慰他。打开卧室的灯，抱起孩子轻声地讲一些令人愉快的事，让他从梦境中醒过来。告诉孩子没有什么可以伤害到他。经常梦魇的孩子，可以在孩子卧室里打开一盏灯。试着去发现一些隐藏的问题，鼓励孩子说出自己的困惑。

夜惊

夜惊是另一种形式的噩梦，常发生于2~5岁的儿童。发生时孩子会在睡梦中突然大哭甚至从床上跳起来。表现为大汗、呼吸频率加快，有可能会讲话、喃喃自语或者圆睁着眼睛，然而这时他们并没有完全醒过来。这时，他们可能不认识自己的父母或是其他的家庭成员，难以再次入睡。目前对于发生夜间惊恐的原因尚不清楚。

如果孩子在夜间突然惊醒，检查一下他们是否生病或者受到了什么伤害。因为没有完全醒过来，拥抱和话语安慰常常不能使他们很快平静下来，但他们通常会在几分钟后停止哭闹。

如果你的孩子有睡眠障碍

大多数儿童在青春期之前会逐渐摆脱掉梦魇、夜惊和梦游。确保孩子在白天不要太累、晚上有充足的睡眠，这将有助于消除这些睡眠障碍。如果你的孩子睡眠障碍持续存在，带他去看医生。

梦游症

梦游症是由于睡眠时脑部电生理活动的异常，导致夜间大脑部分觉醒。患儿有可能从床上坐起来，重复同一个动作，或者下床行走，此时他对周围的事物没有任何反应。

如果你的孩子发生了梦游，不要唤醒他。相反，要静静地引导孩子返回床上。孩子通常会重新入睡，并忘记所发生的事。为了保护梦游的孩子，在孩子的卧室门口、楼梯入口安上门，并关上所有孩子可够得到的窗户。

学习障碍

每个儿童的学习能力各不相同。虽然一些儿童可能比同龄人学习慢，但他们通常最终会赶上。在每个年龄阶段的同龄人的智力和技能差距都是巨大的。学习障碍是神经系统失调，大脑不能自主地从阅读以及听说方面提取信息。

虽然学习障碍的确切原因不得而知，医生认为可能是由于出生前大脑发育障碍造成的。影响大脑发育的因素包括基因，妊娠期接触药物，或可能影响大脑发育妊娠期并发症。出生后接触环境毒素例如铅也会引起学习障碍。

学习障碍会影响各种年龄和背景的

人。许多有学习障碍的人其智力水平并不低。学习障碍的表现因人而异。有些人在多方面存在学习困难。一些学习障碍的儿童也会有注意力缺失症。

如果你对孩子的发育很在意，或者怀疑孩子可能会有学习障碍，那么请告诉儿科医生或者他的老师。联邦法律保证有学习障碍的小孩也有接受教育的权利。学习障碍越早被诊断，患儿越有可能达到他的智力潜能。如果孩子的学校没有注意到孩子的发育延迟了，但是你发现了，那么可以要求对孩子的发育进行评估。得到一个确切的诊断很重要。如果你的孩子还没有入学，可以告诉学校的督学以制订出早期干预方案。

言语发育障碍

言语发育障碍会影响一个人说话或者理解他人说话的能力。有些患儿长大后会摆脱言语发育障碍。然而，在某些病例中，言语发育障碍可能是患儿将来会患学习障碍的一个征兆。言语发育障碍的几个亚类包括如下：

发音障碍

发音障碍很普遍。有些发音障碍患儿在控制说话的速度以及发音上存在困难。如果诊断和治疗及时，那么发音障碍通常可以得到纠正。不过发音障碍患儿一般在长大后也会自然摆脱发音障碍。

表达性语言障碍

表达性语言障碍患儿在语言表达上有困难。患儿通常知道自己要说什么，但是却无法将其转化为语言。他们同时在回答简单问题或者组织句子方面也存在困难。

接受性语言障碍

接受性语言障碍患儿在理解语言上有困难，这是因为大脑无法识别声音或者单词。接受性语言障碍患儿可能注意力低，或者不听指挥，或呼之不应。

言语发育障碍的诊断和治疗

为了诊断言语发育障碍，患儿可能需要接受一个或者更多的测试，并将其发育与同龄人的正常发育进行比较。患儿同时也可能需要通过测试排除其他问题，例如听力损失或者其他关于声带的问题。语言失调的治疗取决于其类型、严重程度，以及患儿的个人需要。他可以在语言训练师的帮助下获益。

学习技能障碍

学习技能障碍可能会影响一个儿童阅读、写字、解决数学问题的能力。它是由于大脑无法正常处理声音，字母，单词或者抽象概念等引起的神经失调。

诵读困难

诵读困难是一种神经失调，它是由于大脑处理文字信息问题导致。有诵读困难的儿童会在鉴别字母、发音、拼写等方面存在问题。这些困难会影响儿童阅读或者理解阅读的能力。

数字识别困难

数字识别困难是一种神经失调，它是由于大脑处理关于数字的信息的缺陷导致。伴有数字识别障碍的儿童识别数字、符号，记忆表格，理解分数等存在困难。他们同时在看时间、记录时间和看地图方面存在问题。

书写困难

书写困难是另一种神经失调，有书写困难的人存在拼写困难，以及写字困难。这些困难会导致患者的笔记变得无法识别。患者也无法在纸上组织语言，尽管他们可以通过口头表达清楚。

运用障碍

运用障碍是由于大脑无法正确地传递信息引发的一种神经失调。有运用障碍的患儿会显得很笨拙或动作不协调，难以完成诸如穿衣服、梳头之类的动作；在听说读写上也存在困难，触觉非常灵敏。运用障碍患儿无法理解逻辑学或者动机学，经常表现得不成熟。

学习技能障碍的诊断和治疗

为了诊断学习技能障碍，患儿会接受读写以及数学方面的测试。同时也进行视听测试以排除视力和听力问题。

学习技能障碍的治疗取决于疾病类型。例如，患有诵读困难的儿童会得益于语言项目学习。有数字识别障碍的人会得益于生活类数学题如数钱，并可以借用计算器来核对自己的工作。有书写困难的儿童会得益于使用计算机、打字机、画画或列清单，来组织和表达思想。有运用障碍的儿童会得益于物理或职业疗法，可改善患儿的协调性和完成日常任务的能力。

如果你的孩子有学习障碍问题，和他的老师以及医生合作，同时和一些专业人士合作。在恰当的干预以及教育计划下，很多患者的学习障碍都可以得到弥补。支持团体和其他组织可能会对学习障碍患者及其家人有所帮助。

儿童常见的耳部问题

耳部感染是年幼儿童的常见问题，特别是6个月至1岁的儿童。中耳感染是在上呼吸道感染例如感冒通过咽鼓管蔓延至中耳腔时发生的。一些儿童会有反复的耳部感染，如果不治疗，会引起严重的并发症，例如听力丧失。它会对儿童的言语发育造成严重影响。

耳部感染

中耳感染或者炎症（医生称其为中耳炎）可发生于任何年龄，但是在婴儿和年幼的儿童最常见。中耳炎病情可急（发病期短而严重）可慢（长期发病）。如果患儿在6个月内有3次或更多的耳部感染，或者在12个月内出现4次或更多次耳部感染，这种情况被称为复发性急性中耳炎。

当鼻子和咽喉处发生细菌和病毒感染（如感冒或流感）引起的液体或黏液或者某一过敏源导致咽鼓管（连接中耳和耳、咽喉的管道）肿胀和不正常的流液时，就会导致中耳炎。暴露于二手烟

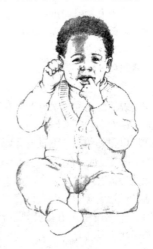

耳痛

如果你的宝宝耳痛，他是不可能告诉你耳朵痛的。如果你发现孩子不停地拉耳朵或者比往常更急躁和易激怒，你应该检查检查孩子的耳朵。

会增加呼吸道炎症和感染的机会，以及幼儿的咽鼓管出现异常的可能。对于有些儿童，腺体（位于鼻后壁两侧和上咽喉处的淋巴组织）会增大，进而阻塞咽鼓管的排液行为。如果咽鼓管被堵塞，脓液就会在中耳内聚集，对耳膜造成压力，并导致严重的疼痛、听力丧失，甚至耳膜破裂。

耳部感染以及中耳液体的聚集在儿童中比成人更常见，这是由于儿童的咽鼓管比成人更小。那些有耳部感染家族史、免疫力差以及有出生缺陷（如唐氏综合征，改变了咽鼓管的形状）的儿童发生耳部感染的风险将增加。男孩发病比女孩多，对此原因不明。

症状和诊断

急性中耳炎的症状包括发热，疼痛，耳内化脓。其他症状包括耳朵流液以及听力丧失，患儿会变得易怒。

为了诊断急性中耳炎，医生会询问详细的病史，用耳镜检查患儿。医生同时也会采集耳内的液体标本进行检测，以明确是否存在细菌感染。

治疗

在许多病例中，耳部感染可自行消失。不过，对于由细菌引起的急性中耳炎，医生可能会用抗生素来治疗。同时也会推荐使用止痛药来治疗疼痛和发热。（注意不要给18岁以下的儿童服用阿司匹林，因为可能会有发生雷氏综合征——一种危及生命的疾病的风险。）同时医生也会要求患儿2周后来复查，以确定感染是否得到清除。

在一些严重的病例中，医生可能建议行鼓膜切开术，即在耳膜上手术造一小切口，吸出液体，有时会插入一个小排液管引出液体。鼓膜切开术通常作为门诊手术在全身麻醉状态下操作，但也可在医生办公室没有全身麻醉的状态下激光操作。

预防

以下步骤能帮助你减少耳部感染的危险：

● **母乳喂养孩子。**母乳喂养能给孩子提供抵抗感染的免疫力，这是因为母乳含有抗感染的抗体。

● **喂奶时保持孩子直立。**如果孩子躺着吸奶，奶汁很容易流入孩子的喉咙后面，阻塞孩子的咽鼓管。

● **不要在孩子周围吸烟。**二手烟会增加儿童呼吸道感染的危险。

● **选择一个小型的日托中心。**如果有可能，选择一个不超过6个儿童的托儿所。托儿所内儿童太多会增加上呼吸道感染传播的危险，引起孩子耳部感染。

慢性分泌性中耳炎

当急性中耳感染导致的液体在中耳中存在超过6周时，就可将其称为慢性分泌性中耳炎。慢性分泌性中耳炎即使没有感染也可发生，引发的原因很多，包括解剖学原因如腭裂、唐氏综合征或者咽鼓管过于狭窄。在有些病例中，中耳内的液体变得很黏稠（医学上称之为胶耳）。液体聚集可引起轻微的听力丧失，并可延缓患儿的语言发育。

症状

慢性分泌性中耳炎常常无任何症状。不过，会感觉听到的声音比较压

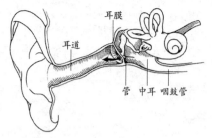

耳膜

耳道

管 中耳 咽鼓管

鼓膜切开术

对于经常性发生耳部感染的儿童或者耳内长期有积液的人，医生有时会建议行鼓膜切开术以排出积液。在手术中，一根小管被放置入耳膜内，以保持中耳空气流通。手术可恢复听力，缓解疼痛，有助于预防耳内再次出现积液以及由此引起的更多感染。

抑或微弱，就像声音是从水里发出的一样。一些儿童在噪声环境下鉴别声音有困难。

如果不治疗，慢性分泌性中耳炎可能会影响到语言功能。相对少见的情况下，慢性分泌性中耳炎可致耳膜皮肤生长异常（即胆脂瘤）。慢性分泌性中耳炎也能使中耳小骨出现瘢痕，与中耳有粘连。如果你的孩子语言功能发展缓慢或者当你和他说话时反应迟钝，那么有可能是慢性中耳炎导致的。

诊断

因为慢性中耳炎通常没有明显的症状，医生常常是检查其他问题时发现此病的。但是，如果你怀疑你的孩子在耳部感染后出现听力丧失，就带孩子去看医生。医生将询问详细的病史，同时通过耳镜检查耳朵。

医生可能会建议患儿去看耳鼻喉专科医生，他会通过阻抗试验来帮助查明孩子的耳内是否有积液。医生也可能会建议患儿去看听力学家，听力学家将对

其进行听力测试以确定患儿是否有听力损害。

治疗

为了治疗细菌感染导致的慢性分泌性中耳炎，医生可能会使用抗生素，尤其是如果医生怀疑患者有鼻窦感染时。许多医生更倾向于先观察一段时间，看积液是否会自行吸收。当双耳都受到影响时，愈合可能需要 3 个月；当仅有一侧耳受影响时，愈合可能需要 6 个月。在有些病例中，医生建议行鼓膜切开术来排出积液。鼓膜切开术通常只在患儿的听力有明显损伤，妨碍了语言功能时才会进行。

呼吸系统疾病

呼吸系统将氧气运输至体内的各个细胞，同时将身体内的二氧化碳清除。呼吸系统包括鼻、喉、咽、气管、肺以及一系列运输血液的血管。在儿童中，感染是引发呼吸道疾病的最常见原因。

腺样体疾病

腺样体是位于鼻腔后方两边、扁桃体之上的淋巴组织集合，是人体免疫系统的一部分。大部分儿童中，腺样体在儿童 3 岁时开始生长，此时儿童最易感染。大约 5 岁时，腺样体开始缩小，通常到青春期时开始消失。有些儿童中，腺样体会继续生长，最终阻塞了鼻子至咽喉的气道。此时，鼻子的分泌物被阻

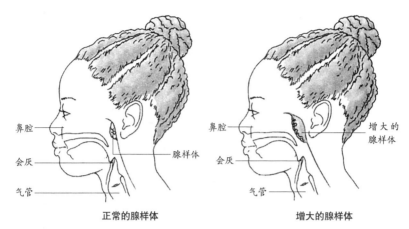

正常的腺样体　　　　　　　　　　增大的腺样体

腺样体

　　腺样体是位于鼻腔后方两边、扁桃体之上的淋巴组织集合（左图），是人体免疫系统的一部分。当孩子发生上呼吸道感染时，腺样体会增大（右图）。

塞，腺样体受感染。如果感染没有及时治疗，那么它可能会扩散至中耳，导致中耳感染。

症状

　　当鼻子到咽喉的气道被阻塞时，患儿通常出现鼻塞、经口呼吸和打鼾。在有些病例中，患儿的声音带有鼻音。一整天内都会有鼻涕从患儿的鼻内流出。当患儿平躺时，分泌物会流进喉咙里，导致咳嗽。在睡觉时，患儿出现呼吸困难，导致患儿无法休息或者引起更为严重的睡眠障碍——阻塞性睡眠呼吸暂停。如果咽鼓管被阻塞，就会引起持续性耳痛。如果再继续发展成慢性中耳感染，那么最终可能会导致听力丧失。

诊断

　　在诊断腺样疾病时，医生会询问患儿的症状，并对其进行体格检查。医生也将用窥镜检查患儿的腺样体，并对患儿的头部侧面进行 X 线检查，以查看腺样体是否有增大。

治疗

　　在很多病例中，腺样体感染无须治疗即可自愈，肿胀自行消失。还有些病例，医生会应用抗生素清除感染，减轻肿胀。如果肿胀在感染消退后持续存在，那么医生可能会应用激素和抗组胺药来帮助打开气道。如果耳痛反复发作，影响到孩子的听力，干扰了孩子的上学，或者在使用了抗生素后仍然耳痛，那么医生可能会建议手术切除肿大的腺样体。如果肿大的腺样体引起打鼾或阻塞性睡眠呼吸暂停，医生也会建议手术治疗。

哮　吼

　　哮吼是一种炎症，是副流感病毒引发的呼吸道感染所导致的气道狭窄，好发于初秋与春天。5 岁以下的儿童都易受影响。

421

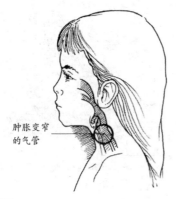

肿胀变窄
的气管

哮吼

哮吼是一种炎症，是由于呼吸道病毒感染而导致的气道狭窄。肿胀变窄的气管导致声音嘶哑、呼吸声嘈杂和咆哮似的咳嗽。

症状

哮吼主要症状是大声地咳嗽。声音嘶哑经常发生。大一些的儿童咽喉或前胸会有些不适。哮吼患儿通常会在夜里因自己的喘息声或呼噜声而惊醒。如果喘鸣声比较突然且伴有咳嗽，则患儿可能不是呼吸道感染，而是吸入了异物。在所有的病例中，急速而嘈杂的呼吸属于急诊情况，需要紧急处理。

诊断和治疗

哮吼的诊断是依赖于症状与体格检查。医生可能会通过X线检查确定症状是否由会咽炎引起。

如果你的孩子有哮吼，首先要使孩子保持镇静。让孩子大量饮水；如果孩子发热，给孩子服用对乙酰氨基酚或布洛芬（不要用阿司匹林）。在孩子的房间配一个冷加湿器，保持房间内空气湿润，可缓解孩子的症状。蒸汽浴有助于缓解孩子的充血现象，使其呼吸更顺畅。

医生可能会开出皮质类固醇类喷雾剂来缓解气管的炎症和肿胀，或者肾上腺素喷雾剂来改善呼吸。医生也可能开出口服或者静脉用的皮质类固醇类药物。治疗可在医生办公室或急诊科进行。有严重呼吸困难或者发绀的儿童应该住院进行吸氧以及药物治疗。如果医生怀疑是会厌炎，那么患儿将被立即送入重症监护病房，给予紧急处理。

如果患儿的气道被严重的哮吼或会厌炎所堵塞了，医生将会把一根管子经口插入咽喉内以打开气道，或者在严重的情况下在患儿的咽喉上做一个小切口，然后插入呼吸管。呼吸管通常在24~72小时内被移除。在少数病例中，患儿必须要通过呼吸机维持呼吸。住院治疗数天后通常就可完全恢复。

警告 !

呼吸困难或呼吸声嘈杂

如果孩子不小心吸入了异物，异物就会部分或者完全阻塞气道（气管），妨碍呼吸。如果孩子的气道被部分阻塞，孩子将会有喘息或呼噜声，并可能会咳嗽。在这种情况下，医生将进行支气管镜检查，寻找异物，如有可能，移除异物。

如果吸入的异物下行至肺部，就会引起炎症和感染。在这种情况下，医生将用支气管镜来定位和移除异物，并使用抗生素来治疗或预防感染。

如果孩子突然出现呼吸困难，或者嘴唇发青，或者呼吸有嘈杂声，应立即拨打120急救电话，或者立即带孩子去最近的医院急诊科就诊。

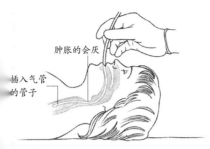

肿胀的会厌

插入气管
的管子

会厌炎

会厌炎是一种危及生命的疾病，会厌（气管顶端的软骨）发炎、肿胀，从而阻塞气道。治疗会厌炎时，医生将一根小管经口插入咽喉下方，以打开气道。患儿需要入住重症监护病房，静脉滴注抗生素。

细支气管炎

细支气管炎是一种潜在的威胁生命的肺部病毒感染，导致细支气管内壁肿胀，并且产生出许多分泌物，阻碍肺泡（肺内和血液中的氧气和二氧化碳进行交换的小气囊）内外的气体交换。细支气管炎通常发生于小于 2 岁的儿童，并且好发于秋季、冬季和早春。早产儿发生细支气管炎的风险较高。如果你的孩子具有发生细支气管炎的危险因素，那么医生会建议预防治疗，注射单克隆抗体（在实验室制成的对抗特定感染原的蛋白质）以防止呼吸道合胞病毒（RSV）感染。像普通感冒一样，细支气管炎很容易通过唾液、飞沫等传播。最常见的感染病毒是 RSV。

症状

细支气管炎的症状包括流鼻涕，低热，咳嗽，呼吸短促。在严重的病例中，患儿呼吸急促（每分钟超过 40 次）而费力，皮肤青紫，尤其是嘴角和指尖的皮肤。患儿需要坐直才能呼吸，并有

喘息。患儿可能会有呕吐，无法吞咽。如果你的孩子皮肤青紫，应立即带孩子到最近的医院急诊部就诊。

诊断

在诊断细支气管炎时，医生将询问患儿的症状，检查患儿是否有脱水的迹象，例如口干、眼球凹陷和柔软部位下陷。医生也将用听诊器听诊患儿的腹部，如有典型的喘息声或鼓泡声，则提示患儿的细支气管内有黏液存在。

治疗

对于轻度的细支气管炎，无须治疗。医生可能会建议患儿多喝水，在睡觉时房间内使用冷加湿器以帮助缓解充血症状。如果患儿发热，可让其服用对乙酰氨基酚或布洛芬。在有些病例中，医生会为患儿使用支气管扩张液体制剂

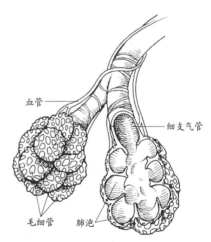

血管

细支气管

毛细管   肺泡

细支气管炎

细支气管炎是一种潜在的威胁生命的肺部病毒感染，导致细支气管内壁肿胀，并且产生出许多分泌物，阻碍氧气和二氧化碳在肺泡（肺内和血液中的气体进行交换的小气囊）内进行交换。

423

复发性感冒或感冒样症状

对儿童来说，经常咳嗽和感冒是很平常的，尤其是在冬季，通常不需要对此过于恐慌。白天和其他孩子一起待在托儿所的儿童更容易患感冒，正上小学的儿童也一样，因为他们会接触到很多新的病毒。不过，慢慢地他们就会对这些新出现的病毒获得免疫力。

感冒的儿童经常伴有咳嗽，他们通常不会擤鼻涕，而是把鼻涕吸入喉咙里。进入咽喉的黏液对咽喉造成刺激，然而孩子开始咳嗽意欲排出这些黏液。吞咽黏液引起的腹痛是儿童感冒时的另一个症状。在有些情况下，感冒患儿所感觉到的腹痛实际上是由咳嗽引起的肌肉痉挛导致的。

何时去看医生

有时孩子即使有感冒症状，但他实际上并没有得感冒。对于有些儿童来说，感冒样的症状其实是过敏反应导致的。如果你的孩子在温暖的气候下流鼻涕、鼻塞和流泪，那孩子可能是对某些过敏源如尘螨过敏。还有些儿童，复发性的咳嗽可能是由一种严重的疾病引起的。例如，复发性的咳嗽同时伴有喘息可能是哮喘、窦炎或者腺体组织增大的症状。在少数病例中，复发性的咳嗽可能是由遗传性疾病囊性纤维化所致。如果你的孩子长期咳嗽，或者经常出现感冒样症状，去看医生。

对于一些婴儿来说，某些更为严重的感染如耳感染、细支气管炎或肺炎的症状与感冒的症状很相似。患儿可能会烦躁不安，不停哭闹，拒绝进食；发热（体温达到38.9℃）左右，皮肤发烫；声音长时间嘶哑，干咳。如果你的宝宝有这些症状，应去看医生。

医生将询问孩子的症状，检查孩子的咽喉，以查明扁桃体是否有炎症。扁桃体炎或腺体组织增大可导致呼吸困难。如果孩子有喘息或呼噜声，医生就会怀疑哮喘或肺部感染。医生将检查孩子的胸部，以明确感冒是否正在发展成更为严重的疾病如肺炎或细支气管炎。

因为呼吸道感染能沿着咽鼓管影响到中耳，引起中耳感染，因此医生将用耳镜检查孩子的耳部。如果耳部感染没有得到及时治疗，将会导致耳膜破裂；慢性耳部感染可导致听力丧失。

如果孩子患了感冒

在一些病例中，感冒患儿会整夜整夜咳嗽，其常见原因是卧室太热或者太冷，室内的空气刺激患儿的咽喉。调节房间内的温度或湿度可解决这个问题。

患有感冒的婴儿会出现进食障碍，如果这个现象仅持续了几天，通常问题不大。你可以用一个球形吸管吸出宝宝鼻内的黏液，给宝宝用些盐水滴鼻，这样有助于恢复宝宝的食欲。

尽量让年纪大一点儿的孩子在睡觉前喝点儿水，以帮助清理鼻道后方。多次清洗你和孩子的脸和手以防止感染传播。

或喷雾器来控制患儿的咳嗽和气喘。喷雾器能将药液形成薄雾供患者吸入。为了预防感染传播，应经常洗手，尤其是在照顾患儿时，更应注意卫生。

在严重的细支气管炎病例中，儿童可能需要住院几日，吸氧，静脉给予补液以缓解脱水，服用支气管扩张剂以扩张气道。服用抗生素来治疗各类继发性的细菌感染，例如肺炎。如果患儿呼吸困难，需应用呼吸机直到呼吸恢复正常。在及时的治疗下，感染在几日内会被清除，并且无后遗症。但是有些患儿会有一些后遗症，只要发生呼吸道感染就会出现喘息，这种情况会一直持续到五六岁。

血液病

血液病对身体的影响很大。因症状的多变性和起病时通常比较轻微，这些血液病有时很难被察觉。例如对于缺铁性贫血或过敏性紫癜患儿来说，迟来的症状往往不会引起任何持久性的影响。

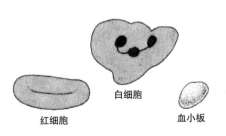

血细胞的类型

红细胞形如油炸圈饼，将肺内的氧气运送至全身组织，并将身体组织里的二氧化碳运回肺部。白细胞可保护机体对抗感染。白细胞体积比红细胞大，但数量没有红细胞多。血小板是红细胞的碎片，在凝血过程中其中重要的。

过敏性紫癜

过敏性紫癜是一种不明原因的过敏反应，导致皮肤表层出疹。这种皮疹被认为是抗体和血管的异常反应导致的，它导致血管炎症。在有些病例中，机体在几周后会产生出抗体来对抗细菌或者病毒感染，或者作为对某种食物或药物的反应。

过敏性紫癜好发于秋末和冬季，主要影响2~7岁的儿童，男孩比女孩多发。严重病例会导致肾衰竭、肠道和其他器官出血，少数情况下引起肠梗阻（即肠套叠）。对于有些儿童患者来说，过敏性紫癜在最终被治愈前的2年内会复发。

症状

过敏性紫癜发病开始常常是出疹的皮肤瘙痒、发红，形状不规则，扁平或凸起，大小各异，看起来像是瘀血。发生部位通常在脚踝处、胫骨处、臀部和肘部。皮疹会反复出现，在几周后消退。有些病人发作前有咽喉疼、头痛、发热、食欲差等现象。

一些儿童也会有关节肿胀（通常是踝关节和膝关节），腹痛常常很重而且持续，血便。一半左右的患儿有血尿，少尿，严重时肾小球内的小血管发生阻塞（血管球性肾炎）。一些患儿有高血压。

诊断和治疗

过敏性紫癜可通过症状、体格检查和血尿检查得到诊断。X线与CT检查可用来评估在肠道或其他脏器内发生的任何并发症。在大部分病例中，治疗并非必需的，因为症状可以在1个月内自行消失，但是患儿必须住院观察是否有并发症。在严重病例中，皮质类固醇类药物可用来缓解炎症，或者静脉输入免疫球蛋白（含有对抗感染的抗体）来缓解症状。

如果肾脏受到影响，医生会常规检查肾。有些病例需要做肾活检。有些患儿的尿液中红细胞或蛋白水平会有所升高，并会持续数月，因此需要定期复查。如果患儿有高血压，医生将用药物来控制血压。

儿童缺铁性贫血

缺铁性贫血是儿童中最常见的一类贫血，是血液中的血色素供应不足。缺铁性贫血通常是饮食中的铁摄入不足，或者机体对铁的吸收不足所致。大多数足月儿在出生时就有充足的铁供应，并且能从母乳或奶粉中继续得到铁。但是随着长大，机体对铁的需要量开始增大，此时如果饮食中缺铁就会导致贫血。早产儿出生时铁供应就不足，有些疾病会抑制铁的吸收如乳糜泻，有以上因素的儿童发生贫血的风险较高。婴儿不应喝牛奶，因为牛奶会影响铁的吸收，刺激肠内壁，导致肠道出血，进而造成贫血。

警告 ！

铁补充剂

铁剂补充过量是6岁以下儿童发生中毒死亡的首要原因。如果医生给你的孩子开了铁补充剂，一定要严格按照医嘱服用。为了防止铁剂补充过量或中毒，确保将所有的铁剂放在孩子找不到的地方。

症状

轻度贫血往往没有明显的症状。在严重的病例中，症状有皮肤（尤其是手和下眼睑内侧）苍白、疲倦、虚弱，或者行为改变例如易怒。另外，也会出现昏晕、气喘和心悸等症状。所有这些症状在活动后更加明显。如果孩子的活动比原来减少，或者如果孩子在适度活动后也会气喘，请去看医生。如果你怀疑孩子有缺铁性贫血，不要擅自做主给孩子补铁，因为铁太多也会有危险。

诊断

为了诊断缺铁性贫血，医生会采集血样检测铁的水平。为了排除其他病因，如内出血或消化道疾病，医生会建议检验大便，查明是否有便血；或者进行消化道的X线检查。

治疗

为了治疗轻度缺铁性贫血，医生会建议饮食治疗来帮助儿童得到充足的铁，如多吃含维生素C的食物，它可促进铁的吸收。为了治疗由饮食中缺铁引起的严重性缺铁性贫血，医生会让孩子补充铁剂连续2个月或更长。如果贫血是由其他疾病导致的，医生将建议治疗其原发病。

铅 中 毒

铅是一种毒性极大的金属，很容易被身体吸收。如果铅被吞咽入肠道或者经吸入进肺，就会随血流进入软组织内，例如肝脏、肾脏或大脑。铅也可能沉积在骨头和牙齿上。

小于 6 岁的儿童发生铅中毒的危险大，因为他们的身体能吸收更多的铅。当他们吃油漆涂料（在 1978 年以前的油漆涂料都以铅为基本组分）或污染的土壤时，铅就会进入他们的体内。室外污染的空气、室内空气中的尘埃，家具、窗台、栏杆表面涂的以铅为基础的涂料都充斥着铅。因此，当儿童吸入这些空气，舔咬这些家具时就会使铅进入体内。

铅的来源包括以铅为基础的涂料，土壤，自来水，工作服。其他少见的来源包括水晶容器、陶器等。

症状

虽然轻度的铅中毒通常不会引起症状，但有些儿童常会出现易怒、头痛、肌痛、嗜睡、疲倦、便秘、腹痛、恶心和体重下降。营养不良也会引起贫血。严重的铅中毒会导致多动症，行为障碍，听力障碍，生长发育延缓和精神发育迟缓，癫痫以及脑损伤。长期暴露于铅的后果相对严重，常常不可逆转。

诊断

铅中毒的诊断是取决于儿童的症状以及体格检查。医生将通过血液检查测定儿童血液中的铅水平。每分升血液中有 10 微克或更多的铅提示铅中毒。在严重病例中，医生可对腹部和骨骼进行 X 线检查，以查明是否有铅沉积。

治疗

铅中毒的主要治疗方法是消除环境中的铅，或确保孩子避免接触污染的环境。轻度铅中毒可以通过螯合剂进行治疗，螯合剂可与体内的铅结合，并促使螯合物经尿液排出。螯合剂可口服或肌肉注射。为了预防或减少对铅的吸收，医生建议高铁、高钙、低脂饮食。严重的铅中毒患儿需要住院治疗，静脉滴注螯合剂和营养物质。

预防

医生建议所有的儿童都要进行铅中毒筛查（6 个月 ~6 岁的儿童）。你可以采取下列措施来限制家人接触铅，预防铅中毒：

● 不要让孩子舔或玩弄油漆，不要舔表面涂有油漆的物品，如家具、窗台或栏杆。

● 检测家中的铅水平，请专业人员清楚任何以铅为基质的油漆。

● 保持家中清洁，尤其是孩子们玩耍的地方。

● 要求当地卫生部门或供水部门检查家中自来水中的铅含量。

● 每天首次使用自来水时，应先放水至少 1 分钟（因为铅制的水管里水在静态时能收集被溶解的铅）；不要饮用热自来水或用热自来水做饭（因为热自来水要比冷自来水更能溶解水管里的铅）。

● 不要用水晶玻璃容器贮存饮料，不要用铅制的陶瓷烹饪或贮存食物。

● 不要让孩子玩儿泥土。鼓励孩子多洗手，尤其是在户外玩耍后、吃饭前和睡觉前。

● 注意运动场地上的器械有无破损、脱落的油漆，要求当地卫生部门检测油漆内的铅含量。如果油漆是以铅为基质的，应该被除去或更换器械。

● 给孩子采用高铁、高钙和低脂饮食，减少孩子对铅的吸收。富含铁的食物包括红色肉类、豆类、强化谷类和蛋类。富含钙的食物包括低脂或脱脂奶制品，如牛奶、酸奶酪和干酪。

泌尿生殖系统疾病

泌尿系统以下几个部分组成：两个拳头大小的器官——肾（肾过滤血液并通过产生尿液排出废物和多余水液），两条狭窄的管道——输尿管（尿液由此自肾脏运输至膀胱），一个中空肌性器官——膀胱（储存尿液的容器），一个狭窄的管道——尿道（尿液由此自膀胱排出体外）。生殖器官与泌尿器官紧密相邻。

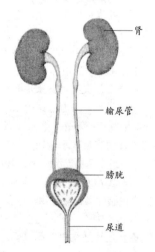

肾

输尿管

膀胱

尿道

泌尿系统

泌尿系统由肾、输尿管、膀胱、尿道组成。肾脏产生尿液，把废物和体内多余的液体排出体外。输尿管像两条管道把尿液自肾脏输送至膀胱，尿液暂时储存在膀胱直到被排出体外。尿道是像一条管道，尿液自此由膀胱排出体外。

泌尿系感染

病原体（一般为细菌）侵入泌尿道并在此繁殖引发泌尿系感染。泌尿系感染是儿童常见疾病，女孩尤易感染，这是由于女性的尿道短，细菌容易自尿道上行至膀胱而发生感染。

泌尿系感染与一些危险因素相关。如果发病患儿为男孩或年龄不到2岁，或者感染反复发作，提示可能存在泌尿系畸形，需要治疗以防止更为严重的疾病发生，如慢性肾盂肾炎、慢性肾衰竭、膀胱输尿管反流。

症状

有时泌尿系感染没有临床症状。当症状出现时一般表现为尿频、排尿困难、小便灼热感，腰背部疼痛，疼痛可放射至腹股沟，可伴有发热、小便混浊和难闻的气味。如果发现孩子有泌尿系感染的症状，及时与医生取得联系。

诊断

泌尿系感染的诊断基于患儿的临床表现、体格检查和尿液检查。如果患儿为男孩，或者反复发生泌尿系感染，或者病情严重，建议做进一步检查，如肾脏、输尿管和膀胱的超声检查或CT扫描，或者肾脏放射性核素造影、排尿膀胱造影。超声和CT扫描可显示出肾脏、输尿管和膀胱的形态。肾脏放射性同位素造影可反映肾功能，还可用于检查肾盂肾炎。医生可以通过排尿膀胱造影了解膀胱的大小，判断是否存在膀胱输尿管反流。

治疗

泌尿系感染需口服抗生素（药片

或药液）。如果出现肾盂肾炎通常需要静脉用药。泌尿系畸形可以通过手术纠正。医生会鼓励患儿多饮水，及时和完全地排空膀胱（4~6小时1次）。抗生素治疗几天后症状就会缓解，但仍然需要足疗程服用，否则就可能复发。

膀胱输尿管反流

膀胱输尿管反流是一种常见的泌尿系畸形，由于防止尿液反流的功能障碍，而使尿液从膀胱反流到输尿管甚至肾脏。反流会使肾脏内压力升高，引起

遗尿

到四五岁时，大多数儿童在晚上睡觉时不会再尿床。而还有些儿童则会继续尿床，少数儿童即使在白天时也会尿湿裤子，这种情况医学上称为遗尿。如果孩子在经历了很长一段不再尿床的时间后再次出现遗尿，这种情况叫作继发性遗尿。遗尿可持续多年，男孩比女孩稍多，并有家族遗传特性。

在大部分病例中，遗尿的病因未知。不过，有些（尤其是继发性遗尿）可能是心理性的，例如与压力有关。有些患者的遗尿是由于患有其他疾病如泌尿道感染或者未被诊断出的糖尿病引起的。对于这种情况，治疗引起遗尿的潜在疾病通常也可治愈遗尿。

遗尿的治疗

如果孩子有尿床的习惯，让他在睡觉前去排尿。然后在你去睡觉时唤醒孩子再次去排尿。如果你的孩子到了上学的年龄，设置闹钟唤醒他去排尿。对于年龄稍大的儿童，事先给他准备一套干的睡衣睡裤和床单，以便他自己替换。如果几周后，这种方法无效，去看医生，进行检查以排除其他疾病。医生可能会进行尿检或其他检查以评估孩子的膀胱和肾脏功能。

孩子自己也肯定希望处理好自己的尿床问题。你在对待孩子的尿床问题时，应采取在训练孩子上厕所习惯时一样的原则：鼓励和支持，当孩子某天没有尿床时给予表扬，不要责骂或惩罚孩子。一种负面的、责骂的方法只会使情况变得更糟。大多数儿童长大后会自然停止遗尿。

如果你的孩子7岁或者以上仍然尿床，医生可能会建议孩子应用一种特殊的护垫来进行治疗，此护垫对液体非常敏感，当它觉察到尿液时就会报警。大部分儿童在听到报警音后就会起身去小便。这种疗法通常在治疗数周后就会起效；如果孩子后来又开始遗尿，可再次使用这种护垫。

医生会建议孩子限制碳酸饮料和柑橘类饮料的摄入，禁止咖啡因的摄入，晚餐时或晚餐后不要喝奶制品。医生将会评估儿童的膀胱大小，判断排出的尿量。如果儿童的膀胱比正常小，医生会通过药物来扩张膀胱，以减少小便的次数。因为是便秘导致尿床，医生将建议增加饮食中的纤维含量。

对于长期遗尿的病例，医生会用激素暂时性地控制尿床。对于有些儿童患者来说，加压素（人工合成的激素，能抑制尿液量）能有效控制尿床。

反复泌尿系感染，最终导致肾脏持久损害产生瘢痕。

膀胱输尿管反流常发于患有先天性神经管缺陷如脊柱裂的患儿，也常见于泌尿道异常者如有囊肿、结石、阻塞等。婴儿期男孩多发，儿童早期女孩多发。膀胱输尿管反流有家族遗传倾向，白种人相对黑种人发病率高。

症状

大多数情况下，泌尿系感染是膀胱输尿管反流的早期症状。其他症状和体征包括尿频、排尿不畅、尿失禁、低体重、高血压。肾脏肿大时腹部可触及肿块。

诊断

膀胱输尿管反流的诊断基于患儿的症状和体格检查的结果。医生会通过膀胱尿道造影来判断是否存在膀胱输尿管反流及其严重程度。肾脏超声可以查看肾脏大小和形状，观察是否存在囊肿、结石、阻塞和其他异常。

治疗

根据本病的病情严重程度采取不同的治疗手段。轻度反流通常在5年内自行缓解。反复泌尿系统感染的患儿需要预防性使用抗生素，有时需服用药物控制血压。手术治疗可以人工制造一个瓣膜样组织防止反流。严重病例需要摘除受损肾脏，由剩余的肾脏来承担双肾的功能。

链球菌感染后肾小球肾炎

链球菌感染后肾小球肾炎是继发于链球菌感染后的一种肾小球肾炎。感染时人体产生针对细菌的抗体，但由于免疫系统功能障碍，抗体在清除细菌后依然活跃并攻击肾脏。随后，肾脏发生炎症反应，同时出现少尿。血液由肾小球（肾脏滤过的单位）滤过生成尿液。通过及时治疗链球菌感染后肾小球肾炎可以痊愈，但仍有少数患儿发生持续的肾脏损害，经过若干年后进展为慢性肾衰竭。

症状和诊断

链球菌感染后肾小球肾炎的主要表现为少尿，由于含有血液小便混浊或呈暗红色。少尿会继发水肿，体内液体潴留表现为眼睑、颜面部甚至全身水肿。水肿引起体重增加、食欲差、绞痛、腹泻和高血压。

链球菌感染后肾小球肾炎的诊断基于患儿的诊断和体格检查。医生诊断时考虑本病，需进一步进行尿液和血液的实验室检查以明确诊断。

治疗

急性期需卧床休息。采取特定饮食，控制钠、钾、液体的摄入，必要时还要减少高蛋白类食物的摄入。控制饮食的目的是减少肾脏代谢负担和预防液体潴留。

医生还会使用抗生素清除残余的感染灶，用利尿药增加尿量，促进多余液体排出体外，用降压药控制血压。

严重患儿需要住院治疗各种可能的并发症，如肾功能衰竭、心功能衰竭和严重的高血压。住院期间需要监控患儿血压，必要时给予降压药。

溶血性尿毒症综合征

溶血性尿毒症综合征是胃肠道严重感染后的一种少见的并发症，最常见的病原体是大肠杆菌。人体可以通过以下途径感染：食用了污染的肉类、家禽和马铃薯，或者饮用了污染的果汁、水和奶制品，或接触感染者和污染的物品。细菌毒素进入血液中损伤红细胞（携带氧气输送至全身组织）和血小板（帮助凝血）。受损的红细胞和血小板在肾血管内形成微小血栓，影响肾脏滤过和排泄废物。

溶血性尿毒症综合征是 10 岁以下患儿发生急性肾衰竭的主要原因之一。虽然大部分患儿没有长期的肾脏持续损害，仍有部分患儿需要透析治疗或者肾脏移植。病情严重时可威胁生命。

注意饮食卫生、经常彻底清洁双手和饮食用具，可以大大降低溶血性尿毒症综合征的发病风险，同时也可以预防其他的食物中毒性疾病。

症状

大肠杆菌感染后症状可能持续大约 1 周，包括呕吐、绞痛、带血的腹泻。大肠杆菌感染的大部分患儿可以完全恢复。然而，仍有部分患儿可发展为溶血性尿毒症综合征。溶血性尿毒症综合征的症状包括苍白或黄疸（皮肤或巩膜黄染）、头昏乏力、精神烦躁、少尿。肾脏清除能力减弱导致水钠潴留，四肢水肿。

诊断和治疗

医生通常会进行血、尿、粪检查，以确定是否存在大肠杆菌的感染以及是否会发展为溶血性尿毒症综合征。

治疗大肠杆菌感染通常会给予液体疗法以防止脱水。建议严重的溶血性尿毒症综合征患儿住院治疗。对溶血性尿毒症综合征的治疗基于病情的严重程度，以及是否累及肾脏和其他器官。监控血压、静脉输液、输血和透析治疗。

肾病综合征

肾病综合征是一种临床不常见的肾小球（肾脏滤过的单位）疾病，血液中的蛋白通过受损的肾小球漏入尿液。肾病综合征时尿量明显减少，导致水肿（体内液体潴留）。80% 的发病儿童为 1~6 岁儿童，2~3 岁儿童为高发人群。男孩受到的影响比女孩大。

肾病综合征的患儿易于发生各种感染，包括腹膜炎、泌尿系感染、肺炎。少数患儿病情难以缓解，并逐渐发展成慢性肾小球肾炎，甚至出现肾衰竭。

症状

水肿是肾病综合征的主要症状。连续几周的水钠潴留导致水肿，在颜面部、腹部、下肢、踝关节和脚更为明显。患儿常伴有显著的尿量减少。如果你的孩子出现了上述肾病综合征症状，应及时就诊。

诊断

肾病综合征的诊断基于患儿的诊断和体格检查。医生会进行尿液和血液的实验室检查，如果检查结果异常，需复查尿液和血液。必要时行肾穿刺术（取出一小部分肾脏组织在显微镜下检查）以明确诊断。

治疗

肾病综合征的患儿需住院治疗以便于观察和治疗。摄入低盐、高蛋白饮食，给予利尿药（减少液体潴留）和皮质类固醇类药物（降低炎症反应）。酌情使用强效的免疫抑制剂。症状通常在治疗 2 周后得到缓解，患儿可以出院治疗。

出院后，患儿需继续按医嘱服用药

物，限制饮食摄入。继续采取低盐、高蛋白饮食，如鱼、肉、蛋和低盐奶酪，以提供机体所需的蛋白质。水肿时还需限制液体的摄入。

大部分患儿会完全康复，少部分患儿会在症状缓解几周或几个月后复发，复发后治疗同上。反复发作建议使用皮质类固醇类药物长程疗法控制病情。极少数患儿可发展为肾衰竭，需要肾脏移植。

肾发育不良

肾发育不良也称为囊性肾发育不良，是胚胎时期肾脏的细胞组织发育异常的一种疾病。通常一个肾脏受累，有时两肾同时受累。异常的肾脏变小或者肿大，伴有异常的囊性增生组织。肾发育不良是常见的胎儿发育异常，可以通过产前常规超声检查进行筛查。本病不具遗传性。

症状

肾发育不良新生儿的常见症状为腹部明显肿块，还可能出现泌尿系感染、血尿、高血压。双肾受累的新生儿如不及时接受肾脏移植将很难存活。另外，还可能同时伴有其他尿路畸形，如膀胱、输尿管和尿道梗阻。

诊断

医生可以依靠产前的超声检查鉴别出肾发育不良。对于年长儿，医生常在体格检查测血压时发现可能存在肾脏发育的异常。肾脏超声检查和放射性同位素检查可明确诊断。

治疗

肾发育不良的患儿可以不治疗，因为单独一个功能正常的肾脏即可维持正常的生理功能。如果疾病带来了健康问题，建议手术摘除受累的肾脏。如果双肾受累，建议肾脏移植。

维尔姆斯肿瘤

维尔姆斯（Wilms）瘤即肾母细胞瘤，是一种少见的、威胁生命的肾脏恶性肿瘤。5 岁以下儿童高发，男孩的发病率是女孩的 2 倍。本病有家族遗传倾向。需要尽早控制病情，防止癌细胞向肺、肝、脑或另一侧肾脏扩散。

症状

维尔姆斯（Wilms）瘤的主要症状是背部可触及的坚硬肿块，还可能伴有轻度发热、食欲不振、便秘、恶心、呕吐、体重减轻等。患儿可伴有血液系统异常，如贫血，引起虚弱、疲乏、高血压等症状。如果孩子出现上述症状，尽快就诊。

诊断和治疗

医生可以通过询问症状和体格检查发现本病，CT 或者 MRI 可以协助定位肿瘤，判断肿瘤是否转移。肿瘤穿刺组织的病理检查可以确诊本病。

维尔姆斯（Wilms）瘤一旦确诊，建议手术摘除受累的肾脏防止肿瘤扩散转移。残留的一个肾脏基本可保证正常的生理功能。同时需要口服抗癌药物，必要时配合放疗以清除残存的癌细胞。

睾丸未降

男孩的睾丸和女孩的卵巢来自相同的胚胎组织。在大部分男孩中，所有的睾丸均在出生前1个月后从腹壁下降入阴囊。少部分男孩，由于未知原因，一侧睾丸或两侧睾丸（更少见）在出生后并不进入阴囊。在这些病例中，睾丸通常会在1岁时下降。如果睾丸1岁时不下降，就必须进行外科手术。如果睾丸未降情况得不到纠正，那么儿童将来就有不育的危险，也可能发展为睾丸癌。为此，早期治疗是必需的。

症状

未下降的睾丸不会引起疼痛或者影响排尿。一些男孩可能会有腹股沟疝。如果你儿子的一侧或两侧睾丸在1岁时还没有降入阴囊，应去看医生。

诊断和治疗

睾丸未降的诊断基于体格检查的结果。如果两侧的睾丸都不下降，医生将进行肾脏超声以确定肾脏的大小以及是否有缺损存在。

睾丸未降的治疗应该在1~2岁时进

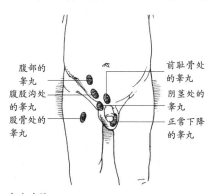

腹部的睾丸
腹股沟处的睾丸
股骨处的睾丸

前耻骨处的睾丸
阴茎处的睾丸
正常下降的睾丸

睾丸未降

在有些男孩中，在出生前睾丸没有从腹部下降入阴囊。未下降的睾丸可能位于腹部、腹股沟、股骨部、耻骨上方或阴茎内。尽管未下降的睾丸通常在男孩长到1岁时自行下降，但如果不能自行下降，就需要接受手术降睾丸移入阴囊内。

行，具体时间取决于睾丸的位置。如果睾丸很靠近阴囊，注射男性激素就可以让睾丸自动进入阴囊。如果睾丸在腹股沟区，那么就需要行睾丸固定术，在腹股沟处造一小切口，然后将睾丸移入阴囊。睾丸固定术通常需要1个小时，手术当天孩子就可以回家。如果孩子同时还有腹股沟疝，在行睾丸固定术的同时也会修复腹股沟疝。一旦睾丸落入阴囊内，孩子将很少会再出现问题。不过，有些孩子的生育能力可能会下降。

外阴阴道炎

外阴阴道炎是一种炎症，它仅影响部分女孩，并且通常是阴户很敏感的女孩。在很多病例中，引发外阴阴道炎的原因不明。还有一些外阴阴道炎是由于大便内的微生物感染导致，或者是由于接触毛料衣物、尼龙、肥皂、泡沫浴、纤维柔软剂或者清洁剂引起的过敏反应所致。遗尿以及蛲虫病也可能引起外阴阴道炎。在少数病例中，外阴阴道炎是儿童遭受性虐待的征兆，儿童的阴道被迫塞入手指、阴茎或其他物体。外阴阴道炎可发生在任何年龄段。

症状

外阴阴道炎的症状包括生殖区瘙痒，红肿和疼痛；阴道内有异常难闻的分泌物；排尿时疼痛，尿频。由于有尿痛和尿频的现象，外阴阴道炎有时会被误诊为膀胱感染。如果你的女儿有外阴阴道炎的症状，必须尽快看医生。

诊断和治疗

外阴阴道炎的诊断基于症状和体格

检查的结果。医生将检查患者的阴道。如果阴道内有异物，应该去除。如果医生怀疑有患者可能遭遇了性虐待，应上报相关部门。

大部分病例中，良好的卫生习惯可以杜绝这一疾病的发生。女孩在大便后应将卫生纸从前向后擦，以防止细菌从肛门进入阴道。每天洗澡，但不要坐在肥皂水内，不要用起泡剂或其他有刺激性的物品。洗澡后彻底擦干感染区域，然后用氧化锌软膏或其他医生推荐的药膏涂抹患区。每次排便后都要清洗生殖区。每天更换内裤。内裤应松紧适度，为棉质的，或在内裤的分叉处有棉质的内衬。

肌肉、骨骼、关节疾病

儿童的肌肉、骨骼、关节损伤非常常见，大部分患儿损伤愈合、恢复也很快。然而，儿童的某些肌肉、骨骼、关节疾病也可以威胁生命，导致永久性损害，如风湿热、骨髓炎、儿童类风湿性关节炎。

风　湿　热

风湿热是继发于链球菌感染（如咽喉炎）后的一种变态反应性疾病。主要累及心脏、脑、关节和皮肤。本病可发于任何年龄，好发年龄为 5~15 岁。

风湿热如果未经治疗可累及心脏，导致风湿性心脏病，表现为心肌炎、心律失常和瓣膜病变。瓣膜病变时心脏瓣膜关闭不全或狭窄，导致心脏做功增加。心脏瓣膜的持久损伤发展为充血

性心力衰竭。

症状

风湿热早期表现缺乏典型表现，常在链球菌性咽峡炎 1~6 周后发病（某些病人链球菌感染的症状很轻微甚至不被察觉）。临床表现为发热，各个关节依次肿痛（为游走性关节炎），胸背腹部皮肤的环形红斑，躯体和四肢异常运动。患儿也可能有胸痛、心律失常，以及充血性心力衰竭的症状（疲乏、气短、脚踝下肢水肿）。为了预防风湿热和风湿性心脏病，建议患有链球菌性咽喉炎，表现为扁桃体肿大、颈淋巴结肿大和发热的儿童及时到医院就诊。链球菌可以在家庭成员之间迅速传播。

诊断

诊断风湿热时，医生将详细询问病史、听诊心肺、检查有无皮疹和关节肿痛。咽拭子培养和血液检查可以提供链球菌感染的证据。心电图（反应心脏的电生理活动）和心脏超声检查可以反映出心脏有无损伤。

治疗

在大部分情况下，及时治疗链球菌性咽喉炎可以预防风湿热。治疗风湿热时，推荐使用皮质类固醇药物来减轻炎症反应，抗生素清除残存的感染灶。也可使用长效抗生素预防链球菌再次感染。

脊柱侧凸

脊柱侧凸是脊柱异常弯曲，这种现象是在青春期发育，尤其是 10~12 岁时开始或者变得明显。女孩比男孩好发。

大部分病例中，病因未知，但是有些可能是先天性的、遗传的，或者与肌肉和神经系统障碍有关。

症状和诊断

在大部分儿童中，脊柱的曲度很小，几乎肉眼不可见。而在有些病例中，弯曲的脊柱可导致肩膀，臀部或者腰部失去平衡。两条腿可能不一样长，肩膀倾斜。在严重的病例中，弯曲的脊柱可影响到心脏和肺脏。

医生将筛查脊柱侧凸作为一项常规检查。如果你的孩子有此病，建议去看骨科医生。

治疗

脊柱侧凸的治疗取决于脊柱弯曲的程度。小于 20° 不需要治疗，但是需要定期检查。曲度在 20°~40° 需要用矫形器治疗。患儿可能还需要物理治疗以帮助加强背部肌肉。如果矫形器治疗无效，或者曲度大于 40°，就需要外科治疗来纠正。

骨　髓　炎

骨髓炎是一种少见的骨骼细菌感染，当细菌沿着感染的伤口进入血流或者其他部位的感染顺着血流进入骨头时，就会发生骨髓炎。炎症通常发生于四肢的长骨关节附近。在少数骨髓炎病例中，感染可影响多根骨头。对于儿童来说，骨髓炎通常发于 5~14 岁，且男孩比女孩更易受影响。

如果骨髓炎未经治疗或者治疗不彻底，那么细菌就会继续扩散，在血液中繁殖，引起败血症。

症状和诊断

骨髓炎的症状会在 2~3 天内逐渐出现，包括受累骨红肿、疼痛。其他症状包括发热、寒战、疲劳和呕吐。对骨髓炎的诊断基于症状和体格检查的结果。为了确诊，医生可能会应用 X 线或骨扫描、血液检验来检查感染情况。在有些病例中，还需进行骨活检。

治疗

对于急性骨髓炎，医生将要求患儿住院治疗，用夹板或石膏板固定受累的四肢。患儿需要连续 6 周口服抗生素。在有些病例中，医生可能会建议手术去除感染。在极其少见的情况下，需要行手术截除受累的骨或周围组织。

幼年型类风湿关节炎

幼年型类风湿关节炎是一种自身免疫性疾病，免疫系统错误的产生抗体用于攻击和破坏关节和其他组织。幼年型类风湿关节炎的病情可轻可重，女孩比男孩好发。病因不明。

幼年型类风湿关节炎在 6 个月 ~16 岁均可发作，但是常常开始于 2~5 岁。病情可反复发作多年，不过到青春期时会消失。每次发作会持续数周，发作程度逐次递减。在某些病例中，幼年型类风湿关节炎可导致畸形。如果虹膜感染了，那么可能会失明。

经过治疗后，大多数幼年型类风湿关节炎患儿的生活将恢复影响。

症状

幼年型类风湿关节炎的症状是受

累的关节出现红肿热痛，关节僵硬。患儿的体温通常有波动，早晨的体温正常37℃，到晚上时体温升高到 39.4℃。患儿的食欲下降，体重下降，躯干和四肢可能会出疹。因为本病抑制了骨髓的造血功能，因而导致轻度贫血。患儿的一只或两只眼睛红肿，疼痛，畏光。

幼年型类风湿关节炎的发炎区域因人而异。除了眼睛周围发生炎症外，颈部以及腋下的淋巴结可能肿胀，心脏外膜也可发炎（即心外膜炎），因而导致胸痛。关节——通常是膝关节、踝关节和肘关节变得肿胀，僵硬，疼痛。某些病例中，关节会变形。如果你的孩子有幼年型类风湿关节炎的症状，应立即去看医生。

诊断

为了诊断幼年型类风湿关节炎，医生常常会询问症状，采集病史，进行体格检查。同时医生也可能进行血检、X线检查和组织活检等。在活检时，取小块组织样本置于显微镜下检查。医生也会建议对关节液进行检验。另外，患儿也可能需要去看风湿科医生，以获得进一步的评估和治疗；看眼科医生以检查眼部的炎症情况。

治疗

幼年型类风湿关节炎治疗目的主要是减轻炎症反应。医生可能建议患儿服用对乙酰氨基酚或者布洛芬来控制发热和缓解疼痛，或者用强效抗炎药来减轻疼痛和炎症。医生也可能建议患儿联合物理治疗和定期锻炼来减缓疾病的进展，帮助恢复和保持关节的灵活性，增强关节肌肉的力量和耐力。因为疲劳可诱使炎症发作，因此应调整好患儿的作息时间。定期的眼睛检查能确定是否有视力减弱的迹象。

儿童时期的感染

当感染病原体通过呼吸道或消化道的内壁进入体内后，就会发生感染性疾病。在微生物进入人体后，它们开始繁殖，并随血流和淋巴系统四处传播，引起症状。

为了对抗感染，免疫系统随即制造出抗体中和或破坏入侵的微生物。每一种微生物会促使人体的免疫系统产生一种特殊的抗体来对抗它。一旦你在儿童时期得过某些特殊的感染，你就会获得相应的免疫力，当下次遇到相同的感染原时，你的免疫系统就会自动识别，然后在感染原引发症状前将其破坏。

感染性疾病具有传染性，这意味着它们可以在人与人之间传播。儿童时期的感染病可由吸入其他患者打喷嚏或咳嗽时扩散入空气中的感染性飞沫所致，也可由直接感染的分泌物而得。当感染性疾病如麻疹、风疹、天花、腮腺炎被治愈后，患儿将获得相应的免疫力，这就意味着患儿将不再患上此类感染病。现在，这些感染性疾病均可通过免疫接种来加以预防。

照顾生病的儿童

当孩子生病时，可能会变得易怒烦躁。此时患儿最需要的就是关心，你应该随时留意患儿的需求。记录下患儿的症状，如果对有些事情不确定，可以咨询医生。

让患儿服药

如果孩子服药有困难，向医生寻求良策。3岁或者更大一点儿的儿童能吞下一粒药片。如果儿童不能吞下整粒药片，询问医生看是否碾碎并混在食物中。不要打开胶囊将里面的内容物和食物混在一起，因为这样可能会改变药性。记住一些药物只能在空腹时吃。如果你有任何问题，去问医生。

因为小孩子常常不能很顺利地吞下药丸，因此医生往往会采取液体制剂。严格按照处方给药。药物专用汤匙可以精确地测量出用药剂量。烹饪用的汤匙也可用来定量，但一定要确保每次药量的一致性。不要要用银制匙给患儿喂药，因为这种匙的尺寸大小不一。

严格按照处方给药很重要。如果你正在给患儿喂药，一定要谨记下列要求：

● **立即扔掉药物分装器上的盖子**。因为孩子会把盖子塞入嘴内，从而造成窒息。

● **不要共用药物**。尽管两个孩子可能患有同样的疾病，但他们可能有不同的用药要求。

● **妥善处理剩余的药物**。如果孩子结束用药后，药物还有剩余，应妥善处理掉剩余的药。

● **安全处理掉过期药**。对于过期药，可将它收集到原装药瓶内，并用对儿童安全的瓶帽拧紧。然后将药瓶放进密封的塑料袋内，扔进垃圾筒里。

● **按照要求存储药物**。有些药物如果保存不当会失去应有的药效。

如果孩子发热了

如果你的孩子病了或者你认为孩子发热了，可以用温度计测量孩子的体温。市面上有很多种温度计供你选择，但不是所有的温度计都很精确。现有的温度计有玻璃水银温度计，数字温度计等。玻璃温度计利用的是温度升高时水银会随之上升的原理。虽然玻璃温度计是最传统的温度计，但是由于害怕接触到水银，医生现在多建议应用数字温度计，虽然比玻璃温度计贵，但是数字温度计更安全更精确。耳朵温度计（测量耳内的温度）以及带状温度计（置于前额）能快速测出体温，但是不如玻璃或数字温度计精确。

测体温

你可以应用数字或者玻璃温度计通过口腔、直肠或腋下测体温。

测口温

如果你通过口腔测温度，那么最好在孩子饭后20~30分钟进行。确定孩子的口腔内没有任何东西。告诉孩子，你要把温度计放到他的舌头下，不要让他咬温度计。放好温度计后让小孩闭上嘴巴。玻璃温度计通常在3~5分钟后即可取出查看体温。数字温度计在确定体温后会发出嘟嘟声。如果孩子的口温高于37.5℃，就意味着孩子发热了。

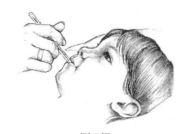

测口温

测肛温

肛温通常会比口温高一点儿。测肛温时，先清洗孩子的肛门。让孩子趴下。将温度计的末端抹上润滑油，然后慢慢地将温度计插入肛门1.27~2.54厘米。如果插入过程中感觉到阻力，即可停止。玻璃温度计通常需2~3分钟内才可取出查看温度。如果孩子的直肠温度高于38℃，就意味着孩子发热了。

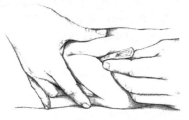

测肛温

测量腋温

测量腋温时需先除去手腕上方的衣物，使孩子的腋窝保持干燥。将温度计放在孩子的腋下，夹紧。对于2岁以下的儿童，采用玻璃温度计至少需要4分钟才能显示出温度；对于2岁以上的儿童，需要五六分钟才能取出查看温度。数字温度计在确定温度后会发出嘟嘟声。

发热很少会带来危险，并几乎不会引起任何不良反应。然而，对于有些儿童来说，发热可导致热性癫痫。如果你的孩子体温没有超过38.9℃，属低热且没有其他症状，唯一需要采取的治疗措施就是补液和休息。

如果患儿的体温高于38.9℃，属高热，医生就会建议用退热药（如对乙酰氨基酚或布洛芬）进行治疗。不要给孩子或青少年用阿司匹林，因为它可能导致雷氏综合征，这是一种有潜在致命性的疾病。按医嘱定时给孩子服药，不过

警告 !

对乙酰氨基酚中毒

儿童有时会毫无意识地遭到非处方类药对乙酰氨基酚的伤害。对乙酰氨基酚通常是以阿司匹林替代品的形式在儿童中使用的。当按医嘱服用时，对乙酰氨基酚是很安全的。但是，只要服用剂量稍高出推荐剂量，对乙酰氨基酚就会对肝脏造成损伤，导致永久性伤残或死亡。

对乙酰氨基酚服用过量的原因：

● 对婴儿出售的对乙酰氨基酚主要是浓缩型的液体制剂（因为婴儿无法吞咽太多的药量）。这种浓缩型的制剂很容易与常规浓度的制剂混淆，因为二者的药瓶几乎没有什么区别。唯一不同的是，婴儿用的醋氨酚浓度是儿童常规服用浓度的3倍。

● 没有严格按要求用药。

● 有多人在管理孩子的用药。

● 儿童比成人更易出现严重的药物反应。

● 有的儿童把这种甜甜的带有水果味的药当成果汁或饮料饮用。

防止对乙酰氨基酚服用过量：

● 按医嘱选择正确的药物浓度和剂量。

● 不要将两种对乙酰氨基酚混合使用。

● 严格按照服药方法服药，在规定的时间服药规定的药量。

● 不要加倍服药。

● 确保没有别的人再给孩子服药。

● 将药物放在孩子拿不到的地方。

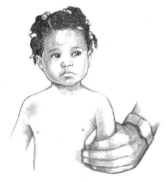

测腋温

在服药前应先测量孩子的体温。当体温开始下降时，停止用药。如果孩子睡着了，不要唤醒他；睡眠对于发热患者非常有益。

如果你的孩子服用退热药后体温继续攀升，并达到40℃或更高，应立即去看医生。如果孩子以前有过热性癫痫，应告诉医生。

为了缓解由发热引起的不适，采取以下步骤：

● 用冷毛巾敷孩子的脸，颈部，四肢等。不要扇扇子，不要用冰、冷水或酒精擦拭皮肤来降温；它们会导致孩子打寒战，从而使温度升得更高。

● 保持孩子的房间温度适宜。

● 让孩子穿上舒适轻便的衣服。

● 不要给孩子盖太多毯子。为了让孩子发汗而给他盖得过多会使体温再度上升。

● 不要让孩子过度劳累。

麻 疹

麻疹是一种具有高度传染性的病毒性疾病，主要影响呼吸系统。这种疾病常常通过空气飞沫，打喷嚏等传播。可能的并发症包括哮吼、细支气管炎、支气管炎、肺炎和脑炎。

症状

麻疹最初的症状包括易怒，发热，流鼻涕，眼睛红肿流泪，干咳，腺体肿大，有时还有腹泻。在有些病例中，口腔内会出现盐粒样的小白斑（叫作柯氏斑）。在随后的4~5天内，皮疹开始出现，首先出现于前额和耳后，然后到面部、颈部、躯干、四肢等。经数天后皮疹开始消退。

一些患有麻疹的儿童对强光非常敏感。虽然这一症状通常无关紧要，但是一定要让医生知道。因为在少数病例中，畏光可能是脑膜炎的征兆。

诊断和治疗

麻疹的诊断基于症状以及体格检查。医生会建议儿童多休息，多补充流质，例如水、果汁或清汤。医生也会建议患儿服用对乙酰氨基酚或布洛芬来帮助缓解疼痛或抑制发热。如果孩子对光敏感，应将孩子房间内的灯光变暗，或者让孩子戴上遮阳镜。如果孩子出现继发性细菌感染，例如咽喉痛或者耳朵感染或者肺炎，需应用抗生素。大部分患儿可在10~14天内恢复。

预防

为了预防麻疹，在孩子12~15个月大时，应接种麻疹疫苗，4~6岁时再次接种。未接种过疫苗的儿童在接触麻疹后，医生会给其静脉注射免疫球蛋白来对抗感染，或者在接触麻疹的72小时内接种疫苗。

风 疹

风疹是一种轻度的病毒感染，影响皮肤和淋巴结。这种病常常通过飞沫，咳嗽或打喷嚏传播。风疹不如麻疹常见，传染性低。

症状

风疹最初的症状是低热以及耳后、颈下方和后方的淋巴结肿大。1~2天后，皮疹出现，见于头上或其他部位并逐渐形成斑块，持续大约3天。其他症状包括流鼻涕，红眼，关节疼痛、肿胀等。

诊断和治疗

风疹的诊断依据症状以及体格检查结果。医生会建议患儿多休息，服用对乙酰氨基酚以减轻发热和止痛，1周左右就会恢复。

预防

所有的儿童均应该接种麻疹—流行性腮腺炎—风疹疫苗。那些孕龄期的妇女以及未接种过风疹疫苗的妇女应该接种疫苗预防出生缺陷，包括白内障、先天性心脏病和低重儿，这些出生缺陷通称为先天性风疹综合征。但是因为接种疫苗也会造成出生缺陷，因此妇女在接种3个月内应避孕。

幼儿急疹

幼儿急疹是一种轻度的病毒感染，由两种疱疹病毒其中之一（6型或7型）引起。感染通过呼吸道分泌物或者唾液传播。幼儿急疹常常影响6个月~3岁的儿童。

症状

幼儿急疹最初的症状常常是易怒，以及突发的高热（温度达到$38.3℃~40.6℃$）。有些患儿，发热可能会引起惊厥。2~5天

后，儿童的温度突然恢复到正常，随着体温的下降，在儿童的躯干部出现皮疹，并会很快播散到颈部，面部，臂，腿等。皮疹通常不会超过3~5天。一旦皮疹出现，感染不再有传染性了，同时患者也会有感冒症状，包括咽喉疼痛、咳嗽、淋巴结增大、腹泻等。患儿可能会拒绝喝水。除了突然高热，玫瑰疹的症状往往不重。

诊断和治疗

幼儿急疹的诊断依据于患儿的症状以及体格检查。某些病例中，医生可能会进行一些检查来排除其他可能的病因。

其治疗主要集中于降温。给患儿洗温水浴，穿轻便的衣服。不要用冰、冷水、酒精来降温，它们会导致寒战，进而导致体温上升。医生会建议患儿多休息，多补充流质，包括水、盐水、运动饮料或清汤。医生也会建议患儿服用退热药如对乙酰氨基酚或布洛芬（不要给儿童或青少年服用阿司匹林，它会引起一种有潜在致命性的疾病雷氏综合征）。

大部分患儿可在1周内会康复。没有针对玫瑰疹的疫苗，但是患过此病后将会获得终身免疫。

第 五 病

第五病（又叫传染性红斑）是一种高度传染性疾病，由一种被称为细小病毒的病毒感染造成的。本病很容易通过直接接触在儿童间传播。第五病的爆发大多出现在春季和初夏，影响大部分5~15岁的儿童。它的一种并发症急性骨髓衰竭是一种危及生命的疾病，发病时骨髓停止生产红细胞（负责将氧携带至身体各组织）、白细胞（对抗感染）和血小板（促使凝血）。

症状

第五病的主要症状是扁平状的红色斑疹围绕成环或连接成片，使得脸看起来像被人扇了一巴掌（因为脸的两颊都是红彤彤的）。不过，疹子也可能出现在躯干、四肢和臀部，有时还伴有关节痛。锻炼或沐浴会使斑疹恶化。一旦皮疹出现，感染就不再具有传染性。其他症状包括轻度发热，咽喉痛，颈部淋巴结增大，头痛，红眼，鼻塞或流鼻涕，腹泻。

诊断和治疗

第五病的诊断基于患儿的症状和体格检查。在某些病例中，医生可能会做血液检验以检测细小病毒。在治疗第五病时，医生建议患儿多休息，多补充流质，服用对乙酰氨基酚或布洛芬来减轻发热和缓解疼痛（不要给儿童或青少年服用阿司匹林）。如果出疹部位瘙痒，用温和的乳膏或乳液涂抹患区。康复通常需要 10 天左右的时间，但皮疹有时会持续 3 周。如果出现关节肿胀，可能会持续数月甚至数年。

预防

目前还没有相关的预防疫苗，但患过此病后就会获得终生免疫。良好的卫生习惯，尤其是勤洗手有助于预防感染。孕妇在感染第五病后应立即去看医生。感染影响胎儿后会抑制胎儿红细胞的生成，进而导致贫血或心力衰竭，甚至致命。

水 痘

水痘是由水痘－带状疱疹病毒引起的一种极具传染性的疾病，此类病毒可在体内潜伏多年，当病毒携带者成年后，引发带状疱疹。水痘通常在冬末或早春时发生，主要影响患者的皮肤、口腔和咽喉内壁。12~23 个月的婴儿都必须接种水痘疫苗。

症状

水痘的主要症状是身体上出现小红疹，实为充满液体的小水泡；水泡最初出现在躯干上，然后扩散至脸、上肢和下肢。红疹也可出现在头皮上、生殖器部位和鼻内、耳内、口腔内。几天后，水泡就会破溃，排出水液，随后结痂。一旦出现结痂，感染将不再具有传染性。出疹的部位会非常瘙痒，患者会不可抑制地去搔抓，但搔抓会留下瘢痕。水痘患儿可能有轻微的发热，腹痛，感觉浑身不舒服。可能的并发症包括肺炎，脑炎和水泡严重感染。

诊断和治疗

水痘的诊断基于患儿的症状和体格检查。在患区涂抹炉甘石洗液有助于缓解瘙痒。用燕麦香皂或沐浴产品清洗和温敷将有所帮助。沐浴时水温应保持凉爽或稍温。如果皮疹出现在生殖器区域，可在患区涂抹麻醉乳剂来减轻疼痛。如果皮疹因过度搔抓而感染，可用局部抗生素软膏或口服抗生素。在有些病例中，医生会使用抗组胺药如苯海拉明来缓解瘙痒。如有必要剪短患儿的指甲以防止搔抓患区。

医生有时会建议患有免疫系统疾病或正在接受化疗的水痘患儿注射水痘抗体——水痘带状疱疹免疫球蛋白，来预防或减轻水痘病情，防止并发症。口服的抗病毒药阿昔洛韦有时用于减轻感染程度或缩短病程。

给患儿服用一些冷流质和软而温和的食物。避免咸的或酸的食物、饮料。医生可能会建议患儿服用对乙酰氨基酚或布洛芬来抑制发热和缓解疼痛（不要给发热的儿童或青少年服用阿司匹林）。大多数水痘患儿可在7~10天康复。

流行性腮腺炎

流行性腮腺炎是一种病毒感染病，导致位于耳和下颌之间的腮腺肿大和发炎。在有些患儿中，患儿的关节、胰腺、睾丸或卵巢也会受到影响。流行性腮腺炎最常发生在春季，通常通过接触唾液而传播。流行性腮腺炎常见于10岁或更大点儿的儿童，患此病后会获得终生免疫。流行性腮腺炎的并发症包括脑炎、脑膜炎、急性胰腺炎，年长一点儿的男孩还会出现睾丸炎。医生建议所有的儿童在12~15个月时都应该接种疫苗来预防流行性腮腺炎，然后在4~6岁时再次接种。

症状

流行性腮腺炎的主要症状是脸部两侧耳下的部位肿胀、压痛，并伴有耳痛。在大多数病例中，脸两侧都会变得肿胀，不过一侧的肿胀要比另一侧的肿胀提前几天出现。患儿说话、咀嚼和吞咽都受到影响。在大多数病例中，患儿还会出现头痛、发热（体温达到39.4℃）、食欲下降和腹泻。如果患儿的睾丸变得肿胀，肿胀的睾丸也会疼痛，同时患儿出现寒战、高热（体温达41℃）、恶心和呕吐。卵巢或胰腺肿胀可引起不适和疼痛。

诊断和治疗

流行性腮腺炎的诊断基于患儿的症状和体格检查。让患儿多休息，多补充流质，包括水、果汁、运动饮料、茶或不含咖啡因的软饮料。医生将建议患儿

服用对乙酰氨基酚或布洛芬（不是阿司匹林）来缓解疼痛和发热。冷敷受累的区域也有助于缓解疼痛。如果睾丸肿胀，医生将会采取药物来缓解疼痛和肿胀。温敷或冷敷睾丸也有所帮助。流行性腮腺炎患儿通常在10~12天内完全康复。

百 日 咳

百日咳是一种严重的细菌感染病，由百日咳鲍特杆菌感染呼吸系统所致，使气道发炎肿胀、变得狭窄并被黏液所堵塞。感染可经飞沫、喷嚏或咳嗽传播。为了清除肺内的黏液而不停地咳嗽是百日咳的特征性表现，可导致婴儿的肺或大脑长期受损。婴儿（不满6个月的）易受到青少年或成人的传染。

所有的儿童在2个月大时都应该接种百日咳疫苗（常与白喉、破伤风疫苗联合接种），然后再连续接种4次直至6岁。已经接种过百日咳疫苗的儿童可能仍会有轻度的感染。患百日咳后不会获得终生免疫。

症状

百日咳的早期症状类似于感冒的症状，包括流鼻涕、干咳和轻度发热。但与感冒不同的是，百日咳的症状会在几天后加重。鼻涕变得黏稠，咳嗽日益严重，连续咳嗽有时可持续1分钟。在咳嗽时，患儿的脸变红甚至变紫，这是低氧的结果。在每次咳嗽结束后，患儿会大喘气，发出"嗬嗬"的声音。患有百日咳的婴儿喘气声要比年长的患儿轻，有时会无喘息声。

在咳嗽之后，患儿常常会呕吐。严重的咳嗽期可持续2~10周不等。慢慢地，咳嗽和呕吐会越来越轻，次数越来

越少。但即使咳嗽情况比较轻微，也会持续几个月之久。

如果孩子有百日咳的症状，或者咳嗽在几天内不但没有消失反而有加重的迹象，应去看医生。如果孩子有百日咳的症状，且嘴角周围或指甲周围的皮肤在咳嗽时变紫，或患儿出现呼吸困难的情况，应立即拨打120急救电话，或者立即带孩子到最近的医院急诊科就诊。

诊断

百日咳的诊断基于患儿的症状和体格检查的结果。医生将进行血液检验或鼻内、喉咙内分泌物的微生物学检查，以查找引发感染的细菌。医生也会建议行肺部的X线检查以确诊。患有百日咳的婴儿需要住院治疗，以便医生能评估病情的严重性，并进行实时监控。

治疗

为了治疗百日咳，患儿可能需要住院，并与其他孩子隔离几天，以防止疾病传播。医生将监测患儿的呼吸，吸出阻塞在患儿气道的分泌物，用抗生素来对抗感染。在有些病例中，医生建议给患儿补

警告 ！

不要给百日咳的患儿服用止咳药

不要给患有百日咳的儿童服用非处方类止咳药。患儿需要通过咳嗽来预防黏液堵塞气道。有些非处方类止咳药含有抑制咳嗽的成分，从而会导致气道因黏液而受阻。如果患儿的咳嗽很严重，在给患儿用药前先去看医生。

氧以帮助呼吸，静脉输液以防止脱水。

当在家里照顾患儿时，应让孩子多卧床休息。晚上在孩子的房间内使用冷空气加湿器，以改善患儿在睡觉时的呼吸情况。确保家里没有环境刺激物，如香烟烟雾、烹饪油烟、喷雾剂和壁炉烟雾。为了预防呕吐，让孩子少食多餐。为了防止脱水，应给孩子多补充流质，如水、果汁或清汤。完全康复需要5~10周的时间或者更长。

手足口病

手足口病是由柯萨奇病毒引起的一种轻度的病毒感染。感染多发生于夏季和初秋，通常影响10岁以下的儿童，尤其是学龄前的儿童或上日托班的儿童。

手足口病可经咳嗽、打喷嚏传播。病毒也可经患者的口、手进行传播，当患儿触摸自己的鼻涕或唾液，或者在上厕所后没有洗手而直接去接触其他儿童或共用玩具、杯子、眼镜、餐具或食物时，病毒就会传播。

手足口病与口蹄疫毫无关系，口蹄疫是由另一种病毒引起的疾病，仅影响家畜如牛和羊。

症状

手足口病的初始症状包括突发性发热（体温达到38.3~39.4℃），咽喉痛，流鼻涕。在发热1~2天后，口腔内出现红色小水泡——通常出现在舌头和牙龈上，脸颊内侧和喉咙下方也会出现小水泡。水疱会破溃形成溃疡。继而出现咀嚼和吞咽困难，食欲下降。患儿也可能拒绝喝水，结果导致脱水。手掌和脚底会出现伴有疼痛的红色疱疹，但不痒。疱疹也可出现在手指和脚趾之间，大腿

或臀部以及腹股沟处。

诊断和治疗

在诊断手足口病时，医生将询问患儿的症状，进行体格检查。在有些病例中，医生将取咽喉处的组织或大便样本进行分析化验，以检测病毒和确诊。

在治疗手足口病时，让患儿服用对乙酰氨基酚或布洛芬（不是阿司匹林）来缓解疼痛和抑制发热，多喝水以防止脱水。如果患儿吞咽困难，试着给患儿一些碎冰块来吮吸。冷的食物如冷藏下的酸奶酪或冰激凌有助于麻痹口腔内侧，缓解疼痛。大多数手足口病患儿可在10天左右康复。

预防

为了预防手足口病，你需要经常彻底洗手，尤其是在上厕所或更换宝宝的尿布后。指导孩子上完厕所后仔细地清洗双手。如果孩子患了手足口病，不要让他与他人共用杯子、眼镜、餐具。用家用清洁剂消毒家中可能被污染的地方。用消毒剂和热水洗涤孩子的衣物。不要让孩子上学或去托儿所和接触其他儿童，直到发热已退，溃疡已经愈合。

脊髓灰质炎

脊髓灰质炎是一种影响大脑和脊髓的病毒感染病。感染可经直接与患者接触或被病毒污染的食物和水进行传播。所有的儿童在2个月、4个月、6~18个月以及4~6岁时都要接种脊髓灰质炎疫苗。

症状

在大多数感染病例中，脊髓灰质炎的病情都很轻微，不会影响到神经系统，

脊髓灰质炎后综合征

有25%的脊髓灰质炎患者的康复后会患上脊髓灰质炎后综合征。脊髓灰质炎后综合征在患者患上脊髓灰质炎后的10~40年内发病，是运动神经死亡引起的。

脊髓灰质炎后综合征的症状包括疲倦，慢性进行性肌无力，肌肉和关节疼痛，吞咽困难，呼吸困难，有时出现肌肉萎缩。通常无生命危险，除非患者的呼吸异常受损。

在诊断脊髓灰质炎后综合征时，医生通常会进行如下检查：MRI（核磁共振）检查脑或脊髓有无异常，或者用来排除其他潜在的神经系统疾病；脑部电活动检查（脑电图）；肌肉活检。

对于脊髓灰质炎后综合征，没有任何治疗措施，本病也无法预防。对于有些人来说，健康的饮食和定期适度的锻炼可有助于症状的减轻。

也不引起症状。不过某些患者会出现轻度发热、咽喉痛、胃部不适和头痛症状，症状多突然出现，几天后会自行消失。

在少数感染病例中，病毒可引起严重的感染，导致肌肉痛和抽搐，颈部、腿和后背疼痛、僵硬。大约在这些初始症状出现1周后，患者出现麻痹症状，尤其是下半部躯干和腿麻痹。在更为严重的病例中，患者有吞咽困难和呼吸困难，这是因为咽喉和胸部肌肉麻痹的结果。麻痹可能是暂时性的，也可能是长期的。有些患儿长期肌肉无力，并一直持续到成年，而有些患儿则不会出现这些长期性的影响。在有些病例中，感染还可致命。

织。剥落的过程需要 10~14 天。

诊断和治疗

脊髓灰质炎的诊断基于患儿的症状和体格检查的结果。医生会取少量大便样本进行微生物检查，以检测病毒。医生可能也会建议进行腰椎穿刺检查，已检测脑脊液内的病毒。

对脊髓灰质炎无有效的治疗办法。如果孩子得了脊髓灰质炎，他需要住院接受治疗，接受物理治疗。如果患儿呼吸困难，需要借助呼吸机来辅助呼吸。

猩 红 热

猩红热是由 A 组链球菌感染咽喉部引起的一种传染病。如果没有及时用抗生素进行治疗，细菌将大量繁殖，产生毒素，聚集于血液中。猩红热有两个主要的并发症：一种是风湿热，影响全身组织和器官的炎症性疾病；一种是链球菌感染后肾小球肾炎。

症状

猩红热的症状因人而异。不过，在大多数患儿中，在感染的第 1 天，患儿会经历高热（体温达 40℃），咽喉和扁桃体红肿疼痛。其他症状包括寒战，身体酸痛，食欲下降，恶心和呕吐。舌头和扁桃体上覆盖一层灰白色或淡黄色的膜样组织。

感染的第 2 天，鲜红色（猩红色）、有时伴有瘙痒的皮疹出现在脸上，除了嘴唇周围，外形和质感都像砂纸。到第 3 天，皮疹扩散至患儿的颈部、胸部、后背、上肢和下肢。同时，患儿的体温开始回落至正常（37℃），舌头变成鲜红色。到第 6 天，皮疹消退，皮肤和舌头开始剥落，露出下面红色、新生的组

诊断和治疗

猩红热的诊断基于患儿的症状和体格检查的结果。医生可能会对患儿喉咙处的分泌物进行检查，寻找 A 组链球菌。

在治疗猩红热时，医生会选用口服或静脉注射的抗生素来对抗细菌。对患儿来说，按照医嘱服完所有的疗程非常重要。在感染的前 48 小时内，患儿需要与其他家庭成员隔离，因为此时传染性较强。医生会建议患儿多补充流质，如水、果汁和清汤。医生也会建议给患儿提供柔软温和的食物或采取流质饮食。在孩子的卧室内使用冷空气加湿器，以帮助改善患儿的呼吸。对患儿颈部热敷可有助于消除腺体肿胀。

目前还没有疫苗能预防猩红热，患过此病后也不会获得终身免疫。大多数猩红热患儿可完全康复，不会留下后遗症。

白 喉

白喉是一种具有高度传染性的、可危及生命的细菌感染性疾病，影响鼻子和咽喉，通常见于 5 岁以下的儿童。引发白喉的细菌可经打喷嚏、咳嗽和大笑传播。如果未得到及时的治疗，感染将会伤及心脏、肾脏和神经系统，引起长期伤残甚至死亡。白喉疫苗常与百日咳疫苗和破伤风疫苗联合使用（合称为 DTaP 疫苗），2 个月大时开始接种，随后连续接种 4 次，直至 6 岁。患过白喉后不会获得终身免疫。

症状

白喉的症状包括咽喉痛，轻度发热，心跳加速，淋巴结增大，吞咽困

难，呼吸困难，偶尔鼻内会有黏稠的黄色分泌物流出。白喉的晚期症状包括复视，言语不清，麻痹或休克。白喉最具危险性的症状是咽喉和扁桃体上有灰白色的膜样组织形成。这个膜样组织会不断增大，引起哮吼或妨碍呼吸。如果你的孩子有白喉的症状需立即去看医生。

诊断和治疗

白喉的诊断基于患儿的症状和体格检查结果。医生可能会进行血液检验或者取鼻内或咽喉处的分泌物样本进行检验，寻找引发白喉的细菌。

在治疗白喉时，患儿需要住院，与其他人隔离，以防止疾病传播。给患儿注射抗生素以杀死细菌，注射抗毒素以中和细菌产生的毒素。在有些病例中，可能需要静脉滴注这些药物。如果患儿呼吸受阻，可能需要行气管切开术来暂时性地保持呼吸，或者借助呼吸机来维持呼吸。吸氧有时也很必要。如果细菌毒素已扩散至肾脏、心脏或者神经系统，医生将给患儿静脉输液或非甾体类抗炎药来抑制炎症和辅助呼吸。患儿需要卧床休息 4~6 周，或直到完全康复。

蛲　虫

蛲虫是一些白色的小蠕虫，经常侵染年幼儿童的肠道。当儿童接触不干净的食物或衣服、玩具或沙盒时，蛲虫的虫卵很容易潜入他们的体内。虫卵在儿童的肠道内孵化，幼小的蠕虫很快就会长大。大约 2 周后，成熟的雌性蠕虫于夜间在孩子的肛门处产下虫卵。这一过程会给孩子带来刺激。如果孩子搔抓肛门区域，就会有一些虫卵爬上他的

手上。如果孩子没有彻底清洗双手，就会被再次侵染。如果孩子触摸食物、饮水杯、床单、毛巾或其他公用的家用物品，就会将蛲虫传染给其他人。

症状

体内有蛲虫的部分儿童不会表现出任何症状，而有的儿童症状较为明显，臀部和肛门周围感觉瘙痒，通常是在晚上。有些女孩子阴部也会瘙痒，排尿时感觉疼痛。对于多数儿童，蛲虫可干扰正常的睡眠。

诊断

蛲虫的诊断基于患儿的症状和体格检查的结果。蛲虫有时可在大便中看到，或在患儿的肛门周围发现，尤其是在晚上。早晨孩子准备大便前，在孩子的肛门处放一根透明胶带即可看到蛲虫的踪迹。因为在这个区域的任何虫卵都会被粘到这根胶带上。将粘有虫卵的胶带放入一塑料袋内，送去给医生检验，以确定诊断。

治疗

因为蛲虫很容易传播，因此医生会建议全家人都要接受治疗，服用驱虫药，杀死蛲虫。为了缓解肛门处的炎症，可用含有杀蛲虫虫卵的药膏涂抹患处。

因为很容易被蛲虫再次侵染，在治疗的同时，医生还会建议全家人都要勤洗手，每次洗手要彻底，尤其是在大便后，抚弄宠物后以及拿食物前。全家人都应把指甲剪短，以减少虫卵传播的概率。为了杀死虫卵，每天更换床单被罩以及内裤，用热水洗涤，然后烘干。因为宠物也会被蛲虫侵染，因此最好将宠物交由兽医进行检查和治疗。

第二章
青春期健康

青春期是从儿童到成人的过渡时期。青春期的变化通常女孩开始于 10 岁，男孩开始于 12 岁。虽然有个体差异，但青春期通常被认为持续到 18~20 岁。无论男孩女孩，身体发育大多在 17 岁后停止。在这段时间，他们经历身心、情感的变化，这使得青春期成为一个困难时期。

青春期的体格和性发育

青春期的体格发育使人从儿童过渡到成人，从而具备生育的能力。青春期相对较短，通常持续 5~7 年。

虽然暗示进入青春期的激素变化女孩开始于 10 岁，男孩开始于 12 岁，但在青春期的发育上仍然存在许多不同。当男孩、女孩都长高、体重都增加时，女孩往往发育较早，青春期时体重能够翻倍，这通常是受激素影响所致；激素促使男孩的肌肉增加，女孩的脂肪增多。遗传是性发育的一个重要因素。一个女孩的月经初潮年龄通常和其母亲及祖母一致，男孩的体格和性发育也往往和其父亲及祖父相似。无论一个青少年发育早晚，其发育都会依赖于其整体健康水平。例如营养不良以及疾病可能会延迟青春期的到来。另外，一个比同龄人矮和瘦的儿童往往发育较迟，超重的女孩往往比正常体重的女孩发育早，这是因为脂肪细胞能够产生雌激素。大多数青少年关注他们变化的身体。男孩关注他们的身高和阴茎的大小，女孩关注

乳房和体重。体毛开始生长和月经开始的年龄各不一样。许多男孩和女孩开始发育的年龄比同龄人早或晚，但是如果你的孩子发育晚或早，请看儿科医生。

女孩的体格和性发育

女孩于 8 岁或 9 岁进入青春期，乳房发育被视为第一特征。一侧乳房发育早于另一侧并不奇怪。16 岁以后乳房基本不再发育。如果一个女孩在 13 岁时乳房还没有发育，那么她应该去看儿科医师。

体毛的生长因遗传因素而差别很大。阴毛的生长在青春期的初始时很明显，腋毛往往一两年后开始出现（12 岁或 13 岁），并且随着青春期的发展而变黑，变浓，腋下以及腹股沟出汗增加会促进体臭的出现，而这在儿童时期并没有。

女孩的月经出现于青春期开始的 2~3 年后，平均年龄为 12 岁，起初月经往往不规律，其周期常常在首次月经后的 2~3 年内变规律（平均每 28 天一次，持续 3~7 天）。女孩在月经前有疼痛及

青春期早熟

儿童青春期时的正常性发育各有不同，大部分依赖于遗传因素。大部分女孩 11 岁时进入青春期，男孩则在 12 岁或 13 岁时开始。青春期早熟是指女孩在 8 岁前，男孩 9 岁半前开始性发育。大约 5 000 名儿童中有一例青春期早熟者，且女孩比男孩好发。

在大部分青春期早熟的病例中，性发育提前，但是原因不明。一些男孩遗传了早熟的基因。大约 15% 的早熟病例是由于患有某些疾病引起的，如中枢神经肿瘤、Albright 综合征（以皮肤斑块状色素沉着、骨纤维异常增生和性早熟为特征的一种疾病），甲状腺功能低下或肾上腺功能失调等疾病。

一些早熟的儿童开始时长得比同龄人快，但最后却比同龄人低，这是因为激素的变化使他们在达到成人高度前停止生长。那些早熟的儿童常常感到与众不同，这会导致情感障碍，他们需要医生的评估。

诊断青春期早熟时，医生通过血液检查检测激素水平，同时观察孩子的体格变化并且进行全面的体检。他们可能通过 X 线检查手和手腕，计算骨头生长速度。超声检查卵巢并与正常女孩的卵巢大小相比较。CT 或核磁共振检查可以排除脑或者腹部肿瘤导致的早熟。

治疗早熟的目标是停止或者逆转性早熟，根据病因不同治疗方法各异。例如，如果早熟是由于肾上腺肿瘤引起的，那么切除肿瘤就可达到治疗效果。在大部分情况下，医生使用激素抑制体内性激素的产生。一旦激素治疗停止，体内自身激素功能会逐渐恢复，青春期的进程就可正常继续进行。

不适应当看医生，医生会推荐药物治疗预防和缓解月经的不适。原发性闭经经常是青春期迟来的结果，同时激素紊乱或者生殖系统异常也是原因之一。

如果一个 14 岁的女孩还没有月经，乳房和阴毛还没有发育，应该看儿科医生。医生将做一个彻底的评估，包括病史、体格检查、实验室检查。如果一个女孩到 16 岁还没有月经，但是体格已经完全发育了，那么她应该去看医生。

雌激素能够增加脂肪在身体上的分布，但大多数分布在臀部、大腿上。女孩与男孩相比，脂肪对肌肉和骨头的比例高，女孩青春期时盆骨变宽。

男孩的体格和性发育

男孩于 12 或 13 岁进入青春期，持续到 17 或 18 岁。有的男孩会在 9 岁半的时候提早进入青春期，而那些发育晚的男孩青春期能持续到 21 岁。男孩的睾丸和阴囊通常在 11 岁或 12 岁开始发育，16 或 17 岁停止，一侧睾丸可能会比另一侧大，位置低，这是正常现象。随着睾丸的发育，阴囊的皮肤变深。

阴茎在 12 岁或 13 岁时开始长长，随后长宽。大约在 15 岁或 16 岁时停止发育，阴茎开始发育后 1 年就能射精。在男孩的阴茎开始长长、长宽时，他会常勃起。虽然勃起常常是由于性兴奋或身体刺激而发生，但无诱因的勃起也很正常。自发性的勃起通常几分钟内会消失，并且是不显眼的。有些男孩（不是所有）在他们睡觉做梦时勃起并射精，这在性发育中是正常的。许多男孩担心他们阴茎的大小。如果一个男孩到15岁时他的睾丸和阴茎的变化仍不显著的话，那么他应该去看儿科医生。

到11岁或12岁时将会看到阴毛，但是腋毛到13岁甚至15岁时也看不到。如女孩一样，男孩体毛的发育也因人而异，与遗传有关，虽然阴毛和腋毛通常在16岁时停止生长。胸部和腹部的体毛通常一直长到成人阶段。随着腹股沟汗腺的发育，出汗、腋臭通常在13~15岁时开始明显。

男孩或年轻男子喉组织扩大，使喉结更明显，声带变长、变厚，并且使声音在14岁时变得低沉。此时，男孩的声音会高低波动，爆破音多，并且声音会逐渐并迅速变得更加低沉。如果一个男孩的声音在16岁时仍和儿童一样，那么他应该去看医生。一个男孩通常在他声音变化时开始长胡子，胡子开始长得慢，然后随着年龄的增长而变快。

雄激素促使大部分男孩的肌肉变得强壮，尤其是肩膀和前胸。雄激素同时能够促进骨骼增长，使大多数男孩比女孩拥有一个更健壮的骨架和长的四肢。

青春期健康

青春期对于十几岁的少年来说是一个黄金时期，他们有责任采取健康的生活方式，为自己的健康负责。虽然很多疾病可发于各个年龄段，但有一些健康问题好发于青春期。例如，痤疮是一种慢性皮肤失调症，影响面部、背部，经常开始于青春期。运动损伤也好发于青春期。头痛，尤其是偏头痛，其第一次发作往往在青春期。传染性单核细胞增多症是一种病毒感染，经常发病于青春期。某些癌症，例如霍奇金病或白血病经常第一次发病于青少年和年轻人。

营 养

在青春期饮食不当、吃得太多或者没吃饱，都可导致影响一生的健康问题或者危及生命的疾病，如肥胖、癌症、糖尿病、心脏病、骨质疏松。青春期时快速的体格发育需要良好的营养。为了满足全天的能量要求，青少年需要有至少三餐的健康饮食，包括一顿丰盛的早餐。青少年通常吃饭很快，在家中多备一些健康食物如新鲜水果、低脂奶酪、酸奶以及切好的天然蔬菜和低脂豆类，这些对于那些常吃高脂、高糖、高热量饮食的人来说会有帮助。苏打类食品几乎没有营养价值。

钙

青少年，尤其是女孩，需要吃含钙高的食物，例如低脂奶产品、骨可食的鱼类（如大马哈鱼和沙丁鱼）和深绿色的蔬菜。她们一天内应至少有三顿以上的高钙饮食。一个人的全部骨重量几乎是在青春期末期形成的。儿童钙的摄取量不足将不会生长出他们最大的骨重量。通过适当的运动和高钙饮食形成合理的骨重能够避免或延缓骨质疏松的发生。

铁

对铁的日常需要在 10 岁时开始大幅增加，尤其在 11~18 岁之间，这是由于肌肉重量以及饮食的增加。铁多存在于动物食品中，如牛肉、鸡肉、火鸡、鱼。真正的素食者能够从植物性食品如干豆、绿色叶类、坚果、水果中摄取铁，但是他们必须通过大量饮食而得到足够的铁。青春期男孩比他们年龄小时需要更多的铁，这是因为他们生长更快。女孩甚至需要更多，因为要补充月经时丢失的铁。女孩在月经时出血过多会有患缺铁性贫血的风险。缺铁性贫血的症状包括疲劳、易怒、头疼以及手脚发麻。

叶酸

叶酸是一种 B 族维生素，一种重要的营养物质，尤其对于女孩和生育期的妇女来说更为重要。怀孕期间的叶酸缺乏能够导致神经管缺损如胎儿脊柱裂。所有的青春期女孩每天至少应该摄取 400 微克叶酸，或者是通过叶酸补充剂吸收或者从食物中获得。叶酸的来源包括绿色多叶蔬菜、水果、奶酪、豆类、肝脏、加工的谷类食品以及其他面制品。

热量摄取

人体对热量的需求依赖于个体的生长速度和体育活动水平。在 15~19 岁这一快速生长的时期，一些男孩每天需要摄取 16.5 千焦的热量，而体重不会增加。但是一旦生长停止，他们的体重将会意想不到地增加，并且随着他们年龄的增长很难降低。女孩通常在 15 岁时停止生长，并且往往比男孩运动量少。女孩和运动不多的男孩如果摄取的热量超过消耗的热量，就很容易超重。大部分青年喝的饮料包括苏打水、水果汁、全奶都含有很高的热量。

许多青少年由于课程很紧而几乎没有时间吃营养餐。他们发现吃快餐、加工好的点心很方便，而这些食品含有丰富的热量和脂肪。其结果是越来越多我国青少年超重并且开始出现与肥胖有关的健康问题，包括 2 型糖尿病、高血压以及心脏病的早期特征。父母几乎无法控制青少年在家以外的饮食，因此他们应该储存营养点心，例如新鲜水果、蔬菜、低脂酸奶、奶酪、全谷类食品以抵抗高热量加工食品对孩子的诱惑。

体 形

由于过度关注自身的体重和外表，一些女孩以及越来越多的男孩形成了进食障碍，例如厌食症、贪食症。一些青少年认为他们应该比现有的体格和体重更加苗条。在青春期，女孩常常开始节食期望去除多余的脂肪。男孩常常由于喜欢体育运动或想达到所谓的体重要求而出现进食障碍。大部分的进食障碍开始于青春期。进食障碍会导致身体新陈代谢发生变化，破坏内脏器官、皮肤以及牙齿。其症状包括昏晕，焦虑，皮肤干燥，以及全身的多毛。有贪食症的女孩其手和手指关节会形成瘢痕。那些过于偏瘦的女孩可能出现闭经。

一些青少年，通常是男孩，在他们长高的时候将会出现身体长高而体重下降。如果孩子很在意他的体重，医生可以对他的体重做出评估，决定其是否需要减肥。医生能够和他一起制订一个减肥计划帮助他们了解健康饮食。

运 动

过量饮食、缺少运动是我国年轻人肥胖流行的一个主要因素。许多儿童花费太多的时间坐在电视机和电脑前而不是参加体育运动。那些经常参加体育运动、个性活跃的青少年相对来说更少出现健康问题，比如糖尿病、肥胖。他们往往也很少吸烟、喝酒、意外怀孕或自杀，这也许是因为运动能够改善情绪，缓解紧张和焦虑。有组织的运动能够促

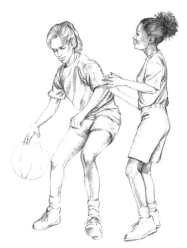

参加运动

加入某个团队或参加运动不仅有助于促进整体健康，还能培养自信，打发无聊的时间从而减少进行危险行为的机会。

进纪律性，合作意识，发展技能。

负重锻炼（例如散步，跑步，有氧运动，举重）能使骨骼健壮，同时能帮助机体吸收骨骼生长所需的钙，这对青春期女孩特别重要。但是年轻人不能进行强度太大的锻炼，除非他们的身体已经完全成熟，通常应在15~18岁。举重时如果太重或者方法不对会引起损伤。举的太重会抑制青春期骨骼的生长，因为仍在生长的骨会遭受重压。

青少年应该选一种自己喜欢的运动。和那些有相同兴趣的人一起锻炼能够使一个锻炼计划坚持下去。最成功的运动是那些能在娱乐的同时也学到技能的项目。最理想的锻炼时间是1周运动6天，每天至少60分钟。但无论怎样，运动总比不运动好。运动的时间长一些，难度大一些对健康有益无害。但是青春期女孩如果运动太多而吃得太少会引起女性运动三联症。

保持青少年的健康：父母应该做什么

● 提供营养均衡的膳食。女孩在青春期尤其需要足够的钙（一天1 200~1 500 微克）使骨骼更健壮。

● 鼓励孩子多运动例如散步、跳舞或者体育运动。

● 尽量让孩子每天在同一时间睡觉和起床，并确保每天9~10小时的睡眠时间。

● 确保你的孩子没有过多的活动。合理化安排孩子的日程，例如适当减少学习时间，放弃一项活动。上课、做家庭作业、体育活动、课后活动以及工作，可能无法保证孩子有充足的睡眠时间、与家人交流的时间和补充营养的时间。

● 定期带孩子去体检。从18岁开始，女孩需要做常规的盆骨检查和子宫颈细胞检验。

● 确保孩子能主动进行自我健康检查。女孩到18岁时应该每月做乳房自我检查。男孩青春期时应该做自我睾丸检查。

女孩和男孩的青春期阶段

女孩的青春期阶段

青春期发育先由大脑开始，此时下丘脑刺激垂体提示卵巢制造激素，这些激素促进卵巢分泌雌激素。女孩在10岁时发育很快，性激素如雌激素起促进作用。由于雌激素的作用，女孩比男孩相比，其脂肪与肌肉、骨的比例更大。女孩比男孩生长和发育早，同样的年龄，女孩比男孩更高大。到18岁时，女孩常常已经达到成人高度，并且其体重几乎是青春期开始时的2倍。

青春期前期

在进入青春期前无显著的性发育征象，但是卵巢已经开始做好准备制造女性性激素。

青春期早期

青春期的第一个特征出现。女孩的乳房体积有轻微增大，有时乳房的发育促进了乳头的变化。女孩在这个时期迅速发育，不仅长高，同时也更重，阴毛稀疏出现。

青春期中期

乳房变得更大，阴毛也更多，阴毛出现的一两年后腋毛以及腋下出汗出现。皮肤，特别是面部皮肤，变得更油腻，可能会引起痤疮。

青春期后期

女孩长得更高，体重也增加。乳房变得更丰满，乳头更加突出，阴毛几乎长满。在女孩的第一次月经前的6~12个月间阴道将会出现白色分泌物。排卵开始于这一时期，但在一段时间内仍不规则。但是在这不规则的排卵时期仍然可能怀孕。

成熟期

女孩平均在18岁时达到完全的体格和性成熟。她们身高达到成人高度，乳房达到成人大小，排卵和月经变得规则。

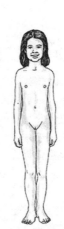 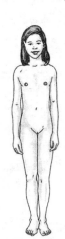 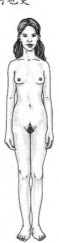 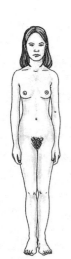 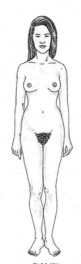

| 青春期前期 | 青春期早期 | 青春期中期 | 青春期后期 | 成熟期 |

男孩的青春期阶段

男孩的青春期开始时下丘脑产生性激素，这些性激素然后由垂体所释放。这些激素依赖于睾丸增加雄激素以及其他性激素的分泌。雄激素增加肌肉和骨重量，男孩可能会在某一年龄暂时比女孩矮小，但常常会在 21 岁时比大部分女孩更高、更重。

青春期前期

在进入青春期前无显著的性发育征象，但是睾丸已经开始做好准备制造性激素。

青春期早期

在这一时期，青春期的特征出现了，男孩会注意到他们睾丸和阴囊的增大。

青春期中期

阴毛在这一时期开始生长。阴茎变长，男孩能够射精。出汗增多，腋毛开始生长。睾丸继续生长。皮肤变得油腻，可能引起痤疮。因为声带开始发育，声音也会变得铿锵有力。

青春期后期

阴毛在这一时期长满。阴茎长长，长粗。阴囊和阴茎的皮肤变深。面部的毛发变多，大部分在上唇部和面颊处。在这一时期，生长很快，男孩更高。

成熟期

在这一时期，男孩到达他们体格和性征的成熟期。身高增长的速度明显放慢。阴毛能够覆盖到大腿内侧。胸部也可能长毛。

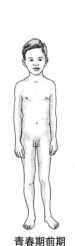 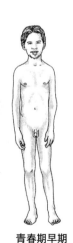 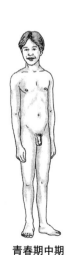 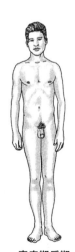 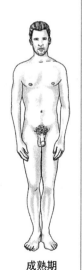

青春期前期　　　青春期早期　　　青春期中期　　　青春期后期　　　成熟期

充足的睡眠

睡眠障碍，例如没有充足的睡眠，睡眠和活动时间颠倒等在青少年中很常见。青少年需要更多的睡眠，一天9~10个小时，这比儿童要多，比成人更多。青少年在晚间入睡和早晨醒来困难都是正常的。这是因为他们的生物钟在白天是关闭的，而此时他们应该保持清醒；到晚上生物钟开着，而此时他们应该睡觉。青少年晚上睡6~7个小时白天更容易打瞌睡，尤其是处于静止的状态下时。睡眠时间哪怕仅减少1~2个小时，也会导致其在学校表现不良、易怒以及发生交通事故。时间一长，保持高水平的应激激素皮质醇会直接破坏脑细胞并引起记忆和学习方面的问题。

每天早晨接受亮光照射30~40分钟，以及每天都在同一时间睡觉和起床能够帮助青少年重置生物钟。这个措施对于那些每天没太多时间放松的人来说也有益处。同时应该限制白天对咖啡因的摄入，避免睡觉前的运动。

青春期性特征

父母亲通常对他们孩子的性特征没有正确的认识，同时也没有意识到他们的孩子处于性活跃期。但是大部分青少年经历过性，在高中毕业时，许多人已经有性生活经验了。父母和他们的孩子讨论各种关系很重要，这包括性角色、自重和爱。青少年对性知识了解越多，那么他们就越不可能参与不负责任的或早期的性行为。那些对性方面的话题难以启齿的家

长应该请医生和孩子们探讨，或者让医生推荐一本关于这个话题的书。但是家长应该能并乐于回答孩子提出的任何问题。

怀孕：双方家长的责任

那些已经有过性行为的青少年应积极避免意外怀孕。男孩和女孩都应该使用避孕措施，包括他们第一次性交。一个女孩有可能在还没有开始月经的时候怀孕，这是因为第一个卵子能够在她第一次月经前从卵巢分泌。

大部分青少年并不知道他们的生育力和意外怀孕的风险。根据月经周期来选择性交时间，比如仅在月经期性交或者采用安全期避孕法，都是不可靠的。精子在性交后能够存活到7天，并且卵子的分泌也不是在每月的同一时期。

一些青少年认为如果在性行为时一个女孩没有性高潮或者采取特定的体位性交，那么她不会怀孕。这些错误的认识常导致意外怀孕。如果青少年准备发生性行为，那么他应该事先寻求关于性、生育、避孕方面的资料。咨询医生或计划生育站可以得到关于避孕的知识。所有的咨询医生都会保密，并且没有当事人的同意不会告诉其他人。

如果意外怀孕了，那么双方都应该尽早告诉他们的父母。他们越早告诉父母，那么选择的办法也越多。女孩应立即看医生，小于16岁的女孩怀孕后很容易发生各种疾病，如贫血、高血压、性传播疾病以及难产。

女孩应决定是继续妊娠（然后抚养小孩或是找一个收养人）还是堕胎。如果她决定堕胎，那么越快越好，也越容易。

孩和男孩对于抚养小孩有同等的责任，必须将小孩抚养至18岁为止。当怀孕发生在一些很年轻的孩子身上时，就可能及法律问题了，如乱伦或性骚扰。

安全的性生活

每年有超过300万例的性传播疾病（STD）发生在10~19岁的儿童身上，淋病和尖锐湿疣是两种最常见的性传播疾病，青少年发病比其他任何年龄组都高。大于12岁的人中有1/5有生殖器疱疹，并且是无法治愈的。大部分在20多岁患艾滋病的人在10多岁时就已感染上了艾滋病病毒。一个青少年的性伙伴越多，那么他得性传播疾病的风险就越大。许多青少年已经患有性传播疾病，但他们

自己不知道。如果你有性行为，那么最可靠的预防性传播疾病的方法是每次性行为时正确使用安全套，虽然它不是百分百地预防性传播疾病，但可以最大限度地降低感染的风险。如果你被诊断有性传播疾病，那么你的性伙伴也应该接受治疗。

禁欲

唯一确定有效的预防性传播疾病的方法就是禁欲，避免口交、肛交和阴道性交，可以避免意外怀孕和性传播疾病的发生。在与他人交往时，每个人都应该希望自己的感受能被尊重。如果没有得到应有的尊重，就应该停止交往。那些不愿意发生性行为的青少年不要屈服于强迫性的语言压力，如"每个人都这样""如果你爱我，你就该做"。即使对

关于性问题：父母应该怎么做

关于性问题，父母所能做的最重要的一件事就是坦然地与孩子讨论这方面的话题，并解答孩子的疑问，帮助孩子正确理解性和性关系。这样可以增加孩子的自信心，同时使孩子对性行为做出理智的决定。以下是一些小建议：

● 确保你的孩子了解有关性知识。

● 鼓励孩子问关于性的问题，并如实回答他们的问题。

● 强调除了性还有其他方式能保持亲密关系，比如去跳舞、看电影、运动、参与体育活动，以及和朋友出去玩儿。

● 解释口交的危险。许多青少年认为从事非性交性的性行为就是"禁欲"，但是他们没有意识到这些行为仍然会传播许多性传播疾病，包括尖锐湿

疣、淋病、疱疹、生殖器疣、艾滋病。

● 解释性交的危险，包括怀孕和性传播疾病。青少年应该需要知道哪里可以治疗性传播疾病，以及不是所有的性传播疾病都能被治愈。强调发生性传播疾病时告知医生的重要性，以便所有的性伙伴都能接受治疗。当然所有这些报告均应保密。

● 告诉孩子所有的避孕措施。避孕套能避免怀孕，预防性传播疾病。如果你对此也不甚了解，让孩子去咨询计划生育诊所。向孩子保证所有的记录均是保密的，让孩子放心。

● 接受孩子的性取向。如果孩子告诉你，他/她是同性恋（或者你认为他/她可能是），接受这个事实并从相关组织了解相关信息和获得帮助。

那些已经有过性行为的人来说，现在开始禁欲也不晚。没有性关系，青少年能够更安全和容易地开展以友好、相互理解、相互尊重为基础的人际关系。

非性交的其他性行为

许多青少年认为口交或互相手淫而非阴道或肛交并不是真正的性行为，能够预防性传播疾病。性行为包括相互手淫或者用机械性的调情用具是发生性传播疾病例如疱疹、生殖器疣（HPV）、疥疮的危险因素。而且任何性传播疾病都能够通过口交传播。

同 性 恋

大部分同性恋人群意识到在青春期时就被同性所吸引。一个人的性取向是在儿童时代各种综合因素造成的影响，包括遗传因素、生物学因素、心理和环境因素的影响。父母对孩子的性取向几乎没有影响，另外接吻、握手或在青春期时和同性发生性关系只是性试验，并不意味着同性恋。同性恋的青少年有一个特别困难的时期，因为他们害怕被家庭和朋友拒绝。同性恋的最大问题是社会和情感问题。一圈朋友，特别是来自同性恋群体的朋友会给他支持。

心理、情感和行为发展

在青春期，身体、心理和情感的变化使它成为青少年和家长难以应付的一个时期。同时人际关系也变得更加复杂，上课变得吃力，同辈间的压力此时也最大。

独立对于健康成长来说是必需的它帮助青少年做出选择。大部分青少年能够安全渡过这些年，有时会做出一些错误的决定，但不会造成长期的后果青少年通过表达他们的个性如借助音乐衣服或发型等显示独立，这些形式的反叛是青少年走向独立和成熟的一部分。有些情况下，青少年会做出错误的决定，或者难以处理生活中的难题。有的青少年可能会出现心理和情感问题，且需要治疗。

根据青少年的行为或情感变化常可区分出正常人和有心理或情感障碍的人。下面的这些信息可以帮助你判断出你的孩子的行为是否正常。

● 容易悲伤或哭泣，但他们的情绪最终会改善。

● 关系他们的外表和饮食或运动计划，但不会破坏他们的健康。

● 逃一节或两节课，但不足以不及格或取得差的成绩。

● 担心他们的声誉，但是没有指出在什么情况下无法应对日常生活。

● 一个人在自己的房间待了很长时间，但不会一连几天都这样。

● 对家庭生活或他们的父母很失望，但是不足以离家出走。

● 不安分，但没有到在学校表现差或是被开除的程度。

● 争吵或发脾气，但不会用暴力。

文身和身体刺青

在青春期，每个人都会寻找某些方法来标榜自己与上一代人不同。通过修饰身体来创造独特的身份是这一过程的一部分。如果一个青少年改变他的外表来展现自我，这通常是无害的。有的青少年借助文身或者刺青做出声明，和他们的朋友保持一致，模仿一位名人，或者挑衅美丽的标准。一些父母难以接受文身和刺青，因为他们担心其他人的看法，而且文身是永久的。如果你的孩子想要文身或者刺青，告诉他短期和长期的后果。文身和刺青有引起细菌和病毒感染的危险，例如在未消毒的环境下和用污染针头文身或刺青易患乙肝和丙肝。在文身和刺青后的1年内不能献血，因为有传播肝炎的危险。

一个刺青至少需要2年才能够恢复。嘴巴和舌头边的刺青会引起牙齿损害，神经损伤或者瘫痪，讲话困难。刺青也可能粘在衣服或其他物体上，破坏皮肤。

文身很昂贵并且很难去除。如果你的孩子决定文身或者刺青，那么确定是由一位技术高、有资格的专业人士来做。

如果孩子不停地文身和刺青，并且从不满足，或者如果文身很大或在显要位置或有淫秽、暴力的色彩，则提示他可能有心理或是情感障碍。一些青少年喜欢挑衅他人。如果你认为你的孩子的行为伤害了他人，那么向医生或心理健康专业人士咨询这个问题。你的孩子将会从中受益。

青少年的心理和情感健康：父母应该怎么做

尽管在青春期，来自朋友和同伴的影响日益增加，但对于大多数青少年来说，父母和家庭的影响仍然是最重要的。利用你的影响来帮助孩子正确面对他在这段时期所必须经历的选择和决定：

● 花尽可能多的时间陪伴孩子，无论是身体交流还是情感交流。

● 向孩子显示你的关心。拥抱或和亲吻你的小孩，或者用言语表达对他们的关心。

● 经常表扬孩子，并且告诉他你以他为荣。

● 对孩子提出明确、合理的期望。

● 做一个好的榜样。身体力行指导孩子的行为方式。

● 少说多听。显示你对孩子所说话的兴趣，使孩子感到自己受重视。

● 不要武断。接受孩子的想法和意见将使孩子信任你。

● 不要将自己的孩子和别的孩子进行比较。

● 不要嘲笑孩子。

● 给出建议，不要命令。避免唠叨。孩子需要可靠的信息，但他们也需要自己去学东西。

● 对孩子的活动表现出兴趣。

● 认识孩子的朋友。如果他们的朋友吸烟、喝酒，那么他也可能会这样。如果朋友有自杀倾向，那么他也有这个危险。

● 和你孩子的老师保持联系。关注他在学校的表现。不良的表现常常与吸烟，喝酒，吸毒，暴力，自杀等有关。

● 了解你的孩子是如何度过他的业余时间的，知道他们在哪。那些离开家长、有太多空余时间的儿童往往会陷入困境，容易吸烟、酗酒、吸毒。鼓励无聊的青少年参加活动，体育运动，俱乐部。也可以建议做其他活动，如家务、读书、家庭辅导和社区义工。

吸烟和接触烟草

几乎所有吸烟的成人在 17 岁时已经有烟瘾。烟民平均在 12 岁时开始吸烟，到 14 岁时每天都要吸烟。青少年开始吸烟往往是他们的朋友在这样做，他们认为这很酷，可以使他们看起来比较老成。男孩经常认为吸烟使他们更具男人气，女孩则认为吸烟使自己更有魅力，同时可以控制体重。

对于一些青少年，接触烟草是其他很多问题的前兆。吸烟常常和打架、无保护的性行为相关联。吸烟者比不吸烟者更容易酗酒，吸食大麻或可卡因。

酒精和其他毒品

在我国青少年很少能接触到毒品，但普通青少年大部分都接触过酒精。青少年酗酒的原因和成人一样，他们认为

这可以放松，增加自信，能够有更好的自我感觉。青少年自己很难处理好酗酒问题。以下列举的一些措施可以帮助青少年认识到他自己的问题：

- 在和他谈话前找出他哪方面需要帮助。随时向他提供这些信息。

- 在一个合适的时候告诉他你认为酒精和其他毒品能造成许多问题，你想帮助他。

- 不要责备他是一个酒鬼，不要因为这个问题骂他。

- 不要显示怜悯。

- 给他列举一些他兴奋时的所作所为。

- 准备好处理他们对此生气和否认行为。

吸入剂

有越来越多的青少年在吸食普通家庭用品，因为它们便宜，容易获得，并且

关于吸烟和烟草，青少年所应该知道的

吸烟的青少年很少关心吸烟对健康有害这个警示语，因为大多数健康问题是在吸烟多年后才出现的。对青少年来说，向他们强调吸烟的负面影响是非常重要的，也是非常及时的，尽量让你的孩子戒烟或者使用其他烟草产品。吸烟的负面影响包括：

- 魅力方面：很少有青少年会愿意同吸烟者约会。他们说他们看到吸烟者就感到厌烦，而且也不喜欢被烟雾所包围。

- 个人形象：吸烟能导致口臭、黄牙、头发和衣服发臭，皮肤起皱纹、干燥，眼睛红肿、流泪。无烟烟草可引起嘴唇干裂和嘴角溃疡。吸烟的青少年体内

黏痰的生成量是不吸烟者的 2 倍还要多。

- 生活享受：对吸烟者来说，烟味掩盖了食物的香气和美味。

- 耐力：各种类型的香烟，包括无烟烟草和雪茄，都会收缩血管、损伤心脏、减少对肌肉和肺部的氧气供应，从而都可影响机体的耐力和整体的运动水平。

- 中毒因素：香烟中含有有毒物质如尼古丁（也常用在杀虫剂中以杀灭昆虫）、甲醛（常用来保存死去的动物或器官的化学物质）和氰化物（与中毒的老鼠体内发现的物质一样）。

- 花销：吸烟非常耗费金钱。

合法。这些吸入剂极其危险，因为这些化学物质会使心跳加速和不规则，甚至使年轻人的心脏停搏。吸入剂也可能引起窒息而使人猝死。如果你的孩子在用吸入剂，他需要立即得到医学帮助，应立即带他看医生。

合成类固醇激素

一些青少年无论男孩或女孩用类固醇激素来改善他们的运动成绩。让你的孩子意识到这种药的副作用，例如会导致男孩睾丸缩小、乳房肥大、阳痿、秃头，导致女孩多毛、乳房小、月经不规则和声音低沉。它也会造成痤疮，黄疸，不育症，抑郁和易怒。

迷幻药和其他兴奋剂

迷幻药（又叫 XTC、MDMA、Adam）和其他兴奋剂在酒吧、舞厅以及迪厅等最受青少年的欢迎。大部分青少年认为这些药物是低风险的。但迷幻药可造成大脑损伤，并且损伤会持续多年甚至永久。当酒精和迷幻药同服可以互相增强对方的作用。迷幻药的常见副作用是牙关紧闭或不停地磨牙，为此有些使用者会使用固定器或橡皮奶头等来防止牙齿破裂或受损，或预防下颌出现问题。暂时性的副作用包括幻觉、偏执和失忆，服用者可能做事冲动，易激怒。

在因摄入"迷奸药"γ-羟基丁酸（GHB）而去看急诊的病例中，25 岁或更年轻的人仍占大多数。因为 GHB 是无色无味的，它加入到饮料中后不易被察觉。GHB能够使人陷入昏迷，有时甚至可致命。

处方药

越来越多的年轻人正在滥用处方药，而这些药本来是给其他人用于合法途径的。一种被年轻人滥用的药物叫作哌甲酯，这是一种用于治疗注意力缺乏症的处方药。一些年轻人服用利它林来提高注意力，促使他们能够整夜学习，提高他们的考试成绩。这些药物常常是有些人从那些有合法用途的人那里偷来的，然后再把它卖给了朋友。

哌甲酯如果被吸入、注射或者服用的剂量过大是很危险的。它能够提高心率和血压，严重时可引起心律失常导致死亡。注射这种药物后的并发症包括增大药物用量，出现血栓，发生感染，患上肺病、皮肤和循环疾病。注射哌甲酯会造成永久性的肺损伤。

抑 郁

一过性的悲伤或情绪低落是正常的，但是抑郁不是青少年生活的正常部分。抑郁是由于大脑内的化学物质不平衡所致，一些人遗传有抑郁易感因子，而有些人可能会因为压力出现暂时性的抑郁。例如青春期时可能会出现抑郁，因为青少年觉得周围压力大。一个青少年如果有以下任何症状并超过几周，或者症状很严重，或者有多个症状，那么他可能有严重的抑郁：

- 易悲伤或哭泣，易发怒或烦躁，或者易感到劳累或健忘。
- 缺乏自信，生活消极，感到无价值。
- 感到没有快乐的事发生，或感到麻木，对任何事无兴趣。
- 喜欢独处。
- 思考或谈论死亡或自杀。
- 有睡眠障碍，比平时早起，或者

一天睡眠 10 小时以上。

- 比平时吃得多或没有食欲。
- 感到难过或疼痛，但治疗无效。
- 开始酗酒或滥用药物。

抑郁不会自己离开。如果你的孩子有不止一个的上述症状，或者有其中一种症状并持续几周以上或者症状特严重，需要立即得到帮助。咨询你的

自杀

我国青少年的自杀率呈逐年上升趋势。未治疗的抑郁是自杀的主要原因。

自杀（和抑郁）的危险因素：

- 失去朋友或亲人
- 去新的学校，或者搬到新的城市
- 逃学，成绩不及格，留级，被欺负或者被嘲笑
- 犯罪或者加入帮派
- 和男朋友或者女朋友分手
- 存在家庭问题，例如意外怀孕、父母离婚、家庭成员抑郁，或者滥用药物或酗酒
- 遭遇引起生活发生改变的悲剧例如车祸，失火，严重创伤

那些讨论自杀或者有自杀想法的青少年需要及时得到帮助。

自杀的预警信号包括：

- 讨论自杀和拿自杀来取乐
- 个性的突然发生变化，例如抑郁几周后突然变得平静或者开心
- 放弃财产
- 一直被死亡所困扰
- 对拜访朋友或者亲戚不感兴趣
- 似乎在安排事情，如列清单

医生。大部分有抑郁症的青少年能从一个受过培训的心理学家或治疗师那得到帮助，并且精神病学家能够给予药物治疗。咨询对于家庭成员来说也是有益的。如果医生让他吃抗抑郁药物，那么他应该坚持，并且严格按照处方服药，即使他感觉良好。

自虐

自虐是通过严重的自我伤害来缓解压力、焦虑或者抑郁。自虐包括砍伤、烧伤、抓伤、打伤或者咬伤。许多青春期女孩和人数不断增加的男孩正以各种形式自虐。他们解释说只有这样做他们才能感觉到自己的主宰地位。自虐不同于文身或者刺青，因为这不是对身体的改变。这种损伤是私下的并且是秘密的。

自虐的有些体征包括新的伤口，瘢痕或者衣服上的污迹。他们坚持自己洗衣服，不喜欢参加体操课或在别人面前换衣服。他们随身携带有小刀，剃刀片，火柴或灯。

自虐并不是自杀失败的表现，但是它是抑郁的一种症状，需要进行治疗。一些自虐青少年如果没有接受治疗最终会自杀。治疗时通常用心理治疗和抗焦虑和抗抑郁的药物治疗。心理治疗能帮助青少年学会用新的积极的方法来应对压力。

暴力和青少年

当儿童遭遇到暴力后，他们的情感和发展如同身体一样也会遭到伤害。遭到暴力（无论是现实的还是媒体暴力如暴力电影）会使孩子的大脑发生变化，容易产生攻击性行为。没有方法可以判

断谁将有暴力行为，除了接触暴力事件外，可导致暴力行为的危险因素包括酒精、药物滥用、成为受虐或被忽视的受害者、加入犯罪团伙或有机会接触枪。青少年的暴力行为在 16 或 17 岁时候达到顶峰，但是大部分曾有暴力行为的青少年到 21 岁时就会停止暴力行为。

使一个青少年走向暴力通常是多种影响因素共同作用的结果。良好的养育以及关爱甚至是单亲的关心能够使青少年获得自信和社会技能，为正确的目标去奋斗，抵抗潜在有害的生物学因素和环境因素的影响。

欺凌

将近有一半的在校学生被其他学生所欺凌。欺凌的定义是反复对一个人进行攻击或负面行为。男孩比女孩更容易被欺凌。女孩往往会欺凌其他女孩。欺凌包括有身体攻击（打、踢、推），语言攻击（辱骂、取笑），或心理攻击（胁迫、散播谣言、鼓动其他孩子孤立某人）。男孩经常用暴力或威胁欺凌别人，而女孩更多地使用语言或者心理攻击。

那些欺负别人的儿童自身也是虐待或欺负的受害者，他们通常是在家中受欺。他们往往富有攻击性，控制欲望强烈，自我感觉膨胀，并且与别人交流有困难。相反，受欺负的人往往性格内向、被动，容易被胁迫，经常不被同班同学所认同。

如果你认为你的孩子是被欺凌的受害者，或者你担心你的孩子欺负别人，赶快采取行动制止。欺凌对于受害者和欺负人的人都会造成长期的不良后果。受害者常常拒绝上学，他们的成绩受到影响。许多受害者在社交上有困难，自

尊心低下，经常感到孤独和抑郁。在极端的情况下，有可能自杀。那些欺负弱小者更容易逃学、退学和打架。他们更易犯罪。

如果你的孩子被欺负了：

● **相信你的孩子**。告诉你的孩子，确定他知道你很关心他。认真听孩子诉说并提出疑问以了解事情的情况。

● **寻求帮助**。和孩子的老师和校长谈谈，让他们去调查情况，加强对易发生欺凌事件的场所包括走廊、浴室、操场、学校巴士的管理，以减少学生间互相欺凌事件的发生。

● **鼓励你的孩子自信些**。告诉你的孩子当面对欺凌时去寻求成人的帮助。帮助你的孩子通过参加他喜欢的活动而得到自信，例如体育运动或音乐。那些自信心强的儿童很少会被欺凌。

● **确保你的孩子有一个朋友**。孤立的儿童更容易被欺凌。鼓励你的孩子邀请一位同班同学到家里做客或一起玩儿和学习。与孩子的老师谈谈，找一位同学做你孩子的伙伴。

如果你的孩子欺负别人：

● **取得学校的帮助**。告诉孩子学校的老师、校长或者学校管理者，叫他们监督孩子在学校的行为，并让你及时知道任何问题。

● **为你的孩子寻求专业帮助**。如果孩子的好斗行为不停止，告诉医生。找一位心理健康专家来帮助你的孩子采用正确的方法处理他的错误行为和想法。询问孩子的老师学校是否有社会工作者能够帮助你的孩子。

● **反省自己对欺凌事件的态度**。你认为这是成长所不可避免的一部分吗？如果是的，你将不自觉地传送信号给你

你的孩子有暴力倾向吗

有暴力倾向的青少年往往会有情感或者行为问题。如果你的孩子有如下行为，应向医生或者心理健康专业人士咨询：

- 破坏物品
- 伤害小动物
- 经常发脾气或者打架
- 携带武器或者参与犯罪团伙
- 欺负其他孩子
- 酗酒或者滥用药物
- 容易沮丧
- 抑郁或者自卑
- 没有朋友或者经常独处
- 言语上欺负或者威胁别人
- 逃学或者在学校有纪律问题
- 情绪波动大或者谈论自杀

的孩子：欺负弱小者是可以接受的。确保你的孩子知道你不同意欺负弱小者，也不会容忍这种事情。

恋爱暴力

部分高中女孩曾经在恋爱时受到身体虐待或者被强迫发生性关系。这种虐待也包括情感上的摧残，而这不容易被父母和朋友察觉。女孩一般不会说出受到暴力伤害，就像许多妇女是家庭暴力的受害者一样，她们觉得自己能承受，不想放弃家庭，不好意思或者害怕她们的朋友生气。一些女孩也许觉得虐待是正常的（尤其是当她们在家中看到过这种情形之后），或者天真地认为男友的这种行为表明她们的男友很在乎她们。

那些受到虐待的女孩会有进食障碍的风险，易于酗酒、吸毒或者参加危险性行为，例如过早性交或者与多人发生性关系。除此之外，发生自杀的风险也很高。

那些虐待他们伴侣的男孩往往在家中受到过来自父母的身体和语言虐待，或者他们的父母之间有虐待行为。这些男孩认为他们必须用暴力控制他们的女朋友。男孩常常不会因为施暴而承担责任，因为年轻的女性很少会向其他人提到被虐待。

帮助青少年（男女双方）认识到健康的和不健康的关系之间的差异有助于预防恋爱暴力。如果一个女孩受到虐待，应该向她信任的人吐露。在父母和朋友的帮助下结束恋爱，接受心理健康专业人士的帮助，避免在将来再次受到虐待。

第三章

性

性行为是我们体验和表达情爱或性爱的方式，它受到生物、心理、社会、文化等因素的影响。令人满意的性关系是生命中最重要的方面之一。亲密性爱的分享是身体及心灵的有益体验。性冲动是受他人吸引的情感，引起身体反应如阴茎勃起或阴道湿滑。

性冲动影响全身。皮肤对冲动非常敏感，尤其是大腿根部内侧、下背部和臀部。在冲动期间，生殖器、耳垂以及男女双方的乳头变得直立，鼻黏膜充血肿胀，性高潮引起全身许多部位肌肉收缩，包括腿部、背部，颈部，面部及脚。

因为女性性器官较男性深在，有的女性可能不熟悉自己的生殖器。如果你是一名从未见过自己外生殖器的女性，你可以用小镜子摆在两腿之间观察它们。阴毛所覆盖着组织叫作阴阜，它负责保护外生殖器。在下面是两襞叫做大阴唇的皮肤组织。在大阴唇内是两片小阴唇，它们覆盖尿道及阴道开口。阴蒂，作为女性性刺激敏感的主要部位，位于两片阴唇上部连接处；阴蒂就像男性的阴茎，在性兴奋时会肿胀，勃起。阴道是一个长的、富有肌肉的管道（以一定角度）从体表向上到子宫体。在阴道上端是子宫颈，是子宫的开口。在性兴奋时，阴道分泌黏液，使自身湿滑以便阴茎插入。

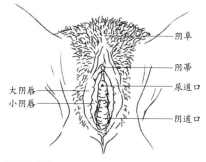

图中标注：阴阜、阴蒂、尿道口、阴道口、大阴唇、小阴唇

女性性器官

大部分的女性生殖系统在体内，仅有下述生殖器官可以看得见。在最外面可以看见的部分称为外阴，其中包括阴阜（阴毛覆盖的高出耻骨的小丘）；在外侧的阴毛所覆盖的阴唇（大阴唇）和靠内侧较小的阴唇（小阴唇）共同保护着阴道开口。阴蒂是一个很小的、对性刺激敏感的组织。在性兴奋时，阴蒂、小阴唇、阴道与血管网连接的组织及肌肉充血肿胀。

男性的性器官大部分都是外露的。阴茎用来排尿和在性高潮时射出精液（一种精子和来自精囊和前列腺分泌物的混合物）。当男性没有性冲动时，阴茎是软的，但在性兴奋时，血液涌入阴茎，使之肿胀、勃起。睾丸产生精子，两个圆形结构包裹在一个叫作阴囊的囊性皮肤组织内。睾丸位于体外，因为其必须在比体温低的温度下才能产生精子。左侧睾丸悬吊通常略低于右侧睾丸。在每个睾丸的上部有一卷曲的称为附睾的管道，是精子发育的部位。

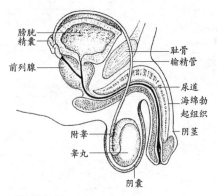

膀胱
精囊
前列腺
耻骨
输精管
尿道
海绵勃起血组织
阴茎
附睾
睾丸
阴囊

男性性器官

　　阴茎和睾丸是男性生殖系统中最可见的部分。睾丸悬吊在称为阴囊的囊性皮肤内。睾丸产生精子和雄性激素睾酮。在性兴奋时，阴茎海绵组织充血肿胀。精子从睾丸通过输精管到达精囊。前列腺和精囊分泌物与精子混合成在性高潮时射出的精液。

　　从每个睾丸的背面有一条细长的称为输精管的管道向上延伸到一个称为输精管壶腹的结构，其位于膀胱后面。输精管壶腹可以储存精子长达几个月。快射精时，精子离开壶腹与来自精囊的分泌物混合。混合物进入尿道（阴茎包裹的尿液排出的管道）后混合了来自前列腺的分泌物。这个最后的混合物称为精液。阴茎射出精液作为性高潮的开始。

性反应周期

　　男女经历一系列的可预料的生理活动，从他们有性冲动到开始性交或自慰。这一系列事件被称为性反应周期。人类的性反应周期分为四个阶段：兴奋、平台、高潮和消退。男女都经过

相同的四个阶段，但每个阶段的时间不同。例如，女性通常需要较长的时间才能引起性兴奋，虽然这不尽然。自始至终，女性的兴奋和反应周期较男性长将近4倍以上。时间上的不同是完全正常的，但双方如果不知道的话它可能导致性问题和误会。在性反应周期的最后，男性经历额外的阶段，称为不应期，在此期间他们不再对性刺激有反应。

兴　奋　期

　　性兴奋取决于能否让自己集中注意体验性刺激，包括性触摸、性想象或性幻想形式。在兴奋阶段，性刺激开始后女性阴道内分泌润滑液体，使阴茎更易插入。女性乳房、乳头、阴唇、阴蒂充血。男方阴茎勃起，乳头胀大。男女会感到心跳、呼吸加速，血压上升。随着性兴奋的增加，性器官的血流量也增多。在此阶段后期，许多人会感到胸部发热、发红。兴奋期可持续几分钟至数小时。

平　台　期

　　平台期是兴奋期的更高阶段。这一阶段涉及在兴奋期阶段的呼吸、心跳加速，血压上升。女性阴道外1/3充血、肿胀、变长，而阴蒂回缩以免受到阴茎的直接刺激。男性睾丸变大，向上悬吊，阴囊收紧。数滴含有精子的液体可能出现在阴茎顶部。男女可能在面、手、脚部位出现肌肉痉挛。全身肌肉张力增加。男女可以从平台期进入消退期而没有达到一次性高潮。

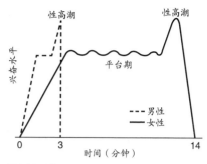

男女性反应

男女性反应经历四个阶段——兴奋期、平台期、高潮期及消退期。女性通常需要较长时间才能引起兴奋，一般来说，女性的性反应周期比男性约长4倍以上。在消退阶段，男性会经历一个不应期，在此期间，对性刺激不能做出反应以及在一定时间内不能达到另外一次性高潮。女性不同于男性，可以有多次性高潮，或直接从平台期到消退期。

高 潮 期

高潮期是性反应周期的高潮阶段，往往只有短短几秒钟。高潮时，心率、呼吸、血压达到最高水平。皮肤有可能潮红或出现皮疹。女性阴道肌肉有节奏的收缩，产生快感。在高潮时子宫也收缩。女性可以达到多次高潮。

男性的高潮出现在两部分：首先，精液在尿道汇集，男性感到高潮是不可避免的；然后阴茎收缩，射出精液。每次射精包含300万~500万个的精子，但只有几百个将达到女方输卵管。

消 退 期

在消退期，兴奋的状态恢复正常，性器官恢复各自的正常大小，呼吸、心率和血压降至正常。这一过程的持续时间对女性而言更长一些，在这个阶段女

在高潮时发生了什么

高潮可以界定为一种生殖器血管和组织快感的高峰，其特点是有快感的生殖器及全身肌肉收缩。

当女人达到高潮时，阴道下1/3肌肉快速收缩，而上1/3扩张。子宫也在高潮时收缩。为了能达到高潮，女性必须在阴蒂根部得到足够的刺激，但所有女性中只有20%~30%能在只有阴茎插入的性交中达到高潮。对女性来说，在性交中达到高潮取决于双方的解剖学知识和活动。有些夫妇在一起相互配合，刺激阴蒂；有些夫妇则不然。如果你是一名在性交中难以达到高潮的女性，可以要求你的伙伴用手指或口刺激阴蒂，或者你可以事先用振动器使自己达到充分的性兴奋。你也可以尝试不同的体位，看是否会更刺激，或者在性交过程中手淫。许多女性在高度兴奋的时候更容易达到高潮。

当男性性兴奋时，大脑发出信号，使阴茎肌肉放松，血液充分充盈，勃起。在即将达到高潮前，阴茎根部肌肉收缩，帮助从阴茎射出精液。经过这愉悦的肌肉收缩后，男性进入一段无法回应性刺激的不应期。

性如果再次被刺激后会再次达到高潮。男性则进入不应期，直到休息一段时间后才会再次高潮。不应期可持续几分钟到几个小时不等，主要取决于男性的年龄和身体状况。

性取向

性取向一词,是指一个人的情感、浪漫、和对某一特殊性别的人的性吸引力。那些被异性吸引的人称为异性恋,而那些被同性吸引的人称为同性恋、同性恋者(男性和女性)或女同性恋者(女性)。有些被两性都吸引的人被称为双性恋。

双性恋及同性恋

影响一个人性取向的因素并不十分清楚,但它们似乎结合了生物、心理、社会等多种因素。显然,性取向不是一种生活方式的选择,不容易改变。大多数人发现在童年或青春期他们有任何性经验以前,他们被某一性别的人所吸引。

为避免作为同性恋被社会歧视,有些人努力改变自己性取向,但通常没有成功。没有科学证据表明改变自己性取向需要接受适当的心理、精神治疗。同性恋和双性恋并非精神病或情感问题。医生认为同性恋是人类正常的、变异的性表达。大多数发生在同性恋中的情感问题是由于生活在一个不被接受的环境中所产生的疏离感所造成的。

歧视和真相

同性恋者经常受到歧视和偏见。仇恨犯罪和类似的暴力行为构成真正的威胁。5%~10%的同性恋者称因为性取向受到过殴打虐待,几乎有一半的人受到某种歧视。对同性恋者非理性的恐惧和偏见,称为恐同性恋症。

还有,很多同性恋者对隐藏他们的性取向感到不舒服。男女同性恋者被承认和接受的过程,然后告诉其他人什么是真相。这个过程不仅对同性恋者,而且对他或她的家人和朋友在情感上都是很困难的。同性恋者的父母可能会很震惊、愤怒,关心自己和孩子的幸福,因为担心孩子作为受到污辱的群体的一部分所面临的困难。同性恋者会被父母或其他家人、朋友或同事所排斥。但对大多数同性恋者来说,说出真相是积极的、健康的情感体验,因为他们已经不必再把他们生活中重要部分作为秘密。

如果你最近得知有亲戚或朋友是同性恋或双性恋者,从父母、家人、同性恋朋友那里获得信息和情感支持。

健康问题

一些医疗状况在男性同性恋者中比在一般民众中更为普遍。例如,一些性传播疾病(性病)如淋病在未采取保护措施的肛交的男同性恋者中发病率更高。感染淋病可增加感染人类免疫缺陷病毒的危险性(引起艾滋病的病毒),因为被感染的组织更容易损伤,允许病毒经过组织上微小的伤口进入。很多被感染的年轻人并不知道,他们继续不安全的性行为,使他们的性伙伴也处于被感染的危险中。

同性恋者感染甲型、乙型肝炎病毒的危险也增加了。甲型肝炎通过口—肛交时被感染的粪便排泄物传播(也可以通过细菌或肠道寄生虫传播)。乙型肝炎通过未采取保护措施的口交或肛交被感染的血液传播。乙型肝炎可能演变为慢性(长期),引起肝损害,包括瘢能导致宫颈癌，尽管女性也可能患上另外的，类型与性交和 HPV 感染无关的宫颈癌。因此，女同性恋者需要定期检查阴道涂片以便早期发现宫颈细胞的癌前病变，此时最容易治疗。

避孕

有很多行之有效的避孕措施，每一种避孕方法都有它的优缺点。一些避孕方法需要医生处方，有一些则随处可以买到。在选择避孕方式之前向医生详细咨询每一种避孕方法的危险和优点。在决定选用的时候需考虑它的可靠性、副作用和是否能避免性传播疾病（STDs）。激素和屏障避孕方法无法避免性传播疾病。医生强烈推荐采取这些方法避孕的女性以及有多个性伙伴的女性，在性交时使用避孕套避免患上性传播疾病。

口服避孕药

避孕药是目前最有效的可逆的避孕方法。最常用的处方避孕药含有人造雌激素和孕激素（黄体酮），常称为混合药。雌激素和孕激素是控制女性生育周期的主要激素。

避孕药主要是通过抑制排卵——即每个月从卵巢释放一个卵子——起作用。药物还通过使宫颈分泌的黏液变稠使精子难以穿过，进入子宫。避孕药通过每天提供一定量的激素使女性的月经周期规律。大部分女性在服用避孕药的

保持健康

如果你是同性恋者，你可以积极采取以下指导措施来保护自己远离性传播疾病和更严重的疾病如 HIV 感染和肿瘤：

● **安全的性行为。** 在进行任何形式的性交时使用橡胶避孕套，并知道如何正确使用。

● **注射疫苗。** 咨询医生并注射抗甲型、乙型肝炎的疫苗。

● **适量饮酒，不使用其他药物。** 未采取保护措施的或不负责任的性行为在酒精或其他药物的影响下更容易发生。

● **体检。** 咨询医生，当发生未采取保护措施的性行为后检查是否患上性传播疾病，以便及早治疗。

痕化（肝硬化）和肝癌。疫苗能有效预防甲型、乙型肝炎，但很多同性恋者不知道他们感染病毒的危险性，也不知道疫苗的有效性。

某些肿瘤例如卡波西肉瘤和一些淋巴瘤——不成比例地影响 HIV 阳性或艾滋病患者，因为病毒攻击和削弱了人体的免疫防御系统。因此，HIV 阳性者患直肠癌的危险性也增加了。引起生殖器疣（女性宫颈癌）的人乳头瘤病毒（HPV）可以导致从事肛交的男性同性恋者患上直肠癌。

女同性恋者在性活动中也有患上性传播疾病的危险。疱疹、HPV 和细菌性阴道病尤其容易传播，而 HIV、淋病、衣原体感染较难传播。另外，一些女同性恋者和男性有性行为，从而被感染性传播疾病然后传染给女伴。HPV 感染可

过程中都会注意到月经周期的改变，很准确地每28天来一次，通常较前时间短，反应轻。特别是许多女性服用避孕药是为了使她们的月经周期规律，减少经血量，而不是为了避孕。

除了避孕以外，避孕药还有其他有益的作用。服用避孕药的女性患卵巢囊肿、乳腺增生、缺铁性贫血、风湿性关节炎或盆腔炎（PID）的风险较不服用避孕药的女性低。避孕药也可以预防卵巢、子宫和结肠肿瘤。因为含有雌激素，药物对有患骨质疏松症危险的女性保持骨密度有帮助，也能预防异位妊娠。

避孕药包装有21天或28天装的。服用的前3周的药物含有激素，主要是避孕、调整月经周期。第4周服用的药物是安慰剂。每天相同时间服用1片。在服用完最后1片含有激素的药片，血液中的激素水平快速下降，出现经血。如果漏服，需要尽早补服。如果一盒中漏服2片或更多，每天服2片直到赶上进度，在此期间还要用另外的避孕措施直到开始服用下一盒药物。当你漏服1片时，激素的突然减少可能导致出现经血。避孕药不会影响停服后的生育能力。

如果医生不建议服用混合药，可以服用小片药。小片药只含有孕激素（黄体酮），对年龄大于35岁吸烟的女性会更安全（年龄大于35岁的吸烟的女性不可以服用雌激素，因为会增加血栓和中风的危险）。因为小片药不含有雌激素，它可能会引起突破性出血（月经周期中的出血），尤其是当漏服或晚服的时候。一些服用小片药的女性会在较长时间内月经周期不规律。小片药效果较混合避

孕药稍差，平均每年每100位服用小片药的女性中有2人怀孕。

医生很可能告诉你从月经周期的第1天开始服药，每天1片一直吃下去。每天相同时间服药，如果服药晚了4小时以上，使用后备的避孕措施如避孕套尤其重要。

一些女性刚开始服用避孕药的时候在月经周期中会出现经血。突破性出血在最初服药的几个月是很平常的，无须治疗。如果每天固定时间服药并且不漏服的话突破性出血发生的可能性会更小。如果还继续出血，医生会换不同剂量的药试用几个月。同时也会出现暂时性的乳房轻度压痛。服药可能会出现的一个罕见但严重的副作用是静脉血栓的形成，可以转移至肺导致猝死。

紧急避孕

2片装的紧急避孕药（有时称为事后药）可以在有未采取保护措施的性交之后有效避孕。这种药与避孕药相比，既不是雌、孕激素的混合药，也不是只含孕激素的药。第1片药必须尽可能地在无保护措施的性交后72小时之内服用（24小时内服用更有效）。第2片药必须在服用第1片药后12小时服用。这种药的作用方式和常规避孕药一样，副作用也相似。不能把紧急避孕药认为是避孕的常规方法。

男性用和女性用避孕套

避孕套是一种薄的橡皮套（通常是橡胶制的，一端是封闭的），在性交前套在勃起的阴茎上。当男性射精时，精液被装入避孕套的封闭端。为了最

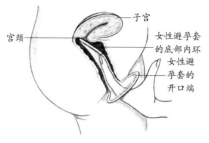

女性用避孕套

女性用避孕套是一薄的置入阴道内的橡胶套。在两端都有可弯曲的软环。在封闭端的小环使避孕套固定在与宫颈相对的位置。开口端较大的环留在阴道外。置入避孕套时，压住封闭端的小环塞入阴道。用示指把避孕套尽可能地向上推，直到达到宫颈。大约2.54厘米的开口端留在阴道外，固定于外生殖器。

大的可靠性，可以使用带杀精剂的避孕套，一些可靠的避孕套已经用杀精剂来润滑。

正确使用避孕套有效避孕率可以达到98%以上。避孕套不仅可以避孕，而且还可以预防大部分性传播疾病的传播，降低99.9的危险性。但只有当每次性交（包括口交、肛交）一直正确使用避孕套时，才能达到这样水平的有效率。

女性用避孕套是避孕套的一种变异。这种薄的橡胶套置入阴道，留有一个外框在外面保护阴唇和阴蒂。和男性用避孕套一样，女性用避孕套既可以避孕，也可以预防很多性传播疾病。

杀 精 剂

杀精剂是杀灭精子的化学物，像润滑油、凡士林或者泡沫一样容易买到，在性交前塞入阴道。按照包装上的指示，在每次性交前塞入足量的杀精剂。通常，杀精剂与避孕套、避孕膜或宫颈

帽一起使用。杀精剂可引起轻微的过敏反应如生殖器部位的红肿、瘙痒，不过这种情况很少见。

避 孕 膜

避孕膜是一种带有可弯曲的线框的橡胶杯，阻止精子进入子宫。专业保健机构专门为女性在阴道内安置避孕膜覆盖住宫颈（子宫的开口），并且指导她们如何使用。避孕膜必须在性交前6小时以内正确置入。在置入前必须在避孕膜的边缘涂上一圈、中间涂上半匙含有杀精剂的润滑油或凡士林。为了置入，把它压成一个半环。置入后立刻检查，

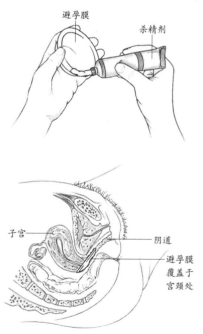

避孕膜的使用

在使用避孕膜之前，先在膜的边缘和中央抹一些杀精剂（上图）。当避孕膜被正确置入后，它能完全覆盖住宫颈，膜的边缘恰好位于耻骨后面（下图）。

确保避孕膜覆盖住宫颈，膜的边缘在耻骨的后面。如果避孕膜没有覆盖住宫颈，它将无法阻止精子进入子宫，你有可能会怀孕。

性交后，必须保留避孕膜至少6小时，以便杀精剂杀灭所有精子。如果在6小时内再次性交，用塑料棉棒在阴道内放入更多的含杀精剂的润滑油或凡士林。性交后6小时，拿出避孕膜，冲洗后再涂上含杀精剂的润滑油或凡士林，再置入阴道。如果一直小心使用，避孕膜可作为一种高效的避孕方法。

宫 颈 帽

宫颈帽像避孕膜一样阻止精子进入子宫。宫颈帽比避孕膜更小，紧紧固定在宫颈口（子宫的开口）而不是延伸到阴道壁。专业保健机构专门为女性安置宫颈帽并且指导如何置入。宫颈帽与避孕膜用法一样，配合含杀精剂的润滑油或凡士林使用，注意事项也一样。用这种方法，宫颈帽在避孕上和避孕膜一样有效。然而，由于宫颈帽的尺寸更小，

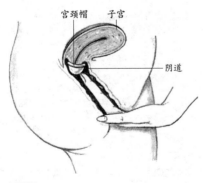

宫颈帽

宫颈帽是避孕的一种屏障方法。像避孕膜但体积更小，宫颈帽能完全覆盖住宫颈，阻止精子进入子宫。

因此难以正确放置，尤其对手指较短的女性来说正确安置更困难。

宫内避孕器

宫内避孕器（IUD）是由医生置入子宫的铜质或含有激素的塑料质小型避孕器。宫内避孕器通过妨碍精子进入输卵管，也就是通常的受精场所来避孕。宫内避孕器通常在月经期置入，此时宫颈口（子宫开口）更开放，但它可以在月经周期中的任何时间置入到医生确定的未孕女性体内。

置入过程只需要几分钟。但有时可能会引起短暂的绞痛。一旦被置入，宫内避孕器即可避孕。宫内避孕器任何时间都可能被意外排出，所以需要经常检查确定是否在位。有利于检查的时间是月经期的结束（因为短暂的绞痛和棉塞的置入和拔出都会增加排出的危险）。可以通过把手指伸入阴道内来检查宫内避孕器；如果触摸到线，说明宫内避孕器在位。如果触摸到宫内避孕

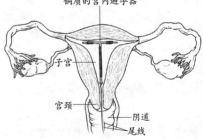

宫内避孕器如何避孕

当宫内避孕器被置入到子宫的正确位置后，它通过妨碍精子进入输卵管来防止受精。激素释放型宫内避孕器使宫颈分泌的黏液变稠，阻止精子进入子宫；也可以使子宫内膜变薄，不利于受精卵的着床。两种类型的宫内避孕器都有塑料线系在底部以便于拔除。

器的硬塑料，说明它已经被排出。去看医生，医生会拔除宫内避孕器更换个新的。

铜质宫内避孕器最常见的问题是会略微增加经血和加重痛经，虽然大部分使用者未出现这些问题。铜质宫内避孕器可以有效避孕长达 10~12 年。但如果已经有长期经痛，铜质宫内避孕器可能就不是最好的避孕方法了。

定时释放黄体酮（一种女性孕激素）的宫内避孕器可以减少经血——但它只能有效避孕 5 年。

如果有多个性伴侣而且有宫内避孕器的话，因为患上性传播疾病而发展成盆腔炎的危险性可能会增加。不治疗的话，盆腔炎会导致异位妊娠和不孕。为了防止盆腔感染，在每次性交时使用橡胶避孕套。

激素注射

每 3 个月注射黄体酮（一种女性孕激素）对避孕有很好的效果。激素阻止排卵，还增加了宫颈分泌的黏液的稠度，从而使精子穿透更加困难。一种有效率达 99% 的可选择的注射用避孕剂含有雌激素和孕激素，可以阻止排卵，但只持续 28 天。两种注射剂在月经期的头 5 天注射入女性的胳膊或臀部。

激素注射减少短暂绞痛，预防卵巢、子宫肿瘤的发生。常见的副作用包括不规则出血，月经减少（可能出现停经），月经期变长，月经量增多，经期中出血（突破性出血或点滴样出血），乳房肿痛或体重增加。有不明原因的阴道出血，血栓病史，肝病或乳腺肿瘤的女性不能用激素注射方法避孕。规律的

排卵和受精通常在最后一次注射孕激素的 6~9 个月后恢复，如果是注射混合激素可能恢复得更快。

避 孕 贴

避孕贴经皮肤直接释放雌激素和黄体酮（一种女性孕激素）来达到避孕作用。激素阻止排卵并且使宫颈分泌的黏液变稠以妨碍精子穿透。避孕贴每周贴一贴在皮肤上（上臂外侧、背部、下腹部，或者臀部），3 周一轮；第 4 周不贴，以便来月经。想避孕就一直持续下去，周而复始。无论是淋浴、洗澡还是游泳，避孕贴都要一直贴在皮肤上。

避孕贴的副作用和避孕药类似，包括乳房压痛。一个罕见但严重的危险是血栓形成，转移到肺会导致猝死。不能服用避孕药的女性也不能使用避孕贴。

阴 道 环

只能在医生指导下使用的阴道环是一种置入阴道内可以避孕的柔软的、透明的环。阴道环持续释放雌激素和一种孕激素（黄体酮）来妨碍排卵和阻止受精卵着床。阴道环放置 3 周，在来月经的那周拔除。第 4 周末再置入新的。因为阴道环无须特殊覆盖住宫颈的位置，所以比避孕膜更容易放置和拔除。它的避孕有效率为 99%（但要定期检查确认它没有被意外排出）。

阴道环的副作用包括阴道排出或不适，或是阴道异物感。像避孕药一样，阴道环可能会增加发生血栓、中风的危险，尤其是 35 岁左右的吸烟女性。

自然方法

避孕的自然方法，有时也称为规律方法，试图通过预测月经周期中女性排卵时间，避免在此前后可能不安全的几天里性交来达到避孕效果。在排卵日及前 3~4 天性交，从理论上讲会带来很高的风险，因为性交后精子能在女性体内存活最长达 6 天（平均 4 天）。在排卵后第 1 个 24 小时内精子就可以和卵子结合。

因为是依靠预测排卵的时间，所以自然避孕法是最不可靠的避孕方法；每个女性的月经周期每个月都可能有所变化，一些女性在一个月经周期中可以排出不止 1 个卵子。你可能需要连续记录好几个月，以便能准确预测周期的图形。计算排卵日有多种方法，对大多数女性来说是在下次月经前 14 天。

体温法

对于大多数女性来说，晨起体温（也叫基础体温）在排卵后轻度升高，而且直到下次月经前都不会下降。每天晨起时用特殊的体温计测量体温——在下床或吃喝任何东西前，并记录体温的微小变化。做一张图表记录每次体温，可以明确排卵的时间。从月经开始的第 1 天到体温升高后 3 天避免性交。这种方

预测排卵试剂盒

预测排卵试剂盒是容易买得到的帮助你确定何时排卵的工具。使用时将测试条蘸取尿液，然后与包装上的指示比色。为了避孕，在排卵的前后 3~4 天避免性交。

法的缺点是不能预测何时排卵，体温读数也可能不准确。

黏液检查法

在排卵前大约 4 天，宫颈分泌的黏液变得稀薄，透明，黏而且量多，类似白带的黏度。为了避孕，从黏液变湿开始直到排卵后黏液明显减少、变干后 4 天避免性交。

Mucothermal 法

Mucothermal 法包含了体温法和黏液检查法。它是更可靠的自然避孕法，尤其是在专业保健机构的指导下。但必须在体温升高后至少 3 天和黏液变稀后 4 天避免性交。

日历法

日历法是最不可靠的自然避孕法。为了推测排卵，需要准确记录至少 12 个月的月经周期。把月经的第一天记作第 1 天。每个月从最短的月经周期中减去 20 天来确定可以怀孕的第一天，然后从最长的周期中减去 10 天确定可以怀孕的最后一天。如果没有规律的月经周期，日历法就不实用了，可能一个月的大部分时间都要避免性交了。

绝 育 术

如果你确定未来不打算生孩子，绝育是一种几乎完全安全可靠的避孕方法。大多数医生相对于女性绝育来说更推荐男性绝育，因为它带来的危险更低，实施更简单。因为两种绝育术只是封闭精子或卵子的输送管道，对性激素的产生并没有影响。如果是男性，他的

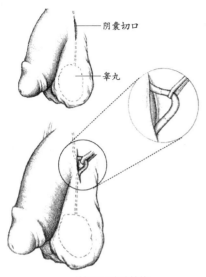

阴囊切口

睾丸

从切口取出输精管

封闭输精管两端切口

缝合切口

输精管切除术

在常规的输精管切除术中，医生在阴囊（上部）做个小（0.6~1.27厘米）切口，然后从切口（中间）拉出输精管。然后切断双侧输精管，结扎、烧灼、夹闭断端使之封闭。切口缝合3~4针。

精液将不含精子。如果是女性，卵子可以产生但无法到达子宫。在大多数情况下，月经周期不会受到影响。

男性绝育术

输精管切除术是一个简单的过程，通常不需要住院。手术可以在诊所或门诊外科中心实施。输精管切除术只需要局部麻醉，20分钟即可完成。在常规输精管切除术中，医生在每侧阴囊做个切口。然后切断两条输精管（从睾丸输送精子的管道），通过结扎、烧灼、夹闭的方法阻断。然后缝合阴囊切口。在非外科技术也称为非解剖或非缝合输精管切除术中，医生只需要在皮肤上做个微小的穿刺到达两侧输精管。在常规输精管切除术中，医生切断、夹闭输精管使之封闭。术后仍然能够射精，但精液中没有精子。

一些精子可能术前已经存在精囊中，因此医生会告诉你在术后最初的6~8周内使用其他一些避孕方法。在这段时间里，你必须留取至少两次精液样本。当连续两次精液样本中都没有发现精子，说明已经不能生育了。医生会告诉你这个时候在没有采取其他的避孕措施时性交是安全的。输精管切除术不会影响勃起和性高潮。并发症很少见，但也可能出现出血、挫伤和外科感染。输精管切除术被认为是永久性的绝育，通过手术再次恢复生育能力有时也是可能的。

女性绝育术

女性绝育术，或称为输卵管结扎术，通常在门诊外科全麻或者腰麻下实施。手术至少需要半小时，通常使用腹腔镜（装备了刀的内镜系统）来实施。

在大多数常规的输卵管结扎术中，只在脐下做两个微小的切口，实际上不留瘢痕。通过这些切口，外科医生插入腹腔镜和外科器械。利用腹腔镜的辅助器械，电灼（应用电流产热）、小金属或塑料夹、橡胶环或者外科切除的方式封闭输卵管。输卵管结扎术经常在阴道分娩后或作为剖腹产手术的一部分，通过剖腹产手术的腹部切口马上实施。手术被认为是不可逆的。

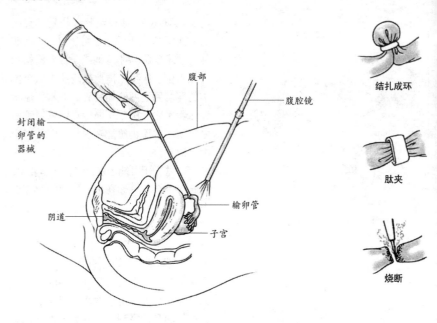

結扎成环

肽夹

烧断

输卵管结扎术

为实施经腹腔镜输卵管结扎术，医生在下腹部做两个微小的切口，从一个切口插入一个被称为腹腔镜的照明显像器械。医生从另一个切口插入另外的器械永久的封闭输卵管。用橡胶圈捆绑，金属或塑料夹夹闭、电灼，或手术切断线扎方式封闭输卵管。

切断、打结

性传播疾病

性传播疾病通常是通过性接触在人与人之间传播。尽管大多数性传播疾病是通过阴交或肛交传播，但另外一些性接触方式，如口交也能传播某些性病。虽然任何有性行为的人都可能患上性病，但约2/3的性病患者年龄在25岁以下。

增加患上性病的危险因素包括有多名性伙伴，性伙伴有其他多名性伙伴，未使用安全套，有其他性病史。为了降低患上性病的危险，避免性行为或减少性伙伴，在每次阴交、口交或肛交时使用橡胶安全套。

所有的性病都可以治疗，大多数都可以治愈。如果有症状或认为可能已经有性疾病，及时与医生或性病诊所联系，以便得到方便的检查与治疗。如果你有性行为，且性伙伴不止一个，虽然你的性伙伴没有患病，但也要定期检查。因为性病经常是一起患上的，所以性病患者应该为他人做检查。

如果你在接受性病治疗，你仍然可能把性病传染给性伙伴。即使是在治愈后，通过与性病患者的性接触你仍然可能很容易再次患病。因此，医生会建议你和你的性伙伴同时接受治疗，两个人避免一切性接触直到治愈，症状消失为止。

更安全的性行为

禁欲是唯一可靠的避免患上性病的方法。然而，如果有性行为，遵守以下注意事项可以明显减少患上性病的危险：

● 只有一个性伙伴。在与性伙伴亲密之前，询问所有可能的性伙伴的性生活史及静脉药物史。

● 在每次阴交、口交或肛交时使用橡胶安全套。只使用水性润滑剂。不要使用过期的或者已损坏的安全套。安全套不要重复使用。

● 要知道性病可以通过性工具或除了阴茎的身体部分如手指传播。

● 要知道尽管杀精剂可以杀灭一些病原微生物，但它们是被用来杀灭精子的，是与安全套配合使用的，而不是替代。另外，杀精剂（包括含有任烷基酚聚乙二醇醚 -9）对预防性病，包括艾滋病是无效的。

尽管安全套为预防大多数性病提供了有效的保护，但它们不能完全阻止接触到引起性病的细菌和病毒。因此，注意观察你的性伙伴是否有患上性病的征象，如阴茎或阴道周围的疱疹。因为性病并不总是有明显征兆的，所以直接询问你的性伙伴。如果你有任何疑问，就避免性行为。

衣原体感染

由沙眼衣原体引起的感染，通常经阴交、肛交传播。细菌能感染女性的尿道，子宫和宫颈，输卵管，肛门和结膜；感染男性的尿道、附睾、前列腺、肛门和结膜。

对女性来讲，未经治疗的衣原体感染可导致女性盆腔炎，引起不孕。感染也可导致女性尿道炎（非淋球菌性尿道炎）。对男性来讲，衣原体感染是引起男性尿道炎的主要原因。如果不加以治疗，感染可导致前列腺炎、尿道狭窄、附睾炎、被称为赖特（Reiter）综合征的自身免疫性疾病或者不育。在男性和女性中，衣原体感染可以通过性或手—眼接触传染到眼睛，可能引起结膜炎症（结膜炎）。

感染衣原体的患者感染上 HIV 病毒——引起艾滋病的危险性增加。衣原体可以使 CD4 细胞（HIV 病毒攻击的免疫白细胞）到达感染部位，发挥抗感染作用。如果 HIV 病毒在感染部位，它将会攻击和感染 CD4 细胞，从而使 HIV 病毒扩散至全身。

症状

因为大多数感染衣原体的人并没有症状，故而没有寻求治疗，这样他们自己身和性伙伴都会置于危险之中。如果症状加重，通常是在感染细菌 1~3 周内。男性可能出现的症状包括尿痛，尿道周围的烧灼感或瘙痒，阴茎流液或睾丸肿胀。女性可能出现的症状包括下腹绞痛，性交痛，阴道流液，月经周期中出血。女性出现症状可能性较男性低，但更容易因感染发生慢性并发症如不孕。感染衣原体的孕妇也可能通过血液循环感染胎儿，导致新生儿肺炎和结膜炎。

诊断

为了诊断衣原体感染，医生用拭子收集男性尿液或女性宫颈黏液的标本，进行显微镜检查。医生可能要对尿液标本和阴茎、宫颈、尿道或肛门的细胞标

如何正确使用安全套

安全套是一种套在勃起的阴茎上的，通过阻止体液交换来避免性传播疾病的橡胶套。然而，如果使用不正确，安全套将不能避免性传播疾病。以下建议将帮助你正确使用安全套：

● 只使用橡胶安全套，并将其储存在阴凉干燥处，避免阳光直射。

● 不使用过期的安全套。

● 每次性交时使用新的安全套。不重复使用同一个安全套。

● 为了避免损坏安全套，不要用指甲、牙齿，或其他锋利的物品打开安全套包装。如果安全套已损坏，抛弃并使用新的。

● 在戴上阴茎前不要展开安全套。

● 在阴茎勃起后，阴茎与性伙伴有任何身体接触前戴上安全套。

● 如果安全套顶端没有储精囊，捏住顶端留出 1.27 厘米的空间来收集精液。挤压安全套顶端，排出空气，这样有助于防止安全套破损。

● 如果包皮过长，在戴上安全套之前把包皮向后拉。

● 如果安全套没有事先润滑，在安全套内加几滴水性润滑液。

● 拿住安全套环，覆盖阴茎顶部。然后一直拿住套环，展开安全套至阴茎根部。如果安全套没有事先润滑，在安全套外加几滴水性润滑液（润滑安全套会增加敏感度，有助于避免安全套破损）。

● 如果在性交过程中，感觉安全套破损，立即停止性交，小心拔出阴茎，换上新的安全套。

● 射精后，在阴茎变软之前，握紧安全套环，小心拔出，确保安全套没有滑落。

● 在撤掉安全套时，缓慢地把它从阴茎上拔掉，小心精液不要流出。

● 把安全套包好，抛弃。用肥皂及热水洗手。

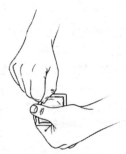
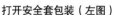

打开安全套包装（左图）

为避免损坏安全套，小心打开安全套包装。不要使用牙齿、指甲、或其他锋利的物品来打开安全套包装。如果安全套损坏，抛弃不用。

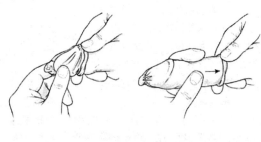

戴安全套

拿住安全套环，覆盖阴茎顶部（见中图）。然后继续拿住套环，展开安全套至阴茎根部（见右图）。挤压安全套顶端，排出空气，留出 1.27 厘米的空间来收集精液。

本进行实验室检查。

治疗

为治疗衣原体感染，医生可能会开如阿奇霉素或多西环素这样的抗生素。因为感染衣原体的患者可能也会感染一种叫淋病的性传播疾病，医生经常开几种抗生素同时治疗两种感染。在某些情况下，抗生素是在医院通过静脉给予。你和你的性伙伴都应该治疗确保消灭感染。医生会要求在治疗结束、症状消失之前避免一切性接触。咨询医生何时可以继续安全的性行为。

滴 虫 病

滴虫病是由一种叫阴道毛滴虫的微小的单细胞寄生虫引起的常见的性传播疾病。在男性中，它可以感染尿道、附睾、前列腺、或膀胱。因为感染通常是通过性交传播，所以如果你患病你的性伙伴很可能也会患病。

症状

在女性，滴虫病会产生带有很浓气味的黄绿色泡沫样阴道分泌物。阴道会出现瘙痒和刺激。感染也会引起性交或排尿时的不适。滴虫病可能会引起孕妇早产。尽管大多数男性患者没有症状，部分男性患者可能会有尿道刺激感，阴茎流出分泌物，或者在射精或排尿后有轻微的烧灼感。如果感染扩散到附睾，会引起睾丸疼痛。即使没有症状，男性患者可以传染给性伙伴。

诊断

为诊断女性患有滴虫病，医生将

> **警告** ❗
>
> ### 服用甲硝唑时不能喝酒
>
> 在服用甲硝唑时，不能喝酒或服用含有酒精的非处方药（例如一些感冒药物）。甲硝唑与酒精混合可能一起如腹部绞痛，面部潮红，头痛，恶心和呕吐等严重副作用。

做盆腔检查，取一点儿阴道分泌物做标本行实验室检查。为诊断男性患有滴虫病，医生将取一些尿道分泌物做实验室检查。医生可能也要求做尿液检查。

治疗

滴虫病的通常治疗方法是口服甲硝唑。双方应该同时治疗确保消灭寄生虫。医生会要求在治疗结束，症状消失之前避免一切性接触。咨询医生何时可以继续安全的性行为。

生殖器疣

生殖器疣是由于感染人乳头瘤病毒（HPV）引起的常见的传染性强的性传播疾病。人乳头瘤病毒有100多种类型，其中30种可以感染生殖器部位。人乳头瘤病毒中的一些类型能引起生殖器疣，导致细胞出现癌前病变。人乳头瘤病毒中的一些类型与女性宫颈癌和其他男女共患的生殖器肿瘤有关。

症状

生殖器疣通常由柔软的红色小突起开始，最后变硬，表面粗糙，经常形成蒂柄。多个生殖器疣可以形成类似小菜花样簇。生殖器疣通常不引起疼痛，但能引起瘙痒。在孕期或患病如糖尿病、HIV 感染或艾滋病、霍奇金病、化疗或者移植术后服用抗排斥药物导致免疫系统功能减退时，往往会加速生殖器疣的发展。

因为大多数感染 HPV 不会出现生殖器疣，所以他们不知道自己已经感染。然而，即使没有生殖器疣，他们也可能将病毒传染给其他人。如果不予治疗，生殖器疣可能溃疡出血，为病毒提供进入血液的途径而使感染 HIV 的危险增加。

诊断

生殖器疣的诊断根据症状和体格检查的结果。通过对女性盆腔检查可以诊断生殖器疣。医生会清除并对看起来不正常或存在时间很长的疣进行检查，确保不是癌性的。

治疗

对已出现的生殖器疣，可用如咪喹莫特或普达非洛乳膏或凝胶直接涂抹患处来治疗。其他的局部治疗可采用鬼臼或三氯乙酰等直接涂抹患处。因为这些治疗可能对胎儿有害，所以对孕妇不能使用。生殖器疣也可以用冷冻手术（冰冻）、电烙术（烧灼），或使用光束高度集中的激光手术切除。尿道内的生殖器疣可以通过药物或手术切除来治疗。建议包皮过长者行包皮环切术，以避免生殖器疣的再发。

淋 病

淋病是一种由奈瑟（氏）菌属淋病双球菌引起的常见的性传播疾病。细菌通常感染男性尿道（丛膀胱引流尿液至体外的管道）；细菌通常感染女性宫颈（子宫的开口）。淋病也能通过肛交或口交感染直肠或咽喉。

对于男性患者，未经治疗的淋病可能扩散至尿道，引起前列腺及附睾的疼痛性炎症，如果不及时治疗，可能导致不育。在一些男性患者中，淋病会引起尿道瘢痕，导致尿道狭窄，造成排尿困难。

对于女性患者，淋病不经治疗可能导致女性盆腔炎，损害输卵管及子宫，引起不孕。细菌也可能扩散至尿道及腹腔，在输卵管及卵巢周围形成脓肿。如果不经治疗，脓肿可能破裂，流进腹腔内，导致腹腔炎症（腹膜炎）。如果不治疗，淋病可能增加宫外孕和流产的危险。患有淋病的孕妇在分娩过程中可能将疾病传染给孩子，引起结膜炎。

少数情况下，未经治疗的淋病可能通过血流扩散，引起身体其他部位如关节、心血管或者脑的感染。在一些患者中，可能会导致皮肤受损。

患有淋病的人感染 HIV 病毒、引起艾滋病的风险将增加。淋病可以使 CD4 细胞（HIV 病毒攻击的免疫白细胞）抵达感染部位，发挥抗感染作用。如果 HIV 病毒在感染部位，它将攻击和感染 CD4 细胞，使 HIV 病毒扩散至全身。

症状

淋病的症状通常在与感染者发生性接触后的 2~5 天出现，但也可能延长至 30 天。感染早期，症状通常很轻，不易引起注意。女性患者通常没有症状，但一些女性在与感染者发生性接触后 2~8 天或下次月经开始出现症状。可能出现的症状包括低热、排尿有烧灼感或疼痛，阴道分泌物混浊，下腹部不适或疼痛，不正常的阴道出血。在一些情况下，患有淋病的女性有尿痛、膀胱炎症（膀胱炎），或者性交后阴道出血。如果淋病引起盆腔炎症，症状可能包括腹部绞痛、月经中期出血、呕吐或者发热。

男性患者通常没有症状，或者出现尿频，尿痛及烧灼感或者阴茎出现混浊、脓性分泌物。

淋病感染直肠时会引起肛门瘙痒，出现浓稠分泌物，排便时疼痛或出血。淋病感染咽喉时，大多数人没有症状，但有些会出现咽痛。

诊断

淋病的诊断基于症状和体格检查，血、尿及分泌物的实验室检查。医生使用拭子留取男性尿道及女性宫颈的分泌物做标本进行显微镜检查。

治疗

淋病可以用抗生素如口服头孢克肟或肌注头孢曲松来治疗。因为患有淋病的人经常也患有一种叫作衣原体感染的性传播疾病，医生通常予以多种抗生素同时治疗两种感染。如果淋病已经随血流扩散，医生将建议住院，予以静脉注射抗生素。

为防止患有淋病母亲的新生儿患上结膜炎，医生会在婴儿分娩后立即予以药物如硝酸银滴眼。如果不治疗，淋病会导致婴儿患上关节炎或一种威胁生命的疾病——败血症（细菌进入血液）。

非淋球菌性尿道炎

非淋球菌性尿道炎是一种导致尿道（将尿液从膀胱引流至体外的管道）感染的性传播疾病。非淋球菌性是指感染不是由引起淋病的细菌类型所导致。大多数病例是由沙眼衣原体感染所致。

非淋性尿道炎通常是在与感染者发生性行为过程中，与阴茎、阴道、口腔或肛门的黏膜接触而感染。其他可能引起非淋性尿道炎的原因包括尿道感染，前列腺炎，尿道狭窄，包茎过长，或插导尿管。

未经治疗的非淋性尿道炎会引起男性附睾感染，导致不育、关节炎、结膜炎和皮肤损伤。未经治疗的非淋性尿道炎会引起女性盆腔炎，导致宫外孕、不孕、慢性盆腔痛、慢性尿道感染、阴道感染；对孕妇来说，会引起流产。未经治疗的肛交引起的非淋性尿道炎会导致严重的直肠感染。

症状

非淋球菌性尿道炎通常无症状，但感染者仍然可以传染给性伙伴。男性可能出现的症状包括阴茎出现分泌物、尿痛，以及排尿时烧灼感、瘙痒、刺激感或触痛。女性可能出现的症状包括尿痛及排尿时烧灼感，尿频。女性其他的症状包括绞痛，阴道大量分泌物，月经中期出血或经血量大。肛门感染可以导致男性和女性出现直肠瘙痒，排便时出现分泌物及疼痛。口腔感染通常不会出现症状，但有些会有咽痛。

诊断

非淋性尿道炎的诊断是根据症状、体检、尿液检查及分泌物的实验室检查来确定的。医生使用拭子留取男性尿道及女性宫颈的分泌物做标本进行显微镜检查。医生通常会要求做血液检查以排除淋病。

治疗

非淋性尿道炎通常用抗生素如阿奇霉素或多西环素治疗。患者及性伙伴应该同时接受治疗以便确定感染已被消灭。医生会要求避免一切性接触直到治疗结束，症状消失。咨询医生知道何时能继续安全的性行为。即使在成功的治疗之后，非淋性尿道炎也可能再发。如果症状重新出现，立即去看医生。

生殖器疱疹

生殖器疱疹是一种由疱疹病毒引起的常见的难治的性传播疾病。引起口腔溃疡的病毒也导致大约15%的生殖器疱疹病例——作为口交的后果。生殖器疱疹可以通过触摸、亲吻，以及阴交、口交、肛交在人与人之间传播。

在免疫系统功能减退如接受化疗的人，疱疹病毒可以通过血流扩散至全身，感染其他器官及组织。如果孕妇在临近分娩时感染生殖器疱疹，产科医生会建议行剖腹产手术以避免感染新生儿。

患有生殖器疱疹的人感染HIV病毒、导致艾滋病的危险会增加，因为生殖器疱疹会导致溃疡及出血，提供了病毒进入血液的途径，从而增加感染HIV病毒的危险性。

症状

因为生殖器疱疹通常没有症状，大多数患者不会意识到他们已经被感染。有的病例在接触病毒2~6天后阴茎和女性外阴会出现疼痛、触痛和瘙痒。患者还可能出现发热，头痛，全身无力。生殖器疱疹症状的第一次发作称为原发性疱疹，通常在接触病毒后的2~3周内出现。

出现原发性疱疹时，患者感染病毒的区域开始出现成群的大水泡。对于女性而言，大水泡可能从阴道里面或宫颈表面开始形成，而这两个部位通常不容易被发现。男性和女性都是一样的，水泡也可以发展至大腿和臀部。最终这些大水泡破裂形成的溃疡会引起极度疼痛，可以持续2周。有些人在出现原发性疱疹时会经历严重的症状，包括疼痛、喉咙、腋窝、腹股沟淋巴结增大及流感样症状，包括发热、寒战、头痛和疲乏无力。

因为水泡消退后病毒还会残留在体内，感染生殖器疱疹的人群有一半左右在数月或数年后复发。应激、性生活、手术、月经、其他感染及皮肤刺激，比如日晒、皮疹等均会刺激疱疹的复发。随后的爆发总是比较温和的，持续时间约1周，可以被通常的抗病毒治疗所抑制。有些人群总是频繁的复发，而有些人始终没有复发。女性疱疹病程总是较男性持续的时间长，也更加疼痛，特别是免疫系统有缺陷的病人，如感染了HIV的人群更是如此。

感染了生殖器疱疹的人群最大的危害在于能将病毒传播给其他人。尽管生殖器疱疹是在水疱或开放性溃疡时期最具有传染性，但在爆发的间歇期仍然能够传播病毒。如果皮肤被割伤、烧伤或有皮炎及其他溃疡存在时，病毒就可以通过皮肤传播感染。

诊断

生殖器疱疹的诊断基于症状、体格检查和从开放溃疡提取的液体进行实验室检查所得出的结果。由于感染了单纯疱疹病毒的人群感染其他性传播疾病的危险性增加，医生可能会要求病人做其他性传播疾病的相关检查。为了明确诊断，医生会安排抗体方面的血液学检查，这些抗体（抗感染的蛋白质）由机体的免疫系统产生对抗疱疹病毒。

治疗

单纯疱疹病毒没有治疗方法，医生通常会开一些抗病毒的药物，比如阿昔洛韦、泛昔洛韦、伐昔洛韦，这些药物可以加速愈合并且可以缩短疾病最具有传染性的时间。医生将会建议患者在病毒爆发的时候保持感染区干燥清洁，避免接触溃疡面；接触之前要先洗手；从症状开始出现到最后一个溃疡面愈合的时间内避免性接触。如果患者还合并有其他性传播疾病，医生通常会建议同时治疗这些疾病。在计划性活动时先咨询医生的意见。

梅　　毒

梅毒是一种由梅毒螺旋体引起的性传播疾病。这种病原体的传播是通过阴道、口腔或肛门的性活动直接接触到梅毒的溃疡面，并进而通过血液和淋巴系统播散到全身。孕妇可以将病原体传播给胎儿而导致严重的出生缺陷和死胎。

感染梅毒的人群感染 HIV 的危险性将大大增加，而 HIV 是引起 AIDS 的病原体。梅毒可以引起 CD4 细胞（白细胞被 HIV 侵入后的抗感染物质）进入到感染的区域以抵抗感染。如果当时 HIV 正好分布在受感染的区域，那么它就能靶向性地感染 CD4 细胞并通过 CD4 细胞播散到全身各处。

症状

梅毒的进展分为三个时期，每个时期都有各自的症状。如果未及时治疗，感染将会持续多年。

● **一期**：在第一阶段，称为早期梅毒，疾病可以局限于身体的某个区域。从感染的第 10 天到 3 个月的时间内（通常是 2~6 周），一种小的、无痛的溃疡称之为下疳，会慢慢出现。下疳通常色红，质硬且突出皮肤表面。初期的下疳通常是在生殖区域，如阴茎、外阴或阴道里面，但也可以发生在嘴唇、舌头、宫颈、直肠或身体的其他地方。发生在阴茎的下疳容易看到，但是当它们发生在女性的阴道或宫颈就不容易发现。下疳通常在 1~5 周内自愈，会遗留浅表的瘢痕。但是在这段时间内，病原体会通过血流在体内传播。

● **二期**：在第二阶段，通常称为二期梅毒，病原体传播并引起全身症状。在硬下疳自愈后的 6 周左右，可以感觉到生病，有喉咙溃疡、发热、头痛。颈部、腋窝腹股沟的腺体肿大，皮肤出现皮疹，就是一种细小的鳞屑状物但不会觉得瘙痒。头发可以成片地脱落。斑点也可以出现在手掌面或脚底。与下疳不同的是，皮肤的灰色斑片物也可以出现在口腔、阴道或阴茎。皮疹可以出现在直肠周围。这些具有高度传染性的皮肤状况通常会在 2~6 周内自愈。

● **三期**：在第三阶段的很多年时间里，称之为三期梅毒，患者可能无任何症状。然而，疾病会在没有任何征兆的情况下突然爆发，并产生各种各样的症状，症状表现取决于感染的部位。举个例子，如果感染波及脑部和神经系统，可以引起瘫痪、痴呆、失衡状态、腿部失去知觉，甚至失明。如果主动脉（身体主要的动脉）受累的话，其壁会变脆，呈球样突出，形成主动脉瘤。在这个时期，梅毒可以侵犯肝、胃、眼及身体的其他器官和组织。

诊断和治疗

梅毒的诊断是基于症状、体格检查和血液学检查的结果确立的。医生会从溃疡面取一个组织的样本在显微镜下检查梅毒螺旋体。如果医生怀疑脑部和神经系统受到损害，还会做脑脊液标本的检查。

梅毒在第一期（有时候第二期也是）用抗生素针剂很容易治疗（通常是青霉素）。如果对青霉素过敏的话，医生会开另外的抗生素或者让患者在医院进行脱敏治疗，经过脱敏治疗后就可以使用青霉素了。脱敏治疗从小剂量药物开始，帮助避免产生过敏反应。三期梅毒的治疗虽然可以阻断病程的进展，但是不可能恢复组织和器官已有的损害。

如果确诊为梅毒的话，你和你的性伴侣必须同时治疗。医生会告诫你直到治疗结束，没有任何症状后才能有性接触。咨询你的医生何时可以安全地恢复性活动。

软 下 疳

软下疳，也称之为软性下疳或软溃疡，是由杜克雷（氏）嗜血杆菌引起的具有高度传染性的性传播疾病。感染可导致生殖器区域痛性、持久的溃疡（开发性溃疡）。软下疳是通过皮肤与溃疡面直接接触或接触到溃疡面的分泌物而传播的。只有在溃疡存在的情况下才有

传染性。

感染了软下疳的人群感染 HIV 的危险性将大大增加，而 HIV 是引起 AIDS 的病原体，原因在于软下疳可以引起溃疡和出血，这些可以提供给 HIV 病毒入侵场所并进入到血流中。

症状

软下疳的症状通常是在与受感染的病人接触后 3~10 天开始出现的。起初在生殖器和肛门周围形成一些小的、软的、充满脓性液体的水泡。这些水泡会迅速破裂，形成表浅的、柔软的溃疡，溃疡可能会继续扩大并融合成更大的溃疡。对于男性而言，生殖区域的溃疡会很疼痛，女性却经常无此症状。有些病例腹股沟淋巴结会变软并增大，形成发亮的、红色表面的脓肿，脓肿破裂后会溢出脓液。

诊断

软下疳的诊断是基于症状和溃疡的检查。由于软下疳引起的溃疡易被误诊为由梅毒及生殖器疱疹引起，医生通常会从溃疡的分泌物中取一些样本在显微镜下检查以明确诊断。

治疗

在治疗上，医生通常会开一些抗生素如阿奇霉素、头孢曲松。对于有些病例，医生会使用一些中空的针管和吸管把脓肿里面的脓液吸走。治疗结束后医生还会继续监测至少 3 个月，以保证感染被完全清除。治愈的时间直接与感染的溃疡面相关，大面积的溃疡需要花费几周或更长的时间才能愈合。有些人会留下深深的瘢痕。

阴　虱

阴虱是像跳蚤一样大小，没有翅膀的寄生昆虫。一只成年的阴虱有细小的、平直的身体，可以是白色、灰色或是棕色的，因此它可以与周围的环境相融合，不容易被认出来。阴虱在发干的底部产卵，卵白色发亮，经7~10天就会孵出。

阴虱需要血液才能生存，但在没有人类宿主的情况下可以存活48小时。阴虱通常侵犯阴毛，但偶尔也可以寄生在腋毛、胡子、胡须、眉毛、睫毛或者是头发。在有些病例，阴虱会侵犯肛门周围的地方和手部、四肢或躯干的体毛。入侵的阴虱通常有不止一只。

阴虱可以通过与受累病人皮肤之间的接触而传播，或者是睡到受感染的床上，用过受感染的毛巾，穿过受感染的衣物，甚至有些病例是坐到受感染的厕所的蹲位上而被感染的。

症状

阴虱感染的症状通常是在受到侵犯后5天左右出现的，包括瘙痒、感染部位的皮肤刺激症状（通常是阴部），夜间可加重。瘙痒和皮肤激惹症状是由于受叮咬后引起的过敏反应（抵制瘙抓的冲动，因为搔抓会使阴虱蔓延到身体的其他部位）如果阴虱侵犯到眉毛或睫毛，眼睛会变得很痒，分泌液增多，变红。如果受侵犯部位变得易于感染，阴虱就会就会导致发红、肿胀、触痛、流液。

诊断和治疗

阴虱的诊断基于症状及感染部位检查。肉眼或者放大镜很容易看见阴虱和它们的卵。医生通常会根据在显微镜下发现阴虱来确诊。

治疗阴虱，可以在家里用含有杀虫剂如扑灭司林、林丹、有胡椒基丁醚的除虫菊酯等非处方药香波和洗剂。让医生推荐一种药物。必须谨慎地遵循说明书的要求，因为产品中的化学物质如果没有正确使用的话是有毒的。使用单一药物通常是有效的。因为瘙痒和皮肤激惹症状在治疗后还会持续几天，医生通常会建议你在感染部位使用一些非处方药物如氢化可的松乳膏。如果你出现了感染的任何症状，去看医生，他通常会给你开一些抗生素。

由于阴虱在离开宿主的情况下还可以存活2天，你必须把你的衣物和卧具用热水洗过后再高温烘干以杀死阴虱和卵。阴虱可以通过性接触传播，受感染人群的性伴侣或同伴也必须一起接受治疗以避免重新感染。受感染的人直到确认阴虱已经消除后才能与其他人有亲密接触。卵在离开宿主的情况下还可以存活6天，因此根据说明书要求，杀死所有的寄生虫，完成整个治疗过程是很重要的。

没有性生活或者限制性伴侣的数量并不一定能够使你远离阴虱的感染（或重新感染）。乳胶避孕套也不是对抗阴虱的有效屏障。

性问题

性问题会妨碍你拥有一个满意的性关系。性知识和性经验的缺乏、压抑、疲劳、沟通的矛盾、厌倦感、不满意身体的外貌及行为的忧虑感、负罪感或先前的性困扰、性障碍等，均会引起性问题或使得问题加重。性问题也可以是潜在的医学问题出现的征兆，如糖尿病。有时身体的问题比如感染或炎症所产生的症状也能妨碍你享受性乐趣。一旦被医生诊断并治疗，这些问题都会消失。

随着性生活方面知识的增加及在性治疗中的所学到的简单技巧，大多数性生活问题的症状会逐渐消失。男性最普遍的性问题包括勃起和早泄问题，女性则是无法达到性高潮，缺少唤醒性欲的能力（这点可以影响男性），性交痛（医学上称之为性交困难）及阴道痉挛（不自主的阴道痉挛）。性欲水平方面的分歧，就是当其中一方比另一方性要求多的时候，可能同时对女性和男性产生影响。

勃起障碍

勃起障碍（医生称之为勃起功能障碍）的定义是在性交时不能达到或维持足够的勃起状态。大多数男性在生活中都有勃起障碍的经历，是一种慢性、反复发作的状态。大多数勃起障碍是可以治疗的，随着对这个问题认识的提高，更多的男性正在寻找治疗方法并对治疗有反应。

多数勃起障碍是由身体原因引起的。达到并维持足够的勃起状态的能力是依赖于健全的神经连接、血管、肌肉和纤维组织，也取决于足够的激素水平如雄激素。损害、受伤，或身体任何地方的功能障碍均可干扰勃起或维持勃起的能力。

前列腺或膀胱的炎症或感染可以导致排尿、勃起、射精疼痛和困难。在未行包皮环切术的男性如果不经常清洁包皮下组织会增加感染的机会。包皮变紧以致因感染胀大的阴茎末端不能收缩（phimosis）。性传播疾病（STDs），如梅毒、衣原体或疱疹也可以影响男性勃起的能力。

损害到神经和血管的医学因素，比如糖尿病、冠心病、脑或脊髓损伤，多发性硬化症，或者帕金森病，这些因素均可引起勃起障碍。在有些病例中，某些药物比如治疗高血压和心脏病的药物、影响神经系统的抗抑郁药、安定药、镇静药等也可以导致勃起障碍。吸烟、非处方药物、酒精或者是一些违禁药物，如海洛因、大麻、可卡因也会引起勃起障碍。阴茎海绵体炎，也就是阴茎组织瘢痕使得阴茎弯曲变得困难并在勃起的时候感到疼痛，同样也可能是勃起障碍的一个原因。吸烟的副反应可以影响血流量进而影响到男性的勃起能力。

对有些男性而言，心理因素，如生气、压力、焦虑或抑郁均可引起勃起障碍。由于不能达到并维持勃起，男性会觉得自己没用、尴尬及愧疚，并认为自己对伴侣失去了吸引力。这些感觉会使得男性逃避与伴侣的亲密关系并远离伴侣，而这一切使得关系更加紧张。心理因素对勃起的影响也会影响到生活的其他方面，如社交和工作表现。

症状

有勃起障碍的男性可能无法达到勃起状态，可能是偶尔能勃起或者是无法维持勃起状态。如果你有勃起障碍，医生通常会推荐你去看泌尿科医生。

诊断

为了对勃起障碍诊断有帮助，医生通常会采集详细的健康病史及性生活史。他会问你有关达到和维持勃起能力的有关问题，并问你这些问题是什么时候和怎么样发生的。医生也想了解可能引起你勃起障碍的其他相关疾病和病态。他也会问你处方药物使用的情况及其他药物（包括酒精）的使用，这些均会影响性活动。医生会进行体格检查并建议血液和尿液检查以测量激素、胆固醇和血糖水平，以此来评估垂体后叶素、肝脏、肾脏、睾丸和甲状腺功能。

在有些情况下，医生会通过检查阴茎的血管、神经、肌肉和周围的其他组织等一些特殊的测试来评价勃起功能。医生也会使用超声图像来评估阴茎的血流，也就是通过在阴茎注射扩血管药物来诱导阴茎勃起后的血流图像。阴茎的血流压力是通过特制的套囊来评估的。使用了造影剂的 X 线也可以用来评估阴茎血流。

医生将会评估患者的第二性征，比如乳房的发育可以确定你是否存在雄激素缺乏或是女性激素过多，任何一方面都可以影响勃起的功能。阴茎神经功能测试可以检查阴茎及周围区域是否有足够的感觉。有一些医生会进行生物震感阈测量术，一种利用振动来测量感觉的感知性的方法。振动的感觉性减少提示阴茎及其周围区域的神经损伤，这可以导致勃起障碍。睡眠中的勃起可以用感觉神经动作电位或者是压力测量计进行测定，这些装置是绑在阴茎周围以监测夜间出现的勃起。

治疗

如果你有勃起障碍，医生会向你推荐可行的治疗方案。为了确保治疗方法对你有效，你必须服从治疗时的要求，并正确对待治疗结果。因为治疗将会影响到你和你的伴侣，你伴侣的参与、奉献和支持对你治疗的成功是重要的。

药物治疗

昔多芬（商品名 Viagra，伟哥）是治疗勃起障碍的口服药物。这种药物本身不会产生勃起，但是能够改善由性刺激激发的勃起。基于这个原因，做爱前奏对于药物疗效的发挥是很有必要的。昔多芬作用的原理是抑制了使得勃起减少的酶，该种酶能够阻断的 cGMP（环鸟苷酸）活动而使得勃起减少。在体内昔多芬的作用在于增加了 cGMP 的水平，舒张了阴茎的平滑肌和增加了阴茎的血液供应。

昔多芬可以被人体很快吸收并被处理。因此必须在性交前至少 30 分钟到 1 个小时服用，并且每天不能超过 1 次。昔多芬的有效性取决于引起勃起障碍的原因，但是使用的男性中有 50%~70% 的男性认为它有效。可能的副反应包括头痛、潮红、消化不良及辨认一些颜色会有所不同。

伐地那非（商品名 levitra）和他达那非（商品名 cialis）是其他用于治疗勃起障碍的口服药物。这两种药物作用的原理与昔多芬相似，均能帮助男性对性刺激有反应，达到并维持勃起状态。

自用针剂疗法

采用自用针剂疗法可治疗勃起障碍，男性或其伴侣使用一支小针直接把药物注射到阴茎周围。药物能够舒张平滑肌和扩张供给已经血液的主要动脉，使得阴茎血流量增多。这种针剂引起疼痛较轻，能在注射后 5~15 分钟后起作用并能维持 30 分钟~2 个小时，产生勃起不需要做爱前奏。

尿道栓剂

尿道栓剂有时也被推荐用于勃起障碍的治疗。尿道栓剂就是用一次性使用的塞满前列腺素 E1 的一种装置，一种

问与答

勃起障碍的药物疗法

问: 昔多芬或其他药物可以改善我的性生活吗?

答: 可能会也可能不会。这些药物是处方药物,治疗在性交过程中无法达到或维持足够的勃起状态。如果你在性刺激的时候可以勃起但是不能维持,这些药物就有帮助。记住,它们不是壮阳药,不能激起或增加性欲,也不能替代你改善性关系。它们在正常的男性中不能改善或延迟勃起。

问: 我怎样才能获得这些药物中的一种?

答: 这些药物只有处方才能拿到。如果你有勃起障碍,记得去看医生。医生会对你进行彻底的检查并对你的性问题做出诊断,从而决定药物对你是否有帮助。一些网页提供了这些药物的处方,但是不能从个人处获得足够的医学信息。

问: 我有心脏病,几个月前,医生给我开了硝酸甘油治疗胸痛,我每天都使用。最近我发现在勃起方面有些问题。我听说药物可以解决这个问题。我可以向医生要求开处方给我吗?

答: 不行。如果你在服用硝酸甘油或 α-受体阻滞剂的情况下,不能安全地使用昔多芬、伐地那非或和他达那非。药物的联合作用会引起危险的低血压。确保使得医生知道你所服用的所有药物。

扩管药能够舒张阴茎的平滑肌和扩张供给已经血液的主要动脉,使阴茎血流量增多。使用尿道栓剂要把一个长约 2.54 厘米的装置插入到阴茎的尿道开口。药物释放后被尿道吸收并转运到周围的组织。在 8~10 分钟内开始有勃起,可能会持续 30~60 分钟。

真空装置

真空装置是通过把血液吸入到阴茎并圈套住而产生勃起的。你把阴茎插入到一个中空的塑料管,管的一端是关着的,然后你往与你的身体相反方向按压塑料管以产生一种封闭状态。通过手或电池的抽动就可以产生真空,血液流向阴茎使得阴茎充血、变大、变硬。经过 1~3 分钟的真空,可以产生足够的勃起状态,你把一个 O 形环套在阴茎的底部以套住血流维持勃起直到你完成性活动

后取下。O 形环在位不能超过 30 分钟,否则会阻断阴茎的血供。

阴茎植入物

一种可以植入的阴茎修补物(人工装置)是治疗勃起障碍又一选择。所

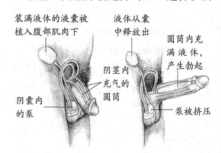

阴茎植入物

充气的阴茎植入物采用外科方法被植入到阴茎内、阴囊及下腹部。这种植入物包括装满液体的圆筒,用来模拟发生勃起时的自然充血过程。这些圆筒状连接在通过挤压阴囊就可以发动的泵上。

有的阴茎植入物都是在阴茎置一根管子以产生像自然勃起那样的充血状态。大多数植入物是充气的，没有使用的时候是软的。这些装置对治疗所有类型的勃起障碍都非常有效，但由于它们是机械的，偶尔也会失灵。

血管重建手术

血管重建手术只用来治疗由特定的血管异常引起的阴茎血供断的勃起障碍。只有小部分男性适用这项手术。试验技术包括血管重建（重新选择血管路线来恢复和增加阴茎血供）和静脉结扎（封闭可能阻碍勃起的阴茎静脉）。

早 泄

早泄是指在最小的性刺激下就射精或者太快射精以致不能满足性愉悦。大多数男性时有早泄的经历，但是当它经常、反复发生的时候就变成一个问题了。早泄通常发生在年轻的，缺乏经验的男性在第一次性生活的时候，但可以影响很多年。很多男性在这种状况下可以有延期的性高潮，在手淫的时候能够射精，但是在性交的却不能够做到。

一些受累的男性在长期的性关系中能够射精，但是一旦换了新的伴侣这个问题又会出现。在这种病例，问题可能是由于缺乏长期的性交活动或是由于行为的焦虑引起的。另外一些男性可能是由于早年的性经历，比如快速手淫并射精以防被父母发现。但是对大多数有永久性早泄问题的男性来说，问题的原因在于他们没有掌握如何调节性刺激的量，并在射精不可避免的情况下控制性觉醒的增加。早泄也可以是停用酒精或其他非法药物如海洛因而引起的病理性引退。

诊断和治疗

早泄通常是一个暂时性的问题，影响缺乏性经历的男性，过段时间会自行恢复，特别是有一个善解人意的伴侣更是如此。医生在听取了你描述问题以后会诊断为早泄。他可能会给你开选择性5-羟色胺重摄取阻断剂，这是用于治疗抑郁的药物，对于治疗早泄通常也是有效的。

医生会推荐你看性治疗学家或是建议给你一些能够帮助你延迟射精的技术。这些技术中的大多数是教你如何辨认并控制性高潮前的知觉。举个例子，动动停停术（Start–Stop技术）是从手淫开始的、以性交结束的一系列进展式训练，能够在射精过程中越来越多地控制射精。在挤挤捏捏术（Squeeze技术）中，你的伴侣握紧你阴茎的头部或者是阴茎的底部来达到延迟射精的目的。跟你的伴侣在高潮时候性交可以使你更放松并可以更好地引导你的伴侣参与。

脱敏的乳液或者是避孕套可以减少性刺激的量，但它们不能提供长期解决此问题方法并会使你的伴侣恼怒。在性交的时候思想集中在其他事情上面通常于事无补。

无法达到性高潮

很多女性从来没有经历过性高潮，但是缺乏性高潮在男性中是极少的。只有20%~30%的女性在单独的阴道插入而没有额外刺激阴蒂的情况下能够达到性高潮。高达10%的女性在她们自己或伴侣刺激阴蒂的情况下也不能达到性高潮。

无法达到性高潮可以是终身的或是起始于任何时间。发生这种情况（医学上称之为性快感缺失）的一个常见原因是缺乏足够的性信息。达到性高潮需要充分刺激阴蒂，很多女性可能从来没有学会如何获取达到性高潮的信息。一些妇女从来没有让自己充分享受性乐趣的原因可能在于受到严厉或者是宗教上的教育有关。她们认为性欲是让人很尴尬的，因为自己的信仰和感受而使得性活动变得困难。那些寻找治疗性快感缺失的女性的一个常见的特征就是缺乏性觉醒、性爆发和自我的激励。

性趣的缺乏可以因一些身体方面的问题如生完小孩之后的阴道损伤、甲状腺疾病或者药物的副作用（如抗抑郁药），这些也是可以导致无法达到性高潮的。

诊断和治疗

如果你在性活动中不能达到性高潮，要把问题告诉你的医生。他们会为你进行体格检查，可能会有一些测试以查找出你问题的身体原因。

治疗无法达到性高潮取决于你潜在的原因。如果你的医生不能辨认出你身体潜在的问题，他可能会给你一些能够达到性高潮的方法或者是把你推荐给性治疗专家。性治疗通常需要性伴侣参与到治疗过程中并在家里演练推荐的方法。

性治疗学家提出的治疗无法达到性高潮的最成功方法是通过手淫联合性幻想达到性的自我爆发。手淫是一种正常的、健康的活动，可以帮助女性学习如何变得兴致高涨，并找到达到性高潮需要的性刺激的种类。然后她与伴侣在一起的时候就可以用自我刺激达到高潮并向伴侣展示配合最好的那种技术。

有时候在性交的时候尝试新的体位对治疗也会有所帮助。如果你的伴侣愿意，多尝试一些体位。很多妇女发现她们处于高位、两脚分开骑跨在其伴侣身上时更容易达到性高潮。处于这种体位的妇女能够控制强度、阴蒂的精确位置和阴道的刺激。

性 交 痛

性交过程中疼痛也称为性交痛，可以影响到男女双方，通常是由于身体原因引起的。在女性，阴道口摩擦痛的原因包括阴道润滑度不够、阴道或膀胱感染、性传播疾病，如生殖器疱疹或者是生小孩后产生的酸痛。深部的盆腔痛是由子宫内膜炎、卵巢功能紊乱或者是过敏反应。下背部的疼痛也可以在性交的时候引起深部盆腔痛。

男性性交痛的常见原因包括包皮过紧、性传播疾病、前列腺或膀胱感染、阴茎解剖结构异常或炎症，阴茎或睾丸癌症，骨骼肌的状况如下背部的关节炎使得插入变得不舒服。一些杀精子剂在男女双方中都会引起烧灼感。

症状、诊断和治疗

女性性交痛的症状包括外生殖器或盆腔深部里面的疼痛和不适，男性通常感到阴茎疼痛。

医生通过对你进行生殖器官的检查并制订检验感染的测试以发现潜在的医学状况后，能够找出你不适的原因。性交痛的治疗取决于你潜在的那些原因。

缺乏性趣

性活动过程中性趣的缺乏在最常见性问题中列第二位（次于勃起障碍），

可以影响到男女双方。该问题包括两个方面：对性伴侣的渴望减少和在性活动无法达到性高涨。疲惫和压力是性趣缺乏的常见原因。身体的原因包括激素的失衡、感染、贫血、生殖器疼痛，或一些长期疾病如癌症或心脏病。缺乏性趣有时候可以掩盖其他的性问题，如早泄或妇女无法达到性高潮。在生完小孩以后，有些妇女会觉得缺乏性趣。最近分娩过程中的疼痛和失血、睡眠不足、产后抑郁及害怕再次怀孕均会导致性趣的减少。其他引起男女双方性欲减少的原因包括：

● 创伤性生活事件后的忧虑感，如家庭成员的逝世、经济问题或失业；

● 生气；

● 抑郁；

● 童年时候的创伤性性经历；

● 使用酒精或其他药物如麻药或镇静剂。

男性激素睾酮是刺激男性性行为的动力。如果你睾酮激素水平过低的话，你的性趣和勃起能力也可能是低下的。睾酮水平下降潜在的医学状况可能会是肝脏、肾脏或垂体疾病，也可能是你服用药物的副作用。其他性障碍如勃起障碍也可以妨碍到性交时候的愉悦，并对性失去性趣并逃避性活动。

在有些病例中，因为缺少沟通导致妇女从伴侣接收到的信息大大减少。另一些病例则是伴侣忘记或忽略了女性对特定类型性爱前奏的需求。所有这些因素都可导致妇女性需求的减少。

诊断和治疗

医生会对患者进行体检以排除身体原因引起性趣的缺乏。如果没有找到明显的器质性原因，医生通常会建议夫妻双方同时进行性治疗。性治疗学家通常会开出一系列心理治疗和可在家进行的渐进性练习，教你和伴侣如何使身体更好的接触。整个过程的目的就是让你从旧的矛盾中解放出来，重新激起对性生活的渴求。

阴道痉挛

阴道痉挛是指妇女阴道底部第三部分的肌肉不自主的痉挛。这种情况使得性交无法进行，因为阴道开口周围的肌肉太紧以致阴茎无法插入。有阴道痉挛的妇女甚至连一根棉塞也插不进去。无法达到性高潮通常伴随着这种情况。

正如你的眼睛遇到沙尘暴的时候会闭上一样，阴道痉挛是阴道反应过激的一种自然的、保护性反应。引起阴道痉挛最常见的原因是感情因素，如羞耻、罪恶感，对可能怀孕的过度担忧，或是对性交痛的抵抗。

当妇女有影响到生殖器的身体问题的时候，如阴道脓肿或严重的阴道炎，也会暂时性发生阴道痉挛。有过的创伤性性经历，如受到强奸或性虐待，可以引起暂时性或永久性的阴道痉挛。

诊断和治疗

医生通过你对症状的描述及生殖器的检查就能诊断为性交痛。如果怀疑存在身体原因，她会做必要的检测以明确诊断。如果没有检测到有身体原因，医生会推荐你看性治疗学家。性治疗学家会跟你一道努力找出潜在性的问题并帮助你克服。

第四章

不 育 症

不育症是指人生育小孩的能力受损的一种医学疾病。当夫妇在没有保护性性生活的情况下几个月后没有怀孕，医生会诊断为不育症。医生将那些有过怀孕却由于习惯性流产或死胎没有生过活的小孩的那些妇女也归为不育症。不育症在世界范围内影响的人群超过600万，可以发生在男性或女性身上。

处理不育症是很困难的，改变生命的进程产生了强烈的丧失感和失落感。男性和女性可能会觉得很无助、生气或愧疚，男人会觉得男子汉气质消失了，妇女觉得女性气质消失了。经历过不育症治疗的夫妻总是经历着失望后伴随着希望。

诊断技术、刺激药物、外科操作都是可以帮助很多不育症夫妇。大多数不育症病例是通过药物和手术治疗的。然而，大约5%的病例需要更尖端的辅助生殖技术——体外受精。

不育症的病因

不育症是夫妻双方的问题。不育症有很多原因，一对夫妇可能存在有影响生育的一种以上的原因。40%~50%的不孕是由于妇女的生殖系统引起，男性为30%~40%。10%~30%的夫妇是由男性或女性的单一原因引起或者是无法解释的原因。不育症的很多病因经过治疗以后是可以逆转的，但有一些却不能。如果引起不孕的原因不能纠正，以现有的技术能够跨过也能导致怀孕。然而，不育症的治疗尽管是重复尝试，也不能够保证成功，有些人就永远不能怀孕了。

女性不育症的病因

引起女性不孕的原因是多种多样的，从卵细胞的缺失、感染引起的生殖系统的阻滞性瘢痕，到医学疾病，如改变代谢的糖尿病、甲状腺功能紊乱等。引起女性不孕最常见的病因包括：

● **无排卵**：没有排卵（每个月经周期从卵巢释放一个卵子）通常是由于内分泌失衡引起的。

● **多囊卵巢综合征**：多囊卵巢综合征是一种代谢紊乱，以异常激素水平为特征，高达10%的女性受此影响。卵巢刺激的激素，尿促卵泡素和黄体生成素的紊乱阻滞了排卵。

● **感染**：性传播疾病（STDs）或者是腹膜炎（覆盖在腹腔壁的膜的炎症）可以引起输卵管的瘢痕和阻塞。

● **子宫内膜异位症**：盆腔里面的生长的子宫组织可以妨碍卵子从卵巢经过输卵管的通路并形成卵巢囊肿。

● **盆腔手术**：盆腔区域的手术可

以导致盆腔粘连（纤维瘢痕组织的带状物），这可以使得女性生殖器官阻塞或变形，妨碍卵子到达输卵管和子宫。

● **子宫异常生长：**子宫纤维瘤或者是息肉可以妨碍受精卵着床。

● **医学疾病：**一些功能的紊乱，如糖尿病或者甲状腺功能减退可以抑制卵巢功能和促怀孕激素的产生。

● **宫颈黏液不足或太厚：**宫颈分泌的黏液正常情况下很容易使精子穿透，但在少数的病例中，可以看到黏液的量不是不够就是太厚，使得精子很难进入子宫。

男性不育症的病因

引起男性不育的原因大多数是由于精子不能与卵子结合而引起的。男性可能没有产生足够数量的精子，精子不能运动到卵子的所在地并进行受精，或者是精子在形态和大小方面异常。输精管阻塞（精子从睾丸到尿道的一条通道）也可以阻碍精子在射精过程中离开体内。勃起障碍也具有相似的作用。引起男性不育最常见的病因包括：

● **慢性感染：**一些性传播疾病，如衣原体感染和梅毒，以及其他感染（如前列腺感染）可以使输精管阻塞并使精子的产生减少（精子计数）。

● **睾丸暴露于较高的温度：**睾丸是在阴囊内，因为它们需要在低于体温的情况下才能正常工作。在热水中浸泡时间过长，穿紧身的衣服或久坐均会增加睾丸的温度，减少精子的数量。

● **烟、酒及药物：**一天吸烟超过一包、过量饮酒或者使用马力求那、可卡因可以减少精子的数量，降低精子的活动力。

● **睾丸静脉肿胀：**称之为静脉曲张，睾丸内的曲张静脉减少了精子的产生，

影响了大约40%的不孕男性。

● **生殖道的手术：**疝的修补术、前列腺手术、输精管切除术都可以产生瘢痕组织或损伤神经，影响输精管的功能并阻碍精液的流通。

● **处方药物：**用于治疗抑郁症或高血压的药物可以使得勃起困难。

● **医学疾病：**一些功能紊乱，如糖尿病、冠心病，多动脉硬化症、帕金森病，均可以影响到血管和神经并引起勃起障碍。

● **生殖系统结构畸形：**生殖道畸形可以是先天性的（生下来就有的），或是由感染或手术引起，阻塞了精子或精液运行的通道。

● **腹股沟外伤：**睾丸的外伤可以产生瘢痕组织并阻碍了精子的运行。

● **免疫系统紊乱：**影响男性免疫系统的情况可以是内分泌的，或是男性的免疫系统错误地产生抗感染的抗体攻击自身的精子，阻碍精子到达并且穿透卵子。

● **射精问题：**如果男性有勃起障碍或者是在精液往后射向膀胱的情况下，精子就不能与卵子结合。

不育症的诊断

在准备怀孕的时候，你需要记录你最近几个月的月经周期，在家使用预测排卵的试剂盒预测你排卵的时间。把这些信息都记录在日志内会帮助你决定性交的最佳时间，并能在你以后寻求受孕的时候对医生也有所帮助。在过去，医生告诉他们的病人在寻求医学帮助前的12个月内受孕，但很多妇女直到年纪太大而不能生小孩时才准备怀孕，而此时已太晚了。

如果你在尽力准备怀孕，但在6个

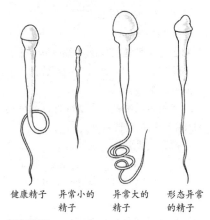

健康精子　　异常小的　　异常大的　　形态异常
　　　　　　精子　　　　精子　　　　的精子

异常精子

　　所有男性都有一些不能使卵子受精的精子。异常的精子可以太小、太大或形态异常。健康的精子数量至少达一半以上时才具有生育能力。（上图中所有的图片都是经过放大的。）

月之内仍然没有怀上，你和你的伴侣需要去看医生，特别是你已经超过 30 岁，且以前有过盆腔炎（PID）病史或者是月经周期不规律。医生会详细采集你和你伴侣的疾病史，包括询问你们性生活的频率和时间。他会制订一些初期的不育症的检查。基于这些检查的发现，医生会接着推荐你去看生殖内分泌学家（专门诊断和治疗不育症问题的专家）。

女性不育症的检测

　　不育症的检查项目女性比男性广泛得多。初期的测试会确定你是否排卵并确定卵子的质量。你和不育症专家第一次会面时，他会检查你尿促卵泡素（FSH）和雌激素的基础水平。FSH 刺激卵巢卵泡（含有发育卵子的充满液体的囊）的生长。如果你有排卵问题，测量黄体生成素（LH）的水平也会有帮助。LH 刺激卵泡释放卵子并使子宫内膜增厚为怀孕做准备。医生可以把这些初期

激素水平与你月经周期其他时间发现的水平进行比较。

　　医生会询问你的病史和当前的健康状态，并检查你是否有影响怀孕的医学疾病。他会询问你月经史、怀孕次数、自然流产次数或人工流产次数，你服用的药物、你使用避孕措施的类型。如果你有过性传播疾病史或腹部手术史，要如实告诉医生，因为手术或一些 STDs 引起的盆腔感染会产生瘢痕，阻塞输卵管，引起不孕。

　　医生会对你进行全面的体格检查，包括甲状腺的异常，面部和全身毛发的异常生长，这些可以预测高雄激素水平。在乳房的检查中，医生会轻柔的挤压乳头看看是否有液体流出，这是高催乳素水平的体征。然后医生会做盆腔检查，寻找任何异常生长物，溃疡即感染的体征。

　　在你排卵之前要与医生进行第二次会面，医生可以给你做超声检查发现子宫和卵巢的畸形并检测卵泡释放卵子的情况，要做更多内分泌的检查以筛查内分泌水平。

　　基于所有检查的结果，医生会安排如下检查：

　　● **子宫输卵管造影片：**子宫输卵管造影片是 X 线检查步骤，用注射到宫颈的造影剂通过子宫运行到输卵管。造影剂在 X 线片上显示黑色的，医生可以辨别生殖器官的畸形，如子宫纤维瘤或阻塞输卵管的瘢痕组织。

　　● **宫腔镜检查：**医生做宫腔镜检查是用一根带光的可视管插入到宫颈里，可以清楚地看到宫腔里面的畸形和异常生长的情况。

　　● **腹腔镜检查：**在腹腔镜检查中，医生插入一些可视装置（腹腔镜）到你

影响生育的因素——生活方式

引起不孕不育的原因多种多样，很多可以追溯到可以治疗的医学问题。但有些生活方式方面的因素也可以影响到你受孕的概率。如果你想要怀孕，把下面所说的记在心里：

● 推迟生育：妇女从30岁以后受孕能力开始衰退。高龄加上不孕的医学因素显著增加了妇女不孕的机会。

● 吸烟：吸烟减少了妇女排卵所需的卵巢产生的雌激素数量，增加了卵子遗传异常的危险性。吸烟也可以引起流产和过早绝经。男性吸烟似乎可以增加遗传性改变的精子数量。

● 体重问题：超重的妇女产生过量的雌激素，低体重妇女产生的雌激素数量不足，两者均会扰乱卵巢排卵。肥胖的妇女由于内分泌失调可以导致流产的危险性增加。肥胖的男性由于腹部脂肪层增厚增加了睾丸周围的温度，产生精子的数量减少，从而导致不育。

● 喝酒：甚至每周喝一次酒也可以使妇女的受孕能力降低7%。过量饮酒（每天饮酒超过2次）可以降低男性精子的数量。喝酒越多，你怀孕的概率就越小。

● 性传播疾病：性传播疾病，如衣原体感染可以引起输卵管产生瘢痕，阻塞输卵管，阻碍卵子运行到子宫。

● 咖啡因：每天喝超过两次的含有咖啡因的饮料可以导致生育能力下降。

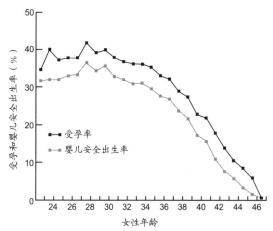

辅助生殖技术中的年龄与成功率的关系
妇女的年龄对应用自己的卵子进行辅助生殖技术的影响最大。其成功率是以妊娠次数和分娩活胎数定义的。在20多岁时成功率是最高的，30岁以后开始下降。

的腹腔里面以评价你卵巢、输卵管、子宫的状态。医生也可以用腹腔镜检查子宫内膜异位症、粘连（瘢痕组织）及卵巢的畸形。

● 子宫内膜活检：子宫内膜活检可以明确子宫内膜是否有足够的厚度为怀孕做准备。如果内膜太薄，可能是你没有产生足够的维持妊娠的激素。医生会在你下次月经周期前从你的内膜组织取一小部分标本送到实验室分析。

男性不育症的检测

在第一次会面时，不孕专家会详细询问你的健康史，以发现你是否有过一些医学疾病如疝修补术、腹股沟损伤、性传播疾病或前列腺炎症，这些都会影响到你的生育。他会询问你当前的健康状态和生活方式，以明确你是否有过度吸烟、喝酒及使用其他可以影响精子的药物。医生会给你做一个彻底的体格检查，包括检查生殖区域毛发的生长明确你是否有足够数量的睾酮，检查你阴茎、阴囊、前列腺（看是否有畸形）。

精液分析是男性生育能力检查最重要的内容。医生会让你通过手淫取得至少一份精液样本。取得精液标本必须在你最后一次射精后48小时（不超过5天）。医生会考虑评价你精子标本的因素包括精子的外表、形状、结构、运动能力、运动速度。如果这些因素中有低于正常值范围的，医生会安排第二阶段的精子分析以及激素的评价以明确更专一的畸形。

在一些少数的无法解释的不育症的夫妇中，医生有时候会安排更专业的检查，如精子穿透能力测定，这是通过用体外受精媒介物把精子与仓鼠卵子配对以衡量精子穿透卵子的能力。有低数量或无精子的不孕男性要接受遗传学检查以明确是否有染色体异常。这些初期的检查结果将决定你尚需要做哪些其他检查。

如果精子分析的结果异常，不育症专家可能会将你推荐给泌尿科医师（专门治疗男性泌尿生殖系统障碍的医生），他们在男性不育方面受过专门深入的训练。

无法解释的不育症

10%~30%的不育症夫妇被告知他们的不孕无法说明原因。医生是通过标准的系列检查排除了其他可能的病因而做出该诊断的，而不是通过初期的筛查试验得出的。

很多夫妇在诊断为无法解释的不育症之后的1~3年内怀了自己的孩子。妇女的年龄是这个过程中最重要的因素。35岁以下的妇女比35岁以上的妇女更容易自发性受孕。但无法解释的不育症的治疗显示改善怀孕成功率是未保护的单独的性交。

很多不育症中心推荐下述治疗流程：3~6个周期的促排卵药物联合宫内受精，随后是体外受精。用这种疗法，无法解释的不育症夫妇的妊娠率略高于那些有了明确诊断原因的不育症夫妇，或持平。

怎样选择不育症治疗中心

选择不育症治疗中心可能会让人感到很困惑，以为不同的中心提供不同的服务，在成功率方面差异很大。当你在寻找不育症治疗时，要问清你选择的治疗中心是否提供以下基本服务：

● **全天候服务**：必须每天都能得到治疗中心职员的服务，周末和假日时，你都可以报告你月经周期的情况并最快拿到检查结果。

● **心理支持**：治疗中心必须有精神健康专家，能够在你困难的时候给你支持。

● **实验室所在地**：诊所必须能够进行即时精液分析、性交后的检查、血液和激素测试，这些能够节约你宝贵的时间。实验室必须是合乎标准的。

● **超声设备**：经阴道超声，就是超声扫描是经过阴道进行的，能够帮助你明确药物是否刺激排卵及卵巢是否释放卵泡。

不育症的治疗

一旦医生明确了你不育的病因，他会推荐最有效的治疗措施。很多医生会尽量使用一种治疗方法，几个月后才会更换另外一种，如促排卵药物。不育症的治疗是很有压力的，务必在试验之前询问医生你使用给定方法后有多大的成功概率。记住是由你决定是否继续治疗、暂时或永久性停止治疗，或者选取其他方式，比如领养孩子。

女性不育症的治疗

女性不育症的治疗取决于病因。医生在使用先进的辅助生殖技术，如体外受精之前通常尽量用药物和手术等传统方法治疗。不过，有些如输卵管阻塞等不孕问题用体外受精等治疗方法结果会更好，医生通常会推荐采取该种方法。

促排卵药物

如果你不孕的原因是没有排卵，第一步是寻找可以治疗的病因如甲状腺疾病，这可以改变妇女的激素水平而影响排卵。否则，医生会推荐你开始服用促排药物如氯米芬枸橼酸盐（片剂），它可以刺激卵巢释放成熟卵子。妇女通常是在月经周期的第3~7天时，每天服用1~4片。医生在你服药的时间会采取一些血液样本来检测你的雌激素水平。如果这种药物疗法不能有效地刺激排卵，医生会让你开始注射一系列人类绝经промоциональный促性素针剂。这种疗法要持续几个月，可能会复发。

在你服用促排卵药物的同时，你可以用阴道超声观察卵泡的生长情况。这种监测有助于药物降低药物过度刺激卵巢的危险性，因为过度刺激卵巢可以导致多胎妊娠或一些副作用，如热潮红、头痛、恶心和乏力。

手术

医生进行手术可以去掉纤维瘤及子宫内膜异位症引起的沉着物。有时他们手术修复阻塞的输卵管采用三个步骤：输卵管套管插入术、粘连松解术、输卵管再吻合术。在输卵管套管插入术中，手术时插入一根细管（称为套管）打开阻塞的输卵管。在粘连松解术，医生输卵管和卵巢周围的瘢痕组织。输卵管再吻合术是在输卵管的阻塞消除后把输卵管的两个受损端连接起来，这个步骤也可以用来修复输卵管结扎。对于那些结构有缺陷如输卵管壁在子宫中部的妇女，外科医生会校正这些缺陷，提高受孕概率。这些手术操作中的一部分可以在腹腔镜下完成，利用带光的可视装置及其他设备通过一个小洞插入到腹腔里，这样可以使得愈合时间和产生瘢痕达到最小化。

如果一些健康状态如糖尿病和肥胖影响到你怀孕的话，医生会建议你在接受不育症治疗之前先治疗这些疾病。

男性不育症的治疗

和女性一样，男性不育症的治疗取决于引起不育的病因。举个例子，如果精子的数量因为感染或其他医学问题而减少的话，医生会提供给相应的治疗。医生也会强烈建议患者停止某些活动，包括过度吸烟、饮酒和使用可能引起不育的药物。从总体上说，健康的生活方式能够促进优质的精子产生。

手术

如果不育是由输精管阻塞引起，有时外科医生可以打开这些阻塞。医生也能够通过结扎来治疗睾丸的曲张静脉，静脉曲张可以降低精子产生。

一种可以在门诊病人中进行的手术称为经皮栓塞形成术，这和传统手术一样能够有效治疗输精管静脉曲张，不需要麻醉，因而减少了并发症。在经皮栓塞形成术中，外科医生会通过腹股沟的一个小切口把一根小管子插入到静脉里。然后在X线图像的引导下把造影剂注射到静脉里，插入细小的金属线圈或球囊阻断静脉血流，这样会使曲张的静脉逐渐消退。愈合时间不超过24小时。治疗静脉曲张能够改善精子的产生并增加受孕的概率。

药物疗法

如果男性睾丸没有受到尿促卵泡（FSH）和黄体生成素（LH）的足够刺激，就会导致精子数量下降和运动能力减低。在这种情况中，医生可能会推荐服用几个月的人绒毛膜促性腺激素（HCG）以改善精子数量和运动能力。

辅助生殖技术

如果用药物治疗或手术治疗都没有让你和你的伴侣受孕，你会考虑要求另外的统称为辅助生殖的不育症治疗

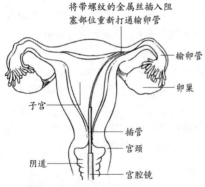

将带螺纹的金属丝插入阻塞部位重新打通输卵管

输卵管 — 卵巢 — 子宫 — 插管 — 宫颈 — 阴道 — 宫腔镜

输卵管套管插入术

输卵管套管插入术是打开阻塞的输卵管的一种手术。在手术中，一根金属丝通过细长的套管沿着宫腔镜由阴道和子宫进入阻塞的输卵管。

技术。这种技术已经帮助很多夫妇达到妊娠的目的，在过去几年技术已显著改进，妊娠成功率可以高达50%。

辅助生殖技术如体外受精是所有不育症治疗中最有压力的。妇女必须频繁注射药物并定期进行血液和超声检查。夫妇双方每次试验都是充满希望，如果失败将会非常沮丧。压抑、打击和无助的感觉在体外受精失败后是很平常的。在失败后的1个月又会重新开始这一过程，可能会重复几次。在接受辅助生殖技术之前，你要详细了解这些情况，并从家里人和朋友那里获得帮助，充分休息、锻炼。向诊所推荐的精神健康专家倾诉可能会对你有所帮助。

宫腔内受精

宫腔内受精称之为人工授精。在接近排卵期时，医生用细长的导管和注射器引导从妇女伴侣（或捐献者）的精子直接达到子宫。宫内受精是以精子能够容易达到输卵管和卵子结合而设计的。当男性的精子数量处于低范围的临界或是妇女的宫颈黏液阻滞了精子进入宫腔时，就可以使用宫内受精。

体外受精

体外受精（IVF）是应用的最广泛的辅助生殖技术，它是妇女输卵管阻塞的标准治疗方案。在IVF中，卵巢被刺激产生很多卵子，在超声引导下通过阴道把卵子取走，然后卵子和从妇女伴侣（或捐献者）的精子在试管内受精。受精卵进行细胞分裂直到它们能够植入到妇女子宫内并产生妊娠。

体外受精由4个部分组成：诱导排卵、取卵、体外受精和胚胎移植（入子宫）。在一个体外受精循环开始的时候，你被注射一种停止自身产生雌激素的药

物，医生给你建立一个新的月经周期，可以精确地控制排卵的时期。然后你要服用其他刺激大量排卵的药物。在这个时候，你要定期行阴道超声检查来监测你的卵泡成熟过程。

到了该取卵的时候，你去医院或门诊预约该操作。你将要接受一种止痛药和一种可引起疼痛的治疗措施。由阴道超声指引，医生用一根细长的针经阴道插入每一侧卵巢取卵。在你的配偶提供一份新鲜的精液样本后，将他的精子（或来自于捐献人的精子）与你的卵子在一个塑料盘中混合，孵育 14 个小时或更长。然后检验这些受精的卵子，在几天内将最可行的受精卵灌输到你的子宫内。一些产生了大量胚胎的夫妇可以选择将一些冰冻起来留着以后培植。

在胚胎移植时，医生选用一根软的橡皮管将胚胎移入你的子宫内。在此之后，你必须卧床 1~4 小时，采取头低脚

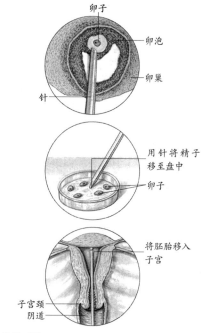

体外受精

体外受精是将一根针从阴道壁穿入，沿着子宫的外侧至女性的卵巢取卵（上图）。流动的卵泡和卵子一起被吸走。然后将卵子在实验室的培养皿中与精子受精。精子来源于其配偶或捐献者（中图）。一些天后，用一根软橡皮管将胚胎植入女性的子宫（下图）。

高位。你需要服用黄体酮帮助稳定子宫内膜以便胚胎着床。在移植后的 10~14 天做一个测孕试验。如果怀孕了，要继续服用黄体酮直至 12 周。体外受精的成功率大约为 38%，但是对于年龄超过 40 岁的女性来说成功率更低。

因为每次尝试时有 4 个或更多的胚胎被移植，体外受精有多胎妊娠的风险。大多数的多胎妊娠为双胞胎，但是三胞胎、四胞胎甚至更多胞胎也可能发生。移植胚胎数目由你和你的医生共同决定。移植的胚胎越多，生三胞胎或多胞胎的概率就越高。因此，许多国家限

捐献精子

如果男方不能够产生足够正常的精子使卵子受孕的话，夫妇可以选择捐献的精子。想要怀孕的单身妇女也可以选用捐献的精子。当精子捐献在可靠的不孕中心由经验丰富的、合格的生殖内分泌学家操作并遵循订立的国家指南时，它是很安全的。精子的捐献者在捐献之前会经过严格的医学问题和性传播疾病筛查。匿名的捐献者会以年龄、种族、毛发和眼睛颜色登记，因此夫妇可以选用中意的遗传背景。如果捐献者已知，夫妇在进行受精之前必须咨询代理人以解决潜在的亲子关系问题。

制了被移植的胚胎数。从一般的人口来说，多胞胎的概率仅有 1%~2%。

多胞胎对妈妈和胎儿都有风险。对胎儿的风险是流产、早产、先天缺陷和智力或生理疾病，如可由早产导致的大脑性麻痹。对妈妈的风险包括子痫前期、妊娠期糖尿病、血崩或子宫出血。

为保证孕妇的健康和提高胎儿的存活率，医生有时会建议多胎妊娠的减少，让其中的 1 个或多个夭折。决定是否这样做过程从感情上讲很艰难，如果接受一些专业意见可能更容易些。

卵子捐赠

如果女性的卵巢过早地停止了功能，她超过了 40 岁或有遗传疾病导致没有小孩，她和她的配偶可以尝试用捐赠的卵子进行体外受精达到怀孕的目的。捐赠方可以是这对夫妇知道的人，如一个姐妹；也可以是一个匿名的人。总之，每一个捐赠者都经仔细地筛选看是否存在传染性的和遗传性的疾病，且必须要进行一种心理上的评估。捐赠者须在 21~35 岁，且必须做血液检查以确定她们的卵巢仍在排卵。

如果你正考虑用捐赠的卵子，你需要做一个彻底的身体检查来确定怀孕不会危及你的健康。你的配偶同样需要筛查是否有不育症。在移植捐赠的卵子前，你需要服用体外受精的药物确保你的月经周期符合那位捐赠者，她的周期用其他的药物控制。

在取卵、体外受精后，一个或多个胚胎被移植入你的子宫，你需要服用雌激素和黄体酮直到在你周期的第 28 天的测孕试验。卵子捐赠将体外受精的成功率提高至 40%。

胚胎捐赠

一些体外受精成功的夫妇常常会留下一些未用的胚胎冰冻保存。越来越多的夫妇选择将他们的胚胎捐赠给不育的夫妇。选择胚胎捐赠可以与选择卵子捐赠有同样的理由。另外，胚胎捐赠也可用于不用自己卵子的单身女性、夫妇两人都不育孕或不选择（不能承受）体外受精的全程。

该过程与体外受精的最后步骤相似，将胚胎植入女性的子宫来受孕。在此过程前，接受胚胎捐赠的女性首先要做一个彻底的身体检查和检验来确定怀孕不会危及她的健康。她会使用包括雌激素和黄体酮在内的激素使她的子宫内膜准备好接受胚胎。在一些病例中，受孕的时间取决于女性的月经周期。但子宫准备好时，冰冻的胚胎被解冻，然后被植入子宫。如果怀孕了，该女性继续服用雌激素和黄体酮 8 周。

如果你正在考虑胚胎捐赠（不管是去捐赠还是接受），咨询一位心理健康专家和一位律师关于这个程序的伦理的和法律的问题。例如，你需要考虑一些问题——捐赠者是否想要署名，你是否想要捐赠者知道你，你将来怎么告诉你的小孩。对于胚胎捐赠，每一种情况都被提供了不同的法律。

第五章

妊娠与分娩

某些早在你受孕之前已存在的因素将会影响你的怀孕。如果你正在计划怀孕，首先应该去医院检查。医生会给你做一个彻底的检查来评估你的健康，并且确认你是否有任何的生理疾病或遗传问题而不适宜怀孕。此外，如果你有慢性疾病如心脏疾病、癫痫、糖尿病、肾脏疾病或者一种自身免疫性疾病如系统性红斑狼疮或者风湿性关节炎，在整个孕期，你的各项情况将被严密监控。

妊娠

孕期健康的妈妈才有可能生出健康的宝宝。如果你正打算怀孕，你应该从现在起循序渐进以确保孕期的健康。戒烟酒，避免潜在有害的药物或化学制剂，健康饮食（大量的蔬菜、水果、所有的谷物、豆类），以及定期的锻炼。每天补充 400 微克（0.4 毫克）的叶酸会降低胎儿脊柱或脑部发育异常的风险（神经管缺陷）。依据你的健康状况，叶酸用量可以再加大一些。

受　孕

受孕始于一个卵子的受精。在月经周期的中期，卵巢排出一个成熟卵子，卵子排出后不久即可受精。如果女性在此时性交，男性射出的精子可经阴道到达输卵管而导致受孕。在某一侧的输卵管里，精子穿过卵子的细胞壁即发生了受精。此后的 2~7 天内，受精卵到达子宫并植入子宫内膜，女性下一次的月经不会来潮。此时，大多数的女性会意识到可能怀孕了，受精卵已经在子宫内发育成胚胎。

从受孕至分娩，妊娠全过程约 40 周。尽管受孕常常发生在女性月经周期的中期，推算预产期还是根据末次月经的第一天，因为我们并不能知道卵子受精的确切时间。

测　孕

如果你有一次月经没来，你可以做一个家庭测孕试验来检查自己是否怀孕。这种家庭测孕试验是通过检测人绒毛膜促性腺激素（HCG）进行的，人绒毛膜促性腺激素在初次停经的 2 周内会存在于孕妇的尿液中。你必须严格按照产品说明书操作，在早晨起床后喝水前做才能更加精确。家庭测孕试验在下列情况可能不可靠：服用抗抑郁药，接近更年期，月经不规则或月经稀少。

如果你停经 2 个月而你的月经周期是规则的，你必须立即去就诊。医生可以

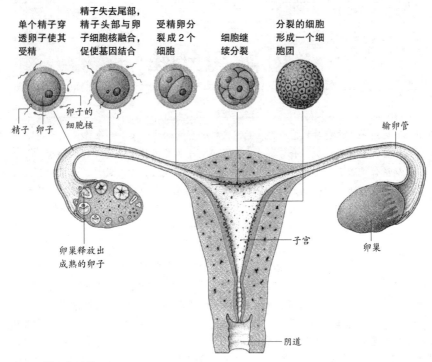

单个精子穿透卵子使其受精

精子失去尾部，精子头部与卵子细胞核融合，促使基因结合

受精卵分裂成2个细胞

细胞继续分裂

分裂的细胞形成一个细胞团

精子　卵子

卵子的细胞核

输卵管

卵巢释放出成熟的卵子

子宫

卵巢

阴道

卵子，精子和受精

　　女性的两个卵巢分别位于子宫的两边。当新生儿出生时便含有数千个不成熟的卵子。在青春期后的每个月，两个卵巢其中之一会儿有1个卵子成熟。大约在月经周期的中期，它会被释放到邻近的输卵管内。对于男性，睾丸持续的产生精子，然后储存在精囊内直至射精。

　　当卵子被释放入输卵管不久，精子就可以使之受精。这一过程发生在同侧的输卵管内，精子细胞核与卵子细胞核融合，将它们的基因也融合，形成受精卵。受精卵分裂成两个细胞。这两个细胞再继续分裂下去。不断分裂的细胞团沿着输卵管移动至子宫，在受精后的2~7天内植入子宫内膜。几个星期后，受精卵就发育成胚胎和胎盘。

在停经2个月的情况下通过骨盆的检查来确认怀孕的诊断。在停经1月余的情况下通过检测血中的HCG可以更早诊断早孕。

终止妊娠

　　知道怀孕后可能需要你做某种严重的决定。如果胎儿有严重的或者致命的遗传疾病或先天缺陷，或者如果妊娠继续的话，你的生命或者胎儿的生命将受到威胁，这样你可能要考虑药物流产或人工流产。如果现在你不能抚养孩子，你仍可以选择继续妊娠，分娩后将孩子送给别人收养。

米非司酮

　　米非司酮是一种综合的激素药物，可以导致流产。一直到妊娠9周，都可以与前列腺素同时服用以致流产，前列腺素可以导致子宫收缩。如果在妊娠6

周前采取这种措施，成功概率会大大提高。米非司酮通过使子宫内膜剥落到达流产的目的。服用米非司酮流产需要几天时间。你的腹部绞痛将会持续几天，阴道流血（类似月经）1 周至 10 天。

扩张和钳刮术

在妊娠 12~16 周期间，扩张和吸取是最常用的流产程序。这种方法类似于负压吸引术，只是宫颈必须被扩张得更大。因为在最初的扩张后，使用更粗的器械来抓取，由一个熟练该方法的医生操作，扩张和吸取会更安全。

孕期保健

早早地开始产前保健是重要的，甚至于在你怀孕前，以确保分娩时你和你的宝宝的健康。除了定期去医生那儿体检，监控妊娠的过程以及接受健康妊娠的教育，产前保健还包括一些检查，在胎儿时期就能发现遗传性疾病和先天缺陷，如先天性心脏疾病；染色体异常，如唐氏综合征。准爸爸和准妈妈还要参加分娩准备课程来为妊娠和分娩做足准备。

定期的产前检查

一旦确定怀孕，你的医生就会把你转交给一位产科医生（一位专门研究女性的怀孕、分娩及产褥期的医生），或者确定你随后的检查和检验的时间。产前检查经常按月进行，直到第 3 个三个月。那时，检查会更频繁。

产前检查可以帮助预防怀孕和分娩的并发症，同时在产前给产妇及胎儿提供任何必需的医疗帮助。因为胎儿的发育受到子宫内环境因素和妈妈的身体健康状态（尤其在至关紧要的前 3 个月）的影响，所以产妇的医生会给出一些生活方式的推荐。例如，医生会劝告孕妇不要吸烟（吸烟会增加低体重儿或早产的风险）和避免饮酒，因为酒精可以造成胎儿许多的严重问题，包括智力发育的延迟（胎儿性酒精综合征）。同时避免服用任何不必要的药物和让自己暴露于一些可以引起怀孕和分娩并发症的环境中，如射线、铅、汞、杀虫剂、某些

吸烟与妊娠

在妊娠期间，吸烟尤其有害。如果你怀孕了，必须认真地考虑戒烟。因为：

● 吸烟增加了异位妊娠或者流产的风险。

● 吸烟使发生严重妊娠并发症（包括胎盘）的风险增加 1 倍。

● 吸烟使你生一个低体重儿的概率是不吸烟的孕妇的 2 倍，并且更有可能早产。

● 吸烟可以增加你的宝宝先天缺陷的风险，如畸形足、唇裂、腭裂。

● 与妊娠期间不吸烟妈妈的宝宝相比，吸烟可以使宝宝死于婴儿猝死综合征的风险增至 3 倍。

● 吸烟可以增加你的宝宝得儿童好动症或学习障碍的风险。

向你的医生咨询一种对你安全且有效的戒烟策略。

溶剂。远离桑拿浴、蒸汽浴、热浴盆和极高温度的热水浴，这些可以升高你的体温，达到一定温度对胎儿有害。

在你第一次就诊时，你的医生会做一个体格检查（包括量血压和测体重），测算预产期（经常是你末次月经的第一天往后算40周，但是可以根据超声显示的胎儿大小及骨盆测量的子宫大小做适当的调整）。医生会检查你的子宫颈是否适宜生产。他将会完善病史，并且询问你是否有性病（所有的孕妇都要检测淋病和梅毒）。

在你最初的就诊或者后来的就诊中，你会抽血检查血型、Rh因子、贫血；感染（参阅下一节）如风疹、乙肝、弓形体病；过量的蛋白水平（可以预示子痫前期）和葡萄糖（一种可以提示妊娠期糖尿病的指标）。

传染性疾病与妊娠

一些在孕妇妊娠期间感染的传染病可以造成先天缺陷或对胎儿造成致命的影响。最好在你怀孕前解决传染病的问题。但是如果你已经怀孕了，向医生咨询关于在你妊娠期间为避免传染病所要采取的措施。

孩童时期的传染病

如果你怀孕了，且没有得过孩童时期普遍的传染病，如水痘、传染性红斑、没有接种预防囊尾蚴或风疹疫苗，告诉你的医生。在妊娠期间感染这些传染病对胎儿有害。大多数成人已经预防接种抵抗囊尾蚴的疫苗（或在孩童时期已经得过）或已经得过水痘（因此有了免疫），大约一半成人对传染性红斑有免疫力。因为没有针对传染性红斑的疫苗，所以避免接触得此病的病人。如果你家里有小孩或者工作在小孩附近，你将增加暴露于导致传染性红斑病毒的风险。

在妊娠前接种疫苗

如果你不能确定你是否接种过预防风疹、囊尾蚴的疫苗或者在孩童时期是否得过水痘，在你怀孕前做一个血液检查看你是否对这些病免疫。如果结果显示你没有得过这些传染病（并且你确实没有怀孕），你可以接种疫苗。你必须在3个月后才能怀孕，因为由这些病毒造成的胎儿心脏问题的风险在妊娠前3个月最为明显。

巨细胞病毒疾病

巨细胞病毒疾病是一种不会引起症状的传染病，大多数人感染过，但是却不知道。但是，当一个孕妇在妊娠期间感染时，尤其在前3个月，病毒会传染给胎儿，并且造成先天缺陷，如失明、精神发育迟缓，甚至危及生命。尽管如此，仍有极少比例的婴儿出生时感染此病毒而没有任何问题。如果你认为在妊娠期间你曾与该病患者接触，或者在妊娠期间患有像流感的疾病，你需要去就诊看病。

弓形体病

弓形体病是由生活在生肉中和一些动物身上（包括猫）的寄生虫所引起的一种传染病。尽管这种传染病只对成人造成像流感的症状，它会感染胎儿并造成严重的先天缺陷，甚至致命。如果你有一只猫，你的医生会建议你做一个测试看你是否对弓形体病有免疫。如果你有免疫，你的胎儿不会感染。如果你没有免疫，你的医生会告诉你如何预防感染，例如不要换猫的小盒子，逛花园时戴手套，吃蔬菜水果前要清洗。

Rh 血型不相容性

Rh 血型不相容性是一种孕妇血和胎儿血的错配。Rh 血型不相容性仅发生在妈妈是 Rh 阴性而胎儿是 Rh 阳性。Rh 血型不相容性造成的并发症是罕见的，因为在诊断后可以立即给孕妇注射一种血液制品——抗 Rh 免疫球蛋白，以防妈妈的免疫系统攻击胎儿的血液。

Rh 阳性的胎儿血可以在妊娠的任何时候进入 Rh 阴性的孕妇血流中，但较常发生在分娩时。将 Rh 阳性的血识别为外来刺激物，妈妈的免疫系统产生抗体来攻击 Rh 阳性血的红细胞。由于最初产生的抗体量较少，因此对第一个 Rh 阳性的胎儿不会造成影响。但是，如果这位妈妈

产后未注射抗 Rh 免疫球蛋白，她的身体会继续产生抗 Rh 阳性血的抗体。如果再次妊娠时胎儿是 Rh 阳性，抗体会攻击胎儿血的红细胞，可能对胎儿造成由 Rh 血型不相容所引起的潜在的致命危险——胎儿水肿。如果未造成死胎，胎儿出生后会表现出一系列胎儿水肿的症状，如贫血、心力衰竭、严重肿胀和呼吸窘迫。

抗 Rh 免疫球蛋白常常在孕 28 周左右注射 1 次，在分娩后的 72 小时内再次注射一次。为了阻止妈妈的免疫系统制造抗 Rh 阳性血的抗体，免疫球蛋白在抗体产生前就破坏了可能进入母体循环中的胎儿血的红细胞。在妊娠末期，如果妈妈已产生抗体破坏胎儿的血红细胞，医生会采取引产。如果胎儿尚未成熟，可在子宫内

妊娠中的 Rh 疾病

当一个 Rh 阴性的妈妈怀有一个 Rh 阳性的胎儿时，在分娩或妊娠过程中，胎儿的血液可能会进入妈妈的血流中。如果妈妈在分娩后的 72 小时内未注射抗 Rh 免疫球蛋白，她的免疫系统将会把胎儿的 Rh 阳性血视为刺激物，产生相应的抗体。这些抗体不会对第一个 Rh 不相容的分娩造成影响。但是，如果妈妈未注射抗 Rh 免疫球蛋白，而且又怀了一个 Rh 阳性的胎儿，她的抗体就会通过胎盘破坏胎儿的红细胞，结果可能导致溶血，甚至死胎。在流产或终止妊娠后，Rh 阴性的妈妈应注射抗 Rh 免疫球蛋白。

 Rh 阴性血

 Rh 阳性血

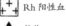 抗体

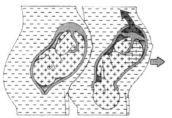

Rh 阴性的妈妈怀有一个 Rh 阳性的胎儿

Rh 阳性的胎儿血液进入妈妈的血流

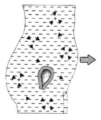

妈妈产生抗 Rh 阳性血的抗体

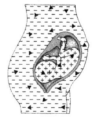

妈妈的抗体通过胎盘破坏胎儿的血红细胞

进行胎儿血液输入，以使胎儿足够成熟而能娩出。总体上，Rh 血型不相容性对婴儿健康的影响的前景是乐观的。

产前检查

妊娠期许多检查和措施能够帮助医生评估孕妇和胎儿的健康。其中一些检查，如经腹壁羊膜穿刺术，可以帮助检查胎儿的遗传异常或畸形。其他检查，如超声，可以评估胎儿的发育，发现任何结构异常，明确妊娠的时间。因为种种原因，有些孕妇可能拒绝这些检查。例如，尽管已发现胎儿有严重的甚至致命的缺陷，一些孕妇仍拒绝终止妊娠。在你的妊娠期间，你应该将你的感觉告诉医生，他会评估做检查的益处和风险。

超声

超声是一种通过声波在显示器上呈现发育中的胎儿图像的影像程序。超声不应

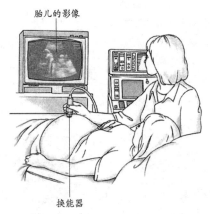

胎儿的影像

换能器

腹部超声

在腹部超声检查中，一个称为换能器的探头在孕妇的腹部表面移动，发射声波来反映胎儿和孕妇的内脏。声波通过电子转换器转换成图像，显示在电脑屏幕上。

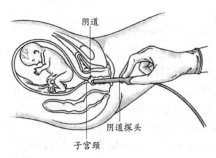

阴道

阴道探头

子宫颈

阴道超声

在阴道超声检查时，一根细的换能器（称为阴道探头）从阴道插入，并将图像显现在监视器上。阴道超声可应用于妊娠的前 3 个月，检查的目的包括：为了更清晰地看清胎儿；确诊（或排除）怀孕；检查异常情况入伸长的子宫颈（预示将要发生流产）或异位妊娠。

用射线或 X 线，是无害、无痛、无损伤的。在妊娠期间，大多数孕妇至少做过 1 次超声检查；有风险的孕妇则做得更频繁。在妊娠前 3 个月，超声通过测定胎儿的大小和形状来确诊怀孕及确定孕期。大多数医生推荐在孕 17~19 周期间做 1 次超声检查来评估胎儿的生长和发育并排除结构畸形，如神经管缺陷、唇裂、腭裂。超声可以发现双胞胎；在妊娠 16 周以后，有时还能鉴定胎儿的性别。在妊娠晚期，超声可以评估胎儿的健康、大小、方位及胎盘，为分娩做充足的准备。

AFP 和血液筛查三项

在妊娠 15~20 周期间，所有的孕妇都做两种血液检查中的其中一种来检测甲胎蛋白（为大多数家庭知道的简写 AFP）的水平。AFP 是一种由正在发育的胎儿所分泌的蛋白。AFP 存在于羊水中，孕妇的血液中也有少量存在。一种检查仅针对 AFP。血液筛查三项检测 AFP 和由胎盘产生的两种激素——人绒毛膜促性腺激素（HCG）和雌三醇（一种雌激

素）。这些测量的意义也建立在一些因素之上，如孕妇的年龄、种族和体重等。

这些血液检查帮助评估胎儿存在染色体异常如唐氏综合征、脊髓或脑部畸形（神经管缺陷）的风险。根据这些检查结果并不能确诊。但是有异常结果的孕妇中，3%~5%经证实结果错误；90%经更精确的检查证实。如果 AFP 或血液筛查三项异常，医生经常会推荐你做更精确的检查如经腹壁羊膜穿刺术，来帮助检查胎儿是否存在遗传异常。

经腹壁羊膜腔穿刺术

经腹壁羊膜穿刺术是一种在妊娠 14~18 周进行的产前诊断方法。在此过程中，医生用一根中空的针插入孕妇的腹部至子宫内，抽取一份羊水的标本；羊水包绕胎儿，其中含有胎儿的细胞。医生用超声定位胎儿，在超声引导下找到最佳位置进行穿刺，尽量避开胎儿、胎盘和脐带。在针穿刺前孕妇的腹部要

局部麻醉。

胎儿的细胞先在实验室内培养 2 周，然后检测染色体异常如唐氏综合征，一些遗传障碍如囊性纤维化、镰状细胞贫血和神经管缺陷。

对于 35 岁及以上年龄的孕妇，她们怀染色体异常胎儿的风险较高，经腹壁羊膜穿刺术适用于所有这些孕妇。经腹壁羊膜穿刺术同样适用于胎儿有先天缺陷，有家族遗传障碍史，超声或 AFP 检测提示有染色体异常高风险者。如果你将要行经腹壁羊膜穿刺术，并不想知道胎儿的性别，在术前告诉医生，因为经腹壁羊膜穿刺术可以明确胎儿性别。行经腹壁羊膜穿刺术造成的流产风险较小（1/200~1/400）。

绒膜绒毛取样

绒膜绒毛取样（CVS）是一种在妊

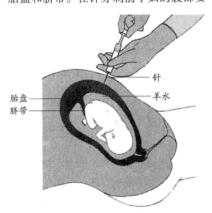

经腹壁羊膜穿刺术

在经腹壁羊膜穿刺术中，从胎儿周围的羊膜囊内抽出少量羊水样本。医生用超声定位以避开胎儿、胎盘和脐带。羊水中含有胎儿的细胞，可以用来检测多种病症，如染色体异常和开放性的神经管缺陷。

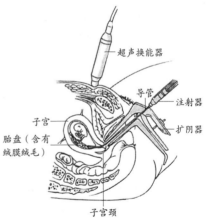

绒膜绒毛取样

在绒膜绒毛取样中，一根细导管通过阴道插入子宫（另一种方式是将一根空心针经腹部插入子宫）。连在导管上的注射器回抽，抽取少量组织样本，包括胎盘上的绒膜绒毛（小的指状突出物）。导管或针的刺入方位由超声定位。阴道用扩阴器张开。

娠期用于诊断胎儿染色体异常，如唐氏综合征、一些遗传障碍的方法。这种检查适用于胎儿遗传异常高风险的孕妇，如35岁及以上孕妇、怀有遗传障碍胎儿的孕妇、有家庭遗传异常史的孕妇。较之经腹壁羊膜穿刺术（见上页），绒膜绒毛取样可以更早进行——在妊娠10~12周。

绒毛呈线状、发射状，来源于部分发育中的胎盘，含有和胎儿同样的遗传物质。CVS是通过一根细的管子（导管）从发育中的胎盘上取出一小份组织样品。这个操作在超声引导下进行，或者通过阴道和子宫颈的监控装置，或通过腹部。CVS引起的流产风险较小（1/100）。

早孕期检查

早孕期检查可以发现唐氏综合征和另一种称为18三体综合征染色体异常的疾病。在妊娠的前3个月，早孕期检查通过分析孕妇的血液样本，用超声影像测量胎儿背面颈部的增厚程度。背面颈部的增厚程度异常的胎儿有染色体异常的高风险。这种检查于妊娠10~14周进行。根据该结果并不能确诊，但是更精确的检查，如经腹壁羊膜穿刺术，结果也同样异常即可确诊。

葡萄糖筛查

妊娠中，所有的孕妇都要做葡萄糖筛查，一般在妊娠24~28周时进行。为了筛查妊娠期糖尿病，在妊娠期首次出现或发现，妊娠结束后消失。在妊娠期早期诊断并仔细控制血糖后，妊娠期糖尿病很少会对孕妇和胎儿造成影响。但是如果不治疗，会造成巨大儿（导致了一个更复杂的妊娠），新生儿低血糖或代谢紊乱。

B族链球菌检测

大多数孕妇需要检测B族链球菌。B族链球菌存在于生殖与泌尿系统，很少引起症状。但是，在妊娠期间细菌可以感染孕妇的尿道和子宫，然后传染给胎儿，造成严重的并发症如肺炎、血液感染、脑膜炎。医生用药签从孕妇的阴道和直肠取样本，样本被送到实验室培养，然后检测细菌的存在。在24~48小时内检验结果是有效的。如果发现细菌感染，在分娩时，从静脉输入抗生素，防止胎儿感染。尽管1/3的孕妇感染细菌，但是事实上仅1/200的宝宝感染。在分娩后的10天内给宝宝静脉输入抗生素对于治疗感染是有效的。

胎儿监护

在妊娠和分娩过程中，医生通过监测胎心率来评估胎儿的健康。在分娩时，胎儿监护最常用，观察胎儿供氧是否充分，评估胎儿对压力的反应。但是，有时对于高风险的妊娠，胎儿监护更早地被应用。例如，胎儿监护应用于有高血压、糖尿病的孕妇，有子痫前期症状的孕妇，死胎的孕妇。胎儿监护同样应用于胎儿发育缓慢和超过预产期的情况。

检查胎心率最简单的技术是超声成像（给胎儿的心跳成像）或通过一种听诊器（胎儿镜）放在妈妈的腹部听胎儿的心跳。

无应激试验

无应激试验是一种无损伤的试验，用来评估胎儿的健康，常常于妊娠最后的3~4个月进行。医生通过检测胎动时

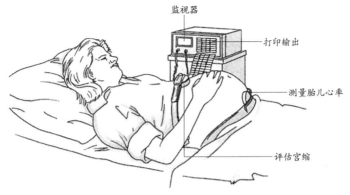

监视器

打印输出

测量胎儿心率

评估宫缩

无应激试验

做无应激试验时，1~2个测试装备用带子绑在孕妇的腹部。其中一个器械记录胎儿心率，另一个测量宫缩的长度、频率和相对强度。

胎心率，在环境因素作用下胎心率提高，提示胎儿健康。如果胎心率不变或者下降，医生会推荐更进一步的检查，如胎儿生物物理监测（见上面）。无应激试验还可用于妊娠晚期宫缩频率的测定。

生物物理监测

生物物理监测是通过无应激试验的结果（评定胎心率）和超声（评定胎儿的呼吸、胎动、肌张力、羊水量）联合监测胎儿的健康状况。这些信息帮助医生决定是否需要终止妊娠，是否需要更多的检查，妊娠在规律的监测下是否能够自然地继续下去。

宫缩应激试验

宫缩应激试验应用于高风险的妊娠，如无应激试验或生物物理监测显示异常结果。该试验在宫缩时测量胎心率，以确定胎儿是否承受得住生产时的压力。当宫缩时，暂时降低了胎盘的血流供应，此时用超声评估胎心率。为了刺激宫缩，给孕妇注射一种称为缩宫素的药物，严格控制剂量。如果胎儿的反应正常，则可以继续妊娠；如果胎儿反应异常，如胎心率降低，医生会建议你行引产或剖腹产来提前分娩。

提前为引产和分娩做准备

在你选择分娩地点和方式前，和你的医生将可能发生的情况充分讨论一下。大多数孕妇选择在医院分娩。一些医院提供传统方式的分娩和产房两种形式。医院提供的是产房或生产中心（一个较之普通病房而言更有家庭氛围的私人房间），在那里，你在指导的帮助下引产或分娩。如果出现问题，你可以迅速地被移至专门分娩的产房，那里有处理并发症的全套人员和设备。但是，你必须没有足以影响妊娠的医学问题才有资格选择这两种生产方式的一种，如产房。一些中心同时要求孕妇定期的产前检查和她与指导都接受过产前教育。

一些孕妇选择家庭生产。护士——助产士给这些孕妇提供极有帮助的服务。但是，一旦出现需要紧急处理的并发症，家庭生产对孕妇和宝宝都是很危险的。为了将家庭生产的潜在风险减到最低，孕妇必须是健康的，妊娠必须是无异常的，一个医生必须随时待命以处理整个过程中可能会出现的并发症。

听取你的医生有关选择护士（包括助产士、从业护士），分娩中的疼痛处理，外阴切开术，剖腹产术和其他可以帮助你分娩的建议。

关注妊娠期的健康

有的女性可以立即知道她怀孕了，而有的女性只有在出现了一些妊娠的早期症状时才知道。妊娠的早期症状包括停经（以前有规则的月经周期）；阴道少量流血；乳房有触痛、肿胀，乳头着色加深；有恶心、呕吐感（尤其在早晨）；尿频；阴道分泌物增多；异常乏力。一些女性会异常渴求或厌烦某种食物，或对气味非常敏感。

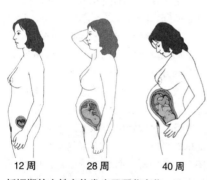

12周　　28周　　40周

妊娠期的女性身体发生了哪些变化

在妊娠的前几周，女性的身体变化很小，只有乳房稍微增大一些。到12周时，增大的子宫使她的腹部轻微隆起。28周时，腹部隆起很明显，且肚脐向外突出。妊娠末期，胎儿的头会移动至妈妈的盆腔，腹部的隆起略微减轻。

饮 食

孕妇的饮食给胎儿提供营养。规律地摄入营养均衡的饮食，包括较多的蔬菜、水果、所有的谷类和豆类。为了

让胎儿苗壮成长，可以吃一些提炼了某种物质的食物，如蛋白（用于细胞生长和血液生成）、钙（生成坚硬的骨头和牙齿，肌肉、心脏、神经组织的发育）、铁（生成红细胞）、叶酸（大脑、脊髓的发育，防止神经管缺陷）和锌（生殖器的正常的生长和发育）。

肉、鱼、干酪、晒干的豌豆和豆、鸡蛋富含蛋白。低脂肪的奶制品富含钙。富含铁的食物有鸡蛋、肝脏、肾脏、所有的谷类、浓缩的面包和谷类、果脯和有绿叶的蔬菜。谷类早餐和其他谷类制品中可以加入叶酸，肝脏、天然的绿色蔬菜和含有酵母的食物中含有叶酸。新鲜的瘦肉、所有的谷类、坚果、豌豆、豆类富含锌。医生可能会向孕妇强烈推荐维生素。如果你是一名素食主义者，向你的医生或营养学家咨询，以确保你能摄入足够的蛋白和维生素（尤其是维生素 B_{12} 和维生素 D）。

大多数孕妇会钟情某种特殊的食物。如果这种食物有营养的话是可以的。高脂肪或高热量的食物会增加体重，咸的食物会促进饮水。孕妇对某种不喜欢的食物常表现为恶心或消化不良（见下一节）。医生常常建议孕妇体重增加在9.08~13.62千克，增重太多或太少都对胎儿有害。

喝大量的水以保持充足水分。摄入的铁过量可导致便秘，多吃含纤维的食物（如新鲜的水果、蔬菜和豆类）对此很有帮助。

减少咖啡因类食物的摄入，因为咖啡因可影响睡眠，造成心悸。尽量避免一些对胎儿有害的食物，包括生肉、生鸡蛋、生鱼、贝类，未清洗或未削皮的水果和蔬菜（由于杀虫剂的残留物），

未经高温消毒的干酪和苹果汁。在妊娠期，对酒精的摄入量没有安全界限，所以你应该在妊娠期完全戒酒。

锻 炼

在妊娠期，规律的锻炼有助于孕妇保持良好的生理和精神状态。锻炼可以帮助孕妇控制血压、减轻压力、预防便秘、锻炼肌肉和改善睡眠。总体上，孕妇可以继续在妊娠前的任何锻炼，但如果这些锻炼造成了过度劳累或额外的压力时应该停止。在锻炼时，保持心跳在每分钟 140 次以下。对孕妇来说，行走和游泳是很好的锻炼方法。避免高强度的和某些对孕妇或胎儿会造成伤害的锻炼。如果你是一位运动员，医生会严密监视胎儿的发育和你的体重。

工 作

许多孕妇持续工作至分娩。如果医生认为你的工作压力太大且对妊娠造成了影响，他会建议你休病假。但是，如果你很健康且没有会对妊娠造成影响的情况，你是可以继续工作的。一天中花一些时间休息一下，做做伸展运动或走走，但是不要过度或举重物。

旅 行

如果去旅行的话，要随身携带你的医疗记录和先前医生给的特殊指示。不要因为运动损伤服用药物，因为这些药物会诱发宫缩。向你的医生咨询运动损伤后的处理方法。

向医生咨询出国时需要接种疫苗时的一些安全措施。如果你在妊娠期出现一些问题，如出血、超过预产期 4~6 天，不要旅行，去离家或医院很远的地方。旅行会比平常更累人。如果你坐的时间太长，如飞行时，只要你可以，尽量起身多绕着机舱走走，至少 2 个小时走一次。在预定旅行前与医生和航线核定。大多数航线因为分娩的风险拒绝快要生产的孕妇飞行。

性

在你怀孕期间可以安全地进行性活动——这不对胎儿造成影响。一些孕妇在妊娠期对性有较高的兴致，有些妇女则对性失去兴趣。由于你的子宫在增大，你在性生活时可以采取一些更舒服的姿势，如女上位。如果你和你的伴侣发现在妊娠期过性生活不能尽兴或难度较大，你们可以寻找其他的方法让彼此更快乐。要记住：对于怀孕末期的孕妇，乳头的刺激会诱发宫缩。

医生会建议你在下列情况不要有性生活：有流产风险，胎膜早破，早产，前置胎盘，阴道流血，或已诊断出你的子宫发育不全。

乳房压痛

乳房压痛（由增加的黄体酮激素所导致）常常是妊娠最早的一个症状。乳房变得肿胀、压痛，乳头疼痛更为明显。乳头也会更加突出。随着妊娠的进行，乳房的压痛感会消退。如果你计划母乳喂养，买几件哺乳乳罩，在妊娠的最后 3 个月穿着提供足够的支持和尽可能缓解疼痛。

恶　　心

　　几乎一半的孕妇在怀孕的前 3 个月都会恶心（常常伴随呕吐）。一些孕妇会持续整个妊娠。常常在早晨醒后立即产生恶心的感觉（称早孕反应），但是在白天或晚上的任何时候都会发生。恶心常在妊娠的第 1 个月开始，一直持续到 14~16 周。

　　妊娠期恶心形成的确切原因并不清楚，但是一些医生考虑可能由雌激素的快速升高导致。恶心和大量的呕吐常常是有害的。但是，有小部分孕妇，呕吐耗尽了她们身体的液体和矿物质，对她们的健康甚至可能对胎儿的健康造成损害。

预防和治疗

　　为了避免或治疗恶心，睡醒后立即细咬饼干、干的烤面包或一个苹果（或任何你感觉恶心的时候）。慢慢地起身，然后在床沿坐一两分钟。在白天保持胃里有东西。告诉医生你恶心的程度，尤其是持续性的恶心或呕吐很严重。医生会检查你潜在的情况。

　　喝大量的液体，尤其是水，可以预防脱水。除非医生建议，否则不要服用任何止吐药。如果你呕吐很严重，可能必须住院，静脉输入液体和矿物质补充你所丢失的。

消化不良

　　消化不良常常称为胃灼热，是上胸部中央的一种烧灼痛。它是妊娠期的一种普遍现象，几乎影响所有的孕妇。由于孕妇增大的腹部压迫了胃部和食管，同时雌激素的水平升高松弛了预防胃酸反流的食管肌肉，妊娠期间常常发生消化不良。在极少的病例中，消化不良是羊水过多的症状，更严重地压迫了腹部和食道。在产后，消化不良的症状会消失，除非消化不良不是由妊娠引起的。

预防和治疗

　　为了预防消化不良，不要一次吃太多，避免加香料、油脂或酸的食物。少食多餐。避免俯身和平躺。如果这些方法无效，咨询医生，他会提供抗酸剂或给你的饮食作一些调整。如果消化不良仍然持续或仍然很严重，医生会建议你做一些检查来排出一些其他更严重情况的可能性。

腹　　痛

　　妊娠期间一旦出现腹痛，立即看医生。许多孕妇出现的腹痛（称韧带周边的疼痛）是由连接子宫和腹壁的韧带伸展所致。在妊娠 4~6 个月时疼痛最剧烈（此时子宫膨胀得最迅速），但是这种疼痛会发生在任何时候。你可以向疼痛侧侧躺以减轻疼痛。在分娩后，这种疼痛会消失。

排尿问题

　　排尿问题在妊娠期间很普遍。妊娠期间，孕妇会尿得更多或有强烈的小便欲望，这些是由激素的改变和增大的子宫对膀胱的压力所导致的。孕妇会感觉到口渴，喝得更多，然后产生更多的尿液。一些孕妇在她们咳嗽或打喷嚏时漏尿。妊娠期间的尿失禁是由子宫对膀胱的压力和为了生产骨盆肌肉的松弛所造成的。

　　妊娠期骨盆肌肉的松弛也可导致尿道感染，可能是由于细菌可以更容易地从输尿管到膀胱。但是妊娠期的尿道感染更可能是子宫对膀胱的压力导致的，该压力使得膀胱排空更困难。如果你有尿道感染的症状，如尿痛、混浊尿、绞痛或背痛，建议你要看医生。

疲 劳

有时，提示怀孕的第一个现象就是由激素改变所引起的异常疲劳，但是也可以是由贫血所造成的。另外，随着妊娠的进行，你的体重在增加，这也会导致你更加疲惫。疲劳在妊娠的前3个月和后3个月最常见。怀孕可以造成睡眠问题，尤其是在最后的几个月内，由增大中的腹部所造成的不适引起。尝试在任何你可以的情况下休息，每天晚上至少睡眠8小时。

腿 抽 筋

一些孕妇的腿会刺痛或抽筋（尤其在妊娠的最后3个月）。可能是子宫对给腿供血血管压力增加或钙的缺乏所造成的。抽筋之后会是迟缓的疼痛，这样可以持续几个小时。

为了预防肌肉抽筋，每天摄入1 500毫克的钙（在你的饮食内或另外补充），睡觉前和起床后的第一件事就是伸展小腿的肌肉。为了治疗腿抽筋，可以按摩疼痛的地方，伸直和弯曲踝和脚趾的上方，起床慢慢地走走。

肿胀的踝和手

在妊娠期间，你会感觉你的鞋太紧，你的戒指的粗细不合手指，这些都是由于水潴留导致的水肿所引起的。为了缓解这些肿胀，你应该避免咸的食物（不要给食物加盐），休息时举起你的腿，不要站得时间太长。因为水肿可以由一种较严重的疾病——子痫前期所导致。如果你的肿胀很严重或你有子痫前期的其他症状，如头痛、视物模糊，你要立即去就诊。

牙齿的问题

妊娠期间雌黄体酮水平的增高使得你的牙龈肿胀像海绵样的，这使得细菌更容易在牙齿和牙龈之间生长。一些孕妇在怀孕前有明显的牙龈肿胀，在怀孕后就消失了。你的牙齿和牙龈在妊娠期更容易被感染，因为你的牙医会将你的一些治疗和程序（例如，如果包含全身麻醉）推迟到你分娩后。尽管牙齿的X线检查被认为是安全的（一件铅围裙围绕着孕妇的腹部来保护胎儿免受射线辐射），X光检查的安排还是推迟到妊娠后。

刷牙和用牙线至少每天2次。确保妊娠期间定期的牙齿清洁和检查以预防牙齿和牙龈的问题。

皮肤的改变

在妊娠期间你的皮肤会有一些方面的改变。激素水平的改变导致色素水平的增加。色素沉着让已有颜色的皮肤更加色深，如雀斑、胎块、胎痣，你的乳头和乳晕颜色会变得更深。一些孕妇在腹部中间会有一条颜色加深的线向下延伸。色素沉着的斑点（医学称为黄褐斑或黑斑病）会出现在你的脸上。这些色素沉着的皮肤斑点常常在妊娠结束后消退。因为阳光会强化色素改变，不要照射阳光或用一种含有至少防晒因子

（SPF）15 的遮光剂。

随着子宫的增大，腹部的皮肤延伸至紧绷而导致瘙痒。使用增湿剂来缓解干燥、发痒的皮肤。称为妊娠纹的红线会出现在胸部、腹部和大腿，尤其在体重增加速度较快或妊娠期体重增加太多时。因为妊娠纹不会消退，所以尽量不要增重太多。

激素的改变可扩张血管，增加流向皮肤的血流，从而导致排汗增多。更明显的是晚上流汗，你会因此而惊醒。为了缓解严重的排汗，穿宽松适宜的衣服；喝足够的液体，尤其是水；在晚上保持你的卧室凉爽。

贫　血

血液的一个重要组成部分是一种称为血红蛋白的蛋白，它可以将氧气携带给各个组织。如果血液中的血红蛋白水平降得太低，就会形成一种疾病称为缺铁性贫血。另一种会引起妊娠期贫血的原因是胎儿发育需要的维生素 B 和叶酸的补充不足。孕妇极有可能在妊娠的第 5 个月左右贫血，因为这段时间胎儿会消耗更多的铁和叶酸。如果你有家族遗传性的血液疾病——镰状细胞贫血病，在你怀孕前去看医生明确你是否有会传给小孩的镰状细胞基因。

贫血的症状可能不明显，但是你可能看起来面色苍白，感觉无力、疲劳、虚弱，像喘不过气似的，同时感觉心悸。由于贫血可以使你更易受到感染、更有可能早产、生出低体重儿，医生会在妊娠早期做血液检查来明确你是否贫血。

预防和治疗

为了预防贫血，多吃些富含铁的食物，如肝脏、牛肉、完全谷类的面包、鸡蛋和果脯。吃含有维生素 C 的柑橘类的水果和新鲜蔬菜，可以帮助身体更好地吸收铁。在产前每天摄入维生素以确保你得到足量的叶酸。如果你确诊为贫血，医生会让你服用铁补充剂。

便秘和痔疮

便秘在妊娠期间是普遍的，因为激素的增加可以导致食物在消化道内移动变慢。在第 4 个月左右，便秘有时是由于增大的子宫对肠道的压力造成的。便秘可以导致痔疮。如果你已经有痔疮，排便时就可能会因为便秘而更加用力从而导致痔疮加重。

预防和治疗

为了防止便秘，吃大量新鲜的水果蔬菜、豆类、全谷类食物和其他富含纤维的食物。每天至少喝 8 杯水。一些人发现喝李子汁很有帮助。不要等到肠蠕动时才去大便，任何时候你想去就去，但是不要用力。规律的锻炼也可以帮助保持规律排便。

在你服用任何治疗便秘的药物前咨询医生。孕期你可以安全地使用镁乳剂或者甘油栓剂，但是不要使用自行购买的泻药。

如果这些措施不起效的话，你的医生会开一些处方药来软化你的大便。如果你有痔疮，可以洗热水澡。使用任何痔疮膏或栓剂之前最好请你的医生检查一下。

静脉曲张

许多妇女在妊娠期间下肢静脉会肿胀，特别是在妊娠的最后 3 个月，静脉输送容积不断增加的血液以支持发育中的胎儿。另外，当子宫增大并压迫一些大血管时，血流从下肢输送至盆腔就会减慢。这些因素联合起来有足够压力致使小腿、大腿的静脉肿胀和疼痛。这种压力同样也可影响阴道和直肠入口周围的血管。

如果你有静脉曲张家族史的话，妊娠时你可能也会出现静脉曲张。在分娩后的12周内静脉曲张的肿胀现象会明显减少或消失。

预防和治疗

为了减少静脉曲张发生的危险，不要穿腰部、腿部紧的衣物。避免长时间站立，每天规律步行。尽可能抬高脚让它休息，最好超过心脏平面。妊娠时体重不要增加太多，因为超重会给曲张静脉带来更多的负担。医生可建议你穿弹力袜以帮助改善循环，在你起床之前穿上这种袜子。

睡眠障碍

许多妇女发现他们妊娠时很难入睡或很难保持睡眠。导致睡眠障碍的原因有激素水平的改变，小便次数的增多和心理压力（如担心自己的健康或胎儿的健康）。到了妊娠晚期，孕妇很难找到一个舒服的位置睡觉。睡眠是健康所必不可少的——无论是对于孕妇和胎儿。缺乏睡眠可使你易于感染且性情暴躁。

预防及治疗

如果你晚上很难入睡，在下午就要避免打盹。睡前洗个热水澡，喝杯热牛奶。因为咖啡因是一种兴奋剂，应减少或避免咖啡、茶或者其他含咖啡因的食物或饮料。每天要有充足的运动量。但是在睡前几个小时不要运动。试着在睡前做些放松运动。

如果你经常失眠，可与医生交流一下，多数医生不会开药给你，因为有可能影响胎儿。尤其是在妊娠的前14周，绝不能用药，因为这段时期胎儿的器官正在发育。临近预产期时，药物可抑制胎儿的神经系统。分娩时影响胎儿的呼吸。不要使用任何药物，包括非处方药或改善睡眠的药物，除了医生开给你的药。

背　痛

妊娠期间，支撑着关节的韧带和结缔组织变得更有顺应性。这种顺应性在分娩时使骨盆可以扩张，但是同时也增加了受伤时的感染率。除此之外，脊柱关节受压增加，因为额外增加的体重和增大的子宫改变了孕妇体重平横中点，使压力转移到较低的部位。

在妊娠最初几个月时，剧烈背痛可能是流产或异位妊娠的信号。在妊娠后

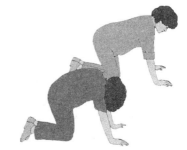

减轻背痛

有一个柔和的练习可以缓解背痛，操作时用你的手和膝盖撑地，保持头与脊柱一条直线（不要让脊柱下弯）。向上弯曲背部、收紧腰部、臀部肌肉，放低头。缓慢抬头同时背部恢复到以前的位置。重复做几遍。

期，背痛可以是分娩的症状，特别是伴随其他症状，如见红或阴道流水。

预防及治疗

为了缓解背痛，在妊娠期间尽量避免体重增长太多。穿平跟鞋，别提太重的物品。当你坐着时，别交叉腿，坐直；坐有高后背的椅子，用个小靠背垫放在背部。睡在硬的床垫上而且不要枕枕头（但是可以把枕头放在膝部可以减轻下背部的压力）。如果你侧睡，让你的头放在枕头上保持脊柱笔直。

高血压

一些妇女妊娠时在常规体检时发现患有高血压。高血压可能在孕前已有或与妊娠有关。血压通常会在妊娠中期时稍微下降而在晚期又升高。高血压通常没有症状，但是怀孕导致的严重症状可有腹部、手水肿，视力改变，严重又顽固的头痛。许多患高血压的妇女可以正常分娩。但是，高血压过高可导致严重并发症，如出血、抑制胎儿的发育，导致胎儿死亡。

治疗

越早诊断高血压，越早有机会健康怀孕。如果你的血压稍有升高，医生会监测血压，以确保在妊娠期间血压可控。如果血压高，医生会用药降低血压。医生会通过血常规和尿常规来监测你的肾功能。超声检查以确保胎儿发育在正常范围。

心脏病

怀孕时你的心脏超负荷工作。如果你有心脏病，例如先天性心脏病，或风湿热导致的血管疾病，医生在你怀孕前应该知道你的心脏情况，至少在确诊怀孕时。医生可以让你去心脏病专家那里接受其他治疗。心脏病专家将监测你的健康情况，因为在你怀孕时有可能导致心脏病的各种并发症。

有时一种心脏病如心脏杂音在妊娠期首次出现。许多心脏杂音在妊娠第2个月发现是无关紧要的，但是医生可能建议你做一个心脏超声或一个心电图以评价心功能。

如果你有心脏病，必须住院分娩；如果你没有并发症，你的妊娠结局会很乐观，应该等到孕足月正常分娩。当你已临产，医生将尽可能让你感到分娩很轻松。

治疗

在孕期心脏病的治疗主要是休息以减轻心脏压力，此时心脏做功较平常更多。当你休息时，不断更换体位使你感到舒适，放松肌肉保持血液流畅通，防止血栓形成。限制食盐摄入量及盐制品摄入，以预防体液潴留。许多标准的抗高血压药物对胎儿可能有潜在的损害，在孕期通常不提倡使用。

妊娠期糖尿病

妊娠期糖尿病是在妊娠期发生的一种糖尿病，原因是胎盘产生了一种能阻止胰岛素作用的激素，胰岛素可使血糖进入细胞。这种胰岛素抵抗作用通常发生在妊娠20~24周之间，胰腺通常通过产生更多的胰岛素来克服这种作用。但是如果不能产生足够的胰岛素来克服胰岛素抵抗的影响，则孕妇血糖升高引起糖尿病。分娩后这种情况消除，因为没有胎盘产生胰岛素抵抗激素。

如果你体胖，有糖尿病家族史，你患妊娠期糖尿病的风险将增加，过早地分娩一个巨大儿（体重大于 4.48 千克）。

当妊娠期糖尿病得到及时诊断及治了，通常对胎儿及孕妇无任何影响。然而，如果没有治疗，妊娠期糖尿病能引起羊水过多，扩张的子宫进入腹腔引起呼吸困难和对生命造成威胁的高血压。胎儿因为从孕妇血液中得到过多的血糖而变得更大使分娩困难，分娩后新生儿易患低血糖、呼吸困难或新生儿黄疸。

症状

在早期阶段，妊娠期糖尿病很少引起症状，因此，所有孕妇需进行糖筛查试验。如果在糖筛查试验中发现你的血糖水平升高，你将需吃 3 天的高糖饮食，然后在测试前一天晚上保持睡眠 10~14 小时，测试时喝一杯高浓度的糖水，然后抽血检测，每小时检测一次，连续 3 次。根据检测结果判断你的血糖是否较高，是否有妊娠期糖尿病。

治疗

妊娠期糖尿病通常以饮食控制治疗。如果你测试时确诊为妊娠期糖尿病，你的医生将帮你拟一个食谱以控制你的血糖水平在正常范围。医生将可能让你咨询饮食学家，他能帮你制订饮食计划以满足你的需要。大多数的妊娠期糖尿病孕妇需要一日三餐和一顿晚点心。饮食应该是平衡的，热量应该平均分配。避免高脂饮食和烧烤方法，如油炸食品等，这将使你体重增加（超重能引起血糖升高）。正规的锻炼能保持你的血糖水平，同时降低体重。

医生将定期监测你的血糖水平，并让你在家经常自检，以确定饮食是否能保持你的血糖在一个正常水平。如果你的血糖水平不能通过饮食控制，在接下来的妊娠期和分娩期，你将需要注射胰岛素。大多数妇女分娩后不再需要胰岛素治疗，因为她们的血糖可迅速恢复到正常水平。然而，当你再度妊娠时患上妊娠期患糖尿病的风险和将来患上 2 型糖尿病的风险将增加。因此，医生将建议你分娩后 2 个月和以后妊娠前行糖筛查试验和常规的血糖检测，以监测你的血糖水平。

在妊娠期和分娩期，除了监控孕妇的健康医生也会监控胎儿的健康，以确保无并发症发生。

妊娠并发症

妇女在怀孕期间感染的一些传染病和采取的某些生活方式如饮酒、吸烟可对胎儿产生伤害。胚胎期严重的基因异常或能影响受精卵着床的女性生殖系统疾病能引起严重的并发症，包括流产。在受孕的前 3 个月，胎儿最易受到损伤，因为在这段时期他将经历许多重要的发展变化。在第 4~6 个月，即第 2 个三个月，大多数妊娠能顺利进行，孕妇通常感觉很好，因为在这段时间与胎儿发育相关的身体变化进展比较缓慢。

大多数胎儿出生时越接近足月越易存活。一些孕妇可在妊娠的最后 3 个月接受治疗，以预防早产。如果医生认为胎儿孕足月前出生，在宫外有更好的存活机会，他将诱导分娩或通过剖宫产娩出胎儿。

流　产

流产（也叫自然流产）即胎儿未发育到可以在宫外存活前妊娠自然终止。流产发生率大约占全部妊娠的 20%，通常发生于前 2 个月。流产期间，胎儿的胎盘同子宫内膜发生分离。这种分离可能因为精神或胎儿基因异常、胎盘没有正确的着床。超过一半的流产因染色体异常而发生。其他流产原因包括畸形子宫、瘢痕子宫或纤维瘤。所有这些影响受精卵在子宫内膜的着床。导致经常流产的原因是尚不知晓。因跌倒或外伤引起流产是罕见的，因为胎儿受到子宫的保护。

症状

妊娠早期可能的流产首要症状是轻度阴道流血。如果流产不可避免，则阴道流血会逐渐增多。流血开始可能没有重视，或者阴道里有少量褐色分泌物。可能发生的流产经常是无痛的。

如果胎儿死亡了，流产通常不可避免，叫难免流产。难免流产通常伴随下腹部或背部的阵发性疼痛。这种疼痛可能是钝痛或持续性的或锐痛或间断性的。如果从阴道里流出一些固体组织，将它装在一个瓶子里带给医生检查。医生可以通过看组织告诉你是否胎儿组织及胎盘组织全部排出。他可能把组织送到实验室检查以了解流产的原因。

如果部分胎儿组织及胎盘组织仍留在宫内，叫作不全流产。如果流产不完全，可能有多月间断或连续的阴道流血。如果不全流产没有确诊，那么残留组织留在宫内可导致感染。

在少数病例中，胎儿在宫内死亡而妇女没有任何流产征象，叫作稽留流产。尽管在稽留流产时你没有任何症状，但是将不再有妊娠的任何征象。稽留流产经常是在进行产前检查时，医生发现子宫不再增长。

诊断和治疗

如果阴道流血停止或不太严重，医生可能建议你在家卧床休息。尽管流血但妊娠仍继续，你的医生可能安排你行一系列的血液检查，检测 HCG 的水平确定妊娠仍在继续。超声检查能确定胎儿仍存活。阴道流血后的几周内不要行性生活，因为性生活能刺激子宫收缩。向你的医生询问其他的注意事项。

警告 !

妊娠期阴道流血

如果在妊娠的任何时候发生阴道流血，通知你的医生。流血提示有严重的问题发生。在妊娠早期当受精卵移植到子宫时，约 20% 的孕妇有轻微的阴道流血或斑点。

如果你在妊娠的后 6 个月发生阴道流血，请立即通知你的医生，打 120 急救电话，或立即到医院的急诊科就诊。流血可能提示流产或宫外孕。每 100 名产妇中不超过 2 名会在妊娠 20 周以后，通常会在后 3 个月发生阴道流血（有时被称为产前的流血），可能暗示早产，静脉曲张突然发生，宫颈、前置胎盘有损伤或整个胎盘从子宫壁剥离（胎盘早剥），或其他严重的并发症。

药物治疗能否阻止可能发生的流产尚不清楚。如果你有流产征象，医生可能建议你卧床休息或至少待在家里，直到胎儿排出。对难免流产或稽留流产病例，医生可能通过抽吸或子宫颈扩张及刮宫术（简称 D&C）清除胚胎及胎盘。对于不全流产，他将清除滞留在宫内的组织。这个过程通常在医院完成，但也可在医生办公室或门诊部完成。

有的妇女可能从流产后短期的心理咨询中受益，特别是如果她们想怀孕时。流产后 6~8 周你可安全地准备再次妊娠。医生可能建议你等到至少有一次正常的月经周期后才考虑妊娠，因为这样容易估计一个确切的日期。如果你有一次以上的妊娠，医生可能建议你检查以明确病因。

异位妊娠

发生异位妊娠时，受精卵种植在子宫外，通常在一侧输卵管。少数病例中，异位妊娠可能发生在卵巢或腹腔或宫颈处。受精卵继续分裂和增长即使空间很小而不能容纳。当空间例如输卵管不能再容纳增长的胚胎时，输卵管会破裂。

大约 100 例妊娠中有 1 例是异位妊娠；大多数异位妊娠在妊娠 2 个月前被发现。尽早诊断异位妊娠是很重要的，因为输卵管破裂可危及生命。如果你有一侧或两侧输卵管畸形；如果你曾有输卵管炎症，如性传播疾病，或盆腔感染；如果你曾经历过一侧输卵管手术；或如果你使用了宫内避孕器，这些都会增加你异位妊娠的风险。

症状

在异位妊娠中，你可能有肌肉痉挛

记录胎动次数

胎动表示胎儿的健康。你的医生可能建议你对胎动作一个记录。他可能给你一个表（或你能自己做一个表）来记录一天或两天的胎动。他会建议你记录下一天内胎儿活动最强的时间。与你的医生讨论结果。健康的胎儿在一天中活动的总次数只有 10 次或者活跃时每小时就有 8 次或更多。不过，要注意的是胎儿活动的次数可以改变，且一些完全健康的胎儿可能不怎么活动。在妊娠末期胎儿的活动会减少，因为子宫内的空间逐步减小。

性疼痛，经常是单侧，可能伴有阴道流血。你可能没有其他的症状甚至不知道自己怀孕了。如果内出血严重，可能导致休克危及生命。

诊断及治疗

如果你腹痛持续了几小时，医生将进行一个全面的体格检查，包括盆腔检查，排除其他疾病，如流产、阑尾炎或输卵管炎症。为了诊断异位妊娠，医生可能行超声、腹腔镜检查和检测血液 HCG 水平。在异位妊娠中，HCG 水平不像正常妊娠快速升高。

如果医生诊断你患了异位妊娠，你必须立即住院，接受静脉输液。如果你失血多则需输血。如果输卵管破裂或出血，则需行部分或全部输卵管切除。如果余下的输卵管是好的，你仍可能妊娠，尽管妊娠机会有所下降。有时，清除胎儿组织、胎盘组织、周围组织和损害的血管等更大的腹腔手术是必

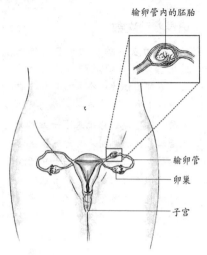

输卵管内的胚胎
输卵管
卵巢
子宫

输卵管妊娠

输卵管妊娠是指妊娠发生在输卵管，即受精卵不移到子宫内，而在输卵管内发育。如果受精卵在输卵管内继续生长，最终将引起输卵管破裂，这将威胁生命。

需的。

如果异位妊娠被早期诊断并且没有破裂，而且无出血和疼痛，医生可能一次或多次应用强效的抗癌药 MTX 来治疗。通过一系列血液检查以确信药物正在发挥作用。MTX 可分解异常组织，并促使身体将其吸收。

如果你有过一次异位妊娠，医生可能建议你在一次或两次月经后再怀孕。这样确保你的身体有康复的机会。因为有异位妊娠史的妇女发生异位妊娠的概率将增大，你应尽早确诊是正常的宫内妊娠。

宫颈机能不全

如果孕妇的宫颈机能不全，妊娠期内在胎儿和胎盘的重力作用下，宫颈很脆弱并易扩张，胎儿和胎盘会脱出子宫

而导致流产，通常发生在妊娠14周以后。宫颈机能不全的原因通常不清楚。既往曾有过宫颈大部分切除的病史如宫颈组织活检（锥形切除），会削弱宫颈机能。当孕妇的母亲因流产而用己烯雌酚（DES）保胎，该孕妇可能会发生宫颈机能不全（DES 从 20 世纪 40~70 年代都是处方药）。

如果你怀孕后因宫颈机能不全导致流产，或医生认为你可能有宫颈机能不全，可能需在妊娠早期行手术以纠正宫颈机能不全。在这个过程中，将施行脊髓麻醉或全麻，医生将用一根强有力的绳子束紧你的宫颈。你的医生将用药以减少外科手术刺激引起的早产。他将建议你尽可能休息和避免性生活直到分娩。大约妊娠 37 周时或进入分娩期时，绳子被解除允许胎儿和胎盘通过宫颈。

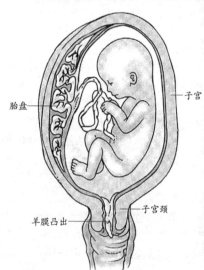

子宫
胎盘
子宫颈
羊膜凸出

宫颈机能不全

如果产妇的宫颈功能较差，胎儿不断增加的体重就会引起宫颈过早开口和扩宽。结果，围绕在胎儿周围的胎膜将凸出于宫颈外并破裂，导致流产。

多　胎

当一个受精卵分裂或两个受精卵同时分裂时就会出现双胎。双胎中 2/3 是双卵双胎，即女性的两个不同的卵子和男性的两个不同的精子结合。单卵双胎来自于一个受精卵，受精后短期分裂导致。双卵双胎各有一个胎盘，单卵双胎共一个胎盘，单卵双胎有共同的基因组成，而双卵双胎同其他的同胞一样具有不同的基因。

多胎通常在医生例行产前检查时发

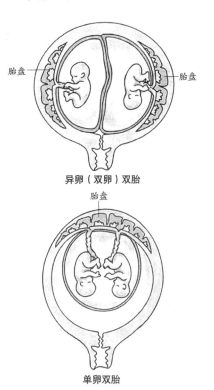

胎盘　　　　　　　　　胎盘

异卵（双卵）双胎

胎盘

单卵双胎

双卵和单卵双胎

双卵双胎是由两个单独的卵子与两个不同的精子受精而成。每一个胎儿都通过自己的胎盘获得营养。单卵双胎是指一个卵子与一个精子受精后分裂成两个相同的胚胎。他们共用一个胎盘。

现，可用超声检查确诊。如果孕妇有充足的产前检查、休息和良好的营养，一般来说孕妇及胎儿都是安全的。如果你怀双胞胎，医生可能建议你在整个孕期服用充足的维生素和矿物质。多胎妊娠并发症包括贫血、高血压、先兆子痫、前置胎盘、产后出血、早产和低出生体重儿。

羊水过多

羊水过多指子宫内有过多的羊水，通常没有危险，发生于妊娠中晚期。多数病例中，子宫较正常子宫轻度膨胀，可能没有症状或仅轻度腹部不适。孕妇可能会稍感呼吸困难或有消化不良。某些病例中，腹胀可能明显，腹部皮肤扩张。如果羊水过多，症状可能突发且伴有恶心。严重的羊水过多能引起早产。羊水过多更常见于多胎，妊娠合并糖尿病，或腹中胎儿有胃肠道畸形、神经管缺陷的孕妇。

诊断及治疗

如果你有羊水过多的症状，医生可能建议做一个详细的超声，以排除胎儿畸形或多胎妊娠。

对于轻度羊水过多，医生可能建议孕妇多休息，服用某些处方药松弛子宫以及减少早产的风险。罕见的严重病例需行羊膜腔穿刺术抽出过多的羊水以减轻孕妇的不适。然而羊膜腔穿刺可导致早产。

羊水过少

羊水过少是一种少见的情况，即异常少的羊水围绕并缓冲保护胎儿。这种情况可能因严重的先兆子痫、胎儿泌尿道畸形或过期妊娠所致。在妊娠早期，羊水过少可引起流产；在孕晚期，可引起胎儿畸形或死胎。如果羊水不足以缓冲来自孕妇腹部脏器对胎儿的压迫，而使脐带受压可切断胎儿供血供氧。少数病例，子宫对胎儿的压力能引起器质性的畸形，如畸形足。

治疗

如果医生认为你有羊水过少，她会首先治疗引起羊水过少的潜在疾病。如果羊水过少是因先兆子痫而非胎儿畸形引起的，治疗相对容易得多。如果妊娠超过37周，医生可能建议引产或行剖宫产术。

先兆子痫和子痫

先兆子痫（又称妊娠毒血症或妊娠诱导的高血压）通常发生于妊娠晚期。患先兆子痫的孕妇，血压升高，体内有过多的液体，尿液中含有蛋白。先兆子痫的病因不清，在多胎妊娠中较常见。先兆子痫多发于18~30岁初次妊娠的孕妇和有高血压以及糖尿病家族史的孕妇中。

因为高血压抑制了胎盘向胎儿供氧及营养物质的作用，一些医生认为高血压可能影响胎儿的生长及导致早产。妊娠期高血压可能对肾、大脑、眼睛及肝脏造成损害。

在某些病例中，先兆子痫可能进一步发展为更严重的子痫。在子痫患者中，血压更高，减少了对大脑的氧供应引起疾病发作，严重威胁孕妇及胎儿生命。大多数发生子痫的孕妇死于脑出血。

症状

因为先兆子痫的症状起初不被重视，所以你必须进行全面的产前检查尽早诊断及治疗。严重的先兆子痫的症状包括头痛、视物模糊、畏光、上腹绞痛、恶心、呕吐及水肿。

治疗

如果你患了先兆子痫，医生将建议你好好休息，采取少盐饮食以降低血压。服用降高血压的处方药。医生将行B超检查胎儿及羊水情况。如果你有严重的先兆子痫及子痫的症状，你必须立即住院治疗以降低血压和利尿。医生可能立即通过引产或剖宫产以终止妊娠。

前置胎盘及胎盘早剥

正常胎盘位于子宫底部，靠近子宫颈的任何部分胎盘不牢固且易受伤害。在前置胎盘中，胎盘在子宫中的位置低，或者部分或者全部覆盖子宫颈并堵塞阴道。胎儿的重量对覆盖在宫颈部位的胎盘产生一定的压力。如果部分胎盘从子宫壁剥离，则导致出血。28周后前置胎盘发生率为1/200。

前置胎盘的病因不清楚，多发于多次妊娠及多胎妊娠的妇女。在某些病例中，胎盘位置在妊娠早期是低的，但随妊娠周增长胎盘位置随之上升，通常不影响分娩。

如果胎盘破裂或撕裂引起严重的出血，它将切断对胎儿的血液供应。在胎盘早剥的病例，一个正常位置的胎盘会过早地从子宫壁剥离。胎盘早剥多发于有高血压的孕妇。胎盘早剥可能与维生素B及叶酸的缺乏有关。

症状

前置胎盘可能没有症状，如果胎盘

前置胎盘

正常的胎盘位置是靠近子宫的底部。在前置胎盘时靠近子宫的颈部，在这个位置它可部分或完全覆盖宫颈。如果胎盘达到了宫颈的边缘但是没有覆盖宫颈，这个状况叫边缘性前置胎盘（左图）。在部分前置胎盘（中图），胎盘覆盖了部分的宫颈。在完全的前置胎盘（右图），胎盘完全覆盖了宫颈。

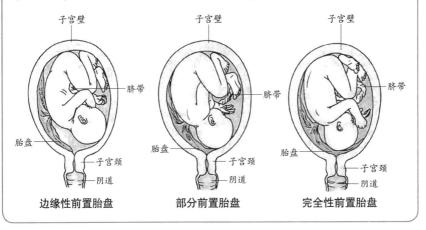

| 边缘性前置胎盘 | 部分前置胎盘 | 完全性前置胎盘 |

部分剥离，孕妇将有少量出血，但通常不痛。胎盘早剥可能引起绞痛及阴道流血，然而在某些病例中胎盘早剥不引起出血，因为血液积聚于子宫壁和胎盘之间，这种血液积聚能诱发早产。

诊断与治疗

如果胎盘部分附着子宫颈，医生可能建议你卧床休息，避免性生活，限制其他的活动，并通过超声监测胎儿的健康状况及胎盘的位置。

如果你有阴道流血立即找医生，如果流血量少或流血自行停止，胎儿一般状况良好，医生可能用 B 超监测你的病情；如果出血量多，可能需要输血并且尽可能通过剖宫产娩出胎儿。严重的出血是危险的，虽然对孕妇很少致命，但可严重威胁胎儿。

胎膜早破

当分娩开始时，包绕着胎儿的羊膜破裂释放出羊水，羊水通过阴道缓慢流出或突然冲出。少数情况下羊膜破裂发生于分娩前，胎膜早破的主要风险有早产和羊膜腔感染。

诊断与治疗

如果发生胎膜早破，孕妇将被送往医院，医生将收集羊水和行羊膜腔穿刺术，以确定胎儿的肺是否成熟。有时羊膜的小破口会自行愈合，妊娠能够继续。因为有感染的风险存在，发生胎膜早破后孕妇必须住院，以保证自己及胎儿的情况得到严密监测。如果胎儿足够成熟（通常孕 36 周以后）或有感染的征象，必须进行引产。

慢性羊膜炎

慢性羊膜炎是一种羊膜的感染，通常因经过阴道进入子宫的细菌引起，发生于孕晚期，胎膜破裂到分娩之间的时间超过24小时。在少数病例中感染发生更早，即在孕37周以前，引起早产。慢性羊膜炎的症状包括子宫压痛和发热，胎儿有感染的征象，比如胎心率异常增快。

治疗

治疗时，通常静脉注射抗生素，并且立即终止妊娠（因为给母体的抗生素不能到达胎儿）。如果婴儿出生时有严重的感染，医生将给予静脉应用抗生素预防及治疗其他严重感染，如肺炎或脑膜炎。

早　产

妊娠24~36周之间分娩者称为早产，早产发生率大约为5%，严重的先兆子痫或子痫占全部早产病例的1/3。高血压、前置胎盘和胎盘早剥、阴道流血和其他因素如吸烟饮酒，均会导致早产。

越早分娩者，新生儿的存活率越低。早产婴儿将面临发生呼吸窘迫综合征、新生儿黄疸和其他发育问题的风险。分娩的孕周越早患这些疾病的风险越高。

诊断及治疗

如果你有先兆早产的征象，立即联系医生，或立即打电话给你准备分娩的医院告诉医生问题所在，以征求意见。医生可能要求你立即去医院。

当你到达医院时，医生将对你进行检查了解你是否开始分娩。医生可能行羊膜腔穿刺以估计胎儿肺成熟情况。她们将用药控制病情使妊娠继续直到胎儿足够成熟。如果医生决定让分娩继续，将对你行会阴侧切使胎儿头容易通过，其胎儿头较足月儿头更加脆弱。

根据婴儿的健康状况，婴儿将被送到婴儿监护室。在那里婴儿的心跳、呼吸、体温将得到监测，其他问题也将得到正确的处理。

胎儿生长受限

在某些妊娠中，胎盘不能供应足够的营养给胎儿，结果导致胎儿发育不良，这种情况就被称为宫内发育受限或胎儿生长受限。如果胎儿体重低于第50个百分位就可诊断为胎儿生长受限。胎盘组织缺血导致胎盘不能正常供应胎儿营养。先兆子痫、高血压、阴道流血、前置胎盘、胎盘早剥等可导致血流阻塞。胎儿生长受限亦可发生于孕妇患心脏病、糖尿病，或吸烟、饮酒、用其他药物或孕期营养不良的情况下。

生长受限的婴儿体内脂肪含量和血糖水平均不及正常体重儿。低出生体重儿存在更多的体格及发育问题，某些能威胁生命。如果合并早产，他将出现呼吸窘迫综合征等并发症。

为确保胎儿出生时健康，你必须按预约日期行产前检查。如果孕周超过30周，但你自觉胎动较以前减少，医生可能建议你做胎心监护以记录及监测胎儿活动情况，行B超检查监测胎心率。

如果医生认为你存在胎儿生长受限，他将通过引产或剖宫产娩出胎儿。在宫内不能正常生长的胎儿在婴儿监护室可能发育得更好。医生可能建议你到有婴儿监护室的医院分娩，以便婴儿出现任何问题时婴儿专家都能迅速处理。

过期妊娠

一般来说，当胎儿充分成熟能够适应子宫外环境时就可分娩。大多数孕妇在妊娠37~42周之间分娩。超过妊娠42周称为过期妊娠。过期妊娠多发于妊娠期糖尿病或有糖尿病家族史的孕妇。

对妊娠周超过42周的巨大胎儿其胎盘不能提供足够的营养物质，结果导致胎儿心脏及大脑受损；胎盘亦停止正常的功能，减少向胎儿供氧及能量或使胎儿排尿减少，因此羊水量减少。因为羊水在胎儿及子宫壁之间起缓冲作用，羊水减少可能使脐带受压阻断胎儿氧气及营养物质的供应。过期胎儿可能更大而不能经阴道分娩。另外，他们可能过度成熟以致将胎粪排到羊水中，如果吸入胎粪阻塞气道则可危及生命。超过预产期分娩的胎儿死亡率是接近预产期分娩的2倍。

如果医生认为你过了预产期，他将行B超检查及胎心监测以确定胎儿是否健康。如果宫颈开始扩张，医生将引产，并将严密监测分娩过程。如果胎儿处于危险之中，可能需要用产钳或其他技术以助娩或实行剖宫产。

死　胎

死胎是指怀孕18周后胎儿死亡。在大多数病例中，死胎多见于胎儿畸形、严重的先兆子痫及子痫、阴道流血、过期妊娠。死胎也同妊娠期糖尿病、高血压、Rh血型不合及孕妇感染有关。在某些病例中，死因不明。

对于大多数死胎病例，胎儿宫内死亡的唯一征象是无胎动。医生将听胎心，应用超声、心电图明确胎儿是否存活。如果没有临产，医生将行引产。

分娩

当你临近预产期，可能出现一些临产征兆。正常分娩的首要征象是宫缩出现。开始，这些宫缩可能是不规则下腹胀痛及刺痛；越接近分娩，宫缩越规律，间隙越短，宫缩越强。

分娩开始时，在整个孕期于子宫和阴道之间形成保护屏障的黏液栓被染成粉红色或棕褐色排出。这种分泌物排出是分娩的正常过程。

分娩的另一征象是胎膜破裂，这种破裂可能是一个小破裂口或羊水从阴道突然冲出。

如果你有这些征象必须打电话给医生。医生可能让你直接去你计划分娩的医院或等到宫缩更强及更频繁时才去医院。到达医院以后，医生将行一次阴道检查，了解你宫口扩张的情况，检查胎方位和胎心率，并分析你的宫缩。

产　程

分娩过程被分为3个阶段：在第一产程，从规律宫缩到宫口开全允许胎儿通过产道；第二产程，在宫缩及母亲腹压协助下胎儿娩出；第三产程，胎盘娩出。

第一产程：宫口扩张及宫颈管消失

第一产程开始于第一次宫缩，宫缩可帮助宫颈扩张。每一次宫缩，宫颈口就会扩张，宫颈管则变薄或消失，宫颈管消失以百分比来表示，100%消失表示宫颈已为分娩做好准备。宫颈扩张以厘米计算，10厘米表示宫口已开全。宫口开全时，宫缩更强，每2~3分钟一次。这叫作过渡期，是最困难最痛时期。第一产程末，胎儿开始进入阴道，母亲感到一阵强烈的推动力。

一般第一胎的第一产程平均为12小时，第二胎一般为4~8小时。对有些生过第一胎的妇女来说，第一产程可能延长超过24小时，而有些妇女可能仅持续几分钟。

第二产程：分娩

在第二产程，在母亲腹压及宫缩作用下，胎儿沿产道下降，医生会告诉你有宫缩时才用腹压。因为宫缩是你用腹压的2倍。在两阵宫缩之间你必须好好休息以保存体力。第二产程末，在胎儿头出来以前，可能需行会阴切开术。

在第二产程末，当胎儿自阴道娩出后，立即将脐带（连接胎儿和胎盘）打结并剪断。对于第一胎，第二产程一般持续3小时；对于第二胎及以后分娩，一般持续2小时。

第三产程：胎盘娩出

在第三产程，胎儿娩出后胎盘从子宫壁剥离并娩出。宫缩帮助胎盘娩出。医生通常按压母亲腹部和轻轻牵拉脐带协助胎盘排出。

第三产程持续时间一般从几分钟到

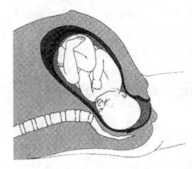

子宫收缩使胎儿头部通过骨盆

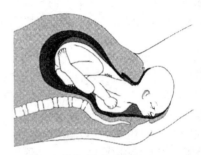

胎儿头部通过产道

产程和分娩

在第一产程中，子宫收缩的强度和频率增加，将胎儿移向生殖道（上图）。当宫颈完全扩张时，子宫收缩变得更强，把胎儿推向生殖道的远端，并且到达阴道外面（下图）。

半小时，当胎盘娩出后，可给药以预防过多的子宫出血，并且缝合会阴侧切口或撕裂口。

分娩镇痛

分娩疼痛因人而异，且部分地受孕妇主观因素的影响。如果你害怕或感到紧张，你可能感到疼痛加剧。如果你参加了分娩培训班，你将了解怎样对待分娩疼痛。你将尽可能通过站立或走动帮助减轻宫缩。另外，重力帮助胎儿下降和加速宫颈扩张。在每一次宫缩期间及宫缩后做深慢呼吸，变换体位直到找到一个最安全的体位。

在分娩期你不必选择分娩镇痛。如果需要，几种选择值得考虑。因为在分娩后期行分娩镇痛，可影响胎儿呼吸。医生可能在第一产程最痛的时候用药以减轻疼痛，并确信分娩不能立即发生。用镇痛药比较谨慎，如果用药后不久胎儿娩出，可能给婴儿另一种药以抵消镇痛药的影响。

阴部阻滞

阴部阻滞的方法能减轻阴道疼痛。这种方法是把麻醉药物注射到阴道组织。阴部阻滞通常用于产钳术、会阴切开术前。会阴切开术是在会阴部（阴道和肛门开口之间）做一切口，以使胎儿通过阴道更容易。

硬膜外及脊髓麻醉

如果分娩时疼痛剧烈，医生可能建议行硬膜外麻醉，医生或麻醉师注射药物到硬膜外腔以减轻疼痛。实施硬膜外

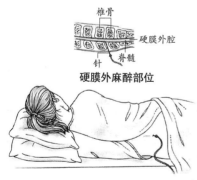

硬膜外麻醉部位

硬膜外麻醉

在妊娠期，硬膜外麻醉在子宫收缩间期施行。麻醉时要求产妇侧躺。将穿刺针（与导管相连）插到脊柱的椎骨和硬膜外间隙围绕着脊髓。硬膜外引起从腰到脚的麻木感，但是产妇意识是完全清醒的。

麻醉时，医生或麻醉师注射麻醉药到硬膜外腔里。麻醉药通过一个细的软管注入，以供整个分娩期用。硬膜外麻醉时患者腰部以下有麻木感。

腰麻除为单次给药外，其余同硬膜外麻醉。它的麻醉作用强于硬膜外。腰麻大部分用于剖宫产术，因为经阴道分娩需要母亲用腹压娩出胎儿。

硬膜外麻醉的并发症比较罕见。产妇可能感觉不到宫缩；可能使产程延长。有时硬膜外麻醉使血管松弛，引起血压下降导致胎儿心率减慢。为了预防这个潜在的问题，进行麻醉前和麻醉中给产妇静脉输液。

辅助分娩技术

医生可能用一种技术以辅助孕妇分娩。这种技术确信将尽可能使孕妇舒服同时对胎儿安全。在整个分娩期，医生继续监测胎儿健康。如果需要，通常用一种仪器如产钳以协助娩出。

分娩期胎儿监护

在分娩期因某种原因需密切监护胎儿的情况时，就要对胎儿进行监护。在宫外监测胎儿时，两条带子被放置在妇女的腹部。一条用来监测胎儿的心率，另一条用来监测宫缩的强度、频率及持续时间。如果分娩期出现阴道流血，医生将建议宫内监测，但仅在胎膜破裂以后进行。

进行胎儿宫内监测时，医生通过阴道将一个电极插入子宫直达胎儿头皮，以监测胎心率。另一个细长的导管通过阴道插入子宫以监测宫缩强度、频率及持续时间。宫内监测通常确信胎儿已脱离危险方可停止。如果胎儿仍处于危险

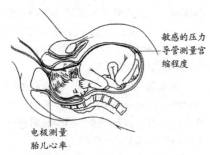

敏感的压力
导管测量宫
缩程度

电极测量
胎儿心率

子宫收缩的宫内监测

如果出现并发症，宫内监测通常在产程中用来评价子宫的收缩和胎儿的健康。在宫内监测时，一个电极通过阴道被插入，紧挨着胎儿的头皮来测量胎儿的心率。通常，一个长的薄的导管（一个敏感的压力导管）通过阴道被插入到宫腔内来测量实际的收缩强度、持续时间、频率。

之中，医生将行剖宫产。

引产

引产是用器械或药物使分娩开始的行为。当继续妊娠会导致风险时必须引产。如胎儿生长受限、妊娠期高血压、过期妊娠较引产风险更大。当胎儿肺完全成熟以至能适应外界环境前一般不引产。引产前医生将评价胎儿健康状况和行阴道检查以了解宫颈是否开始扩张。

引产的一种方法是破膜。医生将在羊膜上做一个小的无痛的切口。

如果破膜不能发动宫缩，可用催产素引产。然而，2%的催产素引产一般多失败。

如果你的预产期已过，医生可能通过人工剥膜方式引产。一般没有风险，但是你可能在剥膜后感到轻微的痉挛性疼痛或子宫收缩痛。

会阴切开术

会阴切开术是一种外科手术，用在分娩期以扩张阴道出口。通常是为了避免在分娩期对胎儿头上造成不必要的压力，特别是施行产钳术时。会阴切开术有时也用于避免不规则的会阴撕裂，因为会阴撕裂缝合时比正中切口缝合更困难。会阴切开术一般是在第二产程末胎头出来前施行。

注射局麻药后，医生通常在会阴部做一个小的正中切口，这叫作正中切口；自会阴体到肛门的左侧或右侧做一个切口叫作侧切口。分娩结束后，切口会被缝合。切口通常愈合较快，尽管3个月内瘢痕可能引起不适。

为了减轻切口部位的不适，医生可能建议你用一个冰块敷几分钟。坐在一个浅的装有热水的盆上或坐在一个圆状垫子上。为了预防感染，用热水冲洗切口，每次大小便后擦干。

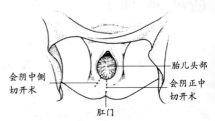

会阴中侧
切开术

胎儿头部

会阴正中
切开术

肛门

会阴切开术

在会阴正中切开术中，切口通常是从阴道直向肛门。而会阴中侧切开术的切口是在侧边，与肛门有一个角度。中线的切口是最常见类型的会阴切口，因为它与中线外侧的切口相比，损伤的组织少且引起的不适也较少。如果小孩很大或如果产钳被用来辅助分娩的话，中线外侧的会阴切口可能是很必要的。

产钳

产钳分两叶，钝的弧形设计以适应胎儿的头部以协助分娩。不同情况用不同型号的产钳。例如在臀先露或早产用产钳以保护胎儿的头部。当分娩末期用硬膜外镇痛时，用产钳以协助分娩因为产妇可能宫缩乏力。产钳还用于产妇宫缩乏力或胎儿窘迫情况下。

施行产钳前通常必须麻醉，一般做一个局麻或硬膜外麻醉。医生通常沿胎儿头两侧放产钳于阴道内，当有宫缩时向外轻拉胎儿。用产钳的风险包括胎儿颊部或耳朵处痕迹、神经损伤或产妇阴道损伤。大部分神经损伤是短暂的，对胎儿及产妇来说，产钳风险一般少于剖宫产。

胎吸术

胎吸术有时可代替产钳术。医生经阴道放置一个吸引杯在胎儿头上，运用抽气泵使胎儿头紧贴吸引杯。在每一阵宫缩的协助下医生轻拉胎儿头至阴道外。

胎吸术对阴道损伤小于产钳术，尽管在分娩前你仍需做一个会阴部切口。胎儿的头皮因吸引杯作用可能有轻度水肿，但这个水肿在几天内将消失。

剖宫产术

剖宫产术是一种在孕妇的下腹部子宫外做一个切口将胎儿娩出的手术过程。剖宫产术通常在相对于阴道分娩来说比较安全或容易的情况下施行。剖宫产指征包括巨大儿、多胎、过期妊娠、引产失败、胎儿窘迫及臀位等。

如果你以前有过剖宫产史，你和医生将权衡再次剖宫产的利弊。许多有剖宫产史的孕妇后来能成功进行阴道分娩。在剖腹产的部位有发生子宫破裂的风险。

剖宫产的术前准备同其他外科过程一样。切口处清洁并备皮、导尿。必要时静脉输液。大多数剖宫产时使用腰麻或硬膜外麻醉，全麻仅用于紧急情况下。医生可能做一个低的横行切口，此种切口可能比较隐蔽，或做一个脐耻之间纵切口。子宫的切口可能是横的也可能是纵的，不总是和皮肤切口一致。医生将从子宫内拖出胎儿并在娩出胎盘前剪断脐带。两种子宫切口都用可吸收线缝合，皮肤切口可用订皮机订，以后拆除钉子。

大多数剖宫产是安全的，但是可能的并发症包括感染、出血过多、膀胱受伤等。

分娩的可能并发症

分娩过程通常比较顺利。然而出乎预料的情况时有发生。随着问题的出现，医院应尽量配备好各种设备以便处理突发问题。确保你的医生和保健专家能及时发现你所出现的不正常的症状和体征。

胎位异常

胎儿通常以正常的头朝下的胎位娩出。在分娩前最靠近宫颈的胎儿部分叫作胎先露。在大多数情况下，先露部分是胎儿头顶部。胎儿的面朝母亲的背部。这种胎位最容易通过产道。然而

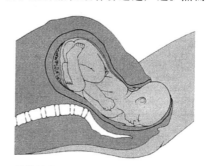

正常的胎位

在正常的胎位中，胎儿的头部朝下，脸朝向母亲的背部。这种胎位保证了胎儿最容易通过产道。

胎儿也可能处于其他胎位（异常胎位），从而使得分娩困难。

臀位分娩

在臀先露中，胎儿以臀部朝下，通常臀部紧靠宫颈，臀位早产发生率比较低，因为胎儿没有时间保证以正常的胎位分娩出。臀位经常通过阴道分娩，但是为了避免并发症通常施行剖宫产术。

在妊娠的最后几周，医生可能在孕妇的腹部用手将胎位转正，通常在B超的引导下。这种人工操作叫作外倒转术，仅用于胎儿已成熟可以分娩的情况下。当已临产而胎儿仍是臀位，若没有其他并发症时医生可能建议你继续阴道试产，当阴道分娩较困难时需行剖宫产准备。

产程延长

产程延长的定义是初产妇产程持续20小时以上，经产妇产程持续14小时以上。如果子宫肌不能产生足够强度的或规律的宫缩来扩张宫颈，就会发生产程延长。使用硬膜外麻醉或脊椎麻醉会干扰宫缩。在某些情况下，胎儿的头太大而不能通过母体的骨盆，或胎位异常造成难产。

医生会在血管内（通过静脉）给催产素而刺激宫缩来引产。根据产程分期和胎儿位置，医生可能实行剖宫产或使用产钳助产。

不相称

不相称的意思是母体的骨盆太狭窄而婴儿的头部不能通过。不相称可以发生在任何身高或尺寸的妇女，但更多的是小骨头的妇女和身高低于1.52米的妇女。在某些情况下，妇女的骨盆不相称性狭小是由于以前的疾病导致的。不相称也可发生在婴儿头颅畸形增大的情况下，如脑积水的婴儿。

如果医生怀疑你的骨盆太小而婴儿的头部不能通过，他会为你的骨盆做超

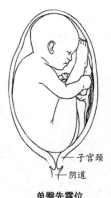 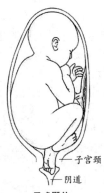 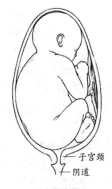

单臀先露位	足式臀位	完全臀先露位

臀先露位

在臀先露中，胎儿头在上，臀或足在宫颈里通过产道。臀先露的婴儿经阴道分娩是可能的，但是医生可能使用产钳助产或实行剖宫产。在单臀先露位中（左图），婴儿的臀是弯曲的、腿是朝上伸直的，直至头部。在足式臀位中（中图），婴儿的一或两只脚在宫颈上（或伸入）。在完全臀先露位中（右图），婴儿的臀和膝部都是弯曲的。

声诊断。如果不相称太严重，医生会建议采用剖宫产。如果不严重，他会决定通过阴道分娩，但在产程中会密切监测胎儿的情况。

脐带脱垂

脐带脱垂通常发生在生产过程中（极少在产前）脐带脱落到宫颈或阴道。受挤的脐带能阻断胎儿的血供和氧气，在数分钟内导致严重损害甚至死亡。脐带脱垂可能发生的条件有羊水过多、臀先露或胎膜早破。脐带承受的压力必须被立即减轻，通常采用剖宫产。

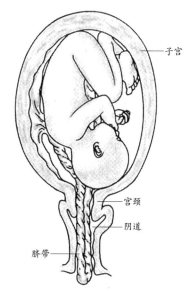

脐带脱垂

脐带脱垂就是脐带先于胎头移动到阴道。脐带脱垂会被压缩或挤压并阻断胎儿的血氧供给。紧急剖宫产通常是必要的。

产后大出血

产后大出血是指生产后过多的血从子宫或阴道流失。出血通常因子宫收缩乏力，不能使子宫恢复到原来大小和压缩宫内血管（子宫收缩限制出血是由胎盘从子宫剥离引起的）。子宫的肌肉可能因产程延长、多胎妊娠的过度伸展或产次过多而减弱。出血也可由胎盘碎片残留在子宫阻止产后子宫充分收缩引起。过度出血也可因生产时阴道被撕裂引起。

子宫出血可以用刺激宫缩的药物来控制。如果胎盘残留在子宫内，它们必须被清除。如果出血是由阴道组织撕裂引起，需在局麻下缝合伤口。危及生命的出血需要手术切除子宫（全子宫切除术）。

胎盘滞留

生产后胎盘通常很容易从子宫壁分离。医生可能通过按压母体腹部（这样能帮助子宫收缩）同时轻柔地拉脐带来协助胎盘剥离。按摩腹部不仅能帮助子宫收缩而且促进止血。如果胎盘没有完全从子宫壁剥离有时会植入子宫。胎盘滞留是指胎盘在产后30分钟内没有被剥除。

胎盘滞留由医生清除。给过麻醉药后，医生将把手伸进子宫清除胎盘。然后给药帮助子宫收缩、阻止过度出血。

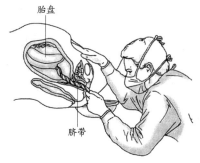

娩出胎盘

生产后子宫继续收缩直至胎盘被娩出，完成第三和最后的产程。为了帮助胎盘娩出，医生按摩母体腹部，当子宫收缩时推胎盘，医生轻柔地牵拉脐带。

妊娠和分娩后的调整

经历了9个多月的妊娠过程，尽管身体发生的巨大变化是逐渐的、缓慢的，但产后身体恢复相对较快。在你开始熟悉你的新生儿，承担挑战和享受天伦之乐时，身体将经历其他的变化。和小宝宝共享这段美好的生活。向医生或儿科医生咨询相关的任何问题。

常见的问题

产后身体将从妊娠和生产时的情况重新调整回来。你可能会在产后几周内经历一个或更多的下列问题或不舒适。

子宫收缩

从产后直至随后大约6周内，你可能有中度的子宫收缩，这将有助于子宫恢复到正常大小。母乳帮助刺激宫缩。如果宫缩疼痛，医生会开药以减轻疼痛。

阴道排液

产后最初几天，大多数妇女阴道会排出由血液和胎盘残留组织构成的液体。这种液体在刚开始时量较多，但2~6周后逐渐减少，直至停止。由于这段时间有感染的危险，你不能使用月经垫。医生建议此时应尽量避免性交，通常至产后4~6周。

阴道炎

如果你是经阴道生产，你的阴道部将会疼痛、膨胀，因为在生产中阴道周围部皮肤（会阴）被牵拉、被撕裂或被切开。产后一段时间排尿会疼痛。医生会建议你使用冰包敷。很多妇女发现用圆形的枕头会使坐着更舒服。你需要经常清洗阴道部位以减少感染的危险。

乳房情况

妊娠后大多数乳房会增大，这是母乳喂养的结果，通常发生在产后第1周。大多数乳房问题是暂时的，很容易解决，并不需要停止母乳喂养，因此不要沮丧。

乳房肿胀

当你开始泌乳时（产后2~4天），乳房会因泌乳变肿胀，可能膨胀、疼痛。如果你正在母乳喂养，解决因乳汁积聚而肿胀的最好方法是频繁地喂养婴儿。但是，如果你的乳头是肿胀的，婴儿很难吸吮，你可能需要在喂养婴儿之前用一个乳泵吸出一些乳汁。热淋浴也能帮助软化乳房。一个好的乳罩能减轻不适，这种不适通常在一段时间内会消失。如果不是母乳喂养，试着用冰袋敷乳房以减轻疼痛。不要抽出乳汁以减轻肿胀，这样做会产生更多的乳汁，导致更加严重的肿胀。通过人工喂养，不刺激乳房3天后，你的乳房会停止分泌乳汁。如果疼痛很严重，要求医生给你一些止痛药。

乳头裂开

当你母乳喂养时，乳头会变干燥、裂开，在喂养婴儿时你会感到乳头剧烈疼痛。只能通过用温水（不用肥皂）洗，和在喂养后擦干乳头来阻止乳头干燥、裂开。同时，保证婴儿吞入整个乳头和晕（周围着色区域），而不仅仅是乳头（因为这样会施加过多的压力在乳头上）。医生会建议在喂养间期用一种止痛膏涂擦疼痛的乳头。裂口应该在几天后愈合；当一只乳头裂开时，尽量多用另一乳头来喂养婴儿，直至疼痛的乳头愈合。

乳腺炎

乳腺炎是乳腺导管的感染，这是母乳喂养的妇女常出现的问题。感染通常因细菌通过婴儿的口进入乳腺导管而发生。症状包括疼痛、坚硬、红肿、乳房肿胀，有时会畏寒发热。如果有其中任何一种症状就去看医生；如果你感染了乳腺炎，他会开抗生素给你。治疗期间继续喂养，因为这样会减轻疼痛、清除感染。开始时让婴儿吸吮没有感染的乳房，因为饥饿时他会用力吸吮。如果婴儿不能完全吸空乳房，喂奶后要用泵吸空。

乳腺导管阻塞、脓肿

如果你触摸到乳房有小的硬块，你可能得了乳腺导管阻塞，试着按摩乳房、洗热水浴。如果在一两天内肿块没有消失，立即去看医生，你有可能得了乳房脓肿。医生将检查乳房，并用抗生素来治疗感染。如果脓肿不能尽早治疗，需要在门诊局麻下，通过针眼或小切口引流。治疗期间可以继续用已感染的乳房喂养。

鹅口疮

有些母乳喂养的妇女会感染一种酵母菌叫作鹅口疮，婴儿也会有（出现在婴儿嘴唇的白色斑点）。这种感染会导致乳头疼痛、开裂。医生会给你一种抗真菌的软膏，每天涂擦乳头数次，同时婴儿用口腔滴剂。如果感染通过消化系统传播，会导致尿疹，可以用抗霉菌软膏治疗。治疗要持续几周，但仍可以继续母乳喂养。

喂养婴儿

在妊娠期间，你可能已决定用母乳喂养还是人工喂养。两种方法都有利弊。选择主要根据自身喜爱和生活方式。不论是母乳喂养还是人工喂养婴儿，对你来说都

是和婴儿建立亲密感情的重要时间，这与营养一样对婴儿的成长和发育同等重要。

母乳喂养

由于各种各样的原因，不是所有的妇女都愿意（或能）母乳喂养的。但是，母乳喂养对于母亲和婴儿都有很多益处。医生认为母乳是婴儿第一年成长最重要的营养。母乳能提供完美的营养组合，这是婴儿生长所需要的，并且与配方奶粉相比引起食物过敏和消化系统问题（如便秘）更少见。母乳还提供给新生儿抗体，减少婴儿在最初的生活中发生耳、肺、消化系统感染的概率。母乳喂养还很方便，因为乳汁是现成的，不需要提前准备，无论何时只要宝宝饥饿都可以喂养。母乳喂养的婴儿体重增加不会同人工喂养一样快，而

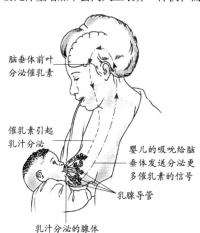

脑垂体前叶
分泌催乳素

催乳素引起
乳汁分泌

婴儿的吸吮给脑
垂体发送分泌更
多催乳素的信号

乳腺导管

乳汁分泌的腺体

母乳喂养

催乳素刺激乳汁分泌是由脑垂体产生的。产后，脑垂体释放催乳素到母体的血液，刺激乳汁分泌。当婴儿吸吮乳头时，吸吮的刺激传送信号到脑垂体产生更多的催乳素引起乳汁分泌。乳汁从乳腺产生流入乳房间隙下的小导管（乳头周围的黑色区域），婴儿的嘴巴挤压间隙处致使乳汁通过导管进入乳头。两个乳头轮换喂养婴儿有助于双侧均接受相等的刺激以刺激乳汁产生相等量的乳汁。

且母乳喂养的婴儿很少会超重。

对母亲来说，母乳喂养能帮助子宫较快恢复到正常大小。同时，因为母乳喂养时能量燃烧，你会迅速减低体重。母乳喂养超过3个月能降低以后发生乳腺癌的概率。

如果在采用母乳喂养的最初一段时间里出现了问题，不要沮丧。和医生或曾用母乳喂养的朋友谈谈，咨询一些方法。打电话或加入当地的母乳哺乳协会，他们会给母乳喂养的妈妈提供建议和鼓励。

人工喂养

很多妇女选择人工喂养婴儿。如果这是你的选择，你不必因为感到在某方面没有照顾好宝宝而内疚。配方奶粉提供婴儿成长所需的营养，同时当你喂养他时能和小宝宝亲密接触。确保根据包装说明配置奶粉。有些人喜欢人工喂养的便利性，因其他人也可以帮忙喂养。这也给父亲和兄弟姐妹参与抚养的机会，培养和婴儿的感情。

产后抑郁

很多产妇在生后最初几天会感到心情郁闷，这是正常的。新妈妈通常会感到很疲劳。初为人母可能会感到害怕、焦虑，或因新的责任和挑战而恐慌。有些妇女经历了几个月的妊娠过程会有种失落感。在几天或几周后这些忧郁通常会消失。

但是，有些妇女继续感到郁闷，在某种程度上他们失去了自理能力。这种情况叫作产后抑郁，很严重。产后抑郁可能由多种因素引起如遗传易感性，突然的产后激素水平改变，长期缺乏睡眠。

如果你有下列任何一种症状，你可能得了产后抑郁症：

- 感到焦虑或无望持续2周以上；
- 疼痛；
- 尽管很疲劳仍不能入睡；
- 睡眠过多，尽管婴儿没睡；
- 对婴儿或家人不感兴趣；
- 想伤害自己或婴儿。

如果你有其中任何一个症状，立即告诉医生。医生可能会开抗抑郁药给你或介绍你去看心理医生，心理医生有经验治疗妇女产后抑郁。

产后性生活

医生会告诉你产后何时能安全地过性生活。大多数医生建议等4~6周，在产后复查后开始性生活。由于产后会再次怀孕，你要问医生关于避孕的问题。产后6~8周月经会再次来潮；如果是母乳喂养，当你开始给宝宝添加主食或用奶瓶替代喂养时，或当你开始断奶时月经会再次来潮。

不要认为母乳喂养是避孕的可靠方式。医生会建议用环（如子宫帽）来避孕以替代避孕药。在产后6周，因为激素会影响乳汁的产生。如果你想尽快再次怀孕，和医生谈谈潜在的危险。

在最初10天或产后或如果行会阴切开术的几周或在生产过程中阴道周围皮肤被撕裂，都会发生阴道剧烈疼痛。如果性交疼痛，去看医生。

照顾宝宝会导致身心都很疲劳，使得没有精力做爱。试着前页关于避免产后抑郁的方法。尤其是第一胎，妻子会感到被冷落，需要丈夫的关爱。妻子也会为新的责任和为人之母的挑战而感到忧虑。丈夫应该和妻子推心置腹地谈谈自己的感受，鼓励妻子接触婴儿，参与到抚养的任务中。

第六部分

疾病、紊乱和其他问题

第一章
心血管系统疾病

循环系统（亦称心血管系统）由心脏和血管（包括动脉和静脉）所组成。心脏是一肌肉泵，其形状和大小相当于一拳头。通过搏动，心脏不断地将血液经血管运送到全身。每分钟心脏至少将51.15升血液泵至循环系统。

动脉将富含氧的血液从心脏运送到组织。大动脉分支出小动脉，后者再分支出机体中最小的动脉，亦称为毛细血管。毛细血管壁仅由单层细胞组成，血液中氧和其他重要的营养物质可通过毛细血管壁以营养组织，同样代谢废物可通过它清除。回心的毛细血管渐渐变大，形成微静脉，再逐渐变大形成静脉。静脉将低氧血运送到肝脏和肾脏等器官，从而得以清除废物，而通过肺脏可获得丰富的氧。通过肺脏，静脉将血液运回到心脏，从而再开始新的循环周期。

心脏疾病

为了正常工作，心脏需要不断的血供，以便将氧和其他营养物质供应给心肌。心脏的表面有三支大的冠状动脉和小动脉网络为心肌供血。正常的动脉壁富有平滑肌，有弹性，血液易于通过。当冠状动脉狭窄，以致到达心脏的血流（氧和其他营养物质）减低或阻断，就可发展为冠心病，亦称为冠状动脉性心脏病。这种动脉的狭窄通常因动脉粥样硬化所致，而动脉粥样硬化是由于动脉壁的脂肪物质积聚（称之为斑块），以致逐渐增厚和变硬。久而久之，斑块越来越大，动脉壁更厚，使得管腔越来越狭窄，可能阻断血流。

由于动脉粥样硬化，心脏必须加强及加快泵出血液，以通过狭窄的动脉，从而引起高血压。心肌氧供的减少可导致胸痛，称之为心绞痛。有些病人心肌受损，泵功能减弱，从而导致心力衰竭。

大的斑块可引起湍流，亦可能导致血凝块。斑块本身也易于破裂。斑块破裂时机体作为应答在损伤周围形成血凝块。当血凝块够大时可能阻断动脉血流从而引起心肌梗死或中风发作。

若动脉粥样硬化减少或阻断机体其他部位的动脉血流，则相应的组织受损或破坏。例如，如果脑动脉阻断可致中风；上肢或下肢血流阻断可致坏疽（组织坏死）；肾血流减少可致肾功能衰竭。

冠 心 病

医生称冠心病为生活方式疾病，因为它通常起因于我们自己的所作所为，比如缺乏运动；吃得太多，不健康的食品（如高脂高热量及低营养素食品）吃得很多而健康的食品（如富含抗氧化剂和纤维素食品）吃得太少；超重等。吸烟者发病的危险性更高。医生们相信如果采取健康的生活方式（如规律运动，摄入营养膳食，戒烟，控制体重等），几乎所有的冠心病都有可能消除。

危险因素

很多因素可能增加患冠心病的危险。有些危险因素无法控制（如年龄、性别、种族、家族健康史等），但其他危险因素可以控制。因为冠心病常常没有症状，特别是疾病早期，很多人死于冠心病，而死前全然不知患有冠心病。以下因素可增加患冠心病的危险：

- **年龄**：冠心病的发作随着年龄的增加而增加。男性 45 岁、女性 55 岁后危险性增加。

- **性别**：55 岁后男性患病的危险性高于女性。女性绝经期后危险性大增。

- **冠心病家族史**：有冠心病家族史的患病风险增加，特别是若你父亲或兄弟 55 岁前发病，母亲或姐妹 65 岁前发病。

- **高血压**：高血压使心脏做功增加，使得心肌扩大、心力衰竭的机会增多。

- **总胆固醇和低密度脂蛋白胆固醇（LDL-C）增高**：血液中胆固醇过多，特别是 LDL-C，可导致动脉壁的脂肪沉积，形成斑块。斑块可以破裂，诱发血栓，阻断血流，致使心脏发病。

- **高密度脂蛋白胆固醇（HDL-C）减低**：HDL-C 清除血液中有害的 LDL-C，以减弱动脉壁斑块的形成。

- **C-反应蛋白水平升高**：炎症（可

冠心病的预警信号

冠心病的主要症状为一过性的轻微至严重的胸痛（心绞痛）。如果你有任何下列症状尽早去看医生：

- 休息时胸廓部疼痛或压迫感
- 体力活动（如登楼梯或跑步）时出现胸痛或压迫感
- 体力活动时出现呼吸短促
- 休息后胸痛缓解
- 头晕、恶心、出汗或呼吸困难

致动脉粥样硬化）导致血液中化学副产品，称之为 C-反应蛋白（CRP）。人体 C-反应蛋白水平越高，冠心病发作的概率越高。

- **吸烟**：吸烟可使血压升高。吸烟可使自由基损伤 LDL-C，使得 LDL-C 更易于在动脉壁积聚形成斑块。同时，烟草中的毒性化学成分可直接损伤动脉壁。

- **糖尿病**：大多数糖尿病患者死于血管性疾病或冠心病。

- **种族**：黑人较其他种族更易于患冠心病。

- **超重**：超重使心脏负担加重，患高血压和糖尿病的概率增加，破坏血液中胆固醇水平。

- **缺乏锻炼**：静止的生活方式导致体重增加、肥胖、胆固醇水平增高以及 2 型糖尿病。

- **紧张**：有些情绪控制不良的人可能导致冠心病，尽管确切机制不明。

- **高同型半胱氨酸水平**：血液中半胱氨酸水平过高可损伤动脉壁，促进凝血，心肌梗死和中风发作的危险明显增加。每天摄入 400 微克叶酸（B 族维生

心脏和血管

心脏

　　心脏是一肌肉器官，由两个泵组成。每个泵分成两部分，由瓣膜连接。较大的部分为左心室，将富氧血通过主动脉泵至全身各部分。血液再通过两个大的通道（上腔静脉和下腔静脉）返回心脏，进入右心房。右心房的血液通过三尖瓣进入右心室。再通过肺动脉泵入肺脏，排出二氧化碳，摄入氧气。富氧血通过肺静脉流回左心房，再通过二尖瓣回流到左心室，再开始新的循环。

主动脉（将富含氧气的血液从心脏送至机体的其他部位）

上腔静脉（将头部及上半身低氧血运回心脏）

右心房（接收上腔静脉及下腔静脉的低氧血）

三尖瓣（允许低氧血从右心房流至右心室）

下腔静脉（将下半身及下肢的低氧血送至心脏）

右心室（将心脏的低氧血泵入肺动脉）

肺动脉瓣（控制自右心室的低氧血至肺动脉的流量）

肺动脉（将右心室的低氧血运至肺脏）

肺静脉（将肺脏中的富氧血运至左心房）

左心房（接受自肺脏至肺静脉的富氧血）

主动脉瓣（控制来自左心室的富氧血至主动脉的血流量）

二尖瓣（允许左心房的富氧血流至左心室）

左心室（将富氧血自心脏泵入主动脉）

冠状动脉

　　富含氧的血液被泵入主动脉，然后流入冠状动脉——心脏表面的血管网，将富含氧气及营养物质的血液供应给心肌。

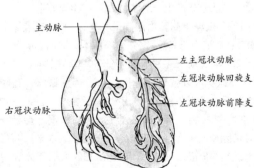

主动脉

右冠状动脉

左主冠状动脉

左冠状动脉回旋支

左冠状动脉前降支

血管

血管将血液从心脏输送到全身，并最终回输到心脏。动脉将新鲜富氧血运至组织，而静脉则将来自组织的低氧血回输至心脏和肺脏，以便得到新的氧供。

动脉壁很坚固，因为它承担着来自心脏的压力，从而使血液泵出。动脉壁有三层：纤维外层，中层富有坚韧的肌肉和弹力组织，以及膜样内层。

静脉的走行与动脉平行。因为静脉血比动脉血的压力低，所以静脉壁薄、弹性差、肌层少。日常的肌肉活动（比如散步）对血管壁的挤压有助于血液回流至心脏。静脉亦有三层：纤维外层，薄薄的肌肉中层，以及膜样内层。

毛细血管细小壁薄，在最小的动脉和静脉之间形成一网络。它们将血液运至细胞，将废物运走。血液中的营养物质和氧通过毛细血管壁到达组织，而二氧化碳等废物则通过毛细血管壁释放到血液中，再运至有关器官进行降解和排除。

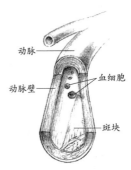

动脉 — 血细胞
动脉壁
斑块

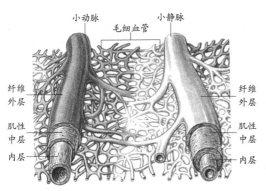

小动脉 — 毛细血管 — 小静脉
纤维外层
肌性中层
内层
纤维外层
肌性中层
内层

动脉粥样硬化

动脉粥样硬化是动脉壁硬的脂肪沉积物的积聚，称之为斑块。斑块的形成使供应组织的动脉血流减弱或阻断。

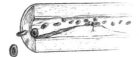

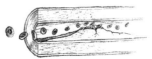

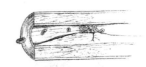

斑块如何导致血凝块形成的

动脉斑块的形成可致血液凝固。斑块的粗糙面可形成裂痕，机体作为应答使局部血凝以促进愈合。如果血凝块较大则可能阻断动脉血流，可导致心肌梗死或中风发作。

静脉瓣

静脉管内含有单向的瓣膜，允许低氧血泵回至心脏，避免逆流。当你进行体力活动时，肌肉收缩并挤压静脉，静脉瓣开放，血液泵回至心脏。

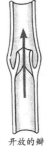 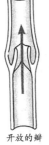 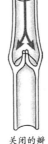

开放的瓣　　　　关闭的瓣

静脉

素）有助于维持血液中半胱氨酸的正常水平。

症状

冠心病常常没有症状，而有些患者首次发作即有症状。有些患者可能发作心绞痛，心绞痛是一种胸痛，起因于心肌的氧供不够。正常的冠状动脉可以轻易地供给心肌足够的氧。动脉粥样硬化可致动脉狭窄或损害，不能提供足够的氧，特别是当运动或情绪紧张等需氧量增加时。

心绞痛是胸部中央的一过性轻度到重度的疼痛或压迫感，有时放射到左肩部、左上肢，或放射到喉部、下颌部或下牙齿，有时放射到右肩部和右上肢。心绞痛常因活动时发作，停止活动或休息时缓解。有时可伴随其他症状如呼吸困难、出汗、恶心以及头晕等。

心绞痛是冠心病的常见症状，但其他健康问题也可导致心绞痛。例如主动脉瓣缺损可减少冠状动脉血流，从而减弱心肌的氧供。动脉痉挛可致冠状动脉

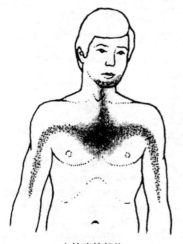

心绞痛的部位

警告 !

胸　痛

如果胸痛持续时间大于15分钟，休息或药物不能缓解，那就有可能患心肌梗死。请拨急救电话，或立即就近急诊。

一过性狭窄，也可导致心绞痛。严重贫血减少心肌氧供，是心绞痛的另一可能原因。

有些病人可首先表现为充血性心力衰竭症状，如气短，持续咯痰，下肢、踝部、足背的水肿等。当心肌不能把足够的血液泵出到机体组织中时，即可发生心力衰竭。有时如消化不良或胃食管反流病所导致的症状亦可能被误认为心绞痛。如果你的医生判断你没有得冠心病，那么他将采取其他检查以找到上述症状的原因，并提供适当的治疗。

诊断

如果你有冠心病症状或你认为你有心绞痛，那尽可能去看医生，他将为你检查，并可能推荐你去看冠心病专家（专门治疗冠心病）。为确定心脏或血管情况，冠心病专家可能进行下列一项或几项试验：

心电图

心电图（ECG）是测量心肌的电活动，医生可从中确定一些心脏病变，如心律失常和心肌缺血等。做心电图时，将电极放于胸部、上肢、下肢的特定部位，心电图机可记录心脏的电活动。用可携带装置（放于颈部、肩部或

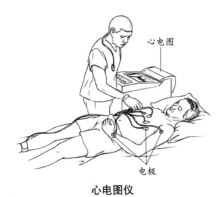

心电图仪

腰部）连续监测心电图，称之为霍尔特（Holter）监测仪，可记录 24 小时以上的心电图。

运动负荷试验

运动负荷试验是用心电图测定在踏板运动或骑车运动等运动情况下心脏的电活动情况。该试验用于评估冠心病的严重性以及心肌对血供不足的反应能力。如果该试验揭示有心律失常或心肌缺血，医生可能推荐药物治疗。若服药期间仍有持续心肌缺血，医生可能推荐行冠状动脉造影，以决定是否行血管成形术或冠脉搭桥术，以恢复心脏血流。出院前病人做此试验可用于确定其健康状况或判断是否持续心肌缺血。

铊运动负荷试验

铊运动负荷试验将放射性核同位扫描与运动负荷试验结合在一起。当你行踏板运动或骑车运动时，医生将少量的称之为铊的放射性物质注入血流中，以进入冠状动脉和心肌中。运动后，躺于检查台上，医生用称之为伽马照相机的扫描仪测定由冠状动脉到心脏的血流图像。休息后数小时医生再次进行扫描。该试验可显示运动或休息状态下冠状动脉正常或狭窄与否。

超声心动图

超声心动图是通过测定由心脏反射的超声波而得出的图像。技师将手控超声换能器放于左侧胸部，而超声换能器是将超声波转换成图像的一种装置。显示器上的图像显示你的心脏大小、心肌运动、通过瓣膜的血流以及瓣膜的功能情况。如果你有心肌缺血，则超声心动图表现为左室壁运动功能障碍。休息或运动时均可行超声

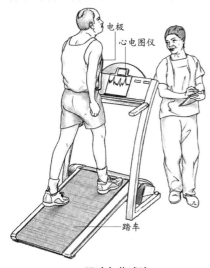

运动负荷试验

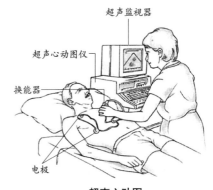

超声心动图

心动图检查。

冠状动脉造影

冠状动脉造影亦称为心导管检查，医生通过照相检查冠状动脉。通常将导管（一种壁薄、柔韧性好的管子）插入股动脉（位于腹股沟区的大血管），通过主动脉（体内大血管），再到冠状动脉。将造影剂注入导管进行检查，对动脉行快速序列的 X 线检查（类似电影）。动脉的血流及狭窄清晰可见，医生因此确定是否行冠脉搭桥或血管成形术。偶尔可查出冠状动脉痉挛，而没有任何斑块（动脉壁的硬的脂肪沉积）。这种情况，操作中应用药物刺激引起痉挛有助于诊断冠心病。

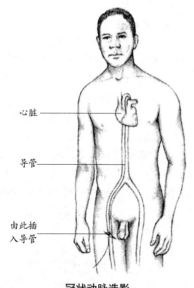

心脏

导管

由此插
入导管

冠状动脉造影

CT 扫描

CT 扫描（计算机断层显像）是一种诊断操作，患者躺于台上，在环形的机器中滑行。扫描环中的探测器将信号送入计算机，构建心脏和冠状动脉的截面 X 线图像。该试验可用于检测因动脉粥样硬化所致的动脉钙沉积。快速 CT 扫描（亦称为超速 CT 或电子束 CT）用于预测无症状冠心病患者发作心肌梗死的风险。

IMT

IMT（内膜中膜厚度）是应用超声测定颈动脉的厚度，确定动脉粥样硬化的程度。颈动脉厚度的增加预示着发生冠心病的危险增加。在动脉显著狭窄之前，该试验可能检测出冠心病。

ABI

ABI（踝—肱指数）使用多普勒超声及标准血压袖套检测动脉狭窄，而动脉狭窄为冠心病的强征象。ABI 比较踝部及臂部的收缩压。比值下降（小于0.9）提示患有冠心病。在动脉显著狭窄以前该试验可检出冠心病。

治疗

如果你患有冠心病，你的医生将为你制订治疗计划，以缓解疾病的进展，降低发生潜在致命性并发症的危险（如心肌梗死、心力衰竭等）。你将可能需要改变生活方式，比如健康的膳食，如果超重则需控制体重、规律的运动、控制情绪、戒烟等。如果血压较高，医生将为你处方抗高血压药。如总胆固醇较高，医生将处方降胆固醇药。你的医生也可能建议你行外科搭桥术（即越过堵塞的动脉）。

治疗冠心病的药物

如果你患有冠心病，医生会开药以改善血流和减轻症状，或许在有生之年你必须服用这些药。若服用后有不适反应，请告诉你的医生，但必须坚持服用，除非医生叫你停用。医生或许开另外无副作用的药物。用于治疗冠心病的药物包括：

- **β 受体阻滞剂**：β 受体阻滞剂干预体内的激素效应，这种效应通常增加心率和血压。β 受体阻滞剂降低静息心率，限制运动时的心率，降低机体的需氧量。β 受体阻滞剂降低冠心病患者的心肌梗死及猝死的风险，显著降低心肌梗死患者的死亡率。心肌梗死越严重，从这类药的获益越大。可能的副作用包括心跳减慢、疲劳和勃起功能障碍（男性）。

- **利尿剂**：利尿剂通过肾脏将体内多余的水分和钠清除出去，从而得以降压，减轻心脏的负荷。可能的副作用包括皮疹、肌肉痉挛或性功能障碍（男性）。

- **ACE 抑制剂**：ACE（血管紧张素转换酶）抑制剂阻断血管紧张素 II 的产生（血管紧张素 II 可使血管收缩）。这类药常用于患有糖尿病和心力衰竭的高血压患者。最常见的副作用就是刺激性干咳。

- **血管紧张素受体阻断剂**：血管紧张素受体拮抗剂预防动脉收缩，预防肾脏重吸收过多的钠和水。常用于不能耐受 ACE 抑制剂的患者。可能的副作用包括眩晕、疲劳或胃痛。

- **钙离子通道阻滞剂**：钙离子通道阻滞剂防止血管收缩和干扰血流。因部分药物可降低心率，因此可用于治疗一些类型的心律失常。可能的副作用包括眩晕、恶心、头痛、皮肤潮红、踝部水肿或疲乏。

- **硝酸酯类药**：硝酸酯类药（比如硝酸甘油）扩张血管，增加血流。长效和短效硝酸酯类均有效。将一小片硝酸甘油放于舌下通常在 1~3 分钟内缓解心绞痛发作。短效硝酸酯类药作用持续大约 30 分钟。慢性稳定性心绞痛患者常常被建议在任何时候随身携带硝酸甘油。有些人仅在运动量大到足以诱发心绞痛水平之前服用硝酸甘油。长效硝酸酯药每天只服用 1~4 次。制成贴剂或糊剂敷于皮肤也有效，允许皮肤吸收药物达很多小时。时间越久，长效硝酸酯类对缓解症状无效。医生们建议每天 8~12 小时无服药期，有助于保持效用。可能的副作用包括头痛、皮肤潮红或头晕。

- **洋地黄类药**：洋地黄类药通过增加心肌的钙含量从而增强心肌的收缩力。这类药用于治疗心力衰竭和心律失常。可能的副作用包括恶心、食欲减退、疲劳或视觉紊乱。

- **抗凝、抗血小板及溶栓药**：抗凝、抗血小板及溶栓药是抗凝药，有助于预防血凝块的形成。阿司匹林和其他抗凝药与血小板结合，防止它们聚集在血管壁，显著降低动脉阻塞致心肌梗死的危险。心肌梗死时常常静脉内应用溶栓剂，例如链激酶或 t-PA（组织型纤溶酶原激活剂），以分解阻塞冠状动脉的血凝块。这些药物可使部分病人出现出血情况。

以下药物也可用于治疗高血压：

- **α 受体阻滞剂**：α 受体阻滞剂通过预防血管收缩，有助于降低血压。这些药也可干预体内的激素效应，而这些激素通常可使血压升高。α 受体阻滞剂常与其他降压药联合应用。可能的副作用包括头晕、头痛或轻微的体液潴留。

- **血管舒张药**：血管舒张药直接作用于动脉壁平滑肌而扩张动脉。这类药常在急症时使用，用于其他药物无法控制血压时。可能的副作用包括头痛、体液潴留以及心跳加快（>100 次 / 分）。

● **中枢激动药**：中枢激动药通过直接作用于大脑和神经系统以降低心率和预防血管收缩，从而降低血压。这类药也可与利尿剂联合应用。可能的副作用包括口干、头晕、嗜睡和疲乏。

● **周围肾上腺素能拮抗剂**：周围肾上腺素能拮抗剂通过阻断肾上腺素的效应，以扩张血管和降压。它们也可与利尿剂合用。大剂量服用可致嗜睡。

降脂药

若你的胆固醇水平较高，或者如果你患有冠心病，你的医生可能为你处方降脂药，以减低冠心病或心肌梗死的危险。在你的余生可能必须服用这类药。降低胆固醇的药物包括如下几种：

● **他汀类**：他汀类药（HMG-COA还原酶抑制剂）由于阻滞肝脏中HMG-COA还原酶的作用，致使肝脏产生的胆固醇较少。可能的副作用包括肌痛及恶心，少数患者可有肝损害。目前临床应用的他汀类药物有洛伐他汀、辛伐他汀、普伐他汀、氟伐他汀以及阿托法他汀等。

● **胆酸结合酯类**：胆酸结合酯类药防止胆固醇吸收入血，刺激肝脏将血流中的胆固醇清除出去。可能的副作用包括腹胀、绞痛以及腹泻。常见的有考来烯胺、考来替泊以及考来维仑等。

● **贝特类**：贝特类（亦称纤维酸衍化物）降低血液中的三酰甘油水平。这类药也可降低LDL胆固醇（坏的胆固醇）以及轻度升高HDL胆固醇（好的胆固醇）。服用贝特类药物可轻度增加患胆结石及胆囊疾病的风险。常见的有氯贝丁酯、非诺贝特以及吉非贝齐等。

● **烟酸**：烟酸是一种维生素，可降低肝脏产生LDL胆固醇，也可升高HDL

胆固醇。可能的副作用包括腹胀、绞痛以及腹泻。少数患者可有肝损害。柜台里可提供大量的非处方烟酸。

冠心病的外科治疗

冠心病可通过许多外科途径进行治疗，主要通过在阻滞周围再建血管或开通阻滞的血管。这些途径包括冠状动脉旁路搭桥术、球囊成形术或支架植入术等。

冠状动脉旁路搭桥术

对于患有心绞痛并且心肌未受到梗死损伤的患者，冠状动脉旁路搭桥术是非常有效的。冠状动脉搭桥术广泛用于冠状动脉粥样硬化性冠心病的治疗，可提高运动耐力，减轻症状，减少服药量。对于药物无法控制的顽固性心绞痛、心功能正常并且未曾患有心肌梗死的患者，冠脉搭桥术可能获益最大，大约85%的患者症状完全或显著缓解。

冠脉搭桥术是机体其他部位的静脉或动脉移植到冠状动脉，以便在阻滞周围再通血流。外科医生常常选用大腿部位的静脉，而大多数外科医生至少使用

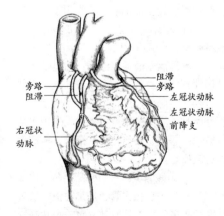

冠状动脉旁路搭桥术

图片显示取自身体其他部位的血管移植到右及左冠状动脉，以使血流越过阻塞部位。

一根动脉（常常取自胸壁）。进行搭桥术的动脉很少发生动脉粥样硬化，且大部分动脉至少 10 年不会阻塞。而且一旦移植静脉发生阻塞，可以重复进行手术。

冠脉搭桥术需进行全身麻醉，心脏停搏，以及应用心肺机器（取代自主循环及呼吸）。该机器将氧合血泵至全身。必要时可进行多个旁路术。

术后 1~2 天可能开始心脏康复计划，以助恢复心脏、肺脏以及肌肉功能，控制胆固醇水平。康复计划通常包括低脂饮食、规律运动、合理的生活方式等，有助于保持心脏健康，预防将来动脉堵塞。

冠脉成形术以及其他开通动脉的途径

医生可应用许多方法以开通狭窄或阻塞的动脉。这些方法常常取代冠脉搭桥术，因为后者风险更大，恢复时间较长。如果你心绞痛无法用药物缓解，或者如果你只有 1~2 根动脉显著阻塞，医生可能推荐这种手术。冠脉成形术可成功控制冠心病很长时间。术前可服药以镇静，局部麻醉以便医疗器械插入。

● **球囊成形术**：医生将空针穿入腹股沟区的股动脉，通过空针将长导丝通过主动脉送至心脏的阻塞动脉。沿着导

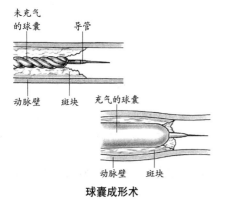

球囊成形术

丝将顶端带有小球囊的导管（壁薄而柔软）送至阻塞的动脉。当导管到达阻塞部位时，将球囊充气及放气数次，每次持续数秒钟。充气的球囊将斑块挤至动脉壁，重新开通动脉，恢复血流。随后将导管和导丝抽出。

● **支架植入术**：支架植入术是另一种有效的冠状动脉成形术。医生用球囊开通阻塞的动脉后，将一小的金属或塑料支架植入动脉以保持其开通。该方法有一半可能出现再狭窄。

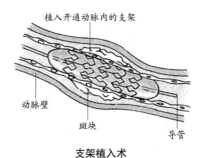

支架植入术

● **放射治疗**：亦称血管近距离放射治疗，用于血管成形术尤其是冠脉内支架植入术后 6 个月内出现再狭窄的补充治疗。医生通过导管将放射性小药丸送入动脉局部。药丸发射低剂量的射线，阻止瘢痕组织的形成，预防再狭窄；5 分钟左右，通过导管将药丸取出。

● **动脉粥样硬化斑块切除术**：将带有微小外科装置的导管插入腹股沟区的

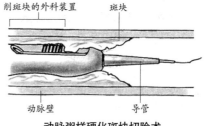

动脉粥样硬化斑块切除术

警告❗

血管成形术后的出血

如果插入导管处出现鲜红血流，请立即局部用力按压20分钟，然后仔细减压。若身旁有人，可请医生代为按压。若血流不止，可打急救电话。

股动脉，导入阻塞的动脉。该装置将斑块削去一薄层，然后通过导管移除。

● **激光成形术**：医生用高度积聚的光束（激光）以汽化阻塞部位。

以上任何一种操作，术后均应严密观察局部情况（插入导管的动脉部位）。若发现肿胀、出血，或足趾、脚、腿发麻、麻刺或发凉，尽可能与医生联系，此时可能有血块或出血问题，需要及时处理。

血管成形术的成功率与冠脉搭桥术相似。与搭桥术一样，若血管再次阻塞可重复行血管成形术。

冠心病的预防

尽管早些时候可能已患有冠心病，但在导致心脏或血管不可逆损伤之前通常没有症状。正因如此，冠心病的最好治疗便是预防。采取以下措施可减少患病风险：

● **立即戒烟**：吸烟可减少血氧含量、损伤血管壁、升高 LDL 胆固醇水平（坏的胆固醇），增加患冠心病的风险。

● **规律运动**：规律而适度的运动，比如快速行走、慢跑或游泳，有助于控制体重、改善血脂水平、降低血压。为达到最佳效果，建议每天至少运动60分钟。

● **健康饮食**：低脂肪低胆固醇以及新鲜水果及蔬菜的膳食，可改善血脂水平，维持动脉健康，从而降低患冠心病的风险。而限制饱和脂肪的摄入尤其重要。大多数肥肉及全脂乳制品含饱和脂肪较多。对有些人低钠饮食可降低血压。

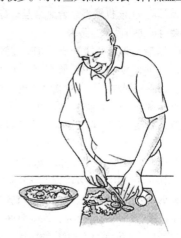

● **了解你的胆固醇情况**：如果你的总胆固醇高于200毫克/分升，或者 LDL 胆固醇高于100毫克/分升，或者 HDL 胆固醇低于60毫克/分升（男性）或50毫克/分升（女性），你必须采取措施，诸如合理膳食、加强锻炼、戒烟、控制体重等，以改善血脂水平。根据病史及危险因素等情况，医生可能处方降脂药。

● **控制血压**：高血压是冠心病的主要危险因素。配合医生治疗以及采取积极的生活方式，有助于控制血压到合适的范围。

● **控制压力**：寻求处理或减轻生活压力的积极方法。若你无法放松，可采取诸如深吸气、默念、练瑜伽或生物反馈等方法。每天保持足够的睡眠也是非常重要的。

● **规律的健康体检**：经常去看医生。医生可能为你监测血压或选择有关检查有助于检出并治疗早期健康问题。

● **每天至少摄入 400 微克 B 族维生素叶酸**：膳食中富有叶酸、维生素 B_6 和维生素 B_{12}，可降低同型半胱氨酸水平，也可减低患心肌梗死的风险。绿色叶状蔬菜、花椰菜、橙汁、蛋类以及豆类含有丰富的叶酸。富含维生素 B_6 的食品包括香蕉、鸡肉、牛肉、土豆、鱼肉、谷类以及乳制品。

心肌梗死

为了能正常工作，心脏需要冠状动脉为其连续不断地供应富氧血。当一支冠状动脉阻塞时，剥夺了部分心肌的血液供应，就会发生心肌梗死。心肌梗死是心脏病患者的最常见死亡原因。

冠状动脉的堵塞常常源自长期的动脉粥样硬化，即动脉因坚固的脂质沉积

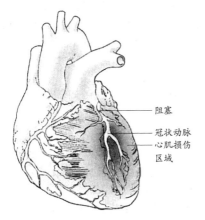

心肌梗死

斑块可致动脉狭窄，而血凝块更有可能阻断狭窄的动脉。冠状动脉的血凝块（亦称冠状动脉血栓形成）可阻断心肌血流，导致心肌梗死。相应动脉供应的心肌部分发生损伤。

（称为斑块）而发生狭窄。当斑块破裂时，破裂的斑块表面形成血凝块，以致突然而完全地阻断动脉血流，这是大部分心肌梗死的发病机理。少数情况下，如源自心脏其他部位的血凝块突然松散脱落，阻断一支冠状动脉，即可发生心肌梗死。此外，冠状动脉的痉挛，以致阻断心肌的血流，这是另一种心肌梗死的少见原因。应用可卡因等药物刺激可触发冠脉痉挛。

一旦冠状动脉发生阻塞，在几分钟内就会发生损伤，并且可能是永久性的。总的来说，堵塞时间越久，心肌损伤的范围越大。因此发生堵塞后必须予以及时的治疗，以限制心肌损伤和提高患者的生存机会。

有些情况，心肌梗死后在心脏的其中一个腔中形成血凝块。若血凝块松散脱落，顺着血流，可致机体其他部位组织的损伤。例如，若血块阻塞脑动脉就可导致脑中风。有时心肌梗死可致心脏室壁变薄扩张，以致室壁膨出，称之为室壁瘤。室壁瘤可变大以致突然破裂，导致无法控制的出血。卧床休息不活动可致下肢静脉血栓形成。这些血栓可脱落，随着血流，阻塞肺动脉（亦称肺栓塞）。

危险因素

以下危险因素可增加心肌梗死的风险。有些因素无法控制，比如心脏病家族史、种族、性别等；而其他因素均可通过生活方式的改变而调节或消除。

● **家族史**：若兄弟姐妹、父母亲、祖父母有早发心肌梗死病史，你患病的风险增加。

● **性别**：55 岁以前男性患心肌梗死的风险高于女性，绝经后女性患病的风

险与男性相似。

- **血脂异常：** 血脂异常促进动脉粥样硬化形成，增加患病的风险。
- **血压：** 血压控制不佳促进动脉粥样硬化形成。
- **吸烟：** 吸烟（包括被动吸烟）升高血压，损伤动脉壁，增加血栓形成机会。
- **糖尿病：** 血糖控制不良促进动脉粥样硬化形成，增加血液 LDL 胆固醇水平。
- **缺乏运动：** 久坐不动的生活方式常常导致体重增加及血脂异常。
- **超重：** 超重增加高胆固醇、高血压、糖尿病的风险。
- **饮酒：** 酗酒可致血压以及血液三酰甘油水平（血液中潜在有害的脂类）的升高。
- **压力：** 有些人，长期的压力可导致血压升高。

症状

心肌梗死的症状的类型和程度因人而异，甚至同一个人此次心梗与下次心梗的症状也不尽相同。有些患者可无症状。而大部分患者表现为胸前区的突然疼痛。有些患者描述为紧缩感、压迫感、发胀或压榨感。疼痛常较为剧烈，可波及背部、左上肢、颈部、下颌、上腹部，有时甚至到右上肢。疼痛可持续发作或持续数分钟，逐渐减退，然后可再次发作。

多数患者在心梗发作前数天表现为胸痛反复发作，呼吸困难，以及虚弱。有些患者在心梗之前可有心律失常（心跳不规律）。与心绞痛不同，心肌梗死时疼痛不能因休息或含服硝酸甘油（用于缓解心绞痛的药物）而缓解。并且，心肌梗死的疼痛常常程度较重，持续时

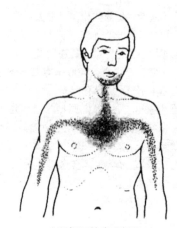

心肌梗死的疼痛部位

间较长。

心肌梗死的其他常见症状有头晕、呼吸困难、出汗、畏寒、恶心、焦虑不安或虚弱。有时嘴唇、手足轻微发青。这些症状女性更容易发生。少数情况，心肌梗死可无症状，只是偶尔因其他目的做心电图（记录心脏的电活动）才发现。

有些人可能忽视这些症状或自认为因其他原因所致（比如消化不良或过度劳累等）。然而，因为大多心肌梗死所致的死亡发生于症状出现 1 小时以内，所以识别症状并快速处理是至关重要的。越早治疗，心肌损伤越小，长期预后也就越好。

诊断

到达医院急诊室以后，医生或护士将为你量体温、数脉搏、测血压，并且叫你描述一下症状。因为其他情况（比如消化不良、肺炎、肺栓塞或胃食管反流性疾病）的症状也可能类似于心肌梗死，因此为了确诊医生需做心电图及血液酶学检查。心电图通常可以显示因心肌梗死所致的心肌损伤。而如果在数小

时内的几次心电图未见异常，医生可能通过酶学检查来帮助诊断。

血液中的心肌酶（称之为肌钙蛋白）的升高提示心肌梗死所致的心肌损伤。心肌梗死后 4~6 小时血液中肌钙蛋白水平升高，10~24 小时达到峰值，1 周以内均可测出。胸痛或拟诊心肌梗死的患者入院时即应测定血液肌钙蛋白水平，以后在 24 小时内每隔 8 小时测定一次。

另一种心肌酶称之为 CK-MB，在心梗后也释放入血。心梗后 6 小时 CK-MB 水平开始升高，持续 36~48 小时。通常入院时即测定 CK-MB 水平，以后在 24 小时内每 6~8 小时测定一次。

如果你曾患或正患心肌梗死，应立即开始治疗。医生可能为你做相关检查，如胸部 X 线检查、超声心动图、放射性同位素扫描或者冠状动脉造影。通过胸部 X 线检查医生可以判断心脏以及冠状动脉的大小及形状。超声心动图可以显示左心室（心脏的泵腔）的受损情况。放射性核素扫描可以显示梗死相关部位的血流减少情况。而冠状动脉造影则可以显示冠状动脉是否狭窄或堵塞。

心肺复苏术（CPR）能拯救生命

心肺复苏术（CPR）是挽救生命的一项技术。当心跳呼吸停止时，通过心肺复苏术可恢复呼吸及心跳。其步骤包括维持气道通畅、实施人工呼吸、进行胸外按压。因为有潜在的致严重损伤风险，建议由接受 CRP 培训的人员来完成这项操作。在心肺复苏前，请拨急救电话。一旦开始心肺复苏，请不要中断，直至急救人员赶到替换为止。

出院前，你可能要做相关试验以评估心脏病的严重程度。这些试验包括心电图、冠状动脉造影以及超声心动图。这将有助于医生精确判断心肌损伤的程度，以及狭窄或堵塞的血管是否需要手术开通。疾病的严重程度将决定是否需要手术治疗。

治疗

心肌梗死发作时尽早治疗可大大提高生存机会。治疗手段包括药物、外科手术或两者同时进行，这依赖于全身状况以及心肌损伤的程度。

药物治疗

应用硝酸甘油以提高心脏血流并缓解疼痛。若疼痛剧烈可选用强镇痛药（如吗啡）。应用抗血小板药（如阿司匹林）或抗凝药（如肝素）有助于预防冠脉内血栓再次形成，或静脉内（尤其是下肢）血栓形成。β 受体阻滞剂通过降低心率及血压，从而减轻心脏的负荷。

应用溶栓剂以溶解冠状动脉内的血凝块，但这种疗法仅在症状发作后 6 小时内有效。一旦心肌梗死诊断确立，多数情况应给予溶栓剂（通常直接静脉内注射）。

手术治疗

可能应用相关试验，比如冠状动脉造影，以确定血栓是否溶解以及血流是否恢复。如造影显示冠状动脉仍然堵塞，则需采取措施（比如血管成形术）以开通动脉。术后若动脉再次阻塞，数天后可重复上述操作。

作为溶栓治疗的替代手段，医生可选用特殊设计的装置对堵塞的血管进行直接血管成形术，以清除动脉的血凝

心肌梗死的征兆

心肌梗死是医学急症。如果你有心梗症状，请立即拨急救电话。治疗越早，生存的机会越大，所以应赶快行动，即便你不敢确定是否患有心肌梗死。大多数心肌梗死的症状包括：

● 突发胸部正中的压榨性疼痛或紧缩感、压迫感，或发胀感，持续数分钟以上

● 胸痛波及肩部、上臂、后背、颈部或下颌

● 消化不良或上腹部持续性疼痛

● 呼吸困难

● 头晕或昏厥

● 虚弱或疲劳

● 大量出汗

● 畏寒

● 恶心呕吐

● 背痛

● 上臂或下颌麻木

● 坐立不安或焦虑；无法入睡

● 面色苍白

● 口唇、手足发青

等待救助的同时，服用阿司匹林片。阿司匹林可减轻血液凝固，限制心肌损伤程度，提高生存的机会。保暖和镇静。若你身边的人发生急性心肌梗死并出现意识丧失，可能的话使用便携式除颤器以恢复心跳，或者施行心肺复苏术（如你接受过专业培训）。

预防再次心肌梗死

若你已经患有心肌梗死，那么就有再次心梗的可能。心梗后的治疗应集中在心脏的康复以及预防再次心肌梗死。以下措施有助于预防再次心梗：

● 规律检查有助于早期发现及处理心脏问题。

● 控制血压，按医生建议定期监测血压。

● 经常检测血脂水平。

● 不要吸烟或使用其他烟草产品。

● 控制体重。

心肌梗死后

经过急诊处理后，你可能被送至心脏病监护病房（CCU）或重症监护病房（ICU）。在那里，经过特殊培训的护士将不断地监视任何并发症的征象。如果你心梗较轻，无并发症，她们可能鼓励你48小时后下床活动。即便心梗较重，也可能鼓励你下床并使用床边便桶。医生认为即便轻微地运动也有助于减少血栓形成的危险。出院前可能要做运动负荷试验，以明确心肌是否得到足够氧供。否则医生将会讨论可能的治疗策略。

很多人心梗后焦虑或抑郁，有些人犹豫是否进行性生活。如果遇到上述情况，请对医生讲。医生可能对潜在的疾病或情况做出诊断并进行治疗，或推荐你去看精神卫生专家以帮助解决有关问题。通过努力及保持乐观的态度，多数人能够过上丰富而积极的生活。

块。多数情况下，直接血管成形术在限制心肌梗死的损伤程度以及提高生存率上与溶栓治疗同样有效。少数情况，医生可能进行急诊冠状动脉搭桥术。

- 低脂饮食，多食用全谷类以及新鲜水果及蔬菜。
- 规律运动。
- 安全情况下可进行适当的性生活（请咨询医生）。
- 控制压力。
- 适当饮酒。
- 按医嘱服药（必须严格遵循）。

出院以前医生可能为你制订心脏康复计划，这有助于恢复心脏、肺脏、肌肉，并改善血脂水平。住院期间便开始心脏康复并持续到回家后数周到数月。该计划通常包括膳食、运动以及生活方式改变。同时还要服药以减轻心肌负荷，改善心功能，预防心律失常等。药物包括：

- 抗血小板或抗凝药。
- β受体阻滞剂。
- 血管紧张素转换酶抑制剂。
- 降胆固醇药。
- 钙离子通道阻滞剂。

充血性心力衰竭

当心脏衰弱到无法将足够的血液泵至肺脏及机体其他组织中去，也就发展为充血性心力衰竭。心力衰竭并不意味着心脏停止泵血，只是泵血的效率下降。许多疾病均可导致心力衰竭，包括冠心病、心肌梗死、高血压、心脏瓣膜病、心律失常、贫血或者心肌病等，心肌不能有效收缩（亦称收缩性或左心衰竭）或者心肌不能有效舒张（亦称舒张性或右心衰竭）。其他危险因素包括吸烟、血脂紊乱、高血压以及超重等。

收缩性心力衰竭时，血液瘀滞在肺静脉（运送肺脏的血液至心脏），导致

肺脏的血压升高。于是肺脏发肿胀并充血，这种情况称之为肺水肿。舒张性心力衰竭时，血液积聚在腔静脉（将机体其他部位的血液运至心脏），这些机体部分，特别是下肢、踝部以及脚可能水肿。有些舒张性心力衰竭可有肺充血。

心力衰竭并不总是致命的，这要看导致心力衰竭的基础疾病的严重程度以及治疗时间的早晚。尽管心力衰竭不能根治，但通过药物及健康的生活方式，其病情还是能够有效控制的。

症状

心力衰竭通常进展缓慢，其主要症状为呼吸困难，因肺部瘀血所致。呼吸困难可出现于休息或活动时。也有可能出现平卧时呼吸困难，严重时可影响睡眠。有时会出现憋醒。尽管严重的呼吸困难通常持续不到1小时，但足以令人恐惧。

你可能因肺脏肿胀和充血以致呼吸变粗或喘气，也可能出现胸痛及反复咳血色泡沫痰。肺瘀血降低你对感染的抵抗力，比如肺炎是心力衰竭的常见并发症。

乏力是心力衰竭另一常见症状。因为机体组织不能接受足够的氧和营养，你可能变得虚弱或易于疲劳。体液潴留也可导致机体下部分肿胀。如果站立过久，你的双腿、踝部及双脚可能出现水肿。也可能出现肝脏肿胀，引起绞痛。

心力衰竭其他可能的症状包括低血压、头晕以及意识模糊。也可能食欲减低，因体液潴留而体重增加。

有些患者可能没有症状，直至到病程晚期。心肌通过变大变厚及加强收缩等代偿机制而增加泵出能力，但

这种调节效应只是暂时的，终究会出现症状的。

诊断

心力衰竭的诊断基于症状、危险因素以及体格检查。医生利用听诊器来听诊肺瘀血以及异常心音。医生也可通过胸部 X 线检查来观察肺瘀血及检查心脏的形状和大小。医生也通过超声心动图检查来了解心脏瓣膜情况以及射血情况，通过心动图检查了解心脏的工作情况。也可能建议做冠脉造影以评估冠状动脉的病变情况。也有可能做其他试验以排除引起症状的心脏以外的原因，比如肺炎或甲状腺功能亢进等。

治疗

充血性心力衰竭的治疗主要集中在基础疾病或诱因。医生会建议你改变生活方式，提高生活质量和控制心脏病的危险因素，比如戒烟、控制体重、少吃脂肪、减少咖啡因及钠盐的摄入、少吃多餐以增加营养物质的吸收等。咖啡因可一过性升高血压及心率。有些人摄入过多钠盐（每天多于 2 400 毫克）可导致体液潴留。如你心衰较重，也应该限水以避免体液潴留。医生会建议你在医生监视下进行适度的、规律的运动。

医生也可能处方药物以帮助你缓解症状。利尿剂有助于消除体内过多的水钠，从而减少血容量以及降低血压。因利尿剂使尿量增加，建议早晨服用以避免夜间起床小便。

其他常见的药物有洋地黄类（通常为地高辛）和血管扩张剂如血管紧张素转换酶抑制剂。洋地黄可降低心率、增加心脏的收缩力。血管紧张素转换酶抑制剂可同时扩张小动脉及小静脉，并拮抗肾脏产生的物质，这种物质可收缩小动脉并导致体液潴留。血管紧张素转换酶抑制剂可减轻心脏负荷，显著延长寿命。它们作用较强，你和医生应相互配合，以便找到合适的剂量。如你不能服用血管紧张素转换酶抑制剂，医生可能处方硝酸酯类或肼屈嗪，两者均可舒张平滑肌以扩张血管、提高血流量。医生常常应用 β 受体阻滞剂来治疗心力衰竭。就像血管紧张素转换酶抑制剂一样，β 受体阻滞剂可缓解症状延长心衰患者的寿命。

如医生让你长期卧床休息，可能为你处方抗凝药以预防血栓形成。此时医生会仔细监测药效，避免可能的并发症，如小肠、皮肤、大脑或其他器官的出血。

药物治疗应该能缓解气短及水肿

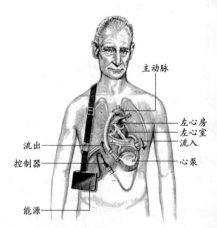

主动脉
左心房
左心室
流入
心泵
流出
控制器
能源

左心室辅助装置

左心室辅助装置由气泵、控制器、能源及连接管组成。气泵和连接管通过手术移植到心脏。控制器和能源挂于体外，并通过电线连接到气泵。一根连接管插入左心室将血液抽入气泵，然后再通过插入主动脉的连接管将血液泵出至机体组织。

状。通过低盐饮食及药物治疗，你应该能过上积极的生活。但是，如果心力衰竭对休息、改变生活方式以及药物治疗无反应，你可能需要心脏移植。心脏移植的成功率较高。但由于供体极度缺乏，这种选择受到限制。大多数需要心脏移植的患者不得不登记排队等待得到捐献的心脏。

有些等待心脏移植的严重心衰患者可使用一种小的机械泵，称之为左心室辅助装置（LVAD）。左心室辅助装置附着于心脏帮助心脏泵血。很多心力衰竭患者由于应用左室辅助装置增强心脏的泵血能力，从而减少心脏移植的需求量。有关长期应用左心室辅助装置还需要不断地研究。

心脏移植

首次人类心脏移植于 1967 年完成，从此便成为晚期心衰公认的治疗手段。当用药物或其他外科手段无法控制的长期心衰患者，医生常常推荐心脏移植（目前人工心脏仍处试验阶段，其长期疗效还不确切）。任何年龄患者均可进行心脏移植，包括婴幼儿，但常常不建议用于 65 岁以上患者。心力衰竭的最常见原因包括：

- 冠心病（心脏动脉的阻塞）
- 心肌病（心肌虚弱，影响泵血功能）
- 先天性心脏病
- 心肌或瓣膜的损害
- 早期移植后的心衰

手术后早期供体心脏的排异反应常不明显，所以医生常常取少许心肌标本在显微镜下检查（亦称为活检），观察有无排异征象。为了获取组织样本，医生在患者颈部切一小口，将一小管插入颈静脉及心脏。如果医生发现排

心脏移植是如何进行的

在进行心脏移植时，医生们将患者的心脏整个切除（保留心房的后壁）。大多数与大血管相连接的部位保留完好，以便易于与供体心脏组织相连接。在患者的心脏被切除之前，医生为其连上心肺机进行体外循环。心肺机暂时取代心脏，将血液泵至全身，直至供体心脏移植成功。供体心脏复苏后，便开始跳动。若不跳动，医生会进行电刺激以触发跳动。在拆除心肺机以前，必须仔细检查所有大血管与心脏腔室的连接是否渗漏。

接受心脏移植的患者常于术后数天下床活动，如没有问题 2 周内可以回家。约 85% 的患者回到工作岗位，许多患者可从事游泳、跑步或其他体力活动。

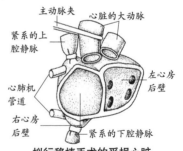

拟行移植手术的受损心脏

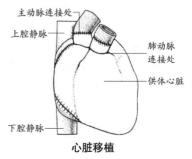

心脏移植

异征象，将会给患者高剂量的免疫抑制剂。

患者出院后必须定期接受医生随访及活检。心脏移植后早期的并发症（除了排异反应）包括肾衰竭（通常是一过性的）、感染、肺炎、中风等，有时会出现心跳不规则（称为心律失常）。

目前心脏移植的成功率较高：1年存活率约85%，3年存活率约79%，5年存活率约74%。并且存活率将不断提高。没有这一治疗手段，大多数需要移植的患者将于2年内死亡。

高 血 压

随着心脏将血液泵至动脉以及动脉对血流产生阻力，也就形成了血压，可通过血压计测出，以毫米汞柱表示。当心脏收缩并将血液泵至动脉时，此时的血压最高，称之为收缩压。两次搏动间隙，心脏休息，血压随之下降，称之为舒张压。记录血压要结合收缩压及舒张压，收缩压在前。比如，如果你的收缩压为130毫米汞柱，舒张压为80毫米汞柱，则应记录为130/80毫米汞柱。

健康人每天的血压随着体力活动或紧张等因素而不同。高血压患者其心脏总是用力泵血，血压从未在正常范围。

高血压非常常见，因很少有症状，很多高血压患者并不知觉。而大多数高血压是易于诊断和治疗的。

高血压的发病原因通常不太清楚，称之为原发性高血压。多数高血压患者患的是原发性高血压。虽然原发性高血压无法根治，但可以控制。源于长期肾脏疾患、甲状腺疾病、肾上腺异常以及用药不当等基础疾病或情况的高血压称

测量血压

测量器

测量血压的仪器称之为血压计，由可充气的橡皮袖带以及特殊的压力计组成。因为最早期测量血压的装置用的是充满水银的玻璃柱，所以血压也就用毫米汞柱表示。

测量血压

为了测量血压，医生或护士将袖带紧裹于你的上臂，通过挤压橡皮球为袖带充气，直至血流中断。医生开始逐渐放气，将听诊器放于肘部听上臂大血管的血流声。当听到第一次心脏搏动时，医生通过量器作一记录，此时为收缩压。然后医生持续放气，当听到最后一次心脏搏动时，医生再次记录，为舒张压。

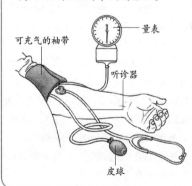

可充气的袖带

量表

听诊器

皮球

之为继发性高血压。继发性高血压可通过治疗基础病或情况得以根治。

多数高血压患者若不治疗，其血压会持续升高，有时升高非常显著，甚至威胁人的生命，称之为恶性高血压。原发性和继发性高血压均可发生。恶性高血压若不治疗可快速导致中风、肾功能

衰竭或心力衰竭。

危险因素

尽管高血压的致病原因常常不清楚，但许多因素可增加发生高血压的风险：

- 高血压近亲家族史
- 男性
- 绝经后妇女
- 超重
- 没有定期锻炼
- 吸烟
- 酗酒（每天两次以上）
- 糖尿病或长期肾脏疾病
- 不能消除压力

症状

高血压早期常常无症状，当出现严重头痛、心悸或呼吸困难时，则已导致靶器官受损。因此，每次看医生时监测血压是非常重要的，特别是具有上述高血压危险因素更应如此。

如不治疗，即使没有症状，高血压可导致下列健康问题：

- **动脉粥样硬化**：高血压使得动脉壁增厚和失去弹性，促进动脉壁的脂质沉积（斑块）。斑块使动脉狭窄，从而影响血流。久之会导致心肌梗死或中风等。

- **心脏扩大**：高血压使心脏负担加重，久而久之导致心肌肥厚。心脏工作效率降低，不得不用力泵血供机体所需，最终导致心力衰竭。

- **肾脏受损**：肾脏将血液中的废物滤除。长期高血压使得肾脏血管变窄变厚。肾脏的滤过率减弱，废物聚集在血流，有时导致肾衰竭。肾衰竭患者需要透析（将废物从血液清除出去的一项技术）或者肾移植。

- **中风**：高血压可致动脉壁变薄或使其增厚。变薄的脑动脉可能破裂，引起出血。狭窄的脑动脉可能有血栓形成，导致脑梗死。

- **眼睛损伤**：高血压可损伤眼血管，致使增厚、狭窄或破裂，可能导致失明。

诊断

高血压通常在常规体检时被发现。当你看医生时，医生会为你采集病史，做体格检查，测量血压。因为体力活动或压力等因素均可使血压一过性升高，医生需要在数周或数月内多次测量血压以判断是否患有高血压。如你的血压偶尔高于正常，医生会建议你在家监测血压。如你的血压持续高于正常，那就患有高血压了。

医生可能用眼底镜为你检查眼底情况。视网膜（眼球后部的感光膜）的血管情况可提供高血压对血管损伤程度的有价值的信息。

医生也可能做其他检查以判断你是否患原发性或继发性高血压。医生可能为你做胸部 X 线检查、超声心动图、心电图，以观察心脏是否扩大。心电图也

适合于 18 岁及以上者的血压分级

级别	收缩压	舒张压
正常血压	<120 毫米汞柱	<80 毫米汞柱
高血压前期	120~139 毫米汞柱	80-89 毫米汞柱
1 期高血压	140~159 毫米汞柱	90-99 毫米汞柱
2 期高血压	≥ 160 毫米汞柱	100 毫米汞柱

高血压的诊断基于在医生办公室或诊所的两次以上测量值。若收缩压读数落在一组，舒张压读数落在另一组，则较高的读数用于高血压的分级。

可提示既往心肌损伤情况，比如心肌梗死等。医生也会为你化验血尿，判断肾功能是否正常。有些人可能需要做静脉尿路造影，医生将无毒的造影剂注入动脉，然后通过 X 线检查肾脏情况。此外，还可能作 CT 扫描、磁共振、放射性同位素扫描或冠状动脉造影等检查以评估血流情况。

血压低于 120/80 毫米汞柱者通常被认为正常。120~139/80~89 毫米汞柱称为高血压前期，预示着患者最终可能发展为高血压病。

治疗

继发性高血压的基础病因得以根治后，血压常常会恢复正常。而如果基础病因无法根治时，其治疗方法同原发性高血压。

改变生活方式

对很多人来说，改变生活方式，如戒烟、健康饮食、规律锻炼、减肥、控制压力等，不仅减低患高血压的风险，还可显著降低已存在的高血压。如果通过改变生活方式不能将血压控制在正常范围，医生将可能处方降压药。

药物治疗

当改变生活方式无法控制血压时，医生常常处方降压药。多数患者需终生服药。

下面简单列举并描述常见的降压药：

● **利尿剂**：利尿剂因增加肾脏的水钠排泄，降低血容量，从而降低血压。

● **β 受体阻滞剂**：β 受体阻滞剂降低心率，阻断升高血压的有关酶的输出。

● **α 受体阻滞剂**：α 受体阻滞剂防止动脉收缩，阻断肾上腺素的升压效应。

● **血管紧张素转换酶抑制剂**：阻断

血压骤降

低血压是一医学术语。当你快速坐起或站立时会出现血压的快速下降，称之为体位性低血压。当你突然改变体位时，机体常常对血压作快速调节。但是体位性低血压时，血压下降以致大脑血供一过性减低，会导致头晕，有时出现昏厥。

体位性低血压可能为降压药的副作用。偶尔体位性低血压发生于妊娠，或是有些疾病或情况的征兆，比如糖尿病、动脉粥样硬化、艾迪生病或者脱水等。

当你经常因站立出现头晕或昏厥时，请尽量缓慢行动。效果不显著请告诉医生。如果正在服用降压药，医生可能调整剂量或处方不同的药物。若仍然不能缓解症状，你可能需要进行体检或做相关检查以明确潜在的病因。

导致血管收缩的酶的产生。

● **血管紧张素受体阻断剂**：血管紧张素受体阻断剂防止动脉收缩，预防肾脏的水钠潴留，从而得以降压。

● **中枢激动剂**：中枢激动剂直接作用于大脑和神经系统，预防动脉收缩，降低心率和血压。

● **钙离子通道阻滞剂**：钙离子通道阻滞剂预防动脉平滑肌的收缩，扩张血管，延缓动脉壁斑块的进展以至动脉狭窄。

一旦医生为你处方降压药，你就应该严格按嘱服药。若出现副作用请及时通告医生。医生将会为你调整用药，以期控制好血压而无不良反应。除非医生允许请不要改变剂量或停止用药。若经济负担较重，可请医生或药师选用便宜一些的药物。

血压控制后你可能试图停药，但是切记原发性高血压并未治愈，血压正常只是表明药物在起效。如果你停止服药，你的血压将会再次攀升。

高血压的预防

以下措施可预防高血压或使已存在的高血压有所降低：

● **保持健康的体重：** 血压随体重的增加而增加。超重者比体重正常者更易于发生高血压。减轻体重能减低发生高血压的风险，哪怕体重轻微的减轻也有显著的效果。如果你超重并已患高血压，减轻体重有助于降低血压。

● **规律锻炼：** 规律锻炼是减轻体重和控制血压的有效手段。锻炼结合控制饮食更有利于控制和维持体重，这比单纯锻炼或控制饮食效果都好。有氧运动，比如步行、骑车、游泳、爬楼梯或慢跑等，有助于心脏、血管及肺脏的健

在家自测血压

医生可能建议你在家用血压计测量血压。在药店或医药公司可买到机械或电子血压计。请咨询医生应购买何种血压计。

家用血压计应具有易读血压量表、不同型号的袖带、听诊器（用于机械血压计）以及浅显易懂的说明书。医生或护士会仔细教你如何使用血压计。

以下指南将指导你在使用机械血压计时如何正确读数：

● 每天在同一时间测量血压

● 测压前至少30分钟避免应用咖啡因或烟碱

● 测压前放松数分钟

● 将上臂放于与心脏齐平的桌面上

● 用手指按压肘内侧，找到上臂大动脉

● 将袖带缠绕于上臂。袖带范围在腋窝至肘上之间

● 将量表置于易于读数的地方

● 将听诊器膜部直接并紧放于肘内动脉处

● 将听诊器的耳件轻放于耳朵

● 给袖带充气，直至量表的读数高于最近收缩压30毫米汞柱以上（注意：此时用听诊器听不到心脏搏动）

● 旋转释放阀慢慢地给袖带放气（约每秒2毫米汞柱），观察量表并仔细听

● 一旦听到搏动声音，记录量表上的数字，即为收缩压

● 继续放气，一旦搏动声停止时，记录量表上的读数，即为舒张压

● 重复上述操作以便精确测量

反复实践，直至你确信并感到舒适为止。如有问题请医生或护士帮忙，以便正确操作。若使用电子血压计，请按厂家说明操作。

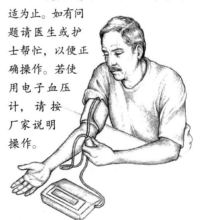

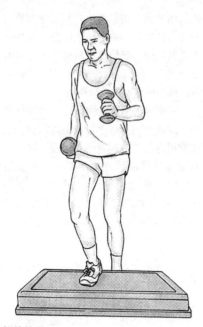

锻炼的益处

规律的有氧运动（比如疾步、慢跑、举重等）对健康有益，包括预防高血压、心脏病、2型糖尿病、骨质疏松症等。规律的锻炼有助于改善心肺功能，提高体力和耐力，维持健康的体重。

康，有助于降压和预防心脏病。

● **减少盐的摄入量**：摄盐过多使体内水潴留，增加血容量，升高血压。若你对盐敏感，也就是说当你吃盐时血压升高，那么低盐饮食（每天少于1茶匙）将有助于你的健康。

● **限制饮酒**：酗酒使血压一过性升高，久而久之可导致高血压。女性应限制在每天一饮，男性应限制在每天两饮。一饮定义为42.53克80度烈酒、141.75克葡萄酒或340.2克啤酒。

● **不要吸烟**：吸烟可导致高血压、心肌梗死或中风。吸烟可使血脂异常，而血脂异常也是心脏病的危险因素。

其他因素也有助于预防高血压，

包括：

● **钾**：适当的钾由于能平衡体内的钠，从而有助于预防高血压。含钾较多的食物包括新鲜的水果或蔬菜（特别是香蕉、橙子、西瓜和马铃薯等）、低脂或无脂乳制品、鱼类等。除非医生建议，否则不要摄入钾添加剂。太多的钾可致心律失常。

● **钙**：低钙饮食可致高血压（也可导致骨质疏松）。成人每天可从低脂或脱脂乳制品如牛奶、酸乳酪、奶酪，以及绿色叶状蔬菜中摄入钙，每天的生理需要量1 200~1 500毫克。医生不推荐食用钙添加剂预防高血压。

● **镁**：低镁饮食可升高血压。富含镁的食物有谷类、绿色叶状蔬菜、种子、坚果、豆类等。医生不推荐用镁添加剂预防高血压。

● **鱼油**：ω-3脂肪酸是一种脂肪，见于含脂肪较多的鱼类如鲐鱼、鲑鱼。这类油可保护动脉内壁、预防心律失常、降低血栓形成。每周吃两次以上的鱼有助于降压和改善血脂。

● **脂肪和胆固醇**：为了预防心脏病，需限制脂肪的摄入，特别是饱和脂肪酸（肥肉、全脂乳制品）。饱和脂肪酸过多可升高血液胆固醇水平，增加患心脏病的风险。高脂肪食品常常热量较高。

● **咖啡因**：咖啡、茶以及软饮料中的咖啡因可使血压一过性升高，但通常很快恢复正常。如果医生建议，那就限制咖啡因的摄入。

● **控制压力**：压力可导致血压一过性升高，也可加重已存在的高血压，并使之难以控制。尽管控制压力的技巧（如生物反馈、药物治疗或放松锻炼）不能预防高血压，但可帮助你正确面对

问与答

高 血 压

问：我的朋友说她的医生告诉她可以停用降压药。她只是减掉了 4.54 千克的体重和增加了锻炼，怎么就可能停药呢？

答：即便体重减轻 4.54 千克也有助于降低血压。锻炼也被证明为有效的降压手段。只要你朋友的膳食富于营养、低脂、富含水果蔬菜以维持健康的体重，加强体育锻炼，她就可能持续控制血压，而不用服药。但必须监测血压以确信在健康水平。

问：为什么花了这么长时间才找到能控制我血压的正确药物组合？

答：血压是一个非常复杂的生物化学过程，受很多不同的因素影响。因为你的机体是一个独特的生物系统，对于特定药物的反应可能与别人不同。一种药物或药物组合对这个人有效，对其他人可能就无效。找到一种正确的降压药可能要反复试验，除非开发适应我们独特的基因构成的药物。我相信你的医生将会为你找到有效的降压药。

生活中的压力。充分的睡眠也是大有益处的。

休 克

休克是一种危及生命的情况，机体的血流突然变得不充分或受阻，以至于剥夺机体组织的氧和其他重要的营养物质。休克常由严重的低血压所致，而低血压使得心肌不能将足够的血液泵至组织。如果治疗不及时，休克可以致命。

许多情况可导致严重低血压，如心肌梗死或心律失常等可影响左心室的有效泵血功能。导致严重低血压的其他可能原因有严重出血，如创伤或引起内出血的疾病（如消化性溃疡穿孔、动脉瘤破裂等）。严重烧伤或重度脱水（如持续呕吐、腹泻、液体摄入不足等）可致血容量下降，导致严重低血压。重度感染由于毒素进入血流，引致休克。此外，严重过敏反应由于血管扩张、体液外渗，血容量下降，也可导致低血压。

警告 ⚠

休 克

休克属于医疗急症。休克的症状表现为出汗、衰弱、头晕、呼吸表浅、脉搏增快，或皮肤苍白湿冷。肾脏的血流减少以致无尿。脑供血不足以致嗜睡，甚至昏迷。

如果你身边的人有休克症状，请拨急救电话，或立即将病人送至就近的医院急诊科。

心率及心律失常

心脏有四个腔：左心房及右心房位于上方，左心室及右心室位于下方。瓣膜使得腔内的血液按着正确的顺序流动，右心房中的一组细胞产生电刺激控制心肌收缩（心跳）的频率及节律。这些电刺激沿着类似神经通路的特殊心肌，按不同方向迅速传播至所有四个心腔。为了有效泵血，所有的心肌必须同时收缩。任何通路发生问题，心跳的节律就会被打乱。单一的心跳不规则称之为异常搏动。持续的不规律心跳则称为心律失常。

心律失常

正常成人的心率为每分钟 60~100 次，可有轻微的变化。两种主要的心律失常为心动过缓（静息心率低于每分钟 60 次）和心动过速（静息心率大于每分钟 100 次）。心律失常可轻可重，可持续存在，亦可间断发作。突然发作的严重心动过速或心动过缓可致脑血流减低，以致头晕或昏厥。

危险因素

在有些心律失常的病例中，没有明显的潜在病因也可发作心律失常。导致心律失常的危险因素包括：

- 心脏病
- 充血性心力衰竭
- 心脏瓣膜病
- 甲状腺功能亢进和减退
- 体内电解质紊乱
- 吸烟
- 酗酒
- 过量摄入咖啡因

症状

心律失常并不总引起症状，无论轻度或重度。正因如此，有时甚至致命的心律失常亦未被察觉。心律失常的可能症状包括心悸、头晕、昏厥、呼吸困难、胸痛等。有时心律失常可能为严重基础疾病的征象。如你有心律失常的症状请去看医生。

诊断

医生将检查脉搏，用听诊器听诊心脏。医生可能申请做心电图以评估心率及心律。有时需要戴霍尔特监测仪做 24 小时或更长时间的检查。霍尔特监测仪为便携式心电图装置，可置于肩部、颈部或腰间，应用电极贴于胸部特定部位。当你日常生活时，该装置可在特殊的磁带上记录你心脏的电活动。24 小时后医生复习记录的信息以做出诊断。

有些心律失常的原因可通过心导管检查作出判断，心导管检查就是于腹股沟区或上臂部将一薄而柔软的管子经动脉或静脉插入心脏。心律失常确诊后，医生也可能抽血检查以判断有无电解质紊乱或甲状腺疾病。

治疗

轻微的心律失常一般不需要治疗。严重而导致难以忍受的症状的心律失常需要治疗，可选用 β 受体阻滞剂、钙离子通道阻滞剂或其他减低心脏电冲动的药物。在找到有效的药物以前，你可能需要反复试用数种药物。

有些严重心律失常需外科治疗。有时行冠脉搭桥术或冠状动脉血管成形术来治疗因冠心病所致的心律失常。导管消融术是应用射频能量破坏或消除引起心律失常的心脏中的部分结构。该操作类似于心导管检查，将导管送至心脏，通过导管进行射频治疗。

很多心律失常需在胸部皮下植入临时或永久心脏起搏器。起搏器是一种电池供能的装置，产生电刺激以调节心跳。

心脏停搏

心脏停搏意味着无效跳动或停止跳动。心脏停搏的可能原因为包括：室性心动过速（快速而无效的起源于心室的心跳），心室颤动（紊乱无效的心室收缩），或者心脏停搏（心跳停止）。心脏停搏时心脏无法有效收缩，以致大脑缺血，立即发生意识丧失。看似健康的人发生的心脏停搏常源于隐匿性心脏病。心脏停搏可能开始为室性心动过速，并转化为心室颤动。

治疗

如果因心室颤动而发生心脏停搏，那么使用便携式除颤器可恢复心跳。

对于那些反复发生室性心动过速并对药物反应不明显的患者，建议使用称之为植入式除颤器的装置。该装置可感知心律失常的发作，并自动电击心肌，从而挽救生命。有些植入式除颤器也有起搏功能。

心房颤动和心房扑动

心房颤动和心房扑动时，心房（心脏的两个上腔）收缩不规律，与心室（心脏的两个下腔，具有泵血功能）收缩不同步。这些不协调的心跳有损心脏的泵血能力。

心房扑动与心房颤动类似，区别在

警告 !

心脏停搏

心脏停搏属于医疗急症。如果有人出现心脏停搏请立即拨打急救电话。若患者身边只有你一人，首先拨打电话等待医疗救助，然后使用便携式除颤器（如果有的话）。如果你接受过心肺复苏培训那就对患者进行心肺复苏。这些技术能够刺激心脏，保持大脑存活，直至医疗救助到达为止。若在数分钟内恢复心跳和循环，那恢复知觉是有可能的。急救治疗迅速而有效，恢复知觉的概率大增。若急救治疗延迟，那么心脏及大脑可能永久受损。

于前者心肌收缩更为规律，频率较低。两者均容易复发。

心房颤动及心房扑动常源于心脏病，也可能源于甲状腺功能亢进、高热或饮酒过量。任何导致心房衰竭和扩大的疾病均可引起心房颤动和扑动。约10%心房颤动或扑动的患者（特别是老年人）原因不清。心房颤动或扑动的患者发生栓塞、癫痫、心力衰竭或中风的风险增加。

症状

心房颤动和扑动通常无症状，可表现为心悸、虚弱、头晕、胸痛或晕厥。有些具有心力衰竭的症状，比如呼吸困难或疲劳。如你有上述症状，请立即看医生。

诊断

为诊断心房颤动或扑动，医生常常申请做心电图和心脏超声心动图以评估心脏情况。因为心房颤动或扑动常反复发作，你可能要佩带霍尔特监测仪的便携式心电图装置（至少24小时）。医生也可能进行血检以排除甲状腺问题。

治疗

心房颤动或扑动的治疗常常依赖于潜在的病因。医生可能建议改变生活方式，如食用有利于心脏的膳食；减少钠盐、咖啡因、酒精的摄入；规律运动；控制体重；戒烟；以及控制压力等。

医生常常处方洋地黄类药以控制心室率，提高心脏的工作效率。医生也可能处方 β 受体阻滞剂以减低窦房结（心脏的自然起搏器）的电脉冲，从而提高心脏的工作效率。抗心律失常药可助心脏转为正常节律。医生也可能处方抗凝药预防血栓形成。

如果你的心脏基本健康，或药物治疗后房颤或房扑仍然存在，医生可能推荐电转复。该操作是在浅麻醉下，医生通过电击心脏达到治疗目的。电转复常成功恢复心脏的正常节律。

异常心搏

异常心搏是正常心搏期间的不规律心脏搏动，似乎有心跳脱落或额外心跳感觉。这种情况常见，通常不需要治疗。

如果你无法适应偶尔出现的异常心搏，医生可能为你开药治疗。频繁异常心搏可能起因于应用咖啡因、酒精或烟碱。如果你也有这类偏好，建议你戒烟、限酒，减少饮用咖啡、茶、软饮料以及其他包含咖啡因的饮料。

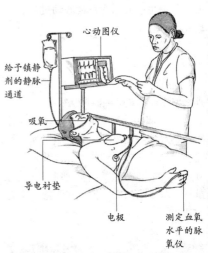

心动图仪
给予镇静剂的静脉通道
吸氧
导电衬垫
电极
测定血氧水平的脉氧仪

心脏复律术
心脏复律术是一恢复心脏正常节律的操作。操作中用电极连接到心电图，静脉给予药物以镇静。通过鼻导管给氧。将脉氧仪连上手指监测血氧含量。胸前放上两个大衬垫，与除颤器相连。通过衬垫，除颤器将电流传至心脏以便恢复心脏的正常节律。因为你已用药物镇静，对电击无知觉。该过程持续约30分钟。操作完毕需卧床休息直至完全清醒。

便携式除颤器可挽救生命

体外自动除颤器为一便携式电子装置，可用于恢复心脏停搏患者的心跳。将电极直接放于患者胸部，按压按钮，可电击心脏。该装置也可分析患者的心脏节律。很多公共场所，比如机场、商店、旅馆或车间等，均配有便携式除颤器以备急救使用。这些装置附有简易说明书，即便未曾接受培训的人也能有效使用。

心脏传导阻滞

心律受到称为窦房结的自然起搏器控制，而窦房结是右心房（心脏的上腔）壁上的一组特殊细胞。窦房结在心房及心室之间传送电脉冲，使心肌规律收缩。如果窦房结功能异常，那么心房及心室的收缩就不同步。

第一度心脏传导阻滞时，自心房至心室的电信号传导时间延长；第二度心脏传导阻滞时，有些电信号无法到达心脏，导致心跳不规律；第三度心脏传导阻滞时，电信号无法传至心室，以致出现持续心动过缓（不依赖于窦房结和心房）。

在健康人，心率随循环系统的需求增加而增快，比如在锻炼或情绪激动时。但是在心脏传导阻滞时，心率则不因需血量增加而增快，以致大脑及机体其他组织无法得到足够的血供而出现功能障碍。

心脏传导阻滞常见于冠心病或心肌梗死患者。洋地黄过量也可出现心脏传导阻滞。有些患者原因不明。心脏传导阻滞随着年龄的增长而增加，常见于老年人。

症状

多数患者第一度及第二度心脏传导阻滞患者没有症状。第三度心脏传导阻滞可导致意识突然丧失、抽搐或中风。有些第三度心脏传导阻滞患者可出现心力衰竭症状，比如呼吸困难或乏力等。如果你年老并出现头晕、虚弱或意识错乱等情况，尽可能去看医生。尽管这些症状还有许多其他可能的原因，但对传导阻滞的早期诊断及早期治疗可能挽救你的生命。

诊断

为了诊断心脏传导阻滞，医生可能为你做体检并做心电图检查（检查心脏的电活动）。你可能需要戴上便携式心电图装置（称之为 Holter 监测仪），以记录至少 24 小时的心脏电活动。

治疗

如果医生确定你的症状源于心脏本身的自然起搏器问题，医生可能推荐植入临时或永久的心脏起搏器以便调节心搏。

阵发性房性心动过速

正常成人的心率在每分钟 60~100 次，体力活动时增至每分钟 160 次左右。阵发性房性心动过速时心率快速增至每分钟 160 次以上（无体力活动），可持续 1 分钟至数天。

症状

心悸是阵发性房性心动过速的主要症状。如果你突然感到心跳加快，你可能焦虑或害怕。有些患者可能有濒死感。其他症状包括呼吸困难、晕厥、胸痛或者尿频。阵发性房性心动过速并不致命，但有时可致心力衰竭。如果反复发作，建议你去看医生。

诊断

为了诊断阵发性房性心动过速，医生可能为你体检，并做心电图检查以评估心脏的电活动。如症状反复发作也可能需要戴上便携式心电图装置（称之为 Holter 监测仪）以记录至少 24 小时心脏的电活动。

起搏器和植入式除颤器

电子起搏器是一带有电池的装置，常用于治疗严重的心律失常。分为临时和永久起搏器两种。临时起搏器常用于心肌梗死后出现的心律失常，起搏器被植入皮下。起搏器产生电脉冲以保持心率在正常范围。多数患者数天后心率恢复正常，此时可将起搏器去除。

永久起搏器植入胸部皮下以调节异常的过于缓慢的心率。当心率下降或心脏停搏时，起搏器便产生电脉冲以恢复到正常心率。当心率恢复正常时，起搏器便停止产生脉冲直至再次需要时。根据需要起搏器以固定的频率产生脉冲。

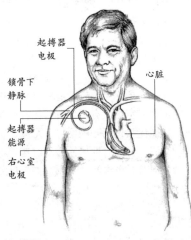

起搏器电极
心脏
锁骨下静脉
起搏器能源
右心室电极

起搏器

起搏器是一植入皮下并用非常薄的电极与心脏相连的电子装置。该装置将电脉冲（固定频率或需要时）传至固定于心室的电极。起搏器的微小电池寿命为8~10年，并很容易通过微创手术更换。

操作过程

植入起搏器是一小的外科手术，手术过程病人处于清醒状态。医生首先局部麻醉胸部，锁骨下做一个5厘米切口，将一导管（薄而柔软的管子）插入锁骨下静脉。在透视下医生沿着导管将一根或数根电极送入心腔，再将电极与起搏器电源相连，这样电极就可向心脏提供电脉冲。然后医生在皮下建立一小囊袋，置入脉冲发生器，最后缝合关闭切口。

手术注意事项

手术当天或术后数天你就可以出院，但要求保持切口干燥约1周时间。术后8周限制运动，特别是植入起搏器一侧，以防电线脱落。医生也建议你避免剧烈地上臂运动或避免将上臂抬高过头。同时也避免所有剧烈地运动如打网球、游泳、大扫除、耙东西、擦洗、抬举重而大块的物体等。8周后电线将固定紧密，可恢复正常活动。

起搏器能源就像一微型计算机。将一控制装置放于胸壁，医生就可以检查起搏器，必要时可以程控。有些起搏器可提供心脏工作的有关信息。患者也可通过电话将起搏器有关信息传到医生办公室。术后2周、3个月、6个月时医生将检查起搏器情况，此后至少每年检查1次，以确保起搏器运行正常。

供应起搏器能量的为一小电池，设计寿命为8~10年。当电池能源不足时，它可以发出警告信号，可被体外程控装置探测到。医生进行一小的手术就可快速而轻易地更换电池。

大多数家用电器并不影响起搏器，但便携式电话、磁共振扫描、电热疗机等可干扰起搏器，甚至导致起搏器停止工作。为了保护起搏器请咨询医生哪些设备、哪些场所应该避免。

植入式除颤器

植入式除颤器用于治疗心室颤动。手术过程类似于永久心脏起搏器的植入过程。

医生定期监测除颤器以确保其运行正常以及电池情况。当电池能源不足时，医生会去除旧的除颤器，再植入新的除颤器。

心脏起搏器的注意事项同样适用于植入式除颤器。但是如果你植入除颤器，就不能开车或操作重型机器，因为当除颤器放电时你可能有短暂的意识丧失。

与起搏器或植入式除颤器共同生活

一旦手术恢复后，你就可以正常生活。多数人只要遵从医生的指导是不会有任何问题的，包括合理的膳食、服药以及遵守规定等。

医生可能给你一个卡片，表明你已植入起搏器或植入式除颤器。随身携带卡片，以备一旦出现紧急情况急救人员会知道如何处理。多数植入心脏起搏器或植入式除颤器患者非常清楚他们的心脏以及如何工作的。如果你的心跳突然减慢、加快或不规律，如果你头晕或晕厥，如果你出现气短，请拨急救电话或立即就近就诊。

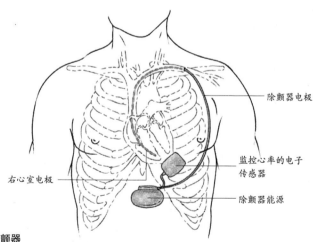

右心室电极

除颤器电极

监控心率的电子传感器

除颤器能源

植入式除颤器
植入式除颤器为一植入腹部皮下的电子装置，通过微电极与心脏相连。必要时，除颤器向心脏发送电流以减低潜在危险的快速心搏，将心跳恢复正常。

563

治疗

如你有心悸症状，可通过屏气、慢慢地饮用冷水或用冷水敷面部等办法尽量降低心率。若效果不明显，可做尽力排便的动作，这个操作称为瓦尔萨尔瓦（Valsalva）动作，有时可能纠正心律失常。

为了预防发作，医生可能建议你减少饮酒及咖啡、戒烟。医生可能按摩你的颈动脉以降低心率。医生也可能处方口服药以降低心肌的兴奋性、预防心率增快。有些情况，医生可能应用注射剂减低心率。对于严重患者，医生可能建议采用心脏电复律，即在浅麻醉下电击心脏。

心脏瓣膜病

心脏有四个瓣膜：二尖瓣控制左心房（位于心脏左上侧的容量腔）至左心室（位于心脏左下侧的泵腔）的血流；三尖瓣在右心房与右心室之间，控制右心房至右心室的血流；肺动脉瓣控制右心室至肺动脉（将血液运至肺脏）的血流；主动脉瓣控制左心室至主动脉（机体的大动脉）的血运。

当瓣膜无法充分打开时，心脏必须加倍工作以便将足够的血液泵至机体其他组织。当瓣膜关闭不全时，部分血液回流至心腔，心脏又必须将其再次泵出。上述两种情况均增加心脏负荷，导致心肌肥厚，最终出现心力衰竭。

瓣膜发炎或其他改变（比如瘢痕）最终导致狭窄或关闭不全。狭窄源于瓣膜增厚，使得开口变窄。而关闭不全是由于瓣膜改变以致不能充分关闭，以致血液回流至心腔。

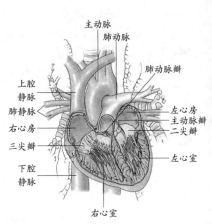

心脏瓣膜是如何工作的

每次心搏，左心室收缩将新鲜富含氧的血液泵出心脏，此时主动脉瓣及肺动脉开放，以便让血液从心脏流至动脉。心搏期间，心室舒张，主动脉瓣及肺动脉瓣关闭。此时二尖瓣及三尖瓣开放，以便让血液自心房流至心室。这种不断而规律的重复循环保证全身的血液循环。

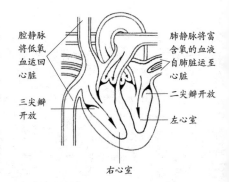

血液流至心脏

静脉将机体组织的低氧血运回至心脏以便得到充分的新鲜氧供，此时三尖瓣开放，低氧血流至右心室，然后送至肺脏。当来自肺脏的富氧血流至心脏时，此时二尖瓣开放，血液流至左心室（心脏的泵腔）。

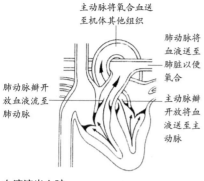

主动脉将氧合血送至机体其他组织

肺动脉将血液送至肺脏以便氧合

主动脉瓣开放将血液送至主动脉

肺动脉瓣开放血液流至肺动脉

血液流出心脏

当心脏接受机体组织的低氧血时，肺动脉瓣开放，将血液送至肺脏以便得到新鲜的氧供。肺脏将富含氧的血液运回心脏，此时主动脉瓣开放，将血液送至主动脉，再送至机体其他组织。

二尖瓣狭窄

当位于左心房和左心室之间的二尖瓣产生瘢痕，瓣叶粘连，以致通道异常狭窄时，也就发生了二尖瓣狭窄。为了将血液流过狭窄的开口，左心房扩大，腔内压逐渐升高。这种压力传回肺静脉及肺毛细血管，久而久之出现肺瘀血。为保证正常的血液流至肺脏，右心室也加强泵血，导致扩大。

症状

二尖瓣狭窄的主要症状为呼吸困难，常发生于劳累时，但也发生于夜间或平卧时。当你睡眠时，你可能突然憋醒，感觉似乎无法呼吸。可能咳少量血或粉红色泡沫痰。你开始喘息，呼吸变得更加困难。这些症状可能被误认为支气管炎。

由于体循环压力升高，你可能出现疲劳、踝部水肿或其他充血性心力衰竭症状。这种呼吸困难和疲乏可能使你丧失劳动能力，尤其是伴有妊娠、胸部感

染、甲状腺功能亢进或其他心输出量增加的情况时。二尖瓣狭窄的主要并发症为心房颤动，可致心力衰竭和左心房血栓形成。血栓松弛脱落，顺着血流，阻断远端血管，常常为脑血管导致中风。

大约一半患有风湿热的患者后来有瓣膜损伤，其中将近 3/4 患者有二尖瓣狭窄。现在由于风湿热发病率较低，二尖瓣狭窄的发病自然也就下降。

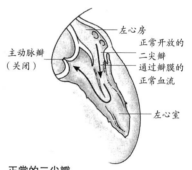

二尖瓣狭窄

左心房

主动脉瓣（关闭）

正常开放的二尖瓣

通过瓣膜的正常血流

左心室

正常的二尖瓣

正常的二尖瓣允许富氧血自左心房流至左心室——心脏的主要泵腔。

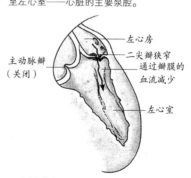

左心房

主动脉瓣（关闭）

二尖瓣狭窄

通过瓣膜的血流减少

左心室

二尖瓣狭窄

二尖瓣狭窄时，自左心房至左心室的血流受限，导致左心房的压力升高，以致肺循环压力升高及肺瘀血，最终导致充血性心力衰竭。

诊断

医生在常规体格检查中用听诊器听诊心脏可诊断二尖瓣狭窄。必要时，医生可做胸部X线、心电图等检查，可能的话做多普勒超声心动图。多普勒超声心动图可以测量通过二尖瓣的血流速度，医生可从中判断瓣膜狭窄程度。

治疗

医生可能处方利尿剂以便利尿消肿。而利尿剂可导致血钾（心肌收缩及保持正常节律所必需的电解质）丢失，医生可能为你补钾。如果你有房颤，医生可能用药控制。同时医生也可能处方抗凝药预防左心房血栓形成。

如果二尖瓣严重狭窄影响你的日常生活，医生可能建议你行二尖瓣球囊成形术。手术时，医生通过动脉将一导管（薄而柔软的管子）送至损伤的瓣膜，沿着导管将一小球囊送至瓣膜，然后给球囊充气将瓣膜打开。该手术可有效缓解二尖瓣狭窄症状。

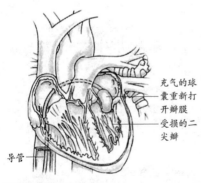

充气的球囊重新打开瓣膜

受损的二尖瓣

导管

球囊瓣膜成形术

医生将导管（薄而柔软的管子）插入腹股沟区的动脉以致损伤的瓣膜，然后通过导管将一小球囊送至瓣膜并给球囊充气，打开瓣膜。然后将球囊气体放出，连同导管一起拔出。

对于有严重二尖瓣狭窄症状的孕妇，医生可能推荐外科手术。这是一种开放的心脏手术，称之为瓣膜分离术，术者将瓣膜扩开。多数患者不再有症状，或者多年后才有。若症状复发可再次行瓣膜分离术，医生也许推荐行瓣膜置换术。多数行瓣膜置换术的患者可生存至少5年以上。

如果你症状不明显，可不必治疗而保持积极生活。但是在任何牙科治疗或外科手术前，你应该预防性地应用抗生素，保证不发生感染性心内膜炎，这是一种潜在威胁生命的心肌内膜的感染。

二尖瓣反流

如果二尖瓣不能正确关闭，则通过心脏的血流自左心室（心脏的其中一泵血下腔）回漏至左心房（心脏的其中一个上腔），这种情况称之为二尖瓣反流或二尖瓣关闭不全，可增加心脏负荷，导致心室扩大。左心房也因此扩大。

二尖瓣反流常源自二尖瓣脱垂，致使心室收缩时瓣膜活动异常。当瓣叶不能关闭时，血液便会回流。二尖瓣反流可能是先天性的，也可能源自感染性心内膜炎（潜在威胁生命的心肌内膜感染），或者为心肌病变以致左心室肥厚扩大。

症状

许多二尖瓣反流患者无自觉症状，有些患者有呼吸困难、虚弱或其他充血性心力衰竭症状。增加的心脏负荷损伤左心室，妨碍左心室正常收缩，干扰其泵血功能。这种情况医生可能建议换瓣。因为左心房扩大，常有心房颤动。

治疗

无症状的二尖瓣反流患者不需要治疗。如果你患有二尖瓣反流，那么在外科手术或牙科手术以前，医生会建议你应用抗生素预防感染性心内膜炎。

医生也可能用利尿剂以便利尿消肿。但是由于利尿剂可导致血钾（心肌收缩及保持正常节律所必需的电解质）丢失，医生可能予以补钾。

如果症状严重，医生可能推荐行外科修补或瓣膜置换。尽管瓣膜修补更可取，但并不总是可行。置换的瓣膜可以为机械瓣膜（金属或塑料），也可以为组织瓣膜（人或动物组织）。究竟应用哪种瓣膜由外科医生决定。机械瓣膜效果明显，但可形成血栓，血栓松弛脱落后可阻塞脑动脉或机体其他部位的动脉。如果你换了机械瓣膜，医生会开抗凝药以预防血栓形成。机械瓣膜的开放及关闭可破坏红细胞（溶血）。组织瓣

> ## 警告 !
>
> ### 心脏瓣膜置换
>
> 如果你已行心脏瓣膜置换术，当突然感到呼吸困难、头晕或晕厥，小便颜色变深，或者出现胸痛请立即就诊。这些症状可能预示着置换的瓣膜工作失灵。

膜很少引起血栓，但寿命较短。

二尖瓣脱垂

二尖瓣脱垂是一种二尖瓣畸形，有时产生二尖瓣反流。二尖瓣脱垂产生的声音称为心脏杂音，医生可用听诊器听到。

二尖瓣脱垂的病因常常不明，可能为瓣膜的结缔组织的先天性缺陷，以至于瓣膜易于凸出。少数情况源自风

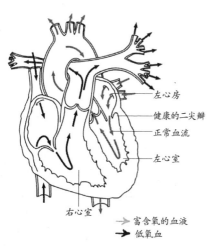

健康的二尖瓣

健康的二尖瓣允许富含氧的血液自左心房流至左心室（心脏的主要泵血腔）。

左心房
健康的二尖瓣
正常血流
左心室
右心室
→ 富含氧的血液
➡ 低氧血

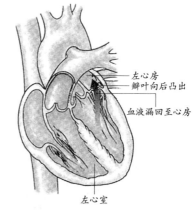

左心房
瓣叶向后凸出
血液漏回至心房
左心室

二尖瓣脱垂

二尖瓣脱垂时，瓣叶增厚变长，不能正确关闭，导致左心室的血液漏回至左心房。这种情况称之为二尖瓣反流或关闭不全，增加心脏负担，导致室壁增厚和左心房扩大。

心脏瓣膜置换术

医生在进行心脏瓣膜置换术时，用机械瓣膜（金属或塑料）或组织瓣膜（人或动物组织）来取代损坏的心脏瓣膜。

手术过程

手术时采用全身麻醉，并采用人工心肺机取代自身循环及呼吸。医生切开胸骨或左下侧肋骨，分开肋骨，打开心脏，切除损害的瓣膜，然后缝上新的瓣膜。整个手术耗时 2~4 小时。

术后处理

术后第 1 天你需住 CCU 病房（心脏监护病房）或 ICU 病房（重症监护病房）。胸部置入 1~2 根管子，与负压瓶相连。用鼻导管吸氧，或者使用简易呼吸机。应用导尿管导尿。静脉补液或输血。持续监测心脏和生命体征。

瓣膜的选择

瓣膜的选择根据年龄、总体健康状况等因素。机械瓣膜使用时间较长，但需服用抗凝药预防血栓形成。组织瓣膜取自人类或动物组织，数年后可能需要重新更换，但不必服用抗凝药。两种瓣膜的并发症均较低。

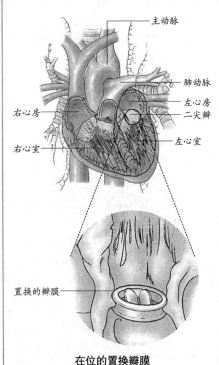

在位的置换瓣膜

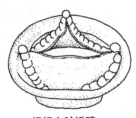

组织心脏瓣膜

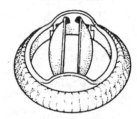

机械心脏瓣膜

心脏瓣膜置换

置换的心脏瓣膜可以是机械的，也可取材于组织。机械瓣膜为金属或塑料制品，而组织瓣膜则取材于动脉或人类组织。机械瓣膜允许血压按一个方向流动，将金属瓣叶冲开。若血液沿相反方向流动，则使瓣叶冲向瓣环，瓣膜关闭。而组织瓣膜就像自然心脏瓣膜一样工作。

湿热、心脏病或心肌病（心肌的退行性病变）。

症状

二尖瓣脱垂的症状包括胸痛、心律失常、呼吸困难或虚弱，但多数患者没有症状。

治疗

二尖瓣脱垂通常不需要治疗。但不管是二尖瓣脱垂或反流，在任何牙科或外科手术前均应使用抗生素预防感染性心内膜炎（一种潜在致命的心脏内膜感染）。当二尖瓣脱垂严重到引起心力衰竭时，医生可能应用 β 受体阻滞剂、利尿剂或者洋地黄类药，医生也可能推荐行瓣膜置换术。

主动脉瓣狭窄

当主动脉瓣（主动脉和左心室之间的瓣膜）异常增厚或瓣叶粘连在一起，使得开口狭窄时，即形成了主动脉瓣狭窄。主动脉是将左心室泵出的血液送至机体组织的动脉。如果开口狭窄，心脏泵出的血量减少。为了将更多的血液挤过瓣膜，维持正常的泵血量，左心室变得肥厚。这一增厚的尽力工作的组织需要更多的血液以维持运行。血液通过狭窄的瓣膜产生的声音叫心脏杂音，医生用听诊器可以听到。

症状

起初没有症状，随着病情的加重逐渐出现活动时或活动后呼吸困难。也可出现胸痛、头晕或用力时晕厥。最终出现心力衰竭症状，如踝部水肿、气短或疲劳。

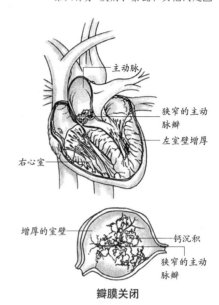

图中标注：主动脉、狭窄的主动脉瓣、左室壁增厚、右心室

增厚的室壁、钙沉积、狭窄的主动脉瓣

瓣膜关闭

主动脉瓣狭窄

主动脉瓣狭窄时，主动脉瓣增厚、变窄，血流通过减少。因为左心室必须尽力泵出等量的血液，室壁逐渐增厚，心室扩大。主动脉瓣狭窄可导致心律失常、心力衰竭甚至心肌梗死。

主动脉瓣狭窄的三种可能原因为：先天性主动脉瓣狭窄，老年性瓣膜瘢痕和增厚（称为退行性或钙化性主动脉瓣狭窄），或者为风湿热所致的瓣膜狭窄。男性的发病率约为女性的 3 倍，原因不明。

随着左心室的负荷增加，供应心肌的血液减少，导致胸痛、心肌梗死、心室颤动甚至猝死。一旦出现症状，死亡的风险大增。约一半有症状的主动脉瓣狭窄患者在 3 年内死亡。如你有上述症状，请及时就医。

诊断

医生可通过常规体检发现主动脉瓣狭窄。胸部 X 线检查可显示心脏是否扩大。心电图对诊断有一定帮助。多普勒超声有助于评价狭窄程度。心导管检查可以确诊。

治疗

如果你有主动脉瓣轻度狭窄，建议避免剧烈运动。医生可能建议你做规律适度的锻炼，如步行等。性生活时建议对方积极主动。在任何牙科治疗或外科手术前均应使用抗生素预防感染性心内膜炎（一种潜在致命的心脏内膜感染）。每年去心脏病专家那里做一次体检。

外科治疗是有症状的主动脉瓣狭窄的常用治疗方法。如果医生认为有必要手术修复狭窄，那你可能需要做一下冠状动脉造影以评估主动脉瓣狭窄的严重性并确定有无冠状动脉狭窄。

最常见的手术为瓣膜置换术。对于不适合行瓣膜置换术的患者可考虑行球囊瓣膜成形术。这种手术是通过血管将一球囊导管送至狭窄的瓣膜，以便将瓣膜扩开。

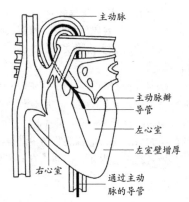

主动脉

主动脉瓣
导管

左心室

左室壁增厚

右心室

通过主动脉的导管

心导管检查术

主动脉瓣狭窄可通过心导管检查确诊。将带有可以测压的电子装置的导管（薄而柔软的管子）通过动脉送入心脏，以测定左心室压及主动脉压。

主动脉瓣关闭不全

如果主动脉瓣（位于主动脉及左心室之间的瓣膜）不能正确关闭，也就形成主动脉瓣关闭不全。左心室通过主动脉将血液泵至机体组织。如果主动脉瓣不能正确关闭，血液回漏至左心室，产生心脏杂音，医生用听诊器可以听到。先天异常是主动脉瓣关闭不全的常见原因。其他可能的原因包括：感染性心内膜炎（潜在致命的心肌内膜感染），梅毒，或者支撑主动脉瓣的周围组织的伸展。

严重主动脉瓣关闭不全时左心室因为负荷增大，以致心室扩大、室壁增厚。大量的血液泵至主动脉引起脉搏异常，这是重度主动脉瓣关闭不全的征象。在有些病例，感染性心内膜炎损伤瓣膜，导致主动脉瓣破裂。

症状

多数患者没有症状，直至多年后病情加重。而一旦瓣膜突然破裂或心肌失去工作效率时，就会出现气短、疲劳或其他充血性心力衰竭症状。

诊断

医生通过体格检查、超声心动图（心脏的超声波检查）或心电图（记录心脏的电活动）等可以诊断主动脉瓣关闭不全。医生也可能进行血液检查以排除风湿性关节炎、强直性脊椎炎或梅毒等。

治疗

主动脉瓣关闭不全的治疗与主动脉瓣狭窄的治疗类似。常需要进行外科瓣膜置换术。

感染性心内膜炎

心内膜是心肌及心脏瓣膜的内壁。如果心内膜受损，细菌或其他微生物即可感染损伤部位。随着微生物的不断复制，导致心内膜损伤不断加重，并通过血流传播至机体其他部位。微生物可形成感染性血栓沉积于小动脉，阻断血流。不断复制的微生物致使瓣膜严重损伤，导致心力衰竭。

多数感染性心内膜炎患者均有基础心脏瓣膜病变，如二尖瓣脱垂或先天性瓣膜损害。心脏瓣膜置换术有时可导致感染性心内膜炎。在微创手术、拔牙、洗牙、内镜检查，或者应用污染的注射器或针头注射药物时，细菌也可能趁机侵入血流。为预防感染性心内膜炎，患有基础心脏病变的患者在牙科或外科治疗前或皮肤感染后立即应用抗生素。预防性治疗有助于杀死进入血流并导致感染性心内膜炎的细菌。

症状

感染性心内膜炎患者常有发热（常低于38.9℃）。其他可能的症状包括畏寒（特别是细菌侵入血流时）、头痛、关节疼痛、疲乏和食欲减退。如果瓣膜受损，最终可导致心力衰竭。

如果有血栓形成，其症状决定于血栓部位，如手脚血栓形成，在手指或足趾末端形成痛性斑块，或指甲后小瘀斑。大脑血栓形成可致中风。细菌性心内膜炎的血栓可沉积于机体的任何部位，有时导致小脓肿形成。细菌性心内膜炎也可能引起贫血和肾脏疾病，当感染完全控制后两者均可消除。如果你有上述症状，尽可能去看医生。

诊断

因为感染性心内膜炎的症状起因于许多疾病或情况，如果你有心脏瓣膜病或心脏杂音，请告诉医生。

如果医生认为你可能患有感染性心内膜炎，他可能将你收住院，并抽血鉴定导致感染的微生物的类型。也可能做多普勒超声扫描以判断损伤瓣膜的部位及严重性。

治疗

为了治疗感染性心内膜炎，医生会应用抗生素杀灭致病微生物。如果在感染后6周内得到有效诊断和治疗，那么消灭感染的概率可达90%。长期疗效有赖于瓣膜的损伤程度。

肺动脉高压

肺动脉高压也即肺脏中的血压增高。任何阻碍肺血流或氧供的疾病，如先天性心脏病、慢性支气管炎以及肺气肿等，均可导致该病。常年在高海拔高度生活的人肺动脉高压的危险性增加。无论什么原因，主要的结果为肺动脉的压力增高。久而久之，增高的压力导致动脉增厚，阻塞血流。心脏为了代偿，右心室变得扩大。增加的心脏负荷最终导致心力衰竭。女性肺动脉高压患者是男性患者的5倍。

症状

肺动脉高压常常无症状，随着病情的进展其主要症状为踝部水肿。皮肤发紫，因为血液含氧不够。低氧血症刺激红细胞的生成，形成红细胞增多症。随着红细胞的增多，血液变得黏稠，通过肺脏小血管的阻力增加，以致肺动脉压力增加，心脏的泵血量减少。如果你有基础的肺脏疾病，肺动脉高压可加重呼吸困难。也可能有心力衰竭的其他症状，如疲劳等。

诊断

为了诊断肺动脉高压，医生会采集病史并做体格检查，并抽血查血常规及肝肾功能。医生也可能申请胸部X线检查判断有无肺动脉扩张，做心动图记录心脏的电活动，做超声心动图判断心脏是否扩大或泵血功能。

治疗

肺动脉高压的治疗依赖于基础致病原因。家庭氧疗有时会降低肺动脉高压。如果为慢性肺脏疾病引起，那么长期治疗目的就是阻止肺脏的进一步恶化。医生也可能应用抗生素预防感染，每5~7年应用肺炎疫苗以预防肺部感染。

通过休息、氧疗和利尿剂可缓解肺动脉高压所致的心力衰竭。有些情况，应用血管扩张剂可有效降低肺动脉压力。

具有肺动脉高压及进展性心肺疾病的患者可通过心肺移植成功得以治疗，如果心脏未损害可单独行肺脏移植。这种手术风险较大，只有当其他治疗不成功时采用。

心肌和心包疾病

心肌每天有节律地收缩约10万次。若心肌有病变或受损，心脏搏动减弱，血液循环下降。心肌病特指数种心肌疾病，心脏的肌纤维受损，通常原因不明。久而久之，这种损害降低心肌的收缩能力，导致心室（心脏的泵腔）扩大，最终出现心力衰竭。在有些患者，损害局限于心脏，而另一些患者其他器官也可能受到侵袭。心肌病的发病率低于其他心脏病变。有些心肌病具有家族倾向，但原因通常不明确。

心 肌 炎

心肌炎是一种心肌病，为感染（通常为病毒引起）的少见并发症。轻症患者可仅有轻微胸痛、气短以及脉搏加快，重症患者（如由白喉引起的）可出现心力衰竭、三度心脏传导阻滞甚至猝死等。

诊断

如果医生认为你可能患有心肌炎，他可能申请做胸部X线检查、心电图（记录心脏的电活动）、超声心动图（心脏的超声检查）等。也可能做心肌活检，通过心导管取出少许心肌组织，在显微镜下检查。

治疗

心肌炎常常由病毒引起，无特异的治疗办法。医生会建议你充分休息。有些病例，医生可能应用糖皮质激素以减轻炎症。

营养性心肌病

心肌可能受毒素损害。大多数重症中毒性心肌病常发生于酗酒人群。过渡饮酒可致心肌中毒。少数情况，维生素B_1摄入不足（常见于酗酒者）也可引起心肌病。

症状

营养性心肌病的症状因人而异，包括心悸、心跳不规律或心动过速、手足水肿等。因为心肌受损可导致心房颤动或心力衰竭等疾病，因此有的病人也会有这些疾病的症状。

治疗

医生可能建议患有营养性心肌病的患者不要饮酒。改变饮食习惯，多摄入维生素。约 1/3 患者戒酒后症状改善。其余 2/3 患者的治疗类似心力衰竭的治疗。

肥厚型心肌病

心肌细胞缺陷（可能为先天异常）可导致心肌无力。心脏的室壁可代偿性增厚，严重者可影响心脏的血流。

症状

肥厚型心肌病的症状包括疲劳、胸痛、气短以及心悸等。

诊断

为了诊断肥厚型心肌病，医生可能做胸部 X 线检查、心电图、超声心动图等。

治疗

肥厚型心肌病无特异治疗方法，但应用 β 受体阻滞剂（有助于降低心率）以及利尿剂（去除多余的体液）可缓解症状。钙离子通道阻滞剂可有效改善心脏的充血。如果症状严重，特别是心脏血流受阻时，外科手术切除多余的

心肌可显著改善症状。有些肥厚型心肌病患者出现心力衰竭，可能需要行心脏移植。

急性心包炎

心包炎是心包（包裹心脏的膜）的炎症。心包发炎时，心包和心脏之间液体积聚（也称为心包积液）。急性心包炎的炎症常为病毒所致，但也可能为肺结核、风湿热、结缔组织病（比如系统性红斑狼疮）或者慢性肾衰等所致。少数情况见于心肌梗死、胸部外伤等。心肌炎常伴随严重疾病发生，偶尔见于开放性心脏外科手术。

症状

急性心包炎的主要症状为严重胸痛，常位于胸部正中，可放射至左肩部。深吸气、咳嗽或扭动身体时疼痛加重。胸痛伴有呼吸困难可能为严重疾病的症状，如肺炎、肺梗死或心肌梗死等。

你也可能有气短及低热。当心包积液增加时，心包腔的压力增加，影响心脏的血液充盈，以致心脏泵血量减少，可导致死亡。

诊断

做完体检，医生可能为你申请做胸

警告

胸　痛

胸痛可能为心肌梗死的症状。如果你有持续 10~15 分钟或以上的严重胸痛，请立即拨打急救电话。

部X线检查、心电图（记录心脏的电活动）、超声心动图（心脏的超声检查）以及血液化验。医生也可能穿刺抽取心包积液进行实验室检查。这些试验有助于确定是否患有急性心包炎，并确定炎症的病因。

治疗

因病毒感染所致的急性心包炎常可自愈而无须治疗。如果疼痛严重，医生可能应用非甾体类抗炎药（如阿司匹林、布洛芬或者吲哚美辛等）。医生也可能进行心包穿刺抽取液体，减轻心包压力。

炎症常于10~14天消退，没有后遗症。少数情况下，如心肌梗死后数周出现急性心包炎，医生可能应用糖皮质激素消炎。当急性心包炎源于结缔组织病或代谢性疾病时，必须治疗基础疾病。

缩窄性心包炎

心包炎是心包（包裹心脏的膜）的炎症。缩窄性心包炎的发病过程不同于急性心包炎。缩窄性心包炎常为长期的炎症所致，通常原因不明，有时源于慢性感染如肺结核、放疗等，致使心包增厚、瘢痕以及收缩，以致心脏充盈受限。因肺结核不再广泛传播以及放射技术的改进，所以缩窄性心包炎不常见。

症状

缩窄性心包炎的主要症状为下肢及腹部水肿，也可发生如气短、乏力等心力衰竭症状。除非进行外科手术，否则会导致严重的心力衰竭。

诊断

如果你有心力衰竭症状，你的医生可能推荐做胸部X线检查、心电图（记录心脏的电活动）、超声心动图（心脏的超声检查）。

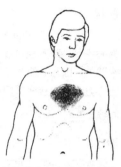

缩窄性心包炎的疼痛部位

医生也可能建议做心导管检查，测定动脉及心室的压力，检查可能的基础疾病。医生也可能做CT及磁共振扫描以评估心包的厚度，也可能做皮试及痰液检查以排除肺结核。

治疗

缩窄性心包炎可通过外科手术（称为心包切除术）来治疗。医生仔细地去除心脏表面增厚的心包，可显著缓解症状。

循环系统疾病

血液是沿着两个显著不同的循环通过机体流动的。在长的循环中（称为体循环），心脏将富含氧的血液泵至全身供应组织氧及营养，而运回二氧化碳和其他废物。在短循环中（称为肺循环），心脏将低氧血泵至肺脏，接受新鲜的氧供而排出二氧化碳，然后再回到心脏，再次开始新的循环。

动脉运输源自心脏的血液，其管壁厚而富有肌层，每次心脏搏动时产生的血压峰值可被动脉吸收。主动脉（机体的大动脉）内径约 0.64 厘米，逐渐分支出小动脉、微动脉，最后分出微小的毛细血管。毛细血管壁薄而多孔，易于氧及营养物质与二氧化碳及其他废物质的交换。毛细血管逐渐汇集成小静脉，小静脉再汇集成壁软而柔韧的静脉，将低氧血运回心脏。

血液并不以恒定的速度流至身体各部分，其流速因特定时间组织的需血量的不同而不同。如跑步时腿部肌肉的需血量要高于休息时的需血量。当你畏寒时，为了保护心脏近皮肤的表浅血管血流减少，而深部血管血流增多。当你感觉热的时候情况相反，为避免而热而发汗。

循环系统较为复杂，如果心脏功能异常或如果血管出现问题就可能出现循环障碍。如动脉壁削弱或坚硬可导致循环障碍或高血压。血栓形成可阻塞血管，许多疾病或轻或重影响循环。

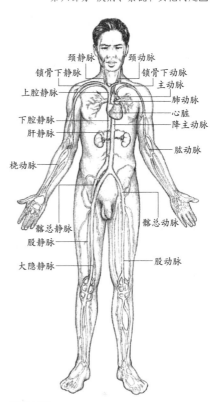

循环系统

循环系统由心脏及血管组成，不断地将氧和营养物质运至所有的机体细胞，并清除二氧化碳及其他废物。动脉将富含氧的血液运出心脏，静脉将低氧血运回心脏接受新鲜的氧供。

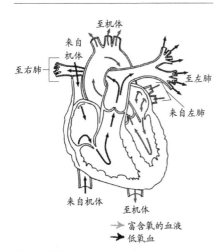

进出心脏的血流

来自组织的低氧血回流至心脏，再泵至肺脏接受新鲜氧供。来自肺脏的富氧血再泵至全身组织。

动 脉 瘤

动脉瘤是损伤或薄弱的动脉壁异常膨出。当动脉壁损伤或变薄时，通过动脉的血流压力可引起病变部位向外膨出。动脉瘤可在任何动脉形成，但常发生于主动脉（机体的大动脉）或脑动脉。动脉瘤的主要发病原因如下：

● **动脉壁的缺陷**：动脉壁具有外层、中层及内层组织。有些患者的肌肉中层（支撑和加强动脉）有先天性缺陷，以致变得薄弱。当血流通过有缺陷的动脉时，就可在缺陷部位产生囊状膨胀（亦称囊状动脉瘤）。这种动脉瘤常发生于男性以及有动脉瘤家族史的人群（特别是父母或兄弟姐妹），提示有遗传倾向。有先天缺陷的动脉瘤常发生于大脑的基底动脉。

● **动脉炎症**：像感染性心内膜炎、多发性结节状动脉炎或者梅毒等所致的炎症，可削弱部分动脉壁。如果炎症的原因不明，这种情况称为动脉炎。正常的血流通过有炎症的动脉时可导致动脉壁的薄弱部分膨出。

● **动脉壁损伤**：动脉粥样硬化等可缓慢削弱动脉肌肉中层。动脉粥样硬化所致的动脉瘤常为动脉壁的膨出，形成所谓梭状动脉瘤。高血压可损伤动脉壁，常为动脉瘤的形成因素之一。高血压可以不同方式伸展动脉壁。有些情况动脉壁的层与层之间裂开，血流入其中，形成所谓的夹层动脉瘤。

动脉瘤的主要危险在于它可能破裂，引起严重的内出血，剥夺组织或器官的氧供和重要的营养物质。如果出血导致机体血量明显减少，那么整个循环系统可能出现功能障碍。主动脉瘤突然破裂如果不立即进行治疗，常常是致命的。

未破裂的动脉瘤可干扰血流，产生涡流，导致血栓形成。栓子脱落后沿着血流可阻断小动脉，损伤组织和器官。升主动脉瘤可扩张心脏的主动脉瓣，导致主动脉瓣关闭不全。动脉瘤增长可压迫和损伤附近的器官、神经、血管和其他组织。

危险因素

由于动脉粥样硬化及高血压可损伤动脉壁，有这些情况的患者形成动脉瘤的危险增加。健康的生活方式（包括低

三种类型的动脉瘤

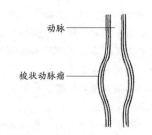

梭状动脉瘤

当整个动脉壁周围薄弱时，就形成梭状动脉瘤，形似纺锤样。这种动脉瘤较囊状动脉瘤或夹层动脉瘤更为常见。

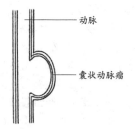

囊状动脉瘤

当动脉壁的部分肌肉中层受损时可发展为囊状动脉瘤。这种动脉瘤常见于男性，并具有遗传倾向。

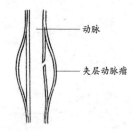

夹层动脉瘤

高血压可导致动脉壁的内外层裂开，血流入两层之间，导致外层伸展。流入的血液可凝固，填充动脉瘤，密封瘤体。这种夹层动脉瘤可以是慢性过程而不引起症状，但有破裂的危险。

脂饮食、规律锻炼、不吸烟、控制压力等），服用降胆固醇药物或降压药，有助于预防和减缓动脉粥样硬化的进展，有助于控制血压，从而降低动脉瘤的危险。

症状

主动脉动脉瘤的症状取决于动脉瘤的类型、受累的主动脉的节段，以及受动脉瘤压迫的部位。囊状或梭状动脉瘤常不引起症状。然而如果在胸主动脉形成巨大动脉瘤，则可引起胸痛、背痛、声音嘶哑、气短、吞咽困难或者持续咳嗽。胸主动脉的夹层动脉瘤常引起严重的胸痛以及呼吸困难，甚至心肌梗死。

腹主动脉（通过腹部的主动脉部分）的巨大囊状或梭状动脉瘤常在腹部表面见到搏动性包块。动脉瘤靠后压迫脊椎可致严重的后背痛，特别是当动脉瘤膨胀或破裂时。腹主动脉的夹层动脉瘤少见，其主要症状为严重的绞痛。

尽管上下肢的外周动脉瘤少见，危险性较小，但膝后的动脉瘤可突然凝血、阻断血流，引起下肢坏疽。

如果你有主动脉瘤的症状，或者如果你在身体的任何部位（特别是腹部）发现难以解释的包块（特别是搏动性包块），请立即就诊。多数动脉瘤破裂的患者在得到急救处理以前死亡。

诊断

通过常规的物理检查或者超声、CT扫描、磁共振，或者常规X线检查，常常可以发现动脉瘤。如果具有动脉瘤的症状，这些影像学检查常常可以确诊。

治疗

动脉瘤的治疗常需要外科手术，即手术修复或应用小的塑料管取代受累的动脉部分。若没有其他健康问题，多数胸主动脉瘤或腹主动脉瘤的外科手术治疗都是成功的。

胸主动脉瘤手术治疗的康复概率非常高。若不能外科手术，那生存的机会就较少。总的来说，小的腹主动脉瘤不威胁生命，常不需要立即治疗，只有当瘤体较大或扩展时才需外科切除。在推荐外科手术以前，医生通常应用超声或CT扫描来判断动脉瘤的扩展速度。如果患者的健康状况良好，对瘤体巨大而扩展迅速的动脉瘤进行手术，其风险要比瘤体破裂后急诊手术的风险要小得多。

支架植入术时医生在患者的腹股沟区的动脉插入薄而柔软的导丝，通过影像学监测，将导丝送至主动脉瘤。沿着导丝医生将支架送至动脉瘤，然后扩张直至支架覆盖动脉瘤。支架由于提供新的坚硬的血流通道，从而减轻薄弱动脉壁的压力。

动脉栓塞

栓子通常为顺着血流方向的血凝块碎片或一片脂肪沉积（斑块）。栓子可能非常小，但因为动脉逐渐分支出越来越小的血管，最终导致阻塞（称之为栓塞），使得血液不能到达组织。心肌梗死或其他心脏病可形成栓子。细菌性心内膜炎也可形成栓子。少数情况，栓子可以为外源性微粒通过创口进入血流或组织产生的气泡。

动脉栓塞的严重性决定于栓子的大小和栓塞的部位。有些器官，如大脑、肾脏、心脏等，对血供的突然减少非常敏感；其他器官由于血供丰富，栓塞对其影响可能不太显著。动脉栓塞常见于大脑和下肢，但也可见于机体的任何部位。

症状

除非阻断大面积的血液供应或敏感器官（如大脑和心脏），小的栓塞通常症状不明显。小肠栓塞可导致局部肠功能障碍，甚至引起肠梗阻症状。为了解脑栓塞症状请阅读中风或短暂性脑缺血发作的相关内容。为了解心肌栓塞的症状请阅读心肌梗死相关文章。机体的其他部位，特别是上下肢，疼痛伴随麻木或针刺感可能为最早期的症状，最终感觉消失、无力、发凉。上肢或下肢出现栓塞，开始表现为皮肤苍白，随后因血流缓慢、低氧的血红蛋白增多而皮肤发紫。主动脉（机体的大动脉）出现栓塞可累及双下肢，这种栓塞（鞍骑形栓子）可导致严重的绞痛、背痛及腿痛。

大动脉栓塞后，其供应的组织氧气及营养物质缺乏，处理不及时可出现坏疽（组织死亡）。脑栓塞可引起致命性中风。不进行外科手术，主动脉栓塞的存活率仅为50%。

诊断

通过症状和物理检查医生可做出动脉栓塞的诊断。在推荐行外科手术或其他治疗之前，医生将申请做动脉造影、磁共振检查或多普勒超声检查，判断栓塞的部位及大小。

治疗

医生可能应用抗凝药（如肝素）和溶栓剂（如链激酶或组织型纤溶酶原激动剂），以减轻血液凝固，溶解已形成的血栓。联合应用可触发机体自身的溶栓及抗栓过程。

药物治疗数小时后大动脉仍然阻塞，为预防坏疽有必要进行外科手术。栓子切除术是将一根导管插入受累的动脉，通过导管将栓子抽出。手术及时病人将很快康复。

坏　疽

坏疽是组织的坏死，特征性的表现为皮肤发黑，常有下面的肌肉及骨头坏死。坏疽有两种类型：干性坏疽及感染性（湿性）坏疽。干性坏疽没有感染，发生于组织血流中断或减少。动脉栓塞或导致循环障碍的情况（包括糖尿病、动脉粥样硬化或严重的冻伤等）可导致干性坏疽，组织低氧坏死，但并不播散。

感染性坏疽发生于梭状杆菌产生的毒素致使肌肉皮肤坏死，细菌在坏死的组织内大量繁殖。这种情况也称气性坏疽，因为组织中的细菌可以产气。伤口污染时可感染这些细菌。外科医生通过仔细清除感染的组织及污染材料来预防感染性坏疽。有时为预防感染性坏疽，必须进行截肢手术。当干性坏疽感染了梭状杆菌以外的微生物时也使用感染性坏疽这一名词。

症状

干性坏疽发生于脚或下肢的任何部位出现循环障碍时。发病早期肢端发凉，伴有感觉迟钝及活动性疼痛。如果你脚痛或皮肤苍白，局部血循环较差，请立即看医生。疼痛也是感染性坏疽的主要症状。伤口周围红肿、剧痛、流脓，产生恶臭。组织濒于坏死时，患者常剧痛难忍，一旦坏死后疼痛消失。然后组织逐渐变黑，坏死组织与存活组织之间界限清楚。

治疗

干性坏疽时，医生将治疗阻断血流的基础疾病，他可能应用抗生素预防感染。感染性坏疽时，医生应用抗生素杀灭细菌，手术清除濒于坏死或已经坏死的皮肤、肌肉及骨头。通常临近坏疽组织的健康组织也需清除。为了预防感染播散到健康组织，医生建议将感染的手或脚浸于杀菌溶液中，清除所有的脓液，尽量抬高受累的手或脚。

坏疽的预防

干性坏疽和可通过保持良好的循环来预防，如规律锻炼以及不吸烟等。如果你患有糖尿病，请配合医生控制血糖。要特别关注你的脚，确保穿的鞋大小适宜。有干性坏疽症状时，请立即就医治疗。

静脉曲张

静脉曲张是皮肤下面静脉的伸展和扭曲。这种情况常发生于双下肢，静脉失去弹性并扩张，以致静脉瓣的瓣缘分离。静脉无法将血液回流至心脏，血液积聚在静脉中，以致静脉进一步扩张。

曲张的静脉因正位于皮肤下，常清晰可见。虽然不太雅观，但静脉曲张很少引起严重症状或健康问题。严重的静脉曲张具有遗传倾向。下肢静脉曲张常因长期站立以致静脉压力增高所致。严重者，曲张静脉的管壁发炎、粗糙，形成血栓，导致血栓性静脉炎这一更为严重的情况。

症状

曲张的静脉通常发紫肿胀，尤其是站立时更为明显。常发生于小腿后部或脚踝与腹股沟之间的大腿内侧。静脉曲张也发生于直肠、孕妇的阴道、肝硬化晚期的食管胃交界处。

下肢曲张的静脉逐渐扩大，可以触及，曲张的静脉上或踝部的皮肤发痒，大腿疼痛，尤其是站立过久时。站立一段时间后双脚肿胀，下午你的鞋似乎发紧。怀孕时因为腹压增加静脉曲张可能恶化。如果只是表浅的静脉曲张症状常不重。如果深部静脉受累，循环受到影响，可导致持久性的下肢肿胀，皮肤颜色发深，特别是踝部附近。受累静脉附近出现皮疹发痒。

有些患者静脉曲张显著减低组织的血液供应，导致皮肤破溃，形成溃疡。溃疡难以愈合，除非曲张的静脉得到有效的治疗。

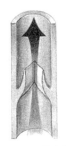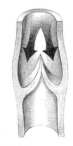

健康静脉的正常血流

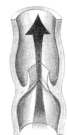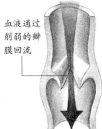

血液通过削弱的瓣膜回流

静脉曲张时的异常血流

正常静脉及曲张静脉中的血流

当静脉瓣不能正常关闭以致干扰静脉将血液回流至心脏时，也就发生了静脉曲张。通过开放的瓣膜血液反流，增加静脉压，导致静脉扩张。

诊断

因为曲张的静脉常在皮下清晰可见，医生通过体格检查可以确诊。为了确定损伤的静脉瓣的确切位置，医生可能在你的下肢应用弹力止血带（详见下图说明）。

治疗

医生可能推荐你穿上弹力长袜以助改善循环。每天起床前你必须穿上弹力长袜。请医生或护士告诉你正确的穿戴方法。有些人感觉长筒袜不太舒服，尤其是在热天时。如果你的静脉曲张引起不适或疼痛，请坐下或躺下，抬高双腿在胸部水平以上。这有利于血液自双踝及双脚回流至心脏。

如果曲张静脉上的皮肤受伤出血，请尽快躺下，抬高受伤的下肢。此时血流可以立即减慢。然后应用一块清洁的布在伤口上适当加压。血流停止后，请立即就诊，清创包扎。

不要自己尝试处理下肢曲张性溃烂

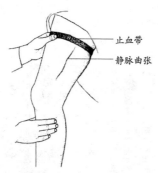

止血带
静脉曲张

静脉曲张的定位

为了找到引起静脉曲张的损伤静脉瓣，当你卧床时医生在你的下肢绑上一根止血带。如果止血带正下方的一段静脉的静脉瓣受损，当你站立时血液回流，使得静脉清晰可见。医生可通过移动止血带，反复进行上述操作以确定下肢其他部位的损伤的静脉瓣。

或皮疹，千万不要搔抓发痒的静脉曲张。请你的医生进行处理。他可能推荐你穿上长筒袜或裹上敷料以减轻皮肤刺激。如果你同时有表浅及深部静脉曲张，医生可能推荐你穿上弹力长筒袜，避免站立过久。

外科治疗是有症状的静脉曲张的最有效的治疗办法。最常见的方法为将受累的下肢静脉去除掉，称为剥脱术。损伤的静脉去除后，余下的小静脉很快扩大，取代损伤静脉的工作。该手术常需要硬膜外麻醉，可在门诊手术，需要在医院住上一夜。

进行静脉剥脱术时，医生在大腿内侧上端做一个 5.0 厘米长的切口，在踝部做一小切口，暴露部分受累的静脉。医生也可能沿着大腿做数个小切口，这些部位有大的静脉分支向大腿内部延伸，医生将这些分支切断并结扎以防出血。医生在踝部的切口处将一柔软的导丝（头部带钩）插入大静脉一直送到股部。医生抽动导丝时，钩子将静脉从皮下拉出，与此同时医生或护士将大腿绷紧以防出血。该手术通常需要 30 分钟。

静脉剥脱术的替代治疗称为硬化疗法，即将少许刺激性溶液直接注入损伤的静脉。该溶液导致静脉壁发炎、粘

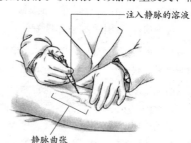

注入静脉的溶液

静脉曲张

硬化疗法

硬化疗法为静脉曲张的非手术治疗，医生将少许刺激性溶液直接注入损伤的静脉，阻断血流。然后血液流入附近的健康静脉。该手术通常在门诊或医生办公室完成，一次可做 2~3 名患者。

连，可有效阻断血流。然后附近的健康静脉取而代之工作。该手术可在门诊或医生办公室进行，可同时做 2~3 位患者。硬化疗法对股部的静脉疗效不显著。医生常先推荐行静脉剥脱术，对轻度复发者应用硬化疗法。

静脉剥脱术或硬化疗法术后约 6 周你需穿长筒袜。医生可能建议你尽量步行，避免站立过久，经常将下肢置于胸部水平以上。

血栓性静脉炎

静脉炎是静脉的炎症，常由注射或损伤引起。发生静脉炎时，流过粗糙而肿胀的静脉的血流缓慢，触发血栓形成并黏附于静脉管壁。这种情况也称为血栓性静脉炎，常发生于下肢浅表静脉，偶发生于臂部。

女性较男性更易发生血栓性静脉炎。静脉曲张患者更易于发生。少数情况，应用静脉穿刺（比如静脉内置管）进行治疗的患者也可发展为血栓性静脉炎。

未经治疗的感染可导致血液中毒。少数情况可有血栓脱落，顺着血流方向阻塞血管。然而血栓性静脉炎最严重的风险在于血凝块脱落到更为敏感的地带，如在下肢或盆腔的深静脉（详见下文）。

症状

血栓性静脉炎的主要症状为沿着受累静脉的皮下出现疼痛、发红、皮温升高、发痒或肿胀。若局部有感染可出现发热。

诊断

医生通过症状及受累部位的体格检查确定诊断。通常不需要做试验检查。

蜘蛛静脉

蜘蛛静脉很小，可见于股部及小腿皮下。尽管不雅观，但蜘蛛静脉并不导致健康问题。整容激光治疗和化学注射可使蜘蛛静脉较少看见，但不能产生永久效果。

治疗

如果你患有血栓性静脉炎，医生可能推荐应用非甾体类抗炎药（如阿司匹林或布洛芬）以镇痛和消炎。伴有感染时，可应用抗生素。建议你充分休息，抬高受累的下肢，热湿敷受累部位。非处方药氧化锌软膏有助于止痒。建议穿弹力长筒袜。经过治疗血栓性静脉炎可在数周后消除。

深静脉血栓形成

血栓形成可部分或完全阻塞血管。若深静脉产生血栓则称之为深静脉血栓形成。深静脉血栓形成常发生于下肢及腹部，但机体任何部位均可发生。深静脉血栓形成的两个主要原因为静脉内膜的损伤以及血流缓慢。

如果你年老或超重，或者如果你盆腔或下肢骨有创伤，那么深静脉血栓形成的风险增加。这种情况常在制动期间（特别是外科手术或重病康复期间）发生。血栓形成常发生于上肢或下肢骨折后固定制动，以及坐飞机或火车长途旅行时。这些情况血流变得缓慢。有些疾病易于发生血栓，如先天性凝血因子缺陷、系统性红斑狼疮或红细胞增多症等。吸烟以及服用避孕药的 35 岁以上女性血栓形成的危险增加。

症状

深静脉血栓形成时，血液流至阻塞部位，相应部位（通常为小腿或大腿）肿胀、疼痛。下肢的静脉压及毛细血管压升高导致水肿。若血栓形成不在下肢，可能没有症状，除非血栓脱落进入血流，流至肺脏引起肺栓塞（见下文）。如持续水肿，皮肤颜色变深，易受损伤并反复发作疼痛。若你有深静脉血栓形成症状请立即就医。

诊断

医生可申请对受累下肢做超声检查，或者做静脉造影，亦即在脚部静脉注入造影剂，进行一系列 X 线检查。医生也可能建议做肺部放射性同位素扫描，以判断是否有血栓通过血流流至肺脏。

治疗

如果你有深静脉血栓形成，特别是有血栓流至肺脏时，医生会处方抗凝药预防血液凝固。常先用注射剂，再用口服药，通常在门诊治疗。因抗凝药应用不当可导致出血，你必须严格按医嘱服药，通常应用 6 个月。多数血栓逐渐重吸收进入血流。少数情况需要外科手术以清除血块。

当你计划进行手术，而医生认为你有深静脉血栓形成的风险时，他就可能在术前术后为你注射抗凝药（如肝素等）以预防血栓形成。

若你不得不卧床休息，医生会鼓励你伸展腿部肌肉、摆动脚趾、弯曲踝部以保持血液循环。如果你长期不动，可抬高下肢，并将下肢放于称之为连续挤压装置（SDCs）的塑料袖带中，交替地充气及放气。这种泵活动可维持正常的血液循环。

预防飞行时血栓形成

长距离的空中旅行可导致深静脉血栓形成，因为你被迫久坐。如果你超重、吸烟，如果你是运动员、孕妇，如果你下肢有过血栓形成或静脉曲张，如果你近期有盆腔手术或腿部外伤，那么深静脉血栓形成的风险增加。为了避免深静脉血栓形成，在飞行期间锻炼你的腿部肌肉。

这儿是减少飞行期间循环问题的其他提示：

● 穿宽松舒适的衣服。不要穿长筒袜或弹力护膝等，因为这将阻碍下肢的血液循环。

● 获得更多的踏脚空间，如应急出口的座位或走廊等。

● 不要交叉两腿。

● 尽量伸直下肢，上下弯曲踝部。若不能伸腿，尽量屈曲足趾。将脚前后滑动数厘米锻炼股部肌肉。

● 按摩足部及下肢促进腿部的血液循环。

● 尽可能起来在走廊走走。

有些医生建议在长途飞行前服用半量阿司匹林以减少血栓风险，调理血液循环。咨询你的医生飞行前服用阿司匹林是否有益。

如果你是 35 岁以上的女性，吸烟并打算口服避孕药，请咨询医生关于戒烟方面的信息。

肺 栓 塞

肺栓塞常为深静脉血栓形成的严重并发症。血栓脱离深静脉管壁，进入血流，通过心脏及肺动脉到达肺脏。若松散的血栓较大，停于肺脏内的动脉，从而阻断肺部的血流。如大部分肺动脉阻塞，右心室被迫尽力泵血，可导致心力衰竭。阻塞物减少进入左侧心腔的氧合血量。血量明显减少可导致休克。肺栓塞是可以致命的。

肺栓塞更容易影响女性。被迫卧床特别是盆腔、臀部或膝盖手术的患者危险性增高。

症状

肺栓塞的症状取决于栓子的大小以及在肺部的栓塞部位。因为心脏和组织得不到足够的氧，症状主要表现为气短。患者也感觉衰弱，吸气时胸痛。其他可能的症状表现为咳嗽、血痰以及口周发绀。

诊断

任何易于发生深静脉血栓形成的情况也增加肺栓塞的风险。如果你有任一症状，特别是近期被迫卧床时，请立即就诊。医生将做胸部 X 线检查及心电图检查以确定心脏（特别是右侧心脏）是否张力增加。为确定诊断，医生也可能申请肺部放射性同位素扫描或 CT 扫描。如果仍有疑问可行肺血管造影，检查肺动脉情况。肺动脉造影与冠状动脉造影类似，只是前者检查肺动脉。

治疗

如果你患有肺动脉栓塞，需住院进行抗凝治疗，也可能进行溶栓治疗。抗凝药肝素有助于预防肺部和静脉的更多血栓形成。该药可直接注入静脉。有时应用链激酶或组织型纤溶酶原激动剂等溶栓剂有助于溶解肺脏的血栓。因为联合应用溶栓剂及抗凝剂有内出血的风险，医生将密切监测你的凝血功能。

栓子可损伤部分肺脏，但是患者几乎总是在预防血栓形成的治疗中康复。医生应用抗凝药预防更多的血栓形成，因此也减少另一次栓塞的风险。

如果栓塞严重，必须立即治疗，可能需要外科手术清除。如果患者在大面积肺栓塞后数天里能存活下来，就有长期康复的机会。若栓子的来源（主要是深静脉血栓形成）确定并得到有效治疗，那康复的概率就会更高。

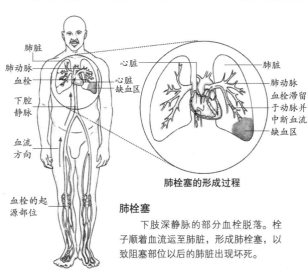

肺栓塞的形成过程

肺栓塞

下肢深静脉的部分血栓脱落。栓子顺着血流运至肺脏，形成肺栓塞，以致阻塞部位以后的肺脏出现坏死。

第二章
血液系统疾病

血液由两种基本成分组成，即血细胞和血浆（血细胞悬浮在其中的液体）。大部分血细胞为红细胞，它们将从肺部获取的氧气输送至身体的其他部位。红细胞内含的血红蛋白在肺内与氧气结合，当血液循环全身时，将氧气送至各个组织。红细胞也将组织产生的二氧化碳等废物带回肺，通过呼气排出而从体内清除。

血液中还含有几种不同类型的白细胞，白细胞的主要功能是抗感染。大部分白细胞为中性粒细胞，主要作用是包围和攻击细菌并将其清除。另一类白细胞为淋巴细胞，主要功能是发现存在于血液中的外来细胞，感染微生物和其他潜在有害物，并在体内发起针对这些有害物的免疫反应。血小板是一种细胞碎片，能使血液凝固。当血管受损后，血小板立即聚集到受损部位，启动凝血过程，覆盖伤处使血管愈合。存在于血浆中的蛋白质称为凝血因子，可帮助血小板形成血凝块。

中性粒细胞

淋巴细胞

白细胞

白细胞通过杀死细菌和产生各种抗体（对被人体识别的特殊细菌起杀灭作用的蛋白质）来保护机体免受感染。中性粒细胞和淋巴细胞是两种不同类型的白细胞。

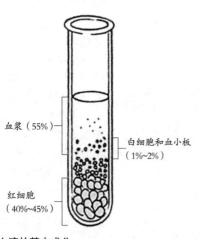

血浆（55%）

白细胞和血小板（1%~2%）

红细胞（40%~45%）

血液的基本成分

血液能被分割成几个独立的组成部分：血浆、红细胞、白细胞和血小板。血浆为棕黄色的液体，含有矿物质、抗体（抗感染的蛋白质）和凝血因子。

血小板

血小板是能使血液凝固的细胞碎片，血液凝固是伤口愈合所必需的过程。

红细胞

血液的40%~45%是由红细胞组成的。红细胞内有携带氧气至组织中的血红蛋白。

所有的血细胞均是在骨髓内产生的，骨髓是一种存在于骨腔内的软组织。淋巴细胞亦可由颈部、腋窝、腹股沟和身体其他部位的淋巴结产生。脾脏和淋巴结以及使它们相互联结的淋巴管一起构成淋巴系统，淋巴系统是机体免疫系统（身体天然的抗病机制）的重要组成部分。当红细胞和血小板有缺陷、受损或老化时，就被滤出血流，然后在脾脏和肝脏分解。

血细胞疾病的类型包括血红蛋白缺乏（引起贫血）、凝血疾病（引起出血，瘀斑或过度凝固），白细胞癌变（引起白血病和骨髓病如多发性骨髓瘤等）和淋巴系统疾病如淋巴瘤。

贫血

红细胞的主要成分是富含铁的血红蛋白，血红蛋白在肺内与氧气结合后，携带氧气通过血流将氧气输送至身体各组织。贫血是因身体产生的红细胞过少，或红细胞被破坏的速度太快超过了补偿的速度。在有些病例中是红细胞内的血红蛋白量缺乏所致。所有这些原因均可致血液中血红蛋白数量减少，从而使机体从肺内输送氧气以营养组织的能力下降，同时机体将组织所产生的废物二氧化碳运送至肺内处理的能力亦下降。

贫血可是暂时性或长期的，程度上可轻可重。贫血可因铁或其他营养物质缺乏所致，亦可因失血和因慢性或遗传性疾病引起。贫血还可能是服用某些药物或在治疗癌症时进行放射治疗和化学治疗所引起的并发症。

缺铁性贫血

铁是红细胞内携氧蛋白即血红蛋白的基本成分。健康人群中，来自衰老红细胞的铁贮存在体内，用于新生红细胞内血红蛋白的合成。正常从身体内丢失的少量铁可通过从富含铁的食物中吸收予以补充。富铁食物有瘦肉、绿叶蔬菜和全麦制品。如身体丢失的铁量超过身体所吸收的铁量，骨髓产生的红细胞就会不断变少、变小，继而发生贫血。缺铁性贫血通常不会危及生命，但可使机体抵抗其他疾病或损伤的能力降低。

身体缺铁可有多种可能的原因。多数缺铁性贫血患者体内的贮存铁因过度失血而耗竭。如女性可因月经明显增多而耗竭体内铁的供应，产生贫血，但月经正常的女性可维持足够的铁供应。肠道失血可能是消化系统疾病所致，常见的疾病有胃食管反流病（GERD）、消化性溃疡或十二指肠溃疡、息肉，或结肠癌。

一些人通过膳食所摄入的铁不足以补充其每天丢失的铁量，这种情况主要见于年幼儿童、孕妇和限制饮食者。有时，不管食物中的铁含量有多少，一些人的消化系统均不能吸收食物中的铁，这主要见于那些影响营养物质吸收的小肠疾病如乳糜泻，乳糜泻主要阻断麸质（一种存在于小麦、黑麦、燕麦或大麦等食物中的蛋白质）的吸收。

症状

缺铁性贫血的初始症状通常非常轻微，以至于常常被忽略。主要表现为皮肤异常苍白、虚弱、疲倦、眩晕或呼吸急促。当心脏通过加快心率泵出更多血液以代偿减少的红细胞时，一些人可能

585

还有心悸（自己感受到的心跳）。还有一些人可能有舌炎和舌疼痛、头痛、食欲差并及易于感染。部分贫血患者还可能出现不宁腿综合征，可能与腿部血液供应受损有关。不宁腿综合征的主要表现为患者不能使腿保持安静，有时腿部有麻刺感或蚁爬感。

诊断

如果患者有缺铁性贫血的症状，医生将进行体格检查并进行血液试验，以评估血液中红细胞的数量、大小和着色情况及红细胞中所含血红蛋白的量。缺铁的红细胞比正常红细胞体积小，颜色较苍白。医生也将进行一些试验以帮助确定是否有引起贫血的潜在疾病存在。多数情况下，医生可能需测定血液中铁蛋白水平，因为铁蛋白帮助机体贮存铁，血液中铁蛋白水平降低提示机体铁水平亦低。另外一些试验如检测血液中铁和维生素 B_{12} 水平及大便中是否带血有时也属必要。如大便带血，尚需进行其他检查如结肠镜以明确直肠和结肠有无病变。

有时医生推荐进行骨髓活检以评估体内铁贮备和确定贫血原因。骨髓活检是将空心针刺入骨中如髂骨后部，然后从骨内取出小块骨髓标本。骨髓活检前需先行局部麻醉。骨髓活检不但能证实或者排除缺铁，而且可帮助确定引起红细胞生成减少的其他原因，如药物毒性、铅中毒，或者多发性骨髓瘤、白血病或再生障碍性贫血等各种骨髓疾病。

治疗

医生通过补充丢失的铁和治疗引起机体铁缺乏的原发病以治疗缺铁性贫血。医生可能会要求患者服用铁剂数月

或更长时间（应根据医生的医嘱来服用铁剂，以避免消化不良或其他胃肠道症状）。铁剂可使大便变黑，这属于正常情况。如口服铁剂有困难，医生可使用肌肉或静脉注射用铁剂。在补充铁剂治疗几周后，缺铁性贫血通常能完全恢复。严重贫血者可能需输血治疗。

缺铁性贫血的预防

为降低患缺铁性贫血的危险性，每天应多吃富含铁的食物诸如瘦肉、鱼、家禽类、蛋类、整粒谷物类、深绿色多叶蔬菜、干豌豆和蚕豆、水果、干果。由于维生素 C 能使机体更易于吸收铁，因而也应多吃富含维生素 C 的食物，如柑橘、葡萄、草莓、西红柿、柿椒和花椰菜。

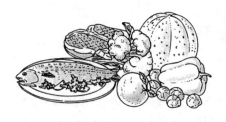

维生素缺乏性贫血

我们的身体需要补充足量的维生素 B_{12} 和叶酸才能产生富含血红蛋白的红细胞，后者将氧气输送给身体各组织。缺乏这些营养物质的膳食可导致维生素缺乏性贫血。维生素缺乏发展缓慢，常经数月或数年发展而致。

维生素 B_{12} 在维持神经系统正常功能和产生足量红细胞方面有重要作用。机体从食物如瘦肉、禽类、鱼和乳制品等中吸收维生素 B_{12}。维生素 B_{12} 缺乏损伤大脑、脊髓和外周神经。维生素 B_{12} 缺乏性贫血亦称恶性贫血，是最常见的

维生素缺乏性贫血，当机体不能吸收维生素 B_{12} 时就会发生。

健康人体的维生素 B_{12} 贮存在肝脏。假如人体出现不能吸收维生素 B_{12} 的情况，体内贮存的维生素 B_{12} 将逐渐消耗，从而导致维生素 B_{12} 缺乏性贫血。小肠是人体大部分营养物质吸收的部位，手术切除大部分小肠和各种消化系统疾病如克罗恩病，可影响人体对维生素 B_{12} 的吸收能力。恶性贫血对男性和女性的影响相同，很少在 40 岁前发病。如某人有患恶性贫血的近亲，则其同患此病的危险性增加。

叶酸缺乏性贫血通常是因膳食中维生素摄入不足所致，叶酸存在于绿叶蔬菜、麦、坚果和强化麦等食物中。由于身体内不能贮存大量的叶酸，因而在叶酸摄入不足仅数周后即可发生叶酸缺乏性贫血。

尽管叶酸缺乏性贫血常见于大量饮酒者、不能吃均衡膳食者（如老人）和孕妇（由于发育中的胎儿需要大量叶酸）。妊娠期发生叶酸缺乏性贫血可引起新生儿的脑和脊髓缺陷，即神经管缺陷。因此医生强调，所有可能怀孕的育龄妇女（自青春期开始）均应每天补充叶酸 400 毫克。乳糜泻患者，不管膳食中叶酸含量的多少，机体都不能吸收足够叶酸，因而患叶酸缺乏性贫血的危险性极大。

部分健康人对叶酸的需要量高于正常生理需求，因而需要摄入高于他人的叶酸量。长期使用某些药物也可引起叶酸缺乏性贫血，这些药物包括部分抗生素、免疫抑制剂、抗惊厥药或排钾的降压药。

症状

维生素 B12 缺乏性贫血和叶酸缺乏性贫血的主要症状是皮肤异常苍白，疲倦、呼吸急促和心悸（自己感受到的心跳），活动时尤其明显。这两种疾病都可能会让病人出现口腔或舌疼痛，以及蜡黄色皮肤。如果维生素 B_{12} 缺乏性贫血影响到脊髓时，病人可出现步行困难，不能维持身体平衡；并会感觉到手或足部连续麻刺感或寒冷感，或出现记忆丧失、意识错乱、抑郁。如你有上述任何症状，均应立即就诊。

诊断

如果患者有维生素缺乏性贫血的症状，医生将进行体格检查并进行血液试验以评估血液中红细胞的数量和形态。患维生素缺乏性贫血时，红细胞数量低于正常水平，但红细胞体积比正常红细胞体积大，且成熟较差。如你有贫血，医生也将进行一些其他试验以帮助确定引起贫血的潜在疾病。如你有患恶性贫血的近亲，亦需告诉医生。

治疗

胃肠道吸收维生素 B_{12} 的能力一旦丧失，即永远不能恢复。因此，恶性贫血和大部分其他形式的维生素 B_{12} 缺乏的治疗需终身注射维生素 B_{12}（可自己注射）。开始时，每天注射维生素 B_{12} 一次，最终仅需每月注射一次即可。步行或平衡异常需数月治疗方能好转，但如在开始治疗前此类症状已持续存在很长时间，则可能无法完全恢复。如果停用维生素 B_{12} 治疗，症状将逐渐再次出现。

对因膳食差、肠道不能吸收足够数量的维生素及生理需要量增加所致的叶酸缺乏性贫血，医生常予叶酸补充治疗。同时推荐改变个人饮食习惯，以保证每天摄入足够的叶酸。

预防维生素缺乏性贫血

预防维生素缺乏性贫血最有效的方法是保证均衡饮食，即膳食中应有富含维生素 B_{12}（如瘦肉、低脂或无脂奶制品、鸡蛋）和叶酸（如新鲜水果、橘子汁、新鲜绿叶蔬菜）的多种食物。同医生讨论服用维生素补充剂的问题。

因为吸烟能影响机体吸收维生素，增加发生维生素缺乏性贫血的危险，因而吸烟病人需戒烟。减少酒精的摄入量亦能增加机体吸收多种重要营养物质的能力。

镰状细胞病

镰状细胞病是一种威胁生命的遗传性溶血性贫血，主要是红细胞内的携氧蛋白即血红蛋白异常。从父母双方各遗传一个镰状细胞基因者就会患镰状细胞病。镰状细胞病患者红细胞内所含的缺陷血红蛋白使红细胞变成异常的镰形。仅从父亲或母亲遗传一个镰状细胞基因者具有镰状细胞特性，其红细胞内的血红蛋白一半正常，一半有缺陷。尽管他们不会发生镰状细胞病，但能将镰状细胞基因传递给后代。

患镰状细胞病时，异常的镰形红细胞脆性增高，很难通过体内最小的血管即毛细血管。这种有缺陷的细胞阻塞毛细血管，阻止血液（因而氧气）到达各个组织和器官，从而导致严重的组织和器官损伤。此外，异常红细胞在体内被破坏的速度超过机体的代偿速度，这种红细胞寿命的缩短引起了缺铁性贫血。

症状

镰状细胞病患者有各种贫血症状如

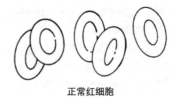

正常红细胞

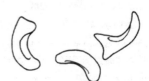

镰形红细胞

镰形红细胞

患镰状细胞病时，机体产生异常的镰形红细胞。正常红细胞为油炸圈饼样形状，健康红细胞流经血管时能畅行无阻，而镰形红细胞常阻塞毛细血管，使到达组织的氧气量明显减少。

虚弱、疲倦、呼吸急促和心悸。除了这些症状外，尚有头痛和黄疸（皮肤和眼白泛黄）。偶尔，当异常红细胞阻塞小血管，引起骨、关节或腹腔内组织坏死时，可发生镰状细胞危象。此时病人出现长骨和腹部剧烈疼痛，有时伴恶心和呕吐，也可能会出现发热和呼吸急促。

镰状细胞危象的发生频率因人而异。当病人有下列情况时最有可能发生，即感染、创伤和长期生活在寒冷气候中。由于镰状细胞危象可发生于麻醉和手术时，因而手术前必须注意采取措施加以预防。

器官缺乏充分的血液供应时可导致器官内部分组织坏死。血液循环差也可致腿部和踝部疼痛。神经系统受损可致中风。镰状细胞病老年患者可出现肺功能和肾功能损害。年轻的病人可能出现阴茎异常勃起，即阴茎持续勃起，通常伴有疼痛。

诊断

对有镰形细胞病症状的患者，医生将详细地了解其家族史，做体格检查，进行血液检验以检测异常血红蛋白，从而确定患者是否有镰状细胞病或镰状细胞特性。贫血、腹痛和骨痛，及恶心等症状常提示有镰状细胞病。在妊娠第10~12周时通过获得绒毛膜标本（CVS）或在妊娠后期通过羊水穿刺，可诊断胎儿是否患镰状细胞病。

治疗

由于镰状细胞病不能治愈，所以治疗主要集中在缓解症状和预防镰状细胞危象发生。镰状细胞危象发生时，常应用止痛药缓解疼痛，给氧以增加组织的氧供应，口服或静脉补液防止脱水。对成人镰状细胞病患者，医生可能会给予一种治疗肿瘤的药物即羟基脲治疗，以增加血液中血红蛋白F的数量，从而减少镰形红细胞的数量（血红蛋白F是胎儿血红蛋白，可保护红细胞不会镰变）。医生也可能给予叶酸以增加体内红细胞的产生，帮助补充已死亡和损伤的红细胞。其他治疗方法还包括输血、抗生素及外周血干细胞或骨髓移植，后者有极大的危险性。

镰状细胞病患者需尽可能维持良好的身体状况。定期到医院进行检查，即使轻微疾病如感冒和其他病毒感染，或轻微外伤，均应尽快积极治疗。作为预防措施，医生应对镰状细胞病患者进行抗流感和肺炎的免疫接种，对任何感染

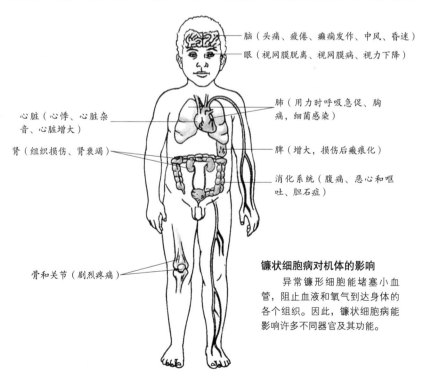

脑（头痛、疲倦、癫痫发作、中风、昏迷）

眼（视网膜脱离、视网膜病、视力下降）

肺（用力时呼吸急促、胸痛，细菌感染）

脾（增大，损伤后瘢痕化）

消化系统（腹痛、恶心和呕吐、胆石症）

心脏（心悸、心脏杂音、心脏增大）

肾（组织损伤、肾衰竭）

骨和关节（剧烈疼痛）

镰状细胞病对机体的影响

异常镰形细胞能堵塞小血管，阻止血液和氧气到达身体的各个组织。因此，镰状细胞病能影响许多不同器官及其功能。

输血

如果因为疾病或出血（特别是手术或严重外伤）使体内的血液水平降低，病人可能需输血以使血液恢复至健康水平。应根据情况输不同的血液成分：如果病人是贫血，应输由红细胞构成的血液；如果病人是出血（血小板减少），应输由能使血液凝固的血小板构成的血液。

血液供体

尽管研究人员不断寻找各种方法以人工制造化学合成的血液成分，但目前，志愿献血者仍是血液和各种血液成分的唯一来源。AIDS（艾滋病）的出现，突出表明了对血液供体进行血液传播的传染性病原微生物进行检测的重要性，这些病原微生物主要有HIV（艾滋病病毒）、乙型肝炎病毒、丙型肝炎病毒、疟疾原片和梅毒螺旋体。

在献血前，所有的血液供者均应进行血液检验以确定他们没有贫血。如血液检验正常，可用针从一处静脉中抽取大约473毫升的血液，这一过程是无痛和安全的，需10~20分钟。因为每个血液供者在献血时均使用新的无菌注射器，因而供者不会有接触HIV或其他致病微生物的危险。

自我献血亦称自体献血，是使用供者血液的一种替代方式。在已计划的手术前数周，病人捐出自己的血液。在这段时间内，病人的骨髓制造新的红细胞进行补充。捐出的血液贮存并根据需要在手术中或手术后使用。自体血液捐献避免了血液配型和感染传染病的危险等问题。定向捐献是指病人选择亲属或朋友作为供体，他们捐献的血液仅供该病人使用。

血型和配血

如供体和受体血型相合，输血是安全和有效的。血液可分为四种主要血：A型、B型、AB型和O型。大部分血型中，红细胞表面包被有称为抗原的特殊蛋白质，可以是A或B抗原。一个人的血细胞可有A或B抗原（A或B血型）、两种抗原（AB血型）或无抗原（O血型）。A抗原者血浆中有抗B抗原的抗体，而B抗原者的血浆中有抗A抗原的抗体，当不同血型的血液结合时产生反应。O型血者没有A或B抗原，不会同其他血液产生反应，因而O型血的人捐献的血液可用于任何其他血型的人而不会产生反应。AB型血的人能安全地接受A、B或O型血液。其他血型分型检查包括恒河猴（Rh）因子，用于确保供体和受体血型相配。

在每一袋血液上应标记供者的血型，以确保给病人输入的是血型相配的血液。每次输血前，应取供者和受者的少量血液在实验室进行配型以保证血液相配和输血的安全。

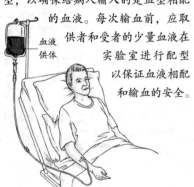

血液供体

进行输血

均应给予抗生素治疗。镰状细胞病患者在手术前常需输血，以替代掉大部分自身血液，从而降低镰变的危险性。镰状细胞病患者应避免爬山等高原活动，因高原地区空气中氧量减少可引起镰状细胞危象。

地中海贫血

地中海贫血是因遗传缺陷导致机体不能生成血红蛋白 A 的一组遗传性血液疾病。血红蛋白 A 是正常成人红细胞内的血红蛋白，而血红蛋白是血液内的携氧蛋白。血红蛋白 A 由四条蛋白链组成，即两条 α 蛋白链和两条 β 蛋白链，它使红细胞能携带氧气至身体各组织。地中海贫血是世界范围内最常见的血液疾病，地中海、中东、远东和非洲地区的大多数人均受此病影响。这种隐性遗传性疾病对人体的影响可轻可重，取决于特殊的遗传缺陷及病人的缺陷基因是来源于父母单方还是双方。

当地中海贫血是由于 α 蛋白产生缺陷而致时称 α-地中海贫血。因为父母各为子代提供 2 个 α 蛋白基因，一或两个基因缺陷时，另外两或三个健康基因可抵制缺陷基因的作用，因而此种形式的地中海贫血患者通常不甚严重。

重型 β-地中海贫血是地中海贫血的最严重形式，是因血红蛋白的 β 蛋白缺陷或完全缺乏所致。当儿童从父母各遗传一个缺陷的 β 基因时发生重型 β-地中海贫血，可引起严重贫血。而当儿童仅从父亲或母亲遗传一个缺陷的 β 基因时，此种情况称为地中海贫血特性，很少引起任何严重症状或健康问题。地中海贫血特性比重型 β-地中海贫血常见得多。两种形式的 β-地中海贫血均可有不同的严重程度，部分患者仍可有相对正常健康的生活。

症状

α-地中海贫血在亚洲人中较常见。α-地中海贫血使红细胞体积比正常小，但常不会产生任何症状。可能出现的各种症状主要有婴儿生长发育差、脾大、严重贫血和黄疸。地中海贫血儿童可有性发育延迟和骨骼畸形。如你的小孩有上述症状或体征，应立即到医院检查。

诊断

为了确诊地中海贫血，医生将进行血液检验以检测异常基因。如果你的家庭中有人患有这类疾病的任何一种（包括地中海贫血特性），你在准备怀孕时，应向遗传学专家进行遗传咨询以确定你将此基因遗传给小孩的危险性。在妊娠早期时通过获得绒毛膜标本（CVS）或在妊娠后期通过羊水穿刺可诊断胎儿是否患有地中海贫血。

治疗

患重型地中海贫血的儿童需定期输血来获得健康红细胞以缓解贫血症状。最好输注年轻的红细胞，因其存活时间比老红细胞长，故可减少所需输血的次数。然而反复输血最终将导致铁在体内沉积，影响肝脏和心脏。因此，地中海贫血患者需定期去铁。为排出体内过多的铁，可皮下注射排铁药去铁胺，该操作常在晚上进行，并根据血液内铁水平决定需要连续注射的天数。尽管干细胞移植治疗有极大的危险性，但对极严重的病例仍是需考虑的治疗方法。

溶血性贫血

溶血是指红细胞过早破坏的过程。当溶血发生时，机体通过产生新生红细胞以代偿破坏的红细胞。如果破坏的红细胞超过新产生的红细胞即可发生溶血性贫血。溶血性贫血有一定的遗传性，出生时就会发病；溶血性贫血也可以为后天获得性疾病。在应用某些药物或感染应激时，如果红细胞没有足够的特殊酶保护自身免受破坏就会发生遗传性溶血性贫血。镰状细胞病就属于遗传性溶血性贫血。

一类获得性溶血性贫血是因机体错误地产生了能破坏自身红细胞的抗体所引起的。正常情况下，脾脏作为免疫器官能从机体内清除有缺陷的、损伤的及衰老的红细胞。溶血性贫血时，脾脏也清除正常的红细胞。当机体对输入的红细胞产生抗体时亦会发生溶血。人工心脏瓣膜、异常血管壁或毒素损伤后的红细胞也会被破坏而发生溶血。尽管溶血性贫血很少是致死性的，但有些类型很难治疗。

症状

溶血性贫血的主要症状为疲倦、呼吸急促和心悸，尤其在体力活动时明显。皮肤会变得苍黄，尿液颜色可因含血液色素较正常时更深。如果红细胞在数年期间内过早破坏，患者通常会出现胆结石，这是红细胞破坏后的副产品胆红素积聚所致。

诊断

通过寻找红细胞损伤的副产品如胆红素等血液试验可确诊溶血性贫血。血液检验可提供有关红细胞形态的极有价值的信息，因为多种类型的溶血性贫血都会出现异常形态的红细胞。脾脏因需清除过多异常红细胞而增大。血液中也可检出各种抗体或异常血红蛋白类型如在镰形细胞病或地中海贫血中出现的异常血红蛋白。

治疗

脾切除是指通过外科手术去除脾脏，可用于治疗某些类型的溶血性贫血，如治疗因异常免疫反应引起的溶血性贫血和遗传性溶血性贫血，这是因为脾脏既能产生破坏红细胞的抗体，又是红细胞破坏的主要场所。然而医生经常使用的皮质激素类药物可避免切脾。糖皮质激素既能抑制脾脏产生抗红细胞抗体这种异常免疫反应，也能抑制脾脏和其他免疫器官对红细胞的异常破坏。医生也可能使用免疫抑制药物以使免疫系统产生的抗体减少，因为抗体可错误攻击和破坏红细胞。如溶血性贫血是因病人正在服用的某种药物引起，医生会让病人停用该药。

出血和青肿

血管损伤时会出血。血管内膜受损时血液渗入周围组织形成青肿。对大多数人来说，轻微出血无关紧要，因为机体的三种机制能迅速一起作用而止血。首先，邻近血管收缩降低损伤部位的血流；然后，血小板（使血液凝固的细胞碎片）聚集在受损血管周围，黏附到血管壁，并且相互间聚集形成血小板栓子；最后在损伤区域形成交联的纤维蛋白丝。血细胞陷于纤维蛋白筛中，形成血凝块封闭伤口，阻止出血。

在大部分异常出血性疾病（如血友病）中，有一种或多种正常止血机制异常，以致轻微损伤就能引起持久或严重的出血。大部分正常人的伤口出血可在5~10分钟内止住，但患血友病或其他出血性疾病的患者出血可持续数小时甚至数天。出血性疾病患者可出现内脏出血或关节出血，后者可致严重疼痛和关节损伤。

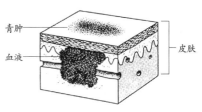

青肿

如血液从损伤的血管内膜渗入周围组织，则形成青肿。一旦血管内出血停止，白细胞中的单核细胞到达损伤部位，帮助破坏分解红细胞，使青肿恢复。

血 友 病

抗血友病球蛋白（因子Ⅷ）是血液充分凝固所必需的凝血因子。血友病是一种遗传性出血性疾病，是因机体不能产生足够数量的抗血友病球蛋白（因子Ⅷ）所致。该病常为男性发病，但由携带致病基因的女性遗传给下一代。约75%的血友病患者有家族史，其余25%的患者是该家族中第一个血友病患者，通常是其母亲基因突变（自发改变）的结果。

有效的治疗已大大降低了血友病的致残率和死亡率。然而，严重创伤可威胁血友病患者的生命，必须注意避免。

症状

尽管偶有患血友病的男婴在行包皮环切术后会长时间出血，但多数血友病的出血症状常在儿童能活动后才会明显表现出来。儿童爬行时膝和肘处出现青肿，跌倒后内出血可致深而大的青肿，并常引起手臂或腿部疼痛和肿胀，持续数天或数周。关节反复出血导致瘢痕组织形成，最终使关节僵直，限制了儿童的运动和灵活性。血友病患者的出血严重程度有很大差异。如你的儿子有血友病的症状，或者你是一位平常容易出现瘀斑的成年男性，应尽快到医院检查。

诊断

如你有出血性疾病的症状，为了做出正确诊断，医生可能推荐你到血液病医师（专长于治疗血液病的医生）处就诊。血液病医师会了解你个人及家庭的健康状况（明确你的近亲中是否有出血性疾病），进行体格检查，并进行血液检验测定血液中凝血因子的数量，评估凝血因子是否能正常发挥凝血作用。

因为血友病常为遗传所得，有该病家族史且计划生小孩的女性在怀孕前应进行遗传咨询。血液检验能确定女性是否携带缺陷基因。在妊娠期，通过绒毛膜取样（CVS）或羊水穿刺等诊断试验可确定胎儿是否患血友病，从而使医生为儿童可能接受的治疗做出计划。

治疗

如果你患有血友病，除非是轻型的，否则医生将建议你避免参加各种可能引起损伤的活动，包括所有需身体接触的运动，转而推荐散步、慢跑或游泳作为替代运动方式。医生也将要求你不要服用阿司匹林、含阿司匹林的各种药物，或任何非甾体类抗炎药，因为这些药物使发生难以控制出血的危险性增加。同样，在进行任何手术（包括牙科治疗）前应采取一些特殊的措施如注射因子Ⅷ（血友病时缺乏的凝血物质）以预防难以控制的出血。对轻型血友病患者，激素类药物如加压素可暂时提高因子Ⅷ的水平。

血友病的预防性治疗包括定期注射因子Ⅷ，可指导患者学习自己注射。外伤后出现的任何出血或瘀斑可通过注射因子Ⅷ而止血，这可能需短期住院。因现在使用的遗传工程技术生产的因子Ⅷ避免了感染 HIV 和其他微生物的危险性，而所有来自供体的血液均进行了 HIV、肝炎和其他致病微生物的筛查，所以因子Ⅷ输入治疗是安全的。

如你或你的孩子患有血友病，医院可能会给你一张提示你有患血友病的卡片。任何时候都应将卡片带在身上，以便紧急情况下，医务人员知道你需要何种治疗。

血管性血友病

血管性血友病也称为冯·维勒布兰德病（von Willebrand's disease），是最常见的遗传性出血性疾病。此病患者体内有一种蛋白质即冯·维勒布兰德因子（简称 vWF 因子）缺乏或减少，而 vWF 因子能帮助血小板发挥正常止血功能。当血管性血友病患者被割伤或出现外伤时，血液不能正常凝固以便损伤的血管愈合。在有外伤或手术时，血管性血友病患者可出现严重出血。

尽管人们对血友病的了解很多，但血管性血友病比血友病更为多见。该病缺陷的基因可遗传自父亲或母亲。与血友病主要影响男性不同，血管性血友病的发病率男女相同。就对健康的影响来说，血管性血友病对女性的影响远大于男性，因为该病的主要症状之一为月经增多，这常被误诊为妇科疾病而非出血性疾病，从而造成治疗延误。

症状

血管性血友病的症状通常在儿童期出现（自儿童活动开始），随年龄增大可减轻。患者易出现青肿、反复鼻出血，以及刷牙后或常规牙科治疗时牙龈严重出血。偶尔，也可能在外伤后发生颅内出血，可危及生命。

女性患者有月经量增多，经期延长，可持续数周或数月不止。这种不间断的出血可引起严重贫血，并影响女性怀孕或怀孕后足月生产，还可能增加分娩后随即发生严重出血的危险性。

诊断

如你有出血性疾病的症状，为做出正确诊断，医生可能推荐你到血液病医师处就诊。在进行体格检查和获得详细的病史后，血液病医师会了解你近亲中是否有任何出血情况，然后进行血液检验以检测血小板功能、凝血因子功能和血液中某些凝血因子的水平。这些试验非常敏感，但有多种因素可干扰试验的准确性，如月经周期、服用抗血液凝固的阿司匹林或其他非甾体类抗炎药、运动、应激和寒冷环境等。因此，在医生做出诊断前可能需反复进行检查。

治疗

血管性血友病没有治愈方法。轻度病例除了掌握常规急救知识外，无须治疗。例如，患者应知道如何应用手指加压帮助伤口止血。对于中度或重度出血患者，血液病医师可能会为患者开一种激素类药物，叫作加压素，它可刺激机体释放 vWF 因子。这种激素可采用注射或鼻腔喷雾给药。对加压素治疗无效的患者需输入浓缩的凝血因子（含有vWF）即冷凝蛋白进行治疗。

口服避孕药对月经期经量大的女性患者有效。与避孕药相同的激素亦可通过涂抹在皮肤或以贴片的形式使用。妊娠通常能减轻这种出血性疾病的症状，但原因尚不清楚。然而，分娩后即刻出血的危险性会显著增加。

患有此病的儿童需通过限制或避免身体接触性运动以减少外伤的危险性。重型儿童患者在多种体力活动中都需要戴头盔以加以保护。

如果你已知道自己携带有血管性血友病基因，或者你有一个患有此病的孩子，应进行遗传咨询。

血小板减少

血小板减少是由于血小板被破坏或产生不足所致。患上此病后因血液中血小板含量太少，从而容易引起患者在受伤后长时间出血。

血小板减少有多种原因。比如服用某些药物或因癌症接受放疗或化疗时机体产生血小板的能力受到抑制。患有霍奇金病或系统性红斑狼疮者，可因血小板被破坏而发生血小板减少。血小板减少也可能是白血病的结果，因为癌性白细胞能排挤正常产血小板的细胞。

当免疫器官脾脏在无明确原因情况下产生能错误攻击血小板的抗体时即可发生急性特发性血小板减少性紫癜（ITP）。发生 ITP 时，健康的血小板受损，并很快被脾脏从血液中清除。

当患者因手术或因其他血液疾病导致异常出血，需在短时间内大量输血时，可导致稀释性血小板减少，此时血液中血小板的相对数量明显减少。

症状

血小板减少的主要症状为由皮肤出血所致的细小红疹和暗红色斑块。红疹可见于身体多个部位，但以腿部和受刺激的皮肤部位常见。患者可有经常鼻出血和易于出现皮肤青肿。如血小板数量极低，则损伤后可出现长时间的外表或内脏出血。如你有暗红色皮疹或有任何异常出血，应立即就诊。

诊断

如果你有血小板减少的症状，医生将会询问你最近的用药情况，并进行血液检验测定血小板数量，确定血小板减少是否为其他疾病所致。也可能需进行骨髓标本的显微镜检查以评估血小板的产生情况。

治疗

为治疗血小板减少，医生可能要求病人停用正在使用的全部药物，因为对于易感病人，几乎所有的药物均可能引发该病。如果免疫系统产生异常抗体是血小板减少的原因，则需应用皮质激素类药物以抑制对血小板有破坏作用的抗体的生成，由此增加血小板数量。皮质激素类药物也能抑制脾脏对血小板的异常破坏作用。多数病人经此治疗后，几周内血小板数量就可恢复正常或增高。

如皮质激素类药物治疗无效，医生可能建议行脾切除治疗，即通过外科手术切除脾脏。切除脾脏可使血小板在血液中循环时间更长。如果脾脏切除后仍无效，则需应用大剂量免疫球蛋白（健康供体的混合抗体），在数小时内经静脉输入，亦可采用免疫抑制剂或化疗药物治疗。所有治疗的目的均是抑制免疫系统，阻止其产生对血小板有破坏作用的抗体，从而使血小板的存活时间延长。

如果病人血小板减少是因异常凝集或骨髓血小板产生不足所致，应根据引起血小板减少的原发病的类型和严重程度确定治疗方法。

白血病

白血病是白细胞癌。正常情况下，作为细胞生长和死亡的自然周期中的一分子，体内白细胞生成的数目与死亡的白细胞数是相同的，这一过程使机体内白细胞总数保持恒定。发生白血病时，异常白细胞增殖的速度加快，而且这种癌变细胞的生存期通常比正常细胞更长，也就是说应当死亡时未死亡。结果异常白血病细胞逐渐或迅速增多，在整个身体内过度积聚，干扰各个器官的正常功能。另外，由于白血病细胞为异常白细胞，因此它们也不能像正常白细胞那样从身体内有效清除细菌等感染源。根据病变的白细胞类型可将白血病分为两种：髓细胞性白血病和淋巴细胞性白血病。髓细胞性白血病是指癌变白细胞来源于粒细胞，而淋巴性细胞白血病的癌变细胞来源于淋巴细胞。两种白血病均有急性（短时间起病且严重）或慢性（长期持续存在）两种形式。

急性髓细胞性白血病

急性髓细胞性白血病（AML）是产生粒细胞的髓系干细胞基因突变所引起的白血病，粒细胞是骨髓所产生的白细胞中的一种（所有不同类型的血细胞均是在骨髓中产生的）。结果产生的异常细胞（称为胚细胞）不能正常分化成熟，但能增殖，并较正常细胞生存时间长。随着这些骨髓白血病细胞数量的逐渐增加，它们填塞或充满了骨髓，阻止正常白细胞、红细胞和血小板的产生。

骨髓白血病细胞数量不断增多后常溢出进入血流，并侵犯各个器官和组织，特别是脾脏和肝脏，使器官肿大。如果 AML 未得到及时治疗，可迅速致死，有时仅在几周内就能致病人死亡。该型白血病的主要并发症是严重感染和出血。不过，现代治疗技术可使多达 40%~50% 的 AML 患者获得治愈，能否治愈主要取决于病人的年龄和所患白血病类型的特殊生物学特点。

症状

AML 最常见的症状为疲倦、反复感染、发热、唇和口腔疼痛，以及容易出现皮肤青肿和出血。该病常突然发生，在 1~2 周内症状就变得非常明显。在少数病例中，症状在 2 个月左右逐渐出现。如你有任何这类症状，应立即就诊。

诊断

如医生怀疑病人患有 AML，将首先进行体格检查，并推荐病人进行血液检验和骨髓穿刺检查。骨髓穿刺检查是指通过用针穿刺骨髓抽取骨髓细胞标本，然而在显微镜下检查确定有无白血病细胞。

治疗

如果病人被确诊患有 AML，医生会立即安排病人住院。由于此类白血病治疗复杂而且困难，因而通常由肿瘤医师或血液病医师进行治疗。住院治疗期间必要时会输入红细胞和血小板，输血小板的主要目的是防止出血。如果治疗期间出现发热或其他感染迹象，医生将检查感染源，然后通过静脉给予抗生素以控制感染。

AML 治疗的第一阶段是化疗，以尽量杀死癌细胞。通过几周的化疗，身体可恢复正常。50%~80% 的病人通过化疗可获得完全缓解，这主要取决于诊断时病人的年龄。然而，如果在第一阶段化疗结束后就停止治疗，白血病会很快复发，缓解期通常很短。在白血病缓解后可采用不同治疗方法进行治疗，如其他化疗方案或大剂量化疗后行造血干细胞移植治疗等，这主要根据病人的年龄及所患白血病的特殊生物学特点来决定。缓解后治疗能明显延长患者的寿命。

急性淋巴细胞性白血病

急性淋巴细胞性白血病（ALL）的特点是血液和骨髓中对抗感染的白细胞即淋巴细胞过度增加。淋巴细胞来源于骨髓和其他淋巴系统器官。发生 ALL 时，未成熟的淋巴细胞即淋巴母细胞不能像正常时一样发育成熟为具有抗感染功能的白细胞。过度增加的未成熟淋巴细胞可在血液、骨髓和淋巴组织中聚集。如果这些癌变的细胞排挤掉其他正常血细胞，如能携带氧气的红细胞和使血液凝固的血小板，则骨髓不能产生人体必需的足够数量的正常血细胞，红细胞缺乏时引起贫血，血小板减少时导致易出血和青肿。

癌性淋巴细胞还能转移至其他器官，包括脑和脊髓。ALL 主要发生于儿童和年轻成人，疾病进展迅速。ALL 的预后取决于病人的年龄、全身健康状况、显微镜下白血病细胞的特点及对治疗的反应情况。

症状

ALL 的早期症状与流感和感冒相似，主要有发热、虚弱、疲倦、骨或关节疼痛及淋巴结增大。如果你有此类症状并持续超过 2~3 周，应立即就诊。

诊断

由于 ALL 的早期症状与流感相似，因而有时不易诊断。如症状持续，医生可能进行血液检验以确定血液中各种类型白细胞的数量。如果结果异常，需进

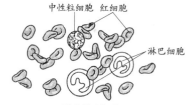

健康的血细胞

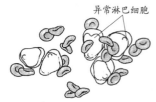

白血病时的血细胞

白血病

发生淋巴细胞白血病时，基因突变使白细胞中的淋巴细胞出现异常。这些异常的淋巴细胞缺乏正常淋巴细胞的抗感染功能，但增殖能力变强，且存活时间比正常淋巴细胞更长，因而可排挤骨髓中的正常健康细胞，并损伤全身各个器官的正常功能。

一步行骨髓检查，即通过插入骨髓腔的穿刺针抽取少量骨髓液，在显微镜下观察细胞变化情况。医生还可能进行腰椎穿刺检查，即用穿刺针在背部脊髓下端穿入，抽取少量脑脊液，在显微镜下观察确定其内有无癌变细胞。这些检查结果能帮助医生确定白血病类型和最佳治疗方案。

治疗

化疗是 ALL 的标准治疗方法。化疗药物可通过口服、静脉或肌肉注射，或通过穿入脑或背部脊髓的穿刺针直接注入脑脊液（预防癌细胞播散进入脑脊液）等方式给予。如果癌细胞已扩散至脑脊液，尚需对病人脑部加行放疗或化疗。当白血病缓解，病人无任何白血病的症状后，需再给予数年的化疗以消灭体内所有残留的癌细胞，防止白血病复发。如果白血病复发，可以加入有关干细胞移植治疗的临床试验。对部分 ALL 病例，推荐使用干细胞移植作为第一次完全缓解后的治疗。

慢性髓细胞性白血病

慢性髓细胞性白血病（CML）是因骨髓内产生粒细胞的骨髓细胞基因突变所致。由于这种遗传改变，血液中粒细胞数量显著增多，通常是正常水平的20~40倍。CML 初次治疗时效果很好。在疾病早期进行干细胞移植可防止慢性髓细胞性白血病发展为高度恶性且具致死性的急性白血病，从而延长寿命。

症状

CML 患者在接受诊断时通常有各种不同的症状，如感觉不适、食欲差或体重减轻，还有发热和夜间多汗。此外，如果脾脏因白血病细胞积聚增大时，常有左上腹饱胀感。骨髓中粒细胞显著增多可影响干细胞产生正常红细胞和血小板的能力，从而导致贫血和易于出血。

诊断

如果你有血液疾病的症状，医生会建议你进行一些血液检验以帮助排除 CML 或确定是否需做进一步检查。为确诊 CML，医生会要求你接受骨髓穿刺和活检检查，以便通过注射器和穿刺针取得少量骨髓标本进行显微镜检查。

治疗

除非进行移植治疗，大部分 CML 病人可在门诊接受治疗。最初治疗通常是使用抗癌药物以恢复骨髓产生正常细胞的能力，并消除各种症状。最近数年来，随着先使用极大剂量化疗然后用来自相匹配的供体（常为同胞亲兄弟姊妹）的干细胞进行移植这种治疗方法的介入，CML 患者的预后得到了极大的改善。部分病人应用 α - 干扰素（基因工程制造的能激发免疫反应的一种蛋白质）治疗亦能改进预后。另外，也可口服甲磺酸伊马替尼（抗癌新药），它是酪氨酸激酶抑制剂，主要通过阻断 CML 中使细胞癌变和扩增的特殊激酶而发挥治疗作用。在多数情况下，这些疗法都可以让病人获得完全缓解，延长寿命。

慢性淋巴细胞白血病

慢性淋巴细胞白血病（CLL）是淋巴细胞（抗感染的白细胞）发生了癌变。癌变的血细胞不是以正常的周期成熟和死亡，而是不断增殖，并且存活时间长于正常生存的时间。白血病细胞逐渐排挤掉淋巴结和骨髓中的健康白细胞，从而降低免疫系统抗感染的能力。过多的白血病细胞进入血流，并通过血流进入淋巴结、脾脏、肝脏和身体其他部位。随着骨髓白血病细胞数的增多，其对骨髓产生新的正常血细胞的影响不断增加。正常新生血细胞的减少导致各种问题，如贫血、易于感染和出血等。

干细胞和骨髓移植

如果有完全相合的供体，在大剂量化疗后进行外周血干细胞移植或骨髓移植可使一些癌症和其他疾病患者获得治愈机会。骨髓是存在于人体一些较大骨头内的海绵样组织，其内含有能制造人体所需各种类型血细胞的干细胞。移植的干细胞可来自病人自身或来自完全相合的供体。异基因供体以同胞供体相配最好，但骨髓登记处通常能找到与患者完全相配的无血缘关系的供体。

干细胞移植

在进行异基因干细胞移植时，需先行干细胞采集术从供者血液中采集干细胞。采集时供者血液通过静脉穿刺引出，并进入收集血液中干细胞的专用机器中，干细胞被采集后剩下的血液通过另一静脉通道再被返回到供者体内。此外，也可在供者全麻后，直接从骨髓中采集干细胞。

患者在接受已采集的干细胞（自身的或者供者的）前，需给予大剂量化疗，有时需联合放疗，以杀灭体内的所有癌细胞。

骨髓移植

骨髓移植是用健康骨髓替代病变的骨髓。使用完全相合的供体骨髓行异基因骨髓移植时，首先要应用大剂量化疗，有时还需联合放疗，以清除病人身体内的全部自身骨髓。然后，将已采集的健康骨髓通过穿刺建立的静脉通道输入病人体内，代替已被破坏的自身骨髓。

自体骨髓移植时，先抽取病人的部分骨髓并以强效化疗药物杀灭其内的癌细胞后再冷冻保存。在给病人给予大剂量化疗以清除体内全部剩余的骨髓后，将冷冻保存并已处理的自身骨髓融化，从已建立的静脉通道输入病人体内，代替已被破坏和癌变的骨髓。

在干细胞移植或骨髓移植后

在进行干细胞或骨髓移植或强化疗后，病人体内实际上已没有白细胞，因而失去了抗感染能力。因此，病人应住在无菌环境中以避免可能的感染。当移植的外周血干细胞或骨髓开始产生足够数量的白细胞时，机体的免疫系统就获得了部分抗感染能力，病人亦无须在无菌环境中隔离。移植期间，可能需给病人注射生长因子类药物以刺激健康血细胞的生长。

在干细胞或骨髓移植或大剂量化疗后，有时可因感染或严重出血致病人死亡。在进行异基因移植时，如果供体细胞将受者组织作为异物识别并进行攻击就会引起并发症，这叫作移植物抗宿主反应。为了防止出现移植物抗宿主反应，病人在移植后常需服用免疫抑制剂数月或更长时间。

症状

CLL 最初常无症状，通常是因其他原因而进行血液检验时被发现的。该型白血病的首发症状可能是颈部、腋窝或腹股沟淋巴结增大，或因脾脏肿大所致的左上腹饱胀感。有时，首发表现可是因贫血或感染引起的相关症状。一些 CLL 患者感到全身不适、无食欲、体重减轻、发热，或夜汗。如果你有上述任何症状，应立即就诊。

诊断

如果医生认为你可能患有 CLL 时，将会对你进行相应检查并推荐你进行血液检验。如血液检验发现有异常细胞，需进一步行骨髓穿刺和活检检查，以确定白血病类型。骨髓穿刺和活检是通过穿刺针从身体较大的骨头如髂骨中抽取少量的骨髓标本，然后在显微镜下进行检查。

治疗

如果患者的 CLL 为早期，可能无须任何治疗。医生会建议你定期检查以监测白血病的进展情况，同时每年接种一次流感疫苗，每 5 年接种一次肺炎疫苗。然而，一旦病人出现下列症状如淋巴结、脾脏或肝脏明显增大；贫血；血小板数降低；发热和体重减轻等时，就需要开始进行治疗。

医生将首先应用抗癌药物进行治疗，这些药物能有效地去除或减轻 CLL 所致的多数症状，增大的淋巴结和脾脏会缩小，降低的正常血细胞数会增高，各种症状会消失。如该种药物无效或经一段时间治疗后不再有效，可能需用其他化疗药物联合或（和）糖皮质激素

（帮助减轻炎症反应）联合治疗，这些药物对这一阶段的 CLL 通常是有效的。

许多 CLL 患者无须治疗能生存数年。当必须治疗时，通常能使病人保持几年相当健康的生活。多数 CLL 患者的寿命与正常人无异，最终可能会因其他原因而死亡。

淋巴瘤

淋巴瘤是淋巴结（免疫系统器官之一）的癌症，是因抗感染的淋巴细胞的遗传改变所致。有时，淋巴瘤也可发生在免疫功能减低的病人如感染 HIV 或患 AIDS 者，或移植后正在接受免疫抑制药物抗排斥者。病毒可能是这些病人的患病原因。

非霍奇金淋巴瘤

非霍奇金淋巴瘤是极具多样性的一组癌症。对于生长缓慢型的非霍奇金淋巴瘤，疾病可能数年都无须治疗，甚至可能在一段时间内自行消退。对于快速生长的侵袭型非霍奇金淋巴瘤，它可迅速置人于死地，因而应立即治疗。

症状

非霍奇金淋巴瘤的首发症状为淋巴结增大，可出现在身体的任何部位，但常最累及颈部、腋窝或腹股沟。其他可能症状包括感觉全身乏力、无食欲、不明原因的体重减轻、发热或夜汗。如果你有无明显原因的淋巴结增大或肿块并持续了 2 周以上，应立即就诊。

诊断

如果淋巴结增大不是由常见的感染如感冒所引起的，医生可能建议患者进行血液检验和淋巴结活检。血液检验和活检结果通常能帮助确定患者是否为淋巴瘤，并明确淋巴瘤的类型。

治疗

非霍奇金淋巴瘤的治疗取决于淋巴瘤的病理类型和累及身体的范围。医生为确定患者淋巴瘤的累及范围，需进行影像学检查如 CT、MRI、镓扫描或 PET 扫描，也可能还需行骨髓穿刺和活检。

化疗是非霍奇金淋巴瘤的标准治疗方法，可促进疾病缓解并能使部分病人获得痊愈。对标准剂量的化疗无效的患者，大剂量化疗和干细胞移植治疗可拯救生命。

霍奇金病

霍奇金病是起源于白细胞的癌症。可发生在单一淋巴结，一组淋巴结或淋巴系统的其他部位如骨髓或脾脏。霍奇金病在青春期和年轻成人及 50 岁以上人群中常见。

症状

霍奇金病的主要症状为持续的淋巴结增大，常位于颈部、腋窝或腹股沟。其他症状还有发热、盗汗、疲倦、虚弱、体重减轻和皮肤瘙痒。如果你有任何不能解释的淋巴结增大，应立即就诊。霍奇金病早期治疗后效果很好。

诊断

如果病人有霍奇金病的主要症状，

医生会取病人的血液标本并切除一个增大的淋巴结进行检查。如果这些检查确诊病人患有霍奇金病，尚需进行其他检查以确定肿瘤的范围。

治疗

如果确诊病人患有霍奇金病，治疗方案取决于霍奇金病的病理类型和各种诊断试验的结果。放疗常用于治疗早期霍奇金病，对年轻患者的某些病理类型，成功率超过 90%。然而对大部分不同分期的患者，多数医生推荐采用联合化疗。偶尔采用化疗和放疗联合治疗。

如果癌症诊断时已为晚期需采用联合化疗，联合化疗可治愈大多数霍奇金病。有时在化疗后再加用放疗以清除特殊部位的病灶。全部疗程常需 6 个月。对治疗后复发或对其他治疗完全无反应的霍奇金病患者，可进行大剂量化疗和干细胞移植治疗。治疗结束后，病人还需在数年间定期进行检查，以确定有无疾病复发及监测放、化疗后可能出现的长期并发症如心脏病、甲状腺疾病、肺癌或乳腺癌。

骨髓疾病

位于骨腔内的骨髓是有丰富血液供应的功能活跃的组织。骨髓内的干细胞能制造出身体内所有不同类型的血细胞，包括携带氧气的红细胞、使血液凝固的血小板和抗感染的白细胞。流经骨髓的血液将新产生的血细胞带入血流。在成人，能产生血细胞的功能活跃的骨髓组织仅见于躯干的骨骼，而手和腿部骨骼内的骨髓均为无功能的脂肪，通常已不能产生血细胞，但当机体需要时仍可转变为产血细胞的有功能骨髓。在年轻儿童，身体全部骨髓均为功能活跃的能产生血细胞的骨髓。骨髓疾病如红细胞增多症和增生障碍性贫血可影响所有类型的血细胞，而多发性骨髓瘤和粒细胞缺乏症则仅影响一种血细胞。

多发性骨髓瘤

多发性骨髓瘤是影响浆细胞的一种癌症。浆细胞是存在于血液和骨髓中的一种白细胞，能产生抗感染的蛋白质即抗体。正常情况下，浆细胞仅占骨髓细胞中的一小部分，当浆细胞发生遗传改变而过度扩增时即可导致浆细胞癌症，即多发性骨髓瘤。骨髓内浆细胞过度增多能阻止红细胞的产生，从而导致贫血。癌变的浆细胞产生的抗体可在肾内积聚并损伤肾脏。癌变的浆细胞在体内的积聚抑制了健康浆细胞产生正常抗感染抗体的能力。浆细胞增多还可导致疼痛性骨破坏。

多发性骨髓瘤约占全部血液癌症中的10%。该癌症大部分发生于50岁以上人群，男性比女性略为多见，黑人比其他种族人常见。

症状

多发性骨髓瘤最常见的症状是骨痛，特别是脊柱骨更为明显。其他症状可有虚弱、疲倦、血钙水平增高（骨丢失所致）及易于感染，感染有时甚至极其严重。也可能有肾功能衰竭的症状。如果你有任何这些症状，应立即就诊，尤其是年龄超过50岁并有骨痛，特别是背部骨痛者，更应及时就诊。随着疾病

的发展可发生慢性肾衰竭。

诊断

如果医生怀疑病人为多发性骨髓瘤，将会对患者进行血液和尿液的实验室检查及骨骼X线检查。

治疗

在多发性骨髓瘤的早期，如果病人无贫血等任何并发症，无须治疗。由于患者对感染的抵抗力低，如有任何感染症状，医生会给予抗生素治疗。如疾病已为晚期并有许多症状，此时需给予化疗或糖皮质激素、沙利度胺或其新型衍生物等治疗，具体治疗取决于病人年龄和癌症分期。应用传统化疗方案不能治愈多发性骨髓瘤，但部分病例，通过同胞捐献的干细胞进行移植治疗可显著延长寿命和获得治愈。

如果病人有骨破坏，医生会应用药物促进骨组织修复，防止更多骨破坏和减轻骨痛。外科手术和放疗可帮助治疗骨折。如果有贫血，可应用促红细胞生成素以促进红细胞的产生。

红细胞增多症

正常情况下身体能调节骨髓造血细胞的数量，使骨髓产生的血细胞数与正常自然衰老死亡的血细胞数相平衡。发生红细胞增多症后，这种调控机制发生错误，骨髓产生的血细胞数远远超过机体所需要的血细胞数。

红细胞增多症有两种主要类型，即真性红细胞增多症和继发性红细胞增多症。真性红细胞增多症为较严重的类型，是红细胞、粒细胞和血小板的生成

过度。尽管真性红细胞增多症不能治愈，但通过治疗后多数病人的症状可缓解数年，生存多年。真性红细胞增多症可能的并发症有心脏病发作、中风、深静脉血栓、肺栓塞、外周动脉血栓、出血、痛风和急性髓细胞性白血病。

与真性红细胞增多症不同，继发性红细胞增多症不是因癌变后细胞过度产生所引起的，而是因潜在的其他疾病如严重肺病及某些先天性心脏病所引起，或是由高原生活、抽烟等引起。所有这些原因的共同特点是组织的氧供应减少，作为对组织需要更多氧这一信号的反应，骨髓会产生更多能运送氧的红细胞。继发性红细胞增多症还可因肾、脑或肝脏的非癌性或癌性肿瘤所引起。治疗继发性红细胞增多症主要是查明原发病并给予相应治疗。

症状

真性红细胞增多症最常见的症状为反复发作性头痛、头晕、视物模糊、头部胀痛感和面色发红。也可有严重瘙痒，而且当热水浴后更加明显。真性红细胞增多症也可引起脾脏肿大，医生进行体格检查时能触摸到。继发性红细胞增多症能引起头痛、疲倦和血压升高。

诊断

为诊断红细胞增多症，医生需进行体格检查并做血液检验以测定血液中红细胞数量、比较红细胞和血浆的相对含量。测定促红细胞生成素水平可帮助诊断。必要时还应行骨髓穿刺和活检以排除其他疾病。

治疗

如果被确诊为真性红细胞增多症，病人可在门诊进行治疗。治疗的首要目的是降低血液中的红细胞数，从而降低血液的黏稠度，减少血液栓塞或血液淤积从而阻断血流的危险性。可定期从前臂静脉中放约473毫升的血，放血的频率主要根据健康状态时红细胞生存时间确定。

有时需用药物控制红细胞的过度产生，常使用口服药，根据它们控制红细胞产生的能力，需持续治疗数月至数年。偶尔，医生会注射放射性磷以减少血液中的红细胞数。药物治疗通常仅用于不能接受定期放血治疗或单纯放血治疗不能有效控制红细胞在正常范围的病人。

再生障碍性贫血

再生障碍性贫血是指骨髓产生血细胞的能力降低，造成血液中血细胞总数逐渐或突然减少。大部分再生障碍性贫血病人没有明确的病因，有些可追问到曾有放射线接触史，或有毒物质如苯的接触史，或服用特殊药物史。现在认为，许多病例是因为体内免疫反应过于活跃，从而抑制了骨髓产生血细胞的能力所致。该病可自行恢复或治疗后恢复，但也可发生进行性骨髓衰竭，使病情加重。

症状

再生障碍性贫血的主要症状包括三方面，即红细胞生成减少引起缺铁性贫血样症状，具有抗感染功能的粒细胞生成减少使病人易于感染，及血小板生成减少引起的出血，如皮肤易青肿、红斑，及鼻、口腔或其他部位出血。出血可能非常严重，甚至危及生命。如果你有任何上述症状，应立即就诊。

诊断

如果病人有再生障碍性贫血的症状，医生可能会进行血液检验。如果结果显示为再生障碍性贫血，需进一步行骨髓穿刺和活检检查，即通过穿刺针抽取少量骨髓标本在显微镜下进行检查。骨髓活检常能帮助医生确诊。

治疗

如果病人的再生障碍性贫血是因其他疾病服用药物所引起的，应立即停用该药，改用其他药物替代。如果工作场所或家庭中仍有继续接触毒性物质的可能，则需从环境中清除有毒物质，有时甚至需换工作或搬新家。

医生可能会对症治疗，通过输血治疗贫血和出血，静脉应用抗生素治疗感染。如几周内病情未改善，医生会给予刺激骨髓产生血细胞的药物。基因工程生产的粒细胞刺激因子可帮助刺激血细胞的生成。如果这类治疗仍不能刺激骨髓内血细胞的正常生成，医生将进一步给予抗胸腺细胞球蛋白和环孢素治疗，以提高患者的血细胞生成水平。

此外，如果病人其他方面健康，且有完全相配的同胞供体，医生可能会考虑进行干细胞移植治疗。干细胞通过静脉输入后回到骨髓，然后开始产生血细胞。

粒细胞减少和粒细胞缺乏症

中性粒细胞和粒细胞都属于白细胞，是身体抵抗感染的第一道防御线。正常情况下，中性粒细胞在骨髓中产生，然后被释放到血流中。中性白细胞减少是指骨髓不能产生足够的中性粒细胞。粒细胞缺乏则是指骨髓完全失去了产生粒细胞的能力，根本不能产生任何粒细胞。由此引起的中性粒细胞严重减少均显著降低机体的抗感染能力。

中性白细胞减少通常是化疗的并发症，偶尔也可因其他疾病服用药物所致。粒细胞乏症可能是病毒感染的结果，亦可能是因异常免疫反应错误攻击自身白细胞所致。中性白细胞减少或粒细胞缺乏症均可以是白血病或再生障碍性贫血的首发症状。

症状

中性白细胞减少或粒细胞缺乏症的主要症状是易于感染，特别是口腔和咽部的感染。部分粒细胞缺乏症的病人，肺炎等感染可以异乎寻常的速度迅速进展，极其严重，具致死性。如果患者反复感染，应立即就诊。

诊断

确信医生已了解你正在服用的所有药物，并进行血液检验。如果试验结果显示为中性白细胞减少或粒细胞缺乏，医生将通过骨髓穿刺和活检证实诊断。骨髓穿刺和活检是通过穿刺针抽取少量骨髓标本，然后在显微镜下进行检查。

治疗

中性白细胞减少或粒细胞缺乏症的治疗主要是在等待中性粒细胞水平恢复正常的同时，处理可能出现的各种并发症如通过输红细胞和血小板治疗贫血和出血，应用抗生素治疗感染等。对部分病例可使用造血生长因子刺激白细胞的产生。如中性白细胞减少的原因是正在服用的治疗其他疾病的药物，应停用该药并改用其他药物替代。

第三章
呼吸系统疾病

呼吸是外界的氧气进入体内的细胞并被其利用产生能量的过程。呼吸分为内呼吸和外呼吸，内呼吸是血液与身体组织的气体交换，而外呼吸（通常所谓的呼吸）是肺泡和血液中的气体交换。

在呼吸的过程中，当吸气的时候，肺从外界吸入氧气，而当呼气的时候，释放出血液中的二氧化碳。气体进入肺脏的通道称为呼吸道，呼吸道包括鼻窦、鼻腔、咽、喉、气管、肺和动脉、静脉和毛细血管系统，毛细血管是肺脏气体交换的场所。

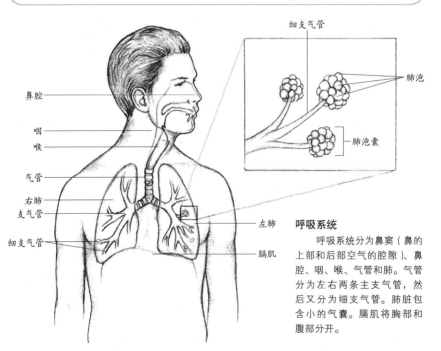

细支气管

肺泡

肺泡囊

鼻腔

咽
喉

气管

右肺
支气管

细支气管

左肺

膈肌

呼吸系统

呼吸系统分为鼻窦（鼻的上部和后部空气的腔隙）、鼻腔、咽、喉、气管和肺。气管分为左右两条主支气管，然后又分为细支气管。肺脏包含小的气囊。膈肌将胸部和腹部分开。

在胸腔的深部，气管分为两个主要的管道称为支气管，每一个支气管均通向肺。支气管又分为更小的气体通道称为细支气管，在每一个细支气管的顶部是一簇气球样结构叫肺泡。氧和二氧化碳就是通过肺泡薄壁上的毛细血管进行气体交换的。

身体通过一些肌肉的作用将空气吸

605

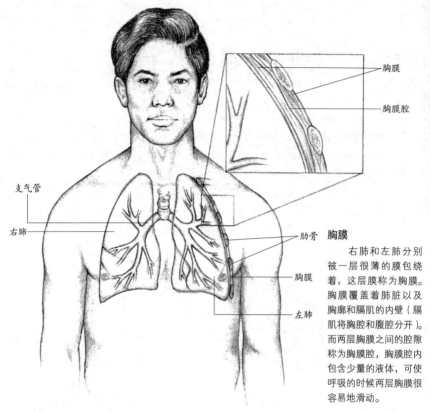

支气管

右肺

肋骨

胸膜

左肺

胸膜

胸膜腔

胸膜

右肺和左肺分别被一层很薄的膜包绕着，这层膜称为胸膜。胸膜覆盖着肺脏以及胸廓和膈肌的内壁（膈肌将胸腔和腹腔分开）。而两层胸膜之间的腔隙称为胸膜腔，胸膜腔内包含少量的液体，可使呼吸的时候两层胸膜很容易地滑动。

入肺中。膈肌是圆拱形结构，依附在肋骨下部，将胸腔和腹部分开。当膈肌收缩的时候（与肋间肌协同作用），导致肺脏扩张，将气体吸入呼吸道。当肌肉舒张时，肺脏回缩，气体从肺脏排出。

加温、加湿和清洁作用。鼻通道是弯曲的，沿着腭（嘴的顶端）的上端向下通向喉部。有某些特定的部位，鼻通道和鼻窦（颅骨围成空气的腔隙）相通。

鼻

鼻是呼吸道中处于最顶端的部分，在鼻腔内部起保护作用的鼻毛可阻止外来的灰尘颗粒和其他废物进入呼吸道。鼻腔内部的黏膜上附着丰富的毛细血管，可对通过鼻腔进入咽喉和肺部的空气起

鼻 息 肉

鼻息肉是鼻腔内黏膜上的良性（非癌性）生长物。鼻息肉产生的原因是由于免疫反应引起体液积聚、鼻黏膜肿胀。鼻息肉经常见于患有慢性疾病如哮喘的人群中，因为此类慢性疾病导致鼻腔内的炎症反复发作。对阿司匹林敏感的病人也易发生鼻息肉。

呼吸

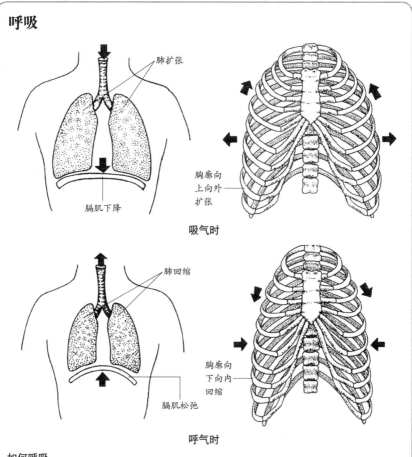

肺扩张

膈肌下降

胸廓向上向外扩张

吸气时

肺回缩

膈肌松弛

胸廓向下向内回缩

呼气时

如何呼吸

当吸气的时候，膈肌下降变平（左上图）。肋间肌同时收缩使胸廓向上向外扩张（右上图），使空气进入肺。肌肉运动越强，进入肺内的空气越多。呼吸的频率由血液中要排出的二氧化碳的量决定。当呼气的时候，胸肌和膈肌松弛（左下图），使胸廓下沉（右下图），肺脏收缩，排出气体。

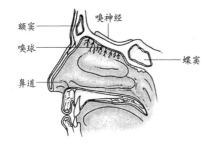

额窦

嗅神经

嗅球

蝶窦

鼻道

鼻的横切面

鼻通道和鼻窦（充气的颅骨腔隙）相连。灵敏的嗅神经末梢突出于鼻通道的表面，嗅神经检测空气中的气味，将相关的信息传递至嗅球。嗅球将信息传递至大脑，从而识别气味。

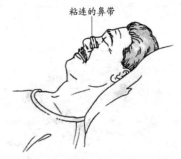

粘连的鼻带

粘连的鼻带

粘连的鼻带包含两条塑料条带和一个有黏性的垫子。如果鼻带被正确地横跨鼻桥放置，可以安全地提升鼻的一侧，扩大鼻通道的空间，使鼻呼吸更容易。许多在夜间打鼾的患者通常佩戴鼻带可以减少打鼾。

症状

鼻息肉并非总能引起症状。如果数量多、体积大，则可阻塞鼻通道，使气体难以通过鼻腔，导致味觉和嗅觉障碍。如果有感染和阻塞鼻窦通往鼻腔的开口，可引起头痛或面部疼痛。

诊断

如果鼻息肉位于鼻的前部，通过镜子反射照亮鼻孔的光线可以直接观察到。鼻息肉看起来似珍珠样灰色，半透明。通常鼻息肉位于鼻的后部，医生只能通过叫鼻镜的仪器才能观察到，鼻镜能够扩张鼻腔。没有任何症状的鼻息肉常常是医生在因其他原因而对鼻部检查时发现的。

治疗

鼻息肉有时会几年内没有经过任何治疗而自动消失，医生会给予皮质类固醇类药鼻喷雾剂以降低炎症反应，并且可以使鼻息肉收缩。如果鼻息肉引起严重的症状，就需要有关的外科专家考虑行鼻息肉切除术。在手术前为使鼻息肉

缩小，需要口服皮质类固醇类药物，鼻息肉在术后通常有复发的倾向。

鼻中隔偏曲

鼻中隔是将鼻腔分为左右两部分的薄壁结构，鼻中隔偏离中央或弯曲通常是由外伤引起的。有时即使鼻外观正常，鼻中隔也可能弯曲。鼻中隔偏曲使一侧的鼻腔狭窄，导致呼吸困难。正常人鼻中隔虽然并非完全笔直，但很少会发生导致通过鼻腔气流受限的弯曲。

诊断

为了明确鼻中隔偏曲的程度，医生通常使用一种叫作鼻镜的鼻窥器，鼻镜可以使鼻孔扩张。医生同时可评价鼻中隔偏曲对呼吸的影响程度。

治疗

医生会建议病人使用粘连的鼻带，它可以使鼻通道增宽，使呼吸更容易。在睡眠或运动的时候使用鼻带帮助很大。也可以使用皮质类固醇类鼻喷雾剂或口服皮质类固醇类药以降低鼻通道的局部炎症，改善呼吸。如果皮质类固醇类喷雾剂、药片及鼻带仍不能够改善呼吸，就必须手术治疗。

喉

咽是鼻的后部和嘴共同通向气管和食管通道的部分。当呼吸的时候，气体通过喉进出气管和肺。当吞咽的时候，咀嚼过的食物伴着唾液移动到喉进入食

管入胃。

咽在喉（声箱）的入口处被分为两部分，喉位于气管的上部。喉包括软骨、肌肉和结缔组织。在喉的尾部是两片折叠的纤维组织，上面的部分是假声带，不产生声音。会咽（片状的悬垂物位于舌的后部喉头的前部）在吞咽的时候防止食物进入喉头。喉下部是声带，讲话时发出的不同声音是由于气体通过声带使之振动产生的原因。

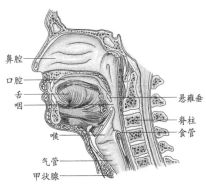

鼻腔
口腔
舌
咽
悬雍垂
脊柱
食管
喉
气管
甲状腺

咽

咽是通向喉（声箱）和气管的通道。气体通过喉和气管进入肺，食物通过喉进入食管和胃。

睡眠呼吸暂停

睡眠呼吸暂停是一种严重的潜在生命危险的呼吸紊乱，患者在睡眠时候呼吸短时间停止。呼吸可以停止20秒或更长，有时呼吸不足导致低氧使患者皮肤变紫。当血氧水平下降时，病人可能翻动以增加呼吸（但通常不会完全醒过来）。一段时间正常呼吸后，病人又会入睡。这种过程每晚每小时可持续20~30次。

最常见的睡眠呼吸暂停类型叫阻塞性睡眠呼吸暂停，原因是睡眠时舌根、悬雍垂（悬挂喉的中后部片状组织）或

软腭（嘴的顶部）完全松弛或后缀，后缀的组织阻塞了气流进出气管的通道。晚上饮酒或使用安眠药会加重睡眠呼吸暂停，因为会加重上述组织的后缀。另外一种较少见的睡眠呼吸暂停类型是中枢型睡眠呼吸暂停，因为睡眠时大脑不能够持续发送信息给呼吸肌使气体进出气道。

不同年龄的人均可发生睡眠呼吸暂停，包括儿童。男性发病较女性常见，肥胖的人更容易发生睡眠呼吸暂停。其他容易发生睡眠呼吸暂停的原因包括鼻、咽喉或上气道的其他部位结构异常。睡眠呼吸暂停和一些婴儿猝死综合征有关。患有睡眠呼吸暂停综合征的病人通常并不能完全意识到自己患有这种疾病。他们的家人或朋友是在听到他们睡眠时严重的鼾声，观察到严重呼吸困难而怀疑此病的。

症状

患有睡眠呼吸暂停的病人在呼吸暂停时鼾声很响（并非每个打鼾的人都患有睡眠呼吸暂停），可能会经历阻塞的感觉或由于呼吸急促而觉醒。这种疾病经常会导致早上起来后头痛、白天嗜睡。慢性睡眠缺失可导致抑郁、易激怒、学习和记忆困难及性方面的问题。睡眠缺乏也会导致驾驶机动车事故发生率增加及工作相关的不良事件。

睡眠呼吸暂停可引起心脏变化，长期慢性低氧水平使心跳加强，引起或加重高血压和心力衰竭。在有心脏病的病人中，睡眠呼吸暂停可引起心肌梗死。

诊断

因为睡眠紊乱有许多原因，因此医

鼾症

打鼾通常是在睡眠时当呼吸气流通过咽喉后壁的组织（扁桃体、腺体、舌根或悬雍垂）时产生振动引起的。当这些组织体积增大时（通常由于肥胖或长期嗜酒），鼾症更容易发生。由于冷刺激或过敏源引起的肿胀或炎症的鼻通道会导致暂时性打鼾。大多数鼾症并不严重，但是比较严重或声音很响的鼾症通常是睡眠呼吸暂停的信号。

如果鼾症导致本人或其他在一起睡觉的人睡眠障碍，需要到医院就诊。医生会建议其改变睡眠体位或将床头升高来改善睡眠。口服安眠药或吸烟、饮酒可导致睡眠时咽喉后壁的组织松弛，增加鼾症发生概率。

生通常会进行两项专项检查来诊断睡眠呼吸暂停及其严重性。两项检查均要求患者在睡眠中心过夜。第一种检查方法是使用多导睡眠记录仪，可监测多种身体功能指标，包括眼球运动、肌肉活动、大脑的电活性、心率、血氧水平。多导睡眠记录同时可监测睡眠不同时相的睡眠状况。第二种检查方法叫睡眠潜伏期检查，检查病人多长时间能够睡着。通常情况下，一般人 10~20 分钟能够睡着，但是睡眠呼吸暂停的病人通常需要 5 分钟的时间就能睡着。因为睡眠潜伏期检查可以白天进行，因此医生可以发现白天睡眠呼吸暂停病人白天睡眠的情况。

治疗

症状轻微的睡眠呼吸暂停的病人可从生活方式改变中获益，如减轻体重，避免饮酒和停止使用安眠药。有些轻度的睡眠呼吸暂停病人仅平躺在床上的时候会出现呼吸暂停，而侧睡通常能够改善这种状况。口腔科牵引支架能重新调整病人的下巴或舌头的位置，从而对轻度至中度的睡眠呼吸暂停病人有助。

对严重的睡眠呼吸暂停病人最有效的治疗，是经鼻持续气道正压呼吸（CPAP）。在 CPAP 中，睡眠呼吸暂停的病人睡眠时戴着鼻罩。送风机对气体施加压力迫使气体通过鼻通道，使气道保持开放，并防止咽喉部软组织后缀。如果 CPAP 使用正确，可以逆转睡眠呼吸暂停，因此同样可逆转睡眠呼吸暂停对心脏的影响。CPAP 可能的副反应包括鼻部干燥、易激惹、面部不适，腹胀、眼痛和头痛等。这些副反应有时导致在使用 CPAP 时感到不舒服，但如果调整到合适的压力及使用湿化器可以减轻这种不适感。

有些睡眠呼吸暂停综合征的病人需要外科手术来增加气道的大小。在儿童中，最常用的手术包括：切除增殖的腺体（鼻背侧的淋巴结）、扁桃体（咽喉背侧的淋巴组织），偶尔还会切除鼻息肉（鼻黏膜上小的生长物）。在成人中，常用的手术方式是悬雍垂腭成形术，需要切除悬雍垂、扁桃体及软腭多余的组织。有些睡眠呼吸暂停病人有颌畸形，则需要行颌再建术。严重的睡眠呼吸暂停病人有时需要行气管造口术，在气管上打一个小洞，行气管插管术，以利于空气进入。气管套管在工作时可关闭，在睡眠时打开以便于空气直接进入肺内。

喉部肿瘤

在喉（声门）部，癌性（恶性）和非癌性（良性）肿瘤均可生长。乳头状瘤和声带息肉及结节是咽喉部常见的两种良性肿瘤。乳头状瘤是由于病毒感染引起的，通常是多发性的，并且在儿童中多见。结节比较硬，如硬结样在喉腔两侧成对生长。息肉则比结节软，通常在咽腔的一侧生长，息肉和结节通常是由于声音过度使用引起的。

喉部癌性肿瘤在吸烟的人群中较易发生，喉部肿瘤如果诊断较早基本上可治愈。如果直至肿瘤晚期才被检测到，肿瘤可能已在咽喉部扩散，或扩散到身体的其他部位。

症状

因为喉部肿瘤是无痛性的，并且发展缓慢，因此早期通常不易检测到。声音嘶哑通常是唯一的症状，偶尔纤维瘤也可以引起呼吸困难。良性肿瘤引起的声音嘶哑通常是间歇性或持续性的，但恶性肿瘤引起的声音嘶哑通常是持续性的，并且随时间而逐渐加重。如果癌性肿瘤持续生长，最后可引起吞咽困难，喉部肿瘤可转移到颈部淋巴结，引起颈部淋巴结明显增大。不要忽视声音没有明显原因的改变。如果声音嘶哑反复发作或持续1周以上，必须到医院进行检查。

诊断

如果医生在检查完喉部后排除了喉炎，就会建议病人去看耳鼻喉科医生，进行更全面的喉部检查。如果耳鼻喉科医生发现有喉部新生物，就会给病人进行内镜检查。从患者口中插入一根内窥

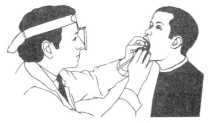

喉部检查

在检查喉部时，耳鼻喉科医生（专门治疗耳鼻喉方面疾病的医生）将进行喉镜检查。镜子通过带子固定在头上，将光线反射进入喉部（镜子上有个小洞，耳鼻喉科医生通过小洞进行观察）。然后医生拿着另一个更小的镜子放在喉部反射光线，从而使医生能够看清喉部的情况。如果医生使用这种内镜仍不能很好地观察喉部的情况，将先使用麻药喷洒鼻部以麻醉鼻部，然后将一根小而易弯曲的内窥管沿着鼻子插入喉部来观察。

管（喉镜）进入喉部，取新生物细胞标本在显微镜下检查新生物是否为恶性。

治疗

声音再训练治疗可减轻声带的压力，有时可以使结节缩小甚至使声音嘶哑等症状消失。息肉和声带结节可自动消失，但有时需外科手术切除。如果行外科手术治疗，需要行全身麻醉。医生使用可操作的显微镜以放大视野，以便能容易观察并切除异常组织。纤维瘤手术后可以复发，可能需要多次切除。

早期发现的恶性肿瘤可以行放射治疗，也可以手术切除咽部，或者二者结合进行，治疗效果均比较成功。完全声音嘶哑手术后发生率较低（声音通常能部分保留）。如果是晚期肿瘤，需行咽部完全切除，或者病人需化疗和放疗同时进行（化放疗），以清除肿瘤细胞。即使在相对较晚期的病例中，治疗效果也是比较好的。

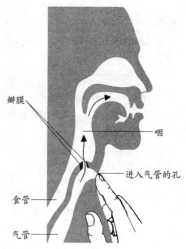

瓣膜

咽

进入气管的孔

食管

气管

无喉时如何发音

行喉部切除术后可创造一个重新发音的系统来恢复语言能力。外科医生在颈部造一小孔进入气管。在气管和食管间移植一瓣膜，当病人要说话的时候，放一手指在气管的孔洞上，阻塞气管的开口，将肺内的气体通过移植的瓣膜，使咽部产生振动而发声。

如果行喉部完全切除术，有许多可帮助重新发出声音的治疗方法。在语言治疗师的帮助下，病人要学习如何使用食管说话，或者使用特殊的可振动的装置随着舌头和牙齿产生声音。在一些病例中，外科医生在气管和食管间移植瓣膜（见上图），使肺内的空气进入食管产生声音。

肺和胸部

左右两肺分别位于胸腔两侧。肺的上端略微高于锁骨，肺的下表面位在膈肌之上，膈肌是一拱形薄片状肌状结构将胸腔和腹腔完全分开。

气管分成左右支气管分别进入左右两肺，然后分为越来越小的气道叫作细支气管，每一个细支气管以簇状和微小气囊样结构（肺泡）结束，每一侧肺大约包括1亿5千万个肺泡，每一个肺泡包含几个微小的血管叫作毛细血管，毛细血管的壁很薄，因此能够使氧和二氧化碳（身体产生的代谢产物）在血液和肺泡中进行交换。肺泡将空气中吸入的氧弥散入血液并运往全身组织，而组织产生的二氧化碳从血液进入肺泡而呼出。心脏泵入肺动脉的血液进入肺内以摄取氧（供全身组织需要）并且释放机体产生的二氧化碳。

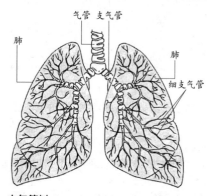

气管 支气管

肺

肺

细支气管

支气管树

气管的下部分为左右两个主支气管，两个支气管分支继续分成许多微小的气道叫作细支气管。

哮　喘

哮喘是肺部气道（支气管和细支气管）的慢性疾病，其特征是气道平滑肌炎症、收缩和大量的黏液产生，从而导致气管壁或黏膜层的肿胀、支气管壁肌肉收缩、气道阻塞、呼吸时做功增加，在哮喘急性发作时可导致血氧浓度的下降。

其他肺部疾病

下面所列出的有些是比较特殊的肺部疾病，还有些是医生用来描述肺部疾病症状的术语：

● **成人呼吸窘迫综合征**：成人呼吸窘迫综合征是由于外伤、感染等原因引起的一种肺水肿，少数病例是由过敏引起的。

● **肺泡炎**：肺泡炎是肺泡（氧和二氧化碳进行气体交换的微小气囊状结构）由于某些过敏性疾病和自身免疫疾病如类风湿性关节炎引起的肺部症状。

● **慢性阻塞性肺病**：慢性阻塞性肺病是所有进行性肺部疾病的通称，如慢性支气管炎或肺气肿，它们的特征是进出肺的气流持续受限。

● **间质纤维化**：是指肺间质纤维增厚或变硬，通常是由于自身免疫系统疾病、特发性肺纤维化、职业性肺部疾病、结核或真菌疾病。

● **肺脓肿**：肺脓肿是肺内某个部位包裹性感染。

● **胸腔积液**：是指胸膜（包裹肺脏的两层膜）间隙有液体积聚，其主要病因是由感染、自身免疫性疾病、胸壁损伤、充血性心力衰竭或肿瘤（通常是其他部位肿瘤扩散至胸膜）所引起。

● **胸膜炎**：是指胸膜（包绕肺脏的两层膜）的炎症，其病因通常是由感染、充血性心力衰竭、胸壁外伤、自身免疫性疾病或腹腔积液所引起。

● **肺水肿**：液体在肺组织内积聚。

● **脓胸**：是脓液（提示有感染性炎症）在胸腔内积聚。

哮喘的发作通常是病毒感染（特别是呼吸道病毒感染）、药物、吸入刺激物（如香烟、灰尘或其他污染物）、剧烈运动或应激所激发的。过敏源（如宠物、花粉、霉菌及一些食物）也可引起某些人哮喘发作。有些人当接触猫或在寒冷的天气下运动（吸入冷空气）时会引起哮喘急性发作。但哮喘的病因通常不明。

哮喘有遗传倾向，父母患有哮喘的儿童较易患上哮喘，大部分儿童最终能摆脱哮喘，然而过了青春期后可能会复发。

现在哮喘导致的死亡率也在逐年上升。导致哮喘死亡危险因素增加的原因包括低估疾病的严重性，延误治疗，对于严重的病例没有按照相应的药物治疗方案进行治疗。而死亡风险大的哮喘患者通常是患有严重的哮喘而经常需要急诊处理者，经常或持续使用皮质类固醇类药物者，或者是曾有过哮喘急性发作并需要使呼吸机的人。

症状

哮喘的症状在不同患者之间以及同一个患者的不同病程期变化很大。可能会出现胸闷、呼吸困难、咳白色黏痰，可能会有喘息（发出一种高调的声音），因为呼吸时病人想尽力将肺内气体呼吸出狭窄的气道。喘息可能很响，也可能声音很小仅由医生用听诊器才能听到。在严重的哮喘发作时，可能会大量出汗、脉搏增加、病人相当焦虑。

诊断

如果你认为你可能有过哮喘发作，记下哮喘发作时你在做什么和你在什么地方。尽可能详尽地将发作前和发作期间发生的症状告知医生。医生将会进行体格检查，包括用听诊器对肺部进行听诊，建议你进行肺功能试验如峰值流速监测以测量肺的呼吸容积，并帮助明确诊断。

触发哮喘的过敏源可通过皮肤或血液检查得以查明。在皮肤穿刺试验中，如果对某些物质过敏，皮肤将会有反应（发痒、变红、肿胀）。而血液学检查则是通过对某些过敏原产生的抗体水平来进行检测。血液学检查通常在皮肤穿刺试验不适合的情况下进行（或者是因为不能够停止使用抗组胺药，或者因为病人有皮肤红肿，这两种情况都会干扰皮肤试验的结果）。如果病人会因过敏源皮肤试验而诱发严重的哮喘也不适合做皮肤试验。

在诊断哮喘时，根据哮喘的严重情况可将哮喘分为以下四种形式：

● **轻度间歇性哮喘**：轻度间歇性哮喘患者的日间症状每周少于 2 次，夜间症状每月少于 2 次。肺功能检查结果在正常范围内。

● **轻度持续性哮喘**：轻度持续性哮喘患者的日间症状每周多于 2 次，夜间症状每月多于 2 次。肺功能检查结果在正常范围内。

● **中度持续性哮喘**：中度持续性哮喘患者的日间症状每天都有，而夜间症状每周多于 1 次。肺功能检查轻度异常，提示肺功能下降。

● **严重持续性哮喘**：严重持续性哮喘患者的日间症状持续不断，夜间症状频发。肺功能检查显著不正常，提示肺功能明显下降。

治疗

哮喘不能治愈，但是可以控制，哮喘病人的气流受限至少是部分可逆的。治疗的第一步明确引起哮喘的过敏源。每天记录症状并且和医生定期交流，可以帮助医生制订最佳的治疗方案。一旦明确了过敏源或引起哮喘发作的条件，最好的方法就是避免暴露于过敏源或对肺有刺激的物质。

哮喘的治疗建立在病情的严重程度上，哮喘的药物治疗分为长期控制疗法（通常是达到或保持控制一段时间）、快速缓解疗法（通常是治疗哮喘的急性发作）。这些疗法通常是相互结合的。吸入器或喷雾器能将药物直接吸入病人的肺部。

医生可能会建议使用下列一种或几种药物来治疗哮喘：

● **支气管扩张剂**：支气管扩张剂是一种能够松弛气道平滑肌的药物，使气体能通过气道。短效的支气管扩张剂根据需要可每 4~6 小时使用一次，在 5~15 分钟内起效。长效的支气管扩张剂可持续起效 12 小时。支气管扩张剂副作用很小，耐受性较好，但可能会增加心率。如果在使用短效支气管扩张剂时每周使用次数必须超过 2 次，这提示哮喘没有得到控制，应打电话给医生。支气管扩张剂如沙美特罗、特布他林、溴化异丙托品都是吸入给药的，而氨茶碱则是口服的。

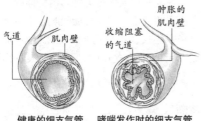

气道　肌肉壁　收缩阻塞的气道　肿胀的肌肉壁

健康的细支气管　哮喘发作时的细支气管

哮喘发作

当气道平滑肌由于炎症而肿胀和收缩时，将导致哮喘急性发作。表现为呼吸困难，身体低氧。

警告！

如何处理哮喘发作

如果哮喘发作，请正确使用吸入器或喷雾器。如果30分钟内不能缓解，打电话给医生。医生可能会建议你再次使用吸入器或喷雾器。如果使用后仍然有症状，需立刻拨打120急救电话。

- **肥大细胞稳定剂**：肥大细胞稳定剂如色苷酸钠以吸入的方式给药，能帮助预防支气管收缩，抑制抑制肥大细胞中炎性介质（如组胺）的释放。肥大细胞在免疫应答和过敏反应中起着一定的作用。肥大细胞稳定剂是最安全的治疗哮喘的药物，副作用很小，但其疗效不如支气管扩张剂及吸入的或口服的皮质类固醇类药。

- **吸入的皮质类固醇类药**：中度持续或重度持续的哮喘患者需要吸入皮质类固醇类药，它可以减轻炎症，减少黏液分泌。吸入性皮质类固醇类药必须每天使用才有效，医生能帮你找到一种适合自己的最有效的皮质类固醇类药。吸入性皮质类固醇类药的副作用通常与使用的剂量相关，副作用包括口腔鹅口疮、咽喉肿痛及声音嘶哑。吸入性的皮质类固醇类药一般不引起身体其他部位的副反应，因为吸入的皮质类固醇类药不被吸收入血。然而大剂量的皮质类固醇吸入可引起青光眼、白内障和骨质疏松症。

- **口服的皮质类固醇类药**：严重的哮喘必须口服皮质类固醇类药。通常需要连续服用2~3周或更短的时间，但有时也需要更长的疗程。副作用随着剂量的增加而增加，包括体重增加（食欲增加和液体潴留）和骨质疏松症。如果大剂量使用皮质类固醇类药，肾上腺（位于每个肾的上端分泌激素的腺体）功能可能会受抑制。皮质类固醇类药低到中等剂量并且在短期服用通常是安全的。

- **白三烯调节剂**：白三烯调节剂（也称为白三烯合成抑制剂或白三烯受体拮抗剂）可以防止哮喘发作。白三烯能促使气道发炎和收缩而引起哮喘的发作，而白三烯调节剂（以药片口服）通过干扰半胱氨酸白三烯（白三烯的一种）的合成或其作用而发挥疗效。白三烯调节剂并非对每个病人都有疗效，对此原因尚不清楚。

运动和哮喘

运动诱发性哮喘是哮喘在运动时会恶化。如果你的哮喘完全得到了控制，并且采取了一些预防措施，你可以进行适当锻炼和体育运动。大约10%的奥林匹克运动员都患有哮喘。

确保你的教练及相关人员知道你患有运动诱发性哮喘。这样如果你在运动时突发哮喘，他们能够帮助你。制订一份运动计划，并让教练和一起训练的队友了解。

在运动前使用气雾器能够帮助防止哮喘发作，在运动前预热15~20分钟及运动后15~20分钟逐渐降温也能够降低哮喘发作的危险性。在冷空气中避免运动，因为吸入冷空气能触发哮喘。

妊娠和哮喘

对妊娠期的妇女，医生会仔细监测其身体情况。哮喘控制不当会降低胎儿的氧含量，对胎儿的生长产生不良影响，并降低其生存概率。大部分治疗哮喘的药物在妊娠时使用是安全的，但是

吸入器或喷雾器

吸入器或喷雾器能帮助哮喘发作的病人直接将治疗用药物送入狭窄的气道。有一些吸入器是以吸气作为动力,当病人吸气的时候,它们就开始起作用;与吸入器相连的装置叫贮雾罐,它可以确保药物正确地进入肺。喷雾器是使用空气或者氧气作为动力,使药物分散为微小的颗粒,病人通过面罩吸入,喷雾器通常在哮喘急性发作时使用,因为此时病人不能正确使用吸入器(如儿童)。

要将怀孕的情况告知医生以便医生能更好地选择药物。如果妊娠时正在使用哮喘的药物,在没有得到医生许可之前不需停用药物。几乎所有治疗哮喘的药物对胎儿都是安全的。

预防哮喘发作

第一线的防御措施是避免接触诱发哮喘的过敏源。下面列出了一些可减少接触哮喘触发因素的措施:

● 避免暴露于香烟和雪茄的烟雾中。在家中或工作环境中吸烟是哮喘的主要触发因素。患有哮喘的病人,特别是儿童,应该生活在无烟的家庭中。

● 降低家中灰尘的数量。哮喘病人不要扫除(扫除易引起灰尘飞扬的环境),让没有哮喘的病人来吸灰尘、清洁地毯。使用可以清洗的窗帘并且要经常清洗,每周1次用湿拖把清洁地板。

● 不要饲养宠物,特别是具有皮毛的宠物。如果已经饲养了宠物,不要让它待在卧室中,尽可能让其待在室外。

● 不要在清洁时使用强化学试剂;避免使用杀虫剂和空气清洁剂。

● 替换掉含有羽毛的枕头,用非过敏性材料填充的枕头。将枕头床垫和弹簧床垫密封好以减少灰尘出现。

● 避免蟑螂及其他昆虫感染。在睡觉前清洗碟子并且烘干,用密封的容器贮存食物及垃圾,不要让未遮盖的食物放在桌上或橱柜中,每晚清洗宠物的食物及饮水的碟子,每天清洗宠物睡觉的小箱子。

● 如果室外花粉和尘满含量较高,限制在室外活动的时间。使用空调或其他的空气清洁器以避免暴露于空气中的过敏源。

● 在寒冷季节中,在口周围戴一个围巾或可加温的口罩(药房可买到),以便在吸入空气前使之加温。在寒冷的季节中避免室外运动。

● 给火炉配一个通风口。避免使用燃烧木材的壁炉。

● 每年注射流感疫苗,如果医生建议,可行肺炎链球菌疫苗注射,避免接触感冒或流感的病人。

气　　胸

气胸是当气体进入两层胸膜(覆盖肺外侧及胸腔的内侧)之间的腔隙,导致肺部分或全部塌陷。胸膜保持胸腔处于密封状态。当肺脏塌陷时,肺内的气体排出,因为空气不能进入塌陷的肺,氧和二氧化碳的交换不能正常进行。通常情况下,气胸的发生是由肺表面先天性的肺大疱或由肺气肿等某些疾病引起的肺大疱所导致的。肺大疱破裂后气体进入两层胸膜之间的腔隙,比较小的破裂口通常能够自愈,但如果大量的气体进入将导致大部分肺组织塌陷。

有潜在致命性的气胸叫张力性气胸，气体无法从胸膜腔排出从而开始积聚。积聚的气体挤压健康的肺或者压挤压腔内的静脉，阻止血液回流心脏。气胸通常原发于年轻的健康女性（原因不明），或者具有肺气肿或哮喘等呼吸系统疾病的老年男性或女性。如患有上述呼吸系统疾病，气胸将有可能导致呼吸衰竭而致死，严重的张力性气胸对任何人来说都是致命的。

症状

气胸的主要症状是呼吸困难、胸痛，有时在颈肩连接部位疼痛。疼痛通常是突发的，常呈锐痛，或者仅仅感到不适。

气胸症状的严重程度与气胸导致肺的塌陷程度及病人健康状况有关。如果病人是个健康的年轻人，即使肺塌陷的比例很大，但患者可能仅有轻度的胸痛和呼吸困难。但如果是老年患者或者有肺部疾病如肺气肿，即使肺塌陷的比例很小，也能引起严重的呼吸困难和疼痛。

诊断

当病人有气胸的症状时，医生会给

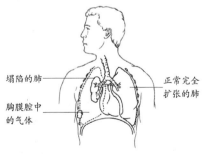

塌陷的肺
正常完全扩张的肺
胸膜腔中的气体

塌陷的肺

如果胸腔内有气体存在，将挤压邻近的肺脏，从而降低在吸气时肺的扩张能力。

肺膨胀不全：其他疾病引起的肺塌陷

有一种肺塌陷叫肺膨胀不全，肺的塌陷是由于肺的气道受阻。阻塞的原因通常是干的黏液栓、吸入的呕吐物或肿瘤等。少见的原因为增大的淋巴结等。医生通常会给病人行胸片、CT检查或支气管镜检查以明确阻塞的原因。体位引流去除黏液，气管镜检查去除异物或对肿瘤进行诊断。用抗生素对肺脓肿（炎症组织包裹的脓性的腔）进行治疗，或者放疗、激光治疗使肿瘤缩小。其他物体如骨折的肋骨嵌入胸膜也可引起肺塌陷。

病人行体检，观察患者呼吸时患侧胸部的运动是否比另一侧的胸部运动少。并用手指轻叩胸部来检查敲打时发出的声响。如果医生认为病人有气胸，医生会建议其住院观察，行胸部 X 线片和肺功能检查。

治疗

气胸的治疗根据胸腔内气体的量、肺的塌陷程度及肺的健康状况来决定。少量的气胸通常能够自行吸收。而某些病例，医生通常建议住院治疗塌陷的肺。局麻后，医生用针穿刺进入胸腔将气体吸出，使肺得以复张。如果肺塌陷的比例很大，医生通常使用易弯曲的软管通过胸壁放入胸腔使气体排出，或者医生注射某些物质进入泄露的区域以引起炎症反应使破裂口愈合。

如果气胸持续存在，医生会建议行外科手术以永久闭合破裂口。医生会刮擦受累的肺部组织，使局部产生如注射炎症介质相似的炎症反应，从而达到将胸膜紧密联结在一起的效果。

职业性肺部疾病

无论在办公室、工厂或农场工作，都有可能会接触到有毒的物质如气体、水蒸气、烟雾、颗粒或花粉等。这些物质均会破坏呼吸道或引起肺疾病。有些职业性肺部疾病的病因是显而易见的（如吸入有毒的气体会即刻引起呼吸困难），但有些病因如暴露于石棉或者煤尘等环境中，要长达 10~25 年才能引发职业性肺部疾病。尘肺是一种长期暴露于金属或矿物粉尘如石棉（石棉肺）、铍（铍肺）、煤（煤尘肺，也叫黑肺）和硅（矽肺）的肺部疾病。

如果反复暴露于有害的物质中，反复的慢性炎症会导致肺组织出现永久性的瘢痕组织、有潜在致命性的呼吸衰竭及充血性心力衰竭。暴露于某些物质中增加了肺癌的发生率，特别是暴露于吸烟的环境中。

症状

吸入有毒的物质能够引起肺出现下列症状：液体聚集、出血、炎症、纤维化、干咳或咳嗽伴黏液痰，而采煤工人的黏液痰通常是黑色的。受影响的病人呼吸困难，呼吸困难在几小时后可自动消失或呈进行性加重。吸入的粉尘分子可进入血液系统而引起其他症状如寒战、发热或者头痛。

诊断

如果持续暴露于有害的物质中（或曾经可能暴露于有害的物质中）并且有

呼吸衰竭

如果有呼吸衰竭或充血性心力衰竭的症状（如踝部或腿部肿胀、皮肤青紫、出汗、喘息或严重的呼吸困难），需尽可能快的到急诊科就诊。治疗措施包括：呼吸机辅助呼吸、给氧及药物治疗。

症状，需要行诊断性检查如胸部 X 线片、肺功能检查以明确是否有肺部受累的情况以及严重程度。

治疗

有职业性肺部疾病患者应尽可能更换工作。如果不可能改变工作，应尽量避免接触有毒的材料及粉尘，避免非通风的环境。工作时戴着防护面罩。如果吸烟，需要戒烟，因为吸烟能增加其他肺部疾病发病的概率。

特发性肺纤维化

特发性肺纤维化，也叫间质性肺纤维化或者纤维化肺泡炎，是一种炎症性疾病，导致肺的纤维组织厚及瘢痕形成。经过一段时间后，肺内瘢痕增加到一定程度使肺不能正常进行气体交换功能，结果导致身体低氧。男性和女性的发病率相似，通常在 40~70 岁发病。发病原因尚不清楚，一些专家认为可能是自身免疫反应（免疫系统识别错误侵犯自身组织）。特发性肺纤维化的病因有肺部感染（通常病毒感染）、使用某些药物、乳腺癌放射治疗。有些病例可能与遗传因素有关，特发性肺纤维化可能会导致其他的疾病，如呼吸衰竭或充血性心力衰竭。

症状

特发性肺纤维化的症状包括干咳及呼吸困难，在运动时特别明显。大多数病人会出现杵状指。随着疾病的进展，可能会出现呼吸衰竭或充血性心力衰竭的症状，如双下肢踝部出现肿胀、皮肤青紫、喘息及呼吸困难。

诊断

在诊断特发性肺纤维化及其类型时，医生会建议行影像学检查如胸部 X 线片及 CT 等，血液学检查以明确血氧程度。唯一可确诊的检查方法是通过气管镜或通过皮肤插入胸腔的内镜行组织学和黏液检查。

治疗

90% 特发性肺纤维化的病人均无特效的治疗，而其他 10% 的病例可使用泼尼松（一种皮质类固醇类药）及免疫抑制剂环磷酰胺，以降低机体免疫系统不正常的活动。有些病人需要给氧以满足机体氧的需要。如果有人捐献肺脏，严重的特发性肺纤维化病人可行肺移植治疗。

肺　癌

肺癌是肺内的异常细胞不受控制地生长，从而排挤并破坏健康的肺组织。肺癌死亡率在男性及女性病人中均居首位：如每年有 10 例女性病人死于乳腺癌，则就会有 17 例病人死于肺癌。95% 的肺癌与吸烟有关，吸雪茄或用烟斗吸烟的人肺癌的发病率同样高于非吸烟者，但发病率不如一般吸烟者高。非吸烟者发生的肺癌与在家庭或工作环境中暴露于有烟环境有关，吸烟诱发肺癌

的概率与吸入的烟量有关，只要停止吸烟，肺癌的发病率就会下降。

肺的正常细胞接触到其他致癌原如煤焦油、氡（一种放射性气体可从地面渗入房子中）时也会癌变。接触石棉（绝缘的建筑材料）可引起胸膜肿瘤。肺癌的发生与接触致癌物质的量有关。有些致癌原相互作用能显著增加肺癌的发病率。例如，如果病人有吸烟的嗜好且经常暴露于石棉和氡的环境之中，则肺癌发病概率会成倍增高。在少见的病例中，肺内肿瘤可经血液系统或淋巴系统转移而来，通常来由乳腺、骨、甲状腺及肾脏等，在肺部形成的肿瘤和原发部位的肿瘤病理类型相同。

原发于肺部的肺癌可分为小细胞肺癌（也叫燕麦细胞）和非小细胞肺癌，其中非小细胞肺癌占肺癌比例约 80%，但向其他部位转移的概率低于小细胞肺癌。小细胞肺癌向其他部位转移的概率很大，但其对化疗比较敏感。

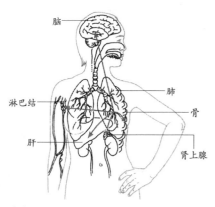

肺癌扩散

如果肺癌没有被检测出，它可向全身其他部位扩散（转移）。肺癌最容易转移的部位包括：淋巴结、大脑、骨、肝脏及肾上腺，转移部位的癌症症状与受累器官有关。例如，转移至颅内的癌症可引起麻痹。

症状

肺癌早期的症状是持续性咳嗽，通常有血性痰；也可有呼吸困难、喘息、胸痛，胸痛可能是持续性钝痛或者锐痛，深吸气时加重。

肺内大部分癌性肿瘤在开始生长时无任何症状，直到肿瘤发展到进展期时才有症状。一个肿瘤细胞要用 10~12 年的时间才能够生长成可引起症状或可在 X 线下检测出的肿瘤，而有时候直到肺部肿瘤转移到其他器官并引起症状时才会被发现。因此肺内大部分肿瘤当被诊断出时已处于晚期，因此不能治愈。仅 7% 的肺癌病人能够治愈。如果肺癌病人被确诊后没有进行手术治疗，50% 的病人将在 1 年内死亡。

诊断

如果病人有肺癌的症状，医生会用听诊器对病人肺部进行听诊并行胸部 X 线片检查。如果医生怀疑有肺癌或胸片提示可能有肿瘤，医生会建议行胸部 CT 检查，同时会对肺部黏液或组织样本进行检查以明确是否有肿瘤细胞。组织标本可通过气管镜、针吸（通过针和注射器从肺部吸取组织标本）或者手术获取。

活检的手术通常可通过电视辅助胸腔镜手术（VATS）来完成。在电视辅助胸腔镜手术中，医生先通过一个小切口插入一个有光源和照相设备的装置到胸壁和肺之间，照相机可发送图像到接收器，医生根据图像调整活检的部位，然后通过另外两个切口进行活检。

治疗

患有肺癌时应停止吸烟。戒烟有助于使肿瘤的生长减慢甚至停止。肺癌的治疗依赖于癌症的类型、发病部位和瘤体的大小，以及患者年龄和整体健康状况。如果癌症并非处于晚期并且患者没有其他疾病如可影响呼吸的慢性支气管炎，手术移除肿瘤是最有效的治疗方法。手术可以移除全部或部分肺部肿瘤。放疗和化疗可减慢肿瘤的生长，有助于缓解症状，但这些方法很少能治愈肺癌。经过治疗后的症状减轻情况（症状部分或完全消失）可持续数月或数年。

呼吸道感染

大部分呼吸道感染是由病毒或细菌引起的，上呼吸道感染主要影响鼻、咽、喉和鼻窦。下呼吸道感染影响气管及肺。

感　冒

大约有 200 多种病毒可引起普通感冒。大多数病例中，引起感冒的病毒局限于鼻和口咽部。有时感冒病毒可向呼吸道的其他部位如喉部和肺扩散，引起其他部位感染如喉炎或急性支气管炎。感冒病毒同样可导致细菌感染，细菌感染后可引起更严重的症状。细菌可向耳、鼻窦及肺内扩散而引起炎症。

通常情况下，感冒是由于接触了感冒的病人、有传染性的物体表面或吸入了感冒病人因咳嗽或喷嚏而进入空气中的含有病毒的微粒所引起的。由感冒病人通过咳嗽或喷嚏而进入空气中的病毒微粒可传播 10 米之远。大部分病人第一次感冒是在 1 岁左右。每次感冒后，病人将对某种特定病毒产生终生免疫，因此大部分病人随着年龄的增大，他们获得的免疫就会越多，患感冒的机会就会减少，并且当感冒时症状较轻。

症状

在某种程度上，感冒的症状依赖于引起感冒的病毒。症状包括流泪、流鼻涕、鼻塞、打喷嚏、咽喉痛、声音嘶哑及咳嗽。感冒病人排出的鼻涕通常是水样、清晰的，但有时也有黄色的。感冒时也可有头痛或轻度发热。感冒通常 3~4 天可好转，但有些感冒可持续 10 天或更长。

诊断

感冒病人如果出现下列情况，须到医院就诊：感冒超过 10 天，症状特别重并且持续；体温达到 38.9℃或更高；感染扩散到耳（引起耳痛）、肺（出现喘息、呼吸困难、咳嗽时胸痛）或鼻窦（上颌或前额痛）；出现严重的、持续性咽喉痛；发热持续 3~4 天；鼻部分泌物由清澈稀薄或黄变成绿色且黏厚。如果体温很高并且全身疼痛，很可能是流感的症状。

治疗

普通感冒一般不能治愈，但有些方法可帮助减轻症状。吸入沸水或加热器

问与答

感 冒

问：我的儿子 3 岁了，现在上日托，经常感冒。医生在治疗他的感冒时，从来没有开抗生素，我应该如何劝说医生使用抗生素治疗他的感冒？

答：医生没有给你儿子使用抗生素是因为感冒通常是由病毒引起的，抗生素通常是用于治疗细菌感染，对病毒不起作用。如果抗生素使用不当，比较强的细菌菌株将会发展对抗生素抵抗（耐药），从而当真正的细菌感染时治疗起来就比较困难，必须要用更强效的抗生素。而且抗生素可破坏身体内某些有益的细菌，从而导致某些疾病如胃痛，女孩还可引起阴道出血。

问：当感冒季节来临时，我想增加我的免疫功能，海胆亚目及其他草药能够使我避免感冒及减轻感冒的严

重程度吗？

答：没有科学的证据证实上述草药能够预防及治疗感冒，在使用上述草药之前要告诉医生，特别是当你正在使用处方药时。因为混合使用上述草药及处方药可引起严重的健康问题。

问：我的母亲经常告诉我在寒冷的季节不穿外套外出将会感冒，对吗？

答：感冒由病毒引起的，并非是暴露于寒冷天气中。但是在寒冷的天气中外出应该穿得暖一些，没有直接证据证实穿得少外出容易引起感冒。在寒冷的季节中容易患感冒，是因为天气变冷时人们外出时间减少而待在室内的时间延长，从而容易使感冒病毒在人与人之间传播。

感冒病人如何预防感冒的传播

感冒后最好是待在家里。但是待在家里不工作、不上学是不可能的，因此要避免感冒病毒的传播需注意以下几点：

● 经常洗手，因为手对手或手接触物体表面传播是感冒病毒常见的传播方式。

● 避免接触其他人或其他人可能会接触的物体表面。

● 当咳嗽或打喷嚏时用纸巾盖上嘴和鼻，用过之后立即丢弃。如果没有纸巾，使用肘或肩膀的弯曲部分（不要用手）来挡住咳嗽或喷嚏。

发出的蒸汽可以帮助暂时性减轻充血，大量饮水可以预防脱水。一些止痛药如对乙酰氨基酚或布洛芬等可减轻疼痛的症状以利于睡眠。使用生理盐水鼻部喷雾剂及睡觉时抬高头部可以帮助减轻鼻塞症状。

婴儿或幼儿自己不能擦鼻涕，可用球形的吸管（大部分药房均可购买）抽吸黏液，这样能够使他们呼吸更容易些，并且避免黏液进入咽喉部（进入咽喉部的黏液可引起咳嗽及胃痛）。

鼻部解充血剂（有片剂、喷雾剂及滴剂）可收缩和干燥鼻腔及鼻窦内肿胀的分泌黏液的组织，以利于黏液排出。非处方药普来可那利（pleconaril，抗病毒药）可在一天内减轻感冒的症状，并且使流涕症状明显缓解。与其他感冒药不同，普来可那利是直接作用于病毒本身而不是仅仅缓解症状。

因为抗生素仅仅是对细菌起作用，因此感冒时不要让医生开抗生素。如果有细菌感染的症状如耳痛、鼻窦炎、呼吸困难及咳嗽时胸痛则需要用抗生素治疗。

流　感

流感是呼吸道的病毒感染，流感可以从鼻和嘴处向呼吸系统其他部位传播，也包括肺。流感通常是通过接触感染的病人、有传染性的物体表面或吸入了空气中经咳嗽或喷嚏造成的有传染性的颗粒而引起的。如果在病毒感染的基础上并发细菌感染并且感染由上呼吸道

流感疫苗注射

因为流感可致残或致死，因此大多数医生都建议即使健康的年轻人和儿童每年都要注射流感疫苗。流感疫苗现在还可经鼻喷雾接种。流感疫苗仅有1年（有时还不到1年）的保护期。注射通常在深秋开始，即当科学家探究出这一年会是哪类病毒毒株引发流感后开始的。在少数病例中，注射流感疫苗后会引起轻度流感样症状，如一两天内有低热和疼痛。另外，因为流感疫苗属于蛋白，如果对蛋白过敏将不能接受流感疫苗的注射。

医生强烈建议下列人群每年都要接种流感疫苗：

● 65 岁以上人群；

● 患有慢性疾病（如糖尿病或癌症）的人群或免疫系统功能低下（如艾滋病）的人群；

● 患有慢性肺部疾病的人群；

● 卫生保健工作者；

● 6 个月至 2 岁之间的健康儿童。

向肺扩散，将引起更为严重的疾病，如急性支气管炎或肺炎。

流感病毒有三种主要类型：A、B 和 C 型。如果是 C 型病毒感染（症状通常比较轻，和普通感冒相似），将会对此病毒终生获得免疫；如果是 A 型或 B 型病毒感染，仅会对感染的病毒毒株有免疫性。A 型和 B 型病毒可不断产生新的毒株从而使宿主已获得的免疫性对其无效。相比较而言，B 型病毒毒株变化较少，而 A 型病毒毒株会经常改变。因此，大部分流感的流行及严重的爆发均是由 A 型病毒引起的，而导致发病的病毒毒株通常由爆发地的地名来命名（如香港流感病毒）。

流感通常小规模的发作，特别是在冬季。每隔几年会重新发作，发作间期的长短通常不可预测。不同毒株病毒可同时引起 2~3 次的发作。如果所有人对某些特定的病毒毒株具有免疫性，那么此病毒引起的发作将会终止。

症状

流感的症状变化非常大，有寒战、高热、流涕、头痛、肌肉酸痛及咽喉痛，也会有费力地干咳及胸痛，人也会变得非常虚弱。有些儿童可能会有腹痛和癫痫发作。如果没有并发症，流感会在 1~2 周内恢复。如果几周内病人还感到虚弱，则提示可能还有其他病毒感染性疾病如传染性单核细胞增多症。

如有下列几种情况须到医院就诊：症状特别严重并持续了 10 天以上；病变波及肺部（出现喘息、呼吸困难及咳嗽时疼痛）；同时患有慢性病（特别是肺病或免疫系统疾病）。另外，如果发热持续超过 3~4 天也应当去看医生。

诊断

流感的诊断通常依赖于症状，特别是在流感盛行的季节（秋天和冬天）发病时。如果症状持续存在，医生将会进行检查以明确这些症状是否是由其他疾病引起的。

治疗

流感不能治愈，但可以采取一些方法来减轻症状。如休息、待在温暖的房间中、大量饮水以防止脱水。使用非处方类止痛药如对乙酰氨基酚或布洛芬以减轻疼痛和促进睡眠。在使用止咳药或其他广告上说可减轻流感症状的药物前应咨询医生。

婴儿或幼儿自己不能擦鼻涕，可用球形的吸管（大部分药房均可购买）抽吸黏液，这样能够使他们呼吸更为容易，并且避免黏液滴入咽喉部（滴入咽喉部的黏液可引起咳嗽及胃痛）。

问与答

流 感

问：我的公司正在提供免费的流感疫苗注射，但我姐姐说去年她注射了流感疫苗后就生病了。那么注射流感疫苗会让人得流感吗？

答：不会。用来制备流感疫苗的病毒通常是经过灭活的，因此不会引起流感的发作。但是注射流感疫苗后 1~2 周（流感疫苗的保护作用尚未形成）内如果接触了流感病毒将会感染流感。疫苗注射后，可能会感到注射部位疼痛，但不会感染流感。

抗生素对流感病毒不起作用。如果流感合并细菌感染，将需要抗生素治疗。老年人及健康状况差的人如果接触了流感病毒或者有流感的症状，医生将会使用金刚烷胺、奥塞米韦、扎那米韦等抗病毒药，这些抗病毒药能够预防及减轻流感 A 型病毒引起的症状。

鼻 窦 炎

鼻旁窦是鼻周围骨围成的充满空气的腔隙。鼻窦炎是由病毒、细菌偶尔也会由真菌感染引起的鼻窦黏膜的炎症。筛窦位于眼的中间和后部，最容易发生鼻窦炎。

鼻窦炎非常普遍，吸烟的人感冒时通常会出现鼻窦炎。花粉症病人通常易发展成为鼻窦炎，治疗花粉症可降低鼻窦炎的发作频率及严重程度。鼻腔损伤（如有异物）或细菌进入鼻腔（如没有捏住鼻子潜入水中）同样可引起鼻窦炎。在某些病例中，上颌窦炎（位于眼的下部鼻的两侧）可由牙脓肿引起，偶尔感染可在牙根进行手术后由牙根传入鼻窦。

在少数病例中，鼻窦炎可通过鼻窦黏膜传播到眼窝或骨，如果传播到脑，可引起脑膜炎或脑脓肿（炎症组织包裹的富含脓液的腔隙）。

症状

鼻窦炎可引起相关区域的疼痛、肿胀并且鼻腔可有绿色的分泌物流出。随着鼻窦炎加重，鼻窦通往鼻腔的通道将会关闭，分泌物将不能流出，就会出现鼻塞。可能需要用口呼吸，出现口臭，感到不适。

如果是蝶窦感染，将会感到单眼或双眼上方头痛，当平躺或头部低于身体其他部位时，疼痛就会加剧。如果上颌窦感染，单侧或双侧脸颊将会受到影响，或者引起上颌部出现类似牙痛的疼痛。如筛窦感染，单侧或双侧下眼睑将受影响而肿胀，特别是早上起床后症状将更明显。如果症状持续超过 3~4 天须到医院就诊。

诊断

检查鼻通道以查看分泌物及鼻窦黏膜的炎症情况。在鼻窦炎的严重病例，须行 X 线或 CT 检查以明确诊断。X 线检查也可排除牙脓肿，CT 检查可帮助医生判断炎症的范围及严重程度。

治疗

鼻窦炎患者通过吸入蒸气可减轻鼻部阻塞的症状，并且有利于分泌物的引流。使用喷雾器或加湿器使家中的空气湿润。轻擦鼻部以免损伤鼻窦，保持头部抬高可感觉舒适，特别是在睡觉时。如果医生同意可使用解充血剂，虽然解充血剂可缩小肿胀的黏膜增加呼吸通道的宽度，但如果使用不当可引起心脏并发症如心律失常，因此需在医生的指导下使用。

如果症状持续存在，可使用皮质类固醇类鼻部喷雾剂。如果鼻窦炎是由细菌感染引起的，将需要使用抗生素。在

警告！

不要给儿童或青少年使用阿司匹林

如果孩子发热，不能给其使用阿司匹林，因为使用阿司匹林与雷氏综合征相关。雷氏综合征是一种罕见的但具有潜在致命性的儿童疾病。

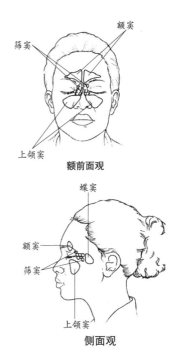

鼻窦炎的部位

额窦炎可引起头痛或单眼或双眼上部的疼痛。鼻的两侧面颊部的疼痛或牙痛提示是上颌窦感染，眼的后部或两眼之间疼痛提示是筛窦炎。

某些少见的病例中，需要行外科手术治疗以扩大受感染的鼻窦口。

脓毒性咽喉炎

咽喉痛通常是病毒感染的症状，但有时也是细菌感染的结果。脓毒性咽喉炎通常由链球菌引起，可通过吸入感染病人在咳嗽或打喷嚏时释放入空气中的有感染性的微粒，或接触有传染性的物体表面或直接接触感染病人而受到影响。儿童较成人多见。

症状

脓毒性咽喉炎的症状因人而异。在通常情况下，咽喉发红、扁桃体肿大、扁桃体上有白色的脓点。咽喉肿痛可引起吞咽困难，不过有些病人没有咽喉痛。其他症状包括发热（体温常常超过38.3℃）、头痛、颈部淋巴结增大、全身疼痛。儿童会出现食欲下降、腹痛及恶心。脓毒性咽喉炎通常不会引起流涕、鼻塞及咳嗽。

较少见的病例中，脓毒性咽喉炎可引起耳、血液系统、肾脏、肺部感染，以及猩红热或风湿热。如果出现下列任一症状须立即去医院就诊：出疹；非常衰弱；鼻血性分泌物；关节肿胀疼痛；咳嗽；呼吸短促；胸痛；反复发热；耳痛或者癫痫发作。

诊断

脓毒性咽喉炎的唯一诊断方法是取喉部分泌物样本在实验室中培养2~3天，然后在显微镜下观察是否有链球菌或其他细菌生长。医生还可以行快速链球菌测试，10~30分钟就可得出结论，但结果不如喉分泌物培养精确，而且快速链球菌测试仅能检测链球菌的其中一种类型，不能检测出其他的病原微生物。如果快速链球菌测试证实有链球菌感染，则无须进行进一步的测试。如果结果是阴性的，需再次取喉部分泌物标本在实验室培养以核实诊断。

治疗

脓毒性咽喉炎通常需要口服抗生素来治疗。尽管症状可能在几天后就会消退，但仍需要服用完整个疗程的抗生素以杀灭所有的细菌，并且避免细菌对抗生素耐药。

为减轻脓毒性咽喉炎的症状，可每隔几个小时用温热的生理盐水漱口，以帮助缓解疼痛并帮助清除感染区域的脓液。要大量饮水。口服非处方类止痛药来缓解疼痛症状并且降低体温。

对于严重的经常发作的链球菌感染（成人1年多于2次，儿童1年多于4次），医生将会建议行扁桃体切除术。

扁桃体炎

扁桃体炎是扁桃体的急性炎症，通常由细菌或病毒感染引起，包括脓毒性咽喉炎。扁桃体是位于咽喉后部的两块组织，是淋巴系统的一部分，在免疫系统起重要作用。扁桃体通常出生时非常小，到6~7岁逐渐长大，随后渐渐缩小（通常不会完全消退）。对于幼儿，扁桃体可帮助控制鼻、咽喉及上呼吸道感染。随着年龄的增加，在扁桃体缩小或者扁桃体切除后其功能可由其他淋巴组织代替。扁桃体炎最常见于儿童，偶尔也可在成人中发病。

症状

扁桃体炎的患者可能会有咽喉红肿，吞咽时感觉疼痛。扁桃体上可有白色的脓点，也可有耳痛、头痛、淋巴

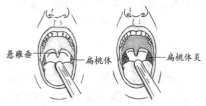

健康的扁桃体　　肿胀感染的扁桃体

扁桃体炎

扁桃体炎是扁桃体发炎，通常由细菌或病毒感染引起。扁桃体是位于咽喉后部的两块组织，分别位于悬雍垂的两侧（悬挂在咽喉后部中间的叶状组织）。

扁桃体切除术

扁桃体切除术是通过手术切除扁桃体。在抗生素被广泛使用以前，扁桃体切除术是儿童常见的治疗方法，适用于炎症反复经常发作的病人（儿童每年4次以上，成人每年2次以上）。扁桃体发生脓肿（炎症组织包裹的富含脓液的腔）时同样适用手术切除。其他适用于扁桃体切除的情况包括：扁桃体癌、睡眠时扁桃体阻塞呼吸（睡眠呼吸暂停），特别是在幼儿中。成人或青少年在手术后出血及疼痛的现象较儿童多见。

结增大，并有伴有寒战的发热。扁桃体炎的儿童也会出现胃痛及癫痫发作。有时，看似扁桃体炎的发作有可能是传染性单核细胞增多症，特别是当症状持续超过2周时。

诊断

如果有扁桃体炎的症状，医生将会取局部的分泌物进行培养以明确感染是由细菌还是由其他病原微生物引起的，并且排除脓毒性咽喉炎感染。样本在实验室培养2天后用显镜观察以鉴别诊断。

治疗

当取咽喉部标本进行培养并鉴别出炎症是由细菌感染引起后，可使用抗生素进行治疗。为了缓解咽喉痛，可使用非处方类止痛药。用温热的盐水漱口可帮助减轻咽喉痛并可清除扁桃体上的脓点。

如果复发性的严重咽喉部感染已经引起了严重的问题，如长时间缺课或旷工，医生可能会行扁桃体切除术。

咽　炎

咽炎是咽部发生的急性炎症。与扁桃体炎相似，可由同样的细菌和病毒引起，但症状不如扁桃体炎严重。咽炎是感冒和流感的常见症状，并且常常是单核细胞增多症的首发症状。咽炎也可由某些物质如酒精、香烟、热的饮料刺激及烫伤咽部黏膜所导致。有胃食管反流病的病人常患有慢性咽炎。

症状

患有咽炎时，咽部红肿并且极其疼痛，吞咽时疼痛加剧。咽部可能有白色的脓点，淋巴结增大，还可能会有耳痛。在少见的病例中，可能会出现呼吸困难。如果咽部痛持续数天或疼痛比较剧烈须到医院就诊。

诊断

医生会取咽部分泌物样本进行培养以明确是否有细菌或其他病原微物存在，并且可排除脓毒性咽喉炎。样本在实验室培养2天，培养后在显微镜下进行观察。

治疗

咽炎通常会自愈。用温热的生理盐水漱口，含入喉部止咳糖和使用非处方药止痛药可暂时减轻疼痛。不要吸烟，不要饮用及食用任何刺激咽喉部的药物。如果咽炎是由细菌感染引起，须使用抗生素治疗。

喉　炎

喉炎是喉部（发音部分）发炎。喉位于气管顶部，包括声带。喉炎通常由病毒引起（如感冒），也可由过敏源（引发过敏的物质）或刺激物如香烟、酒精、过度发音、过度的清喉或咳嗽引起。偶尔发生的喉炎并不严重，但反复发作可引起持续的声音嘶哑和声带生出现不正常的生长物。

症状

喉炎主要的症状是声音变调或断断续续或声音完全丧失。炎症可引起声带肿胀，使声音变调，但通常不超过2~3天。讲话可能会有疼痛。有时喉炎患者可能会有发热。在儿童，由于喉状的开口狭窄，炎症可引起呼吸困难。如果症状持续4~5天以上并且咳嗽有黏液痰时，须到医院就诊。

诊断

如果医生行喉部检查后未发现炎症的迹象，医生可能会建议进行更多的检查以明确喉部是否有息肉、结节或肿瘤。

治疗

如果有喉炎，首先要噤声，并且大量饮水。不要吸烟及饮酒，因为烟酒刺激喉头；不要吹口哨，因为吹口哨使喉头和声带紧张；使用雾化器或加湿器湿润空气。

呼吸道合胞病毒

呼吸道合胞病毒（RSV）是引发儿童和成人呼吸道感染最常见的病因之一，也是新生儿及儿童下呼吸道感染如患上肺炎和支气管炎的首要原因。

大多数儿童2岁时接触呼吸道合胞病毒，没有任何症状。但早产儿、小于6个月的儿童、患者慢性肺病、心脏病、或有免疫系统疾病的患者，在感染呼吸道合胞病毒后发生并发症的危险增加，而且可能会发展成为长期的呼吸道疾病如哮喘或其他慢性肺部疾病。

RSV 的发作一年四季均可发生，但以秋天和冬天常见。病毒的传染性很高，当吸入病人咳嗽或打喷嚏时释放到空气中的含有病毒的微粒、接触有传染病的病人，或接触有传染性的物体表面（病毒可在无生物活性的物体上存活 4~7 个小时）时均可被传染。

症状

RSV 感染的症状与感冒的症状类似，如流涕、鼻塞、咽喉痛、轻度发热。儿童感染后的症状较为严重，可能包括高热、咳嗽、喘息、呼吸困难或呼吸加快。病情严重时可引起呼吸衰竭。感染通常持续 5 天左右。一个人可能会不止一次感染 RSV，但后面的感染症状会逐渐轻微。

诊断

对于儿童患者来说，确诊越早越好，因为儿童发病症状较重。为诊断是否是RSV 感染，医生将用听诊器检查肺部是否有不正常的声音，建议行胸部 X 线片或血液、黏液检查以明确是否是 RSV 感染。

治疗

目前尚无 RSV 疫苗可用。对成人和年龄较大的儿童轻度感染 RSV 的治疗同感冒相似：大量饮水以防脱水，吸入蒸气以缓解充血，口服非处方类止痛药缓解发热及疼痛，使用生理盐水喷雾剂以减轻鼻通道阻塞。

为治疗重度的 RSV 感染，医生会使用一种抗病毒药利巴韦林，它可喷雾使用。对于儿童来说，严重感染 RSV 需住院治疗。

预防

为防止 RSV 的传播，经常洗手、避免接触可能感冒的病人。如果可能，让儿童远离病人。为防止儿童感染 RSV，可注射抗体（免疫蛋白）来对抗 RSV。这种抗体叫作呼吸道合胞体病毒单抗，在 RSV 感染的季节（通常从 11 月 ~4 月）一个月注射一次。

急性支气管炎

急性支气管炎是肺内气道（支气管和细支气管）的慢性炎症，通常是由病毒感染如感冒和流感病毒等引起，也可由细菌感染引起，大部分病例发生于冬季。急性支气管炎通常影响非常年轻或年老的人，患有肺部疾病或充血性心力衰竭的人，以及吸烟或持续性呼吸污染空气的人。

症状

急性支气管炎的症状包括咳嗽、伴有黏痰，轻度发热，有时有喘息。也可能会有上胸部疼痛，咳嗽时疼痛加剧。急性支气管炎会在几天后自然好转。如果发热超过 38.3℃、喘息严重或者咯血，需到医院就诊。

诊断

如果有急性支气管炎的症状，医生会用听诊器听胸音，并行胸部 X 线片检查以排除肺炎。也可能会取分泌物样本检查是否有细菌或其他病原微生物，标本需在实验室培养后置显微镜下观察。

治疗

对于急性支气管炎，医生会使用非处方类止痛药以缓解发热及疼痛，用止咳药来止咳。如果咳出的痰是绿色的，说明有细菌感染，需要使用抗生素进行治疗。如果咳嗽不断或呼吸困难，可使用支气管扩张剂以开放气道。

慢性支气管炎

慢性支气管炎是肺内气道（支气管和细支气管）反复发作的炎症，主要由长时间吸入刺激物所引发。香烟烟雾，也包括吸二手烟，是慢性支气管炎的主要发病原因。不吸烟但在家或工作时接触二手烟所造成的肺部损伤，与每天吸1~10支香烟造成的危害相当。住在工厂附近或被污染的地区也容易发展成慢性支气管炎。慢性支气管炎有时是些肺部疾病如囊性纤维化的并发症。

气道黏膜受到刺激将导致黏液的分泌增加。持续性刺激将导致黏液腺和内分泌细胞增生肥大、气道黏膜增厚。随着黏膜的增厚，气道将变得狭窄。刺激物同样可破坏气道毛发样结构纤毛，纤毛是运送气道黏液的结构，如果纤毛不能够运送黏液，黏液将在气道内潴留，易被细菌感染。随着时间的推移，慢性炎症可破坏气道黏膜和纤毛结构。

如果感染扩散到肺泡（肺内细支气管末端的气腔），可引起肺炎。慢性支气管炎也可以引起心脏和循环问题，如肺动脉高压或充血性心力衰竭。

症状

慢性支气管炎的首要症状是持续性咳嗽（特别是早晨），通常由吸烟引发，伴有黏痰。病人通常在一整天内都会咳嗽和喘息，并出现进行性呼吸困难及运动耐力下降。有些慢性支气管炎严重的病人脸色发青，特别是在嘴唇周围，这是因为氧气供应不足导致的。因为肺不能满足身体所需要的氧，因此最后将发展成为呼吸衰竭。

诊断

如果病人有慢性支气管炎的症状，特别是长期咳嗽，医生会询问有无吸烟史、工作及生活的环境。医生会要求病人行胸部 X 线片及肺功能检查。

治疗

慢性支气管炎的治疗依赖于病情的进展程度。如果有呼吸困难，医生会使用支气管扩张剂，通过雾化吸入方式给药，以开放气道缓解呼吸困难。使用时可一天吸入 3~4 次，或 4~6 小时吸入一次。连续使用数月或数周的小剂量抗生素以防止细菌感染，或者是仅在发作期或有明显感染时使用大剂量抗生素。

对于吸烟的患者，治疗慢性支气管炎的最佳途径就是戒烟，避免接触吸烟的环境。如果生活或工作在污染的环境中，要考虑改变工作或搬家。搬家时不仅要考虑新搬的住所周围环境是否清洁，还要考虑环境是否温暖、干燥。因为在温暖、干燥的环境下呼吸，比在寒冷、潮湿的环境下呼吸更容易。避免接触患感冒或流感的病人，因为这些疾病更容易激发慢性支气管炎的症状。可每5~7 年接种一次肺炎链球菌疫苗，每年接种一次流感疫苗。

肺 气 肿

肺气肿是肺泡（肺内的微小气囊，氧和二氧化碳进行气体交换的地方）结构发生永久性改变。吸烟是肺气肿的主要病因。吸烟导致肺组织发生慢性炎症，并且使 α_1 抗胰蛋白酶灭活，而 α_1 抗胰蛋白酶对肺泡有保护作用。机体在对抗由吸烟引起的肺泡慢性炎症时，起抗感染作用的白细胞进入炎症部位并且释放出各种酶以清除炎症。但是由于 α_1 抗胰蛋白酶失活不能对肺泡起保护作用，因此肺泡壁就遭到了由白细胞释放出来的酶所破坏，导致肺气肿。

其他可引起气道狭窄并对肺气肿的形成有推动作用的因素，包括污染的空气、反复呼吸道感染和影响呼吸道的过敏源。在少数病例中，肺气肿可由遗传性 α_1 抗胰蛋白酶及其他保护性的酶缺失引起。

健康的肺具有弹性，能够完全收缩和舒张。在肺气肿时，肺泡舒张时会破裂并融合成较大的腔，用力呼吸增加的压力及咳嗽时痉挛进一步削弱了肺泡壁，因此肺气肿的病人更容易引起感染如肺炎，也可导致呼吸衰竭及充血性心力衰竭。

症状

肺气肿的主要症状是呼吸短促。开始时，呼吸短促仅在剧烈运动时发作。时间长后呼吸短促现象加重，在日常活动中也可发作。肺弹性丧失使空气在肺内聚积不能排出，结果造成病人胸部呈现桶状胸。如果肺气肿同时还患有慢性支气管炎，咳嗽时会伴有黏痰。

诊断

为明确肺气肿的诊断，医生将会用手指轻叩病人胸部，听取并分析叩击发出的声音。用听诊器检查肺部，行胸部X线片和肺功能检查。

治疗

肺气肿不能治愈，但如果停止吸烟，可减慢疾病进展并且可控制症状。治疗可改善患者的生活质量，延长生命。戒烟是最重要又简便的治疗措施。避开空气被污染场所，避免接触感冒和流感病人。定期锻炼但要避免吸入冷的、潮湿的空气。每5~7年接种一次肺炎链球菌疫苗，每年接种一次流感疫苗。

为松弛支气管平滑肌和缓解气道炎症（使呼吸更容易些），医生会使用支气管扩张剂，通过气溶胶吸入或口服的方式给药。根据病情也可使用皮质类固醇类药物以降低气道炎症，缓解呼吸短促现象。如果伴有细菌感染如肺炎，医

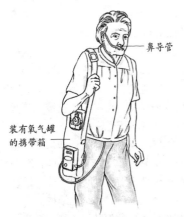

鼻导管

装有氧气罐的携带箱

使用便携式的氧气罐

对于肺无力提供充足的氧气来满足机体需要的病人，可以使用便携式的氧气罐或者固定在家里的氧气罐，通过鼻导管吸入氧气到肺的方式来满足机体对氧的需要。病人可以随身携带便携式氧气罐去他们要去的任何地方。虽然便携式氧气罐有些麻烦，但是能为限制在家中病人提供外出的能力。

生将会使用抗生素。

对某些肺气肿病人，物理治疗及呼吸锻炼很有帮助。医生会建议病人参加肺康复计划以改善体力状况，这样有助于在日常活动中降低呼吸的需要。如果肺气肿较为严重，医生会让病人吸氧，可以使用氧气罐或制氧机。制氧机先抽取空气中的氧，然后通过1~2根插入鼻腔的塑料鼻导管将氧气送入体内，这种治疗不干扰病人的吃饭、喝水及谈话。

对于少数严重的肺气肿病人，肺移植是唯一的治疗方法。手术时心脏通常与肺一起移植。

支气管扩张

支气管扩张是一条或多条支气管发生永久性的损伤或增大的疾病。这种疾病需要数年才能形成，通常是儿童时期反复肺部感染的结果。气道的损伤阻止了气道内液体的流动，造成细菌在潴留的液体中积聚并且引起感染。患有支气管扩张的病人更易于出现肺部感染。

症状

支气管扩张的主要症状是反复咳嗽，并且咳出大量气味难闻的痰，痰中可能带少量的血。咳嗽及咳痰的数量通常在改变体位（如平躺）时增加。

诊断

当咳嗽并且咳出大量痰时，医生会用听诊器检查肺部，并行胸部X线片及肺功能检查以明确诊断。

治疗

对于支气管扩张的病人，医生会建议行体位引流以帮助肺内的气道分泌物流出。如果吸烟，应戒烟，避免吸入二手烟或污浊空气。避免感冒或其他的呼吸道感染。当出现感染的首发症状时，医生首先会使用抗生素，对严重的且反复发作的病例，会建议行外科手术切除感染的肺部组织。

肺　　炎

肺炎是肺部炎症的通称，通常是由细菌或病毒引起的，但也可由有毒的物质（如有毒的气体）或损伤。较为少见的肺炎病例是由真菌、酵母或其他微生物感染引起的。肺炎也是其他全身疾病的常见并发症，包括上呼吸道感染如流感或急性支气管炎。肺炎也可能是慢性疾病如充血性心力衰竭、癌症、中风及肺气肿的并发症。对于患有上述慢性疾病的病人，肺炎经常是致其死亡的原因。

肺炎常见于吸烟或有慢性肺部感染的人，以及由于体质虚弱等原因而不能用力咳出痰液的人。肺炎在使用免疫抑制药（如在器官移植后为了预防排斥反应）或患有某种能削弱免疫功能的疾病如AIDS的人群中尤为常见。

肺炎具有许多不同的医学名称，通常以发病的部位而命名，如间质性肺炎、大叶性肺炎；根据引起肺炎的病原微生物不同而命名，如细菌性肺炎（如肺炎球菌肺炎）或病毒性肺炎；根据感染肺炎的途径而命名，有吸入性肺炎、医院获得性肺炎等。非典型肺炎是由除细菌外的微生物引起的肺炎（细菌性肺炎最常见）。轻度肺炎通常是指症状比较轻，无须住院治疗的肺炎。

症状

　　肺炎的症状取决于感染的原因及病人的整体健康状况。所有类型的肺炎没有一种症状是特异性的。通常情况下，如果具有下列症状要考虑感染肺炎的可能，如咳嗽、寒战、发热、盗汗、胸痛、肌肉痛、乏力、头痛、恶心、呕吐、口唇及皮肤青紫（由于低氧所致），或咳绿色带血的痰。患者也可能有意识错乱或呼吸短促。肺炎症状的严重程度与肺受影响的程度有关。

　　症状出现时间快慢随感染不同而不同，一些症状在接触致病微生物后的几个小时内出现，一些症状在几天后出现，而还有些症状要在数十天后出现。

肺移植和心肺联合移植

肺移植

　　当病人出现不可逆转的肺衰竭并且不能采用其他方法和手术治疗得到纠正时，医生会建议行肺移植。肺移植有双肺、单侧肺或单侧肺一部分移植。肺衰竭需要移植的最常见原因有以下几种：

　　● 肺气肿（肺内的微小气囊遭到破坏）；

　　● 肺纤维化（肺组织瘢痕形成）；

　　● 囊性纤维化（一种遗传性疾病影响肺和消化系统）；

　　● 奥古蛋白缺失（α_1抗胰蛋白酶）引起的肺气肿；

　　● 肺动脉高压（肺内血管血压增高，损伤心脏）。

　　婴儿至60岁之间的病人都可进行肺移植，但必须是健康状况良好的病人。某些疾病如癌症、未控制的感染或严重的肝脏、肾脏、心脏疾病，将使移植的危险增加。肺移植专家委员会将需要行肺移植的病人记录在案，但由于需要移植的病人远远多于供体，因此病人可能要等好几年才能够得到合适的供体器官。如果得到了合适的供体器官，等候最久的患者必须在血型及体型与供体相符时才能行肺移植。

　　外科医生必须在供体的捐献者死亡4~6小时内将供体移植到病人身上。在手术中，病人借助呼吸机来呼吸。病变的肺及相连的血管、支气管等都要除去然后用供体器官代替。如果是双肺移植，采用同样的方法移植另一肺。移植完成后，病人需要继续使用呼吸机12小时，并在监护病房内进行监护。7~10天后病人就可回家。

　　任何器官移植后，最主要的问题是机体会排斥移植的器官，机体的免疫系统会误将移植的肺当作入侵性组织并企图对其进行破坏。为降低供体肺被排斥的危险，病人必须使用药物抑制其免疫系统。药物抑制免疫系统虽然降低了排斥的危险性，但病人发生严重感染如肺炎的风险将会增加，因此病人还需要使用抗生素或其他控制感染的药物。抑制免疫系统的药物需要终生服药。

　　肺移植后的其他并发症包括严重的出血或血栓、危及生命的肺炎、肺水肿（供体内的液体量增加）。目前，对于免疫功能下降的病人来说，一些比较强的细菌感染可能是致命的。而对于健康的年轻人而言，轻度的呼吸道感染所引起的症状并不比重度感冒严重。如果突然出现发热并伴有呼吸短促、呼吸时胸痛、体温超过 38.3℃ 伴有寒战，或者咳嗽时伴有血痰，须立刻到医院就诊。

诊断

如果有肺炎的症状，医生会对病人进行检查，用听诊器进行肺部听诊，用手指轻叩诊胸部根据叩诊音进行诊断。行胸部 X 线片检查，检查血液或痰液中的病原微生物以明确致病原因。通过支气管镜行肺部组织活检。

器官移植及肺移植生存率较以往有所提高，肺移植的 1 年生存率约为 75%，而 5 年生存率约为 45%。

心肺联合移植

心肺联合移植是接受者移植了捐献者的一个心脏与两个肺脏（少数病例仅移植一个肺）。当肺病处于晚期，同时影响病人的心脏，并且没有其他治疗和手术可以使用时，医生就会建议行心肺联合移植。需要进行心肺联合移植的首要疾病是严重的肺动脉高压（肺内血管压力增高限制了血流），其原因可能是有先天性的缺陷如囊性纤维化。60 岁以下的人都可进行手术，但 45 岁以下的病人手术成功率高。

有供体可用是心肺联合移植成功的重要因素。具有正常肺功能的供体奇缺，因为人死亡后肺部感染及其他改变会很快发生。同其他器官移植相似，接受心肺联合移植的病人需终身服用抗排斥药。

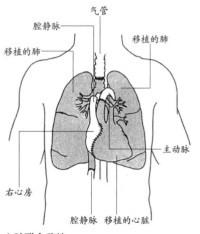

心肺联合移植

捐赠者的心肺可直接从捐赠者的体内移入接受者的体内，但也可从捐赠者体内取出后放入特殊的保存液中保存几个小时再进行移植。移植时，心脏和肺需要与气管、主动脉以及心脏与腔静脉的连接处断开。连接供体心脏和肺的血管被完整地保留。

将捐赠者的器官移入接受者体内（图阴影部分）时，需在接受者的胸骨上造一个切口以打开胸腔。接受者与体外心肺机（可代替心肺的功能排出二氧化碳并且供给氧气）相连，体外的心肺机器可使血液不流经心脏。病变的心脏和肺分别移去。然后先移植新肺，再移植心脏，最后是血管。主要的重接包括供体与受体的气管和主动脉，以及供体心脏的右心房与受体的腔静脉。

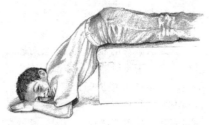

体位引流

体位引流技术能够帮助病人将肺内的痰液引流出来。操作时，面向下趴在床上，头和胸部悬挂在床边5~10分钟，每天2次以帮助肺内痰液引流。让别人轻轻地拍击背部及胸部侧面以帮助痰液排出（可向呼吸治疗师学习如何正确使用此种方法）。

治疗

肺炎的治疗取决于多种因素，包括引发肺炎的细菌或其他病原微生物类型和病人的整体健康状况。例如，由病毒引起的肺炎对抗生素并不敏感，因为抗生素通常对细菌感染有效。然而，即使是病毒性肺炎，医生仍可能会使用抗生素，目的是预防在疾病发展过程中可能伴发的细菌感染，以及引起的更为严重的症状。

如果实验室检查证实是细菌性感染，医生会使用抗生素。对抗生素的选择依赖于引起感染细菌类型。如果医生认为肺炎比较严重，威胁生命，会建议病人住院治疗。如果呼吸短促、皮肤及口唇发紫（由于低氧引起），将需要通过面罩或鼻导管给氧。如果症状持续存在，医生将会行支气管镜检查以判断肺内是否有肿瘤或异物引起的。

如果病人比较健康年轻，在2~3周就能够恢复；不过感染清除后可能容易疲惫、咳嗽，会持续1~2个月。如果吸烟或有慢性疾病，肺炎的康复则需要更长的时间。

严重急性呼吸道综合征（SARS）是2003年首先在我国发生的一种肺炎。这种感染是由冠状病毒家族中的一种病毒引起的。普通的感冒病毒也属于这一家族。SARS可能通过人对人的密切接触而传染，通常是由于吸入了病人在咳嗽或打喷嚏时释放出的感染性微粒。SARS的高危人群为家庭成员或与病人密切接触护理人员。病毒可在无生命力的物体表面存活24小时，而普通的感冒病毒仅能在无生命活力的表面存活3小时。大部分病人能从SARS中恢复，但对于有些病人来说感染是致命的。

症状和诊断

SARS的症状通常在接触病毒10天后发作，症状主要包括高热，体温超过38℃，伴有咳嗽或呼吸困难。有些病人仅有轻度的症状，但有些病人会有严重的、威胁生命的症状，对SARS没有特异的诊断方法。

治疗

对SARS没有特效或治愈的方法。如果怀疑有SARS感染，病人需要住院治疗并加以隔离以防止病毒传播。治疗主要根据病人的症状进行对症治疗，可能会选用抗病毒药如利巴韦林（通常静脉给药）、皮质类固醇类药（以降低肺内的气道炎症），以及抗生素（如果病人同时伴有细菌感染）。病人同时要静脉补液治疗。如果病人呼吸极为困难，则需要呼吸机辅助呼吸。高达90%的病人在症状发作后的6~7天内开始恢复。

肺部真菌性疾病

有几种肺部感染性疾病是由于吸入了真菌孢子（通常存在于土壤中）引起的。这些真菌孢子的来源通常是鸟或蝙蝠的排泄物、腐烂的植物或树木及树叶。肺部真菌性疾病通常以感染的真菌命名。例如，曲霉病是由曲霉菌引起的，芽生菌病是由皮炎芽生菌引起的，球孢子菌病是由球孢子菌引起的，隐球菌病是由隐球菌引起的，组织胞质菌病是由组织胞质菌引起的。在健康的人群中，免疫系统能破坏孢子。但在免疫功能虚弱者或者老年或儿童中，真菌感染可通过血液在身体内播散而导致威胁生命的感染。

症状

许多真菌性疾病初始症状通常为比较轻微的慢性流感样症状，如发热、寒战、咳嗽、胸痛、肌肉痛，然后进展为肺炎样症状例如喘息及呼吸困难等。一些真菌感染可引起其他呼吸系统疾病如过敏或哮喘等。一些感染除了引起呼吸道症状外，还可引起皮肤反应如红斑、皮肤病变（酵母菌病）或口腔溃疡（组织胞质菌病）。隐球菌病除了流感样症状外，可能不会引起任何症状，也可能会导致体重下降、盗汗及脑膜炎。如果有肺部真菌感染的任何症状需要立即去医院就诊。

诊断

在诊断肺内真菌感染时，医生会用听诊器进行肺内听诊，行血液检查，取痰液、尿液及脑脊液检查以明确是否是真菌感染。如要明确诊断，必须行气管镜检查。

治疗

真菌性疾病有时可不经治疗而自动清除。如果症状轻微，医生会给病人应用口服抗真菌药物。对于症状比较严重的并且免疫功能虚弱者，将需要静脉注射抗真菌药。

军团菌病

军团菌病为一种严重的肺炎，是由在温暖、潮湿的环境繁殖的细菌引起的，通常通过水源及空调系统传播，当吸入有传染性的飞沫时容易被感染。老年人、吸烟者、肺部疾病患者、免疫系统功能虚弱者容易受到感染，有的人会因此而丧命。年轻、健康的人通常能够完全康复。

症状

军团菌病通常在感染后1周开始出现症状，包括寒战、发热、头痛、肌肉痛、胸痛、咳嗽、腹痛、恶心、呕吐、腹泻。

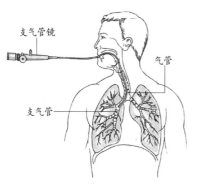

支气管镜

支气管镜能帮助医生看清肺内情况。支气管镜是一个中空细长的管状结构，通过鼻和咽喉部进入肺部。医生可通过中空的管道收集痰液、取活检组织样本或移除肿瘤或异物。

诊断

医生会通过对尿液或痰液样本进行检测以明确是否有引起军团菌病的细菌存在。

治疗

军团菌病患者需要住院静脉注射抗生素进行治疗。而年轻健康的患者可在门诊接受治疗。

结 核 病

结核病（TB）是一种传染性疾病，通常由吸入结核病人咳嗽或打喷嚏时释放到空气中的感染性飞沫引起。若免疫系统功能正常，大部分结核病可自愈。有些人如营养不良者、患有慢性疾病者或免疫系统功能虚弱者易于患本病。结核病主要是影响肺部，但可向其他部位如脑、肾脏、骨等扩散。当细菌在局部聚集时，会引起局部炎症对周围组织造成慢性损害。

结核病第一个阶段可持续几个月，病人的免疫系统常常能通过杀灭细菌或者将细菌局限于一个小的纤维囊内来阻止结核菌的扩散，大约1/3的病例会在局部留下瘢痕组织，这一阶段感染将不会扩散。有时原发感染没有停止将会扩散至淋巴结，并通过淋巴结扩散至身体的其他部位。在继发性结核病中，结核

菌可静止休眠数年，如果病人因营养不良或者其他疾病引起免疫功能下降，结核菌可重新复活。但在许多病例没有发现明显的激发因素。

症状

通常情况下，结核病并不引起症状。患者可能不知道自己患有结核病，直到因其他原因进行胸部 X 线片检查或结核菌素试验时才被发现患有结核病。结核病患者的症状可能包括轻度的发热、肌肉痛、盗汗、体重下降、疲乏无力、呼吸短促、胸痛、咳嗽并伴有血痰。

诊断

如果有结核病的症状或者曾接触过结核病病人，医生会进行体格检查、胸部 X 线片检查和结核菌素皮肤试验。如果胸片显示有结核杆菌感染的征象，医生将取痰液样本进行检查以明确痰中是否有结核杆菌。如果曾经感染过结核病，胸片上会显示有阴影，提示为结核病治愈后留下的瘢痕影。

治疗

治疗时，医生会联合使用抗结核杆菌药及抗生素，有时需要同时应用 3~4 种药物。疗程较长，可长达 6~9 个月，但能将结核病治愈。在治疗期间要注意休息和膳食平衡。

第四章
脑和神经系统疾病

神经系统由两部分组成——中枢神经系统和周围神经系统。脑和脊髓组成了中枢神经系统，它们参与机体与外界环境的联系。人脑是一个高度复杂的器官，调控机体大多数的功能，并根据外界环境的刺激做出相应的改变。在出生后大脑通过外界世界而不断自我发育，儿童时期是一个重要的发育期，在此期间会形成如语言、味觉、视觉、肌肉控制和推理能力等。大脑不但会对外界的刺激产生反应如学习新的信息，同时大脑也会在一生中不断生成新的脑细胞。

周围神经系统是一个巨大的神经网络，它发自脊髓延伸至机体的其他部分。周围神经以不同的级别与脊髓相连，脑和神经通过脊髓进行信息的传递。周围神经系统控制着有意识运动，并有一个反射系统自动地维持体位以及肌肉张力。周围神经中称为颅神经的部分通过颅骨的孔隙与脑相连。颅神经的功能包括视觉、眼球运动、听觉、面部运动以及感觉。

所有机体内部的生化过程和内脏的活动都是不随意的，也就是说你不会感觉到它，也没有控制它。这种系统称为自主神经系统，它负责调节人体重要的功能，比如心跳、血压和体温。

脑血管疾病

有四条重要的动脉为大脑提供血液：两条位于颈部前方，称为颈动脉；两条位于颈部后方，称为椎动脉。在脑的基底部四条动脉交汇在一起，形成一个动脉环，并由此发出分支将血液提供给脑的所有部分。

当某一条动脉突然破裂或堵塞从而阻断了脑部某一区域的血液供应时，就会发生血管性疾病如中风。只接受单一动脉供血的脑部区域特别容易因血流受阻而损伤。

中　风

当部分脑组织的血流受阻，造成氧和营养物质的供应停止和脑组织受损，并且影响到脑部受损害区域所控制的躯体和精神功能时，就会发生中风。中风的影响可能是短暂的或持久的，程度或轻或重。大多数中风属于缺血性中风，是因为动脉阻塞所致。出血性中风是由于动脉破裂或渗漏而引起的。

脑血栓、脑栓塞和脑出血是三种可能引起中风的因素。当为脑部供血的某根动脉变得狭窄时，就容易出现脑血栓。而动脉血管狭窄通常是动脉粥样硬

神经系统和脑

神经系统

中枢神经系统包括脑和脊髓，它是一个复杂的信息网络，控制着机体的内部活动，并允许机体对外界环境的刺激做反应。周围神经系统由众多周围神经组成，它们发自脊髓，分布在机体的各个部位。中枢神经系统和周围神经系统共同构成一个单元。周围神经通过各种感觉（如触觉和嗅觉）从外界环境采集信息，并将感觉信息传递到中枢神经系统，然后把中枢神

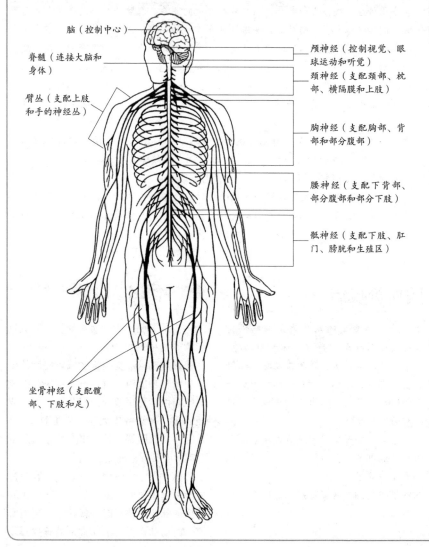

脑（控制中心）

脊髓（连接大脑和身体）

臂丛（支配上肢和手的神经丛）

颅神经（控制视觉、眼球运动和听觉）

颈神经（支配颈部、枕部、横隔膜和上肢）

胸神经（支配胸部、背部和部分腹部）

腰神经（支配下背部、部分腹部和部分下肢）

骶神经（支配下肢、肛门、膀胱和生殖区）

坐骨神经（支配髋部、下肢和足）

经系统的信号传送到皮肤、肌肉、骨骼、关节和内部脏器（包括心脏）。

脑

脑外面有坚固的颅骨保护。大脑作为脑组织的最大部分对各种活动负责，包括运动和思维。小脑位于大脑的下方和脊髓的上方，控制着如平衡和协调等功能。脑干位于脊髓的上方，包含有颅神经和负责将脑与全身各处连成一体的神经纤维，脑干控制着重要的功能，如呼吸、心率和循环。

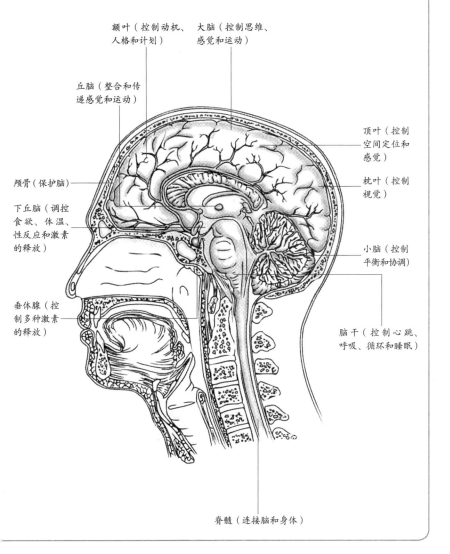

额叶（控制动机、人格和计划）

大脑（控制思维、感觉和运动）

丘脑（整合和传递感觉和运动）

顶叶（控制空间定位和感觉）

颅骨（保护脑）

枕叶（控制视觉）

下丘脑（调控食欲、体温、性反应和激素的释放）

小脑（控制平衡和协调）

垂体腺（控制多种激素的释放）

脑干（控制心跳、呼吸、循环和睡眠）

脊髓（连接脑和身体）

639

大脑皮质

大脑皮质处理和解释来自于环境的信息，并负责随意运动、感觉（听觉、视觉、味觉和嗅觉），以及高级功能如语言、记忆、智力。这些功能的一部分位于脑的特殊区域，如第一听觉皮质觉察到声音的质量，如音量大小。与已知功能区域（叫作主区）相邻的部分叫作联络区，联络区处理和解释来自主区的各种感觉信息（例如

声音），并将感觉信息传递到负责随意或不随意运动反应的其他区域。举例说明，当听觉皮层觉察到简单声音质量如声音音量时，听觉联络区皮层开始对这个信息进行分析，并让我们听到整个声音，如单词和音乐旋律。这些联络区——听觉联络区皮层、视觉联络区皮层，以及躯体感觉联络区皮层加起来占整个大脑皮层的四分之三以上。

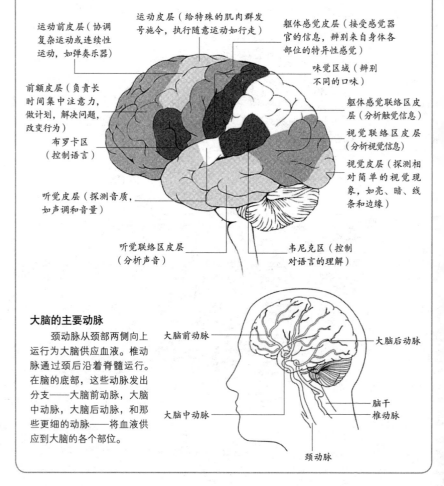

大脑的主要动脉

　　颈动脉从颈部两侧向上运行为大脑供应血液。椎动脉通过颈后沿着脊髓运行。在脑的底部，这些动脉发出分支——大脑前动脉，大脑中动脉，大脑后动脉，和那些更细的动脉——将血液供应到大脑的各个部位。

化的结果。在动脉粥样硬化的发病过程中，被称为斑块的脂肪沉淀物堆积在动脉壁上造成血管狭窄。经过一段时间后斑块的表面变得粗糙或者破裂，从而为血细胞聚集并形成凝血块（血栓）提供一个良好的场所。这个凝血块会逐渐增大，直到通过这根动脉的血流部分或完全受阻。

当为脑部供血的某根动脉被栓子堵塞后，就会发生脑栓塞。栓子通常是一些碎片（如斑块的碎片）或者是从机体的其他部分随血流而来的凝血块。栓子会嵌入动脉管中，阻塞血液流向大脑的其他部位。

当动脉管破裂或发生渗漏，血液渗向周围的脑组织时，就会发生脑出血。动脉破裂或渗漏的原因很多，如由动脉瘤（血管壁薄弱的区域）、未控制好的血压或者血糖所造成的损害、动静脉畸形（动脉和静脉之间存在不正常连接，会发生破裂）。尽管出血性中风的首发症状会比缺血性中风严重得多，但是两

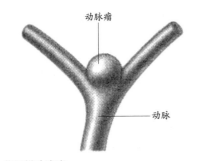

浆果样动脉瘤

浆果样动脉瘤是由先天性的（出生时即有）动脉血管壁凹陷引起的。它出现在脑底部的动脉血管分叉处。当浆果样动脉瘤发生破裂时，血液就会进入周围的脑组织从而造成脑损伤。

种类型中风的长期结果取决于脑部受损的区域以及持续损伤的程度。

在我国，中风是导致死亡和长期致残的首要原因。中风造成的影响因人而异。大概 1/3 的年轻患者发生中风后，会存在较长时间的功能缺损，而 3/4 的年长患者会发生持久的残疾。

危险因素

下面所列出的因素会增加发生中风的概率。然而大多数因素可以通过生活方式的改变得以控制或减轻。

● **心脏病**：心力衰竭和心律失常能促进血凝块的形成。

● **高血压**：未加控制的高血压会损害血管壁，促进动脉粥样硬化的发生。

● **胆固醇异常**：胆固醇异常也会促进动脉粥样硬化的发生。

● **缺乏运动**：缺乏运动会导致体重增加和胆固醇异常。

● **体重超重**：体重高于理想水平会增加患高血脂、高血压和 2 型糖尿病的概率——这些都是引起中风的危险因素。

● **糖尿病**：未加控制的糖尿病会增

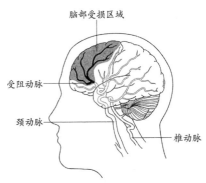

中风

当脑部的动脉受到阻塞后，通向大脑某一部位的血供就会被切断。因为缺乏血液滋养而使该部位的组织受损。大脑一侧的血流中断能产生多种症状，如麻木、虚弱，或者导致身体的另一侧瘫痪。

加血中低密度脂蛋白（坏的）胆固醇的水平，促进动脉粥样硬化的发生。

- **吸烟**：吸烟（包括被动吸烟）会升高血压，损害血管内膜，增加血凝块形成的危险。

- **酗酒**：过度摄入酒精会升高血压，升高血液中三酰甘油（一种潜在的有害脂肪）的含量。

- **既往有中风或短暂性脑缺血发作的病史**：以前有短暂性脑缺血发作（TIA）和中风的人群，发生中风的概率会明显增加。

- **有心脏病或中风家族史**：有心脏病或中风家族史的人群发生中风的风险会增加，特别是如果患者的父亲或兄弟在55岁以前患上心脏病，或者母亲或姐妹在65岁前患上心脏病时，风险就会更大。

- **种族**：黑人患高血压的概率较高，这是中风最强烈的危险因素。

- **压力**：长时间的压力会导致高血压。

- **高C反应蛋白水平**：炎症（导致动脉粥样硬化）会给血液带来一个化学副产物——C反应蛋白（CRP）。一个人血液中的CRP水平越高，那么此人患中风或心脏病的概率就越大。

- **高半胱氨酸血症**：血液中高半胱氨酸的水平升高会损害血管壁，促使血栓的形成。

症状

中风会在没有任何先兆的情况下突然发病。如当你醒来时发现不能说话或不能移动身体的某一部分，你会突然感觉到面部或手脚麻木无力。在某些情况下，中风表现为突然的意识丧失。然而，在一些情况下，中风在发生前会表现为短暂性急性脑缺血发作的预警症状。一旦发生这种情况需立即去看医生，接受治疗，这样有可能预防中风发生。

中风可能出现的其他症状还有头晕、头痛、视物模糊、言语困难、不能理解语言、意识错乱或失去平衡和协调能力。中风的症状通常会伴有恶心和呕吐。中风经常是一侧身体受到影响，这是因为损伤通常仅局限在大脑的一侧，大脑的一侧控制着肢体的另一侧。

因为脑内的各个部位分别控制着机体相对应的部位，因此某些特征性的症状会提示脑的某些区域受到损伤。如大脑部位受到损伤会影响语言或视觉，小脑受损会影响平衡和协调。涉及脑干（连接脑和脊髓部分）的中风可能会影响到吞咽、呼吸、平衡以及各种感觉。中风的症状通常会持续24小时以上。病人在中风发生后，在经过持续的理疗病情开始好转前，部分肢体瘫痪或其他受损情况会一直持续几周以上。

诊断

中风的诊断依赖于症状，体格检查，以及实验室检查结果。医生可能会要求患者去做头颅CT扫描或头颅磁共振成像，以确定中风的类型、受损的部位，以及中风受损的范围。医生将还要求做血液检验以评估血凝情况。除此之外，医师还可能要求做脑血管造影，它是一种检查脑动脉的X线检查方法。脑血管造影可以让医生明确受阻塞或狭窄的血管，并可评估动脉血流情况。医生还可能要求患者做超声心动图检查（一种心脏的超声检查），检查血凝块情况以及心脏泵血是否有力。

如果中风是因为血凝块造成的并且

治疗及时，医生将会用一种溶栓药物去溶解血栓，重建脑内受损部位的血液供应。在症状发生后 3 个小时内给药是最安全和最有效的。医生还可能要求患者做颈动脉多普勒超声检查或 MRA（磁共振血管成像），评估脑部动脉的血流情况。另外还有心电图检查（EEG），一种记录心脏电活动的检查。有些病人可能需要戴上便携式的心电图仪器，称之为 Holter 检测仪，来监测 24 小时或更长时间内的异常心律情况。当你进行日常事务时，这个监测仪通过磁带记录下你的心脏电活动。24 小时后，医生会对记录下来的心脏信息和你所描述的症状进行分析，从而帮助确诊。

治疗

如果你患了缺血性脑中风（是因为血管阻塞所致），医生将会开阿司匹林或其他预防血液凝固（抗凝）的处方，并建议你终身服用抗凝药物。如果你的颈动脉严重狭窄，医生将建议你做一个叫颈动脉内膜切除术的手术，以清除血管壁上的动脉斑块，改善脑部的血液供应，降低再次发生中风的风险。医生也会对各种类型的心律失常进行治疗，这些心律失常可能会促使血凝块的形成。对于一些出血性中风，医生将进行手术来除去动脉瘤，清除血肿或血管畸形，或减轻对脑部的压迫。如果你同时还患有高血压，将会给予降压药物来降低血压。

中风或其他脑损伤后的康复

对于许多患上中风或其他脑损伤的病人来说，康复治疗对于患者痊愈是非常重要的。康复治疗的目标是增强力量，改善协调性，并帮助病人尽可能达到自立。中风和脑损伤的病人痊愈的速度和程度因人而异，与很多因素有关，如中风的严重程度、患者的整体健康状况和态度。越早进行康复治疗，病人受损部位的功能部分恢复或全部恢复，以及重新找回幸福生活的可能性越大。

康复治疗通常在医院里当病人的病情稳定后即可进行。康复治疗可以在医院的康复中心、康复室，或一个经过培训的护理室持续进行。在家庭的健康照顾提供者（如治疗师）或看护人（经过护士或治疗师培训的家庭成员）的帮助下，康复治疗也可以对在门诊或家中

警告 ！

中风的信号

中风属于医学急症。如果你出现下例中风症状，立即拨打 120 急救电话。及时治疗对限制脑损伤的扩散以及提高康复的概率都是非常重要的。即使轻微的中风也是一个危险信号，它可能是一系列更为严重的中风的第一次发作。当中风发生时，会随机出现下列多个症状。同时还可能会伴随有嗜睡、恶心或呕吐，特别是如果脑部有出血时。

● 面部、一条手臂或腿，或躯体的一侧出现麻木无力；

● 严重的头痛；

● 意识错乱；

● 言语困难或理解困难；

● 单眼或双眼视力障碍（如视物模糊）；

● 行走困难，或者失去平衡或协调能力。

进行。

治疗通常一开始是缓慢的，伴有难度低的活动，如在床上改变体位和进行关节活动范围运动；这些运动有助于血液流动，保持肌张力和关节的灵活性，并可以预防褥疮。渐渐地，患者可以在别人的帮助下坐在床上及从床上下地。然后在别人的帮助下站立和行走，直到有足够的力量可以自己站立和行走。最终患者将会被鼓励去做一些比较复杂的事情，如洗澡、穿衣及上厕所。

如果看护人知道应该期望什么以及应该做些什么，那么康复治疗更有可能

获得成功。如果你正在护理一个中风恢复期的病人，询问医生或护士病人可以单独去做什么事，什么事需要别人帮助，什么事不可以去做。如果你对某些情况还无法理解，一定要提出来。你需要尽可能多地鼓励病人去做自己能做的事情。

许多社区都开设为中风幸存者和他们的家庭成员、朋友准备的培训班。支持团体也是获取信息和指导意见的一个极好来源。

由卫生保健从业人员和其他人所组成的康复小组能和中风幸存者及他的看护者紧密合作。康复小组可以包括以下

我的故事

中 风

我现在52岁了，几年前在我接受了一份新的工作，并去医生那里进行了一次完整的体检。检查结果是我的血压偏高，医生说过几天再给我检查一次。大约1周之后，我的血压比以前还要高，血液检验结果显示我的血液中"坏的"胆固醇含量太多。

医生给我开了处方，并且要求我把烟戒掉。她还告诉我减肥和体育锻炼对降低血压有帮助。她给我了几本有关运动、健康饮食和减肥的小册子。我开始每天服药，吃健康的食品如新鲜的水果、蔬菜和谷物，并且减少了盐、脂肪和胆固醇的摄入。我开始饭后散步。几个星期后，我开始感觉状态良好，体重开始下降。几个月后，我的体重下降了4.54千克，我的状态非常好。因为我的自我感觉真的太棒了，所以停止了服药和运动，回到了我从前那样的饮食习惯，又开

始吸烟。

一天当我醒来时，感觉到我的右脸麻木，并且右眼视物模糊。头痛得厉害，还有些头晕，口齿不清。妻子急忙拨通120叫来救护车。

在急诊室里，医生问了我的妻子关于我的状况。然后一个护士给我注射了一针溶解血栓的药物，血栓正是引起我症状的原因。其中一个医生告诉我，他们正在准备把我送到重症监护室住几天，在那里他们可以监测我的症状。我不禁想，如果我一直坚持良好的生活习惯，我完全可以预防这次中风。幸运的是，经过几个月的治疗，我完全康复了。现在我更加关心我的健康问题了，

我和妻子每天都吃很多的水果和蔬菜以及其他的一些健康食品，每天一起散步。我和妻子的体重都降了不少，我们都感觉状态比以前好多了。

成员：

- **医生**：医生——例如神经科医生（专门治疗神经系统疾病的医生），理疗师（专门从事物理治疗和康复的医生），内科医生，家庭医生，或老年病医生（专门处理老年人健康问题的医生）——能提供紧急治疗，指导康复进程，配合长期治疗。

- **护士**：接受过康复特殊训练的护士能指导中风幸存者和他们的看护人如何吃饭，运动，服药，预防褥疮，以及其他方面的家庭健康护理。

- **物理治疗师**：物理治疗师评估病人的物理功能情况，制订出治疗方案，以帮助病人恢复肌肉力量、灵活性、柔韧性以及协调性。这个方案可能会包括运动，按摩和其他疗法。物理治疗师可以指导患者如何去使用助步车、拐杖以及轮椅。

- **作业治疗师**：作业治疗师帮助病人恢复肌肉控制和协调能力，调节和弥补物理缺陷。他们帮助病人重新学习基本的日常生活能力（如进食，洗浴和穿衣服）。作业治疗师指导病人如何去使用器械，如拐杖、助步车和轮椅。他们也向人们展示如何去改造自己的家庭环境，让他们的家庭更安全和更和谐。

- **语言治疗师**：语言治疗师帮助病人恢复说话的功能，或者给病人（和他们的家庭成员）传授一些其他有效的交流方法。语言治疗师还可帮助病人解决吞咽问题。

- **社会工作者**：社会工作者可以提供咨询、指南、支持，以及直接的帮助。他们可以评估患者对帮助的需求情况，并且对需要的服务做出安排或工作分配，如交通、经济帮助、法律帮助、家庭健康护理，以及提供住所。

- **精神健康专家**：精神科医生，心理医生，或者其他精神健康专家，可以帮助人们应付抑郁及中风后常见的其他精神心理方面问题。

- **职业治疗师**：职业治疗师帮助人们重新返回工作岗位，帮助他们找工作和制订再教育计划，并为患者推荐相关的职业康复机构。

预防中风

如果你曾经患过中风，你将有再次患中风的风险。坚持以下几点可以降低中风复发的可能性：

- **有规律地锻炼**：有规律的、适度的锻炼——如疾步走或游泳之类的活动——能降低血压，帮助你保持健康的体重，消除紧张，降低血中胆固醇水平，并可降低患糖尿病的风险。

- **健康饮食**：食用各种富含营养但盐、脂肪和胆固醇含量低的食物——特别是水果、蔬菜和谷物——可以改善胆固醇水平，降低血压，并有助于控制体重。

- **控制胆固醇**：食用富含营养的、低脂肪高纤维

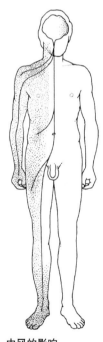

中风的影响

大脑的一侧控制着相对立的躯体的另一侧。因此，如果左侧脑部受损会导致身体右侧瘫痪和感觉丧失。

645

的食物能改善胆固醇水平；有规律地锻炼；如果超重的话设法减重；如果吸烟戒烟。这些措施均可改善胆固醇水平。如果需要，医生会给你开些处方药物来降低胆固醇水平。

● **控制血压**：定期测量血压，并配合你的医生，一同把你的血压控制在健康的水平。

● **每天至少摄入 400 毫克叶酸**：食用足够量的 B 族维生素叶酸和维生素 B_6、B_{12}（通过食物或补充剂）能降低血中半胱氨酸的水平，这样可以降低发生中风的风险。那些富含 B 族维生素的食物，见前述。

● **控制好糖尿病**：如果你患有糖尿病，应配合医生共同把你的血糖控制好，防止可能出现的并发症。

● **不要吸烟**：向医生询问有关戒烟的信息。

● **在医生指导下服用抗凝药物**：如果医生给你开了抗凝药物，请严格按医生的处方服药，在未与医生协商之前请不要擅自服用其他药物。

● **定期检查身体**：根据医生所建议

失语症

失语症是一种语言功能障碍，通常是因为脑部的语言中枢受损（比如由中风引起的）所致，但有些时候失语是部分癫痫发作、偏头痛或精神障碍的一个症状。根据大脑受损的程度和特殊语言功能的损伤情况，失语的症状包括说话或理解能力部分或全部丧失。比如，一个人在失语后可能不能说话但仍可以书写，或者对记忆特定的词汇如名字有困难。有时，尽管病人自己的言语功能受损，但他理解别人言语的功能却不受影响。失语症患者常常可以重复别人的话，但却说不出自己的话。

和失语症不同的一种语言障碍称为构音困难，构音困难是因为唇、舌和面部肌肉失去控制造成的。注射牙科麻醉药有时可能会引起暂时性的构音困难，这种障碍也可因为神经或控制语言肌的脑部受损引起。有构音困难的人可以理解他们所听到的，可以阅读和书写，可以正确地选择他们想

说的词语，但他们的言语含糊不清，别人难以理解。

失语症的治疗通过对造成这一障碍的可能原因进行诊断和治疗来实现。如果失语是因中风所致，那么恢复的程度将依赖于语言中枢受损的程度。病人的语言能力通常会在中风发病后数周或数月内自发改善（到一定程度）。语言治疗将有助于病人适应这个障碍或恢复病人的交流技巧。

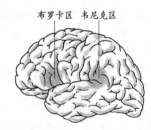

布罗卡区　韦尼克区

脑部语言中枢受损

布罗卡区和韦尼克区是脑部的语言中枢，布罗卡区控制发音，韦尼克区控制语言理解。这些部位受到损伤会导致人的语言能力或理解语言的能力减弱。

中风和精神健康

中风后，许多人会经历抑郁。他们可能感觉到孤独和失落，特别是当恢复进展缓慢或者存在交流障碍时这种感觉更为强烈。抑郁症的症状包括失眠，淡漠，消极。对于大多数人来说，抑郁都是暂时的。参加支持小组或者和精神治疗师或其他精神健康专业人士交谈都可以改善抑郁。如果抑郁症状持续，医生将开一些抗抑郁处方药，如三环类药物、选择性5-羟色胺再摄取抑制剂（SSRIs）、单胺氧化酶抑制（MAOIs）或丁胺苯丙酮。

有些人患有中风后很难控制自己的情绪，如他们更容易出现情绪波动，或更容易大哭或大笑。这些情绪变化源自于脑部损伤，所以家庭成员和朋友要理解他们这样做并非故意的，这一点非常重要。

的复诊定期去看医生，这样有助于在疾病的早期发现疾病并给予及时治疗。

● **处理好压力。** 寻找积极方式去处理或减少生活中的压力，如有规律地锻炼和充足的睡眠。

短暂性脑缺血发作

短暂性脑缺血发作（TIA）是提示某人要发生中风的一个重要的预警信号。在短暂性脑缺血时，因为供应脑部的血管被暂时性地阻断了，导致部分脑组织没有得到足够的氧气。TIA 的症状是暂时性的，通常持续 2~15 分钟（尽管有的可能时间会更长一些，但很少超过 1 个小时）。

当小的血凝块或者从动脉壁或心脏瓣膜上脱落下来的斑块碎片（脂肪沉积物）通过血流抵达大脑时，就会发生短暂性脑缺血发作。当碎片通过脑部血管时，碎片暂时性地阻断了到这一区域的脑组织血流从而造成中风样的症状。根据脑部受影响的部位不同，症状也各不相同。一旦血凝块溶解了，血流渐渐地就会恢复正常，受损的脑组织相应的也会恢复。尽管阻断是暂时性的，这一问题很容易复发，并且能增加中风的发生以及引起永久性阻塞的风险。

能增加发生 TIA 的危险因素和导致中风的危险因素一样，包括没控制好的高血压、没控制好的糖尿病、不理想的胆固醇水平、肥胖、缺乏锻炼。反复发生 TIA 通常是即将发生中风的预警信号。将近有一半人在第一次出现 TIA 后 5 年内发生中风。

症状

TIA 的症状和中风症状相似，包括头昏、麻刺感、麻木、视物模糊、意识错乱、言语困难、身体一侧瘫痪。如果供应眼部的血管被阻塞，将可能出现暂

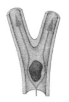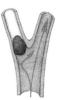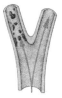

动脉中的血块　　血块阻塞动脉　　血块分解 血管再次畅通

短暂性脑缺血发作

短暂性脑缺血发作通常是由于聚集在一起血细胞（血块）随血液流动至脑部并阻塞了一根小动脉后引起的。短暂性脑缺血发作的影响是暂时性的，聚集在一起的血细胞能很快分解，溶入血流中，从而使血流再次畅通。

颈动脉内膜切除术

颈动脉内膜切除术是一项外科手术，去除颈动脉（颈部的主要血管）血管壁上的脂肪沉积物（叫作斑块），这个斑块是在动脉粥样硬化中产生的。通过手术去处斑块后能恢复供应脑部的血流，预防血凝块的形成以及由此引起的中风。

医生通常建议那些出现中风的预警信号即短暂性急性脑缺血发作或者轻度中风的患者进行颈动脉内膜切除术，特别是脑血管造影检查显示受损的颈动脉有明显狭窄（至少大于70%）时。但颈动脉完全阻塞的病人不推荐进行颈动脉内膜切除术。

手术过程一般不超过1小时。在手术中，患者将被全身麻醉，外科医生在颈部做一个竖直切口，暴露颈动脉并在阻塞的部位两端用动脉夹夹住以暂时阻断动脉血流。医生在阻塞部位的动脉壁做一个竖形切口，显示出斑块，即脂肪沉积物。然后外科医生把血管壁上的脂肪沉积物刮去，接着紧密缝合动脉壁切口和颈部切口。在有些病例，损坏的血管部分会被移植物所替代。

术后，患者需要在医院住上一段时间以监控病情。在出院之前，医生将可能会与患者谈论有关采取积极的生活方式——如有规律的锻炼，保持合理的体重，控制胆固醇——以帮助避免中风的再次发生。医生也可能会开一些用来改善胆固醇的药物和用来帮助阻止新的血凝块形成的抗凝药。

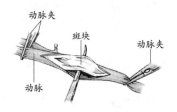

从动脉壁上分离斑块

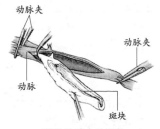

移除动脉中的斑块

时性的失明。如果你出现突然出现的短暂的中风样症状，应立即就诊。

诊断

为了诊断 TIA，医生将会为患者体检，并可能建议患者去看神经科医生（专门从事神经系统疾病治疗的医生）。医生将会尽量确定可能的血凝块部位，如是患者颈部两条颈动脉中的某一条。医生可以借用听诊器听取颈部不同动脉的来检测颈动脉狭窄征象。他可能将听诊器放在你的胸部去听异常心脏瓣膜杂音或心律失常。医生可能会对患者先进性心电图检查（ECG），一种记录心脏电活动的检查。患者可能被要求戴上一个叫着 Holter 便携式心电图仪进行 24 小时或更长时间的监测。医生也可能要求患者做颈动脉和心脏超声检查。

如果这些检查提示有一侧颈动脉狭窄或阻塞，医生将建议进行手术治疗。

另外，你的医生可能安排你做血管造影，评估造成 TIA 这一问题的血管情况。CT 扫描或 MRI 技术能用来发现以前没有发觉的中风。MRA（磁共振血管成像）检查有助于评价脑内动脉的血流情况。

治疗

治疗 TIA 的重点是预防 TIAs 再发和可能发生的中风。医生通常根据患者的年龄和整体健康状况推荐预防和治疗方案。患者可能需要终生每天服用一次阿司匹林。阿司匹林可以降低血凝块形成的风险从而预防 TIAs 和中风。医生有时会开其他抗凝药物或者将阿司匹林联合其他药物一起使用。功效更为强大的抗凝药物可以降低心律失常患者的中风风险。在有些病例中，医生将推荐进行一种叫颈动脉内膜切除术的外科手术来去除造成血管狭窄的脂肪沉积物。

蛛网膜下腔出血

大脑表面覆盖有三层膜：最外面一层的膜较厚，称为硬脑膜，它紧贴着颅骨；而位于最里面的一层膜较薄，称为软脑膜，它紧贴着脑组织；在两者之间为蛛网膜。蛛网膜与硬脑膜相邻比较近，而与软脑膜之间有一腔隙，称为蛛网膜下腔。蛛网膜下腔内充满脑脊液。蛛网膜下腔出血是由于血液渗入蛛网膜下腔所致，常常是动脉瘤破裂所引起的。动脉瘤破裂时，血液可会停留在脑脊液中，也可穿过软脑膜进入脑组织。

大出血（能引起意识丧失的出血）可导致永久性的脑损伤或死亡。大出血幸存者中有 1/3 的人可再次出血。因出血造成永久性损伤的症状根据脑部受影响的部位不同而各异，包括偏瘫、无力、麻木，或视力及言语障碍，这些症状可能会是短暂的也可能是永久性的。蛛网膜下腔出血最常发生于 40~60 岁之间的人群，女性发病率比男性略高。高血压或糖尿病患者都属于高危人群。

症状

蛛网膜下腔出血的主要症状是突然剧烈头痛。其他症状可有颈项强直、对强光过敏（畏光），或有中风样症状包括虚弱、头晕、意识错乱、嗜睡、恶心、呕吐。大出血可造成突然性的意识丧失。

诊断

对于昏迷患者，医生将采取措施以恢复患者的意识和维持患者的循环和呼吸。患者需行 CT 扫描检查，以查明意识丧失是因脑出血导致的还是由其他原因引起。如果 CT 扫描正常，医生可能建议行腰椎穿刺检查。该检查是将一个

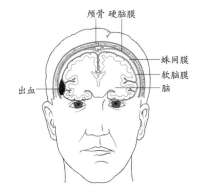

蛛网膜下腔出血

发生蛛网膜下腔出血时，破裂的血管导致血液流向蛛网膜（覆盖在大脑表面的第二层膜）和软脑膜（覆盖在大脑表面的第三层膜）之间的腔隙中，即蛛网膜下腔。如果这些血液对脑组织造成的压力足够大，就能引起永久性的脑损伤并能威胁生命。

警告 !

蛛网膜下腔出血的征兆

如果突然出现严重的头痛，伴有颈项强直或疼痛，要立即去医院的急诊室。如果有人主诉突然头痛然后就意识不清，应立即拨打120急救电话，或者带着患者到最近医院的急诊室就诊。在等待帮助时，参照急救指南进行操作，包括检查病人的气道，松开患者颈部和胸部的紧身衣服，将患者的姿势调整到有利于康复的体位。

中空针头刺入下方的脊椎抽取脑脊液样本，然后通过显微镜检查以确定脑脊液中是否有血液或炎症。

治疗

如果在脑脊液中发现有血液，对蛛网膜下腔出血的治疗主要是防止进一步出血。医生将对患者行血管造影术，即脑部动脉血供 X 线检查，以明确出血部位和寻找动脉瘤。如果发现有动脉瘤，医生将实施手术，在动脉瘤的颈部放置一个小夹子，以阻止血液向有动脉瘤的动脉管流动。在有些情况下，可以通过动脉将小垫圈或气囊送到动脉瘤部位，从血管内部封闭动脉瘤。垫圈或气囊从导管的头部被释放出来，阻塞动脉瘤的开口，从而阻断该部位的血流，降低对损坏动脉壁造成的压力。患者可通过口服药物或静脉注射药物来预防血管痉挛。

如果没有发现动脉瘤，蛛网膜下腔出血后患者的病情没有恶化且能幸存下来，那么完全康复的机会将是非常乐观

的。医生会建议患者彻底卧床休息，以保持血压下降；并会让患者服药以促进康复，预防癫痫发作和减轻血管收缩或痉挛。如果患者的血压很高，医生还会给予降血压药物进行治疗。

硬脑膜下出血及血肿

发生硬脑膜下出血时，血液从硬脑膜（覆盖在脑组织上的三层膜的最外面一层）的血管中渗出。破裂的血管常常是硬脑膜下面的小静脉。因为静脉压力低于动脉，血液缓慢渗入到硬脑膜和蛛网膜（三层膜的中间一层）之间腔隙，形成血肿（血凝块）。硬脑膜下出血通常是因头部受伤引起的，最常见于老年人摔倒或头部碰撞时，因冲击导致静脉撕裂。

症状

硬脑膜下出血的症状是逐渐形成的，

硬脑膜下血肿

硬脑膜下血肿是血液在覆盖脑部的两层膜——硬脑膜和蛛网膜之间流动造成的。当血液聚集在该处并发生凝聚时就导致了硬脑膜下血肿。除了造成脑部组织受挤压，血肿还会导致一边的脑室（脑部的四个空腔之一，能产生脑脊液）萎缩。硬脑膜下血肿的症状与中风的症状相似，但需要几日或几周的时间才会形成。

为这些血管通常是动脉，因此血管破裂后就会导致大量血液流入这个腔隙中。

症状

症状可在头部受伤后几小时出现。这些症状包括头痛逐渐加重，恶心、呕吐，嗜睡和虚弱逐渐加重，最终导致意识丧失、昏迷和死亡。

诊断

患者因为头部受伤而去医院的急诊室时，应立即进行诊断性试验，以评估伤势的严重程度和影响。

治疗

如果是外伤引起硬脑膜外出血，医生立即手术止血，减轻脑部压力。通过紧急的手术治疗，大多数患者可以完全康复。

脑和脊髓结构紊乱

中枢神经系统结构紊乱常发生在部分脑或脊髓出现扭曲、畸形或受损时。这些情况多是由外伤、肿瘤，或影响到组织、膜或相邻骨骼的疾病引起的。有的人患先天性脑血管畸形，但一直到晚年都不会引起任何症状。

动静脉畸形

动静脉畸形是一种先天性的血管异常疾病（出生时就已存在），可发生在脑或脊髓的任何部位。其表现为血管互相缠结，动静脉之间有异常的连接，但

警告 !

脑出血

假如你或你认识的某个人有硬脑膜外出血的症状，尤其是症状发生在脑部受伤后的24小时内时，应立即拨打120急救电话，或者立即把病人送到最近医院的急诊室就诊。如果没有及时治疗，脑部出血可造成永久性的脑损伤甚至死亡。

常需要经过几个小时或几天。症状包括嗜睡、意识错乱、一侧身体无力或麻木，失去平衡与协调能力，持久性或反复头痛和恶心。刚开始时这些症状会反复出现，但最终它们将成为持续性的症状。

诊断

对硬脑膜下出血及血肿的诊断主要依靠症状、体检、CT扫描或MRI检查结果。

治疗

硬脑膜下出血的治疗取决于血肿的大小，可能会涉及通过手术来清除血块。如果血块很小，就没有必要进行手术，因为血块会逐渐被身体再次吸收。医生会密切监控患者的状况，并可能建议采取康复治疗，以帮助患者恢复功能。

硬脑膜外出血

发生硬脑膜外出血时，硬脑膜（覆盖脑组织的三层膜的最外面一层）内或外的血管破裂，血液流入硬脑膜和颅骨之间的腔隙。硬脑膜外出血通常是由头部受伤引起硬脑膜外表面血管破裂而造成。因

毛细血管连接比正常少。在这些血管中压力会逐渐积累，从而导致血液渗漏到脑部。动静脉畸形可造成蛛网膜下腔出血，或血液流入脑或脊髓造成永久性损伤或者致命。

症状

尽管动静脉畸形是先天性的，大多数动静脉畸形患者多年不会出现症状。但当动静脉畸形开始导致血液渗入脑或脊髓，或蛛网膜下腔（覆盖在脑和脊髓上的中层膜和内层膜之间的间隙）时，就会出现反复发作性头痛和癫痫发作。引起癫痫发作的脑损伤区域可能仅局限在大脑的某一处。这些癫痫发作不一定能导致无意识，但可造成间歇性症状如受动静脉畸形所在的大脑部位所控制身体出现的不可控制的间歇抽搐。

诊断

如果你有动静脉畸形的症状，医生会建议你进行 CT 扫描或 MRI 检查，或者是 MRA（磁共振血管成像）检查，以发现异常的血管。

治疗

医生通常采用联合疗法治疗动静脉畸形。畸形血管中的漏血血管有时可通过手术切除，或切断血液供给使其闭塞。对于有些畸形血管，医生会通过动脉注入一种丙烯酸物质进入脑动脉畸形部位，以破坏所有畸形；或者，有时除去畸形血管中有漏血可能的最脆弱血管。对于那些手术不容易到达的畸形血管，常推荐使用放射疗法。在放射疗法中，医生先通过血管造影、CT 扫描或 MRI 检查，以寻找血管畸形的确切位置。然后将高能量放射线定位到血管畸形中心，使其形成紧密的瘢痕组织并关闭异常的血管，同时将对周围脑组织的损伤降到最低。

脑 损 伤

轻度的头部受伤一般对脑部造成的损伤很小，或者没有损伤，并且通常能很快彻底愈合。但是严重的头部打击就可造成脑部受损，即使颅骨没有骨折。在闭合性的头部创伤中，大脑撞击颅骨的内表面，造成损伤。在严重的头部创伤后，脑部肿胀，压迫颅盖骨，从而造成更严重脑损伤。在少数情况下，脑部受损的程度会极其严重以至于造成永久性的精神或和身体残疾或死亡。严重的头部创伤也有可能导致脑出血（血液流入脑中），造成与中风相似的症状。如果是颅骨骨折，细菌或其他微生物就会通过骨折处进入脑部，感染脑组织，造成脑膜炎。严重的头部创伤往往是由机动车碰撞（尤其是那些摩托车）、工伤、跌倒、斗殴或枪击引起的。

症状

脑损伤的症状可能不是立即出现

> **警告 !**
>
> ### 不要晃动或颠簸婴儿
>
> 如晃动或颠簸婴儿的动作或者抱着或背着婴儿跑动，都可能撕裂小孩大脑附近脆弱的静脉，或让大脑与颅骨相，造成脑部损伤。这些脑部损伤可造成视力缺失，严重且持久的脑损伤，甚至成亡。

昏迷、震荡和挫伤

下列三个术语都涉及脑损伤或无意识，使用都很频繁，因此常常让人感到迷惑：

● 昏迷：昏迷指的是一种无意识状态，这时病人对外界刺激没有反应。昏迷是与意识相关的脑部区域功能发生紊乱或受损所致，而该区域的功能紊乱或受损则是由疾病、外伤或药物造成的。

● 震荡：脑震荡是因为头部受到打击对脑部造成的一种损伤。病人可能会因为脑部电活动紊乱而出现意识丧失。轻度的脑震荡会出现短暂的眩晕感，有时伴有记忆丧失；病人可能无法回忆起受伤的过程或者受伤前后发生的事情。严重的脑震荡可使病人长期处于无意识状态，脑部功能（包括呼吸，肌张力，协调能力）受损，瞳孔散大，脉搏微弱。

● 挫伤：挫伤是指头部受伤后引起的脑部青肿。挫伤可能伴或不伴有颅骨骨折。在头部受伤的部位附近可能有青肿和少量出血。

的，症状取决于脑部受损程度。轻微的损伤仅造成持续数天的头痛、头晕；中度脑损伤的症状会在几小时或几天后出现，包括由于损伤或出血刺激引起的脑水肿；重度脑损伤可立即引起昏迷，持续几个小时、数天或数周。意识丧失的患者在恢复意识时，可能会出现意识错乱、头晕等症状，也可能有头痛、疲倦、肌肉无力、言语困难、瞳孔散大、记忆丧失（尤其是忘记受伤前刚发生的事情）等症状。除了上述症状外，患者还可出

现呕吐或癫痫发作。脑损伤还会引起脑出血或脑膜周围出血。在受伤数小时或数天后可出现脑出血或中风的症状，如头痛、虚弱、意识错乱和意识丧失。

这些脑损伤的症状常随着外伤的治愈而逐步改善。但是，在较为严重的病例中，永久性的脑损伤可造成持久的身体症状（如瘫痪）和精神功能下降。在有些病例中，头部受伤很长时间后患者会出现情感障碍，如抑郁症。严重的头部创伤引起的永久性脑损伤也可造成癫痫发作。如果颅骨被刺穿，脑部会直接受损，那么癫痫发作的风险就会增加。

诊断

如果你近期头部受过伤（即使在最近的几个月内）同时有一些症状，医生可能会建议你行 CT 扫描或 MRI 检查，以查明你是否有脑损伤。如果有，进一步判断脑损伤的程度。

治疗

如果你只是轻度的头部受伤，需休息 2~3 天，不要服任何未经医师同意的药物。让家人和朋友知道你的伤势，以便他们可以观察病情。如果你开始有症状出现，应立即看医生。如果是重度头部创伤，请人立即打 120 或带你到最近的医院急诊部就诊。你会被收住入院，并被给予药物如甘露醇或糖皮质激素以减轻脑部的肿胀。外科医生可能会在你的脑内安装监控仪以监测脑压，并排出部分脑脊液以减轻颅内压力。如果有颅骨骨折，外科医生将会清除颅骨碎片，并可能会用金属板替代受损的颅骨。严重的脑损伤恢复可能需要数月时间，同时需要采取康复疗法和咨询。

脊髓损伤

组成脊髓的神经负责大脑和身体其他部位之间的信息传递，从而让我们可以控制自己的动作和觉察到感觉如疼痛。如果脊髓受损，那么在脊髓损伤部位以下的身体可能会受影响；脊髓受损部位越接近头部，受影响的区域就越大。多数脊髓损伤是由机动车碰撞、跳水受伤、运动损伤、跌伤或刀枪伤引起的。

脊髓损伤能是永久性的，并可造成严重残疾。如果脊髓损伤造成肢体麻木，那么因为神经不能将疼痛讯息传递给大脑，从而导致麻木部位易受到损伤。颈部脊髓受到损伤时，如果恰好是控制呼吸肌的神经受损，结果常常是致命的。

症状

脊髓损伤的症状几乎总是立即出现的，并在几个小时到几天内随着受伤部位的发炎和肿胀而逐渐加重。症状取决于脊髓损伤的部位，包括损伤面以下部位麻木、肌无力或瘫痪（包括控制小肠和膀胱的肌肉），有时损伤仅影响身体的一侧肌肉。尽管疼痛并非总是脊髓损伤的症状，但如果邻近的骨骼和神经受到损伤，你就会感到剧痛。

诊断

为了诊断脊髓损伤，在脊髓固定后（防止进一步破坏），医生会对患者身体的各个部位进行测试，并可能要求患者试着移动它们。患者常需要行 X 线检查、CT 扫描，或 MRI 检查，以确定损伤的位置和破坏程度。医生还可能进行脊髓造影术检查，即向脑脊液（脑和脊髓周围液体）中注入造影剂（染料），通过 X 线或 CT 扫描可看到造影剂，从而确定脊髓损伤部位。

治疗

对脊髓损伤的治疗应尽早开始。首先患者将被固定，因为任何运动都可能导致脊髓损伤加重。然后医生会立即给予高剂量的皮质类固醇药物迅速减少脊髓的发炎和肿胀。如果患者辅助呼吸的肌肉已经无力或瘫痪，将会被安置呼吸器。外科医生将会清除压迫脊髓的椎骨碎片以及修复任何损坏。如果患者已经失去了控制膀胱的能力，医生将会通过尿道插入导管（薄而软的管子），以帮助患者排尿。当脊髓损伤的程度被确定以及病人的情况稳定后，医生会建议采用职业疗法、物理疗法和咨询。

大多数脊髓损伤能导致永久性的损害。目前正在研究如何通过肌肉刺激来促使部分功能恢复。药物试验也正在进行中，期望是通过药物来改善受损伤但仍能发挥作用的神经纤维的传导冲动。

脑　瘤

脑瘤是脑内的异常生长物，可以是良性的（非癌性的），也可以是恶性的（癌性的）。无论是良性还是恶性肿瘤，脑瘤都是非常危险的。因为颅骨限制了肿瘤的扩张，导致肿瘤除了向脑内生长外不能向其他部位生长。如果未经治疗，脑瘤会不断生长，最后造成永久性脑损害或死亡。

原发自脑部的恶性肿瘤（原发性脑瘤）较少见，而常见脑部恶性肿瘤是由身体其他部位的肿瘤如乳腺癌或肺癌转移到脑内形成的（称为继发性，或转移性脑瘤）。原发性脑瘤可以是先天性的（出生时就有的）或是后天形成的，很少扩散到身体其他部位。继发性脑瘤，与大多数癌症一样，在后来的病程中有更多相似之处。

症状

随着脑瘤的扩大，它可引起头痛，并且在早晨或当你躺下时疼痛加重。随着时间的推移，头痛可能变得更加剧烈，并可能伴恶心和呕吐。根据脑瘤的发生部位不同还会出现其他症状，如视物模糊或复视、头晕、肌肉无力或感觉丧失（如脸或身体一侧）、记忆或听力丧失、癫痫发作或行为改变等。

诊断

如果你有脑瘤的症状，医生会安排你去看神经专科医师（专攻神经系统疾病的医师）。神经专科医师会安排你做 CT 扫描或 MRI 检查，以确定你是否有脑瘤。如果发现有脑瘤，神经科医师会要求对你身体的其他部位进行 X 线检查，如胸部 X 线检查，因为脑部的肿瘤可能源自别处。神经专科医师还可能建议你进行血管造影，以帮助确定肿瘤的类型，以及是否压迫血管。神经专科医师也可能会进行脑电图检查（EEG），以查明肿瘤是否引发了癫痫发作。

治疗

原发性脑瘤的初次治疗常采用以减轻肿胀的皮质类固醇治疗和手术治疗。手术期间切取组织标本（组织活检）能够帮助确定脑瘤类型和制订最佳治疗方案。如果肿瘤是良性的并且发现时间

较早，那么采用手术切除常常是最成功的。多发性的继发性脑瘤通常无法顺利通过手术切除。但是，有时单一转移性肿瘤可采用手术切除。如果切除肿瘤会产生永久性脑损伤，外科医生可能仅切除部分肿瘤减轻压力，缓解症状。

除了手术治疗，或者如果癌性肿瘤无法通过手术完全清除时，医生可采用放射疗法或化学疗法来破坏肿瘤细胞。对于有些肿瘤，当无法用常规手术抵达肿瘤部位时，可采用在肿瘤内植入放射源或采用伽马刀治疗，即立体定向放射治疗。

医生也可能会给患者服药抗癫痫药物以控制癫痫发作，强效镇痛药以减轻严重的头痛，皮质类固醇药物以减轻炎症和肿胀并缓解肿瘤周围的压力。

脊髓肿瘤

脊髓容易受到骨瘤或神经鞘肿瘤的压迫。脊髓肿瘤本身比较罕见，它可能是良性肿瘤（非癌性的），也可能是恶性肿瘤（癌性的）。发现脊髓肿瘤必须马上治疗，因为肿瘤扩大可压迫脊髓神经，引起严重的症状，有时甚至可致功能残疾。

症状

脊髓肿瘤的症状取决于受到肿瘤影响的脊髓和神经部位。持续加重的背部疼痛是最常见的症状。其他症状包括麻木，麻刺感，肿瘤部位以下的身体冷热感觉丧失，肌无力（尤其腿部），排尿困难，肠或膀胱失禁。

诊断

为了诊断脊髓肿瘤，医生除了对患者进行全身体检外，还会建议患者去看

神经专科医师（专攻神经系统疾病的医师）。神经专科医师会对患者做 MRI 检查，以及脊髓造影检查，即向脑脊液（脑和脊髓周围液体）中注入造影剂（染料），通过 X 线或 CT 扫描可看到造影剂，从而显示梗阻区域，如脊髓中的肿瘤。在做脊髓造影检查同时，神经专科医生还会取出一些脑脊液样本，以查找癌细胞。

治疗

虽然脊髓内肿瘤通常不能完全切除，但手术仍是治疗压迫脊髓的肿瘤的最常用方法。皮质类固醇药物可以减轻脊髓肿胀。切除全部或部分肿瘤可缓解神经和脊髓压力，减轻疼痛症状。对于从身体其他地方转移到脊柱的肿瘤（继发性肿瘤），或脊髓内的肿瘤无法手术切除，医生可采用放射治疗以杀死肿瘤细胞。根据肿瘤类型不同，有时也可采用化学疗法。

大脑功能失调

虽然有些大脑功能失调有明确病因如感染、肿瘤或其他增生物、动脉阻塞，但对于其他大脑功能失调症如偏头痛、癫痫的发病原因，往往知之甚少，难以诊断。这些疾病大多数都是由于大脑和脑血管功能紊乱引起的。

紧张性头痛

紧张性头痛（也称肌肉收缩性头痛）是最常见的头痛类型。面部、颈部或头皮等肌肉紧张导通常会引起紧张

警告 !

头痛

尽管大多数头痛无关紧要，但有一些头痛可能是某些严重疾病的预警信号。当你出现严重而持久的头痛，或者低头时出现头痛，或者头痛时伴随下列任何一种时，请拨打 120 急救电话，或者与直接去最近的医院急诊室就诊。

- 发热；
- 恶心或呕吐；
- 颈项强直；
- 眼痛或耳痛；
- 头晕，意识错乱或意识丧失；
- 无力，麻木，或瘫痪；
- 癫痫发作。

性头痛，其他因素如焦虑、压力、视疲劳、嘈杂的环境或睡眠不足等也可诱发紧张性头痛。暴食、大量饮酒或吸烟同样也可导致紧张性头痛。长期咳嗽或打喷嚏、头部或颈部受伤以及姿态不良也可导致紧张性头痛。几乎每天都发生的紧张性头痛被称为慢性每日头痛。

症状

紧张性头痛的疼痛程度轻度到中度，疼痛范围或广泛或仅限于特定部位。慢性每日疼痛可导致疲劳、抑郁或睡眠障碍。

诊断

紧张性头痛的诊断依赖于患者的症状和神经系统的检查，神经学检查能排除其他更严重的原因。医生可通过诊断性试验排除其他引起头痛的原因。

治疗

紧张性头痛通常可用非处方药得以缓解，如阿司匹林、对乙酰氨基酚、布洛芬或萘普生等。这些药物在症状刚出现时服用疗效会更明显。对有些人来说，放松技术如深呼吸、冥想或瑜伽可能有所帮助。保持良好的睡眠质量也可能会有所帮助。有时医生给予抗抑郁剂或肌肉松弛剂来治疗慢性每日头痛。

偏 头 痛

偏头痛是一种严重而持续性的头痛，通常从一侧头部开始，随着头痛程度的增加，逐渐蔓延到另一侧。对许多人而言，偏头痛可使他们失去工作能力。因为偏头痛倾向于在家族中发病，因为医生们认为偏头痛可能具有遗传特性。在偏头痛的发病过程中，脑内的神经冲动促使脑部动脉开始收缩变窄，然后扩张。医生认为，这些动脉直径变化导致了偏头痛。动脉收缩导致脑部多处血流减少，这可能有助于解释为什么偏头痛时伴随一些感觉异常，如对光、噪声或气味过敏。

在许多情况下，特定的物质、条件或环境均可诱发偏头痛。常见的诱因有饮酒、巧克力、咖啡因、在加工食品时用的味精（MSG）、肉类加工时用的硝酸盐或亚硝酸盐，以及乳酪或红酒中的酪胺等。其他可能诱因包括接触荧光灯、眩光、高海拔、强烈的气味，或者环境温度和气压突然变化。有些女性偏头痛可能与月经周期有关。有些人处于精神压力下时或者过后会出现偏头痛。

头痛日记

记头痛日记有助于你查明引起头痛的触发因素，以便于采取措施进行预防。头痛日记中的信息可能会帮助医生确定头痛的原因，制订出最佳治疗方案。头痛发生时，请记录下列信息：

- 日期；
- 头痛开始的时间；
- 头痛结束的时间；
- 头痛的程度（如轻度、中度或重度）；
- 头痛的类型（如酸痛、搏动性疼痛或刺痛）；
- 头痛的部位；
- 其他症状（如恶心，呕吐或对光敏感）；
- 头痛的服药情况（类型及剂量）及结果；
- 自我治疗头痛的情况（如睡觉，冷敷或放松技术）和结果；
- 出现头痛时正在从事的活动（如工作或锻炼）；
- 头痛发作时你在哪里（如在家还是在室外）；
- 头痛发作时附近可能的过敏源（如花粉，香烟，灰尘，宠物）；
- 其他环境因素（如噪声，气味或室内温度）；
- 在头痛出现之前食用的食品和饮料；
- 在头痛出现之前的情绪状态（如生气，紧张或疲劳）；
- 因其他原因而正在服用的药物（包括处方药和非处方药）。

偏头痛在青春期之前很少发生，大部分偏头痛患者第一次发病通常是在40岁以前。偏头痛中女性比男性更常见。

症状

偏头痛的主要症状是剧烈的搏动性疼痛，并不断加重。头痛时通常还可能伴随有其他症状，如恶心、呕吐、腹泻、酸痛、出汗、对光或噪声极度敏感，这些症状因人而异。如你的眼睛里可能会出现血丝，皮肤看起来异常苍白。也可能出现其他症状，如嘴角四周或一侧胳臂或一侧下肢出现麻木或麻刺感、头晕、耳鸣，或者出现罕见的短暂性意识错乱。

有的人在偏头痛发作前会出现预警信号（医学上称之为先兆），其间他们会感到不舒服、疲倦、视力障碍如锯齿状失真。先兆症状会持续几分钟到几个小时，但是一旦开始头痛，先兆症状通常会消失。

偏头痛的持续时间和发作频率常不固定，但你可从经验中推测出头痛特点和持续时间。偏头痛发作时通常持续几小时，但一些严重的偏头痛可持续数天。发作周期有1周发生几次的，也有几年发生1次的。如果你的头痛呈复发性且很严重，用非处方类止痛药无法缓解时，你应尽快去看医生。

诊断

偏头痛的诊断主要依靠症状和神经学检查，神经学检查能排除其他更严重的疾病。在有些病例中，医生会通过特殊的诊断试验来排除其他可能造成头痛的病因。

治疗

医生可能会建议你记录头痛日记，以识别你偏头痛的症状、诱因和伴随症状。详细的记录可帮助你和医生制订一个有效的治疗方案。尽管偏头痛不能治愈，但偏头痛的症状常可以得到极大的缓解。

医生可能会建议你使用非处方类止痛如阿司匹林、对乙酰氨基酚、布洛芬或萘普生。如果这些药物疗效不佳，医生可给予血管收缩药（收缩血管的药物）如舒马普坦、麦角生物碱或血清素激动剂。对于重度偏头痛，应在症状一开始时就将这些药物通过肌肉或静脉注入。另外，医生还会开抗组胺药或酚噻嗪以控制恶心和呕吐。

在找到对你最有效的药物或联合用药之前，你可能要花几个月的时间去尝试不同的药物，如β受体阻滞剂、钙离子通道阻滞剂、抗癫痫药物、抗抑郁药和非甾体类抗炎药联合用药。在症状刚开始时服药可减少头痛的严重性和持续时间。为了避免药物引起的副作用，你应严格按照医嘱服药。

口服避孕药能诱发某些妇女发生偏头痛，因此医生可能会开其他避孕药或推荐其他避孕方法以消除头痛。因为吸烟能刺激血管，所以如果你吸烟的话，医生会建议你戒烟。对某些人来说，一些放松技术如冥想、瑜伽或者生物反馈技术有助于预防偏头痛。

丛集性头痛

丛集性头痛是一种严重的复发性头痛，常影响头部的一侧。头痛常发生于晚上或凌晨，持续15分钟到数小时。丛集性头痛在好转后通常会在几个小时内复发，或在第二天的同一时间发作。在反复性头痛（指丛集性头痛）发作后的数天或数周，头痛会消失，并可能在几个月或几年内不再发作。对于丛集性头痛，男性发病远较女性常见。

症状

丛集性头痛的症状包括突然剧烈疼痛，常集中于眼睛、眼睛周围或脸的一侧。受累一侧的眼睛流泪、发红以及眼睑下垂。患者流鼻涕或鼻塞。

诊断

丛集性头痛的诊断依靠患者的症状和神经学检查。神经学检查能排除其他更严重的病因。在有些病例中，医生会通过特殊的诊断试验来排除其他可能造成头痛的病因。

治疗

丛集性头痛的治疗通常采用非处方类止痛药如阿司匹林、对乙酰氨基酚、布洛芬或萘普生。医生也会开抗组胺药或类固醇药物以减轻炎症，抗抑郁药物（如舒马曲坦）以减轻疼痛和恶心，止吐药控制恶心和呕吐。有些人通过吸氧可缓解症状。预防性治疗，即每日服用降压药物（如钙离子通道阻滞剂）或麦角衍生物，可减少部分丛集性头痛患者的发病频率和严重程度。如果发作不频繁，医生会开情绪稳定剂——锂剂来治疗慢性丛集性头痛。

癫　痫

癫痫是脑电活动发生了异常，导致脑细胞之间的信息错误传递。对于健康人，脑细胞依次相互传递电信号；但对于癫痫患者，一组脑细胞由于信号偶然过

强，暂时压倒了附近其他脑细胞。这一突然过度的电活动导致癫痫发作（不能控制的运动或者暂时性意识和记忆丧失）。

全身性癫痫发作包括癫痫大发作和癫痫小发作，能影响整个脑部。部分性癫痫发作有单纯部分性发作（发作期间患者仍然意识清醒）和复杂部分性发作（发作期间患者对周围环境失去知觉，有时失去意识）之分。

大多数人发生癫痫的原因不明。在有些病例中，癫痫是由脑瘤、中风、重度头部损伤、脑部感染或血管畸形引起的。农药中毒、酒或其他毒品、用药过量、体内化学物质不平衡也可诱发癫痫。癫痫小发作多发于儿童，孤立非复发性癫痫（简称高热惊厥）可发生在婴幼儿感染高热时。有高热惊厥的儿童不一定有癫痫，但在以后的生活中癫痫的发生概率会大大增加。

在癫痫患者中，癫痫发作可以是自发性，或是偶而由闪光、高声噪声或单调的叫声所诱发。压力、缺乏睡眠、疲劳或饥饿以及没有正确服用抗癫痫药物，均可增加癫痫发作的风险。

症状

很多人在癫痫发作之前都经历了癫痫先兆，这种先兆可以在刚要发生癫痫发作前或在癫痫发作前的几个小时内出现。癫痫先兆可能是一种说不清的紧张或不安感，也可能是一种能识别的感觉变化，如特殊的声音、令人不安的气味、身体感觉或视觉障碍。

癫痫大发作

癫痫大发作时，患者失去平衡和协调能力、失去意识，出现不受控制的抽搐、身体痉挛。有些人可能出现膀胱和

肠失禁。癫痫发作通常持续 1~2 分钟，发作后患者常感到定向障碍、疲倦和不记得发作时的情况。

癫痫小发作

癫痫小发作时，患者（通常是儿童）突然停止正在做的事情，变得无意识和注意力迟钝，空洞地凝视几秒钟到半分钟。有些人可能还经历有短暂的意识错乱，轻微的肌肉抽搐或眼球快速运动。这些症状很细微，患者甚至没有意识到癫痫发作。有些癫痫小发作的儿童常常认为是在做白日梦。癫痫小发作一天可发生数百次，干扰了孩子集中思想的能力和完成简单任务的能力。

单纯部分性癫痫发作

单纯部分性癫痫发作不会引起意识丧失。它通常始于身体某部位肌肉的突然失控抽动，而后逐渐蔓延至身体其他部位。举例来说，一开始出现拇指抽动，然后整个手臂抽动，接着身体同侧的其他部位开始抽动。单纯性局部癫痫发作的其他症状可包括麻刺感或幻觉（嗅觉、味觉或视觉）。患者知道癫痫的发生，事后能回忆起发作时的情况。

复杂部分性癫痫发作

复杂部分性癫痫发作前通常经历持续数秒的先兆期。患者变得无意识，做一些不随意动作，如无端地笑，无意识地说话，绕圈行走或咂嘴。患者也可失去意识。患者不知道癫痫的发生，事后也不能记起。复杂部分性癫痫发作后，患者有时感到脱离现实，意识错乱或有记忆问题。

诊断

癫痫的诊断需要医生进行一个完整的神经系统检查，包括检查评估神经系统功能的测试，例如视觉、反射、听觉、感觉、运动、平衡和协调。医生通常通过目击者所观察到的癫痫发作情况，确定患者的癫痫类型。视频监视癫痫发作过程有时候可以帮助医生确定癫痫的类型，从而确定最佳的治疗方案。

医生还会进行脑电图检查（下图），以监测脑部活动情况。其他检查还有 CT 扫描或磁共振检查，它们可以帮助排除一些可能诱发癫痫发作的原因，如脑瘤。为了检查是否由感染引起的癫痫，医生需要做血液检验。在某些情况下，还可能需要行腰椎穿刺检查，即将一根空心针插入脊椎中，抽吸一些脑脊液标本，然后置于显微镜下检查。

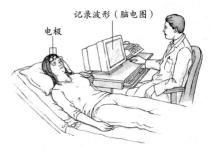

记录波形（脑电图）

电极

脑电图

在脑电图（EEG）检查中，电极被放置在患者的头皮上，然后通过脑电图仪记录来自患者脑部不同区域的电冲动，脑电图仪将电冲动以波动图式描绘在脑电图记录纸上或显示在计算机显示屏上。EEG 通常用于诊断脑部疾病如癫痫。

治疗

癫痫通常不能治愈。抗癫痫药物如卡马西平、苯妥英钠或丙戊酸钠可以预防或控制癫痫发作。在药物的帮助下，大多数患者都能够过上积极、丰富多彩的生活。医师会告诉你如何利用可识别腕带、垂饰或卡片等物品来提示你患有癫痫。随身携带这些标识物有助于让急

帮助癫痫发作患者

对癫痫发作患者来说，最重要的事情是要保证他们不要受到伤害。在癫痫大发作时，患者开始抽搐或痉挛，并可能倒地。如果有人正在发生癫痫发作：

● 不要惊慌。

● 不要试图移动病人，除非病人正处在危险中。

● 不要控制病人或试图制止病人。

● 不要将你的手指或其他东西放进病人的嘴中，因为他可能会咬住这东西（病人是不可能吞下他们自己的舌头的）。

● 将患者身边的大件或锋利的物品拿开。

● 癫痫发作后，将病人侧卧并将他的头侧向一侧以防呕吐后窒息。解开病人的衣领，并将下颌向前拉伸让颈部得以伸展，这样会使病人的呼吸容易些。确定病人的气道没有被食物、口香糖、义齿或呕吐物堵塞。

● 如果癫痫发作超过了 5 分钟，或者这是病人的第一次癫痫发作，或者在第一次发作结束之后几分钟又发生了另一次发作，应立即拨打 120 急救电话寻求救助。

● 当患者恢复意识后，打电话给医生或送他去最近的医院急诊室就诊。

诊医护人员在紧急情况下知道如何对你进行治疗。

如果药物不能控制癫痫，医生建议手术切除诱发癫痫的脑组织区域。对某些人来说，手术可以减少或消除癫痫发作，改善他们的生活质量。

如果癫痫是由其他疾病引起的，医生将针对原发疾病给予治疗。随着原发疾病的改善，癫痫发作将会减少。有些人甚至可以通过特定的饮食来控制自己的癫痫发作。

脑部退行性疾病

脑部退行性疾病的特征是脑细胞呈进行性的退化和死亡。导致这些疾病的确切原因不明，但有些疾病具有遗传性。这些疾病及其症状因脑细胞退行性改变的类型和大脑受累区域的不同而不同。如阿尔茨海默病主要影响负责智力和记忆的脑部区域，帕金森病主要影响负责运动的区域，肌萎缩侧索硬化症（ALS）主要影响控制肌肉的神经细胞。

阿尔茨海默病

阿尔茨海默病是引起痴呆的最常见的一种脑部疾病，其结果是导致进行性、不可逆转的精神功能下降，最终使病人无法进行日常活动。阿尔茨海默病可造成严重的记忆功能丧失，空间和时间定向障碍，思考的能力和说话的条理性明显下降。

阿尔茨海默病的发病率随年龄增大而上升，65 岁以上的人群 10 个人中有 1 个人发病，85 岁以上者 2 个人中就有 1 个人发病。遗传性的阿尔茨海默病患者在 30 岁、40 岁或 50 岁就可发病。阿尔茨海默病患者发病后可生存数年，各种功能逐渐丧失。从诊断到死亡的平均时间一般为 4~8 年，但有些患者可生存长达 20 年。

阿尔茨海默病最典型的特征集中在脑细胞内和脑细胞周围。在脑细胞周围出现致密的蛋白沉积物，称为神经斑；同时在细胞内出现缠绕成股状的神经纤维，称为神经纤维缠结。这些斑块和纤维缠结与脑细胞变性相关，并且与这些变性的脑细胞和其他脑细胞失去联系相关，部分脑细胞因此而死亡。细胞变性和死亡这一过程从脑部记忆区域开始渐渐扩展到其他如控制语言和思维的区域。这一过程就像脑部的炎症被放大了一样，这种炎症可以通过基因和环境因素引起。

科学家们已经发现了和迟发性阿尔茨海默病相关的基因。这种基因的三种亚型分别称为 apoE-2、apoE-3 及 apoE-4 基因。人们可以通过 6 种不同组合（分别遗传父母双方的一个基因）的方式遗传：2 个 apoE2 基因，2 个 apoE3 基因，2 个 apoE4 基因，apoE2 和 apoE3 基因，apoE3 和 apoE4 基因，apoE2 和 apoE4 基因。apoE4 基因被认为是最危险的患上阿尔茨海默病基因，apoE2 基因被证实是最具有防护作用的基因，防止阿尔茨海默病的发生。近 2/3 的人会遗传了两个 apoE3 基因，从而使人们有相同的机会患上阿尔茨海默病。遗传两个 apoE-4 基因的人将有 8 倍多的机会患上阿尔茨海默病，然而遗传了两个 apoE-2 基因的人将是所有人群中患病概率最低的人群。随着研究者们对这些基因和阿尔茨海默病之间联系的认识不断增加，他们将有可能找到更有效的方法来预防和治疗这一疾患。

症状

医生们认为，在出现阿尔茨海默病的症状之前，患者可能在一二十年之前就已经患上了此病，但因为当时此病还处于初期阶段，因此基本上没有症状出现；而随着越来越多的神经斑和神经纤维缠结在脑内形成，从而使症状慢慢显露出来。阿尔茨海默病的症状是慢慢开始明显的，发展相当缓慢。最早的症状可能是轻度遗忘，特别是近事遗忘，他们对记住很久以前发生的事情的能力没有任何问题，但是可能会忘记 10 分钟前发生的事情，不能想起日期和当前发生的事情。他们可能分不清方向，在熟悉的环境下迷路。简单的数学问题对他们来说也会变得难以解决。这些较轻的症状往往被错误地认为是年老的征象。

通常，一个人年老之后他的人格是不会改变。但是对于阿尔茨海默病的早期患者，人格的两个重要方面，即责任心和处理压力的能力可能下降了。患上该病的人们最终出现很糟糕的判断能力，并可能变得易怒和好战，特别是在别人试图阻止他们做一些不适合他们做的事情的时候，或是想帮助他们的时候。

一般情况下，随着疾病的进展，异常的症状会逐渐明显。阿尔茨海默病患者表达自己想说的话和理解别人的话都有困难，他们对读和写也存在困难。他们可能也存在睡眠障碍，感到焦虑，多疑和易于激怒。时常坐立不安，不停地走动。这些行为问题在晚上会加剧，医生将这种情况称为落日现象。

当精神受损的人们独居或没有人监护时，就会存在发生跌倒、失火或其他意外事故的危险。由于患者听力和视力的下降使病情更加复杂化，从而阻碍了他们正常服用处方的药物、安全地横穿街道或正常的进食活动。部分人经常

其他引起痴呆的原因

痴呆这一术语是指进行性的失去记忆和其他脑功能，如语言。阿尔茨海默病是最常见的一类痴呆。血管性痴呆仅居其后，是第二类最常见的痴呆。当小血凝块阻塞脑中的小血管时，就会发生血管性痴呆，引起多发性脑卒中，造成脑组织损伤。血管性痴呆的症状能与阿尔茨海默病的症状相区别。

卢伊体痴呆是由于脑部多个部位出现不正常的结构（路易体）导致的。症状多以幻觉或思维和运动受损开始，类似于帕金森病。还有一种较为少见的痴呆类型可能由甲状腺疾病，维生素 B 缺乏，脑积水（脑中的脑室扩大），梅毒或 AIDS 引起的。

克—雅病以及此病的变种牛海绵状脑炎（也称疯牛病）是由一种感染性蛋白即朊病毒蛋白引起的脑部退行性疾病。

从家中跑出来。给患者适当的监护、让其戴着一个特殊警示标志配件或始终随身携带着记有家庭地址和电话号码的卡片，这些都可以减少上述危险。

在阿尔茨海默病的晚期，病人将失去语言功能和大小便失控能力。病人会因他们没有食欲或是简单地忘了吃饭而体重减轻。他们会忽略自己的个人卫生，需要在别人的帮助下去上厕所。他们可能忘记去进行一些简单的事情，如梳头或使用开罐器，甚至不认识家庭成员。最终，阿尔茨海默病患者会完全依靠他们的看护人——通常是他们的家庭

成员，主要是他们的配偶或女儿。当看护人每天被迫一天 24 小时照顾一个人时，他们面临着巨大的压力。许多家庭被迫做出决定，把患者放在护理中心。

诊断

对于仍然健在的阿尔茨海默病患者尚没有可用的实验室检查来进行诊断。如今，确诊的唯一方法是通过尸检发现患者大脑中特征性的斑块和缠结。不过，医生可以应用一系列诊断工具来诊断患有阿尔茨海默病的可能性，诊断准确率可达 85%。医生在诊断时会详细询问病人的健康史和家族健康史，要求病人叙述症状，对病人的情感状态和生活环境进行评估。因为阿尔茨海默病可能会被误诊为抑郁症，因此医生在诊断时必须排除抑郁症。测试病人的算术能力、语言技巧以及处理那些需要记忆参与的复杂事务的能力，将有助于为确诊阿尔茨海默病提供有帮助的信息。完整的身体检查、实验室检查以及 CT 扫描或 MRI，有助于确定或排除其他可能造成痴呆的原因，如中风或肿瘤。如果问题是由于其他疾病所引起的，早期的诊断能增加成功治疗的可能性。

治疗

阿尔茨海默病没有办法治愈，但有几种药物可用于治疗，包括多奈哌齐、利凡斯的明、氢溴酸加兰他敏。这些药物可以改善部分患者的早期症状，但不能阻止疾病的进展。它们的作用机理是减慢了脑内神经递质乙酰胆碱的耗竭速度。一种叫美金刚的新药可用来治疗中度到重度的阿尔茨海默病。这种药物可以减慢患者思维能力和日常生活能

力的下降速度，如穿衣、洗澡。美金刚似乎是通过调整谷氨酸来发挥作用的，谷氨酸在脑内担任着学习和记忆的重要的角色。一些医生还会使用抗焦虑药来帮助患者减轻常伴有的失眠和易激怒症状。

治疗重心着眼于控制病人的症状和支持病人尽可能长时间的保持独立自理能力。如果你是看护人，医生将会帮助你学习如何去给患者提供最好的照顾。如保持有规律的生活习性和熟悉的环境让患有阿尔茨海默病患者感到舒服和安心，因为患者学习和组织新的信息是存在困难。在处理日常活动如穿衣时，向患者解释每一个步骤将会帮助他们更容易地掌握这些能力。把每项事务尽可能地简单化。如把他们要穿的衣服按顺序放好；示意给他们看如何去做每件事，这样他们可以照你的样子去做这些事；用日历，时钟和清单来帮助他们对时间和目的留下概念。

预防阿尔茨海默病

研究者们正在研究一些有前景的方法来预防阿尔茨海默病和提高此病患者的生活质量。如研究已经发现阿尔茨海默病和精神刺激、教育程度以及其他社会和行为因素之间存在联系。那些在年老的时候仍然一直沉浸于智力挑战活动的人与那些不进行精神活动的人相比，前者很少出现阿尔茨海默病的症状。就像肌肉一样，大脑也需要刺激才能达到最佳功能。做填字游戏、参加课程学习、读书、学习一门外语，诸如此类的活动都有助于延迟阿尔茨海默病症状的出现。

研究者们正在研究草药疗法如银杏

关心看护人

照顾一个阿尔茨海默病患者的工作是非常令人疲惫不堪的。如果你是看护人，你所遇到的压力可能让你感到压抑、沮丧、伤心、负罪感或孤独。但为了你能够照顾好你所关心的人，你必须保持良好的健康状况。而要保持良好的健康状况，最重要的一步是让他人分担你的照看责任心。在寻求帮助或接受他人提供的帮助时不要心存顾虑。向兄弟姐妹和其他家庭成员寻求帮助，让自己有点儿时间去休息和放松。

能否减慢痴呆的发展或抑制随年龄增大出现的智力减退。一些医生建议患者服用维生素 E 以减少患阿尔茨海默病的可能。维生素 E 是一种抗氧化剂，可以中和体内自由基分子所致的细胞损伤，这些损伤可在脑内造成炎症，而炎症与阿尔茨海默病相关。

抗炎症药物如布洛芬也可能有对抗阿尔茨海默病的作用。通过对患有慢性病如关节炎或其他免疫性疾病患者的观察，他们所服用抗炎药物似乎能降低发生阿尔茨海默病的概率。一种用来降低胆固醇他汀类药物对阿尔茨海默病患者也有益处，胆固醇能在脑中形成淀粉样斑块的蜡样组织，这和阿尔茨海默病相关。

然而，你需要明确的是在这些治疗方法中没有一种方法被科学证实可以有效地防止阿尔茨海默病，许多医生一般不会向患者提供这些建议，他们仍在等待更多的证据支持。当你考虑服用某些药物之前一定要向医生咨询，包括草药或维生素补充剂。

帕金森病

帕金森病是一种渐进性的发生在脑部运动神经中枢的退行性疾病。神经中枢发生的变化打乱了两种化学物质——多巴胺和乙酰胆碱之间微妙的平衡关系，这两种化学物质是控制神经冲动在脑部和脊髓上控制肌肉运动的运动神经之间的传递所必需的。它们之间的不平衡中断了神经冲动，从而影响了对肌肉的控制和协调。

在许多病例中，造成帕金森病的原因尚不明确。该病被认为是由多种因素造成的，包括环境毒素、基因遗传缺陷、加速衰老以及自由基（体内的一种可以损伤细胞的分子）损伤。在一些病例中，帕金森病可能是由脑部感染如脑炎、中风、脑积水、体内化学物质的不平衡，或者体内治疗精神障碍如精神分裂症的药物浓度过高所致。在少数病例中，帕金森病可能是由一氧化碳中毒或某种金属在体内组织中含量过高所致。帕金森病通常在中年后甚至更晚时发病，男性女性发病比例一样。

症状

帕金森病早期症状很轻微，症状渐渐出现。首发症状可能是手和脚在休息时出现轻微节律性的震颤，最终发展到手臂、腿和头也会出现震颤。渐渐地，语音变得微弱、缓慢和停顿；病人写字时字也变小；运动缓慢，行走变得越来越困难。因为平衡和协调能力受损病人会常常跌倒。病人在紧张时震颤会加剧。其他可能出现的症状包括流涎，腹部痉挛，面部表情平淡。疾病晚期时，可出现记忆和思维障碍。另外，病人也可能存在睡眠困难和抑郁。

诊断

对帕金森病的诊断通常依靠症状和完整的神经功能检查。神经功能检查包括评估神经系统功能的一些测试，如视力、反射、听力、感觉、运动，以及平衡和协调。医生可能要求患者做CT扫描或MRI检查，以排除其他与帕金森相似的疾病。

治疗

没有治愈帕金森病的方法，但是在大多数情况下，药物有助于减轻症状和降低疾病进展的速度。医生通常处方左旋多巴联用卡比多巴，这些药可在脑部代谢为多巴胺。但是这些药物在经过几年治疗后，疗效会逐渐下降，因此医生经常会开一些能提高多巴胺作用的药物（称为多巴胺激动剂）来延长治疗时间。有时医生也会将这些药物在开始使用左旋多巴和卡比多巴之前使用。医生也可能会开抗胆碱酯酶药（可以阻断乙酰胆碱作用的药物）如苯托品来减轻震颤。

如果症状变得严重和对治疗无反应时，医生可能建议采用手术方法，通过置放导线在脑的特定区域，用缓和的电流去帮助控制震颤。一种不常用的手术方法是苍白球切开术或丘脑切开术，这个手术可破坏使脑内引起症状的小区域组织。干细胞移植能促使细胞成熟并产生多巴胺，这一方法已经在一些病人上试验过。这些干细胞取自于人的肾上腺或来自人的胚胎。

肌萎缩性侧索硬化

肌萎缩性侧索硬化（ALS）又称 Lou Gehrig病，是一种运动神经元（控制肌肉运动的神经细胞）进行性疾病。发生肌萎缩性侧索硬化时，运动神经元进行性退化，造成肌肉无力和消瘦，最终将导致瘫痪。肌萎缩性侧索硬化通常在40岁后发病，男性发病率高于女性。肌萎缩性侧索硬化病的病因不明。

症状

在发生肌萎缩性侧索硬化时，受损的身体部位越来越虚弱无力，同时伴有肌肉震颤和痉挛，病人存在吞咽困难、呼吸困难和不能行走。疾病最终将影响到所有躯体的运动功能。在肌萎缩性侧索硬化病的晚期，病人不能说话或运动，但其智力和意识没有改变。

诊断

诊断肌萎缩性侧索硬化依靠症状和诊断实验结果，如肌电图（对肌肉组织电活动的评价）和肌肉活检（一种诊断实验，通过显微镜观察肌肉细胞）。MRI和血液检验可以排除有类似症状的疾病。

治疗

肌萎缩性侧索硬化不能预防和治愈。治疗的重点在于减少不适和帮助病人在尽可能长的时间内保持运动能力和独立自理能力。医生们可能会开一种叫利鲁唑（riluzole）的药物，帮助减缓发病过程。疾病发展到后来病人可能需要一台呼吸机帮助呼吸，并当病人不能再自己吞咽时需要通过鼻饲管喂食。大部分被诊断患有肌萎缩性侧索硬化的病人5年内会死亡。

脑和神经系统感染

因为脑和脊髓不直接与外界环境相通，所以脑和神经系统不像身体的其他部位那样容易被感染。但是，脑和神经系统一旦受到感染就会造成严重的症状甚至威胁生命。细菌、病毒和其他生物体通过静脉窦、耳朵的气室、血流或颅骨骨折进入脑和神经系统都可造成感染。早期治疗可以防止神经系统长时间的损害并可挽救生命。

脑 膜 炎

脑膜炎是脑膜（覆盖并保护脑和脊髓的膜）发生的炎症，通常是因病毒或细菌感染引起。脑膜炎的病情严重程度依赖于造成感染的病原微生物。感染可以通过局灶感染进入脑内（如静脉窦或耳的感染），通过血液成为广泛感染的一部分（如呼吸道感染），或通过颅骨骨折由外界进入颅内。像许多病毒和细菌感染一样，脑膜炎具有流行性（通常发生在冬季，人们在室内密切接触时）。

脑膜炎最常见的病因是病毒，病毒可通过受感染的病人的咳嗽和喷嚏传播。病毒性脑膜炎（又称无菌性脑膜炎）通常相对是较轻的。大多数情况下，人们患上病毒性脑膜炎后将在几天或几周内恢复。病毒性脑膜炎的症状可能令人不舒服，但通常不会对神经系统造成持久性的损害。

未经治疗的细菌性脑膜炎可以是致死性的，或者能造成持久性的脑和神经损伤，包括失明、耳聋或神经衰退。婴儿和儿童、老人或者免疫系统受损的人（如患有慢性病或服用免疫抑制剂的人）发生持久性脑损伤和死亡的风险增加。

症状

严重的头痛、颈项强直、眼睛对光线的异常敏感（畏光）、恶心、呕吐以及发热，这些症状通常在细菌性脑膜炎发病后数小时内出现。如果细菌性脑膜炎没有给予适当的治疗，患者将会出现意识丧失，也可能出现深红色或紫色的疹子，还可能发生癫痫发作，特别是儿童。由于脑肿胀，婴儿头顶的囟门可能会突出和绷紧。病毒性脑膜炎的症状较轻，但也可能有头痛、颈项强直、恶心和畏光。

对于婴儿和儿童，老人以及免疫系统受损的人来说，患脑膜炎时的症状不会很明显，因为他们的免疫反应不活跃。对于这些病例，当患者伴随有发热头痛的反应改变时，医生可能要立即检查是否患了脑膜炎。

诊断

假如你出现了脑膜炎的症状（特别是颈项强直，头痛和畏光），医生将进行腰椎穿刺术（见下图），即通过腰椎穿刺采集脑脊液（围绕在脑和脊髓周围的液体）。如果脑脊液混浊且含有大量脓细胞，那么脑膜炎很可能是由细菌感染所致，医生将立即用抗生素进行治疗。同时，脑脊液将送到实验室去查明感染细菌类型，并确定哪种抗生素治疗最有效。

如果脑脊液澄清，脑膜炎仍可能存在，很可能是由于病毒引起的。医生有时

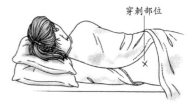

穿刺部位

腰椎穿刺

腰椎穿刺主要用于诊断和治疗脑部和脊髓疾病。用于诊断时，医生将一根中空的针刺入脊髓的下部，然后抽取少量脊髓液（围绕在脑和脊髓周围的液体）样本用于实验室检查。用于影像学检查如X线或者CT扫描时，通过腰椎穿刺向脑脊液中注入一定量的对照剂（能在胶片上显像的染色剂）。腰椎穿刺也能用于传递药物如麻醉剂或抗癌药。

能通过立即采取血样进行分析来明确是什么病毒引起的感染，有时在数周后再次采取血样进行分析（检查患者的免疫系统是否已经产生了对抗病毒的抗体）。对病毒性脑膜炎大多数病例来说，唯一需要的治疗方法是止痛和休息。有些类型的病毒感染需要给予抗病毒药物进行治疗。

治疗

细菌性脑膜炎一经确诊就应该立即治疗。如果你患有细菌性脑膜炎，你可能要住院1~2周。你的医生将给你用止痛药和退热药，同时通过静脉给予大剂量抗生素和液体治疗。

如果你患的是病毒性脑膜炎，你可能在几周后完全恢复。休息，大量饮水，服用非处方药物如对乙酰氨基酚或布洛芬来减轻头痛和退热。抗生素对病毒性脑膜炎是没有效果的。

脑　炎

脑炎是脑部的炎症，通常是由病毒引起的。最常见的和病情危重的脑炎是

由单纯疱疹病毒引起的，称为单纯疱疹病毒性脑炎。在许多病例中，脑炎是由于全身病毒感染所致，如传染性单核细胞增多症。西尼罗河病毒可以通过蚊子携带并通过蚊子叮咬在人群中传播，从而引起脑炎。免疫系统受损的病人（如患有艾滋病的病人），脑炎可能是由巨细胞病毒或水痘带状疱疹病毒感染所致，这些微生物通常不会导致健康人发病。

有些时候脑炎是由于细菌感染所致，如引起莱姆病的细菌，或另一种引起弓形虫病的病原微生物（一种原生动物）。

危及生命的脑炎在健康人群中不多见，大多数人能恢复正常。病情危重或死亡的危险与病人的年龄（年龄太小或年龄太大都容易患较严重的脑炎）、病人的整体健康情况和特殊的致病微生物有关。在小部分病例（通常是由于单纯疱疹病毒）中，可出现永久性的记忆缺陷或脑损伤。

症状

脑炎的症状有很多种。在轻微病例中，症状仅仅是发热、头痛和疲劳。脑炎常伴有脑膜炎（见前文），病人也可以有颈项强直。在重症病例中，特别是病人患有单纯疱疹病毒性脑炎时，脑功能明显受损，出现意识错乱，行为奇特，易于激怒或烦躁不安。病人也可能出现上肢和下肢的无力，肌痉挛，失去协调和平衡能力，言语和视力受损，或癫痫发作。脑炎有时可能导致昏迷和死亡。

诊断

如果你有脑炎的症状，医生将建议你去做脑部 CT 扫描或 MRI 检查，以及脑电图（EEG）检查来评估脑电生理活动情况。进行腰椎穿刺检查（见前页）有助于明确致病微生物。在极少数病例中，需要进行脑活检来诊断。血液检验几周后进行复查，有助于检测机体对造成脑炎的不同病原微生物所产生的抗体（抗感染的一种蛋白）情况。

治疗

威胁生命的脑炎（例如由单纯疱疹病毒引起的脑炎）要给予抗病毒药物如阿昔洛韦。在那些免疫力弱的人群中，由巨细胞病毒或水痘带状疱疹病毒引起的感染，可采用对抗病毒的药物，如更昔洛韦、膦甲酸或西多福韦。脑炎合并有弓形虫感染可以联用磺胺嘧啶（一种磺胺药）和乙胺嘧啶（一种抗疟药）。

其他病毒引起的脑炎大多数对药物治疗没有反应。对于这些病例，治疗包括减轻症状和通过免疫系统来清除病毒。医生可能开皮质类固醇类药物来减轻脑部发炎肿胀。如果呼吸肌受到影响，必须使用呼吸机。如果吞咽功能受到影响，必须通过静脉输送营养。对于重症病例，病人的恢复缓慢且不完全，病人需要学习基本技能如说话。

脊髓灰质炎

脊髓灰质炎是一种病毒感染，影响的是脑部和脊髓中控制肌肉的神经。病毒可以通过与感染的病人接触或者进食或饮用了污染的食物或液体感染，通常仅引起轻度感染。在发达国家，广泛的强制性的儿童疫苗接种使这种传染病在这些国家几乎灭绝。患者在患有脊髓灰质炎若干年之后，原来受累的肌肉会出现肌肉萎缩、疼痛或无力，这种情况称为脊髓灰质炎后综合征。

症状

脊髓灰质炎的早期症状包括头痛、胃痛、咽喉痛、发热和腹泻，这些症状可以突然出现，并持续数天。在少数病例中，脊髓灰质炎侵犯到大脑，引起重症感染，出现颈部、背部和下肢疼痛和强直。在重症病例，肌肉（包括控制呼吸的肌肉）无力可造成瘫痪，有时会引起死亡。

诊断

如果你近期出国旅游过或者没有接种抗脊髓灰质炎的疫苗，并出现了脊髓灰质炎的症状（如发热，肌肉、颈部或背部肌肉疼痛），医生将会从你的咽喉部取一份唾液标本，或者取粪便标本以确定是否由脊髓灰质炎病毒引起了这些症状。医生也会建议行腰椎穿刺检查，通过腰椎穿刺从椎管里取脑脊液标本，通过显微镜检查以发现是否有炎症或者有对抗感染的白细胞和蛋白质存在。

治疗

脊髓灰质炎不能治愈。大多数感染不会导致永久性的损害。对于那些由脊髓灰质炎引起的瘫痪患者来说，物理治疗对保持肌肉功能、限制肌肉的进一步损伤有帮助。如果呼吸肌受到影响，有必要采用呼吸机辅助呼吸。对那些脊髓灰质炎后综合征患者，治疗包括使用止痛药，物理治疗以及对身体的某一无力的部分如下肢应用支具。

硬脑膜外脓肿

硬脑膜外脓肿（又称硬膜之外脓肿）是脓液聚集在颅骨和硬脑膜（是覆盖在脑和脊髓外面的三层膜的最外一层）之间的空隙中。硬脑膜外脓肿通常是由于附近的感染扩散所致，如耳感染，鼻窦炎，或颅骨、脊柱因外伤后或手术后的感染。当脓液聚集时，脓液刺激周围组织，引起疼痛。在脊柱内，脓液可压迫脊髓引起类似于脊髓肿瘤样的症状。

症状

硬脑膜外脓肿的症状包括头痛、意识错乱、发热、寒战、肌肉无力或感觉缺失。除了发热之外，症状还可能与中风的某些症状相似，包括言语困难。在少数病例中，硬脑膜外脓肿可引起癫痫发作。

诊断

在诊断硬脑膜外脓肿时，医生将建议患者做 CT 扫描、MRI 检查；对部分病例，还要求做一种称为脊髓造影的 X 线检查。医生也会取血液样本来查明引起脓肿的细菌。

治疗

抗生素通常是治疗硬脑膜外脓肿的首选治疗方法。如果脓肿对脑部或脊髓产生压力，那么可能需要通过手术来缓

警告 ❗

无力或麻木

如果你感到身体某部位肌肉无力或失去知觉，应立刻与医生联系。如果你无法与医生取得联系，立刻拨打 120 急救电话。这些症状需要立即进行处理以防止造成永久性的损害。

解压力并预防永久性的损伤。在外科手术中，医生将从颅骨或椎骨上开一个小口以移除脓液。手术后，继续使用抗生素来消灭细菌。

其他脑部和神经系统疾病

有一些神经系统的疾病不容易归类。有的神经疾病如腕管综合征是在神经受损时发生的，而有的神经疾病如贝尔麻痹（面神经麻痹）和吉—巴综合征可能是有感染所触发的。还有很多疾病病因未明，症状也因人而异。

贝尔麻痹

贝尔麻痹是一种相对较为常见的面神经疾病，能导致面部肌肉虚弱。面神经分布于两侧面部，穿过耳后颅骨的缝隙。当面神经肿胀并挤压到颅骨时就会发生贝尔麻痹。有的医生认为病毒如单纯疱疹病毒可能是贝尔麻痹的病因。贝尔麻痹通常是暂时性的疾病，可在任何年龄突然发病，仅影响一侧脸颊，并且不会复发。最重要的危险是引起受累一侧的眼睛干燥、刺激或损伤，因为发病时该侧的眼睑不能闭合保护眼睛。

症状

贝尔麻痹公认的症状是受累一侧的面部肌肉——从前额到嘴部——虚弱。这种虚弱以嘴角下垂、无法闭眼和面部表情扭曲为特点。有些病例味觉功能下降，因为负责携带来自舌头上味蕾信息

的面神经受损。患者发音时可能会异常大声，因为耳部的镫骨肌神经也会受到影响。有时，患者耳部周围或一侧脸部会有疼痛，中耳感染或咽喉痛。

诊断

医生通常通过体格检查和患者的健康史来诊断贝尔麻痹。有时需要排除其他能引起肌肉虚弱的疾病如中风。

治疗

为了治疗贝尔麻痹，医生可能会开一些皮质类固醇药如泼尼松来减轻炎症和缓解疼痛。如果你的贝尔麻痹是由单纯疱疹病毒感染引起的，医生可能会开抗病毒药阿昔洛韦。如果你的眼睛无法闭合，医生将推荐你戴保护性眼罩，并应用眼膏或滴眼液来保护和润滑眼睛。

如果面部肌肉的虚弱情况在2~3周内得到了改善，你就有可能完全康复。不过，如果面部肌肉功能恢复的征兆在2个月内仍没出现，恢复期可能就会延长。在较为少见的永久性畸形病例中，手术有可能会帮助改善患者的外貌。

多发性硬化

多发性硬化（MS）属于自身免疫性疾病，在此病中，机体的免疫系统错误地攻击和破坏髓磷脂。髓磷脂是覆盖在整个神经系统中神经细胞表面的绝缘物质，它能促使电冲动沿着神经通路快速的传递。在多发性硬化中，随意分布在脑部和脊髓的髓磷脂变得发炎、肿胀并受到损伤，从而干扰了正常的电冲动传递。除了髓磷脂，神经纤维和神经细胞也都受到了损伤。

尽管多发性硬化的病因不明，但研究者们认为它可能是由遗传学因素和环境因素如较早发生的病毒感染共同作用的结果。有一些证据表明在 15 岁之前，生活在温带气候中的人发生多发性硬化的危险高于生活在热带气候中的人。多发性硬化有家族遗传特性。白种人患病的概率是黑人的 2 倍，女性患病的概率是男性的 2 倍。不过，大多数多发性硬化患者的寿命与正常人无异。

症状

多发性硬化的症状通常在 15~50 岁之间出现。头晕是多发性硬化的早期症状，随后的症状包括视物模糊、麻木和麻刺感、肌肉虚弱、疲劳、丧失平衡和协调能力、震颤、僵硬和言语不清。最初，症状会反复；到了疾病的后期，症状会加重。随着疾病的发展，患者可能会出现肌肉痉挛、尿道感染、便秘、肠和膀胱失控、性功能障碍、抑郁或者情绪波动。许多患者的注意力、记忆力和判断力也会出现问题，尽管他们的语言机能没有改变。当患者的体温升高时，症状可能会加重。运动或者热水浴后、发热或者当外界环境温度升高时，都会促使患者的体温升高。多发性硬化多次重复的发作能引起进行性的神经损伤，从而显著地限制机体的活动和运动范围。神经损伤使得疾病发作后的恢复更加困难，并导致永久性的残疾。

诊断

如果你有多发性硬化的症状，医生将会建议你去看神经科医生（专门治疗神经系统疾病的医生）。对多发性硬化的诊断，通常以患者神经方面的病史

和神经学检查为依据，神经学检查包括对神经系统功能的评估如视力、反射反应、听觉、感觉、动作、平衡及协调性，以及 MRI。MRI 能反映出神经通路的受损情况和多发性硬化所特有的脑部组织改变情况。

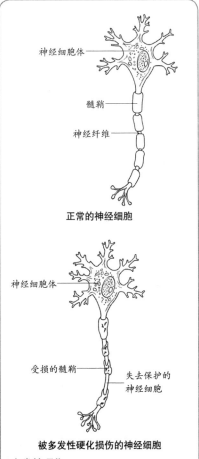

正常的神经细胞

被多发性硬化损伤的神经细胞

多发性硬化

髓磷脂是覆盖在整个神经系统的神经纤维上的绝缘物质，能促进电冲动沿着神经通路快速传递。在多发性硬化中，随意分布在中枢神经系统中的髓磷脂变得发炎、肿胀和受到损伤，从而干扰了正常的电冲动传递。

神经科医生也会要求你进行血液检验来帮助排除其他可能引起这些症状的原因，如维生素缺乏、慢性感染或其他炎症疾病，如系统性红斑狼疮。神经科医生也可能会进行诱发反应试验，即将电极放置在患者的头部，然后让患者接受各种感觉刺激如声音或光，同时记录患者的脑部电活动。另一个可能被采用的诊断性试验是腰椎穿刺，即将一根中空的针头刺入脊骨，然后抽取围绕在脑部和脊髓周围的脑脊液，置于显微镜下检查炎性蛋白质。

治疗

尽管多发性硬化不可治愈，但如β–干扰素、格拉替雷和米托蒽醌之类的药物可以减少多发性硬化的发作频率，并可减慢疾病的发展进程。这些药物在预防进行性损伤方面的效果尚不清楚。它们似乎在疾病的早期使用会更有效。

在多发性硬化的急性发作期间或当患者有行走或说话困难时，医生经常会开皮质类固醇类药物来减轻神经系统的炎症，也会开其他药物来缓解长期性的问题，如肌肉痉挛、僵直、帮助恢复膀胱的控制力，缓解疼痛、疲劳、抑郁，在某些病例中还有震颤。

对于使用皮质类固醇类药物治疗无效的人来说，医生有时会采用血浆去除术移除血液中的炎性蛋白质。免疫球蛋白（对抗感染的抗体）有时被静脉注入经常有严重发作的病人体内。然而这些治疗并不总是有效。

定期锻炼、采取健康饮食、维持健康的体重有助于缓解某些症状，改善患者对损伤的处理能力。医生认为保持凉爽（如在夏季使用空调）有助于预防疲

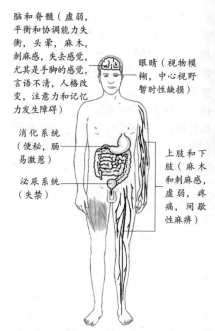

脑和脊髓（虚弱，平衡和协调能力失衡，头晕，麻木，刺痛感，失去感觉，尤其是手脚的感觉，言语不清，人格改变，注意力和记忆力发生障碍）

眼睛（视物模糊，中心视野暂时性缺损）

消化系统（便秘，肠易激惹）

泌尿系统（失禁）

上肢和下肢（麻木和刺麻感，虚弱，疼痛，间歇性麻痹）

多发性硬化的影响

因为大脑和脊髓控制着身体的所有部位，因此中枢神经系统因多发性硬化而受损后会对许多器官及其功能产生影响。

劳。物理疗法有助于加强肌肉力量，维持关节的运动范围。职业疗法能帮助患者更容易地学习、更有效地完成日常工作。背带、助走器、拐杖和轮椅有助于某些患者活动。支持小组如由国家多发性硬化协会在当地的分会组织的团体，是你获取信息、帮助和鼓励的最佳来源。

腕管综合征

腕管综合征是因正中神经在穿过手腕处的一条狭窄的通道（叫作腕管）时受到挤压而引起的疾病，腕管是由手腕处的骨和一条强壮的韧带（将骨连接在一起的强壮而有弹性的组织）构成的。

肌腱（强壮的纤维带，将肌肉与骨连接在一起）也要穿过这条通道。挤压通常是由于手部重复性的活动对周围组织造成了过多的压力，引起韧带增厚、肌腱膨胀而导致的。正中神经负责将来自拇指、示指、中指、无名指和手掌的感觉信息传递给脊髓。正中神经也控制着手部和前臂的肌肉，从而控制着手腕、手指和拇指的移动和前臂的转动。

腕管综合征是相当常见的一种疾病，多发于妊娠期和绝经期妇女（可能与体液潴留或激素变化有关）以及患有某些疾病如肢端肥大症（骨骼异常长，手脚异常大的一种病）的人群。糖尿病、甲状腺功能减退症患者或肥胖者也属于敏感人群，因为腕骨韧带有肿胀或体液聚集，或者因结缔组织增厚。腕管综合征也可能是由炎症性疾病如风湿性关节炎或者由损伤如骨脱臼或骨折所致。

涉及重复性或用力使用手和手腕的活动最可能会引起腕管综合征，如从事键盘、流水线工作，牙科工作，编织或缝纫工作。操纵手提钻、链锯或其他机器的人因为经常重复振动正中神经，所以患腕管综合征的风险也较高。

尺管综合征与腕管综合征类似，但尺管综合征影响的是尺神经。尺神经负责将感觉传递给无名指和小指、手掌外围和肘部。尺管综合征可单独发生，也可与腕管综合征一起出现。尺管综合征通常是由肘部受伤导致的，偶尔也会由使用拐杖导致腋窝处神经受损所致。

症状

腕管综合征的症状通常是在数周或数月内逐渐出现的，包括麻刺感、灼热感、一只手或两只手的部分位置出现间歇性的麻木，并经常伴有手指疼痛，疼痛从手腕放射到前臂。疼痛一般在晚上加重。在严重的病例中，患者可能会发展成永久性的麻木和抓握无力。在尺管综合征中，麻刺感、灼痛感和麻木沿着尺神经出现。

诊断

医生在诊断腕管综合征时，会询问你日常的活动情况以发现可引起腕管综合征的行为，并对你进行全面的体格检查以排除其他疾病。医生可能会要求你的手和手腕做一些简单的动作，来检查这些动作是否能引起症状。尽管X线检查不适合用于诊断腕管综合征，但医生可能会要求你做X线检查以排除其他疾病，如关节炎或骨折。你可能也需要做一些诊断性试验如神经传导速度测试（以检查神经传递冲动的速度）和肌电描记术（以评估肌肉的功能）。

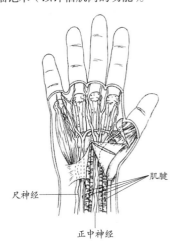

肌腱

尺神经

正中神经

腕管综合征

腕管综合征症状是拇指、无名指部分位置和手掌疼痛、麻木或麻刺感，通常是由于对穿过手腕处的一条狭窄通道——腕管的正中神经过度长期施压所致。

治疗

腕管综合征和尺管综合征的基本治疗方法是缓解对受累神经的压力。变换动作和调整工作可能足以改善你的症状。让手腕休息和利用护腕来限制手腕的弯曲度，护腕可以让肿胀的组织收缩并减轻对正中神经造成的压力。使用非处方类止痛药如阿司匹林或布洛芬。如果这些方法都不能减轻症状，医生将会在手腕部注入皮质类固醇或其他抗炎药来缓解炎症和疼痛。如果你仍然感觉虚弱或疼痛，可通过外科手术扩张正中神经所在的空间来减轻它所承受的压力。

腕管综合征的预防

下列这些措施尽管不总能预防压力性损伤如腕管综合征，但它们有助于降低发生腕管综合征的风险：

● 如果你超重请减肥（手腕部脂肪过多会挤压到正中神经）。

● 对任何疾病进行治疗，如关节炎，它可能与腕管综合征有关。

● 在工作时经常活动活动手。

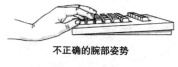

不正确的腕部姿势

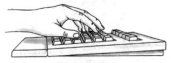

正确的腕部姿势

使用键盘时的正确腕部姿势

如果你需要长期使用键盘，键盘的高度应在你打字时不必向下弯曲或向上抬高你的手腕的位置。肘部应弯成呈90°角，前臂应与地面平行。你可以升高你的座椅或者降低键盘的位置来进行调整。

重复性压力损伤

慢性上肢疼痛综合征、重复性累积伤害、过度使用综合征、重复性运动损伤、重复性紧张综合征和重复性压力综合征，都指的是由于重复性的手腕或手部运动对部分手或手臂造成的损伤。这些损伤能影响到神经、肌肉、肌腱或者结缔组织。腕管综合征、尺管综合征、肌腱炎和黏液囊炎都是重复性压力损伤的典型例子。

● 不要长时间将手腕放在坚硬的物体表面。

● 调整工作时的姿势以减少手腕的弯曲度。

● 不要长时间弯曲、扭曲或者拉伸手部；在进行重复性手部运动时，每隔一段时间停止工作让手部得以放松。

● 在工作时不要让你的手臂距离身体太近或太远。

● 不要使用太大而难以抓住的工具。

三叉神经痛

三叉神经痛也叫痛性痉挛，是由于三叉神经受损而引起面部剧烈疼痛。三叉神经是分布于面部的主要神经之一。三叉神经痛的病因未明。本病多发于老年人，通常在动脉扭曲对三叉神经产生压力时发生。它有时也发生于患有多发性硬化的年轻人。三叉神经痛可以是短暂的，也可能是慢性的。

症状

三叉神经痛引起一侧脸部出现剧

烈的放射性疼痛，通常发生在脸颊、嘴唇、牙龈或下巴处。疼痛能使相应位置的肌肉功能丧失，并会持续几秒到几分钟。疼痛出现时没有任何预兆，对有的人来说，接触脸部的敏感区域就会触发疼痛。在有些病例中，疼痛在连续几天或数周内每几分钟就会出现一次。

诊断

三叉神经痛的诊断依赖于症状和神经学检查。医生可能会介绍你去看神经科医生（专门治疗神经系统疾病的医生）来进行诊断和治疗。

治疗

医生会开止痛药来治疗三叉神经痛，通常会联合抗癫痫药或抗抑郁药使用，以防止受刺激的神经将疼痛信息传递给大脑。在严重的病例中，医生建议通过外科手术来移除挤压神经的血管。偶尔，医生也会破坏受损的神经。因为神经被破坏后会引起永久的脸部麻木，因此医生通常只建议有极为严重且复发的疼痛时才能采用这种手术。

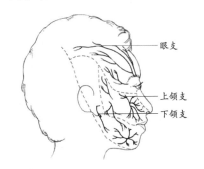

三叉神经

三叉神经控制着头皮、面部、眼、鼻、口、牙、窦、舌和颌部肌肉的感觉，有三条主要分支——眼支、上颌支和下颌支。这三个分支任何一支受损都能引起相应区域的疼痛和炎症。

重症肌无力

重症肌无力是一种罕见的慢性自身免疫性疾病，发病时，患者的免疫系统错误地产生抗体，干扰了通向肌肉组织的神经冲动的传递，从而阻止了肌肉收缩。胸腺作为免疫系统的一部分，在这个错误的免疫反应中担任着重要的角色。对此，医生们还没有完全了解。尽管重症肌无力可发生在任何年龄段，但它通常影响 40 岁以下的妇女，不过当同时出现肿瘤时，它也会发生在老年人身上。

症状

重症肌无力的主要症状是肌肉虚弱无力。眼部肌肉的虚弱无力能引起眼睑下垂和视物模糊。因为控制嘴部的肌肉也会受到影响，因此有的人可能会有言语、咀嚼或吞咽困难。手臂、手和手指上虚弱的肌肉可能使其难以完成简单的动作。虚弱的腿部肌肉可能会引起站立或行走困难。呼吸肌虚弱则会引起呼吸方面的问题。虚弱程度在身体用力时升高而休息时降低，并且虚弱程度在每天的不同时间以及每天之间都不会相同。

诊断

在诊断重症肌无力时，医生会详细询问患者的病史，并进行体格检查。医生会特别留意眼部运动时的出现问题和肌肉虚弱的表现。医生也可能要求血液检验以检查血液中的抗体（对抗感染的蛋白），神经传导测试以查明是否是另一种疾病引起了这些症状，肌电图检查以评估肌肉的电活动。CT 扫描或者 MRI 可用来检查胸腺的生长情况。肺功能检查能评估由肌肉虚弱无力引起的呼吸问题的严重性。

治疗

重症肌无力无法治愈，但治疗能缓解症状，使患者过上正常的生活。医生会开一种长效药物如溴吡斯的明来恢复通向受累肌肉处的神经冲动，并增强肌肉力量。医生也可能会开皮质类固醇或免疫抑制药来减轻炎症，抑制错误的免疫反应。输注入免疫球蛋白也有助于抵消机体的错误免疫反应。一种叫作血浆去除术的技术能滤除血液中的抗体，帮助某些人从急性的发作中恢复过来。医生经常建议采用外科手术来摘除胸腺，摘除胸腺可消除重症肌无力的症状。

周围神经病

周围神经病是周围神经（从脑和脊髓发出的神经）受损。周围神经病有时是神经发炎的结果，或是某些疾病如糖尿病、酒精中毒、维生素 B 或 E 缺乏、艾滋病、癌症、肾病或者脉管炎（血管发炎）的并发症。有些神经病属于遗传性疾病，可在家族中盛行。周围神经病也可由过度使用某些药物（如用于化疗的药物）和接触有毒化学物质如杀虫剂或金属如铅、砷或汞所致。

症状

周围神经病的症状通常需要几个月的时间逐渐出现，包括麻刺感、麻木、脚部疼痛随后是手部疼痛。症状有时会缓慢地由上肢和下肢传播到躯干。在有些病例中，脚部、手部和腿部的肌肉逐渐虚弱、萎缩（废掉）。当自主神经受到影响后，排汗功能以及膀胱、胃或者肠

道的功能可能会受损。早期诊断很重要，因为神经受损后可能是不可逆转的。

诊断

如果医生怀疑你患有周围神经病，医生就会推荐你去看神经科医生（专门处理神经系统疾病的医生）。神经科医生将会对你进行体格检查，测试你的肌肉虚弱和感觉丧失的症状，并检查你的反射能力。医生可能会询问你的病史和你的家族病史，以判断是否是某种遗传性疾病引起的神经损伤。神经科医生也可能会进行如下检测：血液检验，以检测维生素水平并寻找可能是糖尿病、甲状腺病或者炎性疾病的证据；神经传导速度测试，以测量神经传递冲动的速度；肌电图，以评估神经和肌肉的活动度。神经科医生也可能会从脚踝处的神经腓肠神经上取一点儿样本进行活组织检查，以寻找神经病的病因。

治疗

对周围神经病的治疗取决于病因。如医生会开相应的维生素来治疗维生素缺乏症，开皮质类固醇或可抑制免疫系统的药物来治疗炎性疾病如脉管炎。患有糖尿病的人将被给予降血糖药物，甲状腺功能异常者也被给予相应药物来进行调节。在严重的、不可逆转的神经病中，治疗方法包括物理治疗，使用辅助设备（如拐杖、助走器、浴室围栏和扶手）和防止因痛觉丧失引起溃疡和感染。

吉—巴综合征

吉—巴综合征也叫急性炎症性多神经病或者先天性多神经炎，是周围神经

病的一种严重形式，由在病毒感染如流感、感冒、传染性单核细胞增多症或者腹泻后出现的错误免疫反应所致。吉—巴综合征影响周围神经（从脑和脊髓发出的神经）。免疫系统中对抗感染的抗体和白细胞将神经和病毒混淆（因为神经和病毒有着类似的分子结构），然后错误地对神经发起攻击。由吉—巴综合征引起的神经损伤和肌肉虚弱症状通常是短暂的，即使是较为严重的症状大多数人也能从中恢复。恢复时间可以是几周、1年或更长时间。

症状

吉—巴综合征的症状通常在病毒感染后的3~4周内出现，但也会在几个小时内出现。症状不可复发性的麻刺感和麻木，随后是虚弱和麻痹，通常开始于脚随后蔓延至腿部、躯干和手臂。吉—巴综合征可能会进一步发展成完全的肌肉麻痹，影响到控制呼吸和吞咽的肌肉。

诊断

吉—巴综合征当出现首发症状时往往难以诊断。因为在发病时，神经反应减慢，因此医生可通过神经传导速度测试来检查神经传递信息到脑部的速度。肌动图有助于确定神经损伤的严重程度。因为吉—巴综合征的脑脊髓液（包围在脑部和脊髓周围的体液）中含有大量的蛋白，因此医生可以通过腰椎穿刺术取出少量脑脊液样本来检测其中的蛋白含量。

治疗

吉—巴综合征的治疗取决于症状和病情进展情况。如果维持呼吸的肌肉受到影响，患者将需要呼吸机以辅助呼吸；如果吞咽能力受损，患者将需要通过静脉输注来获得营养直到症状减退。如果控制血压和心律的神经受到影响，患者将需要起搏器来控制心跳。血浆除去法（移除血液中抗体的技术）或免疫球蛋白疗法（医生通过静脉给患者高剂量的免疫蛋白）能去除或者阻断抗体导致异常免疫反应的作用，从而减轻症状的严重性和持续时间。

睡眠障碍

睡眠对健康的重要性如同饮食营养和定期锻炼一样。当睡眠不足时，身体就会释放出高于正常水平的应激激素皮质醇，皮质醇对机体组织产生有害影响，使身体易于感染和生病。睡眠剥夺或者睡眠打乱会引起白天打瞌睡、注意力难以集中、运动和记忆障碍、反应迟钝和难以控制情绪等问题，从而干扰你的日常活动。大多数人偶尔会失眠，许多人因为工作和家庭的需要或者从事的是轮班制而会定期得不到充足的休息。

有些能引起慢性或者临时性疼痛疾病如哮喘、心力衰竭和关节炎也会干扰睡眠。其他可干扰睡眠的问题包括胃灼热或胃食管反流病（GERD）、骨质疏松症、阿尔茨海默病和慢性肺部疾病如肺气肿或慢性支气管炎。大量药物，包括用于治疗高血压、心脏病或者哮喘的药物，也能对睡眠质量产生负面影响。酒精、咖啡和尼古丁会使人难以入睡和保持深睡。乘飞机旅行，尤其是从西方旅行至东方时所产生的时差也会打乱机体正常的睡眠周期，导致飞行时差反应。

尽管成人平均每天需要8个小时的睡眠，但是因为每个人所需要的睡眠量并不相同，所以你在一天中需要保持清醒的时间就可能会或多或少于平均值。而且，随着年龄的增加，尽管你需要保持同样的睡眠量，但你睡眠的时间可能不会再像以前那样长。有的人因为有睡眠障碍比如失眠、不宁腿综合征或发作性睡病而难以入睡。

失　眠

失眠患者因为难以入睡、夜间经常醒来并且无法再次入睡，或者早晨醒来太早而得不到充足的休息或者睡眠质量差。失眠能引起严重的问题，包括一整天内昏昏欲睡、精神不济、注意力差、易怒和易于发生事故。工作表现和个人交际经常会受到影响。

很多因素都可导致失眠。许多人在压力增加时、有飞行时差反应时或在一个吵闹的环境下休息时都会出现短期的或间歇性的失眠。有些药物的副作用也能导致失眠。某些疾病如抑郁症或者焦虑症，似乎能使人更易于失眠。尽管失眠能影响各个年龄段的人，但它更多的是影响妇女（尤其是在绝经期后）和老人。

慢性失眠的病因经常较为复杂，涉及许多身体或心理障碍。抑郁症是最常见的导致长期失眠的原因之一。其他如关节炎、肾病、心力衰竭、哮喘、多发性硬化、帕金森病和甲状腺功能亢进，也是常见的引起失眠的原因。其他睡眠障碍如睡眠呼吸暂停和不宁腿综合征也可导致失眠。

抽烟能增加失眠的风险，因为尼古丁是一种兴奋剂，能打断睡眠。饮酒或咖啡太多，或在睡前服用了其他兴奋剂也会增加失眠的风险。轮班制的工作或其他使睡眠不规律的活动也能影响入睡和保持深睡的能力。过于焦虑（包括担

飞行时差反应

飞行时差反应以疲劳、睡眠困扰、易怒和脱水为特征，多发生在长时间飞行之后。长时间空中旅途会打破身体的自然节律。如果是从西方穿过几个不同的时区旅行至东方（例如从美国旅行至欧洲或者从夏威夷至美洲大陆），则更易出现飞行时差反应。因为机体对白昼短的适应性要比白昼长的适应性差。

下面列出的一些简单措施可有助于你出现飞行时差反应的概率：

● 在飞行时多喝水，随身携带一瓶水，不要对向乘务员要水喝感到尴尬。

● 不要喝咖啡，因为它能使你兴奋，并引起脱水。

● 不要饮酒，因为它能引起脱水。

● 在飞行前保持睡眠充足。

● 根据目的地的时区，考虑并计划抵达之后的饮食和睡眠安排。

没有特定的饮食被证明对减轻飞行时差反应的影响有效。有的人在飞机上或在抵达目的地准备睡觉时服用褪黑激素来诱使睡眠。褪黑激素能重新设定机体的睡眠周期。褪黑激素补充剂在药店有售。问问医生你是否能服用褪黑激素来避免或治疗飞行时差反应。

心不能入睡）也能引起失眠。改变生活方式通常就足以改善睡眠。

症状

失眠的特征性症状是难以入睡，有三种主要的类型——短期的、间歇性的和慢性的。短期的或间歇性的失眠通常仅持续几周或更短。每隔一段时间就会出现的短期失眠称为间歇性失眠。慢性或称长期性失眠是大多数晚上都会发生，且持续 1 个月或更长时间。

诊断

如果你患有失眠，医生会详细询问你的病史，包括睡眠史。可能要求你记睡眠日记以了解你每晚的睡眠情况。医生也会询问你的伴侣有关你的睡眠质量和每晚的睡眠时间。

治疗

如果医生认为短期和间歇性失眠能通过调整生活方式，如减少咖啡因或酒精的摄入可得到缓解，就可不必寻求医学治疗。如果在问题继续存在或者引起白天昏昏欲睡和工作效率下降，医生就会开短效的安眠药让患者在短期内服用。医生通常不建议用非处方类药来治疗失眠。有的医生会让某些失眠患者服用褪黑激素（能重新设定机体的睡眠周期），你可以问问医生你是否适用。

在治疗慢性失眠时，医生将会对其他能引起失眠的身体或心理问题进行诊断和治疗。医生也会设法鉴别任何可能会加重失眠的异常行为，如过多的打盹，然后给你提供措施来减少或停止这些行为。医生会给你开安眠类药，但可能会提

问与答

睡　眠

问：我看书时发现许多名人如托马斯·爱迪生的睡眠时间都很少。生活中有太多的事情要做，而时间又如此短暂。我怎么才能压缩几个小时的睡眠时间来工作呢？

答：你不能这样做。减少睡眠时间将会降低你的工作效率，而不是增加。睡眠是重新振奋精神、梳理当天的经历、刺激激素构建和修复机体组织所必需的。据说爱迪生每晚只休息6个小时，但书上没有告诉你他能很快入睡，并在白天时多次小憩，加起来一天可能有2次2个小时的小憩时间，这样他一整套的休息时间总共就有10个小时。

问：我是一名大学生，今年20

岁了，我经常熬通宵来为第二天早上的测试做准备。我的室友告诉我这样做对我没有好处，我也不得不承认，我的分数并不与我所花费的时间成正比。我哪里做错了吗？

答：长期不睡觉会使记忆力受损。从本质上讲，学习是为了形成永久性的记忆。如果人们在学习之后保持充足的睡眠，那么对他们所学到的东西记住的就会越多。仅仅几个小时的睡眠就不能做到这点。在睡眠的梦境期，大脑忙于巩固和强化神经细胞之间的联系，然后形成一个新的记忆。良好的夜间睡眠有助于大脑组织和找回日间获得的信息。

醒你在短期内服用，以防止副作用的产生，降低对药物产生依赖的可能性。有些安眠药需要逐步减少服用剂量来停止服药。为了避免发生意外，一定要配合医生的指导逐步停用你正在服用的安眠药。

许多医生推荐用简单的行为技术来治疗失眠，如放松技术，它能缓解焦虑和紧张，有助于患者更安稳地入眠。睡眠限制是另一种行为技术，开始治疗时先让患者每晚只有几个小时的睡眠时间，然后逐步增加睡眠时间直到达到正常的睡眠时间。第三种行为疗法叫作再获得技术，即引导患者试着将床与睡觉联系起来，不要将床用于其他任何活动，除了睡觉或性生活。

不宁腿综合征

不宁腿综合征是一种神经性疾病，以腿部不适的感觉为特征，有时这种感觉也出现在手臂上。不宁腿综合征有时被认为是睡眠障碍，因为它的症状能打破正常的睡眠习惯，使人在白天感到疲劳或疲倦。尽管医生认为不宁腿综合征具有遗传性，但其病因仍然不明。不宁腿综合征对所有年龄段的人都有影响，但更多见于老年人，症状也更为严重。患有不宁腿综合征的年轻人有时被误诊为注意缺陷多动障碍（ADHD），或被判定为正在经历"发育期痛"。

症状

不宁腿综合征引起的不适感觉通常被描述为有虫爬蚁走感、麻刺感或者疼痛。症状在休息或不活动时，或在晚上加重。不宁腿综合征患者在睡觉时可能有周期性的不随意性腿或手臂抽动现象，脚趾、脚或腿的不随意性运动会令患者更加烦躁。

诊断

没有可以诊断不宁腿综合征的检测方法。医生通常是根据患者的症状和患者提供的信息来进行诊断。有时，某些疾病如铁缺乏性贫血、糖尿病、风湿性关节炎，以及在妊娠或绝经期的激素变化也能引起不宁腿综合征的症状。在这种情况下，症状通常会在原发疾病得到治疗（或分娩）后自行消退。有些药物能加重不宁腿综合征的症状，这些药物包括：钙离子通道阻滞剂（常用于治疗高血压和心脏病）、抗恶心药、抗感冒或过敏药，某些镇静剂（包括氟哌啶醇、吩噻嗪）、抗癫痫发作药苯妥英钠和抗抑郁药。

治疗

医生常会建议患者服药来治疗不宁腿综合征，使用频率较高的药物有苯二氮卓（通过抑制中枢神经系统来诱发睡眠）、多巴胺类（通常用于减少帕金森病患者的震颤症状）。药物的有效性依赖于症状的严重程度。

不宁腿综合征的症状较轻的患者可能会通过行走、拉伸、洗冷或热水浴，练习放松技术或者瑜伽得到恢复。生活方式的改变如限制咖啡因和酒精的摄入以及采用健康饮食，也能保证减轻症状。

发作性睡病

发作性睡病是一种慢性睡眠障碍，患者无法抗拒浓浓的睡意而在白天不恰当的时间睡着（例如在吃饭或与他人交谈时）。这些日间"睡眠发作"令人无法控制且常常没有预兆。睡眠发作看起来好像是由大脑发出的关于睡觉和清醒的信息偏离了它们正常的传递路径，或者在错误的时间抵达身体的其他部位而出现的。这一过程导致正常的睡眠指令和不同睡眠阶段的时间发生混乱，结果是在刚睡着时或在白天时就进入快速动眼睡眠（REM），即开始做梦。此时，患者通常仍有意识。

强烈的情绪如生气、害怕或者大笑，以及紧张的身体活动经常能触发发作性睡病。有些睡眠发作伴随有肌肉功能的丧失和全身虚脱，后者叫作昏倒。

发作性睡病经常会干扰患者的工作和个人生活，限制患者的活动。经过粗略估计，每2 000人中就有1人患有发作性睡病，各个年龄段都会发生，但症状通常在15~30岁间首发。发作性睡病看起来有家族遗传性，但它常常被误诊为抑郁症、癫痫，或者被当作是某些药物的副作用。从出现发作性睡病的症状到被确诊的时间有时会间隔15年之久。

症状

在白天不适宜的时间出现不可抗拒的睡意通常是发作性睡病的首发症状。发作性睡病患者可能会有睡眠性麻痹，即他们的身体在入睡或醒来时出现暂时性的麻木。患者在打瞌睡或者入睡时，可能有强烈的且经常是令人恐惧的幻觉（没有根据的异常感觉）。患者有时也会产生无意识的行为，即不停地重复某件事，而自己则完全没有意识到。

诊断

医生在做完全身的体格检查和详细询问了患者的病史后，可能会让患者做两个测试来诊断发作性睡病。第一个测验叫作多导睡眠图检查，检测在睡眠时的脑电波、心率、血氧水平及肌肉运动情况。第二个测验叫作多次小睡潜伏期试验，即每隔几个小时实施一次睡眠监测，检查每次入睡需要的时间。两个测验可以在睡眠监测实验室完成，也可在家里操作。

治疗

在治疗发作性睡病时，医生会根据患者自身情况和症状的严重程度来制订治疗方案。中枢神经系统兴奋剂多被用于治疗发作性睡病。这些药物能保持机体在白天的兴奋度，抑制白天过度嗜睡的影响。

抗抑郁药能抑制快速动眼睡眠，因而也可用于控制发作性睡病。医生建议白天有意识的打两三次盹，每次10~15分钟，可有助于缓解白天过度嗜睡。在治疗开始起效前，可能需要几周或数月的时间。不过，发作性睡病的症状可能无法被完全控制。参加支持小组或许能帮助你和你的加入学习如何应付发作性睡病对情绪造成的影响，并学习如何避免在突然睡着后发生意外。

第五章

行为、情绪和心理障碍

心理障碍是对人们的思想、感观和行为有不利影响的一组疾病。心理障碍性疾病以引发焦虑、心境改变以及知觉障碍为特征，因此传统上认为其与躯体障碍性疾病不同。尽管如此，目前我们发现，心理障碍的发病同其他疾病（包括心脏病和肿瘤）一样，与生物因素（如化学物质失衡或大脑结构异常）、基因和环境因素密切相关。心理障碍不仅会引起心理障碍还能引发各种不舒适和令人恐惧的躯体症状，包括心悸、恶心、头晕。

心境障碍

心境障碍是影响人类情感状态的心理障碍。正常人偶尔会感到悲伤、沮丧或情绪高涨。但是对于心境障碍患者来说，上述情绪会更加强烈，而且能够持续数月甚至数年。据统计，每年在7人当中就会有1人发生心境障碍。与心境障碍发生相关的因素包括遗传易感性、脑内调节情绪的化学物质代谢失衡、大脑控制情感的部分结构异常以及环境刺激，这些因素常协同作用。最常见的心境障碍是抑郁症、双相型障碍（以前叫作躁狂性抑郁症）和季节性情感紊乱（SAD）。心境障碍是所有心理障碍中治疗效果最能肯定的。

抑 郁 症

抑郁症是一种心境调节障碍性疾病。它是由脑内负责脑细胞传递信息的神经递质失衡引起的。当你失去工作或失去亲人时感到不快乐是很正常的，这种感觉常会随着时间的流逝而淡化。但抑郁症患者会有持续很久的过度绝望和无助感。抑郁症会导致你在家庭和工作中的地位减弱，最终使你远离亲朋好友。

女性患抑郁症的概率是男性的2倍。该病在任何年龄均可发病，通常首次发病集中在18~44岁。儿童和青春期抑郁症是促发青少年自杀事件的相关因素。老年抑郁症很普遍，并且能因亲朋好友的死亡或者意识到随着年龄的增长体质下降而加重。

脑部结构异常，如中度到重度脑损伤，也能促进抑郁症的发展。生物因素，如脑动脉阻塞（中风）以及与年龄相关的脑化学物质或脑结构改变都能引发抑郁症。基因遗传也是发病因素之一。假如你的近亲有抑郁症，那么你将更容易患抑郁症。强刺激的生活事件，如家庭成员的去世会使易感人群患抑郁症。抑郁症的这种易感性也许是基因遗传、生物、心理和环境各种因素的综合作用。

兴奋剂和处方药的滥用、饮酒、接触有毒物质或毒素都能引发抑郁症的症状。抑郁症也可能是许多内科疾病的症状之一，这些疾病包括库欣综合征、中风、甲状腺功能减退或胰腺癌。有严重躯体疾病如心脏病、肿瘤或糖尿病的患者也易患抑郁症。

抑郁症会阻止身患严重疾病的患者及时发现并配合医生治疗自己的疾病——无论是躯体疾病还是抑郁症。由其他疾病引起的抑郁症常常不会被意识到，因此会延误治疗。但是早期诊断抑郁症有助于整体健康状况的改善。70%~80%的抑郁症患者在接受治疗后症状减轻。

症状

抑郁症的发作时间至少要持续2周。在此期间，首发症状是过度的忧郁、绝望和无助。患者开始变得淡漠，对生活失去兴趣，包括性生活。抑郁症患者注意力不集中也是很普遍的。患者会表现出躁动症状，如不停地走动或书写，同时伴有语速和应答缓慢。疲劳感极为强烈，以至于连最简单的日常活动如穿衣服看起来都需要极大的努力才能完成。

抑郁症患者常感到自我价值的低微，这种感觉十分强烈，以至于患者会把所有不愉快事情的责任都强加于自己头上。如一名销售员宁可责备自己的业绩不佳，也不会在意经济萧条的影响，或是其他大部分的销售员都有相同的遭遇。抑郁症在一天中的不同时段会表现出强弱不同的症状。大部分患者晨起时精神萎靡，到晚上症状减轻；也有一些患者夜间症状更加明显。随着病情发展，抑郁可能会加重直至发展为慢性病或患者完全孤立。

抑郁症的典型症状会随年龄而变化。抑郁症儿童患者的表现可能是隐约的躯体不适（如腹痛），易激惹，时常啼哭，以及惧怕死亡或厌倦社会生活。他们对于失败和遭受拒绝也非常敏感。青春期抑郁症患者常睡眠过度，表现出分裂性和鲁莽的行为，他们经常逃课或在学校表现不良，以及过度饮酒和吸食毒品。患者可能同时患有焦虑性障碍。

抑郁症最严重的危险是自杀。假如你认为自己或其他你认识的人可能有抑郁症，要及时告知医生。抑郁症不经治疗会经常发作并逐渐加重，表现为发作频率越来越高，持续时间越来越长。因此尽早治疗抑郁症非常重要。

诊断

假如你有抑郁症状，医生会对你实施理、心理的全面评估。医生可能会对你进行神经病学检查，以评价大脑和神经系统的功能，包括你的协调能力、反射能力及平衡能力。医生也要求你进行血液和其他实验室检查，以排除可能导致抑郁症状的内科疾病。医生还会详细询问你的病史和家族史，以便了解你的近亲是否有精神疾病或者你是否滥用某些可能导致发病的物质，包括酒精。当初步诊断为抑郁症后，医生会提出治疗建议，或者介绍你到精神病学家或其他精神健康专家处接受治疗。

治疗

抑郁症的治疗通常是药物治疗和一些心理治疗的联合治疗。治疗抑郁症最常用的方法是认知行为治疗法，它能帮助患者认识到自己患抑郁症的根本原因，增强患者的社交技能，并能教会患者如何从一个思想、行为消极的人转变

精神病学术语

本章节所涉及的许多名词在医学专业都有明确的定义，但对于大多数人来说可能会分辨不清。下面列出的专业术语可能会对你有所帮助：

精神病学家：受过医学院校教育以及住院医师培训，专门从事心理疾病（医学方面和身体方面的原因）和行为障碍的诊断和治疗的医生。

心理学家：获得人类心理学而不是医学专业（因此没有开处方的资格）的硕士学位的专家。许多心理学家能进行心理学方面的测试和统计分析。临床心理学家能进行心理治疗。

心理治疗师：包括精神病学家、心理学家或者社会工作者，查找患者生病的病因并帮助患者制订治疗方案。

心理治疗：也叫谈话治疗，该名次包含有几种治疗心理障碍的治疗方法，包括暗示疗法、分析疗法和劝说疗法。经常用到的心理治疗方法包括：

● **认知行为治疗法**：指导你如何改变不正确的或消极的思维和行为。

● **心理教育法**：引导你如何识别复发的征兆，以便你能及早得到治疗。社会节律治疗是心理教育法的一种类型，它能指导患者如双相型障碍患者如何调整自己的日常生活规律以避免躁狂发作。

● **家庭治疗**：评价家庭成员之间的相互作用，有助于降低使患病成员的病情加重或导致疾病的家庭压力。

● **人际关系治疗**：有助于改善患者与其他人之间的关系。

神经症：一种情绪障碍疾病的专业术语，不属于精神病，现已弃用。精神症患者有焦虑或者害怕的症状，患者能意识到自己的躁动情绪但无法控制。

精神病：一种心理障碍性疾病，发病者难以区分现实世界和幻想世界。幻觉（没有现实依据的异常感觉）、妄想（错误的、非理性的想法）和失真的语音模式都是特征性症状。

身心的：由心理或情绪障碍引起的身体症状。通过治疗与此相关的心理疾病，该症状通常可以被治愈。

为一个积极的人。一些抑郁症患者通过人际关系治疗也能见效，人际关系治疗能帮助患者掌握更多的社交技能。

抗抑郁症的药物如三环类抗抑郁药物和单胺氧化酶抑制剂通过调节脑内5-羟色胺、去甲肾上腺素和多巴胺的平衡来发挥作用。这些药物的副作用有口干、嗜睡、便秘、头痛、恶心或失眠。不过，这些副作用会在患者适应了药物之后有所减轻。新一代的抗抑郁药物是选择性5-羟色胺再摄取抑制剂和5-羟色胺去甲肾上腺素再摄取抑制剂，它们的疗效与老一代的疗效相当，但副作用更少。在看到抗抑郁药能明显改善心境之前，患者必须先服用几周的药物。

在你和医生找出最适合你服用的药物前，你可能需要多试用几种药。一些患者对一种药或联合用药的反应较明显。医生所开的用药周期比较固定，一般为6~18个月，但是其疗效通常在你停药后还会持续很长时间。许多患者在抑郁期间伴随有焦虑，所以医生有时也会给抑郁症患者应用抗焦虑药物。

严重的抑郁症患者需要住院治疗，尤其是患者有自杀念头或企图自杀时。在医院里，医生将仔细监控病人的病情，并开始药物和心理治疗。门诊医院的临时监护会使病人从医院回家更方便。在门诊医院里，你可以白天在医疗机构接受治疗，晚上回家休息。

对于一些严重病例，精神病学家会应用电惊厥疗法，即以前所谓的电休克疗法，它是对大脑施加电刺激（患者全麻状态下）促使癫痫发作（异常脑电活动）。电惊厥疗法和药物疗法效果相当，但是电惊厥疗法强度更高。电惊厥疗法是治疗严重抑郁症的有效疗法之一，80%~90%的患者能见效。记忆缺失是电惊厥疗法最常见的副作用，但是在4~6周内记忆通常能恢复。如今，经过改进的技术已经使副作用明显减少。

一项充满前景的治疗抑郁症的新技术是通过对头部施加磁场来刺激大脑放电。这项技术的治疗成功率和电惊厥疗法相当，但是不会激发癫痫发作，也不会引起疼痛，并且不需要麻醉。

自杀的危险和警告信号

尽可能早地识别和治疗抑郁症和其他心理障碍能拯救生命。大约70%的自杀者或企图自杀者都患有抑郁症。总是存在自杀念头——即使仅仅谈论自杀——是非常严重的情况。企图自杀通常是正在与心理障碍疾患或物质滥用问题做抗争的患者寻求帮助的一种方式。如果你所认识的某个人扬言要自杀，倾听他的诉说但不要评论，尽量说服他去看医生或拨打自杀热线，或者你亲自来拨打自杀热线。

企图自杀的女性通常比男性多，但自杀成功的男性则是女性的4倍。每年超过20%的青少年有严重的自杀倾向，并且这种倾向随年龄的增长而升高。自杀率最高的人群是85岁以上的白种男人。下面列出的因素能将一个人推向企图自杀的边缘：

- 以前有过自杀的念头。
- 患有某种心理障碍疾病。
- 家族中有患某种心理障碍疾病、物质滥用、自杀或者身体或性虐待的家

族史。
- 家中有枪火。
- 被监禁。
- 接触过其他人的自杀行为，包括来自媒体的接触。

企图自杀时通常会有如下清晰可辨的警告信号：

- 谈论自杀或死亡，即使是开玩笑的。
- 在处理不利的生活事件（如失去工作或亲人死亡）时有困难。
- 拒绝朋友和社交。
- 囤积药品或购买枪支。
- 分发昂贵的财物。
- 对未来缺乏兴趣。
- 写关于死亡的笔记或者诗句。
- 改变饮食或睡眠习惯。
- 忽视个人外表。
- 行为冲动。

防止某人产生自杀企图的最好方法是立即对他实施专业帮助。限制接触枪火也有帮助。如果你所认识的某个人情况危急，应立即拨打120急救电话。

用于治疗心理障碍的药物

药物不能治愈心理障碍，但药物能帮助控制和缓解症状。患者需要服药的周期根据疾病的类型而定。另外，医生所开的处方药对每个人的作用不尽相同。在你和医生找到最适合你的疾病的药物前，你可能需要尝试多种药物。有时联合用药会产生最好的效果。

用于心境障碍的药物

有两种最常用的治疗心境障碍的处方药：一种是抗抑郁药，常用于治疗抑郁症；一种是心境稳定剂，常用于治疗双相型障碍。

抗抑郁药

尽管抗抑郁药也能用于治疗某些焦虑性障碍和恐惧症，但医生通常是对严重的抑郁症开抗抑郁药。抗抑郁药在开始改善症状前需要连续服用1~3周的时间。患者需要服用的时间根据疾病的严重程度来定，但治疗通常情况下会持续几个月，并可能需要继续治疗1年或更久。如果抑郁症患者定期服用正确的抗抑郁药，那么高达70%的患者病情将会得到改善。

选择性5-羟色胺再摄取抑制剂（SSRI）：选择性5-羟色胺再摄取抑制剂已经成为治疗抑郁症的首选药物。该类药物通过改变脑内血清素（5-羟色胺）——一种神经递质（化学信使）——的活性而发挥疗效。选择性5-羟色胺再摄取抑制剂的副作用要比老一代抗抑郁药的副作用少得多。最常用的选择性5-羟色胺再摄取抑制剂是复西汀。

5-羟色胺去甲肾上腺素再摄取抑制剂（SNRI）：5-羟色胺去甲肾上腺素再摄取抑制剂是新一代的抗抑郁药，该类药物通过改变脑内两种重要的神经递质（化学信使）5-羟色胺和去甲肾上腺素来发挥疗效。同选择性5-羟色胺再摄取抑制剂一样，该类药物的副作用也要比老一代抗抑郁药的副作用少得多。最常用的5-羟色胺去甲肾上腺素再摄取抑制剂是文拉发辛（venlafaxine）和米那普仑（venlafaxine）。

三环类抗抑郁药：三环类抗抑郁药曾经是治疗抑郁症的一线药物，但它们有大量的副作用，尽管不是每一个服药的人都会出现所有的副作用。这些副作用包括视物模糊、便秘、体重增加和嗜睡。三环类抗抑郁药缓解抑郁症症状的原理与SSRI和SNRI相似。这类药物有丙咪嗪、多塞平、阿密曲替林、去甲替林和地西帕明。

单胺氧化酶抑制剂（MAOI）：单胺氧化酶抑制剂是通过阻止蛋白质分解成感觉所必需的某种神经递质而发挥疗效的。单胺氧化酶抑制剂能与许多处方药和非处方药产生拮抗作用，另外也能与红酒和某些食物如成熟的干酪产生拮抗作用，从而引发威胁生命的症状，包括危险的高血压。常见的单胺氧化酶抑制剂包括苯乙肼、强内心百乐明和异卡

波肿。

其他抗抑郁药：作用于不同于或包括 5- 羟色胺的神经递质新一代抗抑郁药已经问世了。它们看起来副作用比老一代药品的副作用更少，包括米氮平、奈法唑酮（nefazodone）、安非他酮。

心境稳定剂

心境稳定剂用于平复双相型障碍的高水平躁狂和低水平郁闷。这类药物中最常用于治疗双相型障碍的是锂剂。锂剂的作用机理目前还不清楚，但它能在 5~14 天内减轻症状。有些双相型障碍患者对抗惊厥药反应良好，抗惊厥药常用于治疗癫痫发作。除了锂剂外，较为常见的心境稳定剂还包括双丙戊酸盐、卡马西平、拉莫三嗪、加巴喷丁和奥氮平。

用于焦虑性障碍的药物

抗焦虑药对焦虑性障碍患者有镇静和放松的作用。大多数抗焦虑药可以分成两大类——苯二氮䓬类和氮杂螺环癸烷双酮类。许多医生也会为躁狂发作患者开抗抑郁药。

苯二氮䓬类抗焦虑药

苯二氮䓬类抗焦虑药通过抑制中枢神经系统来发挥镇静作用。这类药物有成瘾性，因此医生通常仅在短期内或间断性地为患者开此类药物。除了嗜睡外，苯二氮䓬类的副作用很少，但如果患者突然停药会出现戒断反应。常用的苯二氮䓬类药物包括氯氮䓬、阿普唑仑、低西泮、劳拉西泮和氯拉

草酸。

氮杂螺环癸烷双酮类抗焦虑药

氮杂螺环癸烷双酮类是一类通常用于治疗广泛性焦虑障碍药物。丁螺环酮是其中最常用的一种。

用于精神病的药物

抗精神病药常用于治疗精神病，主要是精神分裂症的症状。医生在决定使用哪种抗精神病药物时会考虑多种因素——包括年龄、体重和病情的严重程度，因为每一种药都有自己的适应证和副作用。

抗精神病药

每个人对抗精神病药的反应和症状好转的速度不尽相同。目前尚不清楚抗精神病药的作用机理，但它们可能通过干扰多巴胺（脑内的一种化学信使）的活性而起作用。有时候，这些药物能完全对抗精神病。在有些病例中，必须随时服药。体重增加是抗精神病药的常见副作用，潜在的长期影响是出现不随意的运动。这类药物有氯丙嗪、硫利哒嗪、吗茚酮、三氟拉嗪、氟奋乃静、奋乃静和氟哌啶醇。

新型的抗精神病药

尽管新型的非典型的抗精神病药物的作用原理尚未完全研究透彻，但它们似乎对脑内的两种神经递质（化学信使）——多巴胺和 5- 羟色胺有影响。这类药物有氯氮平、利培酮和齐拉西酮。

我的故事

抑郁症

我的丈夫3年前去世了，我在随后的数月内一直感到很可怕。我发现自己总是在哭泣，整天赖在床上，远离我的朋友甚至孩子们。生活显得已毫无意义了。以前我喜欢带我的孙辈们去看电影、看展览，但是现在这些事情已经了然无趣。

有一天，女儿来到我房里和我攀谈，讲到她是多么为我担心。她说孩子们总是不停地问她祖母是怎么了，为什么不喜欢和他们一起玩儿了。他们也因此错过了许多家庭盛宴，而且经常回味我们曾经一起共度的美好时光。女儿建议我咨询一下医生，为什么自己始终感到悲伤。但是我谢绝了她的好意，说："不用担心，不会有什么办法让我改变现在的感受。"女儿告诉我她的一个好朋友在第二个孩子出世以后就患上了严重的抑郁症，经过医生的帮助她现在已经好多了。

虽然我还是无精打采并且懒得做任何事情，但是我同意下次看病时咨询医生仍使我的女儿兴奋不已。我告诉医生我是如何深深陷入悲痛之中，又是如何厌倦生活整日昏昏欲睡。医生询问了我的病史以及我对不同事物的看法，然后说我可能得了抑郁症。医生解释说抑郁症是很普遍的，尤其在丧偶的老年人当中，而且抑郁症通过治疗可以痊愈。他给我开了一种叫帕罗西汀的药，并告诉我症状会在服药几周后好转。

医生还推荐我到心理医生那里进行深入治疗。我定期看心理医生并持续了6个月左右。在第一次接受心理治疗时，我坦白地说出了自己的感受，心理医生指导我应如何面对丧偶的事实，并逐渐恢复快乐的生活。2周后我就感觉有所好转，1年后我停止服药。我再次回到家人和朋友之中，在社交学校中学习并重温我的某些爱好。假如我再次对生活失去兴趣，希望女儿能坚持让我治疗抑郁症。

双相型障碍

双相型障碍患者会表现出精神亢奋或躁狂症状并不时与严重的抑郁症状交替出现。双相型障碍患者的心境波动程度不同于正常人的心境起伏。双相型障碍的表现是躁狂和抑郁的循环发作，发作间期的精神正常。躁狂期可能突然或逐渐发生，也能持续数日、数周或数月。躁狂期的首发年龄一般在15~25岁。紧张的生活事件能够诱使遗传易感人群患病。

双相型障碍发病率约为1%，无性别差异。遗传和环境因素是该病的两大病因。大约90%的患者都有患双相型障碍或抑郁症的近亲。另外，脑内化学物质失衡以及部分激素（体内控制机体主要功能的物质）分泌缺乏会导致双相型障碍。双相型障碍这种急剧改变的情绪能严重影响人们的生活，主要影响社交能力，使人们工作消极，经常缺勤。双相型障碍的患者常过度饮酒和滥用毒品。焦虑性障碍，特别是创伤后应激障碍和强迫症，也常与双相型障碍并存。

恰当的治疗对双相型障碍的疗效显

著。但是在躁狂期，许多患者因精神亢奋而不愿去求医或拒绝治疗。较温和的躁狂，即轻度躁狂，甚至有可能提高患者的创造力和行为表现。然而，当患者愉快的情绪开始减退时，患者的低落感会低于正常水平，并可能会对医学帮助做出更大的回应。家庭成员和朋友应该鼓励患者接受治疗，在必要的时候带患者到医院的急诊部进行检查。

症状

在双相型障碍的躁狂期，患者精神亢奋，不切实际地过分自尊，睡眠减少，语速加快，思维奔逸，难以自控。患者注意力分散，过于自信，说话做事故意引人注意。躁狂还能使患者纵欲狂欢，通过性滥交、性乱交来满足高涨的性欲，或者乐于开始新鲜的工作（很少能完成）。严重的躁狂患者还能表现出谵妄（深度精神错乱）或者偏执（极度或无理的猜疑）。

在双相型障碍的抑郁期时，患者有典型的抑郁症状，包括持续的悲伤、焦虑、空虚和绝望。患者可能有绝望、无助感、消极、罪恶感以及自卑。对平时感兴趣的活动丧失兴趣包括性生活也较普遍。同时，精力减弱、注意力难以集中伴随易烦躁以及疲倦。抑郁期患者可能嗜睡或失眠，也可能有非躯体疾病或损伤引起的慢性疼痛和不适，更甚者会有自杀的念头。

有的双相型障碍患者能同时表现躁

心境恶劣障碍

患者在大部分时间或间歇性地出现轻度抑郁症状，并持续2年或更久就可被诊断为患有心境恶劣障碍（又称精神抑郁症），它是一种轻度但持久的抑郁症。患者可能不会意识到自己有抑郁症，只是以为自己在情绪低落期。但是在他人看来，患者会表现出悲观、消极、内向以及自责。他们生活得很不自在，整天担心自己不能胜任，害怕会失败。心境恶劣障碍的其他症状有厌食或过食，睡眠障碍，体力不支，注意缺陷障碍，缺乏自信。

心境恶劣障碍的病因不明，遗传倾向和抑郁症类似，女性多发。该病可以在儿童期或青春期首发，一般首发时间要比抑郁症早。患者不能合理处理人际关系，并且总感觉很消极。心境恶劣障碍的最大危害是可能发展成抑郁症。

心境恶劣障碍经常无法及时地被诊断和治疗。许多患者没有积极治疗，是因为他们觉得情绪低落很正常。来求诊的患者经常诉说自己已经有多年轻微抑郁了。假如你自己或是别人有上述的感觉，请告知医生，因为有效的治疗可以使你感觉更好。

医生常开抗抑郁药物来治疗心境恶劣障碍。配合药物治疗，医生还经常施用心理治疗，包括人际关系疗法，指导患者掌握更多与他人交往的技巧；认知行为疗法，帮助患者认识并改变消极的思维方式和行为，使他们生活更积极。心境恶劣障碍患者经常也能从专业咨询中受益——他们似乎更擅长于从事需要集中精神、关注细节的工作。

快速循环和环性气质

快速循环是双相型障碍的一种表现形式。在快速循环型双相型障碍中，患者在1年当中至少发作4次躁狂和抑郁，严重病例（超快速循环）一天就要发作数次。将近20%的双相型障碍患者会在某一时间发展成快速循环，其中90%是女性。甲状腺异常的双相型障碍患者更易发展成快速循环。

锂治疗快速循环的效果不如治疗其他双相型障碍的效果，并且抗抑郁药有时会诱发快速循环。因此一种叫双丙戊酸盐的抗癫痫药经常被替代使用。双丙戊酸盐能够稳定大脑边缘系统（大脑中控制情绪的区域）。甲状腺激素也可能对伴有甲状腺异常的心境障碍患者的快速循环有效。

环性气质是以躁狂和抑郁的发作程度轻于双相型障碍为特征的一种障碍，发作只持续几天。较温和的躁狂发作产生的不稳定性会导致一些怪僻的行为，如频繁更换住处，参加非法活动，玩弄情感，以及间歇性的酒精、药物滥用。在一种称作慢性轻度躁狂的罕见类型中，患者会出现以躁狂发作为主导的症状，并出现过度兴奋、激动、精力极度旺盛。

环性气质患者比常人更易发展成双相型障碍，但是只有1/3的人能真正发展成双相型障碍。假如环性气质患者已经适应了自己的极端生活，就不需要接受治疗。否则医生会用心境稳定剂进行治疗。

狂和抑郁的症状。此时，患者在感到悲伤无助的同时又感觉精力充沛。在快速循环型双相型障碍中，患者能在1年中经历4次或者更多的躁狂和抑郁发作。

诊断

和其他心理障碍一样，双相型障碍无法以单一的医学检查来确诊。医生会做一系列躯体检查以排除可能引起症状的躯体疾病。当躯体检查正常时，医生会介绍患者去看心理医生或其他精神健康专家，他们会通过患者的病史和自我感觉的描述和行为来确诊双相型障碍。

治疗

尽管双相型障碍不同时段的表现不同，但是治疗必须持续进行以预防出现严重的心境波动，心境波动是双相型障碍的典型特征。联合药物治疗和心理治疗的治疗方案往往最有效。正在经历严重的躁狂期或抑郁期的患者可能需要住院治疗。如果患者对他人或自己造成威胁，又或者患者的生活无法自理，都必须强迫住院治疗。

医生通常用一类称作心境稳定剂的药物来治疗双相型障碍。这种药物可能需要一直服用以控制患者的精神状态。最常用的心境稳定剂是锂剂，锂是一种天然的矿物质，作用于中枢神经系统，从而抑制躁狂和抑郁症状。锂的用量要严格控制，因为毒性剂量和有效剂量很接近。因此，如果服用锂剂，需要定期体检并通过血液检验测量血锂浓度。过量的锂能导致体重增加，严重震颤，头晕，意识错乱，恶心，呕吐，腹泻和心悸。锂也能影响甲状腺的功能。抗癫痫药物如双丙戊酸盐有时可用于稳定心境。医生有时也会把抗惊厥药物和锂剂联合使用，以发挥协同效应。

为了帮助治疗双相型障碍，医生往往会给患者建议一种或几种心理疗法，为患者提供支持和指导以应对疾病。患者和家庭成员也可参加支持小组来分享其他患者与同类疾病做斗争的经验。

季节性情感紊乱

季节性情感紊乱（SAD）是一种与日照时间长短相关，在秋冬季节发作的抑郁症，随着春夏季日照时间的增加而消退。季节性情感紊乱的病因尚不清楚。秋冬季节日照时间缩短可能会使脑内化学递质5-羟色胺的水平下降。5-羟色胺能影响情绪、行为和思维。季节性情感紊乱患者还可能出现生理节律或者生物钟的改变，进而引起睡眠觉醒规律的改变。

正常情况下，对光敏感的脑内松果体会因日照时间的缩短而分泌褪黑激素，褪黑激素有催眠、促进放松的作用。日光的信号使松果体停止分泌褪黑激素，从而导致觉醒。褪黑激素的水平正常应该是在清晨低，晚上高；但在冬季，白天缩短且日照不足，因此机体整天都会分泌褪黑激素，使其分泌量增加。正因如此，在秋冬季节就很难维持褪黑激素的分泌节律，因为机体对日夜或明暗的反应已不再严格。

冬季日照时间的缩短和日照不足能影响下丘脑化学递质的平衡，而下丘脑具有调节生物钟的功能。寒冷的天气、日照不足再加上人们室内活动时间的加长都能加重化学递质的失衡。一些医生认为季节性情感紊乱可能和动物的季节性活动相类似，比如冬眠。季节性

情感紊乱的患者女性居多，多发年龄在20~30岁。

症状

季节性情感紊乱的症状较重，往往在九十月份发病，一直持续到来年三四月份。症状类似于抑郁症，包括精力不足、睡眠过多或者疲劳。有的患者感觉悲伤，对性生活或爱抚失去兴趣。患者会远离亲朋，许多患者的体重还会增加，这也许是因为食欲的增加和贪吃富含糖类的食物或甜食引起的。

季节性情感紊乱的症状在春夏季随着日照时间的加长而逐渐好转，或者突然好转。有的患者在春夏季表现精力或创造力突增或精神亢奋，就像双相型障碍中躁狂发作一样。

诊断

抑郁的症状连续两个或多个冬季明

> ### 季节性情感紊乱的其他类型
>
> 许多人在秋冬季节体重增加、精神欠佳。这种轻型季节性情感紊乱称作冬季抑郁症或冬季忧郁，它与季节变化的关系比季节性情感紊乱更加密切，并且常在冬至（12月21日）时发作。一些认为自己有冬季忧郁的患者可能会患假期忧郁，在此期间他们食量增加。
>
> 一种与季节性情感紊乱相反的类型是夏季抑郁，它的特征表现是易怒、失眠、食欲缺乏伴随体重减轻。反季节性情感紊乱的症状可能是由于机体对炎热比光照更加敏感引起的。

显，而随着天气转暖或日照加长症状缓解通常就能被诊断为季节性情感紊乱。患者也可能发现自己的症状在一年中的任何时段会随着室内光照的减少或多云天气而复发或加重。医生应当做全面的躯体检查及实验室检查，以排除其他可能的疾病。假如医生认为你有季节性情感紊乱或其他抑郁症，他会建议你去看精神病专家，精神病专家有治疗各种抑郁症包括季节性情感紊乱的经验。

治疗

采用荧光灯盒或戴荧光面罩进行治疗的光照疗法，是治疗季节性情感紊乱的常用方法。能够起效的光照量随患者而异。光照疗法常在清晨或黄昏进行，以增加光照时间。在治疗时医生会谨慎地监控治疗过程，因为光照疗法可能会引起眼疲劳、头痛和失眠等副作用。

如果你患有季节性情感紊乱，要让自己尽可能多地晒太阳。户外的阳光，即使在阴天也要比荧光盒的光照量大。白天做运动，特别是在户外运动对治疗季节性情感紊乱有益。均衡的饮食会让你减少对糖类或甜食的依赖。

抗抑郁药能有效消除或者减轻症状。心理治疗也有助于患者应付自己的抑郁症状。有的患者需要光照疗法、药物疗法和心理疗法的联合治疗。

焦虑性障碍

人体拥有一个快速的激素反应系统用以处理危险和逃生。机体对危险性或压力性事件的反应——包括加快心率，呼吸急促，肌肉紧张——能帮助我们成功逃生。当遇到威胁时，比如一辆急速飞驰的汽车朝你撞过来时，应激反应就会引发。但是焦虑性障碍患者在他们没有遇到危险或遇到很小的风险时都会引起应激反应的发生。他们会有持续的害怕、恐惧，以至影响家庭生活和工作表现，使他们无法正常生活。

焦虑性障碍患者似乎都很脆弱，因此很容易唤起他们的应激反应。焦虑性障碍的诱因主要有遗传因素，家庭生活，脑化学物质异常以及对某些物质如高浓度二氧化碳过于敏感。童年时的创伤，如躯体虐待或性虐待也能导致儿童或成年以后患焦虑性障碍。

抑郁症常伴发焦虑性障碍，它能使焦虑性障碍患者随时自杀。常见的焦虑性障碍有惊恐症，强迫症，创伤后应激障碍，恐惧症，急性应激障碍和广泛性焦虑障碍。

惊 恐 症

惊恐症是焦虑性障碍的一种，突然发病，出现难以想象的过度惊恐，伴随躯体紧张症状，如心跳快或呼吸困难。当患者受到强烈刺激，如工作过劳或经历过令人激动的生活事件（结婚等）时会发病。自从首次发病后，患者会一直生活在担心再次发病的惊恐中。这种期待的恐惧会导致患者限制自己的活动以避免可能引起再次发作的情况。

惊恐症能发展成严重的广场恐惧症，患者惧怕在逃生或求助困难的地方活动。该病患者不敢待在人群中、站在队列里、去商店或乘用汽车以及其他交通工具。严重时，患者惧怕离开家。

当大脑对危险的正常反应——即逃跑或对抗反应出现异常时，惊恐症就发生了。该病以女性多发，发病率是男性的2倍。首发年龄一般在青春晚期到中年期。其他的心理疾病，如特殊恐惧症、社交恐惧症和抑郁症常和惊恐症并发。

症状

惊恐症能引起患者的极度惊恐和害怕，并伴有躯体症状，如心悸、头轻、呼吸困难、胸痛、面红或冷战，手有麻刺感或麻木。有时候躯体症状会先出现，从而让患者担心自己得了威胁生命的疾病，如心脏病发作或者濒临死亡。并可能感觉自己无法得到足够的空气，于是开始快速呼吸，结果导致头轻。有的患者反映能感觉到自己的能量波在体内波动。

伴随躯体不适的惊恐发作往往在不经意间突然发作，让你甚感意外从而产生逃逸或躲避的冲动。躯体症状通常持续数分钟至1小时，并可能随时复发。有的患者会经历发作间期（没有惊恐发作的时间段），这个发作间期有时能持续数月甚至数年。

诊断

惊恐症和一些严重的内科疾病如心脏病发作容易混淆，所以确诊是很重要的。在诊断时，医生会让患者做一系列的医学检查，包括血液检验和心电图，来排除其他疾病，如甲状腺激素水平升高或心律异常（即心律失常）都可能导致相似的症状。检查之后医生才会根据患者对症状的描述来确诊为惊恐症。

治疗

不经治疗反复发作的惊恐症可以持续数年，影响患者的人际关系，并影响到患者的工作能力。患者开始回避导致惊恐发作的场合，并产生严重的抑郁。治疗方法通常包括抗抑郁药或抗焦虑药，以及认知行为疗法（用于改变引起症状的思维方式并试图改变患者的行为）。70%~90%患者有望在治疗后完全恢复。

强 迫 症

强迫症的特征是患者出现持续强烈的不正常的思维或意念，这种不正常的思维或意念可被形容为着魔，即患者不断重复某一动作来满足自己的想法，这种行为被称为强迫性冲动，即不由自主地强迫自己去做某事的冲动。常见的强迫症包括反复性的怀疑（如炉子是否关好了，门是否锁好了等等），怀疑受污染了（如接触门把手或握手），要求完美，暴力或不正当的冲动（如攻击他人或在葬礼上大笑），以及突然出现的性表象。患者为了缓解由于强迫性冲动引发的焦虑而产生强迫性行为，如不断洗手、检查、祈祷或清算等。在极端情况下，这种强迫性行为要占用一天的几个小时，严重影响了正常生活。

强迫症是大脑特定区域的不正常活动引起的。链球菌感染（如链球菌性喉炎）是引发和加重儿童强迫症的因素之一。

症状

强迫症的强迫性思维引起患者过度的焦虑和悲伤。患者或许能设法避开或压制这种强迫性思维，但是必须通过不可抗拒的重复性动作才能缓解焦虑。在发作期间，强迫性思维会不断出现，从而引起强迫性冲动，进而导致这种循环不断重复。患者常常能意识到这种行为不合理，但是难以控制。如果患者强忍住冲动，过度的精神紧张只有通过强迫行为才能够缓解。有的强迫症患者还有痉挛现象，即重复性的没有目标的动作或肌肉抽动，包括眨眼、清喉和口角抽搐等。

诊断

医生可以根据患者对自我感觉的描述，患者的躯体症状和行为做出强迫症的诊断。

治疗

抗抑郁药物中的选择性 5- 羟色胺再摄取抑制剂（SSRI）是首选药物，因为它们能通过增加脑内 5- 羟色胺的利用率，从而有助于调节患者行为。有一半患者经这些药物治疗后病情好转。大多数医生也会采用认知行为疗法，即脱敏疗法，使患者暴露于能引起冲动的环境下（如公共浴室）来试图减少冲动反应（如反复洗手）。

创伤后应激障碍

创伤后应激障碍是发生在灾难性事件如暴力性的人身攻击，儿童受虐，严重创伤，自然灾害或战争之后的一种疾病。创伤性事件可能是患者亲身经历的或是患者亲眼所见的事情。在事故发生后，患者常在噩梦中或白天突然回忆起发生的事故（这叫作重现）。尽管不是所有人在经历了可怕的事情后都会发生创伤后应激障碍，但任何创伤性的经历都能触发创伤后应激障碍的发生，并会增加自杀的风险。因此，尽早治疗能挽救生命。

症状

在经历创伤性事件时，患者感到极度的惊恐、无助和恐惧。回忆使患者感觉自己又在经历事故；对事故声音、气味和感觉的回忆，会使患者身临其境。即使患者没有回忆事故，也会感到麻木，脱离现实，容易受惊吓。患者也很难恢复以往的情感和投入自己以前喜好的活动。急躁、攻击性、暴力性和睡眠障碍是常见症状。创伤后应激障碍的患者极易引起抑郁和物质滥用。

诊断

医生能通过患者对自己经历和症状的描述来诊断创伤后应激障碍。当这些症状持续超过 1 个月时诊断会更明确。

治疗

抗抑郁和抗焦虑的药物能控制抑郁症状并帮助改善睡眠质量。心理治疗，特别是认知行为疗法能帮助改变消极的思维、行为方式，使患者生活更积极。许多患者发现群体治疗更有益，因为他们可以彼此交流自己的感受。

恐 惧 症

特定的事物或事件会引起恐惧症患者过分的恐惧，从而影响正常生活。两种常见的恐惧症是特殊恐惧症和社交性焦虑障碍。和特定事物如桥梁、蛇、水有关的恐惧症被称为特殊恐惧症。特殊恐惧症可以在任何年龄段发病。儿童期的恐惧症是或因经历恐怖事件如被疯狗咬伤，或因目睹家长对某事物的恐惧而引起的。成年期恐惧症是因在特殊事件中如被困在电梯中感到极度焦虑而引发的。

社交性焦虑障碍因在别人面前感到害羞而产生恐惧。社交恐惧症患者在大多数社交场合或只在特定场合如公共场合演讲或在舞台上表演感到恐惧。社交恐惧症一般在 15~20 岁时首发，无性别差异。恐惧症患者在社交环境时容易引发躯体症状，如脸红或心率加快。

两种恐惧症都有家族遗传倾向。恐惧症患者可能因遗传而容易恐惧，或者因目睹了他人的恐惧行为而感到恐怖。

症状

特殊恐惧症和社交性焦虑障碍都因恐怖的事物或事件引起恐惧，并产生躯体症状，包括心跳加快、多汗、呼吸急促。参加能使患者产生恐惧的活动会导致患者失眠和食欲下降。社交性焦虑障碍患者在日常社交中会有困难，不论是当面还是在电话里。他们在别人面前会脸红或发抖，认为别人在密切关注自己并期待自己出错。患者的极度焦虑会导致他们发生惊恐发作，并使他们开始采取极端措施来尽可能避开导致恐惧的情况。恐惧症患者很容易出现物质滥用。

当你认为自己有特殊恐惧症或社交恐惧症时，应去看医生，特别当恐惧已经影响到你的日常生活。没有专家的帮助，你很难摆脱恐惧的纠缠。

诊断

当医生认为你可能患有恐惧症时，他会对你进行躯体检查，并询问你的症状。医生通常根据患者对自我感觉的描述来诊断恐惧症。

治疗

为了治疗恐惧症，医生会推荐认知行为疗法，即所谓的脱敏疗法和暴露疗法，它逐步增加患者暴露于事物或事件的强度和频率，以达到减轻患者恐怖感的目的。例如，你惧怕飞行，那么你首先要进行放松练习，给你展示飞机的图片，并试着想象坐着飞机在空中飞行。下一步进入飞机，直到最终能乘坐飞机。大约 75% 的患者通过该方法能缓解症状。治疗特殊恐惧症不需要药物，医生有时会配合使用抗焦虑药物以缩短治疗时间。

暴露疗法同样对社交恐惧症患者有效，因为该疗法能帮助患者逐渐适应社交场合，并且帮助他们正确处理拒绝和批评。尽管如此，大部分医生仍建议社交恐惧症患者配合使用抗抑郁药物，即选择性 5-羟色胺再摄取抑制剂（SSRI）或单胺氧化酶抑制剂（MAOI）。演讲焦虑患者在参加令他们焦虑的场合前使用 β 受体阻滞剂（用于降血压的药物）也会有效。

广泛性焦虑障碍

大部分人在参加重要事件前，如婚礼或开始新工作的第一天，焦虑感都会增加，这是很正常的。但是广泛性焦虑障碍患者会有持续的紧张和焦虑，对日常事件的焦虑和对特殊事件的焦虑一样。广泛性焦虑障碍患者常表现得消极，无法放松并且容易激怒。

广泛性焦虑障碍每年都会影响 4 百万人，女性比男性更易受影响。该病常首发于儿童期或青春期，成年期也可首发。广泛性焦虑障碍没有家族倾向，但是常并发其他心理疾病，包括抑郁症、物质滥用或者其他焦虑性障碍。一些躯体疾病，如肠易激综合征常伴随广泛性焦虑障碍发生。

症状

广泛性焦虑障碍的典型症状是持续、过度的焦虑，常常对家庭、经济、工作或其他日常生活表现出不切实际的担忧。躯体症状有疲劳、头痛、肌肉紧张和疼痛、震颤、恶心和失眠，这些症状常伴随焦虑发生。患者也容易激动，注意力不能集中，并可发展为失眠。

诊断

如果你觉得自己有广泛性焦虑障碍，把自己过度的担忧和躯体不适告诉医生。医生会详细了解你的家人是否有焦虑性障碍或抑郁症，你是否服用了过多的咖啡因和酒精，以及你最近是否经历过紧张的事件。医生会让你做测试以评估你的焦虑等级，这有助于诊断广泛性焦虑障碍。

治疗

治疗广泛性焦虑障碍的常用方法是抗焦虑药物，如苯二氮卓类（易成瘾）或氮杂螺环癸烷双酮类与一些心理疗法的联合治疗。医生还会推荐一些缓解紧张的方法，帮助患者更好的处理日常生活。大约服药数周后，患者就会感觉有所好转。

人格障碍

人格障碍是一种持续的行为不适，它对患者的交际能力产生负面的影响。人格障碍常首发于青春期和成年早期。

患者的行为明显有别于正常行为。心理学家把人格障碍分为三级。A级人格障碍（偏执型人格，分裂样人格，分裂型人格）以古怪的行为为特征。B级人格障碍（反社会型人格，边缘型人格，表演型人格，自恋型人格）以富有戏剧性和情绪性的行为为特征。C级人格障碍（回避型人格，依赖型人格，强迫型人格）以焦虑、恐惧性行为为特征。

大约3%的人患有人格障碍。该病男女均可发生，但是有些类型如反社会型人格障碍和偏执型人格障碍更易发生于男性。

症状

人格障碍的症状因类型而异。一种人格障碍有可能表现出多种类型的症状。下面所述述的是最常见的人格障碍类型。

偏执型人格障碍

偏执型人格障碍患者毫无理由地对他人的行动产生极度怀疑和猜忌，患者还可能认为别人要伤害、谋害或欺骗他们。该病患者始终在嫉妒，不会原谅所见的不公，并且在认为自己受到侵害时表现得很愤怒。

分裂样人格障碍

分裂样人格障碍患者不愿意与他人建立亲密的关系，冷酷而漠然。他们喜欢独处，表情淡漠，甚至不会生气。这种类型的人格障碍是精神分裂症的一种局限形式，并且最终会发展成精神分裂症。

分裂型人格障碍

分裂型人格障碍患者对亲密的关系感到不适，行为古怪，迷信或有超自然的感觉。他们觉得自己有特殊功能如千里眼，或有控制他人的魔力。这种类型的人格障碍也是精神分裂症的一种局限形式。

反社会型人格障碍

反社会型人格障碍患者对他人的权利、苦难漠然无视。他们傲慢、虚伪、狡诈，并且经常因为破坏他人财产，偷盗、欺诈他人而触犯法律。

边缘型人格障碍

边缘型人格障碍患者一生的情绪都不稳定，惧怕现实或幻想中的放弃。他们为了抵消这种感觉，不断玩弄情感、纵欲狂欢、男女乱交、驾车横冲直撞或滥用毒品或酒精。他们追求刺激的生活，并可能自残或企图自杀。边缘型人格障碍可能和双相型障碍相关。

表演型人格障碍

刻意吸引别人注意，肤浅和过度情绪化是表演型人格障碍的特点。表演型人格障碍患者希望成为焦点人物，擅于性诱惑，并容易受他人影响。

自恋型人格障碍

自恋型人格障碍患者过分夸大自己的重要性。他们感觉自己比别人强，并且当这种优势不被肯定时感到沮丧。他们需要高度的赞誉，要有荣誉感，并且要让其他人知道自己的抱负。医生认为这种类型的人格障碍是双相型障碍的一种局限形式。

回避型人格障碍

回避型人格障碍患者惧怕被拒绝，总是觉得自己不足，有意避开被批评的恐惧。患者希望有正常的社会生活，但是为了避免自己局促不安，有意避开聚会，避免亲密的关系以及不涉足新活动。这种类型的人格障碍与社交性焦虑障碍有关。

依赖型人格障碍

依赖型人格障碍的典型特征是需要强烈的呵护。这种需要使得患者在交往中表现得顺从、亲密。患者往往靠别人作决定和承担责任。

强迫型人格障碍

强迫型人格障碍和强迫症不同，强迫型人格障碍患者要求完美、有规矩，不仅强迫自己，还要控制他人的行为。强迫型人格障碍患者思想顽固，工作效率低，因为他们过分坚持规章、日程、列表和细枝末节。

诊断

在诊断人格障碍时，精神病学家或其他精神康复专家需要与患者及其家人交谈，以了解患者平时的行为表现及其人际关系。医生必须注意不能误将患者的风俗习惯、民俗或宗教信仰诊断为人格障碍。这并不能表示他们有反社会型人格障碍，除非有15岁之前行为障碍（攻击性行为或无视他人的权利）的证据。医生必须仔细排除其他精神疾病，物质滥用或其他躯体疾病（如头部创伤）后才能够确诊。

治疗

精神病学家采取心理治疗来治疗人格障碍，有时根据疾病的类型还要配合药物治疗。三个级别的人格障碍需要不同的药物治疗。A级人格障碍（偏执型，分裂样，分裂型）可能会对抗精神病药敏感。B级人格障碍（反社会型，边缘型，表演型，自恋型）以情绪不稳定为特点，采用治疗双相型障碍的心境稳定剂可能有效。尽管如此，对反社会型人格障碍的治疗目前尚无非常有效的药物。医生一般使用抗焦虑药和抗抑郁药来治疗 C 级人格障碍（回避型，依赖型，强迫型）。认知行为疗法能帮助人格障碍患者改变消极的思想和行为，促使他们改善人际关系。

进食障碍

天生苗条的人很少，但是现实中人们都渴望这种身材。这种不切实际的追求使得许多人，特别是女性因自己的体形而感到不适、难堪或羞愧。身材不好的人更容易抑郁，缺乏自信，并且不停减肥。对于有些人来说，饮食单一也被归为进食障碍。容易患进食障碍的人群往往是运动员（如体操和花样滑冰运动员）或靠苗条身材谋生的人（如模特或演员）。

大部分患有进食障碍的人同时患抑郁症或焦虑性障碍。大约 40% 的患者有强迫症，包括进食障碍能严重、不可逆的机体损害，并且持续终生。进食障碍还可以引起严重的心理问题。除了给个人与亲朋好友之间的关系造成巨大压力外，进食障碍还能引起如下健康问题：

- 心律不齐或逸搏；
- 心力衰竭；
- 肾损伤；
- 肝损伤；
- 免疫力低下；
- 骨质持续流失，导致骨折和骨质疏松；
- 不孕（月经不规律）；
- 贫血；
- 营养不良；
- 肌肉萎缩；

- 抑郁；
- 电解质紊乱（钠、钾及其他元素）。

狂食也会增加肥胖、心脏病、糖尿病和结肠癌的风险。最常见的进食障碍有狂食、厌食症和贪食症。

狂饮—进食障碍

生活中有的人无法自控的过食，经常在无形中消耗了大量的食物。这些人其实是患有狂饮—进食障碍（或狂食症）。贪食症（见下一章）患者也可表现为狂食，但是贪食症患者往往在进食结束后，通过主动呕吐来清除体内过多的食物。狂饮—进食障碍患者不会主动清除体内过多食物。狂饮—进食障碍可能是最常见的一种进食障碍。

狂饮—进食障碍的病因不明，但是有一半患者同时有抑郁症。许多狂饮—进食障碍患者在狂食前感到气愤、无聊、沮丧、焦虑。医生认为狂饮—进食障碍患者与常人相比更难以控制冲动。遗传倾向及脑化学物质的相互作用也可能都是发病原因。

狂饮—进食障碍患者，尤其是肥胖的患者，会遭遇到很多健康问题。主要的健康问题有糖尿病、高血压、高胆固醇、胆囊疾病、心脏病和一些癌症。

症状

超重是狂饮—进食障碍患者的典型特征，尽管他们的体重会有所波动。患者会有规律地在短时间内大量进食。他们吃得很快，即使感觉吃饱了还要继续进食，直到他们感到不舒服为止。他们喜欢富含糖类和脂肪的快餐食品。狂饮—进食障碍患者常独自进食，因为他们不想让别人看到自己的食量。过后他们又有罪恶感、抑郁，并且因食量过大而生气。他们有时试着节食减肥，但要么节食失败，要么体重随后再度增加。

许多狂饮—进食障碍患者因为肥胖而失去了工作、学习、社会交往的机会，以至他们只能独自在家狂食。最终患者会远离公共场所。因为狂食令他们感到羞愧。许多患者都有抑郁症。

诊断

医生可以通过分析患者对自己的感觉、行为、饮食习惯的叙述来诊断狂饮—进食障碍。

治疗

狂食者认为减肥能使他们感觉好些，但是对狂食症的治疗应侧重于狂食而非减肥。有些心理疗法能成功的治疗这种疾病。认知行为疗法能够帮助患者改变消极的想法和异常的进食方式，建立积极健康的思维和行为模式。

人际交往疗法能帮助患者正视自己同亲朋好友的关系，以找到改善自己社交的方法。自救小组提供了一个积极的平台，患者们可以在这里共享有益的信息，交流他们的经历以及克服问题的方法。有抑郁症的狂饮—进食障碍患者服用抗抑郁药物或许有益。饮食学家可以为狂食者提供一份健康食谱，并制订运动计划，以帮助患者减肥并避免反弹。

厌食症和贪食症

厌食症是一种有生命危险的进食障碍，它以主动挨饿和体重减轻过多为特点。厌食症患者对体重增加有一种莫名的恐惧，并对自己的形体有一种扭曲的认识，总认为自己很胖，而实际上他们却很瘦。他们的实际体重远远达不到与自己的身高、体形、运动强度相符合的重量。他们认为保持身材苗条能给他们带来独特的成就感，使他们能够感觉到自己可以控制生活，至少可以控制部分生活。厌食症能导致长久的躯体和心理症状，包括骨质薄弱症，骨质疏松，不孕不育，心肌梗死和抑郁。

厌食症常在 12~25 岁发病，女性易患。大约 10% 的患者是男性。医学家们认为这种性别差异是由女性迫于社会要求身材苗条的压力导致的。大约有 1% 的青春期少女有厌食症。

贪食症同样是一种有生命危险的严重疾病。贪食症以反复悄悄狂食，然后清除体内食品（一般通过主动呕吐的方法）为特点。贪食症患者在短时间内大量进食，甚至忽略饥饱感。在狂食期间患者常无法控制自己。这种狂食使患者担心体重增加，从而产生弥补过失的要求，他们常通过呕吐或使用导泻药（使固体废物排出体内的药品）或利尿剂（使液体成分排出体内的药物）来清除食物。他们也可能做剧烈运动或用减肥药。同厌食症患者相同，贪食症患者同样担忧自己的体重和体形。4% 的在校女性有贪食症，也有半数厌食症患者发展成贪食症。

各种因素的综合作用导致了厌食症和贪食症的发生，任何特定因素都可能对特殊人群产生影响，以下是主要的致病因素。

● **生物学因素：**进食障碍有一定的家族遗传性，进食障碍患者的家人也易患该病。例如，如果某个人的母亲或姐妹有厌食症，那么此人患病的可能性是正常人的12倍。病态的饮食方式久而久之会改变患者脑内化学物质，产生欣快感，从而更促进进食障碍的发展。

- **心理因素**：有一些个性类型，如完美主义者，更易患厌食症。厌食症患者都有相似的特征。他们尽职尽责，工作努力。他们是优秀的学生和员工，他们会努力使自己高兴，争取表扬，并避免批评。除此之外，他们常感到不满足、精力不足，并且通过控制饮食来试着把握自己的生活。青春期患者有时害怕长大和承担成年人的责任。

- **家族相关性**：家庭成员中厌食症或贪食症的家庭可能是保护意识太强和太顽固。有的家庭过分注重外表，或批评孩子的外表。女孩似乎对来自父亲的批评更敏感。

- **社会因素**：节食是发生厌食症的首要危险因素。媒体杂志把成功、受欢迎与身形苗条等同，促使许多人过度节食或减肥，特别是女性。

- **环境因素**：一些脆弱的人在遇到重大转变，如转校、开始新工作、结婚、离婚或失恋时，会过度减肥或狂食后清除食物，这也可能是厌食症和贪食症的病因之一。

对进食障碍的治疗能挽救一个人的生命。不进行治疗，厌食症会致人死亡。对厌食症和贪食症的治疗越早，治疗效果就越好。在发病的前5年内进行治疗，贪食症的康复率是80%。当治疗拖延到15年以后时，康复率将下降到20%。

症状

对自己体形的歪曲感觉和异常的饮食习惯是厌食症和贪食症共同的特征。虽然两者症状有相同之处，但是许多地方仍有区别。

厌食症

厌食症患者表现出奇怪的饮食习惯，包括象征性的进食，食物被咀嚼后吐出，以及当节食的时候喜欢为他人购买和烹饪食物。他们主观上把食物分成有益的和有害的，并只吃他们认为有益的食物，不吃肥肉、红烧肉或高糖食品。他们感到自己比那些不吃"健康"食物的人优越。他们也可能出现抑郁、易怒、好斗或有戒断反应。

厌食症患者花费大量时间在镜子前观察自己。一些患者强迫自己锻炼或过量锻炼。他们可能陷入一种非理性的思维中（比如"假如我不吃这个东西，我会感觉更好些"）。当厌食症患者的体重减轻时，女性患者出现闭经；青春期女孩可能不会经历月经来潮，这是青春期延迟的一种信号。激素的改变导致患者面部、手臂和身体长体毛。

贪食症

与厌食症患者相对应，贪食症患者不能有效控制冲动。除了狂食之后再清除食物，患者还可能会进行有危险性的活动。例如，他们可能偷窃，疯狂购物，性滥交，滥用药品和酒精。他们的体重正常或超重。许多患者感到抑郁、孤独、害羞或空虚，但表面上却自信、快乐。同厌食症患者一样，贪食症患者会过度依赖家人。

反复呕吐能导致食管（连接口腔与胃部的肌肉管道）破裂，唾液腺肿胀，脸部也会肿胀。门牙的背面可能因为频繁的接触上涌的胃酸而受损。一些贪食症患者的手背会因为制造呕吐反复碰撞牙齿而形成瘢痕。

诊断

使者认识到自己患有进食障碍是极其困难的事。因为许多患者都否认他们有问题。假如你认为自己或他人可能有厌食症或贪食症请马上找医生。治疗越早，效果越好。

在对患者进行过系统的体检排除其他疾病，以及了解了患者的病史包括家族病史之后，医生通常会通过分析患者对自己症状的描述以及评估了患者的体重、体形后做出诊断。

治疗

一旦患者被确诊为厌食症或贪食症，医生必须要决定患者是否需要住院治疗。确定是否需要住院的主要指标包括体重减轻过快和过多，影响到心脏和肾的严重脱水，以及抑郁症（特别是患者说过自杀）。不管患者是住院治疗还是院外治疗，专家们都应该帮助他们克服任何情绪问题。如果患者体重较轻，就应该尽量帮助其增加体重。治疗时常将一些心理疗法（通常是认知行为疗法）和抗抑郁药联合使用。注册营养师能提供出必要的营养方案。

精神病性精神障碍

精神病性精神障碍是一类患者脱离现实，感知异常（幻觉）和坚持错误信念（妄想）的精神病。精神病性精神障碍能极其严重地改变人的思维模式和对他人的反应，从而使患者的人格发生极大的转变并出现非理智性的行为。这类疾病以两大症状为特征：妄想和幻觉。在大部分情况下，患者都不会意识到这种幻觉是不真实的。

各种不同疾病——包括脑瘤、中风、亨廷顿病、多发性硬化、癫痫、偏头痛、甲状腺疾病和低血糖——都能产生精神病的症状。有时候，药物滥用、中毒或处方药的副作用也会引起精神病的症状。

精神分裂症

精神分裂症是一种导致患者感知改变（幻觉）和无故形成混杂错误观念（妄想）的脑部疾病。精神分裂症患者语无伦次，有紧张症（运动及姿势异常或运动不能），感情表达单一。精神分裂症能严重影响人际关系、工作和学习，以及自理能力。症状常在男性从青春晚期到25岁时，女性25~35岁时表现出来。精神分裂症可能会伴随终生，但发作一般在精神紧张时出现。

医生认为精神分裂症可能有遗传倾向，它可能是在胎儿形成期或儿童早期大脑受损引起的。营养不良或感染如流感、出生并发症、脑部感染（如脑炎）或有神经疾病病史，均可以增加患精神分裂症的危险。居住在城市中心的人比郊区的人更易患病，原因不明。

症状

对于大多数精神分裂症患者来说，疾病的发作是逐渐的，偶然是突然的脱离日常活动而发生的。患者言语内容逐渐模糊，最后连基本的谈话都不能。急性发作会突然发生，但一般是渐进性发病，因此很难确定精神病症状表现出来的时间。最初的症状可能是言不达意，目光涣散。在精神分裂症早期，患者症状可能类似双相型障碍，但是随着病情的发展，患者明显异于其他人。

精神分裂症患者常常认为别人会听到或窃取自己的想法。他们常有妄想，从单一的概念（如认为家人是冒名顶替的骗子）到复杂的自成一体的系统理念（如认为 CIA 和 FBI 已经被外星人所控制，外星人能控制所有人）。有时候，他们害怕自己失去控制躯体和思想的能力，就好像木偶一样。他们总能听到声音，通常是来自不怀好意的人。其次，他们有幻觉，如感觉自己被毒害或被袭击。患者可能表现出过度兴奋、彷徨、绝望，或在悲伤时大笑，或没有原因地哭泣。其他常见的症状有难以想象的焦虑，异常的性行为，表情淡漠，生活难以自理。

诊断

当你怀疑自己的家人有精神分裂症，尽量带他去看医生，尽管这并不容易。假如你的家人失去了自控能力，在接受医生帮助之前请尽量陪伴患者以阻止患者发生自残行为。有精神分裂症症状的人需要住院接受初步观察。在住院期间或在就诊时，医生会对患者进行体格检查及相关检查，并向你询问患者的行为以排除其他症状相似的躯体疾病。患者所出现的症状必须持续有 6 个月，或至少表现出妄想、幻觉和思维明显异常任何一种时，才可以被诊断为精神分裂。

治疗

精神分裂症的治疗方法包括药物治疗、心理治疗和康复治疗。严重病例要住院治疗。患者可以用抗精神病药来减少幻觉和妄想。随着症状的好转，用药会减量，有的患者需要长期用药。患者需要每天口服用药，或每 2~4 周静脉用药。静脉用药适用于那些不能坚持口服和正确用药的患者。

患者症状一旦被药物控制就可以开始心理治疗。心理治疗的方式因人而异，但是目的是相同的——帮助患者及其家人了解可能加重精神分裂症的精神因素。

治疗的最后阶段是康复治疗，用来帮助患者复原，恢复正常的行为方式。在住院的早期阶段，精神分裂症患者被要求完成不断复杂化并最终接近日常生活难度的任务。患者出院后可以通过社区关怀中心的援助获益。许多复原的精神分裂症患者能重新独立生活。但是将来仍有可能再次发作，特别是患者没有按规定用药时。有的患者精神分裂症长期发作。但是绝大多数患者如果能按时服药并且家人参与治疗并提供支持的话，治疗的效果将非常好。

妄想性精神障碍

妄想性精神障碍是一种精神病，妄想性精神障碍患者形成了一种持久稳固的信念，这个信念对患者自己来说非常真实但对其他人来说却不然。患者的妄想往往与患者自己的生活有关，如认为被自己的配偶欺骗了。除了妄想外，患者的其他功能均正常；妄想性精神障碍患者没有语无伦次、精神改变、幻觉（如幻听）等精神分裂症的症状。妄想性精神障碍的发病无性别差异，好发于中年人，年轻人也可发病。有精神分裂症或人格障碍家族史的人易患。视听障碍者和难民以及少数民族的人也易患妄想性精神障碍，但原因不明。易感人群可能因紧张、酒精或药物滥用而发病。

症状

妄想性精神障碍的主要症状是患者对自己日常生活的某些方面产生错误观念。妄想通常可以分为以下类型：

- 被迫害；
- 患有严重疾病或缺陷；
- 认为配偶或性伴侣不忠；
- 认为名人或比自己优秀的人喜欢自己；
- 有特殊的未发现的天赋、力量或知识。

有些患者的妄想类型不止一种。妄想性精神障碍患者在生活其他方面的表现看起来相对正常，尽管他们常常感觉冷漠、孤僻。他们容易发生争吵并不愿妥协，尤其是涉及他们的错误观念时更为如此。当患者决定按照他的思维行事时——如跟随梦中情人或控告正在损害自己声誉的人，问题就会发生。妄想性精神障碍患者很少有暴力或危险倾向，但是也可能会如此，因为他们经常会生气。

诊断

没有能用于确诊妄想性精神障碍的检查。当患者有至少3个月的妄想症状，并且没有任何精神病的症状，比如无精神分裂症的幻觉或其他异常思维时，才可以被诊断为妄想性精神障碍。

治疗

让一位妄想性精神障碍患者接受治疗是相当困难的，因为他坚持拒绝任何治疗。劝说患者接受治疗的最好方法是建议他接受抑郁症和焦虑性障碍的治疗。住院治疗没有必要——事实上，这只会增加患者的疑惑及被迫害感。抗精神病药是首选治疗方法，并且常需要终生服药。心理治疗也有帮助，尤其是在心理治疗师的帮助下可能会使患者认识到自己的妄想会对自己的生活带来问题。不提倡妄想性精神障碍患者进行群体治疗，因为妄想性精神障碍患者通常是不会分析他人的想法的。经过治疗，部分患者可以康复，部分人会间歇性发作，但也有的患者治疗无效。

发育障碍

目前对注意缺陷和其他发育障碍的了解还不如其他疾病那样清楚。发育障碍可能是多种影响大脑发育的因素共同作用的结果，包括基因、在怀孕期间服药、大脑发育异常，以及在出生时或儿童早期发生的脑损伤。

注意缺陷障碍

注意缺陷障碍（ADD）和注意缺陷多动障碍（ADHD）是以持续独特的行为为特征的脑部发育障碍，这种行为包括漫不经心、注意力不集中、易激惹，注意缺陷多动障碍还会表现出多动现象（过多运动或很少休息）。官方将这种疾病定义为注意缺陷多动障碍，但是在医学界本病被分成三个亚型：注意缺陷障碍型、多动症型和混合型。男性多为多动症型，女性多为注意缺陷障碍型。

尽管注意缺陷障碍多被认为只发

于儿童，但是成年人也会发生本病。1/2~2/3 的注意缺陷障碍儿童在其成年后症状仍会持续。一般在 7 岁前注意缺陷障碍的典型症状就会显露出来，这些症状与正常儿童的注意力不集中、好动有明显的不同。

注意缺陷障碍并不是新发现的疾病，早在 20 世纪早期，人们对注意缺陷障碍的典型症状就有所认识。以前该病患者被诊断为轻微脑损伤。尽管明确的病因尚不知晓，但医生们认为注意缺陷障碍与大脑发育异常和脑内化学物质失衡有关。也就是说，注意缺陷障碍的典型症状——漫不经心、易激惹和多动都与大脑有关。一般认为注意缺陷障碍和多动症是由不良生活习惯引起的如吃糖太多、看电视太多或食物过敏，但目前尚无科学证据。该病似乎有家族遗传倾向，这提示基因也可能是发病因素之一。

症状

注意缺陷障碍型 ADHD 患者常有下列症状：

- 因粗心而出错，对细节不留心；
- 交谈时不注意倾听；
- 不能遵守规章制度；
- 难以完成任务；
- 无组织纪律性；
- 记忆不佳，遗失或乱放东西；
- 容易因噪声而分心。

多动症型 ADHD 患者有下列症状：

- 坐立不安或局促不安；
- 难以完成安静的行为，如读书；
- 持续过多运动；
- 健谈；
- 缺乏耐心；
- 建议粗鲁直接，随意发问；

- 易分心。

假如你认为自己或你的孩子有注意缺陷障碍，去医院进行全面检查，早期诊断比较困难，但是确诊有助于早期的治疗。

诊断

为了确诊多动症，医生需要收集必要的病史资料以排除其他可能引起症状的疾病。医生会详细询问患者的病史，并做体检和神经系统检查。实验室检查也有助于鉴别其他疾病，如甲状腺功能亢进、蛲虫病、脑瘤或睡眠障碍如不宁腿综合征。若患者是儿童，医生需要询问家长、患儿及患儿的老师，并调查其在校的成绩，以综合分析患儿的行为。然后医生将患儿的行为和典型症状作比较以得出诊断。

治疗

治疗注意缺陷障碍最常用的方法是选用药物盐酸利他灵——一种中枢神经系统激动剂。对一位以多动为典型症状的患者，应用中枢神经系统激动剂看起来不合乎逻辑，但是盐酸利他灵能有效地使注意缺陷障碍患儿安静下来。盐酸利他灵的确切作用不详，但是它似乎可以影响多巴胺在脑内的代谢，多巴胺有调整注意力和集中精神的作用。食欲下降和失眠是最常见的副作用。6 岁以上的儿童服用盐酸利他灵较安全，但是超剂量服用会成瘾。

另一种常用于治疗 ADHD 的药物是由两种不同的激动剂（右旋苯异丙胺、苯丙胺）组合而成的制剂。它的药效比盐酸利他灵持久，但是该药更易滥用及成瘾。副作用类似于盐酸利他灵。

抗抑郁药如盐酸安非他酮和盐酸托

莫西汀也对部分 ADHD 患者有效。这两种药物的作用机理尚无定论，但是它们能影响脑内化学递质的吸收（特别是 5-羟色胺和去甲肾上腺素），从而帮助调控注意力、冲动和行为。抗抑郁药不是兴奋剂，也不会成瘾，因此可以长期服用。

药物治疗配合其他治疗的效果最佳。行为矫正法能指导患者如何改变自己的行为，以更好地控制冲动，加强组织纪律性。治疗时，患者每按照规定完成一项任务都会受到表扬和奖赏。社会技能培训能帮助患者改变不正确的社会行为，如不排队、易发怒或没有耐心。在心理治疗中，患者在治疗师的帮助下探究自己的无效行为，同时学习如何来改变这些行为。ADHD 患者的父母也可能经过培训了解如何更有效的处理孩子的行为。家人可以一起参加一个支持小组来学习解决问题的技巧。

大部分患者不会随着年龄的增长而摆脱注意缺陷障碍，但他们可以通过发掘自身的潜力和能力，把自己的行为转换为社会能够接受的行为，从而来适应这个疾病。例如，体育锻炼和运动是最适合多动症患者的发泄方式。注意缺陷障碍患者同时做多个工作，可以促使患者把注意力集中在多个项目或任务上。

自 闭 症

自闭症属于脑及神经系统发育障碍。本病常于 3 岁前发病，导致终生情绪和行为障碍。因为自闭症的发病原因不明，所以发病率持续上升。男孩的患病率是女孩的 4 倍。

与患有自闭症的儿童在一起生活是一种挑战。这种挑战会因患儿同时并发有多种心理或情绪障碍而进一步恶化，如冲动控制障碍、精神病、强迫症、焦虑性障碍或精神发育迟缓。患儿有时还有癫痫发作。

医学研究者正努力探求自闭症的病因。患者大脑结构的生物学差异以及自闭症有家族遗传倾向的事实都表明遗传因素可能是病因之一。目前还没有发现与发病有关的特定基因，但是科学家们认为多个基因都与自闭症有关。关于环境因素的研究也在进行。研究者认识到自闭症不是由于家教不当或患儿不懂得如何表现而引起的。尚无科学证据证明自闭症与疫苗有关。

症状

尽管婴儿可能出生时就患病，但他们在 1 岁时仅表现出轻微的症状。有的自闭症儿童看起来在 2 岁前都能正常发育，按正常速度获得语言和其他技能，但会突然丧失这些技能。自闭症儿童的社会交往能力下降。患儿表现得很冷淡、孤僻，经常避开别人的目光并对自己的名字没有反应。患儿对自己的行为给他人造成的影响似乎全然不知。用家长的话讲是"另类"。

自闭症儿童无法正确理解别人的语气和面部表情，因而无法做出适当的回应。许多自闭症儿童开始说话的时间要比正常儿童晚，并且说话节奏单调。他们的交谈范围很小，并且很少能和他们的听众沟通。自闭症儿童对他们听到的声音和触觉反应异常。患儿常喜欢被抱着。改变习惯会让他们难以接受。

许多病情严重的自闭症儿童有不寻常的重复性行为，如摇摆、捻头发。他们可能因为打自己或敲自己的头而受伤。他们也可能对他人造成威胁。部分患儿智力正常，而部分智力低下，并且精神发育迟缓。

诊断

患儿在 2 岁以前往往无法诊断自闭症，因为家长在此之前无法发现患儿有任何发育异常的表现。为了确诊，医生通常需要与患儿和家长交流，仔细观察患儿是否有自闭症的典型症状，并会回顾患儿近期体格和神经系统检查结果。自闭症没有特定的检查项目。医生会要求做某些检查以排除其他疾病。患儿需要检查大脑，如脑电图、CT 扫描、MRI。基因检测也常用来排除其他疾病。

治疗

自闭症无法治愈，并且没有一种对所有自闭症儿童都有效的治疗方法，但是早期干预、特殊教育、家庭支持和药物综合治疗可以改进患病儿童或成年患者的行为及功能。对患病儿童的教育应侧重于交流能力及社会技能。为了帮助患儿充分发掘自己的潜力，家长和兄弟姐妹应当学会如何构建和谐的家庭，如何处理因家中有自闭症儿童所带来的紧张和不便。

医生可能会根据症状开一些药。抗焦虑、抗抑郁药和心理治疗能使自闭症儿童平静。用于治疗多动症的激动剂有时也能有效控制自闭症儿童的狂乱行为。

成瘾和滥用

物质滥用对个人和社会都有不良影响。药物滥用使人们的生产、生活和学习能力下降，从而增加事故发生率。物质滥用同样能增加生病和因剂量过大或严重的疾病如肝损伤或某些肿瘤而死亡的危险。

本节主要介绍酒精和其他药物（包括处方药和违禁药品）滥用及依赖。本节也讨论了对被作为吸入剂使用的家庭常用产品的滥用情况，这些产品经常被学龄期儿童使用。香烟中的尼古丁也具有高成瘾性，有关具体内容被列在其他章节中进行讨论。虽然赌博不属于物质成瘾，但是赌博在我国已成为一个日益严重的问题，因此也被列入本节进行讨论。

酒精滥用和酒精成瘾

酒精滥用是我国最严重最普遍的物质滥用之一。一般的社交饮酒能很快变成饮酒问题，尽管饮酒不会对家庭生活和工作产生太大的影响，但它能严重影响人们的身体健康。酒精中毒又称酒依赖，是以身心强烈渴求、依赖酒精为特点的慢性疾病。

酒精依赖不是唯一的饮酒问题。酒精滥用只会损害身体健康。一个滥用酒精的人不一定会对酒精依赖，但是饮酒足以影响他的身体健康。大学生们常以狂饮为乐，即男性连续喝 5 饮以上，女性连续喝 4 饮以上，这就是酒精滥用的例子，可能会有依赖或也可能没有依赖。

发生酒精中毒的危险有一定的遗传特性，但生活方式也有一定影响。朋友劝酒、对饮酒的认可度、配偶及伙伴是否饮酒以及生活紧张程度，都是促使你发生酒精中毒的危险因素。不过，有酒精依赖的遗传倾向并不代表你一定会出现饮酒问题。相反，没有酒精中毒家族史也不代表你不会出现饮酒问题。

任何种族和国籍的人无论男女都会出现酒精滥用和依赖。大约每13名成年人中就有一人——即将近1 400万人有酒精滥用或酒精依赖的问题。男性比女性更容易出现饮酒问题，但是酒精毒性对女性的影响很快，对女性身体健康的损害也很快。酒精对女性肝脏的影响要早于男性。18~29岁的成年人发生饮酒问题的发生率要高于65岁以上的老年人。尽管如此，有些老年人为了排解孤独或丧偶之痛会开始饮酒。当服用药物时，药物能与酒精发生交互作用，加重对人体的损伤。

过量饮酒（男性每天喝2次以上，女性每天喝1次以上）能导致如下疾病：

● **心肌病**：对心脏的损害能导致充血性心力衰竭；

● **肝病**：肝脏损伤（肝硬化）和酒精性肝炎（肝脏的炎症）；

● **胰腺炎**：胰腺的炎症；

● **口腔、喉、声腔肿瘤**：饮酒并吸烟的人发生这些肿瘤的风险将增加；

● **维生素缺乏**：进食没有营养的饮食能导致维生素的缺乏，同样对大脑、心脏、神经也有损伤；

● **神经损伤**：首先是发生于手臂和腿部的神经损伤；

● **大脑损伤**：过量摄入酒精对脑细胞有毒性作用，脑细胞的死亡会导致痴呆。

过量饮酒还会增加女性患骨质疏松症以及乳腺癌的危险。酒精能让人放纵，会使你酒后驾车或是乱性。怀孕妇女饮少量酒就能对胎儿脑细胞有损害，胎儿酒精综合征是发生精神发育迟缓最常见的因素。

症状

酒精依赖或酒精成瘾患者有强烈的饮酒冲动，无法用意志控制。如果患者不喝酒会表现出严重的戒断症状，包括恶心、大汗、震颤和焦虑。每当开始饮酒时，患者就停不下来，感觉自己无法限制或控制。另外，患者对酒精的耐受量逐渐增加，他们需要喝越来越多的酒才会感到自己有醉意。

否认自己喝醉是酒精依赖者典型的

警告 ❗

不能喝酒的人群

对大多数成年人而言，适量的饮酒（男性每天2饮，女性每天1饮）对身体危害小，而且医生认为这样可能有益于身体健康。但是有的人应该禁止喝酒。当有以下情况时，不要饮酒：

● 孕妇或准备怀孕（酒精能严重影响胎儿的发育）；

● 需要开车或操纵高速运转的机器（酒精能降低你的判断力并减慢你的反应）；

● 服用某些处方药或非处方药，如抗焦虑药、抗抑郁药或抗癫痫药；

● 患有某些疾病（如肝病）时饮酒能使其加重，应咨询医生，看自己的身体状况是否能喝酒；

● 正在戒酒（再饮酒会使你无法戒断）；

● 年龄小于21岁（因为这时大脑和神经系统仍在发育，并且能因过量饮酒受到损害）。

表现。患者不会意识到自己有问题。他们常变得抑郁、嫉妒、憎恶或多疑（毫无根据的担心别人对自己有敌意或谋害自己）。最终，他们丧失记忆并不能集中精神，无法满足各种工作的要求。酒精依赖能使患者脸部泛红，身体上出现青肿，声音嘶哑，手颤抖和慢性胃炎（胃部炎症）。

酒精滥用者对饮酒没有渴望或当戒酒后无戒断反应，但他们也有与酒精依赖者相同的问题。他们常常过量喝酒，从而使自己工作、家庭生活及驾车都有困难。他们可能无法达到工作、学校或家庭生活提出的要求。他们也可能在醉酒时操作危险的机器，也可能因为酒后驾车或袭击他人而被捕。醉酒者也可能会有暂时性的眩晕，丧失醉酒时的记忆。

诊断

如何才能知道自己是否过量饮酒了呢？你对以下四个问题的解答能帮助你明确。

● 你是否感觉自己该减少饮酒量？

● 是否有人曾经批评过你的嗜酒而让你苦恼？

● 你是否因喝酒而感到不适或有罪恶感？

● 你在早晨起来后的第一件事是否是先饮酒，以稳定自己的神经或避免宿醉？

对于这些问题，只要你有一个肯定的回答就能表明你有饮酒问题。肯定的回答越多表明你有饮酒问题的可能性越大。假如你认为自己有酒精滥用或成瘾，马上去看医生。医生会要求你叙述自己饮酒的频率和量，并给你做体格检查来确定你饮酒造成了哪些健康问题。如果必要，医生会给你提供一个戒酒计划。

治疗

酒精中毒不能治愈，但可以治疗。采取何种治疗方案取决于你饮酒问题的严重性，以及在你的社区都有哪些治疗措施。你可以在门诊进行治疗或住院治疗，或两者皆可。你可能需要接受一些针对个人或团体的建议，以帮助确定那些诱发你渴求酒精的情况或情绪，从而让你学会如何避免它们并找到其他缓解紧张的方式。家庭治疗需要你的家庭成员共同参与，帮助你康复。

当你努力戒酒但做不到或者嗜酒反复发作时，医生可能会配合药物治疗，如戒酒硫，它是一种使你在饮酒时感觉

问与答

酒精和心脏病

问：饮酒真的能帮助预防心脏病吗？

答：适量酒精（男性每天 2 次，女性每天 1 次），可以减少脂肪沉积物在为心脏供血的动脉内堆积，从而降低心脏病的发病危险。动脉脂肪斑是心脏病和中风（人类的主要杀手）的首要危险因素。尽管如此，你也不应当通过饮酒来预防心脏病。酒精是成瘾物质，长期、过量饮酒能导致严重的健康问题，包括肝硬化。总之，饮酒的危害性超过它的益处。你通过定期锻炼，进食低脂、高营养、高纤维食品，减肥以及戒烟来更有效地保持心脏健康。

不适的药物。有的医生会使用名为纳屈酮的药物来降低复发的危险。如果你有戒断反应，你应当尝试脱瘾疗法（减少神经系统对酒精敏感性的方法）。脱瘾疗法一般在医院或帮助戒瘾的治疗中心进行，常需要7~10天的时间。

任何治疗方法的基础是长期参加戒酒组织，如匿名嗜酒者协会。这种形式的活动能使戒酒者们聚集起来，互相鼓励支持以达到戒酒的目的。但是即使患者能够成功完成戒酒计划，仍很容易再度饮酒。复发很普遍，但是复发不意味着失败，只能说康复困难。为了保证你的健康及家庭和睦，你应该随时求助，以达到戒酒的目的。

药物滥用和成瘾

将任何药物用于非药品说明书上指定的用途或非医生认可的用途，或将任何药物用于非医学目的，都属于药物滥用。药物依赖（或成瘾）是一种无法控制的对某一药物的躯体渴望。药物滥用和成瘾是全世界范围内困难而又严重的问题，在我国许多有可能被滥用的危险药品无论是合法的还是违禁的都可以买得到。但并不是每一个服用成瘾性的药物后都会对它产生依赖。有的人与其他人相比，更容易出现药物成瘾，究其原因可能有遗传因素和环境因素。

许多药品能导致躯体依赖或成瘾，也就是说你的机体已经适应药品，只有服药你才会感到舒服。当不能及时服药时，你会有严重的戒断症状。机体对药品的耐受最终导致对药品的依赖。你必须规律地服用越来越多的药品以维持身体对它的反应，否则一旦你停止用药，就需要

忍受越来越强烈的痛苦。例如调整睡眠节律的安眠药，在长时间服用后一旦停药，患者就会难以入睡，容易惊醒。部分药品的戒断反应会伤害机体甚至致命，因此停药需在医师指导下进行。

许多药品不止能使服用者产生躯体依赖也会使其产生心理依赖，就是说这些药所带来的快感使服药者感到生活不能没有它们，从而促使服用者一次又一次地服药。最危险的传统毒品有酒精、海洛因和可卡因，许多新药（如酒吧迷幻药和镇痛药物可待因酮和氢化可待因）也同样有害。

人们发展成药物成瘾的方式有多种。这些药可能是由医生用于治疗躯体或精神疾病的，也可能是患者通过非法渠道得到的用来享乐、避免或消除精神上的不快及减轻病痛。其他一些物质——包括家用清洁剂、胶水和一些喷雾器内物质，也能让人兴奋，特别是一些青春期前或青春期的男孩乐于此道。尼古丁是香烟和其他烟草的燃烧产物，也很容易成瘾，尽管是合法的，但仍属于毒品。

除了药品本身所带来的明显危害之外，滥用也会带来其他严重危害。静脉用药者常共用注射器，或无法安全消毒注射器，从而容易感染肝炎、艾滋病以及其他通过血液传播的疾病。非法药品昂贵的价格会促使成瘾者犯罪或卖淫，导致性传播疾病蔓延（STD）。另外，也没有官方组织来控制非法药品的纯度和强度。它们可能纯度太高、药效太强，也可能掺杂其他物质来增加质量。许多人同时对酒精和药品滥用或成瘾。

症状

每种药品都会产生独特的精神、躯

体症状。但是对于成瘾者来说，任何药物都能使他的工作效率或学习成绩及出勤率下降，也会影响他的人际关系，或者两者都有影响。药物滥用或成瘾者的行为古怪，情绪变化快，时而好动易怒，时而极度深沉。他们的食欲也会下降，并表现出极度疲劳。

如果你的亲人也有上述症状，并不代表着他也有药物依赖。但是如果他不在家的时间越来越长并且总是缺钱，那么药物滥用或者依赖的可能性就越高。药物成瘾的患者需要帮助，但是除非他们处于绝望的边缘，否则是不会寻求帮助的。假如你觉得自己或其他你熟悉的人有服药方面的问题，与医生或者药品劝诫中心的专家谈谈。

诊断

医生往往通过患者的用药史，以及药物对他们的行为、人际关系及生活其他方面的影响来做出诊断。用来检测药物的实验室检查手段包括尿样药物镜检、血液检验及发质分析。

治疗

治疗药物成瘾时常用脱瘾疗法（减少神经系统对药物反应的方法）配合康复治疗。脱瘾疗法常在医院或能帮助治疗的康复中心进行，需要7~10天时间。有时可以用危险性较小的药物，如盐酸

处方药滥用和成瘾

处方药滥用波及全国。最容易滥用的处方药是镇痛药如羟考酮和氢可酮，镇静药和安定药如苯二氮䓬类药物和地西泮，兴奋剂如哌甲酯。许多这种药品有高度成瘾性，并且服用时间越长——特别是大剂量——它们的作用越持续，戒断反应越强烈。

有的人对处方药滥用或成瘾的危险性高于其他人。医生给老年人的处方量经常是一般人的3倍。老年人有时候会服用非正常高剂量的处方药（因为机体随着年龄的增长对药物的敏感性下降）或者误服过量的药物。平常给老年人开镇静药如苯二氮䓬类药物能增加摔倒或车祸的危险性，服药超过4个月会产生依赖。

青年人是头号滥用处方药的人群，特别是镇痛药、兴奋剂、巴比妥酸盐和安定药。服用哌甲酯——用于治疗注意缺陷多动障碍（ADHD）的药物，在青少年越来越盛行。羟考酮——经常作为癌症患者的止痛药，在街头随处可以买到，因为它能带来长久持续的快感。这些药物通常是成瘾者从患者手中购买，或者是偷窃或通过非法渠道购买的。

虽然男性和女性使用兴奋性处方药的概率相当，但女性更容易比男性从医生那里开到尼古丁或有成瘾性的抗焦虑药。在医疗机构工作的人发生处方药滥用和成瘾的危险性更大，因为他们能够轻易拿到药品。

假如你的医生给你开了有成瘾性的药，询问医生是否能用依赖性小的药物替代。谨遵医嘱，确保服用正确的剂量。假如你觉得自己已经对处方药产生了依赖，尽快告诉医生，他们能帮助你逐渐停药，并减轻戒断反应。

常见的滥用药品

以下表格介绍了常见的滥用药品，包括它们的症状、作用及远期危害。

药品类型	症状	作用	危害
安非他明 兴奋剂。用于体重减轻，发作性睡病和注意缺陷障碍	体重减轻，瞳孔散大，失眠，震颤	加快精神和躯体的活动	精神病或攻击性行为
巴比妥酸盐 镇静剂。用于促进睡眠和抗惊厥	发音不清，意识错乱，协调及平衡能力差，嗜睡，引起睡意	减慢精神和躯体的活动	死亡（过量），特别是和酒精同服时
苯二氮䓬类 用作镇静剂，或促进睡眠或抗焦虑	镇静，嗜睡，引起睡意	稳定情绪，肌肉放松	精神错乱，昏迷，死亡（过量）
大麻 包括大麻和印度大麻	红眼，瞳孔散大，协调能力差，嗜睡，饥饿，情绪波动	精神、机体放松，产生欣快感	损害大脑、心脏、肺脏和生殖系统
可卡因 可以通过吸入、注射或吸烟摄取	瞳孔散大，震颤，中毒样表现，焦虑，呼吸快，血压上升	激活神经系统，产生欣快感，有时有幻觉	溃疡形成，吸入会引起鼻道穿孔，瘙痒（会引起表皮溃疡）癫痫发作，心律异常
阿片制剂 包括鸦片、吗啡、海洛因、美沙酮、合成镇痛剂，如可卡因	体重减轻，嗜睡，情绪波动，多汗，语速慢，眼痛，困倦	阵痛和产生暂时欣快感	便秘，静注会引起感染，女性有时会有月经失调，死亡（过量）
致幻剂 包括LSD、麦斯卡林、裸盖菇素、毒蘑菇	瞳孔散大，多汗，震颤，发热寒战	不确定，产生欣快感或恐怖的幻觉	长期心理问题，闪念
吸入剂 来自胶水、清洁液或者喷雾器的难闻气味	精神错乱，瞳孔散大，脸红，失去知觉	产生幻觉，眩晕，欣快感	损害大脑、肝脏、肾脏和死亡（窒息）
酒吧药物 包括迷幻药、GHB（丙种羟基丁酸盐）、氯硝西泮、氯胺酮、亚硝氧化物。GHB、氯胺酮是最新的迷药	迷幻药导致精神错乱，抑郁，睡眠障碍，焦虑，偏执，视物模糊，晕厥；GHB导致嗜睡，昏迷和癫痫发作；氯硝西泮导致失眠和遗忘症；氯胺酮影响运动功能，导致谵妄和遗忘症；亚硝氧化物导致语速慢，协调和平衡能力差	迷药激动神经系统，导致幻觉；GHB使中枢神经系统抑制；氯硝西泮有镇静作用；氯胺酮产生梦幻状态和幻觉；亚硝氧化物使知觉减退，干扰叶酸和维生素B_{12}的吸收	迷药加快心率，升高血压，导致大脑损伤；GHB导致昏迷和癫痫发作；氯硝西泮导致死亡（与酒精合用时）；氯胺酮导致死亡（呼吸衰竭）；亚硝氧化物使神经系统抑制而失去知觉

美沙酮来替代危险性大的药物，如海洛因。在康复治疗期间或之后，你需要参加团体治疗，以帮助你解决以前因用药造成的身心及社会影响，并且指导你如何开始积极的生活。为了帮助你长期戒断药品，请加入一个成瘾康复组织，如匿名成瘾者协会。

病态赌博

病态赌博——即不负责任的、无法控制的赌博——有时叫赌博成瘾，尽管它和酒精成瘾与药物滥用有相似的症状，医学家们还是把它归在自控障碍里。

大部分病态赌博者是男性，1/3是女性。青春期男性往往较早出现问题，女性相对较晚。赌博在社会各阶层可见，但是贫穷或失业的人群中更普遍，或许是他们没有其他获取财富的方法。

赌博似乎是遗传和环境因素共同作用的结果。精神病学家认为赌博冲动是一种受间歇性随机赢奖观念驱使的行为，这是一种操作性条件反应。即使错过奖金，这种条件反应也很难克服。

病态赌博也会并发其他精神疾病，包括抑郁症、恐惧症和物质滥用。超过20%的患者试图自杀。大约半数赌博严重的患者还有饮酒问题。

症状

病态赌博最常见的症状有：

• 只想赌博，包括重温以往的赌博，计划下一次赌博，或想办法赚钱赌博。

• 参加更大的赌局，更频繁地赌博来取乐，在胜出时仍不能退出。

• 对家人朋友撒谎，隐瞒赌博事实。

• 戒赌反复失败。

• 无法承受输赌的打击，想方设法赢回失去的部分。

• 无法赌博时烦躁、易怒，有躯体症状。

• 变卖家产或犯罪来筹措赌资。

有赌博问题的人有一些人格特征。他们常表现得好胜、精力旺盛、没有耐心、易怒并喜欢别人的赞誉。他们贪欲膨胀，不能自律并且叛逆。一些病态赌博者说：只有赌博的时候他们才感到满足，还有许多人构思一个梦幻世界，幻想自己和亲朋过上富裕、奢侈的生活，以此来逃避现实生活。女性赌博的另一个目的是排解抑郁。

财产、婚姻、工作和违法是好赌者常遇到的问题。赌博间期，病态赌博者常表现出紧张、易怒、失眠、沮丧和犹豫不决，症状和酒精、药物戒断反应类似。

诊断

就诊时，医生会询问患者的赌博行为。患者的症状至少符合上述四条特点才可以确诊。

治疗

病态赌博的推荐治疗方法和治疗酒精、药物滥用的方法类似——参加结构重造计划，接受群体治疗，如匿名赌博者协会。结构重造计划认为赌博是进行性疾病，它促使赌徒在同伴的帮助下面对现实，并分享经历。认知行为疗法也成功的治疗过一些患者，它指导患者如何改变根深蒂固的行为方式和消极思想。

对那些为排解苦闷赌博的人——尤其是女性——采用结果重造计划很难奏效。女性需要更多的治疗，并且常常伴随着抑郁症的治疗，包括使用抗抑郁药物。

第六章

消化系统疾病

人体需要有规律的营养供应来满足成长的需要，合成蛋白质，替代衰亡或者受损的组织，以及为体内持续发生的成千上万的化学反应提供能量。当食物经过消化系统的时候会被分解，使食物中的营养物质能够进入血流。消化系统由消化道（从口腔至肛门间的管道，包括喉咙、食管、胃和肠道）和消化腺（包括肝脏、胆囊和胰腺）组成。

消化过程从口腔开始，通过牙齿的撕咬和咀嚼使食物分解成小块。唾液腺分泌唾液，唾液能够润滑食物并含有一种能帮助分解食物中淀粉的酶（一种调节化学反应的蛋白质）。当你咀嚼食物的时候，舌头推动你口中的食物形成球状的食团。当你吞咽的时候，食团到达食管——位于喉咙与胃部之间的部分。食管肌肉节律性地收缩，推动食物从食管抵达胃部。

食物到达胃部后，胃壁肌肉搅动食物使之与胃液（胃液由胃壁分泌）混合，更加充分地分解食物。经过胃部后，食物会通过另一个环行肌来到被称为十二指肠的短管道，十二指肠组成了小肠的起始部分。

小肠壁的肌肉收缩波推动食物向前运动。除了维生素 B_{12} 是在小肠的末端被吸收外，几乎所有的营养物质都是在小肠的前段被吸收的。食物在小肠中被胆汁（帮助消化脂肪）和一些消化酶所分解。胆汁通过胆囊管从胆囊分泌到小肠内。当需要的时候胆囊就储存和分泌胆汁到小肠内。尽管胆囊能储存和浓缩胆汁但并不能合成胆汁。胆汁由肝脏合成并通过微管网络分泌至胆囊。小肠中帮助胆汁消化食物的酶类来自胰腺和小肠本身的内壁。通过胆汁和消化酶的分解，食物变成微细的颗粒穿过小肠的内壁层并被血流所吸收。

营养物质一旦进入血流中就会被运送至肝脏。在肝脏，一些物质被储存了起来，一些物质被用来合成更复杂的物质，还有一些物质被继续送到身体的其他部位。营养物质最终被储存在体内每个细胞周围的液体中。细胞需要的时候便利用这些营养物质，把它们吸收进细胞膜内。一旦营养物质进入细胞后，机体会把它们分类并分解，一部分营养物质用来产生能量，其他的则用来合成新的组织和机体化学物质，如各种酶等。

没有被消化的剩余食物随后抵达结肠，结肠将未被消化的食物中的水分和一小部分钙吸收入体。在结肠中存在的正常菌群能为机体生产出重要的营养物质；其他的细菌消化未被小肠吸收的碳

消化过程

消化系统被分为多个部分。每个部分在分解和吸收食物或者在粪便的排泄过程中都起到独特的作用。食物经由肌肉的收缩作用向前移动，依次经过食管、胃部、小肠、大肠和直肠，肌肉的这种收缩运动称为蠕动。消化酶（加速化学反应的蛋白质）帮助将食物分解成为足够小的微粒，从而使其能通过小肠的内壁到达血流。

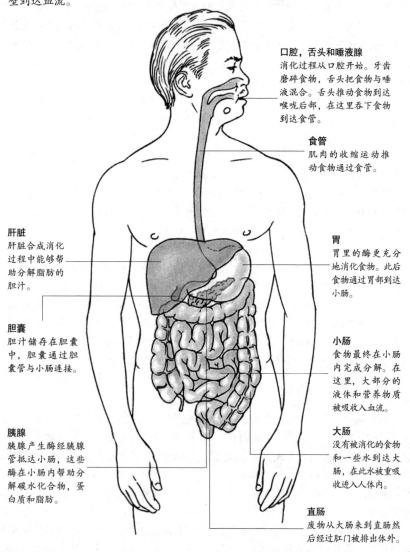

口腔，舌头和唾液腺
消化过程从口腔开始。牙齿磨碎食物，舌头把食物与唾液混合。舌头推动食物到达喉咙后部，在这里吞下食物到达食管。

食管
肌肉的收缩运动推动食物通过食管。

肝脏
肝脏合成消化过程中能够帮助分解脂肪的胆汁。

胆囊
胆汁储存在胆囊中，胆囊通过胆囊管与小肠连接。

胰腺
胰腺产生酶经胰腺管抵达小肠，这些酶在小肠内帮助分解碳水化合物，蛋白质和脂肪。

胃
胃里的酶更充分地消化食物。此后食物通过胃部到达小肠。

小肠
食物最终在小肠内完成分解。在这里，大部分的液体和营养物质被吸收入血流。

大肠
没有被消化的食物和一些水到达大肠，在此水被重吸收进入人体内。

直肠
废物从大肠来到直肠然后经过肛门被排出体外。

水化合物和淀粉。在粪便通过肛门被排出前,大肠的末端部分——直肠负责收集部分固体废物(粪便)。

口腔和舌的疾病

　　人的口腔内壁被一层精密衬套的黏液膜覆盖着,以保持湿润并由唾液来润滑。唾液分布在整个口腔内的小腺体和喉咙及三对唾液腺内——一对在口腔的底层,一对在颌下每一边的颈部,一对在每边颌角的上部。舌头拥有复杂的肌肉系统,当你咀嚼的时候舌头能够四处移动食物并使食物形成称为食团的球状物,并使之足够小到能被吞咽下去。舌的表面由被称为舌乳突的头发状凸出物所覆盖。所有的舌头都有褶皱,但有些人的舌头褶皱比其他人分裂得更深。口腔疾病包括来自口腔内壁、嘴唇、舌头和齿龈的问题。

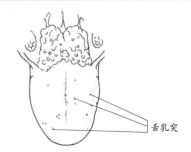

舌乳突

舌的表面
　　舌属于肌性组织,非常灵活,被许多舌乳突(味蕾)所覆盖。

口腔溃疡

　　口腔溃疡是较为常见的无传染性溃疡,它们出现在口腔内壁(有时在舌头和牙龈上),从而暴露出溃疡底部的敏感组织。当压力大,疲乏或者生病而使机体免疫力下降时容易引起口疮。溃疡大多发生于青少年,青年人以及妇女月经前的时期。牙刷所引起的口腔受伤,不合适的假牙套或者参差不齐的牙齿以及腮内壁被咬伤时都可以导致溃疡的发生。

症状

　　通常在出现口腔溃疡时你不会有明显的反应,直到当你吃一些辛辣或者酸的食物,刺激到溃疡而让你感到疼痛时你可能才知道自己有溃疡了。大多数溃疡面很小(直径达 0.62 厘米),呈淡黄色的斑点,周围是红色的边缘。溃疡通常单个发生但也可能发展成簇。(伤口引起的溃疡通常很大,单个发生)。当你口腔内的溃疡或肿块复发或者 2 周内没有痊愈的话,请去咨询医生。

诊断

　　医生通常根据症状和外观来诊断口腔溃疡。如果溃疡持续时间超过 10 天,医生会建议患者做血液测试和组织活检(从溃疡处取得样本细胞并在显微镜下检查)。确认溃疡仅仅是口腔溃疡而不是其他更严重的疾病,比如炎症性肠病或癌症的症状是十分重要的。

治疗

　　口腔溃疡一般不需要治疗。凝胶或软膏之类的非处方药品可以用来减轻溃疡引起的疼痛,并能保护暴露的组织直到痊愈。患有溃疡后要避免进食过热,辛辣或酸性的食物或饮料。医生可能会给患者开漱口水或含有皮质类固醇成分的软膏,或者推荐患者短期口服皮质类固醇来减轻炎症反应。

唇疱疹

唇疱疹是指口腔内和口腔周围通常由单纯疱疹病毒引起的水泡。最初的病毒感染通常发生于儿童时期，伴随有牙龈肿胀、极度疲乏感和发热等症状。在感染消除后，病毒进入休眠状态。此后，其他的感染（通常是感冒）、紧张状态、疲劳、日晒或者激素变化（比如月经、怀孕或者绝经）都可以重新激活病毒。唇疱疹很常见。当水泡存在的时候唇疱疹的传染性是很强的。尽管很少见，病毒转移到身体其他部分还是有可能的，如生殖器（生殖器疱疹）或者眼球（角膜溃疡）。

症状

一些人在出现唇疱疹前口腔四周会有轻微的麻刺感。牙龈可能会出现红肿。一旦唇疱疹出现，水疱会破裂并发展成为痛性溃疡。如果你的口腔中有疼痛或肿胀复发，或者在2周内没有痊愈的话，请去看医生。

诊断和治疗

医生通过疱疹的外观来诊断唇疱疹。只有少数唇疱疹病例需要治疗。用冰袋在唇疱疹上覆盖几分钟会缓解疼痛。医生可能会在水泡完整形成前开一些口服的抗病毒药物，如阿昔洛韦、维拉西洛韦或者泛西洛韦等，这些药物会减慢病毒的复制速度。对那些经常性发作的患者，医生可能让患者以低剂量每日服用这类药物来预防或者降低发作的频率。

鹅 口 疮

鹅口疮是由一种称为白色念珠菌的酵母菌引起的口腔感染。这种酵母菌是正常存在于口腔中的众多微生物之一，它们通常被口腔内的有益菌所抑制。如果你正在服用抗生素（可同时杀死有益菌群和有害菌群）或者正在使用可吸入的皮质类固醇（可以抑制机体免疫系统）来治疗如哮喘之类的呼吸系统炎症的话，你的机体免疫机能可能会降低，从而使得这种酵母菌过量地复制，超出正常水平。如果妇女阴道有这种真菌感染的话，她的新生儿会在出生时接触真菌并在出生后1周内发展成鹅口疮。一些哺乳期的妇女乳头上发生鹅口疮后，会在哺乳的时候传染给她们的婴儿。

症状

鹅口疮的主要症状是口腔内会有可引起疼痛的奶油状黄白色轻微隆起的斑片（有时在喉部）。如果这些斑片被摩擦的话会掉皮并引起疼痛。鹅口疮也会引起牙齿问题。如果你口腔内有复发性或者2周内不能痊愈的疼痛请去咨询医生。

诊断和治疗

医生通过鹅口疮的外观做出诊断。鹅口疮通常用局部抗真菌药物或者口服氟康唑来进行治疗。

白 斑

白斑是指部分正常的口腔软组织的内壁在几周增厚、变硬和变白。增厚可能是机体对该部位反复受损所产生的一种保护性反应，这些损伤可能是由粗糙牙齿或不合适的假牙套或吸烟或无烟烟草的刺激所导致的。一些白斑最终可能会发展成为癌症。在被认为是白斑的病例中大约有 5% 实际上是肿瘤（口腔和舌的肿瘤）。白斑尤其多见于老年男性吸烟人群。

症状

白斑的尺寸有大有小，颜色可以是白色的或者灰色的，而且通常在开始的时候并不引起疼痛。但是慢慢地它会变得粗糙和僵硬。在更严重的阶段，粗糙的斑块可能发展成为溃疡并最终破裂。开放的裂口对热、辛辣，或者酸的食物很敏感。如果你的口腔中有任何复发性或者 2 周内没有痊愈的溃疡，请去咨询医生。

诊断

如果你有白斑的症状，医生将会首先建议你停止吸烟并建议做活组织检查（指从患病部位提取样本细胞并在显微镜下检查）。医生可能也会建议你去看牙医来处理可能会刺激斑块的牙齿方面的问题。

治疗

白斑的治疗根据不同的诱因而有所不同。如果白斑是因为吸烟或者食用烟草引起，医生会建议你立即停止吸烟。医生可能会用激光（高度聚焦的光束）来清除斑块。如果白斑是由牙齿问题而引起，你的牙医会打磨牙齿使之光滑或者会调整引起刺激的牙套。

口腔扁平苔藓

扁平苔藓是一种可以侵袭口腔内壁的皮肤疾病。患有口腔扁平苔藓的人半数以上也患有皮肤扁平苔藓。引起扁平苔藓的原因不明，但是它似乎是因免疫系统功能的低下而引发的。口腔扁平苔藓发作一次通常会持续 9 个月；在少数病例可持续几年。中老年妇女好发此病，但是年轻人也会发生。近 5% 的口腔扁平苔藓会发展成为癌性肿瘤（口腔和舌的肿瘤）。

症状

口腔扁平苔藓的症状通常不易被察觉，可能只有口腔内壁增厚或变硬。在少数病例，症状可以包括由小而苍白的脓疱逐渐形成一个薄薄的白色边缘的网状物或者稍隆起的红色斑块（通常在腮内壁上或者舌头边上）。你可能会有口腔溃疡并有口干和嘴里有金属味。症状可能突然发生。如果你有任何溃疡或者肿块复发或者在 2 周内没有痊愈的话，请去看医生。

诊断和治疗

医生通常可以通过外观来诊断口腔扁平苔藓。医生可能会从病变组织处取一组织样本在显微镜下做检查（活组织检查），来证实诊断并排除其他疾病。

口腔扁平苔藓的治疗根据病因不同而有所不同。疾病的症状通常可以缓解，但本身的情况不能被治愈。医生可能会开局部或者口服皮质类固醇来减轻炎症或者缓解疼痛。如果疾病是由如参差不齐的牙齿或者不合适的牙套之类牙齿问题而引起的，或者是因这些问题加重了，医生会建议你去看牙医。

唾液腺感染

最常见的唾液腺感染病因是病毒感染的流行性腮腺炎，但是细菌也能引起唾液腺感染。长期的唾液腺感染可以导致广泛的瘢痕组织在病变的唾液腺体上形成，并妨碍腺体产生唾液。

症状

唾液腺感染的症状有颌下颈部两侧或者颌上角的肿胀和疼痛。受感染的腺体分泌出的脓汁可能会让你有口臭。吃酸性食物或者柑橘时会增加唾液的流出，这会导致被完全或部分阻塞的腺体肿胀。如果你的口腔里有复发性的或者2周内不能痊愈的肿块，请去看医生。

诊断

如果你有唾液腺感染的症状，医生会检查肿胀、触痛、发红的腺体和唾液分泌管口流出的脓液。（医生会按摩腺体来看脓液是否会流出。）如果感染持续了很长时间，医生会建议你做CT扫描或者涎管X线（造影）——一种在中度感染后对唾液腺的X线扫描（染色）。涎管X线（造影）能在X线片上显示出梗阻区域。

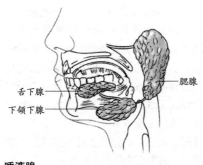

唾液腺

□腔含有3对唾液腺：腮腺、下颌下腺和舌下腺。所有唾液腺都分泌唾液，这些唾液中包含有帮助分解食物中糖类的消化酶。唾液也能保持□腔的湿润和润滑食物以利于吞咽。腮腺是最大的唾液腺，位于耳朵的正下方和前部。舌下腺在舌头的正下方朝向□腔前部。下颌下腺位于□腔后部更深于舌下腺的位置，可以在颌下被触摸到。

治疗

除非腺体被完全阻塞，否则医生将会用柠檬汁刺激受感染的腺体分泌唾液来冲出细菌。医生会开抗生素来治疗感染，也可能会用探针尝试扩张唾液腺导管来增加唾液分泌和防止进一步的感染。如果唾液腺被不可逆地损伤的话，医生会建议你做外科手术来摘除腺体。

唾液导管或腺体的结石

唾液腺导管结石是化学药物和盐分在唾液导管中微量的固体物质或黏液周围聚积时形成的。唾液腺内部的结石相当少见。结石会阻塞导管，阻碍唾液通过并引起腺体肿胀。长期的唾液腺导管阻塞可以导致广泛的瘢痕形成而减少腺体生成唾液的能力。下颌下腺最容易堵塞。唾液导管结石最常发生于中老年人群。

症状和治疗

唾液腺导管结石的主要症状是颌下两侧颈部、双侧颌上角及颚下的疼痛和肿胀，尤其在吃东西的时候。

医生会建议你做X线检查来验证唾液导管或腺体结石的存在。如果病因仍然不清楚，医生会建议你做涎管X线（造影），一种在中度感染后对唾液腺的X线扫描（染色），涎管X线（造影）能在X线片上显示出梗阻区域。另外，医生可能会建议你做CT扫描或者超声来帮助证实诊断。

治疗

唾液导管结石可以被医生移除。医生会按摩你的下颚来扩张唾液导管从而移除结石，或者在口腔内下壁做个切口使结石突出。治疗复发性结石可以通过一种外科手术沿着导管造一个永久性开口排出你口腔中的结石。一个永久性开口可以有助于防止其他结石阻塞导管并减少瘢痕形成的风险。如果结石产生于腺体本身或者导管的开口处而导致反复感染的话，医生会建议通过外科手术摘除整个腺体。一种称为体外碎石术的方法也可以通过引导震荡波来击碎结石。

唾液腺肿瘤

绝大多数的唾液腺肿瘤形成于腮腺（位于两侧颚角的上方），虽然它们也会在其他唾液腺中形成。唾液腺肿瘤通常发展缓慢，能延续数年。在一些病例中，唾液腺肿瘤转化为癌性的，特别是对于腮腺肿瘤来说。

症状

唾液腺肿瘤的主要症状是颌上某侧面部的肿胀。这些肿瘤很少引起疼痛。如果你有颌内或颌下复发性或者2周内不能痊愈的肿块，请去看医生。

诊断

如果你有唾液腺肿瘤的症状，医生会采取针吸活组织检查来帮助做出诊断。在做针吸活组织检查过程中，医生会在肿瘤处插入一根小针头并用注射器吸取少量组织和液体送往实验室做检查。医生可能也会采用CT扫描或者MRI来获得肿瘤的清晰图像。

治疗

如果你有唾液腺肿瘤，医生将会推荐使用外科手术来摘除整个腺体，或者摘除大部分腺体。如果肿瘤是癌性的，医生有时会建议采取放射治疗来杀死剩余的癌细胞。当下颌下腺被摘除时，一根控制下嘴唇的神经可能会被损伤。在摘除腮腺的过程中，面神经的分支可能会被切断，这有可能影响一侧的面部活动和妨碍眼睛的关闭。然而，通过外科手术可以修复任何损伤的神经。

口腔或者舌部肿瘤

口腔或者舌部肿瘤很少见，通常生长缓慢，独立发生的肿块可能是良性的（非癌性）或者是恶性的（癌性）。肿瘤可以无察觉地生长几个月，在少数病例，甚至可达几年。口腔癌性肿瘤很少见于40岁以下的人群，但吸烟人群除外。口腔癌常发生于60岁以上人群，特别是那些吸香烟、烟枪、雪茄或者吸食无烟烟草的人群和酗酒的人群。既吸烟又酗酒的人患病风险更大。

症状

非癌性或者癌性口腔肿瘤通常在开始的时候是小的、苍白的、无痛的肿块。根据它们的大小和位置，口腔肿瘤可能易破裂并大量流血而使面部变形，从而导致牙套或其他口腔装置不相称的问题，使进食、吞咽和发声困难。在早期，舌头的肿瘤会使舌部肌肉僵硬导致活动困难。恶性肿瘤通常会转变为边缘坚硬隆起和中心脆弱易见出血的溃疡。肿瘤生长会侵蚀周围区域。如果一个肿瘤非常大或者长在不方便的位置就会引起疼痛。如果你的口腔里有复发性或者2周内不能痊愈的肿块或溃疡，请去看医生。

诊断

如果你有口腔或舌部肿瘤的症状，医生会建议取组织活检（从肿瘤处取样本细胞在显微镜下检查）来判断肿瘤是否为癌性。

治疗

对口腔内肿瘤的治疗根据病因和发生位置不同而有所不同。一个非癌性的肿瘤如果没有毁损面容或者导致其他问题通常不需要治疗，不过需要每 6 个月或至少 1 年去检查一次。任何肿瘤的生长或者改变都可能意味着癌变。

对癌性肿瘤的成功治疗要依据癌瘤的发展阶段。早期被诊断和治疗的病例通常都能被治愈。如果肿瘤处于早期而且癌瘤没有扩散的话，通过外科手术可以切除肿瘤。如果肿瘤较大或者扩散，医生会采取放射治疗，同时使用或者不用外科手术，并联合化疗。

早期的诊断更可能会影响治疗结果，有助于减少面部的毁损和产生发声或者吞咽问题的可能性。外科手术可以切除毁损面容的肿瘤。如果肿瘤发生于嘴唇，医生可以重建嘴唇。如果肿瘤在牙龈上，特制的牙套可以恢复牙龈的自然外观。

舌炎和地图样舌

舌炎指的是舌头上发炎。地图样舌是一种舌部特殊的炎症性疾病，在此病中舌乳头（被称为味蕾的微小毛发样凸起物）发生变形只能覆盖部分舌头。舌炎可以由感染、创伤、维生素缺乏（特别是维生素 B_{12} 缺乏），或者过敏反应所引发。地图样舌的病因不明。

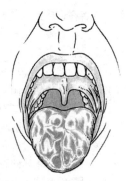

地图样舌

在地图样舌中，覆盖舌体的细胞表层受损伤，形成地图样图案。

症状

在舌炎和地图样舌中，舌头呈深红色、光滑（健康的舌头是粉红色和崎岖不平的），感觉疼痛（尤其在吃过酸性食物后）。地图样舌会使舌头上有地图状外观，而且图案每天都会变化。地图样舌通常影响的区域比舌炎要小，而且症状常反复发生。

诊断和治疗

医生可以通过外观来诊断地图样舌，但是目前还没有明确的治疗方法。治疗引起舌炎的根本原因如感染或者维生素缺乏，可以彻底清除舌炎。为了帮助减轻疼痛，患者要避免吃过热或酸性食物，不要喝酒和吸烟。

食管疾病

食管是肌性管道，大约25.4厘米长，从喉咙后部一直延伸到胃部。当吞咽食物的时候，后部舌头推动食物到达食管、软腭关闭与鼻子间的通道，气管顶部的膜瓣（会厌）关闭以阻止食物进入气管和肺部。食管肌肉的收缩推动食物到达食管底部，接着胃入口处的肌肉松弛让食物通过。随后食管下部的括约肌收紧以阻止食物、胃酸和消化酶反流回食管。

咽 囊

咽囊，也称为食管憩室，是一种罕见的疾病，在此病中喉咙（咽喉）后部出现凸起或囊状物。咽囊通常发生于食管上部括约肌无法松弛的情况下。肌肉群向外扩散，肌肉内壁随之运动，形成一个当吞咽食物时潴留食物的空间。随着食物的填充，这个空间逐渐延伸开并形成包囊状。咽囊常发生于中年人，对此原因未明。在有些病例中，病人会因吸入潴留于咽囊中的液体和未消化的食物（特别是睡觉的时候）而导致肺炎。

症状

咽囊的症状包括吞咽困难和喉咙的肿胀感。病人也可能咳嗽和呼吸不畅，会感觉嘴里有因反流的液体或未消化的

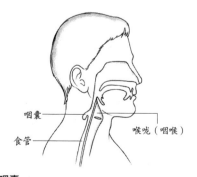

咽囊
咽囊指的是在喉咙后部凸出的异常囊状物。

食物而产生的金属味。一些病人会因为只有很少食物到达胃部而体重减轻。

诊断

医生可以通过患者的症状和体格检查来诊断咽囊。医生会推荐患者接受喉部和食管的 X 线钡餐检查。

治疗

一些患有咽囊的人可以学习用手指操作、调整身体姿势或者通过咳嗽来清空咽囊里的食物。如果咽囊继续扩张或者体重减轻的话，医生会建议通过外科手术切除咽囊。

消化不良

消化不良（常被称为胃灼热）是用来形容上腹部不适的医学术语。一些人喝咖啡或进食高脂肪、酸性食物后会引起消化不良。饮用碳酸饮料或葡萄酒、啤酒或白酒也会使一些人消化不良。吃饭太快或者过多也会引起消化不良。一些人在抑郁、焦急或担心的时候会消化不良。怀孕期的妇女、重度吸烟者和体重超重的人容易消化不良。

症状

消化不良的症状有胸部隐痛、烧灼感或剧痛，腹部有不适或发胀的感觉，嘴里有苦味，嗳气，胃里有翻搅的感觉，恶心。如果你经常或者反复消化不良，如果症状突然发生，看上去相当严重或者没有明显的诱因，或者如果你没有食欲或者发生没有明显原因的体重减轻，你要去看医生。消化不良的症状可以是许多疾病的症状，包括消化性溃疡、胃

癌、咽峡炎或者心肌梗死。

诊断

为了确诊消化不良，医生需要排除其他消化系统疾病。医生会用一种称为内镜检查术的方法来检查患者的食管；如果你有吞咽困难的话，医生会建议你做一个喉咙和食管的X线钡餐。其他的检测方法可能包括胆囊超声检查和血液检验。

治疗

消化不良的治疗依据病因不同而有所不同。如果医生排除了其他疾病，医生会推荐患者采用下面表格里所列出的预防措施。医生也可能会推荐非处方类的抗酸药物。如果预防措施或者非处方类抗酸药物无法缓解症状，医生可能会开

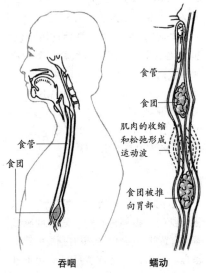

吞咽

当吞咽食物的时候，喉咙后部肌肉推动已被部分消化的食物到达食管。食管顶部的环形肌肉（上食管括约肌）松弛，喉咙的肌肉收紧食团使之推向食管。通过称为蠕动运动的强大收缩作用，食管肌肉推动食物经过食管来到胃部。

缓解和预防消化不良

运用以下步骤来预防消化不良或者当消化不良发生时帮助缓解症状：

● 记录食物日记。避免食用可能会引起你消化不良的食品或饮料。

● 在进食的时候和饭后至少半小时内要放松，紧张状态会引起消化不良。

● 在吃饭的时候，用鼻子呼吸，咀嚼食物时要闭嘴，慢慢地进食以避免把空气和食物一起吞下，否则会导致胃胀让你感觉不舒服。

● 小口吃饭并彻底地咀嚼食物。良好的消化从口腔开始。

● 饭后至少60分钟要保持直立。不要在深夜进食。

● 不要服用阿司匹林或其他非处方止痛药或咖啡因，它们会刺激胃黏膜。

● 睡觉时要让你的头和肩膀抬高30°角。夜里胃酸分泌最旺盛，重力会帮助阻止胃酸从胃流到食管里。

● 不要吸烟，吸烟会增加胃酸的产生。

处方药来帮助阻止或预防症状的发生。

胃食管反流病

胃入口处的肌肉一般能阻止胃内容物反流回食管。发生胃食管反流病（GERD）时，这些肌肉在不合适的时间松弛，使胃酸和消化酶进入食管（称为反酸）。胃酸可以引起食管炎症。

胃的开口部由分隔胸腔和腹腔的拱形肌肉——膈肌所控制。在一种称为

食管裂孔疝的疾病中，膈肌的松弛使得胃上部的一部分突进胸腔，有时会引起 GERD 的症状。然而，有的人有食管裂孔疝但并不发生任何胃食管反流病的症状（有些人可以有严重的胃食管反流病症状但并没有食管裂孔疝）。

GERD 的慢性炎症可以导致食管溃疡。这种慢性炎症也可以引起食管瘢痕形成和食管狭窄。GERD 是一种常见病，尤其在老年人群、体重过重的人群或者吸烟人群和孕妇中多见。这种慢性炎症可以最终导致食管癌的发生。

症状

GERD 的主要症状有胸骨下方的进展性疼痛和可以扩散到口腔的上腹部烧灼感（消化不良）。这种不舒服的感

测压法

测压法是指一种测量压力的方法。食管测压法通过测量食管壁肌肉收缩压力来评估食管功能。消化过程中食管的收缩推进食物到达胃部。食管测压法中，一根带有压力感受器的可弯曲的细管被插进鼻腔或口腔，顺着喉咙到达食管。然后测量受测者在吞水时食管及上下食管括约肌的压力。

肛门直肠测压法用来测定直肠和肛门括约肌的收缩压力。在这种方法中，一根直径 0.64 厘米的可弯曲的管子被插进直肠 7.62~10.16 厘米处。压力测量在直肠和肛门被各种方法刺激的时候进行，如在直肠里四处移动管子，用水或空气让与管子相连的气囊充盈，或者回抽管子。

预防反酸

除了前面"缓解和预防消化不良"表格中列出的预防措施外，下面的方法也可以帮助控制 GERD 或者预防反酸：

● 如果超重就要减肥，减肥可以减小对腹腔的压力。

● 每天少食多餐。当胃中食物少的时候，胃酸生成量也减少。

● 不要在夜里或者睡前 2 小时内进食。胃在夜里会生成更多的胃酸。

● 避免食用咖啡因和烟草，它们会松弛食管下部的肌肉。

● 躺在床上的时候，保持你的头和肩膀抬高 30° 角。重力会帮助胃酸从食管里流出。

● 不要穿紧身衣或者腰带。它们会增加腹腔内的压力。

● 不要躺下或者做慢跑之类的活动（特别是刚吃完饭的时候），这会引起反酸。

觉经常在胃部充满食物的时候或者你改变体位的时候（如你弯腰或者平躺）发生。其他 GERD 的症状包括嗳气和嘴里有酸味。一些人会有吞咽困难。

诊断

为了诊断 GERD，医生可能会用内镜来检查你的食管。医生也可能推荐测压法来测量吞咽过程中食管压力的变化，另外还有测量超过 24 小时内胃酸量的检查方法。

治疗

GERD 的治疗要根据症状而定。医生可能会推荐患者服用非处方类抗酸

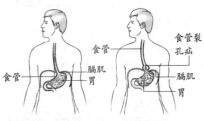

健康的膈肌和胃　　　　食管裂孔疝

食管裂孔疝

　　胃正常情况下位于分隔胸腔和腹腔的隔层——膈肌的下方（如图）。当胃的一部分通过膈肌的开口（裂孔）突进了胸腔时，就被称为食管裂孔疝（如右图）。

药，或者开一种中和胃酸或者减少胃酸生成的处方药。医生也可能会选用能加快食物通过胃部到达小肠的药物。如果是食管裂孔疝引起了 GERD，医生可能会建议通过外科手术来修复疝。没有经过治疗的 GERD 可以导致巴雷特食管，这是一种罕见的疾病，在此病中食管下部的内壁黏膜发生改变，这会增加患食管癌的风险。

　　在严重的情况下，医生可能会推荐一种称为胃底折叠术的外科手术。在这个手术中，胃上部的一段被上拉并缠绕食管下段使之收紧，从而限制可能反流回食管的胃酸量。

食管狭窄

　　食管狭窄（缩小）是一种由食管瘢痕组织累积后导致的常见疾病。食管狭窄可能既是胃食管反流病（GERD）的结果又是胃食管反流病的病因。甚至在治疗后，由 GERD 引发的食管狭窄也会复发。

症状和诊断

　　通常情况下，食管狭窄的唯一症状

警告 ！

食物阻塞在食管

　　在一些情况下，食物可能堵在狭窄的食管里。因为你可能把食物吸进肺内，这是致命的，所以必须要清除食物。如果你噎住了或者你感到有食物堵在食管里，请拨打120急救电话，或者让别人帮你打电话或者让别人帮你送往最近的急救中心。

是吞咽困难。为了诊断食管狭窄，医生会进行 X 线钡餐检查。

治疗

　　为了治疗食管狭窄，建议去看消化专科医生。消化专科医生将很可能从两种经典方法中选用一种来扩张你的食管通道。其中一种方法是，医生往狭窄处插入一种称为扩张器的坚硬锥形器械，几天或几周后，用一系列更宽的扩张器来逐步扩开食管。另一种方法是，消化专科医生往食管里插入一种称为内镜的光学观察器械并通过内镜置入可以被空气或水充盈的气囊。当气囊充盈的时候，它会扩张食管底部的组织，这能够使通道足够宽以使得食物能更轻易地到达胃部。这两种方法需要多次重复地进行，有时当症状复发时必须每半年或 1 年重复做一次。如果扩张通道变得困难，就需要用外科手术来切除瘢痕组织。

贲门失弛缓症

　　贲门失弛缓症是一种病因不明的罕见疾病，是指位于食管和胃之间的肌肉段在吞咽食物后不能够正常松弛致使食物无法到达胃部。结果导致食物在食管下部积聚。最后食管其他区段的肌肉也会受累，推进食物的收缩运动变得不规律和不协调。在一些病例中，随着贲门失弛缓症的加重，病人可能会因吸入食物颗粒（特别是当睡觉的时候）而导致肺炎的发生。

症状

贲门失弛缓症的主要症状是进食后一两天内会吐出食物。随着食物在食管里的积聚，你可能会感觉不适或者胸部疼痛，而且在呼吸的时候嘴里会有难闻的味道。开始时你只有吞咽食物的困难，但到最后你会连吞水时都感到困难。因为食物没有到达小肠被吸收，你可能会体重减轻和有维生素和矿物质缺乏的症状。

诊断

如果你有贲门失弛缓症的症状，医生会用一种称为内镜的器械来检查你的食管以排除肿瘤的可能。医生也会建议做一个食管 X 线钡餐检查。贲门失弛缓症可以通过一种称为测压法（见前一页）的方法来确诊，可以通过测量食管内的压力来评价食管的收缩功能。如果测压法显示你的食管底部的肌肉不能够松弛，就表明你患有贲门失弛缓症。

治疗

为了治疗贲门失弛缓症，医生将会介绍你去看消化专科医生（专攻消化系统疾病的医生）。消化专科医生将会往食管里插入一根可弯曲的观察导管（内镜），并通过内镜置入一个没有充盈的

气囊。当气囊被充盈的时候，它会扩展食管底部的肌肉，使得开口足够大以允许食物更容易通过而到达胃部。这种方法有使食管发生穿孔的风险而且通常需要重复地做。在一些病例中，需要通过外科手术切开胃入口处的肌肉为食物的通过开放通道。尽管这种手术有时很有效，但也会增加患胃食管反流病（GERD）的风险。

食管静脉曲张

食管静脉曲张是指食管下部的静脉膨胀凸出（曲张），通常是由负责将血液从胃和小肠运往肝脏的肝门静脉的血压升高所引起。肝门静脉不断增加的压力通常是由肝硬化所引起。由未受控制的遗传性血色素沉着病或威尔森氏病（肝豆核变性）引起的肝损害会增大患者患食管静脉曲张的风险。静脉可以不停地扩张直至破裂，从而引起食管或胃内大出血而使患者致命。

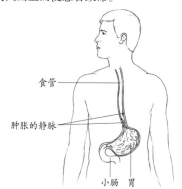

食管 —
肿胀的静脉 —
小肠　胃

食管静脉曲张

食管静脉曲张是指食管下部的静脉膨胀凸出（曲张），通常是由负责将血液从胃和小肠运往肝脏的肝门静脉的血压升高所引起。肝损伤通常会导致食管静脉曲张，并且如果静脉破裂出血的话会威胁生命。

症状

食管静脉曲张引起的出血表现有呕血和排深色或黑色大便。大便因含有被部分消化的血液而呈深色。一些患有食管静脉曲张的患者可能同时有其他肝病的症状，如黄疸（皮肤或者眼白发黄）。出血会引起血压突然下降，从而导致休克。

诊断和治疗

为了诊断食管静脉曲张，医生会采用内镜来检查位于食管下段的静脉。

如果你有食管静脉曲张，医生会给你开β受体阻滞剂之类的降压药来降低肝门静脉的压力。如果曲张的血管破裂，你将需要被立即送往医院的重症监护室，并静脉内（通过静脉）输注一种称为奥曲肽的人造激素。此激素会降低肝门静脉的血压并帮助减少出血。

为了评估病情的严重程度，医生会

警告 ！

食管静脉曲张

食管静脉曲张引发的出血可以是致命的。如果你有以下症状请拨打120急救中心电话，或者立即去最近的医院急诊部。

- 呕出或吐出鲜红或深色的血液；
- 皮肤异常苍白；
- 黑便。

佩戴标有"食管静脉曲张"字样的医疗识别腕带（并注明你的血型），以便你在遭遇紧急情况时急诊工作人员能进行正确而有效的治疗。

将内镜（观察导管）插入食管里的静脉曲张处。为了止血，医生要么通过内镜往破裂血管处注射一种化学试剂使之愈合，要么在血管周围置入一根橡胶带封闭血管。

如果这些方法不能够止血，医生可能会往食管里插入内镜，并用内镜引导在静脉曲张的地方置入未充盈的气囊，气囊随后被充盈，从而对食管内的血管加压以止住出血。在很多情况下，医生会采用肝颈体循环分流术（TIPSS）来改变血流通路，即把门静脉直接连到肝静脉（排出肝内血液）上以缓解食管内的压力。

食 管 癌

食管癌是很少见的。但是当癌症在食管内壁发展的时候，癌细胞会迅速复制并扩散到体内其他部分。肿瘤最终会堵塞通往胃部的通道。食管癌主要分两型——鳞状细胞癌和腺癌。鳞状细胞癌发生在食管内壁的黏膜上。由于整个食管内壁是由鳞状细胞组成的，因此鳞状细胞癌可以在食管内的任何地方发生。鳞状细胞癌过去常占到食管癌总数的90%，但现在只占到50%。

腺癌通常发生于食管下部黏膜的腺体组织处。由胃食管反流病（GERD）引起的慢性炎症所导致的组织改变可以导致腺癌发生。

食管癌的发生与长期暴露于烟酒等刺激有关。如果一个人既吸烟又嗜酒的话，患食管癌的风险会更高。患有这种癌症的男性比女性更常见，并通常多见于60岁以上的人群。食管癌几乎是绝症。然而，如果能早期诊断是可以被成功治愈的。

症状

食管癌的主要症状是吞咽困难，或者是在吞咽时出现进行性加重的疼痛。开始只是进食困难，最后连吞水也困难。其他症状包括体重下降和偶尔吐出带血的黏液。

诊断

如果你有食管癌的症状，如吞咽困难，医生会建议采用食管X线钡餐检查，也可能采用内镜来检查你的食管。如果X线或内镜检查出有异常，医生可能会建议你做活组织检查（从食管取样本细胞并在显微镜下做检查）。

治疗

外科手术是食管癌的惯用治疗方法。放疗和化疗可能单独或联合使用来杀死癌细胞。激光治疗有时被用来破坏堵塞食管的一部分肿瘤，暂时性地缓解如吞咽困难的症状。

胃和十二指肠疾病

当食物被咀嚼及吞咽后，胃壁强大的收缩作用开始反复地挤压粉碎食物。胃酸和消化酶把食物分解成浆状。处理过的食物通过胃（通过称为幽门括约肌的环形肌）到达十二指肠。十二指肠分泌胆汁和更多的消化酶，使得食物在到达下段小肠前被更充分地消化。一顿饭的食物完全从胃及十二指肠中排空到达下段小肠需要花 3~5 小时。

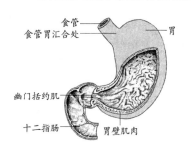

胃和十二指肠

食物通过胃食管汇合处进入胃，在胃里被部分消化。胃壁的肌肉压碎食物并推动食物通过幽门括约肌到达十二指肠。食物在十二指肠被更充分地消化，然后进入小肠的下段。

消化性溃疡

消化性溃疡是指胃或十二指肠（小肠的起始段）内壁的穿孔或破裂。由胃分泌的消化液酸性很强。在正常情况下，胃和小肠的内壁被一层黏液和由胰腺分泌进胃里的碳酸氢盐，来保护以防止胃酸的侵蚀。当这种保护性屏障被破坏后，消化液就会接触胃内壁细胞并损伤它们。

发生在十二指肠上的溃疡称为十二指肠溃疡。发生在胃部的溃疡称为胃溃疡。在少数病例中，溃疡可以发生在食管下段和小肠的下段。溃疡可以完全穿

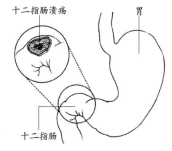

十二指肠溃疡

十二指肠溃疡是指发生于小肠起始段的由于十二指肠黏膜受侵蚀而引起的溃疡。

透胃壁，会引起严重的出血，如果不及时治疗会有致命危险。

很多因素可以引起溃疡的发生。有些人会因为幽门螺杆菌的感染而使胃内壁的保护屏障减弱从而引发溃疡。长期服用阿司匹林、布洛芬、萘普生之类的止痛药也会导致溃疡的发生，因为这些药物长期大剂量服用会刺激胃内壁黏膜。吸烟也是一个危险因素。在有些不常见的病例中，消化性溃疡是由胃或胰腺的肿瘤所致。情绪紧张、饮酒、吃酸性食物不会引起消化性溃疡。

症状

消化性溃疡的主要症状有上腹部或胸部下方烧灼性的疼痛，在少数病例中上背部（肩胛间）也会出现这种疼痛。疼痛经常在饭后2小时和深夜加重，吃些食物或者吃些抗酸药通常会缓

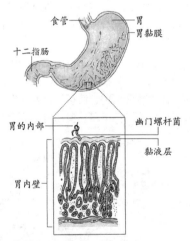

食管
胃
胃黏膜
十二指肠

胃的内部
幽门螺杆菌
黏液层
胃内壁

胃内壁的幽门螺杆菌

幽门螺杆菌是一种吸附在胃内壁黏液分泌细胞表面的螺旋状细菌。在60岁以上人群中大约有50%的人都会感染幽门螺杆菌，大多数人没有任何症状。但是有15%~20%的感染了幽门螺杆菌的人患有消化性溃疡。

⚠ 警告 ❗

大便带血

内出血（比如小肠上部或胃的出血）通常量比较少并且不总是很明显，因为血流流经小肠的时候比较缓慢而且部分还会被机体消化掉。被部分消化的血液有松散、黏性、恶臭和黑色（因为血液暴露于空气后会被氧化）的特点。如果你排黑便的话请立即去看医生——这可能是消化性溃疡、胃癌或者其他食管、胃或小肠疾病的征兆。

粪便中有鲜亮的血液，通常意味着血液快速地通过了消化道，或者意味着结肠末端有出血。如果你排出鲜红色血液请立即看医生。如果出血量较大的话，请拨打120急救中心电话，或者立即前往最近的医院急诊部。

解疼痛。其他可能的症状包括恶心，呕吐（呕吐物中可能有淡淡的血色），排黑色焦油状大便（出血引起）。如果由消化性溃疡所形成的瘢痕阻塞幽门（胃到十二指肠的出口），从而妨碍了胃的正常排空并有时还引起喷射性呕吐（吃完东西后立刻发生的强烈呕吐），就会发生一种较少见的疾病——幽门狭窄。

诊断

如果你有消化性溃疡的症状，医生会用内镜来检查你的食管和胃，同时有可能会取出一些组织样本在显微镜下检查（组织活检）。医生会检验你的粪便中是否带血，或者进行血液检验来查

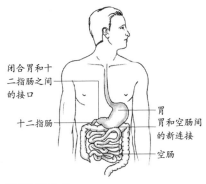

闭合胃和十二指肠之间的接口

十二指肠

胃

胃和空肠间的新连接

空肠

胃空肠吻合术

胃空肠吻合术是指通过外科手术在胃和空肠（小肠中段）间新建一个连接。这种方法有时被用来治疗十二指肠溃疡。医生封闭十二指肠与胃之间的接口，使胃酸直接到达空肠而不是到达十二指肠，从而避免对十二指肠溃疡处造成刺激并避免引起其出血。

明是否有幽门螺杆菌感染或者是铁缺乏（贫血）。贫血可以是内出血的表现。

治疗

减少胃中的胃酸量是治疗消化性溃疡的常规方法。医生会向你推荐非处方抗酸药或者是处方抗酸药物，也可能会开能覆盖溃疡面的药物以使溃疡避免被胃酸腐蚀并让它愈合。如果组织活检中发现有幽门螺杆菌，医生会开抗生素。不要自行服用非处方类抗酸药，除非医生诊断出你患有消化性溃疡并建议你服用这些药物。服用抗酸药物会掩盖例如胃癌之类更严重的疾病症状。停止吸烟，因为吸烟会刺激胃内壁黏膜并使溃疡愈合缓慢。

少数病例需要用外科手术来治疗消化性溃疡。外科手术可以通过针缝合十二指肠穿孔来止血。通过外科手术即迷走神经切断术可以切断控制胃生成胃酸的神经。迷走神经切断手术后一般会扩张胃出

口（一种称为幽门成形术的方法）以便同时防止幽门狭窄。在治疗十二指肠溃疡时，有时可采用胃空肠吻合术，即从胃部造一个开口连接到小肠中段（空肠）并关闭通往十二指肠的开口。

胃　癌

癌细胞可以在胃的任何位置发展而且可能会扩散到体内其他部分。因为胃癌的症状和与其他不严重的消化性疾病类似，所以很难被早期发现。吃干的、烟熏的、特别咸的食物或嗜酒被认为是导致胃癌的危险因素。患有胃溃疡并不一定会增加发生胃癌的风险。然而，胃中存在幽门螺杆菌（与消化性溃疡有关）可能与胃癌有关。一般男性发病率是女性的 2 倍，而且患病风险随着年龄的增加而增加。吸烟也会增加患胃癌的风险。

症状

胃癌的早期症状很容易被忽视，包括消化不良（特别是饭后消化不良）和没有食欲。随后是上腹部的剧痛，体重减轻，频繁的呕吐（呕吐物中常带血），以及大便中带有红色或黑色血液。如果有肿瘤堵塞幽门（胃通往小肠的出口），从而阻止了胃的排空，有时还会引起喷射性呕吐（吃完东西后立刻发生的强烈呕吐），就会导致一种称为幽门狭窄的罕见疾病发生。

诊断

如果你有胃癌的症状（特别是有与你平时消化不良时不一样的症状），医生会采用内镜来检查你的食管和胃，同时也可能从胃中取一些组织样本在显微

胃切除术

保留的部分胃

切除的部分胃

关闭十二指肠

空肠与胃的连接处

食管

空肠与食管连接处

十二指肠

切口部位　　　　　　部分胃切除　　　　　　全胃切除

胃切除术

　　胃切除术是指利用手术切除一部分胃（部分胃切除；上图中）或者整个胃（全胃切除；上图右）。在部分胃切除术中，所保留的胃与空肠建立连接（小肠中段），原来与胃连接的十二指肠（小肠起始段）被关闭。在全胃切除术中，整个胃被切除，食管直接与空肠建立连接。

镜下检查（活组织检查）。医生也可能建议你做胃部的 X 线钡餐检查。

治疗

　　要根据癌症的发展阶段而定，切除胃中受累部分（称为局部胃切除术）是最常见的治疗方法。也可能需要切除整个胃部（全胃切除术）。获得早期诊断和治疗的病例被治愈的机会最大。医生会联合放疗和化疗来防止癌症的扩散或者复发。

腹部疾病

　　本章的其他几部分涵盖了消化系统的特定部分（比如小肠）所特有的疾病。然而，有时一种疾病可以影响到腹腔中的多个消化器官（比如同时累及胃和小肠）。这一部分（腹部疾病）讨论的是多器官受累的疾病，包括胃、小肠、大肠和腹膜（覆盖整个腹腔内壁和包绕多个器官的膜样组织）。这些疾病经常会引起发炎、阻塞、麻痹等征兆和症状。

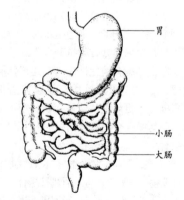

胃

小肠

大肠

胃、小肠和大肠

　　有时消化系统的一种疾病可以累及多个器官，如胃、小肠和大肠。

腹 膜 炎

腹膜炎是腹膜发生的炎症，腹膜是腹腔中覆盖胃、小肠和其他腹腔器官的双层膜性结构。腹膜炎几乎总是由其他没有被治疗的炎症疾病所导致的。腹膜炎可能是消化性溃疡、憩室炎、阑尾炎或者克罗恩病之类的消化道疾病的并发症。对于妇女来说，腹膜炎可能是一些法洛皮欧管疾病的并发症，如异位妊娠的破裂。腹膜炎也可能是由引起腹壁穿孔的创伤所导致的感染的结果。

如果腹膜炎能够及早得到迅速地治疗，完全康复是可能的。如果不加以治疗，腹膜炎可以导致严重的脱水或者电解质失衡（反复呕吐所引起）、小肠麻痹（肠梗阻）或者休克。虽然腹膜炎可以致命，却很少有人因腹膜炎而死亡，因为应用抗生素通常可以清除感染。

症状

腹膜炎的主要症状是腹部剧烈的疼痛。在开始发病处附近疼痛最为严重，而且当你走动的时候疼痛会加重。就像消化性溃疡穿孔引起的疼痛在右上腹部更为剧烈一样。另外，病人通常会发热。其他症状要看炎症或感染的来源，可以包括恶心和呕吐。在发病几个小时后，胃部发胀，疼痛范围加大。

诊断

如果你有腹膜炎的症状，请立即前往最近的医院急诊部。医生会询问你的症状并触摸你的腹部，以寻找疼痛最剧烈的区域并辨别炎症的来源。医生会要求你做血液检验和 CT 扫描。如果腹腔中有液体，医生会采用穿刺术，往腹腔

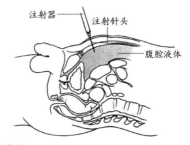

腹膜炎

在诊断腹膜炎时，医生将注射器针头插入腹腔抽取腹腔积液送实验室检查。

中插入针头并抽出液体样本来做检查。如果医生不能确诊，就会建议采用剖腹探查术，打开腹腔查明疾病的原因。

治疗

如果你有腹膜炎的话，必须立即进行手术来治疗可能的诱因。如外科医生可能会切除一段小肠或者修复穿孔的溃疡面。手术前你需要静脉输注（通过静脉）抗生素来治疗感染，如果有脱水还需要输注液体。外科医生会在你的腹腔里置入一根橡胶管来引流腹腔内积聚的液体。

肠 梗 阻

肠梗阻是指部分或完全的小肠堵塞。最常见的梗阻原因是外科手术后所形成的瘢痕组织带造成了梗阻。瘢痕组织带与小肠互相缠绕，从而对小肠造成挤压。肠梗阻也可以由炎症性肠病，结肠癌性肿瘤，绞窄性疝或者不能被消化的块状物如变硬的容积性泻药所导致。有时肠梗阻是因为肠子打结或扭曲。在少数病例中，肠梗阻是由肠套叠所致，肠套叠是指小肠本身像套筒一样的层层折叠。婴儿和儿童比成人更容易发生肠套叠。

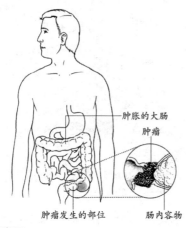

肿胀的大肠

肿瘤

肿瘤发生的部位 肠内容物

肠梗阻

肠梗阻是指小肠或者大肠的堵塞。如肿瘤之类的梗阻会阻断食物的通过或者粪便从肠道的排出，导致肠内容物潴留引起肠肿胀。

肠梗阻很常见。如果发生了完全性肠梗阻，供应小肠的血流会被阻断而使组织坏死。如果梗阻没有缓解，小肠就会破裂并引发腹膜炎。没有得到治疗的肠梗阻最终将导致严重的脱水和电解质失衡、小肠麻痹、休克，甚者致命。

症状

肠梗阻的症状要看梗阻的位置和是完全性还是不完全性肠梗阻。发生在小肠的梗阻会引起腹部中心绞痛和越发频繁的呕吐；如果呕吐能暂时缓解绞痛，那么就可能是不完全性肠梗阻。如果梗阻发生在大肠，你就不会呕吐或者很少呕吐；如果发生在大肠的梗阻是不完全性的，你会经肛门排气和排出很稀的粪便，这会暂时地缓解剧烈的绞痛。完全性或者不完全性肠梗阻都会阻止气体和粪便的通过。

诊断

如果你有肠梗阻的症状，医生会采用腹部 X 线（当你站立的时候，如果可以的话）。如果医生不能确定引起梗阻的原因，医生会建议采用 X 线钡餐或者 CT 扫描。如果结果仍然不明确，医生会建议进行剖腹探查术，打开腹腔寻找引起梗阻的原因。

治疗

如果你有肠梗阻的症状，医生会将一根管子通过你的鼻子或口插进胃和肠道来吸出空气和液体，通过减压来缓解疼痛。如果你有脱水现象就需要静脉输注液体。为了观察梗阻是否能自行疏通，你需要在 24~72 小时内禁止进食。

如果在 72 小时内梗阻仍然存在，医生会用外科手术来定位梗阻部位并作出处理。如果肠梗阻已转变成完全性（会阻断供应小肠的血流）梗阻就需要立即进行手术。

如果病因是肠扭转，外科医生会尝试松开小肠并在扭转处的小肠段插入一根管子，来防止再次发生肠扭转。另一种方法是，外科医生切除扭转的小肠段

> ## 警告 !
>
> ### 肠梗阻
>
> 肠梗阻可以是致命的。如果你有以下的症状请拨打 120 急救中心电话，或者立即前往最近的医院急诊部。
>
> ● 腹痛并伴随腹部肿胀，特别是下腹部；
>
> ● 便秘；
>
> ● 不能经肛门排气；
>
> ● 恶心和呕吐。

并把断口处重新连接起来。

肠 麻 痹

肠麻痹是一种严重的疾病，是指小肠发生麻痹，中断了消化过程。这种麻痹由小肠肌肉不正常的电活动所导致。推进食物的收缩作用会变慢或者完全停止，导致气体、液体和粪便在小肠中积聚。肠麻痹通常是腹腔手术、严重感染或者服用一些药物后所引起的。肠麻痹也可以由消化系统疾病如肠梗阻、腹膜炎、胰腺炎或者穿孔性的消化性溃疡所引起。患有多发性硬化或者帕金森病等神经系统疾病的人，患肠麻痹的风险会增加。如果原发疾病得不到治疗的话，肠麻痹可以是致命的。

症状

肠麻痹的症状包括腹部疼痛和肿胀，便秘，不能排气，呕吐。如果你有这些症状的话请去看医生来检查诱因。如果你的这些症状伴有发热，你可能会有威胁生命的感染，需要紧急的医疗处理。

诊断

如果你有肠麻痹的症状，医生会对你进行检查，对腹部进行 X 线检查。为了排除其他疾病，医生会需要你提供详细的身体健康史，进行血液检验来检测钙和电解质（如钠，钾和镁），评估你的甲状腺功能。这些指标中任何一种发生异常都可以减慢小肠的电活动。

治疗

如果你有肠麻痹的症状，医生会将

警告 !

肠麻痹

肠麻痹如果引起感染的话可以致命。如果你有以下症状并伴随发热的话，请拨打 120 急救中心电话，或者立即前往最近的医院急救部。

● 腹部疼痛和发胀；
● 便秘；
● 无法排气；
● 呕吐。

一根管子通过你的鼻子或口插进胃和肠道来吸出空气和液体，这将减轻麻痹梗阻的肠道对邻近组织和器官挤压而导致的疼痛。因为某些程度的肠麻痹多发于外科手术后，因此医生会尽量避免使用麻醉药来止痛，因为药物会减慢肠蠕动。

类 癌

类癌是一种癌性肿瘤，最常见于阑尾，但也可以发生于肠道壁或者胃壁。尽管它们是癌性肿瘤，但它们的发展缓慢以至于 50% 的患者从来没有症状，只是在体检或者其他疾病的外科手术中才被发现。然而，如果类癌长的足够大，会引起肠梗阻。在 10% 的病例中，癌细胞会随血流扩散到肝脏，在肝脏癌细胞复制并形成产生激素的肿瘤。这些肿瘤释放激素所引起的症状称为类癌综合征。

症状

类癌综合征的主要症状是持续几小

时的头颈部发红，通常在运动后或饮酒后发生。如果癌症扩散到了肝脏，就会出现腹部绞痛、突发性水样腹泻、喘鸣之类的哮喘症状、呼吸急促之类的心力衰竭症状。

诊断

类癌肿瘤很难诊断。如果你有类癌肿瘤的症状，医生会做血液和尿液检查来鉴别确认类癌肿瘤所分泌的激素。医生会建议你做 CT 扫描、结肠镜检查，或者通过内镜，来检查你的胃和肠道。你也可以做胶囊内镜检查，即吞下一个含有摄影机的可以给小肠录像的胶囊。

治疗

外科手术是治疗类癌肿瘤的常见方法。然而，所有的肿瘤必须被清除后才可以消除类癌综合征的症状，但这很难办到。医生会开一种称为生长抑素的药来减少面部发红的频率和持续时间，开止泻药来控制腹泻发作，开支气管扩张剂来缓解哮喘症状，通过化疗来减慢肿瘤生长速度。

疝

疝是指软组织从其所在处的肌肉壁薄弱区域间突出。一般情况下，身体的肌肉是紧张而坚固的，能够保持组织和器官在原位置。腹壁由扁平的肌肉层所组成，覆盖和保护腹部胃、肠道、肝脏、肾脏和生殖器官等器官。如果存在疝的话，腹腔中的肌肉会变得薄弱和松弛，原因有肌牵张过度，先天性（出生即存在）无力，或者腹部的外科手术使肌肉壁出现薄弱点。疝通常在腹壁受压的情况下发生，如咳嗽、举重物、用力排尿或者大便的时候。脐疝是指新生儿没有完全发育好的腹壁肚脐周围处的软突出。

疝可以在身体许多部分发生但在腹壁最常见。如果有大段肠管挤压进腹壁的薄弱处，肠内容物就可能被阻止通过肠道，引起肠梗阻。如果肠道的血供被阻断，这种情况称为绞窄性疝。

症状

通常情况下疝的唯一症状是一个突起或者肿胀。突出物通常要几周的时间才能缓慢形成，但也可以突然出现。其他症状包括有沉重感，触痛，或者疝发生处的疼痛。如果疝导致了肠梗阻，你会有恶心、呕吐或者越发严重的腹痛之类的症状。

诊断和治疗

医生通常通过体格检查来诊断疝。大多数疝可以通过把器官或软组织推回肌肉壁的薄弱处，并佩戴一种称为疝带的装置进行暂时性的治疗。然而，永久性地治好疝需要外科手术的介入。绞

警告 !

绞窄性疝

绞窄性疝可以阻断肠道的血供，引起组织坏死，这可以是致命的。如果你有以下任何绞窄性疝的症状，请拨打 120 急救中心电话，或者立即前往最近的医院急救部。

- 非常疼痛的疝；
- 不能推回原位的疝；
- 发热、发红和肿胀的疝。

疝的类型

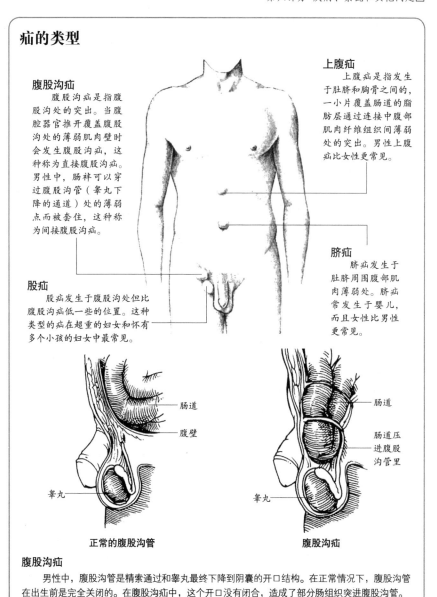

腹股沟疝

　　腹股沟疝是指腹股沟处的突出。当腹腔器官推开覆盖腹股沟处的薄弱肌肉壁时会发生腹股沟疝，这种称为直接腹股沟疝。男性中，肠袢可以穿过腹股沟管（睾丸下降的通道）处的薄弱点而被套住，这种称为间接腹股沟疝。

上腹疝

　　上腹疝是指发生于肚脐和胸骨之间的，一小片覆盖肠道的脂肪层通过连接中腹部肌肉纤维组织间薄弱处的突出。男性上腹疝比女性更常见。

股疝

　　股疝发生于腹股沟处但比腹股沟疝低一些的位置。这种类型的疝在超重的妇女和怀有多个小孩的妇女中最常见。

脐疝

　　脐疝发生于肚脐周围腹部肌肉薄弱处。脐疝常发生于婴儿，而且女性比男性更常见。

肠道
腹壁
睾丸

正常的腹股沟管

肠道
肠道压进腹股沟管里
睾丸

腹股沟疝

腹股沟疝

　　男性中，腹股沟管是精索通过和睾丸最终下降到阴囊的开口结构。在正常情况下，腹股沟管在出生前是完全关闭的。在腹股沟疝中，这个开口没有闭合，造成了部分肠组织突进腹股沟管。

窄性疝或者引起肠梗阻的疝是属于医学急症，需要紧急治疗。外科手术会把突出的肌肉或者组织推回原来的地方并收紧松弛的肌肉（通常是把它们缝合在一起）。一块薄薄的，筛孔样的塑料片，有时会被用来加强薄弱的肌肉，或者加强在以前疝手术后被瘢痕组织所替代的肌肉。

炎症性肠病

炎症性肠病指的是引起肠道反复发炎的疾病，克罗恩病和溃疡性结肠炎就是炎症性肠病的代表。克罗恩病可以发生在消化道的任何部位，但是通常发生于肠道；溃疡性结肠炎通常影响大肠和直肠（有时只影响直肠）。炎症性肠病的病因不明，但是医生认为炎症可能是机体免疫系统对病毒或细菌感染的反应。这种疾病不会因为过分紧张也不会因为吃了特别的食物而导致，尽管这些因素能激发患有这种疾病的人产生症状。

炎症性肠病有家庭聚集的倾向，而且男女发病的概率相同。炎症可能会引起小肠和结肠内出现溃疡，所形成的瘢痕组织会使肠壁增厚和肠道狭窄，这很可能会导致肠梗阻。在溃疡性结肠炎中，溃疡在炎症所破坏的肠内壁细胞处形成。约 20% 的克罗恩病会发展成肛瘘。瘘管可以通向皮肤或者其他器官并会引起腹膜炎。患有炎症性肠病的人，特别是患有溃疡性结肠炎的人患上肠癌的风险会大大增加。

症状

炎症性肠病的症状包括腹泻、腹痛、疲劳、发热；如果是孩童的话，会停止发育。在溃疡性结肠炎中，或者克罗恩病影响到结肠的话，排出的粪便可能会因为溃疡出血而带有很多血。如果炎症性肠病持续了好几年的话，肠功能会因此逐渐衰竭。如果你有瘘管而阻止了被消化过的食物吸收的话，你可能会因此体重减轻。如果瘘管通向你的皮肤表面，肠内容物就会漏出体外。炎症性肠病也可以引起如红眼、皮疹、关节痛，或者肝功能异常等肠道以外部位的症状。

诊断

如果你有炎症性肠病的症状，医生将对你进行体格检查。医生会采用结肠镜检查术来检查你的结肠。如果只检查下 1/3 的结肠，那么这种方法称为乙状结肠镜检查术。医生也可能采用肠道 X 线钡餐检查。你也可能要做胶囊内镜测验，在这种方法中你要吞下一个含有录像机的胶囊来给你的肠道进行摄像。医生也可能要求你做血液检验，检测血液中的细菌或者粪便中的病毒，以排除癌症或者病毒或细菌感染。医生可能需要从肠道中取样本细胞在显微镜下做检查（组织活检）来明确诊断。

治疗

为了治疗克罗恩病，医生可能会开抗感染的药物，如柳氮磺吡啶或者美沙拉嗪、泼尼松或布地奈德之类的糖皮质激素、硫唑嘌呤或者甲氨蝶呤之类的免疫抑制剂。医生可能会开大剂量的糖皮质激素来治疗初期的严重发作，然后会逐渐减少糖皮质激素剂量来防止病情的复发。如果克罗恩病累及结肠，医生将会开出甲硝唑或者环丙沙星之类的抗生素。

对于溃疡性结肠炎，常规的治疗方法是用美沙拉嗪同时口服和灌肠或者使用直肠栓剂。在一些病例中，需要使用糖皮质激素或者更强力的免疫抑制药物。

在药物治疗无效或者有瘘管或瘢痕形成等并发症的情况下，治疗克罗恩病时就需要通过局部或全结肠切除术的外科手术方法移除部分结肠。如果其他方法治疗溃疡性结肠炎无效的话，医生会建议采取全结肠切除术。

肠易激综合征

肠易激综合征（也称为痉挛性或激惹性结肠）是一种可以在消化道任何器官中引起多种症状的常见疾病，涉及的器官包括食管、胃、小肠和大肠。该病病因不明，但是它有可能是这些器官中非自主神经或者肌肉的功能发生障碍所导致的。在肠易激综合征中，肌肉正常推动粪便通过肠道的收缩波变得不协调。这种情况在女性中发生的频率比男性高出2倍，而且在年轻人中更常见。紧张状态或饮食不良可以激发或者加重症状。

症状

肠易激综合征的症状在不同个体上的表现不同，而且与其他消化系统疾病所引起的症状相似。症状包括腹部结肠部位的不适、恶心，有隆隆声和气过水声等消化杂音。病人经常会有便秘、腹泻，或者总有直肠没有排干净的感觉。有时腹泻和便秘会交替发作。

诊断

为了诊断肠易激综合征，医生会对患者进行体格检查，并通过一系列的实验室检查来排除其他可能的疾病，如炎症性肠病或者结肠癌。医生会建议患者进行血液检验和粪便检查以排除癌症和感染。患者可能会需要做CT扫描或超声。在一些病例中，医生会取肠道中的样本细胞进行组织活检，或者使用胶囊内镜，在这种检查中患者需要吞下一个含有录像机的胶囊对患者的小肠进行摄像。医生可能会采用结肠镜检查术来检查结肠。如果只检查下1/3的结肠，那么这种方法称为乙状结肠镜检查术。医

生也可能推荐肠道X线钡餐检查。

治疗

由于病因不明确，肠易激综合征治疗起来很困难。许多因素都能导致病情的加重。要尽量辨别和避免你认为可能会引起症状的物质和状态（包括心理或情绪的变化）。采取措施避免消化不良和胃食管反流病（GERD），可能会帮助缓解其中的一些症状。如果你有便秘或者有腹泻与便秘交替的情况，医生可能会推荐麸皮之类含有不能溶解纤维（纤维不能被消化过程所分解）的高纤维饮食。吃易消化的食物对有腹泻或产气过多的患者会有所帮助。在少数病例，医生会开解痉药来帮助减缓肠道收缩。如果是紧张状态激起了你的病情发作，医生可能会开抗抑郁药或者抗焦虑药来减轻过分紧张的症状。除非医生推荐，请不要自行服用非处方类药物。

小肠疾病

小肠是直径大约有1.27厘米、4.27~6.1米长的管道，从胃部延伸到结肠（大肠的最主要部分）。分解食物成为颗粒的过程从胃部开始在小肠中继续，并由胰腺、胆囊、肠壁生成的酶和消化液辅助进行。当食物溶解成微小颗粒后通过薄薄的小肠内壁进入血流（脂肪在进入血流前会先进入小肠内的淋巴管）。小肠内表面被一层称为绒毛的微小指状物所覆盖。这些结构使消化表面变得更大，使得更多的食物微小颗粒能够被机体所吸收。

常用诊断方法

有多种诊断消化道疾病的成像诊断方法供医生选择。以下就是对几种最常见的诊断方法的介绍。

内镜的构造包括小摄像头、获取组织样本或进行医疗处理的装置和光源。在内镜的使用过程中，摄像头可以拍照或者传送图像到监视器上。当使用内镜的时候，有可能需要扩张消化道来获得清晰的图像。

内镜检查术

内镜是医生用来检查体腔的显像管。内镜通常可随意弯曲，但也有一些（如腹腔镜）内镜是不易弯曲的。

这里有一些用来诊断和治疗消化道疾病的内镜检查术：

内镜检查术		
方法	**被检查的身体部位**	**内镜插入口位置**
食管镜检查	食管	鼻子或口腔
胃镜检查	胃	鼻子或口腔
腹腔镜检查	腹腔	腹部小切口
结肠镜检查	结肠	直肠
乙状结肠镜检查	结肠下 1/3 段	直肠
肛镜、直肠镜检查	肛门和直肠	直肠
胶囊内镜检查	小肠	吞咽

上部的内镜检查

许多内镜检查术用来观察上部消化道的结构。医生顺着食管插入内镜直到抵达需要被检查或者治疗的消化道部位。

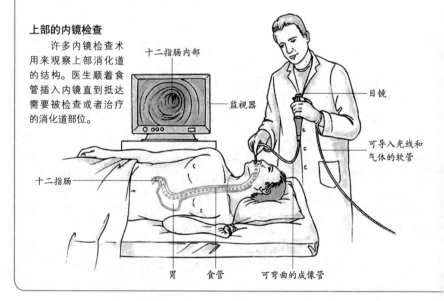

十二指肠内部

监视器

目镜

可导入光线和气体的软管

十二指肠

胃　食管　可弯曲的成像管

结肠镜检查

在结肠镜检查中，一根狭窄的，可弯曲的管子（结肠镜）通过肛门和直肠被插入并贯穿结肠。当结肠镜被慢慢抽回的时候，医生检查结肠内壁黏膜上炎症、息肉或者肿瘤之类的异常情况。结肠镜末端的摄像头获取结肠内的图像并传送到监视器上。而且可以通过内镜刮去和移除息肉之类的生长物。

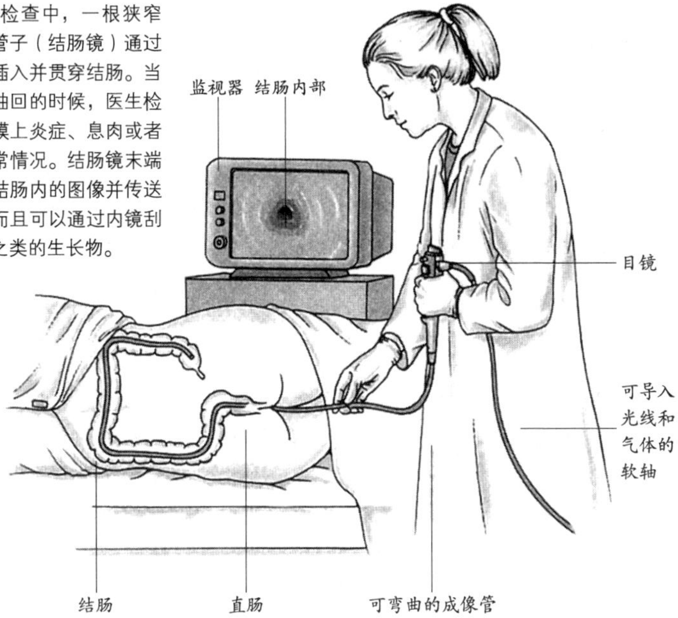

监视器　结肠内部

目镜

可导入光线和气体的软轴

结肠　　　　直肠　　　　可弯曲的成像管

胶囊内镜检查

胶囊内镜检查是一种诊断性成像检查，这种检查将彩色摄像机置入胶囊里，受检者在检查前需先吞服这种胶囊。这样，"可食用的"摄像机就随着肠道的蠕动作用进入肠道。沿途中，摄像机拍摄出肠道内壁的图像，并将图像传送至戴在受检者腹部周围带子上的传感器里。传感器把图像储存进入储存器里。这个过程需要花8个小时的时间。之后受检者把带子和储存器归还给医生诊室，医生便可以下载图像，并通过电脑显示器来观察肠道内的任何异常情况。这种用完即可丢弃的（可冲洗的）摄像机通常在24小时内通过肠运动排出体外。

X线钡餐检查

这种检查使用了一种称为钡的对照介质（染料），用来检测消化道中的异常情况。钡是一种金属性化学物质，能阻挡X线使其无法穿过。当钡与水混合并到达体内需要被检查的区域时，就能在X线片上显示出来。有时需要往消化道中充入气体，使消化道扩张从而使不明显的异常情况能更清晰地显示出来。

● 在检查食管、胃和十二指肠之前，需要先吞下混在饮料中或掺入饼干和药片中的钡。

● 在检查小肠时，需要先吞下混在饮料中或掺入饼干和药片中的钡。有时钡要通过插入直肠的管子输进小肠。

● 在检查大肠时，钡通过插入直肠的管子直接输进大肠里。

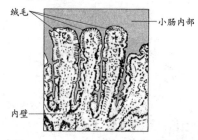

绒毛

小肠内部

内壁

小肠

小肠内表面被一层称为绒毛的微小指状物所覆盖。这些结构使得肠道的消化面积变得更大。绒毛分泌出酶来分解脂肪、蛋白质和碳水化合物，并使这些被分解的营养物质颗粒被吸收入血流。

乳 糜 泻

乳糜泻（也称为腹型斯泼卢腹泻）是一种常见的遗传性疾病，是指患者在吃了一种含有谷蛋白的食物后激发机体的免疫系统对小肠内壁绒毛造成的损伤。小麦、大麦、黑麦、燕麦中都含有谷蛋白。当谷蛋白接触小肠内壁时，绒毛会变得平整，肠内壁会变得光滑。这种反应减小了小肠的表面积，减弱了机体吸收营养物质的能力。

尽管这种疾病在婴儿和幼儿期就能被诊断出来，但是成人患有乳糜泻时却可能多年不会被诊断出来。如果不治疗的话，乳糜泻可以导致营养不良和其他吸收不良或者营养失调性疾病，如贫血（缺铁引起），骨质疏松症（钙吸收不良引起），癫痫发作，或者侏儒症（广泛的维生素和矿物质缺乏引起）。孕妇如患有乳糜泻且不经治疗的话，会有流产或者生下有脊柱裂之类的神经管缺陷病婴儿的风险。

乳糜泻在有北欧血统的人群中最常见。由于如果乳糜泻不经治疗的话，会引起并发症和营养不良的恶化，所以直系亲属中有被诊断出乳糜泻（父母，同胞和孩子）的话，就要去做乳糜泻检查。10% 的乳糜泻患者直系亲属会患有乳糜泻。

症状

胃肠道症状的表现要看所摄入的谷蛋白量的多少。症状可能包括腹胀，产气过多，腹痛，慢性腹泻，或者排出苍白、恶臭的大便。其他症状（营养不良）包括口腔溃疡，牙齿脱色，骨头和关节疼痛，肌肉痉挛，腿部的麻刺感，皮疹（皮炎），体重下降，或者易疲劳。除以上症状之外，乳糜泻可以导致婴儿发育不良和儿童成长延缓。对于妇女来说，乳糜泻可以导致月经期缺失（闭经），骨质丢失引起骨质疏松和骨折。

诊断

如果你有乳糜泻的症状，医生会采取体格检查和血液检验来测定抗体（机体针对谷蛋白而合成的保护性蛋白质）的水平。医生会通过检测粪便样品中的血液、病毒或者细菌，来判断是否能排除癌症、病毒或者细菌的感染。通过活组织检查（提取肠道的细胞样本在显微

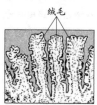

绒毛　　　　　　绒毛　肠壁

健康的绒毛　　　　变平整的绒毛

乳糜泻中的绒毛

绒毛（见左图）是覆盖小肠内壁的微小指状物，能够帮助分解和吸收食物中的营养物质。在患有肠道疾病如乳糜泻的患者中，绒毛会变得平整（见右图），从而减弱了机体吸收营养物质的能力。

镜下进行观察）来查明绒毛损伤能证实乳糜泻的诊断。

治疗

乳糜泻的常规治疗方法是从饮食中清除含有谷蛋白的食物。医生会建议你避免烘焙的食物、谷类、生面团，以及其他任何含有小麦、大麦、黑麦、燕麦的食物（或者饮料类如啤酒，淡色啤酒，伏特加酒，杜松子酒，威士忌酒等）。尽管燕麦可能不会诱使所有乳糜泻患者发生症状，但仍然需要避免食用，因为燕麦中的谷蛋白可以在不引起症状的情况下损伤绒毛。药物、漱口剂，以及食品添加剂、防腐剂和稳定剂中也可以含有谷蛋白。通过几天的无谷蛋白饮食，大多数症状都会得到改善，肠内壁黏膜也会开始修复。在少数病例，无谷蛋白饮食对一些患者并不起作用，对此可能需要服用糖皮质激素或者其他药物来减轻炎症。一些患者必须通过静脉内输注营养来获取足够的营养物质。

小肠肿瘤

类似体内其他部位的肿瘤，小肠肿瘤也有恶性（癌性）和良性（非癌性）之分。大多数小肠肿瘤是良性的（只有十分之一的病例是恶性的）。小肠肿瘤可以不引起症状，有可能在其他目的的检查中被诊断出来。在少数病例，肿瘤可能是类癌。

症状

小肠中的肿瘤可以引起贫血的症状，如面色苍白、易疲劳或者心悸（能被你感受到的心跳）。你的粪便中可能

便秘和腹泻

便秘一般被定义为大便干硬、难以排出和肠运动减少。通常情况下，便秘是因为没有喝足够量的水，没有吃足够量的含纤维食物，缺乏运动，过分紧张或者延期排便所引起的。一些药物（如镇咳剂和抗焦虑药）也可以导致便秘。过度使用缓泻药会因过度排空肠道和使人的肠运动产生药物依赖而导致便秘。许多疾病如甲状腺功能减退或者高血钙，都可以引起便秘。如果便秘超过2周，最好去看医生。

腹泻通常被认为是粪便异常稀薄和排泄量增加以及非常频繁地肠运动。一般情况下，肠运动越频繁，粪便就会越稀。腹泻有时是由于过分紧张所引起或者是一些药物的副作用，但是腹泻更多地是由病毒或细菌感染或者食物中毒所导致。一些食物可以引起腹泻。如果腹泻超过3天或者便中带血的话，请去看医生。如果你的大便中有血或者有脓液，或者你极度口渴，或者感到虚弱、发热，或者有腹痛的话，请去看医生。

个体差异相当显著而且各自都有相对固定的排便规律。如果你觉得自己的排便习惯有所改变的话，这有可能就是患有严重疾病的征兆，请去看医生。

有血痕，或者排出颜色非常深或带血的大便。如果肿瘤非常大的话，会引起腹痛和肠梗阻。如果癌症扩散到了体内其他部位，会引起体重减轻或者易疲劳之类的症状。

诊断和治疗

如果你有肠道肿瘤的症状，医生会采用肠道 X 线钡餐检查或者胶囊内镜检查。手术治疗是对良性或者恶性小肠肿瘤的常规治疗方法。放疗和化疗可以分别或者联合使用来杀死癌细胞。

乳糖不耐受

乳糖不耐受是指机体不能消化乳糖，在牛奶以及其他奶制品中含有乳糖。乳糖不耐受患者的机体只能合成少量的乳糖酶或者根本不合成乳糖酶，乳糖酶是存在于小肠中能够分解乳糖的一种酶。乳糖不耐受可以导致胃肠道功能紊乱，如胃胀、痛性痉挛以及腹泻。

世界上有许多人——特别是非洲人，亚洲人，中东人，犹太人，西班牙人以及本土美洲人——容易发生乳糖不耐受。病情随着时间而发展，通常发生在 2 岁以后。一些乳糖不耐受的患者可以食用少量奶制品而不会产生问题。在少数病例中，乳糖不耐受是先天性的（出生即存在的），而且能立即引发胃胀和持续性腹泻，导致儿童体重不能增加。

症状

乳糖不耐受的症状在食用含有乳糖的食物后发生，包括腹胀、痛性痉挛、恶心、嗳气，以及腹泻。症状通常在 30 分钟至 2 小时内发生。症状的严重程度和持续时间要看个人的乳糖耐受程度。

诊断

为了诊断乳糖不耐受，医生会详细询问患者的病史。医生也可能会推荐患者做三种检查——乳糖耐受试验（血液检验）、氢呼吸试验和粪酸度试验——来测量患者的身体正在消化的乳糖量。这些检查是在患者禁食一段时间，然后喝了含有乳糖的液体后所进行的。呼吸试验和血液检验可以在年龄大一些的儿童和成人身上做，但婴幼儿不适宜做这些检查，因为过量的乳糖摄入会导致腹泻，腹泻可引起脱水的发生。

治疗

没有办法能增加体内的乳糖酶产量。为了预防乳糖不耐受的症状发作，医生会建议你减少或避免进食含有乳糖的食物。当你购物的时候，要注意食品标签上是否注明含有乳糖。医生也会建议你用一种非处方类的乳糖酶来加快体内乳糖的消化。在你进食或饮用含有乳糖的食品前先服用这些含有乳糖酶的片剂。

如果你必须避免食用牛奶和其他奶制品，医生会建议你服用钙片和吃一些其他的含有钙的食物，包括绿色蔬菜和有刺的鱼类。吃硬干酪是没问题的，因为它只含有极微量的乳清（大部分乳糖存在于乳酪中）。在很多商店中是可以买到低乳糖牛奶和其他低乳糖食品的。如果婴幼儿有乳糖不耐受的症状，医生会建议给孩子喝豆奶来替代牛奶。

大肠疾病

大肠是由结肠和直肠组成的，大约直径 5.1 厘米，长 1.52 米。大肠的起始部分是一个称为盲肠的囊状腔道，阑尾（一个细细的蠕虫样的囊状器官，是机体免疫系统的一部分）悬挂在盲肠上。结肠的剩余部分向上延伸在右侧腹部（升结肠），横穿于肋架下（横结肠），向下落于左侧腹部（降结肠和乙状结肠）。直肠有12.7厘米长，从结肠末端连接到肛门。肠内容物中的液体和矿物盐在结肠中被吸收入血。大肠将不能被消化的固体食物压紧并把它们向肛门推进。废物以粪便的形式从肛门排出体外。

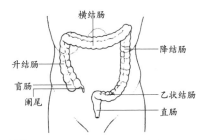

大肠

大肠由两部分组成——结肠和直肠。未被消化的食物（液态的形式）从小肠流到大肠，在大肠大部分的水被吸收回身体。剩下的部分固体废物（粪便）继续向前推进到达直肠。阑尾是一根细细的囊状器官，悬挂在大肠的起始部分盲肠上。

阑 尾 炎

阑尾炎是指阑尾（一根小而窄的从大肠分支出来的囊状器官）发炎。如果粪块或者食物堵塞在了阑尾里，阑尾就会变得肿胀和发炎。小于2岁的孩童很少会发生阑尾炎。如果阑尾炎不治疗的话，肿胀的阑尾可能会破裂，肠内容物就会流进腹腔里而导致腹膜炎（覆盖腹腔内壁的膜组织炎症）。包裹肠道的组织同样也包裹着阑尾，从而可以阻止感染的扩散。

症状

阑尾炎的主要症状是腹部疼痛，并在几个小时内不断加剧。通常腹痛从肚脐周围开始，然后转移到右下腹的一小块区域。在疼痛处轻轻地按压会加重疼痛。其他症状包括发热、恶心、呕吐和厌食。一些患者在发作前会有一两天肠运动停止，而另外一些人则会有腹泻。如果你患有阑尾炎，不要服用泻药，因为这会使发炎的阑尾破裂。

诊断

阑尾炎的症状与其他一些疾病的症状相类似，所以有时很难诊断。如果你有阑尾炎的症状，医生会对你进行体格检查，在你的腹部上按压来确定疼痛的位置。如果医生认为你有阑尾炎，医生就会建议你去医院做一系列相关的检查，如血液检验、CT扫描、超声检查来排除其他的疾病。如果阑尾炎的诊断不明确，医生会建议进行一种称为腹腔探查术的外科手术方法来打开腹腔寻找引起疾病的原因。

治疗

为了治疗阑尾炎，医生会通过外科

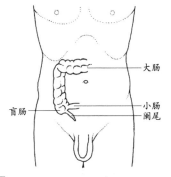

阑尾

阑尾从盲肠（大肠的起始部分）延伸出，处于右下腹部小肠与大肠的交界位置。阑尾是机体免疫系统的一部分。

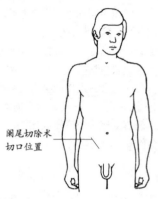

阑尾切除术
切口位置

阑尾切除术

　　阑尾切除术是通过外科手术将发炎的阑尾切除的一项技术。在操作时，患者首先要全身麻醉，然后外科医生在患者的右下腹部造一个斜切口。接着医生会钳住阑尾根部，切除它，最后缝合残余的部分。

手术——阑尾切除术来立即切除阑尾。如果超声检查显示阑尾严重脓肿（充满脓液），阑尾切除就要延迟几天或几周，直到感染被抗生素控制住和脓液通过手术或者插入的管子而排出。因为阑尾炎可能随时复发，所以要在各项检查显示感染被清除后就立即进行手术。发生阑尾炎时，即使阑尾看上去是正常的，医生也要切除阑尾，因为如果患者以后发生阑尾炎而被送往急诊室的话，其他医生看到腹部阑尾手术切口后会以为阑尾已经被切除而错误地排除阑尾炎的诊断。

憩室病和憩室炎

　　憩室病是一种常见病，是指发生于结肠（大肠的最长部分）最下部肠壁上的小囊状膨出（称为憩室）。在少数病例，憩室可以发生于消化道的其他部分，如食管（咽囊）、胃部或者小肠。

　　憩室病的病因不清楚。有些医生认为是慢性便秘的结果。肠运动时会增加结肠壁的张力，有可能引起肠壁薄弱处突出。憩室病通常没有症状，经常在检查其他疾病的过程中才被发现。

　　当一处或多处憩室发炎的话，就称为憩室炎。只有10%的憩室病患者会发生憩室炎。如果不治疗，憩室炎可以导致肠道脓腔（充满脓液的腔室）形成。脓腔会破裂，引起腹膜发炎（腹膜炎）。

症状

　　憩室病通常没有症状。然而，你可能会有轻微的腹痛、左下腹的绞痛（在你放屁或者排便后发作）、便秘或者偶然的腹泻发作。憩室可能会引起出血，使得大便中带血或者出现明显的直肠处流血。

　　如果你有憩室炎，你可能会有严重的腹痛，当你按压左下腹的时候疼痛会更明显，尽管憩室炎有时会发生在右侧腹部。有些人的腹痛会在几小时内就变得相当严重；有些人的腹痛则会在发展几天后才会变得难以忍受。其他症状包括恶心和发热。另外，发生腹膜炎时，腹部会肿胀。

诊断

　　如果你有憩室病或憩室炎的症状，医生会对你进行体格检查并对肠道进行CT扫描来排除憩室炎。医生也可能要求你做血液检验和检查你的粪便中是否带血。

治疗

　　憩室病通常不需要治疗。医生会建议你多吃高纤维的食物和多喝水来软化大便，以减小肠运动时的张力。

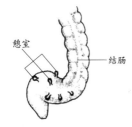

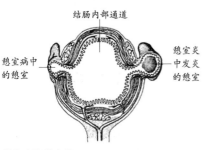

结肠内部通道

憩室病中
的憩室

憩室炎
中发炎
的憩室

憩室病和憩室炎

被称为憩室（上图）的小囊状物形成于结肠外壁并向腹腔内突出。如果这些囊状物不引起疼痛或者其他症状的话，就被称为憩室病。如果囊状物发炎并引起疼痛，就被称为憩室炎（下图）。

为了治疗憩室炎，医生可能会让患者连续 7~10 天口服抗生素。医生会建议患者采用流质饮食让结肠有恢复的时间。如果腹痛继续，医生会建议患者去医院静脉输注（通过静脉）抗生素。除非憩室继续出血或者引起腹膜炎或者引起肠梗阻，否则是不需要采用紧急手术的。为了治疗出血的憩室，医生会推荐使用血管造影术来阻塞出血的动脉血管。只有少数病例需要进行外科手术来止血。

如果你不能够排气或者排便，胃和肠道的内容物就需要借助一根长管子来被吸出来，而且需要静脉输注液体。如果你腹腔中的膨出不能消退，你可能会发生肠梗阻。在少数情况下，医生会做暂时性的结肠造口术。在炎症消退后（通常在几周内），结肠造口被关闭，受

累的结肠会被切除（结肠切除术）。憩室病和憩室炎通常会复发，除非整个结肠被切除掉。

肠道息肉

息肉是指大肠内形成的蘑菇样生长物，可单独生长或者簇生。大多数的息肉是良性的（非癌性）。在大肠中生长的息肉有两种类型——腺瘤性息肉和增生性息肉。腺瘤性息肉最可能长大（超过 1.27 厘米）和变成癌性。在少数病例中，患者结肠中会有上百个息肉生长（家族性息肉病，见下一页）。肠道中长息肉的原因还不清楚，但随着年龄的增长发生的可能性会增加。如果息肉很大的话，会引起肠梗阻。

症状

肠道息肉很少引起症状，但可能会引起直肠处轻微流血或者大便中带血。

息肉和结肠癌

有些息肉如果没有被移除就会发展成癌性的，因此医生建议有息肉发生风险的人要做检查。你需要按照如下计划定期接受结肠镜检查：

● 如果你被诊断有腺瘤性息肉，需要每 5 年做一次检查。

● 40 岁后每 10 年做一次检查；或者将你的直系亲属（父母，同胞，或者子女）被诊断出结肠癌的年龄往前推 10 岁，然后每 10 年做一次检查。

● 如果你无息肉或者结肠癌病史，从 50 岁后每 10 年做一次检查。

如果流血过多的话，你可能会脸色苍白和易疲劳或者有其他贫血的症状。在少数病例，如果息肉引起肠梗阻，症状会有腹痛和呕吐。

诊断

因为肠道息肉通常没有症状，所以经常会在其他疾病的检查中才被查出。为了诊断肠道息肉，医生会使用结肠镜来检查结肠。如果只检查结肠的下 1/3，就会采用乙状结肠镜检查术。医生也会采用结肠 X 线钡餐检查。

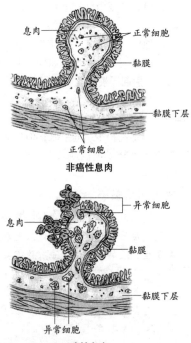

非癌性息肉

癌性息肉

非癌性息肉和癌性息肉

息肉长在结肠内壁黏膜上，通常由正常细胞组成。当息肉转变为癌性时，细胞会异常地生长和复制。异常细胞可能会侵入结肠内壁黏膜的下一层（黏膜下层）。如果癌细胞继续复制，有可能就会侵入血管并随血流转移到身体的其他部位。

治疗

医生在进行结肠镜检查术的时候通常会通过结肠镜移除肠道息肉。如果息肉非常大，医生可能会一次只移除一部分或者建议你去做外科手术。如果息肉是腺瘤，那么其外形越大，癌性的风险就越大。然而，有时癌细胞只存在于息肉里，所以只需要移除息肉即可。

家族性息肉病

家族性息肉病（也称为家族性腺瘤性息肉病或者结肠息肉病）是一种相对少见的遗传性疾病，是指成百上千的生长物——息肉或者囊肿——在结肠（大肠中最主要的部分）中形成，有时也会存在于胃中或者十二指肠（小肠起始段）中。息肉通常在青春期开始形成，95% 的家族性息肉病患者会在 35 岁前发生息肉。

大多数的家族性息肉病患者是由患有该病的父母遗传的。大约 30% 的病例是受孕时某一段基因自发改变（突变）的结果，也是一个家族中首次出现这种疾病的原因。因为变异的基因是显性的（指父母只要有一方带有此基因就可以在后代中表达），因此患者的每个孩子有 50% 获得遗传异常基因的机会并患病。家族性息肉病男女发病机会均等，并在所有民族和人种中都有发生。

息肉如果不移除的话，最终会发展成为癌性。然而，家族性息肉病只占结肠癌的 1%。不经治疗的家族性息肉病发展成为癌症的平均年龄是 39 岁。如果你有家族性息肉病，通过遗传学咨询可以帮助你了解此病，并可以评估传给下一代的风险。

症状

尽管息肉在青春期开始生长，绝大多数有家族性息肉病的青少年并没有症状。随着疾病的发展，症状可能包括大便中带血和黏液、直肠流血、排便习惯改变、腹泻、腹痛，或者体重下降。有些类型的家族性息肉病易在体内其他部位产生多余的囊性组织或骨生长，这些部位有皮肤、骨、眼睛、甲状腺和腹部。

诊断

为了诊断家族性息肉病，医生会问你的家庭中是否有曾被诊断出肠息肉或结肠癌的成员。医生会建议患者做遗传学检查来检测引起家族性息肉病的突变基因。医生可通过结肠镜来检查你的结肠内部。医生也可能会采用结肠 X 线钡餐检查。

治疗

切除整个结肠是治疗家族性息肉病的唯一方法，因为息肉太多而无法被一个个单独移除。在有些病例中，直肠也需要被切除。外科医生可能会采用回肠造口术在腹壁外造一个暂时性或永久性开口，来代替直肠排出粪便。

结 肠 癌

大肠发生的癌症通常称为结肠癌或者结肠直肠癌。大多数癌症发生在大肠的最下部分。结肠癌是第三大常见的癌症（排在肺癌和乳腺癌之后）。结肠癌的病因不清楚，但是研究者认为与高

检测结肠癌的筛选试验

结肠镜检查术是最有效的结肠癌筛选试验。对于家族中有结肠癌患者的人员，最好在直系亲属（父母，同胞，或者子女）被诊断出结肠癌的年龄往前推 10 岁定期做结肠镜检查。对于其他人建议在 50 岁后每 10 年做一次结肠镜检查，每年做一次粪便隐血检查。

动物脂肪（特别是牛、羊肉）和低纤维饮食有很大关系。吸烟也与结肠癌有关。基因对本病的发生同样也会产生影响——家族中有结肠癌的人患病风险会增加。患有溃疡性结肠炎也会增加发病风险——在有超过 10 年的溃疡性结肠炎病患者中，大约 20 个人中就有 1 人最终发展成为结肠癌。如果有肠道腺瘤性息肉而未被发现和切除的话，患结肠癌的风险会增加。结肠癌的男女发病机会相同。结肠癌在 40 岁以上人群中较普遍，发生率随着年龄增加而增加。

随着癌细胞的复制，正常的光滑肠内壁黏膜变得粗糙，增糙和坚硬。如果肿瘤长得足够大就可以引起肠梗阻，阻塞粪便通过。如果不治疗，结肠癌可以透过肠壁扩散到其他腹腔脏器或者通过血流转移到体内其他部位。如果你有患有结肠癌的亲属，要告知医生并做结肠镜检查，这是最有效的检查出结肠癌的方法。

症状

结肠癌的症状根据癌症的发生位置和发展阶段而定。因为肠道内没有痛觉感受器，在结肠癌早期你将不会感觉

结肠切除术，结肠造口术，回肠造口术

为了治疗大肠疾病——如憩室炎、溃疡性结肠炎、大肠癌（结肠），需要通过结肠切除术来移除部分或者全部肠道。如果可能的话，结肠的两个切口端要缝合或连在一起，为粪便通过保留一个通道。如果不能保留这个通道，就要在腹壁上造一个开口使粪便能够通过，并收集在一个袋子中。当结肠与开口相连的时候称为结肠造口术，当小肠与开口相连时称为回肠造口术。

结肠切除术是指移除部分或全部结肠。部分结肠切除术中，患病的结肠会被切除，结肠的两个切口端被连接在一起。结肠造口术是外科医生在患者腹壁上造一个暂时性或永久性的开口，从而使粪便能够通过这个开口直接排出体外（代替正常的通过大肠和直肠的途径）。如果结肠造口是暂时性的，开口会在结肠的两个切口端愈合并融合在一起后被关闭。

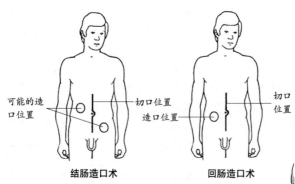

结肠造口术　　　　　　　回肠造口术

结肠造口术和回肠造口术

结肠造口术中，外科医生在结肠通道与体外之间做一个人造的连接。在回肠造口术中，这种人造连接处于回肠和体外之间。

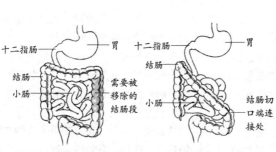

部分结肠切除术前　　　部分结肠切除术后　　　结肠造瘘袋在适当的位置

局部结肠切除术合并结肠造口术

在部分结肠切除术中，外科医生移除病变的结肠段并把两个切口端连接起来。外科医生随后会造一个人工开口使得粪便可以通过而被清除。外科医生先在腹壁上做切口，并通过结肠造口术把部分结肠连接在切口处。结肠切口端的边缘被缝合在切口皮肤的边缘从而造成一个开口。收集粪便的袋子可以粘着在开口周围的皮肤上。每次排便后更换新的袋子。

结肠癌的发展阶段

在大多数癌症中，肿瘤分期被用来判断癌症发展的程度。癌症的描述形式有：原发肿瘤的大小，肿瘤侵入周围组织的程度，肿瘤扩散到淋巴或者身体其他部分的程度。肿瘤分期能帮助医生制订出最合适的治疗方案。医生通过以下方法来判断结肠癌的分期：

● 0 期 癌症局限于结肠或直肠黏膜中；

● Ⅰ期 癌症扩散到结肠或直肠黏膜以外；

● Ⅱ期 癌症从肠道扩散到附近器官或者组织但没有到达淋巴结；

● Ⅲ期 癌症扩散到附近的淋巴结；

● Ⅳ期 癌症扩散到身体其他部分，如肝或者肺。

到疼痛。最早出现的症状是肠运动的改变，如便秘、腹泻、大便变细，或者有直肠没有排干净的感觉。其他症状包括腹部不适、胃气胀感、恶心，有隆隆声或咕噜声的消化噪声，体重下降，大便中带血，或者直肠中有血流出。在少数病例中，患者直到发生肠梗阻前或者在肠道破裂引起腹膜炎前都没有任何症状。

诊断

如果你有结肠癌的症状，医生会对你进行体格检查，包括直肠指检。在检查中，医生会取一些你的粪便样本来检测是否带血。医生可采用结肠镜检查术来检查你的大肠。如果只检查大肠的下

1/3，这种检查方法就称为乙状结肠镜检查术。医生也会进行大肠 X 线钡餐检查

治疗

对于没有扩散到其他器官的结肠癌，外科手术是最有效的治疗手段。如果癌症局限在结肠中，外科医生会通过结肠切除术切除生长物和肿瘤的周围区域。剩余的健康结肠段被缝合在一起为排便保持一个通道。如果癌症发生在结肠的下段，就需要行结肠造口术，医生会建议术后化疗。放疗在术前或术后合并化疗一起来治疗在直肠中生长的肿瘤。

肛门疾病

肛门是消化道末端的开口，通过这个开口粪便被排出体外。它实质上是一根 1.27 厘米长的管道，从直肠穿过一处环形肌（肛门括约肌）到达开口处。在正常情况下，成人可以轻易地控制肛门括约肌，当想排便的时候对其进行调节。因为肛门的功能和结构相对比较简单，涉及肛门的疾病相对较少。

痔 疮

痔疮是肛门内壁肿胀的血管（静脉曲张。受累血管处于直肠和肛门最下方的黏膜处。痔疮可以发生于肛门管的任何地方，它们可能隐藏于肛门里，或者突出在肛门开口处，肉眼可见。

痔疮是一种常见病。排便时张力对肛门括约肌和肛门血管产生压力，引

肛门瘙痒的自我处理

肛门瘙痒是个常见问题，通常是由痔疮或刺激物所引起。在儿童中，肛门瘙痒可能由蛲虫引起，特别是有晚上加重的情况时。肛门瘙痒在老年人中很普遍，因为老年人的皮肤会随着年龄增加变得干燥和缺乏弹性。

如果你有肛门瘙痒，医生会推荐以下的技巧来帮助治疗受刺激的组织并缓解瘙痒：

● 每天泡温水浴1~2次；

● 用少量肥皂清洁肛门区域，冲洗（或只用水冲洗）干净并慢慢地彻底干燥肛门周围区域；

● 使用无香味的肥皂、洗液和手纸以防止刺激；

● 当你不在家的时候，带上事先包好的含有润肤液或润肤油的垫子来清洁肛门周围区域；

● 不要抓或摩擦发炎的区域；

● 穿棉制的内衣以保持该区域的干燥。

起它们肿胀。有些人比其他人更易患痔疮。孕妇和胖人可以因体重的增加而使施加于腹部和肛门血管的压力增加导致痔疮的发生。患有肝硬化的人通常有痔疮，因为通往肝脏的血流被阻塞从而增加了肠道和肛门的血流压力。

症状

痔疮的主要症状是直肠流血，经常在上厕所用手纸时或在便池中被发现。血附着在粪便上而不是混在粪便里。肿胀扭曲的血管壁很薄，在排便时容易破裂。外痔随时可见或者仅在排便时突出肛门外。破裂的血管会产生溃疡，从而在排便过程中引起疼痛。在排便过程中的疼痛会让人延迟排便，这样又会引起大便干硬。尽管不会致命，在肿胀的血管里形成的血凝块会引起相当剧烈的疼痛。突出于肛门外的痔疮会阻碍肛门的完全关闭，致使黏液流出从而刺激肛门周围。

诊断

如果你有痔疮的症状，医生会进行直肠指检。医生也可能会采用肛镜来检查肛门和直肠。为了确认直肠的流血不是因为结肠癌所导致，医生会建议你做结肠镜检查或者乙状结肠镜检查。

治疗

为了缓解发炎的痔疮，医生可能会开直肠栓剂或者含有氢化可的松和止痛剂的软膏。如果痔疮中有血凝块而且引起剧痛的话，医生会移除血凝块。如果痔疮不能痊愈，医生会在痔疮基底部套上橡皮带来切断它的血供，痔疮失去血供就会逐渐萎缩并脱落。其他移除痔疮的技术包括冷冻破坏组织（冷冻手术），

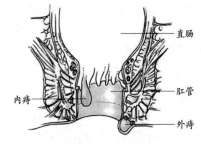

痔疮

痔疮是发生于肛门口附近（内痔）或肛门口处（外痔）的黏膜血管肿胀。有些可以突出于肛门外。

痔疮的自我处理

如果你有痔疮：

● 不要延迟排便，或者过度的疲劳或者在厕所里坐太久；

● 多吃含有高纤维的食物（如水果、蔬菜和全麦或者麦麸或者面包）和多喝饮料（特别是水）使你的大便软化和容易通过；

● 增加粪便中的水含量，能使大便软化和容易通过，用一大杯水送服一些亚麻纤维辅剂（不是泻药）；

● 通过有规律地锻炼来刺激肠运动帮助缓解便秘；

● 如果你有突出的痔疮，每次排便时用手指把它们推回；

● 用冰块敷在肛门处来帮助缓解肿胀；

● 坐在油炸圈饼型的枕头上能缓解施加于痛处上的压力；

● 如果疼痛发作的话，躺床上休息；

● 为了缓解肛门瘙痒和刺激，请用以上的自助技巧。

注射化学药剂来收缩痔疮，或者利用热能（红外线凝固）封闭痔疮防止出血。只有少数病例需要通过外科手术来移除痔疮（称为痔切除术）。在这种手术中，外科医生拉长痔疮，从其基底部打结，用解剖刀或者激光把痔疮切除。激光在切除的过程中同时能封闭血管。

直肠脓肿

直肠脓肿是指在发炎组织处形成的充满脓液的脓腔，可发生于肛门周围、直肠内（肛门括约肌之间）或者直肠内更深处的组织。患有炎症性肠病、白细胞过多症、糖尿病或者喜肛交的人更容易发生直肠脓肿。如果直肠脓肿不加以治疗的话，就会形成肛瘘（从肛管通向皮肤表面的异常管道，见下一个病症）。

症状

直肠脓肿的症状包括直肠区域（尤其在排便的时候）的剧烈疼痛，出血和直肠排出脓液。发生于体外的直肠脓肿可能会有肿胀和温热的感觉。你也可能会有发热和寒战。

诊断和治疗

为了诊断直肠脓肿，医生会采取直肠指检来触摸脓肿。医生也可能会采用肛镜检查肛门和直肠来寻找脓肿。超声检查也会被用来直肠脓肿。通常用外科的方法来引流直肠处的脓肿。如果脓肿很深的话，可能需要进行全身麻醉。医生会开抗生素来杀灭病菌。

肛　裂

肛裂是指从肛门口伸展至肛管里的溃疡。病因不清楚，但有可能是因为排出大而硬的粪便所引起。肛裂也可以由肛交过程中薄弱组织受到创伤所导致。

症状

肛裂在排便的时候很容易受到刺激。裂口也可能导致直肠出血。有时会因为肛裂处太疼痛而引起肛门括约肌收紧（痉挛），导致肛裂处的疼痛加剧。

诊断和治疗

医生可以通过检查肛管来诊断肛裂。大多数肛裂会自然愈合。因便秘引起的肛裂，医生会建议患者吃高纤维的食物，多喝水，多运动，不要延迟排便、用力过度或者在厕所坐太久。如果疼痛发作的话可以坐在油炸圈饼型的枕头上或者躺床上休息。医生也会推荐一些自我缓解肛门瘙痒或者痔疮的技巧，因为这些技巧对肛裂同样适用。如果肛裂不能愈合或者复发，医生会建议手术扩开肛门括约肌并缝合肛裂。

肛 瘘

肛瘘是一种少见的疾病，是指从肛管里通向肛门开口附近皮肤表面的细管。瘘管是扩散的直肠脓肿引起组织糜烂的结果。肛瘘经常是克罗恩病或结肠癌的并发症。

症状和诊断

从瘘管里不断流出的水样脓液会刺激皮肤并引起疼痛和瘙痒。脓肿本身会很痛。为了诊断肛瘘，医生会采用钡灌肠或者进行有造影剂的CT扫描。医生也会采用乙状结肠镜检查术来检查肛门和直肠。

治疗

肛瘘的治疗方法要依据病因而定。由克罗恩病引起的肛瘘在炎症得到控制后通常会愈合。为了治疗由直肠脓肿引起的肛瘘，医生通常会移除瘘管和引流脓肿。

直肠脱垂

直肠脱垂是指直肠异常移位。在完全性直肠脱垂中，直肠内壁和肌肉壁的黏膜脱出肛门外。这种疾病通常是因为大便时用力过度引起的。直肠脱垂在老年人中最常见，因为托住会阴处（生殖器与肛门间的区域）的组织会随着年龄增加而逐渐变得松弛。有些妇女在生育时会使直肠处的韧带变得松弛，这会增加她们患直肠脱垂的风险。

症状和诊断

在直肠脱垂的早期，直肠脱垂从体外看并不明显。首发症状可能是大便失禁和直肠有黏液或血流出。你可能会有一些不舒服，但直肠脱垂很少引起疼痛。最明显的症状是直肠脱出肛门外，尤其在排便的时候。

治疗

直肠脱垂的治疗要根据患者的年龄、体质状况和脱垂的严重程度而定。儿童发生的直肠脱垂通过采用高纤维饮

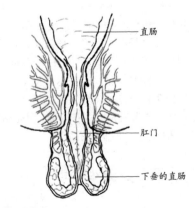

直肠

肛门

下垂的直肠

直肠脱垂
在直肠脱垂中，直肠内壁脱出肛门外。

食后通常会自愈。对于成人，外科医生可能会在肛门肌肉周围置入弹性带子、金属线或者尼龙绳来托住直肠使其处于正常位置，也可能会通过直肠手术上提直肠使其恢复原来的位置或者移除部分直肠组织。更大的手术包括打开腹腔，切除移位的直肠段。手术不一定总会成功，所以直肠脱垂可能会经常复发。

大便失禁

大便失禁是指不能够保持大便待在直肠里。大便失禁的原因可能有肛门括约肌、直肠的肌肉或神经损伤，腹泻，直肠壁缺乏弹性或者骨盆底的功能障碍。肌肉或神经损伤可能发生于妇女生产时，尤其在医生使用产钳或采取会阴切开术时容易发生。肛门或直肠手术（如治疗痔疮）也可能会损伤肛门括约肌。大便时用力过度或者中风发作或者其他影响神经系统的疾病，如糖尿病或者多发性硬化，也都可以导致大便失禁。进行直肠手术、放疗，或者患有炎症性肠病可以引起瘢痕形成而使直肠壁变得僵硬——直肠不能伸展和托住正常量的大便。大便失禁也可能是直肠脱垂的结果。

诊断

如果你有大便失禁症状，医生会对你进行体格检查。医生也会采用其他的检查方法，如测压法来检测肛门括约肌的张力和直肠功能，超声检查来评价肛门括约肌的结构，肌电图描记法来检测神经损伤。医生可能会测量你的直肠能够托住多少大便和保持及清除大便的能力。通过乙状结肠镜检查，医生会检查你的下段肠道和直肠，来寻找如炎症、

生长物或者瘢痕形成等疾病的迹象。

治疗

大便失禁的治疗方法要根据病因而定。医生会建议你改善饮食习惯，如避免吃特定的食物（如咖啡因会松弛肛门括约肌）、少食多餐、吃含高纤维的食物、多喝水来防止脱水。医生也可能会给你开一些维生素和止泻剂等药物。通过锻炼加强骨盆肌肉（凯格尔运动）或者训练在每天特定的时间排便，可以有助于改善大便失禁。因为皮肤长时间与大便接触的话会引起炎症，因此可以采用本书介绍的技巧来舒缓受刺激的肛门组织。如果大便失禁是由于骨盆底、直肠或肛门括约肌损伤所造成的，就需要通过外科手术来修复损伤的组织。一些有慢性大便失禁的患者可以与医生讨论采用结肠造口术。

消化道感染

肠道内正常情况下含有一些无害的微生物。一些栖居于肠道的微生物对人体是有益的，如能够生产维生素。当病毒或细菌之类的病原体在胃或肠道迅速繁殖的话，就会导致消化道感染。除非微生物大量繁殖并引起症状，否则消化道中有微生物的存在并不意味着就有感染。

胃 肠 炎

胃肠炎是消化道（尤其指胃和肠道）受刺激和发生炎症的通称。胃肠炎

最常见的病因是极易在人与人之间传染的病毒感染——即使没有直接接触或者通过食用被污染的食物或水就能感染。病毒感染是在24~48小时内发生呕吐和腹泻的最常见原因，一般被称为胃或肠道流感。

进食或饮用被污染的食物或水（食物中毒）可以导致胃肠炎。在食用含有有毒物质的食物后，如不可食用的蘑菇或者大黄叶，所发生的胃肠炎不称为食物中毒，但是可以导致严重的症状。鸡蛋，奶制品，贝壳类动物食品可以引起一些易感人群发生过敏反应。

胃肠炎的其他原因有消化道正常菌群数量的改变。如果你的免疫系统因生病而功能下降，或者如果你突然改变了饮食习惯（如去其他国家访问），你的消化道中的细菌平衡就会被打乱。当一些本来受压制的菌群变得强大起来，并

在损害其他菌群的情况下大量繁殖的话，胃和肠道功能就会紊乱。使用抗生素也会打乱肠道菌群的平衡，使得原本受压制的菌群大量繁殖而导致感染，如酵母菌引起的念珠菌病。

胃肠炎的严重程度依赖于所感染的病原体类型，病原体数量，吃了多少受污染的食物以及你的年龄和体质。对于新生儿、小于18个月的婴儿和患有慢性疾病的老年人及免疫系统功能低下的人来说，胃肠炎严重发作的风险最大。对于健康人，呕吐或腹泻的发作很少会很严重。但是持续腹泻会导致脱水和机体必需的盐类丢失，这会打乱机体的化学反应，如果不治疗的话，可导致休克。腹部剧烈而持续的疼痛（不是指偶发的痉挛）可能是更严重的腹部疾病的征兆。

症状

胃肠炎的症状有轻微的恶心、腹泻，甚至更为严重的疾病。你可能只有一两次的呕吐或排稀便现象，或者你可能有反复地呕吐，伴有腹部疼痛和痉挛的复发性水样腹泻、发热、身体极度虚弱。有时候，严重的胃肠炎会持续很长时间而使人虚脱。在大多数情况下，症状会在24~48小时内消失。如果你的症状持续了5天或者更长时间，或者你发现大便中带血，或者有脱水的症状（如轻度头痛，脉搏过快，少尿），请立即去看医生。

诊断

如果你有胃肠炎的症状，医生会对你进行体格检查和取粪便样本送实验室检查。医生会问你吃过什么东西，家庭成员中或者接触过的其他人是否也患

胃肠炭疽

炭疽是由炭疽杆菌引起的非常少见的、非接触传染性疾病。胃肠炭疽（也称为肠型炭疽或吸入型炭疽）是因为吃了被污染的动物肉类所导致，通常是牛肉。

炭疽杆菌定居在肠道黏膜上，并在这里繁殖和产生毒素。胃肠炭疽的症状在患者吃了含有被病菌污染的生肉后的1~7天内发作。症状初期类似于胃肠炎，包括恶心、呕吐、腹泻、发热并寒战、腹痛。随后的症状有头痛、背痛、四肢痛、血性腹泻，以及黏膜出血。用抗生素可以容易地治好胃肠炭疽。如果不治疗的话，胃肠炭疽可以致命。

病。医生也会去了解当地的胃肠炎流行情况，这有助于确定治疗方案。

治疗

因为大多数胃肠炎都会自行缓解，所以你可以在家自助治疗来防止脱水的发生。如果你曾有过呕吐，可以口服一种补液（水、盐和葡萄糖的混合物，它可以帮助你的身体吸收水分并使水分进入细胞内），从而大大降低脱水的风险。在大多数药房都可以买到这种补液。

如果你有腹泻，请每半小时喝一次补液直到你的小便重新变成淡黄色，这是你不再脱水的表现。患有严重腹泻的成人在小便恢复正常颜色之前，可能需要每天喝几杯补液。一旦腹泻开始缓解，就可以喝其他的流质，如茶和肉汤；逐渐地可以吃些可口的糕点，煮熟的谷物及其他温和、质软的食物。2~3天后，你就可以恢复正常饮食了。

非处方类止泻药有助于缓解症状，但是它们不能代替补液，因为补液是治疗腹泻的根本。然而，如果你大便中带血的话就不要使用止泻药。同样在没有告知医生的情况下也不要使用抗生素。使用抗生素会使诊断腹泻的病因变得困难，有些抗生素还会打乱肠道菌群的平衡，引起一种炎性腹泻即艰难梭状芽孢杆菌结肠炎的发生。

对于病毒性胃肠炎没有特效的治疗方案。如果诊断明确且恶心和腹泻症状较轻微，医生会建议患者继续采用以上自助疗法。如果呕吐反应严重，医生会开栓剂或者注射用的止吐药。由病毒引起的腹泻有时会用麻醉类药物或者解痉类药物，以减慢肠蠕动并有助于缓解肠痉挛。一旦肠道功能恢复正常，通常就

可以停止治疗。

如果呕吐和腹泻反应太严重而出现脱水，或者患有糖尿病或者肾脏疾病之类的慢性疾病，医生会建议患者去医院静脉输液来恢复体内的化学平衡。

食物中毒

食物中毒，也称为食源性疾病，是指食用了被病毒或者细菌等致病微生物所污染的食物或者饮料后所引起的疾病。食物如有些蘑菇也含有一些能致病的毒素，有些在食物中生长的微生物也可以产生毒素。婴儿、儿童、老年人、孕妇以及因患病或进行抗癌治疗而免疫功能低下的人，发生食物中毒时受到的影响会更严重。

现在已知有超过250种不同的食源性疾病存在。最常见的食物中毒类型包括肉毒中毒、隐孢子虫病、志贺菌病、蕈中毒、旅行者腹泻，以及弯曲杆菌、环孢霉菌、大肠杆菌、沙门氏菌和葡萄球菌感染。因吃生猪肉而感染寄生虫导致旋毛虫病发生的情况现在已经很少见，但是因为吃熊肉、狼肉、狐狸肉或者松鼠等野味肉而感染旋毛虫病的情况也时有发生。

症状

许多类型的食物中毒都可以引起恶心、呕吐、腹部痉挛和腹泻，但是不同类型的食物中毒也会引起不同特征的症状。下表汇总了一些最常见的食物中毒类型，包括其来源和典型症状。

诊断

大多数食物中毒的症状会在2~3天

内自行改善。不过，如果你发热超过38.9℃，大便中带血，脱水，或者腹泻超过3天就要去看医生。为了诊断食物中毒的来源，医生会取一些你的粪便样本送实验室检查。

治疗

不同类型的食物中毒需要不同的治疗方案，因此要依据病因进行治疗。

大多数食物中毒会导致呕吐和腹泻，这会引起脱水的发生。你应该喝足够的水或口服补液来补充身体所丢失的水分。你也可以服用非处方类的碱式水杨酸铋来缓解腹泻。只有在食物中毒是由于如志贺氏菌、沙门氏菌或者弯曲杆菌属等细菌所引起时，医生才会给你开抗生素。

安全地处理食物

如果你不注意操作的话，能引起食物中毒的细菌及其他微生物就会迅速污染你厨房里的食物，特别是禽肉，它们是沙门氏菌污染的主要来源，沙门氏菌也可以潜伏在鲜蛋里。大多数食物中毒是由以下原因造成的：

● 食物被其他食物污染（如生肉、禽肉或者鲜蛋接触到熟食）；

● 没有将肉、禽肉或者蛋类完全做熟；

● 手没有洗干净；

● 把需要冷藏、冰冻或者保持加热的食物暴露于室温中。

遵循以下简单的操作指南可以帮助你保护你的家人安全地用餐：

● 在处理食物前和处理完生肉、禽肉和鲜蛋后要彻底地把手洗干净；

● 用热的肥皂水刷洗你用来切肉或禽肉的刀和砧板；

● 不要用装过生肉或禽肉的碟子和砧板再次装熟食或准备其他食物；

● 在烹调前要冲洗肉、鱼及禽肉；

● 不要吃生的或者没有烧熟的牛肉、禽肉、鱼或者蛋类。在烹调这些食物时温度要达到60℃以杀死有传染性的微生物；

● 要在3天内处理或冷冻生肉，2天内处理禽肉。当在冰箱中存放生肉和禽肉的时候要与其他食物分开；

● 要让食物在冰箱里解冻12~24小时（不是在室温中）或者在微波炉中解冻；

● 不要再次冰冻你已经解冻过的食物（面包除外）；

● 不要让熟食或生食在室温中暴露超过2小时；

● 保证你冰箱的温度要低于4℃，并把冷冻室温度调为0℃或更低；

● 把剩饭菜立即冷藏，不必等热菜先凉了后再冷藏；

● 在2~3天内吃完剩饭菜或者把剩饭菜冷藏起来；

● 当你打开罐头时有嘶嘶的出气声音或有食物溢出的话就把它们丢弃——因为这种情况提示食物可能含有能导致肉毒杆菌中毒的细菌，这种细菌导致的食物中毒可以致命（一些真空包装的罐头在打开时会轻微地嘶嘶作声，这是正常的）。不要买有凹陷或膨胀的罐头。

食物中毒类型	食物来源	症状
肉毒中毒	被污染的自行灌装的食物	肌肉无力，视物模糊，瞳孔散大，呼吸困难，瘫痪
弯曲杆菌感染	生的或未煎熟的鸡肉	腹部痉挛和疼痛，发热，血样腹泻
隐孢子虫病	被污染的水源，未经巴氏法消毒的苹果汁，生的蔬菜和水果	水样腹泻，发热，寒战，头痛，体痛，腹部痉挛，恶心，呕吐
环孢霉菌感染	被污染的食物	腹泻
大肠杆菌感染（大肠杆菌病）	未熟的碎牛肉，发芽的紫花苜蓿，未经巴氏法消毒的苹果汁	水样腹泻，腹痛；在儿童和老年人中可以导致溶血性尿毒症综合征
贾第虫病	被污染的水源	腹泻，恶心，呕吐，腹痛
婴儿型肉毒中毒	被污染的蜂蜜	肌肉无力，微弱哭泣，吸吮无力，心跳加速，便秘
李斯特菌病	被污染的软奶酪，未经巴氏法消毒的牛奶，人粪施肥的蔬菜	发热，体痛，呕吐；在免疫功能低下的人中易引起髓膜炎
蕈中毒	野生毒蘑菇	腹痛，腹泻，呕吐，呼吸困难，出汗，头晕，癫痫发作，幻觉，肝脏或肾脏损害
诺沃克或诺沃克样病毒感染	被受感染的食物操作者的粪便所污染的未烹饪的食物；被污染的饮用水和由被污染水制成的冰块	恶心，呕吐，腹泻，腹痛，肌肉痛，头痛，疲乏，发热
沙门氏菌病	未熟的禽肉和蛋类	腹痛，腹泻，恶心，头痛，发热，严重的脱水
志贺菌病	被受感染的食物操作者的粪便所污染的食物或水源	血样腹泻，发热，恶心，呕吐，腹部痉挛
葡萄球菌病	被污染的手工操作的食物，如汉堡	恶心，呕吐，腹泻
旅行者腹泻	被细菌、病毒或寄生虫所污染的食物或饮用水	水样腹泻，腹部痉挛，发热，恶心，呕吐
弧菌病	被污染的鱼类或贝类	腹泻，腹部痉挛，呕吐，头痛，发热

肝脏、胆囊和胰腺疾病

　　肝脏、胆囊和胰腺实质上并不归属于消化系统，但是它们在消化过程中及身体从食物中吸收营养的过程中发挥着重要作用。肝脏是体内最重的器官，位于肋下右上腹部。肝脏是身体的化学工厂，执行着重要功能，如把食物转化为机体能吸收的营养物质；在身体需要脂肪、维生素、糖和铁等营养物质前储存它们；产生血液凝集所需的蛋白质；清除或中和像酒精之类的有可能危害身体的物质。你身体里大多数的胆固醇是通过肝脏将你所吃的食物中的饱和脂肪（如全奶制品和红色肉类）合成所得。

为了辅助消化，肝脏分泌出胆汁来帮助中和胃酸和分解脂肪。胆汁通过微管（称为胆管）流入胆囊，胆囊是一个囊样的储存器官，位于肝脏的后下部，吸收水和储存胆汁。在消化过程中，十二指肠（小肠的起始段，与胃相连接）释放出一种激素来刺激胆囊收缩和释放胆汁，并促使胆汁通过胆总管进入十二指肠。

胰腺恰好位于胃后部下方。胰腺负责合成胰岛素，胰岛素能控制机体利用糖产生能量的能力，并可调节机体对脂肪和氨基酸的利用率，这些作用是机体储存能量和合成蛋白质的基础。胰腺也能产生酶和消化液，这些酶和消化液可通过胰管流入十二指肠，在十二指肠把食物分解成能够被身体吸收和利用的足够小的颗粒。

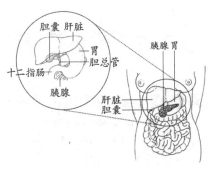

肝脏、胆囊和胰腺

尽管肝脏、胆囊和胰腺事实上不被认为是消化系统器官，但是它们在消化过程中和机体利用营养产生能量的过程中都起到重要作用。肝脏位于肋下右上腹部。胆囊位于肝脏的后下部。胰腺恰好位于胃后部下方。胰腺通过总胆管连接到十二指肠上（小肠的起始段，与胃的出口处相连）。胆管从胆囊运送消化液到达肠道帮助消化脂肪。

黄疸

黄疸是血液中存在过量胆红素所引起的。胆红素是一种黄色的色素，是老化的红细胞分解后的副产物。黄色色素的过量存在使得皮肤和巩膜变色。在正常情况下，肝脏过滤血液中的胆红素并分泌到胆囊管中，胆红素通过胆囊管被运送到胆囊里。胆红素最终从胆囊流入小肠中，在这里大部分胆红素被肠道中正常存在的细菌所分解。最后，胆红素在粪便中以色素混合物的形式被机体排出体外。

黄疸通常是肝脏疾病所引起的，包括肝炎病毒感染、肝硬化、扩散到肝脏的癌症、胆管闭塞，或者是一种药物反应。黄疸也可以是胆管受阻的结果——如胆管结石或者胰腺肿瘤——这会阻止胆红素进入肠道，导致胆红素在血液中积聚。在发生溶血性贫血时也会导致黄疸，红细胞以过快的速度被破坏，从而释放大量胆红素进入血液中。在溶血性贫血中，肝脏功能虽是正常的，但是因为不能迅速清除血液中过量生成的胆红素而导致黄疸。

如果你注意到自己的巩膜发黄，皮肤的颜色呈微黄色，请立即去看医生。医生会为你做检查，并且可能采取各种诊断性检查来找出引发症状的根本原因。治疗方案依赖于原发疾病。一旦原发疾病被治疗或者痊愈的话，黄疸就会消失。

肝　炎

肝炎是由某种肝炎病毒——甲型、乙型、丙型、丁型、戊型——所引起的肝脏炎症。不同肝炎病毒所引起的症状相类似，但是它们的传播途径、病程及预后并不相同。在我国，甲肝、乙肝最常见。丁肝只伴随乙肝的感染而感染。戊肝在发展中国家更为常见。

甲肝

在甲肝感染者的粪便中能够找到甲肝病毒，甲肝通过人与人间的亲密接触或者食用被粪便污染的食物或水而传播。

儿童，尤其是 6 岁以下的儿童，如果感染甲肝的话通常不发生症状。成人感染了甲肝通常会有流感样症状，如发热、头痛、关节痛和身体虚弱。其他症状包括厌食、恶心、腹痛、尿色深及大便颜色变浅。黄疸（皮肤和巩膜发黄；见前页）通常会在感染甲肝几天后发生。几乎所有甲肝患者的症状会在几周或几月后自行消退。少数病例最终会导致肝衰竭，需要进行肝移植。在极少数病例中，感染可以是致命的。

通过检查血液中是否存在甲肝抗体（机体合成的对抗病毒的蛋白质）可以诊断出甲肝，甲肝抗体在症状发生前的5~10 天就可以被检测到，而且会持续存在近 6 个月。暂无有效治疗甲肝的方法。如果某人曾经感染过甲肝，会对甲肝产生终身免疫。

乙肝

乙肝病毒导致的肝脏炎症，在部分人群中，可以损害肝细胞和引起肝脏瘢痕形成（肝硬化），并可增加患肝癌的风险。乙肝通过接触乙肝感染者的血

液、精液或者阴道分泌物而传播。每年在我国有数千人感染乙肝。乙肝病毒的传播途径包括与感染者之间的性活动，共用被污染的静脉注射用针头，或者共用未消毒的针头来文身或者穿孔。频繁接触血液的卫生保健工作人员也会增加感染风险。感染了乙肝的孕妇在生产时会把乙肝病毒传播给婴儿。在出生后 24 小时内给婴儿注射抗体和疫苗可以帮助预防乙肝的感染，这种方法在 95% 的病例中是有效的。与所有的新生儿一样，感染乙肝的妇女的婴儿同样要在出生后6 个月内接受 3 次乙肝疫苗注射。在婴儿接受最后一次疫苗注射的几个月后需要做检查来确定他们体内是否产生了抗体，这会保护他们终生避免感染乙肝。感染乙肝的妇女可以放心地哺育她们的婴儿，因为乙肝病毒不通过乳汁传播。

当第一次感染乙肝的时候，患者可能没有任何症状或者可能只有轻微的流感样症状，包括厌食、疲劳、肌肉痛、发热，以及可能有黄疸。在症状发作前病毒在机体内可以有 45~180 天或者更长一些的潜伏期。然而，在此期间患者有高度的传染性，能够把病毒传染给其他人。在症状消失后患者仍然具有传染性。

大多数感染了乙肝的患者会产生病毒抗体并在 6 个月内自行痊愈。他们会对乙肝终身免疫并不再有传染性。然而，在 5%~15% 的成人感染者中，病毒会保留在体内而不引起任何明显的症状，并可以传染其他人。这个比例在儿童和免疫功能低下的感染者中会更高。体内继续有病毒潜伏的人被称为携带者。携带者最终发展成肝硬化、肝癌和肝衰竭的风险会增加。想知道你是否被

警告 ❗

不要把酒和对乙酰氨基酚混合起来使用

服用非处方类止痛药对乙酰氨基酚的同时饮酒会导致严重的肝损害和肝衰竭。如果你有肝炎，医生会建议你全面禁酒。但是即使没有肝脏疾病的人如果经常喝酒的话也要避免服用对乙酰氨基酚（特别是每天喝两三次酒的人）。

感染或者是否为病毒携带者的唯一方法就是进行专门检测乙肝的血液检验（在潜伏期内乙肝病毒可能不会被检测出来，所以你需要做重复检查）。

丙肝

丙肝是由丙肝病毒引起的肝炎，它比其他肝炎更容易发展成为慢性疾病。这种疾病可以缓慢发展 10~40 年，最终导致一些人的肝损害。丙肝通过接触被感染者的血液传播。感染丙肝的风险最大的人群是与感染者共用针头静脉注射毒品的人，或者进行不卫生文身或者做身体穿孔的人。丙肝也可以通过性传播，但不是很常见。

丙肝病毒过去主要是通过输血传播。然而，你如果在 1992 年以前接受输血或器官移植，或者在 1987 年接受血液制品（如用来治疗血友病的凝血因子）的话，你就可能患有丙肝。一些医生建议患者即使没有症状也要做丙肝病毒检测。如果检测结果表明你被感染，你可以使用干扰素、利巴韦林之类的抗病毒药物来减慢病程和防止肝损害。关于丙肝检测的问题请咨询医生。

丙肝通过简单的血液病毒抗体检查就可以被诊断出来。机体在感染病毒后最早 5 周内、最迟 16 周内抗体就可以被检测到。如果检测结果是阳性，需要重复一次检测来证实诊断。

诊断

如果医生认为你可能有肝炎病毒，医生会询问你是否有一些危险因素，对你进行体格检查，进行血液检验来检测肝炎病毒。医生将判断你感染了哪种肝炎病毒和你是否有肝损害或者肝功能是否有问题，并且评估疾病的严重程度。你需要每隔一段时间来做一次血液检验，以检测你的肝脏健康状况和是否有肝损害的迹象。

治疗

如果你有肝炎而且症状轻微的话，医生可能建议你待在家里休息 1~2 周，避免传染其他人，吃有营养丰富的食物，避免饮酒（会加重肝损害）。如果你的症状比较严重或者实验室检查表明你有肝损害，你需要去医院进行评估和接受治疗。你可能需要做肝组织活检（通过一根针从肝脏中取出组织样本在显微镜下做检查）。如果你有丙肝，你可能需要使用干扰素和利巴韦林之类的抗病毒药物；如果是乙肝，你需要使用拉米夫定。

预防乙肝和丙肝

以下列举的方法将有助于你避免感染乙肝或丙肝，如果你已经被感染则可以避免传染给其他人：

● 如果你有乙肝，与你生活在一起的人都需要做病毒检测。如果检查显示有人对病毒没有产生免疫（而且没有患上乙肝），就要对他进行乙肝疫苗接种。

● 性交时要采取保护措施，因为乙肝是常见的性传播疾病。

● 告诉你的性伴侣你有乙肝。他们需要做血液检验来看他们是否对病毒有免疫，如果没有的话，他们需要接受疫苗接种。在检测结果显示性伴侣对病毒产生免疫前，性交时请使用安全套。

● 为了阻止病毒传播，要避免触碰你的伤口，要在伤口上覆盖纱布来保护伤口。

● 不要使用可能沾有感染血液的其他人的个人物品，包括牙刷、剃刀、指甲剪、耳环或者其他身体穿孔饰品。

● 用10%的漂白粉溶液（10份水加一份漂白粉）清洗有血液沾染的地方。用塑料袋装止血棉球和卫生巾。

● 如果你被感染，在给你的宝宝喂食物时不要嚼食物。

● 如果你接触了乙肝病毒而且以前没有接种疫苗，要尽快输注免疫球蛋白并进行疫苗接种。

● 如果你接触了乙肝病毒而且已经接种过疫苗，需要去做血液检验来检测乙肝抗体，这能够指示是否有感染。

慢性肝炎

乙肝和丙肝发展成慢性进展型肝炎的风险要大于其他类型的肝炎。近一半的丙肝感染者会继续发展成为慢性丙肝，而且最终可能发展成肝病。丙肝是世界范围内导致慢性肝炎和肝硬化的主要病因。

然而，许多人在没有感染病毒的情况下也会发生慢性肝炎。如一些人的免疫系统错误地攻击肝脏而引发自身免疫

性肝炎；还有一些人，肝炎是由于他们对药物产生的严重反应所引起的。

慢性肝炎被分为两种类型——慢性迁延性肝炎和慢性活动性肝炎。在这两种类型中，机体产生的错误免疫反应会损伤肝细胞。慢性迁延性肝炎可缓慢发展超过 10~40 年，但是发生肝硬化的可能性不大。

慢性活动性肝炎更难被预测——在许多病例中，稳定、进展性的肝细胞破坏能导致肝硬化。慢性活动性肝炎的严重程度因个体不同而有所不同。一些人长时间没有症状但是偶尔会有黄疸（皮肤和巩膜发黄）、关节疼痛、恶心、发热和厌食。有些人的症状会自行发展和消失而对治疗没有反应。还有的人则对治疗反应良好而且症状会消失。

在少数病例中，慢性乙肝患者会因感染丁肝（也称为德耳塔病毒）而突然发病，丁肝只感染已经感染乙肝的病人。接种乙肝疫苗可以预防丁肝。

诊断

通过血液检验可以显示你是否感染了乙肝或丙肝。如果在一次急性的黄疸发作之后你的身体没有恢复健康或者你的肝功能继续不正常的话，医生会做出是某种类型慢性肝炎的诊断。如果你被诊断为慢性丙肝，医生会检测你体内两种肝脏酶的水平——丙氨酸转氨酶（ALT）和天冬氨酸转氨酶（AST）——当肝细胞损伤或死亡的时候会释放这两种酶。在发病期间这两种酶的水平可以在高水平和正常水平间波动。如果你的肝脏酶水平正常，医生会在 6~12 个月内定期地检测你体内的这些酶水平。如果酶水平在这段时间继续正常的话，医

问与答

肝 炎

问：我的朋友告诉我说通过献血和输血会感染乙肝或丙肝，这是真的吗？

答：不是。献血不会使你感染肝炎或其他传染病。每个献血者使用的是新的、消毒过的针头。

问：是否有通过性行为传播的肝炎病毒？

答：有。乙肝相对于丙肝和甲肝更可能通过性行为传播。乙肝病毒可以存在于血液、精液和阴道分泌物中，因此乙肝是常见的性传播疾病，而且比HIV（艾滋病病毒）的传染性更强。如果你或你的性伴侣感染了乙肝，性交时就需要采取安全措施。没有被感染的一方需要接种乙肝疫苗。如果随后的检查显示他的体内产生了保护性乙肝抗体，他就能被终身

保护免于感染。丙肝很少通过性交传染。存在于感染者粪便中的甲肝病毒可以通过肛交传播。

问：是否有戊肝？我以前没有听说过。

答：有。像甲肝一样，戊肝通过粪便传播，经常存在于被粪便污染的水源中，引起与甲肝相似的症状。然而，与甲肝不同的是，戊肝在人与人间的传播并不容易。目前还没有戊肝疫苗。如果你要去发展中国家旅行，注意喝瓶装水，不要在水中加冰块，不要吃生的贝类或被其他人剥皮或处理过的水果和蔬菜。在怀孕期间，特别是第二或第三妊娠期，感染戊肝的结果会很严重，而且很可能导致患者肝衰竭。

生会建议减少血液检验的频率，如减少到一年一次。医生可能会采取肝组织活检（从肝脏中取出组织样本在显微镜下做检查）来帮助评估你的病情和制订合适的治疗方案。

治疗

根据你的身体健康状况和肝组织活检结果，医生可以判断你的病情是否不需要治疗就能够自行痊愈。如果血液检验结果和肝组织活检显示病情可能会发展成为肝硬化，医生会根据你是否感染乙肝或丙肝来制订治疗方案。在任何一种情况下，医生都会建议你接种抗肺炎、甲肝和乙肝（如果你患有丙肝）的

疫苗，来防止对肝脏造成更多的损伤（目前没有丙肝疫苗）。

为了治疗慢性活动性乙肝，医生会开抗病毒的药物，如干扰素α-2b或拉米夫定。干扰素需要连续使用4~6个月。干扰素能产生很多副作用，包括疲劳、头痛、恶心和呕吐、厌食、抑郁和头发脱落。因为干扰素可以抑制血细胞和骨髓生成，所以你需要定期进行血液检验来检测你的血细胞水平。拉米夫定在清除乙肝方面病毒不如干扰素那么有效，在一些病例中，病毒会对拉米夫定产生耐药性。

为了治疗慢性丙肝，医生会开抗病毒的药物，如干扰素或利巴韦林，二者

通常联合起来使用。干扰素通过注射给药，利巴韦林通过口服给药。利巴韦林的副作用包括突发性的严重贫血和出生缺陷；所以在你服用利巴韦林期间和治疗结束后的 6 个月内要避免怀孕。

许多患有丙肝的人会对治疗产生暂时性的反应，其中一些人在经过 6 个月的治疗后体内的病毒会消失。然而，还有些人的病情会发展 30~40 年，逐渐发展成为肝硬化并最终发展成肝衰竭。医生通常建议晚期丙肝患者做肝移植手术。

肝 硬 化

肝硬化是一种慢性疾病，指瘢痕组织逐渐替代了正常的肝组织，从而妨碍了肝脏许多重要功能的发挥。肝硬化有许多原因，如酒精依赖和慢性丙肝是最常见的病因。其他肝脏疾病也能导致肝硬化，如乙肝，血色素沉着病，或者自身免疫性肝炎。尽管肝硬化导致的肝损害不能逆转，但是通过治疗可以停止或减慢病程的发展，并降低发生并发症的风险。

肝移植

在肝移植中，患病的肝脏被移除并换上捐献者健康的肝脏（或部分肝脏）。接受肝移植患者的存活率为 80%~90%。因为在使用了如环孢素 A 和他克莫司等的抑制免疫系统攻击和损伤供体肝脏的药物，近些年来肝移植的存活率有所上升。

医生通常建议因肝硬化肝脏严重损伤的人和先天性胆管异常的儿童做肝移植手术。对于长期饮酒的人来说，戒酒可有助于肝移植成功。然而，对于那些因饮酒而导致早期肝硬化的人，如果酒精已经损伤了如心脏等其他器官的话，不推荐做肝移植。

操作过程

在肝移植手术中，接受者要进行全身麻醉，外科医生在接受者上腹部做一个切口，随后切断大血管——腔静脉，肝动脉和门静脉——和胆管来移除病变的肝脏。供体肝脏被置入接受者体内并与血管和胆管相连接。在有些病例中，一根小管子被插入胆管

中来把胆汁引流到体外的小袋子中。

接受者被接上呼吸机来辅助呼吸直到接受者的身体情况稳定为止。新肝脏会立即行使功能。胆汁收集袋可能需要保留 1 周以上的时间。一旦袋子移除后，管子的外开口会被封住但是仍然需要在体内保留几个月，使得医生能够采取检查来检测移植情况。大多数患者在接受肝移植后能够正常生活。

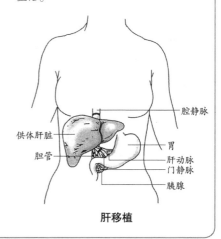

供体肝脏

胆管

腔静脉

胃

肝动脉

门静脉

胰腺

肝移植

症状

在肝硬化的早期，许多肝硬化患者没有明显的症状，因为未发生病变的健康肝细胞可以继续发挥肝脏的功能。但是随着病情发展，病人会有厌食、体重下降、易疲劳和体质虚弱。

最终，许多并发症会随之产生。比如，如果肝脏丧失了产生足够血凝素的功能，患者就容易流血和受伤，患者的脸部、胳膊和上部分躯干会出现小的、红色的、网状蜘蛛痣。如果肝脏不能合成白蛋白，液体就会在腿部（水肿）或腹部（腹腔积液）积聚。当肝脏不能吸收胆红素时，患者就会发生黄疸，皮肤和巩膜发黄，导致胆红素在血液中积聚。

如果来自消化系统的血流不能被运至肝脏，胃食管结合处血管的血压就会增加，发生门静脉高压。这些部位的血管压力增加会使这些血管膨胀，易破裂，可能导致致命的出血（食管静脉曲张）。如果受损伤的肝脏不能清除血液中的毒素，毒素就会在脑中积聚（被称为脑病），引起意识错乱，影响思维活动，有时会引起人格改变。肝硬化也会引起免疫系统和肾功能异常以及肾衰竭。

如果你有任何肝硬化的症状请去看医生，特别是你有饮酒过量或你有慢性肝炎的情况时。

诊断

医生可通过症状、病史和体格检查来诊断肝硬化。医生会按压患者的腹部来触摸肝脏，如果感觉变硬或比正常肝大，医生会进行血液检验来检查是否有肝损伤。医生也会采用 CT 扫描、超声检查，或者放射性核素扫描（通过无

警告 !

草药制剂和肝病

草药制剂和食品补充剂中含有多种成分，因为联邦政府没有规范食品补充剂，所以它们所含的成分含量没有标准化，每个品牌的成分含量都各不相同。另外，标签上注明的成分含量与实际内容物并不一定符合。医生相信许多突发的、严重的肝炎并不是由肝炎病毒引起的，而是因为患者反复食用了一些草药产品。这些草药的使用能导致多种非病毒性肝炎和无法解释的肝硬化。对肝脏有潜在损伤作用的草药包括三齿拉瑞阿、金不换、卡瓦胡椒、立浪草、聚合草、槲寄生、美黄芩、印楝，巴拉圭茶和萼唇薄荷。要告诉医生你正在食用的任何食品补充剂。

害的放射物质来突显肝脏）。在有些病例中，医生会用腹腔镜检查直接观察肝脏，通过腹部小切口插入一根观察管把图像传送到电脑屏幕上。为了证实肝硬化的诊断，可能还需要做肝组织活检。肝组织活检是指医生从腹部插入一根针管到达肝脏取少量肝组织样本，检查其是否有瘢痕或疾病的征象。

治疗

肝硬化的治疗要根据病因进行。举例说，如果是酒精依赖引起，医生会要求你戒酒。戒酒可以避免肝脏硬化加重，能使你享有相对正常的生活。如果是肝炎引起的肝硬化，医生会开干扰素来治

疗肝炎感染或者开皮质类固醇，来抑制自身免疫性肝炎中的异常免疫反应。

如果你有恶心症状，医生会开药来缓解恶心。医生会建议你每天少食多餐而不是正常的每天三顿饭。在没有告诉医生的情况下不要吃任何非处方药物，包括维生素和中草药，因为你的肝脏不能够正常地滤过这些物质。

肝硬化的任何并发症都需要治疗。比如，如果你有液体积聚，医生会推荐低钠饮食和利尿剂（排出体内液体的药物）。医生可能推荐用腹腔穿刺术通过往腹腔插入一根针管来吸除腹腔的液体。对于门静脉高压，医生会开降血压药物，比如β受体阻滞剂。低蛋白饮食可以帮助减少当肝脏不能正常过滤时血液和脑中的毒素积聚。如果并发症不能被有效控制，或者肝脏损害极为严重以至于停止发挥作用，那么只有通过肝移植才可以保住性命。

肝脏肿瘤

肝脏肿瘤可以是良性的（非癌性）或恶性的（癌性）。肝脏中的良性肿瘤是很少见的；如果检查是良性肿瘤，就可以安全彻底地移除。

肝脏中的癌性肿瘤分为两型——从身体其他部分转移来的肿瘤（转移灶）和肝脏自身生长的肿瘤（原发性肿瘤）。大约1/3的体内癌症会最终转移到肝脏。一旦癌症转移到了肝脏，病情就会很不乐观。肝脏的原发肿瘤很少见。这些原发肿瘤通常是乙肝或丙肝或者是肝硬化的结果。

男性肝脏肿瘤的发生率是女性的2倍，通常在60岁后被诊断出来。有肝癌家族史的人患肝癌的风险会增加。

症状

如果患者有从体内其他部位转移到肝脏的癌症，他首先会有原发癌症的症状，转移至肝脏的肿瘤大多是从胸腔、肺或者胃肠道转移而来。随着肝癌的发展，患者会出现体重下降、厌食、饱胀感、右上腹疼痛（可能发散到后背和肩膀）、胃胀气、虚弱、疲劳、恶心和呕吐。随着肝损害的发展，患者最终会出现黄疸（皮肤和巩膜发黄。

诊断

如果医生认为你可能有肝癌，医生会对你进行体格检查，触摸你的腹部，来感觉肝脏或附近器官是否有肿块，或者器官是否有外形和大小的改变。医生也会探查你的腹腔是否有液体积聚，检查你的皮肤和巩膜以明确是否有黄疸。你可能需要进行血液检验来评估肝脏的功能。

医生可能会采用CT扫描、超声检查、磁共振检查，或者血管造影来检查你的肝脏。在有些病例中，医生会取出部分肝组织在显微镜下寻找癌症细胞（组织活检）。根据检查需要取出的组织样本大小，肝组织活检可能会用到细针（针吸活组织检查）、粗针（组织芯活检），或者腹腔镜（从腹部切口插入的成像观察管）。在少数病例中，可能需要通过腹部大切口来取出样本组织。

治疗

对肝癌的治疗要根据肝脏的情况，肿瘤数量、大小、位置及癌症是否已经扩散到其他器官来进行。医生也会综合考虑患者的年龄和身体状况。医生通常会建议切除肝脏的原发性肿瘤或者其他部位转移来的单个肿瘤（肝移植只适合患有肝脏原发性肿瘤的患者，患转移瘤的患者不适合做肝移植手术）。

如果不能通过外科手术移除肿瘤——通常是因为患者有肝硬化之类的疾病，肿瘤不容易被完全切除，或者患者有其他健康问题——可以考虑选择其他方法来帮助患者控制癌症和延长患者的生命。治疗方案包括用射频波、激光或微波加热杀死肿瘤；往肿瘤中注射乙醇（酒精的一种）来杀死癌细胞；冰冻杀死癌细胞（冷冻手术）；直接在肿瘤中注射或者灌入抗癌药物。

对于每块肝叶中都有的肿瘤，从结肠转移到肝脏并只局限于肝脏的肿瘤，或者转移到体内其他部位的肿瘤，可以采取化疗来减慢肿瘤的生长速度。

肝豆状核变性

肝豆状核变性是一种遗传性疾病，是指过量的铜在肝脏和大脑中积聚。铜，一种存在与很多食物中的矿物质，是身体必需的微量元素。在健康人中，过量的铜被排出体外，但肝豆状核变性者的肝脏不能够正常地排出铜，引起铜在肝脏中积聚并损伤肝组织。随着时间的推移，肝损害引起铜被直接释放入血，血流把铜运送至全身各处。过量的铜最终会损害肾脏、大脑和眼睛。如果不治疗，肝豆状核变性会导致严重的脑损害、肝衰竭，以至死亡。尽管这种疾病是天生的，即铜在患者出生后就开始在体内积聚，但是症状通常到青春期以后才会出现。

因为这种疾病的基因是隐性的，如果要被遗传的话，需要接受来自父母双方的致病基因才可以。如果你或你的父母有患肝豆状核变性的亲属，你需要去咨询遗传学顾问，在你决定生小孩前做检查来评估你把这种疾病遗传给后代的风险。这种检查需要寻找你家族中所共有的突变基因。目前还没有针对这种疾病的大范围筛检实验或者出生前诊断实验。如果患者能及早得到诊断并治疗的话，肝豆状核变性的患者可以过上正常人的生活。

症状

当过量的铜侵害了肝脏，患者就会发生肝炎的症状，包括黄疸（皮肤和巩膜发黄）、腹胀和腹痛以及呕血。大脑中存在过量的铜会使手臂和手震颤、肌肉僵硬，以及说话发声出现问题。有肝豆状核变性的妇女可能会月经不规律或者无月经、不孕，或者反复流产。

诊断

即使对于没有症状的患者，肝豆状核变性也比较容易被诊断出。医生会触摸患者的腹部来感受是否有肝脏或者脾脏肿大，以及腹壁下是否有液体积聚。医生也会检测患者的血液、尿液及肝脏中的铜含量。医生也会检查患者角膜周围是否有铁锈色的色素环（称为凯—弗环），这是肝豆状核变性的典型特征。越早查出肝豆状核变性，对肝脏和大脑的损害就越小，预后也会越好。

治疗

肝豆状核变性的治疗需要服用锌（阻碍机体对铜的吸收）、青霉胺或者曲恩汀（帮助从组织中清除铜）。患者需要终身服药，同时也要避免吃含铜量丰富的食物，如蘑菇、坚果、巧克力、干果、动物肝脏以及贝类。如果你想知道自己是否需要服用锌来帮助阻止肠道吸收铜，请去咨询医生。

胆 石

胆囊是贮存胆汁的地方，有时由各种混合物组成的结石会在其中形成。胆汁从肝脏流向胆囊，胆囊分泌胆汁到肠道帮助中和胃酸和加速脂肪分解。胆汁中胆固醇（由肝脏合成和分泌的脂类）和胆红素（衰老的红细胞分解后的产物）含量丰富。有时，如果胆汁中的胆固醇和胆红素平衡失调，胆囊中就会有微小的颗粒形成。随着胆固醇的不断增多，或者胆红素在小颗粒周围积聚（不常见的一种情况），胆石就会形成。有些人只有一颗胆石，有些人则有许多胆石。

症状

1/3~1/2 的胆石患者没有症状。然而，有些胆石随着胆汁流出肝脏并在胆总管中阻塞。胆管中的结石会引起右上腹部或中上腹部的剧烈疼痛，疼痛会放射到肋骨周围或者后背，这种疼痛称为胆绞痛。当胆囊和胆管处的肌肉收缩使胆石排进肠道时，胆绞痛就会发生。如果胆石落回胆囊，或者沿着胆管被排进了肠道而使阻塞清除的话，疼痛就会很快消失。因此，疼痛会在几小时后达到高峰，随后就会消退。患者通常会有恶心和呕吐。如果你的右上腹部或中上腹部有剧烈疼痛，请立即去看医生或去最近的医院急诊部。

当胆石阻塞了胆囊管（从胆囊运进和运出胆汁的管道）时会引起胆囊炎。如果胆石阻塞在胰管（于胆管相

通）也会增加患胰腺炎的风险。

诊断

如果你有类似胆绞痛的剧烈疼痛，医生会对你做检查并询问你关于疼痛的问题。如果医生怀疑你有胆石，医生会采用腹部超声扫描检查来探测和定位胆石。你需要做血液检验检测肝蛋白来评价肝功能。你可能也需要做肝胆管（HIDA）扫描，该检查通过放射造影来显示胆囊阻塞情况。在 HIDA 检查中，核扫描仪拍摄腹部区域的多张图片，然后由放射科医师（专门从事放射诊断和

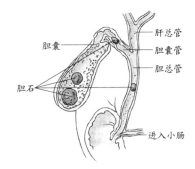

胆石的常见位置

胆石可能只待在胆囊里，或在没有任何症状的情况下通过胆管轻易地到达小肠上段（十二指肠）。然而，如果胆石阻塞了胆囊管或者胆管中的话就会发生问题。

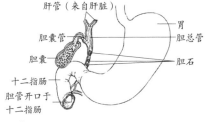

胆绞痛

胆石有时会阻塞在胆总管中，引起右上腹部或中上腹部的剧烈疼痛。如果胆石落回胆囊或排进十二指肠（小肠的上段），疼痛就会消退。

治疗的医生）来解释这些图片。

治疗

　　如果你因胆石产生剧烈疼痛，医生可能会给你注射强止痛针来立即缓解疼痛。如果检查显示你的胆管中有胆石，医生会建议你清除它们。有许多清除胆石的方法，具体要根据你的自身情况和胆石位置来选择。胆石通常用称为腹腔镜胆囊切除术的方法来清除，这种手术需要在腹部做个切口。在少数病例中（对那些病情很严重的人），需要用更大的手术来打开腹部，在胆管上做切口，从胆管中直接取出胆石。这两种方法中都需要把胆囊移除以防止更多的胆石形成。

原发性硬化性胆管炎

　　原发性硬化性胆管炎是指肝内外胆管的炎症和瘢痕组织。胆管把胆汁从肝脏中运到小肠内，胆汁帮助分解食物中的脂肪。随着胆管瘢痕的增加，瘢痕可以阻塞胆管，导致胆汁在肝内积聚，损害肝细胞。随着时间的推移，这种疾病最终引起肝衰竭。

　　原发性硬化性胆管炎的病因不明，

腹腔镜胆囊切除术

　　腹腔镜胆囊切除术是切除胆囊的常见方法。手术也可以用腹腔镜（显像管）通过腹部四个小切口完成。利用超声等检测方法探明胆石的数目和位置后，外科医生会把腹腔镜通过其中一个切口插入腹腔。腹腔镜的纤维光学系统把来自腹腔的清晰图像传送到监视器上。外科医生接着把微小的精密器械通过腹腔镜或腹部切口插入腹腔取出胆石。

　　外科医生用夹子关闭胆囊动脉和胆囊管，然后用X线来寻找隐藏在胆总管中的胆石。接着医生会用剪刀剪断与胆囊连接的动脉和胆管，通肚脐下的切口取出胆囊。

　　一般病人在门诊就可以做胆囊切除手术，手术过程中，病人需要全身麻醉。手术通常不超过1个小时，恢复也比较快，手术切口通常也不会留下明显的瘢痕。手术后病人可能会有恶心和呕吐反应。5%~10%的病例不能通过腹腔镜安全地切除胆囊，对于这种情况就需要立即进行开腹手术来代替。

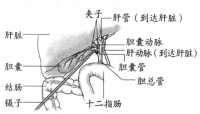

夹住胆囊动脉和胆管

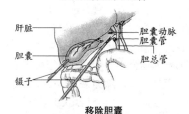

移除胆囊

腹腔镜胆囊切除术

　　在切断胆囊与胆囊动脉（给胆囊供血的动脉）和胆囊管（把胆囊与肝脏相连）的连接前，外科医生会先用夹子夹住动脉和胆囊管。夹住动脉和胆囊管以后，外科医生用剪刀剪断胆囊动脉和胆囊管分离出胆囊。接着外科医生通过肚脐下的切口取出胆囊。

但是医生认为它与因感染引起的错误免疫反应有关。70%~80% 的原发性硬化性胆管炎患者同时有潜在的炎症性肠病（通常是溃疡性结肠炎）。原发性硬化性胆管炎通常在 30~60 岁间发作，而且男性比女性更易发病。

症状和诊断

病人在有症状出现之前可能已经患原发性硬化性胆管炎很多年了。当症状出现的时候，病人会感觉瘙痒（胆盐在皮肤中积聚导致）、疲劳和黄疸（皮肤和巩膜发黄）。如果胆管感染的话，病人还会有发热和寒战。

一般利用胆管造影来诊断原发性硬化性胆管炎，胆管造影是指在胆管中注射造影剂后在 X 线下获取胆管的图像。

治疗

原发性硬化性胆管炎的治疗包括服用止痒的药物，利用抗生素来抗感染以及服用维生素（因为该病会减少机体对维生素的吸收，特别是对维生素 A、维生素 D、维生素 K 的吸收）增强抵抗力。在有些病例中，需要通过 ERCP（内镜逆行胰胆管造影）把一个线圈（支架）插入堵塞处来扩张堵塞的胆管；支架被留在原处保持胆管开放。如果有肝衰竭，医生可能推荐肝移植。

胆 管 癌

胆管癌是相对少见的发生于胆管中的癌症，胆管从肝脏中运送胆汁到达小肠。胆管癌可以发生于胆管中的任何部位，通常生长缓慢，在堵塞胆管前不引起任何症状。胆管癌男女发病机会相等，通常在 65 岁后被诊断出来。患有原发性硬化性胆管炎的人或者患有其他导致胆管发生慢性炎症疾病的人，发生胆管癌的风险会增加。

症状

胆管癌的症状包括白陶土样大便、黄疸（皮肤和巩膜的发黄）、皮肤瘙痒，以及可能会放射到后背的右上腹疼痛、厌食、体重下降、发热及寒战。

诊断

如果你有胆管癌的症状，医生会进行相关检查，寻找肿瘤或者胆管堵塞部位。你可能需要进行腹部扫描、腹部超声检查或者 ERCP。在 ERCP 中，医生会沿着食管插入一根可弯曲的管子（内镜），经过胃到达小肠，然后在胆管中输注显色剂。另一种诊断性成像检查是经皮肝胆管造影（PTCA），是指从右上腹部皮肤插入一根细小的、可弯曲的针管到达肝脏。一种称为荧光镜的 X 线机器把图像传送到监视器上，引导医生把针插入胆管并输注显色剂，使得在监视器上可以观察到胆管的任何异常情况。如果图像中显示有肿瘤，医生会通过 ERCP 或 PTCA 取出样本细胞，样本会送往实验室寻找癌细胞来证实诊断。

治疗

如果可能的话，可以通过外科切除肿瘤。如果胆管癌没有扩散，早发现早切除是可以治愈的。有时需要在手术后使用化疗或者放疗来降低癌症复发的风险。如果肿瘤不能通过外科手术切除的话，可以通过内镜来清除胆管堵塞以缓解症状；随后进行放疗，有时也需要联合化疗。

ERCP

为了诊断和治疗胆管中存在的包括肿瘤、囊肿以及狭窄等各种各样的问题，医生会采用内镜逆行胰胆管造影术（ERCP）。这种技术也可以用来处理黄疸（皮肤和巩膜的发黄）。在ERCP中，内镜（可弯曲的观察导管）顺着食管插入体内，经过胃然后到达十二指肠。医生接着向胆管和胰管中输注显色剂，通过X线检查，医生就可以观察到胆管中的任何结石或者异常了。如果发现有结石，通过内镜可以插入一个细小的装置取出结石，或者挪动结石使之可以顺着被扩张的开口排进十二指肠里。

手术时间需要半小时到两小时。如果只是为了诊断，镇静剂作用消退后你就可以离开医院，通常一两小时后。如果需要移除胆石或者进行其他治疗，你可能需要在医院住一晚。ERCP的并发症一般较少见，包括胰腺炎（胰腺发炎）、感染、出血以及十二指肠穿孔。

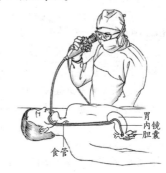

ERCP

在 ERCP 中，可弯曲的观察导管（内镜）从患者嘴中插入，沿着食管经过胃到达十二指肠。用X线确定结石位置后，医生通过内窥镜往胆管中插入器械取出结石或者挪动结石使之可以顺着被扩张的开口排进十二指肠里。

胆 囊 炎

发生胆囊炎时，胆囊会变得发炎和肿胀，通常是因为胆石堵在胆囊管中使胆汁不能从胆囊流向小肠所导致，并能引起患者剧烈疼痛（称为胆绞痛）。在少数情况下，是由小肠感染扩散到胆囊而引发炎症。3/4的胆囊炎患者以前就有胆囊问题。

症状

如果胆石堵在了胆囊管中，病人会有右上腹的剧痛，疼痛会放射到后背和肩胛骨。随着胆囊炎的发展，病人体温会升高，可能会有恶心和呕吐。如果状况得不到改善，就会有黄疸（皮肤和巩膜发黄）发生。

诊断和治疗

为了诊断胆囊炎，医生会建议做肝胆管扫描（HIDA），即通过跟踪输注进肝脏和胆囊的放射性造影剂来探查胆囊管的堵塞。在 HIDA 中，核素扫描仪会拍摄腹部区域的多张图片，然后由放射专科医生（专门从事放射诊断和治疗的医生）来分析解释图片。

如果你有胆囊炎，建议你去住院输液来保障液体和营养物质的供应。在几天内你不能进食和喝水，你会被注射或静脉输入止痛剂和抗生素。如果你有胆囊炎，医生会建议你切除胆囊。严重的病例中，病人被送往医院一两天后就要进行手术。

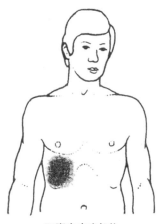

胆囊炎疼痛部位

然而，有些医生会选择在炎症消退后再进行手术。腹腔镜胆囊切除术是治疗胆囊炎的常用方法。还有一种方法就是通过长期吃药来溶解胆石。然而，这种方法有许多缺点，如在胆石完全消失前你需要吃一两年的药。药物治疗的成功率是50%，而且胆石消失后，如果停止用药的话胆石复发的风险很高。另外，药物治疗还会引起腹泻之类的副作用。

胆 囊 癌

胆囊癌是一种不常见的癌症，女性的发生率要高于男性，有胆石的人或者有胆囊慢性炎症的人发生胆囊癌的风险更高。胆囊癌也与肥胖和吸烟有关。因为胆囊癌早期不引起症状，因此经常是患者在做腹腔镜胆囊切除术时才会被发现。

症状

胆囊癌的症状与胆结石的症状相似，包括右上腹的疼痛。胆囊癌早期往往不引起症状。随着症状的发展，可出现胃上部的持续性疼痛、体重下降、发热或者黄疸（皮肤和巩膜发黄）。

诊断

如果你有胆囊癌的症状，医生会采取超声检查、CT扫描，或者MRI，来寻找胆囊癌的征兆，并帮助判断癌症是否扩散到了胆总管、附近的淋巴结或者肝脏。你也可能需要做血管造影、胆管造影或者ERCP，来观察肿瘤是否堵塞了血管、胆管或者胰管。然而，因为胆囊隐藏在其他器官的后面，通过单独的成像检查方法很难诊断胆囊癌。医生会建议采用腹腔镜手术从胆囊和附近的器官取出部分样本组织在显微镜下做检查（组织活检）。如果患者同时有胆石或其他胆囊问题的话，就会切除胆囊。

治疗

胆囊癌的治疗要根据癌症的范围、是否从胆囊扩散出以及患者的体质来进行。如果组织活检或腹腔镜胆囊切除术中发现了胆囊癌，就需要开腹切除胆囊，防止胆囊切除中癌细胞扩散到腹腔其他部位。胆囊附近的肝组织和淋巴结也可能需要切除。

放疗可能单独被使用或在手术后被使用。有时需要联合化疗来加强癌细胞对放疗的敏感性。这些疗法有时被用在手术前来缩小癌组织。

如果你的癌症是晚期，或者在治疗后复发，医生会与你讨论关于参加评估胆囊癌治疗方法的临床试验。

急性胰腺炎

急性胰腺炎以胰腺突然发生严重的炎症为特征。在世界范围内，有一半的急性胰腺炎患者有胆结石。大多数急性胰腺炎病例是因过度饮酒所导致。其他的病因包括一些药物反应，比如对乙酰氨基酚、磺胺类药物、噻嗪类利尿剂、部分抗生素、齐多夫定（治疗艾滋病的药物）或者硫唑嘌呤（免疫抑制药物）；十二指肠溃疡穿孔；甲状旁腺功能亢进；腹部创伤。急性胰腺炎也可以由胰腺癌、血中三酯甘油或者钙水平升高或者器官畸形所引起。

许多人在第一次胰腺炎发作后会迅速完全地恢复健康。主要的危险是休克，休克由胰腺周围的内出血导致，可以是致命的。急性胰腺炎有时会发展为慢性的，反复性发作。

症状

急性胰腺炎的主要症状是上腹中部的剧烈疼痛。通常在暴饮暴食后的12~24小时发作。疼痛似乎穿透了后背并伴随呕吐。严重的病例中，病人的情况非常糟糕，发热，腹部会有因胰腺周围内出血而导致的皮下青紫。急性胰腺炎发作后胰腺上有时会有囊状水疱（假性囊肿）形成。如果假性囊肿引起了疼痛等症状的话，就需要通过外科手术来切除或引流。

诊断

如果你有急性胰腺炎的症状，医生会建议你去医院。为了做出诊断，医生会采用CT扫描来检查胰腺，进行血液检验来检测一些与急性胰腺炎有关的胰腺酶和蛋白的水平。

治疗

如果你有急性胰腺炎，你需要服用止痛药，而且不能进食和喝水（禁食能减少胰液的分泌）。静脉注射补液可治疗休克。如果你有细菌感染，你会被给予抗生素。随着身体的恢复，你可以逐渐开始进食。医生会要求你禁酒来防止发生慢性胰腺炎。在你从急性胰腺炎的发作中恢复后，医生会建议你做超声扫描来检查是否有胆结石。如果你有胆结石，医生会建议移除它们。如果胰腺炎很严重，就需要切除部分已发炎的胰腺组织。

慢性胰腺炎

慢性胰腺炎是指通常在过量饮酒后胰腺逐渐发病。当消化酶破坏胰腺和周围组织时就会发生慢性胰腺炎，同时会导致瘢痕形成。随着疾病的发展，胰腺最终会丧失分泌胰液（比如胰岛素）的能力，由此引起的消化液减少会导致身体对食物中营养物质的吸收减少。如果没有胰岛素来促使葡萄糖进入细胞，葡萄糖就会在血液中积聚，引起糖尿病。

与酒精有关的慢性胰腺炎男性比女性更常见，而且通常发生于30~40岁间。病情有时可以由急性胰腺炎的发作所触发，特别是胰管受损伤的时候；这种损伤导致的炎症可以引起胰腺细胞死亡和瘢痕形成。胰管中假性囊肿（胰液的囊肿样积聚）的形成可以导致胰管损伤和堵塞。

患有遗传性基因病——囊性纤维化病的人有发生慢性胰腺炎的风险，因为导致囊性纤维化病的缺陷基因会产生一种蛋白，该蛋白能堵塞胰管（正常情况下运送消化酶到达肠道）。而因胰管被堵导致胰腺中消化酶积聚和活性增加，从而引起胰腺开始自身消化，损伤了周围组织并引起剧烈疼痛。遗传性胰腺炎患者的病程与非遗传性胰腺炎患者的病程一样，但会有一半的遗传性胰腺炎最终会导致胰腺癌。许多病例中，慢性胰腺炎的病因难以查明。

症状

慢性胰腺炎的主要症状是疼痛，尽管 10% 的患者并没有任何的疼痛。疼痛的形式通常是隐痛和绞痛，首先发生于腹部和后背。疼痛通常在喝酒和吃饭后加重，当你坐起或向前弯腰的时候疼痛会有所缓解。随着病程的进展，疼痛会越发频繁。

尽管患者正常吃饭体重仍然会下降，因为身体不能够从食物中吸收营养，结果导致脂肪、蛋白质和糖随着大便排出体外，形成黄色、恶臭的溏稀便。如果胰腺中合成的胰岛素细胞被破坏，病人就会有糖尿病的症状。如果你有以上任何症状请立即去看医生。

诊断

慢性胰腺炎有时很难诊断。医生会建议患者做胰腺是否能生成足够量消化酶的实验。患者也可能需要做超声检查、ERCP 或者 CT 扫描来寻找慢性胰腺炎的征象，如胰腺钙化。对于晚期患者，即在病人有糖尿病或者吸收不良（不能从食物中吸收营养物质）后，医生会检查病人的血、尿以及粪便来诊断慢性胰腺炎或者检测慢性胰腺炎的病情发展情况。

治疗

治疗慢性胰腺炎的第一步是止痛。医生会告诉你为了避免疼痛发作，你需要禁酒和吃高热量低脂肪的食物。医生会给你制订一份详细的食谱。如果你的胰腺不能产生足够的消化酶，医生会开合成的消化酶药来帮助你消化食物。如果你有糖尿病，医生会开胰岛素或者降糖药物来控制你的血糖水平。如果你坚持戒酒，遵循医生开的食谱，定时服用胰腺酶，就能使病情得到改善。

在有些病例中，随着疾病进展和疼痛的加剧，可能需要外科手术来缓解疼痛，如引流扩张的胰管，或者切除传送胰腺疼痛信号到大脑的神经。

胰　腺　癌

导致胰腺癌的确切病因并不清楚。和大多数癌症一样，胰腺癌的发生风险随着年龄增加而增加。吸烟者的发病风险是不吸烟者的 2~3 倍。有糖尿病的人和有胰腺癌家族史的人患胰腺癌的风险更大。

症状

胰腺癌常被称为无声的癌症，因为胰腺癌早期很少有症状。随着癌症进展，症状会包括厌食、体重下降、恶心和呕吐，以及黄疸（皮肤和巩膜的发黄）。如果癌症累及胰腺的中部和末端，患者就会有上腹部放射到背部的疼痛。胰腺头部所发生的癌症直到癌症发展到无可救药前常常没有症状。

诊断

如果你有胰腺癌的症状，医生需要排除其他可能的病因，如胆结石。医生会对你进行体格检查来查明是否有黄疸，触摸腹部来感受你的胰腺和周围器官是否有异常改变，以及是否有液体积聚。你可能需要做血液、尿液和粪便检查来寻找异常物质：如果胆总管被肿瘤堵塞的话，血液、尿液和粪便中会有胆红素积聚。

为了检查胰腺癌，医生也会推荐CT扫描、内镜超声、MRI，或者ERCP。在ERCP中，医生通过检查胰腺、肝脏和胆囊管来寻找管道中的狭窄或者堵塞处，这可能是某些人患胰腺癌的指征。医生会在ERCP过程中取样本组织在显微镜下检查寻找癌细胞（组织活检）。

治疗

现有的治疗方法很难控制胰腺癌的发展。如果能早期发现胰腺癌，通过外科移除部分或整个胰腺可能会治愈癌症。在手术治疗中，部分胰腺和部分小肠以及小肠周围的一些组织会被切除。剩下的胰腺可以继续合成胰岛素和帮助消化。

在胰腺癌手术后，化疗和放疗可能会被单独或联合使用，但是它们对这种类型的癌症一般不是很有效。如果胰腺癌被发现时已经是后期了，那么治疗前景就不会乐观，治疗会围绕减轻患者不适和减少发生并发症风险进行。举例说，如果肿瘤堵塞了胆管或者十二指肠（小肠上段），医生会行旁路术来使消化液通过消化道；或者，往胆管或者小肠中插入支架（有网眼的管子）来减轻堵塞和缓解不适。医生可能会和你讨论关于参加胰腺癌治疗新方法临床试验的事情。

第七章
泌尿系统疾病

摄入食物的营养在人体内被消化吸收的过程中会产生许多毒性废物，通过血液运送至肾脏和肝脏清除。肾脏从血液中滤过毒性废物，以尿液的形式排出体外，尿液的产生和排泄是生命维持所必需的。

肾脏形似大豆，同拳头差不多大小，位于后腹腔腰部脊柱的两旁。肾脏的功能包括调节血压，维持体内的水、电解质（帮助调节不同人体机能的必需矿物质）平衡，清除废物，刺激骨髓产生红细胞。

每侧肾脏包含 100 万个肾单位。肾单位允许氨基酸、葡萄糖、无机盐、废物等从血液中进入微小的管道（肾小管），肾小管重新吸收必需的营养成分（如葡萄糖、钠、钾等）并排出废物及多余的水形成尿液。尿液通过一对细小的名为输尿管的肌性管道不断从肾脏流向膀胱（位于骨盆，用于储尿的中空肌性器官）。

在排尿期间，膀胱收缩并通过一个名为尿道的更大的肌性管道排出尿液。男性尿道开口于阴茎头部，女性尿道开口于阴道的正前方。从肾脏下行至尿道统称为泌尿道。

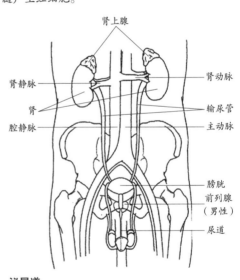

肾上腺
肾静脉
肾
腔静脉
肾动脉
输尿管
主动脉
膀胱
前列腺（男性）
尿道

泌尿道
肾脏位于后腹腔腰部脊柱的两旁。膀胱位于骨盆、耻骨的后面，尿液通过输尿管不断从肾脏流向膀胱。膀胱通过尿道将尿液排出体外。

泌尿道容易遭受许多疾病的侵扰。如肾脏的炎症感染或肾脏小动脉中脂肪的堆积会导致肾过滤系统的瘢痕形成，这种瘢痕最终会导致肾衰。无机物的沉积会形成结石，可引起尿流梗阻和剧烈的疼痛。当膀胱不能够正常排空时，膀胱内亦可形成结石。泌尿道的任何地方都可能发生肿瘤。

感染、炎症和损伤

　　健康人的泌尿道通常没有微生物存在，并且尿液是无菌的。然而，感染性的因素如细菌，可以从体外通过尿道逆行进入膀胱而进入泌尿道。微生物也可以从身体的其他部位通过血液循环进入泌尿道。一旦感染性的因素进入泌尿道，它们可以扩增、播散，导致炎症的发生并扰乱泌尿道正常的生理机能。泌尿道的感染可表现为急性（时间短，通常较严重）或慢性（长时间迁延）。

泌尿道的功能

　　泌尿道包括肾、输尿管、膀胱、前列腺（男性）、尿道。肾脏滤过血液排出废物和多余的水而形成尿液，输尿管将尿液从肾脏引流至作为储存器的膀胱，排尿时尿液经由尿道由膀胱排出体外。

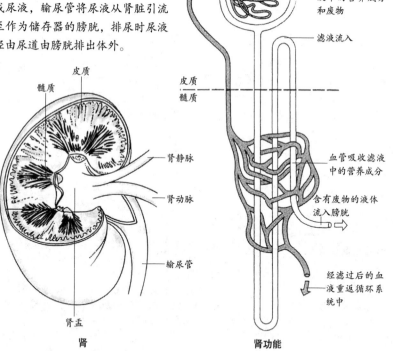

血液从肾动脉流入肾小球

肾小球过滤出血液中的营养成分和废物

滤液流入

皮质
髓质

血管吸收滤液中的营养成分

含有废物的液体流入膀胱

经滤过后的血液重返循环系统中

皮质
髓质
肾静脉
肾动脉
输尿管
肾盂

肾

肾功能

肾

　　肾脏每天可以过滤200夸脱（220L）的血液。肾动脉血首先流经肾小球，肾脏外部（肾皮质）这些微小的像球样缠绕的血管从血液中滤过出营养成分和废物，然后滤液流向肾脏的中央部分（肾髓质）的细长肾小管，肾小管从环绕在其周围的血管回吸收营养成分，滤过后的血液经过肾静脉回到循环系统，而滤液经过集合管流进肾盂并进入输尿管。

（转下页）

（接上页）

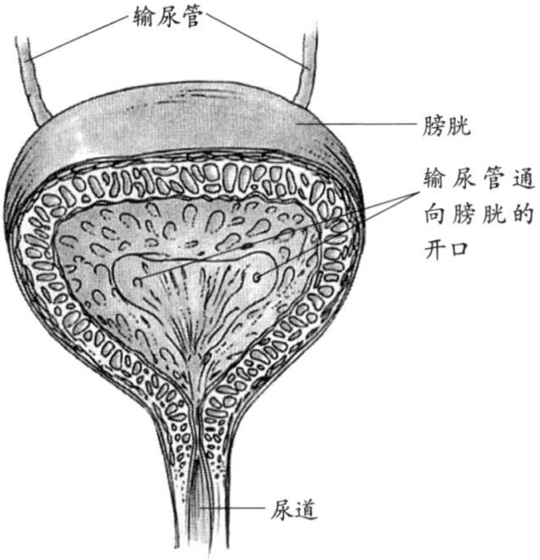

输尿管

膀胱

输尿管通向膀胱的开口

尿道

膀胱

　　膀胱是一个中空肌性器官，可以储存 560 毫升的尿液。尿液从肾脏流向膀胱，膀胱壁随着尿液的增多而扩张。当膀胱储满尿液后，膀胱的神经会自动向大脑发出信息。排尿时，膀胱壁收缩并通过尿道排出尿液。输尿管经过膀胱壁内段以一定的角度进入膀胱，形成一种类似于活瓣的结构，可以阻止尿流从膀胱反流入输尿管进入肾脏。

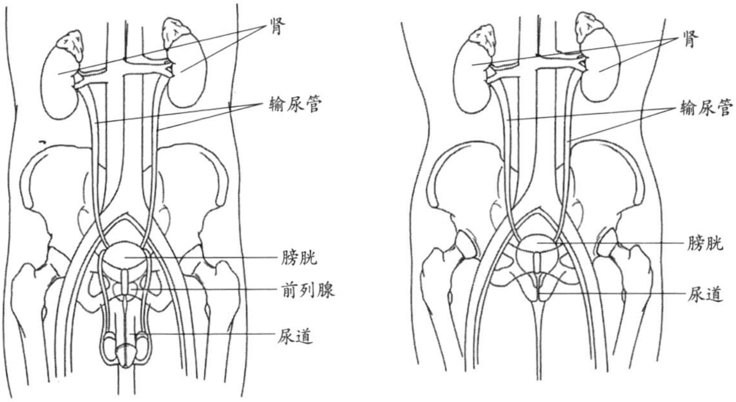

肾

输尿管

膀胱
前列腺
尿道

男性泌尿道

肾

输尿管

膀胱

尿道

女性泌尿道

男性和女性泌尿道

　　男性泌尿道和女性泌尿道有所不同。男性的尿道长约 25.4 厘米，是精液和尿液共同的通道。女性尿道长约 1.27 厘米，和膀胱一道位于生殖器官前面。

　　肾脏感染叫肾盂肾炎，膀胱感染叫膀胱炎。肾脏炎症（肾炎）可以在没有感染的因素下发生，如药物性肾炎。而肾小球肾炎，即肾小球（肾脏最基本的过滤单位肾单位中微血管网络）的炎症，亦可能是非感染性的炎症。

　　由于肾脏位于后腹腔，受到周围的肋骨、脂肪、肌肉的保护，因而因打击而导致直接的肾外伤少见。膀胱亦受到骨盆的良好保护。直接的泌尿道损伤常并发于严重的外伤，如机动车相撞事故或子弹伤，需住院治疗。

急性肾盂肾炎

急性肾盂肾炎是肾脏突然发生的感染，感染和炎症主要影响肾脏的微小过滤单位（肾单位）。在大部分急性肾盂肾炎病例中，导致感染的致病菌来自尿道（尿液自膀胱流出体外的管道）开口的周围组织。如果细菌繁殖，它们则能够进入尿道向上移行进入膀胱并通过输尿管至肾脏。与男性相比，女性尿道更接近直肠，且比男性更短，这就使细菌进入尿道的可能性大大增加，所以女性比男性更容易发生急性肾盂肾炎。

当正常的尿流部分受到阻滞时，如怀孕、肾结石、膀胱肿瘤、增大的前列腺等，容易发生急性肾盂肾炎。在上述的情形下，尿流的不畅有利于细菌的繁殖，尿流的减少使泌尿道的细菌不容易被清除。

急性肾盂肾炎亦可以由身体其他部位的细菌通过血液传播至肾脏而导致，也可能发生在健康人身上，其原因未知。

症状

急性肾盂肾炎的首发症状常常是位于背部腰部上方出现突然、激烈的疼痛。尽管双肾可以同时发生感染，但疼痛常常表现为一侧较重，并向周围和腹股沟放射。急性肾盂肾炎的患者体温会升高（经常升至 38.9~40℃），常伴有寒战或哆嗦、恶心、呕吐等。患者可能会出现小便困难、小便疼痛，就算膀胱空虚，亦可能出现尿急现象。尿液常出现云雾状，若尿液中含有血细胞则可能呈现淡红色。急性肾盂肾炎很少会引起血液中毒、休克或致命。

诊断

根据患者的症状可以诊断急性肾盂肾炎，医生可能给患者做血液及尿液相关的检查以判断引起感染的细菌类型。为了进一步弄清楚尿路是否存在梗阻，可以行肾脏 B 超或 CT 检查或通过膀胱镜检查膀胱的情况。而排尿性的膀胱尿道造影可以确定是否存在膀胱输尿管反流，即是否存在尿液从膀胱反流向肾脏。

治疗

急性肾盂肾炎的治疗包括休息、大量补液（每天至少 8 大杯水）、静脉使用抗生素或口服。发热、恶心、呕吐、白细胞计数升高、年幼或非常脆弱的患者可能需要住院静脉使用抗生素治疗。抗生素能够在 24~48 小时内控制感染，但少数病例抗生素治疗需持续 14 天甚至更长。医生也会治疗引起感染的一些潜在疾病。经过适当的治疗，长期的并发症不太可能发生。如果急性肾盂肾炎反复发作，则尿路可能存在解剖性的异常，需要外科手术治疗。

慢性肾盂肾炎

慢性肾盂肾炎是由于急件感染期间治疗不当或者不彻底而转入慢性阶段。儿童时期有过急性尿路感染，经过治疗后症状消失，到成人时逐渐发展为慢性肾盂肾炎。慢性肾盂肾炎的特征是有肾实质瘢痕形成，从而造成肾脏损害，甚至发展成为慢性肾衰竭。

引起慢性肾盂肾炎的细菌通过尿道（将尿液从膀胱排出体外的管道）进入尿路，因为输尿管开口于膀胱的地方形

膀胱或尿道异常的诊断性检查

医生经常下面的诊断性检查以评价膀胱和尿道的情况以及膀胱的功能。

膀胱镜

膀胱镜可以让医生在直视下观察到尿道和膀胱的情况，以寻找膀胱结石、肿瘤以及其他异常情况。膀胱镜检查通常在门诊局麻下操作，但有时需要在脊髓麻醉或全麻下操作。

患者仰卧，医生通过尿道将一根细的镜鞘插入膀胱。膀胱镜末端有一微小的灯泡和镜头，可以让医生在直视下或通过显示屏观察尿道和膀胱的情况。医生还可以通过镜筒插入小的操作器械，取出小片膀胱黏膜组织样本进行显微镜检查（活组织检查）。在一些患者，医生可以通过镜鞘向膀胱内注水以检测膀胱的容量。

尽管绝大部分膀胱镜检查不会引起问题，但少部分仍有膀胱感染或尿道、膀胱损伤的危险。检查后第一天，你可能会感到尿道内短暂性的烧灼感或疼痛，特别是在排尿时较明显。检查后的1~2天，你可能会发现小便中有少量的血。这些都是膀胱镜检查后出现的正常现象，但如果你出现排尿困难或发热等，则提示有尿路的损伤或膀胱感染，赶紧联系你的医生。

排尿性膀胱尿道造影

排尿性膀胱尿道造影是一种X线检查方式，可以让医生在患者排尿期间判断其膀胱功能。此检查常用来判断一些解剖性的问题，如引起膀胱输尿管反流的潜在性原因，正常情况下尿液自肾脏流至膀胱，尽管尿道排出体外，而膀胱输尿管反流是尿液向上逆流进入肾脏。排尿性的膀胱尿道造影通常在门诊进行。

患者仰卧，医生通过尿道将一根导尿管（一根细软导管）插入膀胱，当导尿管到达膀胱后，医生通过导尿管向膀胱内注入含有对比介质（造影剂）的液体，在膀胱充盈的过程中同时拍摄X线片。然后拔除导尿管，让患者自行将尿液排入尿盆或床上坐便器，在排尿的过程中继续拍摄X线片。

尽管绝大多数排尿性的膀胱尿道造影检查不会引起异常，但少数还是存在一定的感染和对造影剂过敏的风险。在拔除导尿管后的几小时，一些患者会有短暂性的尿道刺激感，排尿时会有轻微的烧灼样感。如果排尿时烧灼样感或疼痛持续存在，尽快告知你的医生，因为这有可能是膀胱感染的症状。

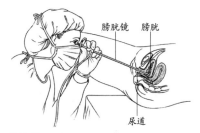

膀胱镜

膀胱镜检查中，医生通过尿道将一根细的镜鞘插入膀胱。膀胱镜末端有一微小的灯泡和镜头，可以让医生在直视下或通过显示屏观察尿道和膀胱的情况。

成瓣膜样的结构以及尿液冲洗的作用，细菌通常被局限于下尿路（膀胱和尿道）。健康人排尿时，膀胱收缩并通过尿道将尿液排出体外，与此同时，输尿管开口于膀胱的部分像瓣膜一样关闭，从而阻止了尿液向肾脏反流。但在一些患者，当膀胱收缩时，这种瓣膜样的结构并不能正常地工作，尿液通过输尿管反流进入肾脏，这种反流称为膀胱输尿管反流。

医生认为大部分患者膀胱输尿管反流与肾脏反复的感染相关，并进一步引起慢性肾盂肾炎。肾结石亦可能阻滞了正常的尿流并为细菌提供了有利的生长环境，而导致机能紊乱。一些患者，慢性肾盂肾炎可能先于其他尿路的感染而发生，如反复发作的急性肾盂肾炎或膀胱炎。但医生并不认为这些感染会引起慢性肾盂肾炎。

症状

慢性肾盂肾炎在其病情发展之前通常没有明显的症状，而肾脏变化是进行性的。随着病情的发展，肾功能衰竭的早期症状会渐渐地表现出来，包括疲劳、恶心、皮肤瘙痒等。如果你反复发作轻度的尿路感染或有慢性肾衰竭的任何症状，应尽快就医。

诊断

如果你反复发作尿路感染，你的医生会对你进行检查，并且会检查血和尿液以明确致病菌的类型。可以行肾脏B超或CT检查以评价肾脏的情况，通过膀胱镜检查可以了解膀胱的情况，而排尿性的膀胱尿道造影可以确定是否存在膀胱输尿管反流，即是否存在尿液从膀胱返流向肾脏。许多患者通过以上检查

尿流

肾脏感染的一个可能的原因是输尿管膀胱开口处的瓣膜样结构关闭不全。当你排尿时，如果输尿管膀胱开口不能关闭，尿液就有可能被挤压进入输尿管和肾脏，尿液中的微生物就会进入肾脏。

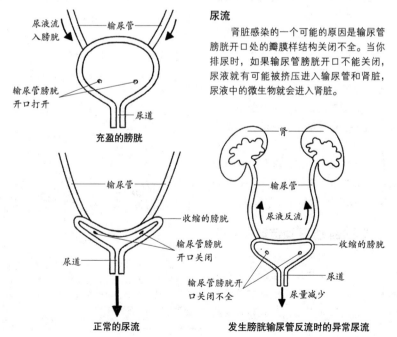

充盈的膀胱

尿液流入膀胱　输尿管　输尿管膀胱开口打开　尿道

正常的尿流

输尿管　收缩的膀胱　输尿管膀胱开口关闭　尿道

发生膀胱输尿管反流时的异常尿流

肾　输尿管　尿液反流　收缩的膀胱　尿道　输尿管膀胱开口关闭不全　尿量减少

可以在早期发现尿路的异常。

治疗

如果你患有无症状的慢性肾盂肾炎，医生会建议你大量饮水（每天至少8杯水），限制进食富含蛋白、钠的食物，以避免增加肾脏的负担。医生也可能会建议你每6~12个月验血一次，以监测你的全身状况以及是否合并感染。

慢性肾盂肾炎的治疗依赖于疾病的进展情况。小孩若存在输尿管膀胱开口处瓣膜样的结构功能障碍则需要手术予以纠正，但同样的手术通常并不适合成人。你的医生会治疗引起感染的任何潜在性的原因，如肾结石。无论你是否存在尿路感染，医生都可能会建议你服用一段时间抗生素，也可能建议你服用低剂量的抗生素3~6个月以便保证尿中无菌。

因为慢性肾盂肾炎的病程进展缓慢，医生可能会建议你观察肾脏疾病的症状（如排尿的频率、尿液性状的异常、肋架与臀部之间的侧面或背部的疼痛、面部的浮肿）并定期做检查。

肾小球肾炎

肾小球肾炎是指引起肾脏损害的一些相关性的疾病。一些类型的肾小球肾炎是由于免疫系统错误地攻击了肾小球所导致（肾单位里面的微血管网，即肾的基本过滤单位）。

健康的肾脏中，血液通过肾小球过滤出废物，而大部分水和一些重要的化学物质（如葡萄糖、钠、钾）被重吸收进入血液，留下的废物以尿液的形式通过输尿管进入膀胱并排出体外。

如果肾小球被破坏了，红细胞和蛋白就会漏进尿液中，如果白蛋白过多的丧失就会导致肾病综合征。随着更多的肾小球受到破坏，肾脏对血液中废物的过滤能力和化学物质的调节能力会不足，血液中废物的积累会进一步破坏肾脏。

肾小球肾炎可以表现为很轻，也可能会很严重；可以是急性的，几天内就可以突发，也可以表现为慢性，疾病在几个月或几年内慢慢发展。病情并不相同，大约60%患有终末期肾衰的病人都是以慢性肾小球肾炎开始的。急性肾小球肾炎可起源于HIV感染、肝炎、心内膜炎，也可能起源于身体某个部位的炎症或癌症。因为肾脏对血压的调节起着重要的作用，肾小球肾炎最终会导致高血压。肾小球肾炎也可能会导致慢性肾衰竭。

症状

轻度的、慢性的肾小球肾炎不产生任何症状。有很多病人，医生是在因为其他目的对其血尿进行检查时才发现肾小球肾炎。在一些病人，尿液中少量的血会使其呈现出烟雾状，而大量的血会导致尿液呈鲜红色。

急性严重的肾小球肾炎会让你感到犯困、恶心、呕吐，这些都是肾功能衰竭的征兆。你可能会出现少尿，也可能会白天小便次数少，而夜间小便次数增多。液体可能会积存在你的身体组织中引起水肿，这会导致你皮肤，特别是脚踝水肿。你可能会觉察到晨起时眼睛周围的肿胀。如果液体积存在胸部，你可能会发生呼吸短促。

诊断

如果你有肾小球肾炎的症状，医生将会检查你的尿液以确定其是否有红细胞或蛋白存在。如果检查的结果暗示你可能患有肾小球肾炎，医生将会做进一步检查，如血液检查、肾脏超声、CT扫描、穿刺活检（通过一中空的细针将少许肾脏细胞样本吸出，然后在显微镜下检查）。

治疗

许多类型的肾小球肾炎患者仅仅需要休息，而无须做任何特殊的治疗。其他类型的肾小球肾炎可以予以糖皮质激素或免疫抑制剂治疗，以缓解炎症以及错误的免疫反应。如果有引起肾小球肾炎的潜在性疾病，亦需要予以治疗。

如果你有水肿，医生会让你服用利尿剂来减少身体内过多的液体。抗高血压治疗能帮助你控制血压。肾小球肾炎导致的缺铁，可以补充铁剂和维生素。如果出现终末期的肾衰，医生将会治疗肾衰。

膀　胱　炎

膀胱炎是指膀胱的炎症，通常是因为尿路感染引起的。膀胱的功能是储存尿液，并通过一个叫尿道的肌性管道排出尿液。女性比男性更易发生膀胱炎，因为女性尿道较短，这就使细菌以及其他的微生物更容易从体外进入膀胱。男性膀胱炎常常因为前列腺炎症、肥大的前列腺或其他的下尿路异常所导致。

症状

膀胱炎的主要症状为尿频、尿急，但每次尿量少，有时尿液有异味或尿中带血。因为膀胱炎通常合并尿道炎症，所以当你排尿时可能会有尿道的灼痛或刺痛感。夜间你可能会因为强烈的尿意而醒来，同时伴有脐下膀胱区的不适。

膀胱炎亦可能导致发热。

诊断

如果你有膀胱炎的症状，医生会检查你的尿液以确定是否存在细菌和白细胞等感染的征象。尿液样本会在实验室进行培养以证实感染的存在，并进一步鉴定引起感染的微生物种类，寻找最佳的治疗。

治疗

医生会建议应用大量水（每天至少8杯）来缓解症状。若尿液中存在细菌，医生会让你服用抗生素。药物能够在几天内清除感染，但你必须继续服用药物指导医生告诉你可以停用为止。如果治疗后症状复发，则需就医。

肾脏或输尿管外伤

肾或输尿管（将尿液从肾脏引流至膀胱的肌性管道）的外伤，常常由对身体侧面的直接打击或碰撞（如机动车辆的碰撞）而导致。其他可能的原因是锐性的物体（如刀）或子弹穿透所致。肾的外伤可以是挫伤、裂伤或破碎，输尿管的外伤可以为挫伤、梗阻或撕裂伤。有时围绕肾纤维囊下可形成大的血块，

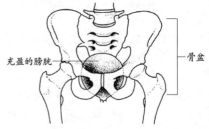

充盈的膀胱　　　　　骨盆

膀胱的位置
膀胱是一中空器官，其功能为暂时性储尿。它位于耻骨的后面，被骨盆所保护。

表现为突出肾脏的肿块。肾脏或输尿管的裂开可能会导致血液或尿液漏进腹腔。

症状和诊断

肾脏或输尿管的轻度损伤可引起下背部的疼痛和压痛。你可能会发热，也可能会有出现的血尿（可能直到受伤后的1~2天才发现）。如果存在严重的疼痛或尿液中有大量的血，你可能有一侧肾或双侧肾的严重损伤，输尿管也可能有损伤。

如果你有肾脏或膀胱的损伤，医生将可能对你行超声、CT 扫描检查来评估损伤的程度，确定最佳的治疗方案。

治疗

因为肾外伤通常具有自愈性，所以即使是较大的撕裂伤也仅需要 7~10 天的卧床休息治疗。医生会建议你留医院观察几天，以监测你的脉搏、血压、血细胞计数，以及对尿液不断监测以判断是否有内部严重的出血等。

损伤的输尿管通常需要及时的外科修补。如果卧床休息一段时间后肾脏不能自行愈合，则可能需要手术切除，健侧肾会代偿性增大、提高功能，完成两个肾的工作。

膀胱或尿道的外伤

因为膀胱位于骨盆深部，所以通常不会被伤及。膀胱的外伤通常是由于对骨盆的直接暴力使其发生骨折，骨折后的锐性骨折端刺破膀胱壁所导致，对充盈的膀胱的强力打击也可能会导致膀胱破裂。腹部手术如剖腹产、腹腔镜等也可能会引起膀胱的损伤。若尿液从膀胱漏进腹腔，则损伤将会导致严重的后果。

因为男性尿道（将尿液从膀胱引流出体外的管道）比女性长，所以男性尿道的断裂比女性更常见。尿道的损伤可由严重骨盆外伤所引起，这种外伤通常发生于交通事故所导致的骨盆骨折。

膀胱的破裂是非常危险的，因为尿液可以从破裂的膀胱漏进腹腔而导致腹膜炎，这种情况需要住院治疗。尿道的外伤通常不会引起腹膜炎。对于男性，尿道损伤后的最大风险就是瘢痕或炎症（尿道狭窄）所导致的尿道狭窄和勃起障碍。

症状

破裂的膀胱会引起严重的腹痛，腹膜炎的症状也会出现，如发热、腹胀、恶心、呕吐；亦可能出现休克症状，如大汗淋漓、意识模糊、浅呼吸、脉速或皮肤苍白、湿冷。膀胱破裂常导致排尿障碍，而尿道的外伤常引起剧烈的疼痛和排尿障碍，一些受伤患者的尿道可能会有血液流出。

诊断

如果你有膀胱、尿道、下腹部或泌

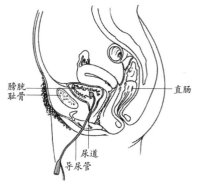

膀胱 —— 直肠
耻骨

尿道
导尿管

导尿管

导尿管是一长的、可弯曲的管子，从尿道插入膀胱，将尿液引流出体外。

尿道的损伤，请尽快就医。医生会对你的腹部、膀胱行 X 线、CT、膀胱镜检查。

治疗

膀胱、尿道的损伤需要住院并予以抗生素治疗以预防感染。如果膀胱破裂但没有尿液漏进腹腔，则需要从尿道将导尿管（细的、可弯曲的管子）置入膀胱以引流尿液，避免其漏进腹腔。导尿管可以使膀胱保持空虚以利于膀胱破裂口的修复。如果尿液从膀胱漏进腹腔，则需要外科手术引流腹腔的尿液，同时修补破裂的膀胱。如果尿道受到损伤，医生将会从腹壁向膀胱插入导尿管来引流尿液几天，尽管尿道常常会自行愈合，但如果 3~6 个月还没愈合的话，则通常需要行外科手术修复。

囊肿、肿瘤和结石

尿路会受到两种新生物的影响——囊肿和肿瘤。囊肿通常表现为软的、充满液体的囊，一般（但不是所有的囊肿）为良性。实质性的肿瘤通常为癌性的。其他类型的新生物，如肾结石更常见。结石是尿液中微粒（通常是矿物质盐）累积的结果。尽管结石会引起很大的不适，但通常不会威胁到生命。

单纯性肾囊肿和获得性肾囊肿

肾囊肿主要有三种类型——单纯性肾囊肿、源于肾衰的获得性肾囊肿、多囊肾疾病引起的肾囊肿。单纯性肾囊肿是最常见的类型，其质地软，囊腔内充满液体，囊内壁覆盖肾上皮细胞。单纯性肾囊肿可以表现为单个或多个，也可以在双肾同时发生，通常不引起任何症状，只是在行其他检查时偶然发现。年龄超过 50 岁的人群中大约有 1/4 的人有单纯性肾囊肿。

获得性肾囊肿只发生于衰竭的肾脏，囊肿来源于肾单位（肾脏的基本过滤单位），其数量和体积随着肾衰的进展而增加。超过 75% 的接受透析治疗的患者在 5 年后会发生获得性肾囊肿。这些囊肿需要严密监测，因为其可能会发展成为腺瘤（可以转变为癌性的非癌性肿瘤）或腺癌（癌性肿瘤）。

症状

单纯性肾囊肿通常不引起任何症状，许多有单纯性肾囊肿的患者并不知道囊肿的存在。巨大单纯性肾囊肿会引起背部或腹部的疼痛。血尿是另一可能出现的症状。获得性肾囊肿很少会引起症状。

诊断

单纯性肾囊肿通常是在超声、CT、MRI 检查别的部位时被发现。因为不能完全排除囊肿合并癌的可能性，医生可能会对囊肿进行细针穿刺（在超声、CT、MRI 的引导下）活检，吸出少许囊液及细胞在显微镜下进行检查。局麻下对肾脏的穿刺活检通常不会引起疼痛。

治疗

无痛性的、非癌性的囊肿一般不需要治疗。当囊肿增大到压迫其他器官或导致背部、腹部不适时，可以通过中空的细针（在超声、CT、MRI 的引导下）

穿刺并吸出囊液。当囊肿增大到足够大引起疼痛时，可以定期以细针进行穿刺引流，或通过腹腔镜来引流囊液。若囊液中的细胞正常，则不需要特殊治疗。如果囊肿复发，可以行腹腔镜手术将囊肿永久性地切除。如果囊肿为癌性，则需要部分或完全切除受累的肾脏。正接受透析治疗的患者若发生囊肿，则通常是癌性的。健侧肾脏将会在体积上和功能上发生代偿，以完成两个肾脏的工作。

多囊肾病

多囊肾是一遗传性疾病，表现为肾脏有许多充满液体的囊肿。囊肿来源于肾脏内的微小滤过系统（肾单位）。囊肿不断增大，最终与肾单位分离，肾脏也会随着囊肿的增多而增大。囊肿的数量会达到上千个。随着时间的推移，囊肿会占据整个肾脏，影响肾功能并最终导致肾功能的衰竭。

遗传性的多囊肾疾病有两种类型——常染色体显性遗传（最常见的类型）和常染色体隐性遗传。常染色体显性遗传多囊肾病主要发生于成人，由其患有同样疾病的父母将有缺陷的显性基因遗传给自己。典型的特征是其家族有长时间的肾病历史，但大约有1/4的患者是因为其父母的卵子或精子基因发生突变，导致其多囊肾病在其家族中第一次发生。

常染色体隐性型多囊肾少见，只发生于婴儿和小孩，其特征是遗传了父母双方的有缺陷的基因。第三种多囊肾疾病为获得性多囊肾疾病，并非遗传性疾病，主要患有长期肾病和进行肾透析治疗的患者。

症状

常染色体显性型多囊肾疾病，囊肿可以在生命的早期就已发生，但不引起任何症状。首发症状出现的年龄在不同的患者并不相同，但以30~40岁最常见。共同的症状包括背部、两胁部和臀部之间身体侧面的疼痛，以及头痛、血尿、尿路感染、肾结石、腹部变大等，高血压也很常见。

多囊肾疾病可以对全身产生影响，导致肝、胰腺、肠道功能障碍，能使血管变得脆弱，产生的动脉瘤（气球样的膨胀）可以引起腹腔或大脑血管的破裂。肠管壁或腹腔内的血管也可能受到累及，并可导致疝的形成。1/4的多囊肾病患者合并有心脏瓣膜的异常，如二尖瓣脱垂，胸前可感到扑翼样震颤或敲打，同时可能合并胸痛。卵巢、睾丸、胰腺、脾脏、中枢神经系统、肝脏均可能发生囊肿。到60岁时，多囊肾疾病患者有一半以上发展为肾功能衰竭。高血压或尿中有血和蛋白出现的患者，其发生肾功能衰竭的风险增加。

患有隐匿型多囊肾疾病的婴儿和儿童除了上述症状外，常伴有高血压和频繁发作的尿路感染。通常在出生后几年内发展为肾功能衰竭，最严重的病例是婴儿在出生后的几小时或几天内死亡。因为肾功能的异常阻碍了生长发育，能够生存到青春期和成年早期的儿童，其发育与同龄人相比较差。

诊断

超声结合家族史可以诊断两种类型的多囊肾疾病。肾囊肿可以在超声扫描时清晰可见。有时，医生因为查出患者小便中有血或在常规体检时发现有高血压而查出此病。科学家正在发明一种遗传试验，在囊肿发展之前就能够筛选出多囊肾疾病。

治疗

目前对多囊肾疾病并没有好的治疗方法，但对症治疗可以缓解疼痛、延长生命。治疗疼痛的非处方药可以减轻肾痛和头痛，严重的疼痛可能需要外科手术治疗来对囊肿进行减压或切除囊肿，但并不能阻滞病情的发展。尿路的感染需要给予抗生素治疗。高血压可以通过药物、饮食、锻炼来控制。如果最终发生了肾衰，则需要进行透析治疗或肾移植治疗。

对于多囊肾引起的肾衰，肾移植治疗相对比较常用且容易成功。健康的移植肾不会发生囊肿，而且因为健康人捐出一个肾脏后，剩下的肾脏能够维持正常的肾功能，所以供肾比其他器官相对容易一些。

肾　肿　瘤

肿瘤是细胞高速增殖时形成的异常团块样组织。肾肿瘤主要有两种类型，且均为恶性。一种为肾细胞癌，只发生于成人。一种为维尔姆斯瘤（即肾母细胞瘤），主要发生于小孩。

肾细胞癌最常发生于40岁以上的男性。肾细胞癌是高度恶性的肿瘤，癌细胞可以进入血液并且向身体其他部位扩散，最常见的转移部位是肺和骨骼。肾肿瘤可以生长几年而没有任何症状，常常在发现的时候已处于晚期。随着肿瘤的增大，肿瘤会向正常的肾组织内浸润生长，并逐渐减少肾脏的滤过功能。

症状

肾肿瘤常引起的症状包括患侧腰部疼痛、食欲下降、体重减轻、贫血、血尿，也可以引起多种全身不同的症状。如当肿瘤转移至骨或肺部时就会引起骨头疼痛或咳嗽症状，肾肿瘤的出血可能会使尿液呈淡红色或混浊状。

诊断

如果尿液呈淡红色或混浊状，或有患侧腰部疼痛，则需行尿常规检查。若不能排除肾肿瘤的存在，医生会建议你进一步行腹部和盆腔（包括肾脏）超声、CT 扫描、MRI 等检查。

治疗

如果诊断检查提示肾细胞癌的存在，医生将会进一步检查以确定肿瘤是否已经扩散到其他器官。病变肾脏的部分或全部将通过外科手术切除，而健侧

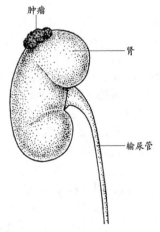

肿瘤

肾

输尿管

肾肿瘤

肾肿瘤可以生长许多年，而不引起任何症状。诊断性影像技术如 X 线、超声、CT、MRI 可以检测到体格检查不能发现的肾肿瘤。

肾脏将会在体积上和功能上发生代偿，以完成两个肾脏的工作。

如果癌细胞转移至身体的其他部位（转移），医生将会建议你行放射治疗或免疫治疗，通过高能量的放射线杀死肿瘤细胞，或利用干扰素、白介素增强机体的自我抗癌能力。医生会做定期的检查以监测你身体的状况。

膀胱肿瘤

膀胱肿瘤通常为恶性并且易复发，但扩散的可能性小。膀胱肿瘤起源于膀胱或大部分尿道上皮细胞，向储存尿液的膀胱腔内生长，肿瘤可能会侵犯膀胱的肌层。任何尿道内的肿瘤或靠近膀胱的输尿管内（将尿液从肾脏运送至膀胱的肌性管道）的肿瘤都会阻滞尿液的流出，这将导致尿液在肾脏内积聚并引起肾扩张（这种状况称之为肾积水）。膀胱肿瘤更好发于男性，吸烟使其发病风险增加。

症状

膀胱肿瘤主要症状为尿急、尿频，通常不会发生排尿疼痛，但可能在排尿后感到疼痛。可能会有尿道灼痛感，在频繁排尿的间隙仍有少许尿意的倾向。也可能会出现血尿。如果有肾积水，你可能会感到腰背部疼痛。

诊断

检查尿液中是否有血有助于膀胱肿瘤的诊断。其他的诊断检查包括膀胱镜、膀胱超声扫描、CT 扫描或 MRI。如果医生查出肿瘤没有穿透膀胱壁，将会通过膀胱镜插入器械来切除肿瘤，切除的肿瘤细胞将通过显微镜检查来确定是

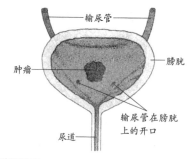

膀胱肿瘤

大部分膀胱肿瘤由膀胱内壁向膀胱腔内生长。若肿瘤离输尿管开口很近，则可能阻碍尿液从肾脏流向膀胱，若肿瘤离尿道很远，则可能阻碍尿液从膀胱排出体外。

否为癌性。

治疗

膀胱肿瘤的治疗方式由其位置决定，常通过膀胱镜插入器械将肿瘤切除。医生也可能会通过尿道向膀胱插入尿管，并向膀胱内注入抗肿瘤药物或免疫增强剂（如卡介苗）来治疗膀胱肿瘤。灌入膀胱的溶液要求保留 1~2 小时后方可排解。治疗会引起病变细胞的脱落，继而被正常细胞所取代。尽管这些治疗可以有效地破坏肿瘤并防止其复发，但对膀胱的定期监测是必要的。

如果膀胱肿瘤的范围较大或侵及邻近的组织，医生可能会建议手术切除部分或全部膀胱。切除膀胱后，医生将用肠管来建成一储尿囊，并将双侧输尿管与其连接，然后再将储尿囊与尿道连接，再造的新膀胱可以使病人能够正常排尿。医生也可能将输尿管连接到一段离断的小肠，再将小肠缝至皮肤并敞开，尿液可以从小肠皮肤造口流出，可以用一个口袋接存尿液并定时清除。术后的化疗可以杀死残留的异常细胞。

肾 结 石

肾盂是肾内尿液进入输尿管（连接肾和膀胱的管道）前收集尿液的组织结构，肾结石就是起源于沉积在肾盂内的一点固体物质。当肾盂内的其他固体物质与最初的那些物质粘连后，结石则渐渐增大。以上情况可以发生于一侧肾脏，也可发生于双侧肾脏。随着时间的推移，直径为 2.54 厘米或更大的结石会不断增大。绝大部分结石含有钙的成分以及其他物质，如尿酸或氨基酸，可以在尿液中结晶并形成结石。

微小结石可以很少引起症状，因为它们很容易通过输尿管和尿道排出体外。任何直径为 0.51 厘米或更大的结石若进入输尿管，都将会引起剧烈的疼痛。肾结石的移动是短暂住院治疗控制疼痛和补液常见的原因。

结石具有家族性特征。男性比女性更容易发生肾结石，30 岁之后发病风险增加。很热的天气会导致身体水分丢失得更多，所以热的气候环境更易导致肾

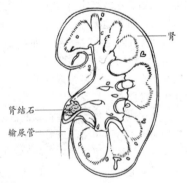

肾结石

肾结石是矿物质盐或其他的一些物质在肾脏中累计而形成的。直径小于 0.51 厘米的结石通常能够轻松地通过输尿管，但大的结石会停留在输尿管，阻止尿液的流动并引起严重的疼痛。

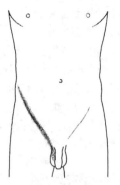

肾结石疼痛的部位

结石的发生。热的气候环境中，如果人液体摄入不足，将导致尿液产生减少，尿液浓度增高，尿液中能形成结石的成分比例增加。儿童因为血液中化学成分的异常却产生肾结石的情况少见。

绝大部分肾结石能够通过输尿管，偶尔结石会与输尿管粘连并阻止尿液从肾脏流向膀胱，如果发生这种情况则需要手术取除结石，以防引起肾脏的感染和损害。

症状

如果肾结石太大而不能通过输尿管进入膀胱，可能不会引起任何症状或偶尔因为小粒结石掉进输尿管引起疼痛。肾结石引起的最常见症状是肾绞痛，为一种周期性发作的、严重的、剧烈的疼痛，常间隔几分钟发作。当肾结石掉进一侧输尿管阻止了尿液的流动后，肾绞痛就会发生。如果结石进入膀胱，疼痛就会减轻。疼痛通常发生于身体的一侧，如果双肾都有结石，可能双侧肾区均有疼痛。

肾结石引起的疼痛通常首先发生于背部一侧肋弓下缘脊柱旁。随后的几小时至几天中，疼痛位置会随着结石在输尿管内的移动而改变，从背部至逐渐移至身体的前部并向下至腹股沟。男性疼

痛可能会向睾丸放射，女性疼痛可能会向阴唇放射。可能会有恶心，并且发现尿液中有血。如果结石到达膀胱，则通过下尿路管道会相对容易。

诊断

如果你出现肾绞痛症状，医生检查你的血和尿液，并行 CT 扫描或超声检查以寻找引起绞痛的原因，确定结石的位置和治疗是否必要。

24 小时尿液检查可以明确你的身体是否排出过多的矿物质盐或其他能够形成结石的物质，也可以明确尿液是否不含有足够多的能够阻止结石形成的特殊的化学物质。一半有肾结石的患者在 10 年内会再次发生肾结石。

治疗

如果你有肾结石的症状，医生将建议你大量饮水（每天至少 8 大玻璃杯

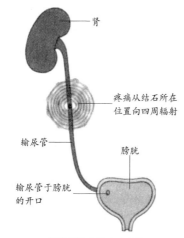

肾 —

疼痛从结石所在位置向四周辐射

输尿管 —

膀胱

输尿管于膀胱的开口

肾结石引起的疼痛路线

肾结石导致的疼痛

肾结石从肾脏移位至膀胱的过程中会引起严重的疼痛，这个过程会持续几天，疼痛的部位经常提示此处有结石。

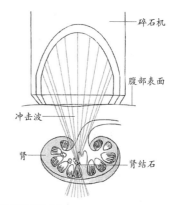

碎石机

腹部表面

冲击波

肾 —

肾结石

体外震波碎石术

体外震波碎石术是用来碎除肾结石的方法。一个叫作碎石机的机器置于腹部，产生的冲击波通过身体到达结石，可以使结石碎裂成粉末并通过尿液排出体外。

水），这样可以稀释尿液预防结石的形成。如果疼痛，可以服用一些缓解疼痛的药物。医生会让你收集排出的结石，分析结石的成分，可能会提出进一步的治疗方案。

对绝大部分已经形成的肾结石并无有效的治疗措施。然而，如果是尿酸性结石，医生会让你服用能够阻止结石形成或能够溶石的药物。如果你的尿液中含有过多排出的钙，医生会让你服用噻嗪类利尿药。如果结石引起下 1/3 输尿管梗阻，医生可以通过膀胱镜向膀胱内插入微型器械，并逆行插入输尿管将结石套住移出体外。医生也可以将一种叫作输尿管镜的观察管子插入输尿管内移除结石，亦可利用通过输尿管镜插入的激光（高度集中的光束）光纤或超声探头将结石击碎。

输尿管上段的结石或肾结石可以用体外碎石技术来碎石，碎石机器可以产生冲击波将结石碎成粉末经过尿液排出体外。碎石技术使得大部分本来需要手

术处理的肾结石患者免除了手术治疗。

对于少数病人，结石可能会严重破坏一侧肾脏，乃至需要切除病肾。结果促使健侧肾体积增大，增加做功来完成两个肾脏的工作。

膀胱结石

已经通过输尿管（连接肾脏和膀胱的管道）到达膀胱的肾结石，通常相对较小，并且容易通过尿道排出体外。在膀胱内形成的结石，一般较肾结石大，且停留在膀胱而不易排出。当尿道出口因前列腺增大而导致梗阻时，膀胱内的尿液不能完全排空，这是膀胱结石形成的原因之一。

症状

膀胱结石可以引起尿频、尿急、尿痛、血尿等。血常出现在排尿终末挤出的最后几滴尿液中。

诊断

如果你有膀胱结石的症状，医生会对你进行检查，并且检查尿液以明确其是否含有细菌及白细胞，这可以提示尿液中是否存在感染。也可能行腹部 X 线片、CT 扫描、超声等检查以确认膀胱的情况。

治疗

如果膀胱结石太大而不能自然通过尿道，医生必须通过其他方法清除。通常将膀胱镜（观察镜筒）插入尿道至膀胱，医生通过膀胱镜的操作通道利用激光（高度集中的光束）将结石击碎，也可以利用超声探头或体外冲击波碎石术击碎结石。一些病例，很大的结石可能

需要外科开放手术来治疗。清除结石后，医生会进一步寻找结石形成的原因并予以解除，以预防结石的再次形成。

肾衰竭

肾衰竭表现为三种形式：急性、慢性和终末期肾衰竭。急性肾衰竭是肾在几天甚至几小时内突然失去功能，常常可以恢复。慢性肾衰竭的进程在许多年中不易觉察，直至最终进入终末期肾衰竭。一旦终末期肾衰竭发生，肾脏已经受到严重破坏，其功能将不可能恢复。

急性肾衰竭

如果肾脏突然失去功能，通常有三种原因：接触了毒性物质，药物的免疫反应，肾脏的感染或其他疾病，如急性肾小球肾炎。严重的烧伤、出血、心脏病发作导致的低血压会导致肾脏富含氧的血液供应不足并损害肾脏。泌尿道的梗阻会导致尿流的突然完全受阻，如增大的前列腺导致尿道受阻，外伤导致的肌红蛋白进入肾脏的微血管滤过系统，阻塞肾脏的微过滤管道。

若肾脏不能产生尿液，血液内的废物和水会在体内累积，这将导致靠肾脏来调节的体内化学物质的严重失衡。

症状

急性肾衰竭的病人尿量会显著减少，可能会一天少于一杯。你将会很快失去胃口，感到恶心不断加重，并出

现呕吐。延迟治疗会导致倦怠、意识错乱、癫痫发作、昏迷和死亡。

诊断

急性肾衰竭属于医学急症，需要住院紧急治疗。如果肾衰竭的原因不易确定，可能需要进一步检查血液和尿液、肾脏超声、CT扫描、MRI等，也可能需要进行肾脏穿刺活检。穿刺活检是通过一根中空的细针将少许肾组织细胞穿刺出体外，并在显微镜下检查。

治疗

若引起急性肾衰竭的原因是大量失血或心脏病发作，则必须纠正休克。如果是尿路的梗阻，则必须手术消除梗阻。如果潜在的原因是肾脏疾病或肾衰竭原因被纠正后肾脏仍然受到严重影响，则需要进一步治疗。

如果是休克或严重的液体丢失（出血、呕吐、腹泻）导致的急性肾衰竭，则需静脉输盐溶液、血浆（去除血细胞的血液）、血，有时还需输肾上腺素样物质以维持血压的正常水平，提高肾的血流量。

利尿剂（可以通过提高尿液中的含水量，帮助身体排出过多的水）有时能帮助恢复尿流，但要以经静脉补足身体所丢失的液体为前提。肾脏在几天至几周内能恢复大部分或全部失去的功能。一些病例，如急性肾盂肾炎，药物治疗可能会有效。但如果尿液很少或没有，肾损害严重，医生将会建议进行肾脏透析，是一项在肾功能恢复之前替代肾脏的治疗措施。

治疗期间，必须进食高能量、低蛋白的食物，并且每天不超过1升的进液量。这样的饮食会提供机体需要的能量，且不会加重肾脏的负担。

慢性肾衰竭

慢性肾衰竭最终会导致终末期肾衰竭，而必须要以透析或肾移植来维持生命。糖尿病是引起肾衰竭最常见的原因，但肾衰竭也可能起源于其他的情况，如肾小球肾炎引起的血管病变或慢性肾盂肾炎导致的肾脏炎症。HIV感染、肝炎、心内膜炎等会引起肾衰竭。过度使用含有非那西汀或重金属（如铅、汞）类毒性成分的药物，也会导致慢性肾衰竭。

慢性肾衰竭会导致血液中身体化学成分渐渐堆积，肾脏逐渐失去滤除废物和多余水的功能。因为肾脏还能够调节血压，所以慢性肾衰竭会引起高血压。肾脏会形成瘢痕并逐渐失去功能，最终导致终末期肾衰竭的发生。

> **警告** ！
>
> ### 疼痛缓解剂和肾衰竭
>
> 使用太多的止痛剂（疼痛缓解剂）会导致止痛剂性肾病，并最终导致慢性肾衰竭。连续几年每天服用止痛剂的患者有发生止痛剂性肾病的危险。最容易引起问题的是一片药片含有几种非处方止痛药成分——如阿司匹林、对乙酰氨基酚咖啡因、可卡因的混合物。为了避免这种潜在的危险，需要让医生知道你正在使用的止痛药物，特别是一些含有混合性成分的药物。

症状和诊断

慢性肾衰竭的症状是逐步表现出来的。一开始你会注意到小便的次数没有以往多了,这是因为肾功能不足导致的。白天小便次数会减少,夜间小便次数会增多,你会感到疲劳感和嗜睡感越来越重。若慢性肾衰竭进一步恶化,将产生终末期肾衰竭的症状。

若怀疑慢性肾衰竭,医生会检查你的血液和尿液以确认电解质的水平(调节身体过程的必需无机物)和评价肾功能情况。

治疗

若你患有慢性肾衰竭,医生会建议你低蛋白饮食以免增加肾脏的负担。如果你有高血压症状,医生会让你进行规律的体育锻炼并减低盐的进食量来帮助降低血压。你需要自己监测进食液体的量和排尿量。除非医生建议你服用,不要服用任何 OTC 或非处方药物,以避免潜在的危险副作用。

医生会让你服用控制血压和防止骨破坏的药物,医生也可能用药物来降低你肾内滤过系统的压力、纠正贫血和其他一些潜在的疾病。经过定期复查,制订饮食计划和服用药物,大多数慢性肾衰竭患者能过上健康丰富的生活。

终末期肾衰竭

终末期肾衰竭是肾衰竭最严重的形式,通常发生于慢性肾衰竭或急性肾衰竭进展到肾脏不能再工作的阶段。感染如肺炎等,可能会额外增加已经受限的肾脏滤过功能的负担,使得平衡由慢性肾衰竭向终末期肾衰竭倾斜。

症状

终末期肾衰竭病人会发生许多不同的症状,包括嗜睡、虚弱、头痛、混乱、谵妄、癫痫发作等,也可能会发生心包积液、心律失常、肺水肿(会产生气短)和皮下水肿(产生全身肿胀)。有的还会出现口腔真菌感染,恶心、呕吐、腹泻、胸部或骨的疼痛,严重的皮肤瘙痒等。因为肾脏停止产生促红细胞生成素,这是一种刺激骨髓产生红细胞(其功能是向全身组织运送氧)的激素,所以肾衰竭会导致严重的贫血。无论是男性还是女性,性激素和性功能均会受到影响。终末期肾衰竭的女性可能会停止行经。

诊断

医生通过症状和血尿的检查结果来诊断终末期肾衰竭。医生会让你提供身体的任何疾病和变化的信息。

治疗

大部分发生终末期肾衰竭的病人已经接受过急性或慢性肾衰竭治疗。对终末期肾衰竭的治疗比较复杂,必须根据不同病人和不同的需要来进行个体化治疗。

因为肾功能的损害是不可逆的,所以对于大部分人唯一有效的治疗是透析治疗或进行肾脏移植。不过,有些人因为终末期肾衰竭病情太重而失去上述两种治疗的机会。医生定期注射促红细胞生成素治疗贫血,并使用其他一些药物以减轻相应的症状。

透析和肾移植极大地改善了终末期肾衰竭病人的生存质量。超过半数的终末期肾衰竭者在确定了最初的诊断后,通过透析或换肾能够继续积极的生活

透析

如果肾脏暂时没有功能或因为慢性炎症而受到严重破坏，你将可能需要接受透析治疗。透析过程中，肾脏功能包括滤出废物、调节体内化学物质和水的平衡，由叫作透析机的设备来完成，或者可以向腹腔内灌注一种特殊的液体来完成。

有两种形式的透析——血液透析（通常简称透析）和腹膜透析。血透能从血液中滤除废物，其过程是将血液通过细管从手臂或腿的动脉引入透析机，通过透析机的滤过系统后，再通过另外一根细管流进临近的静脉。过滤器内的特殊溶液可以将血液中的废物和多余的液体吸出。标准的透析治疗需要持续4小时，每周需要2~3次，这样才能足以控制体内废物的水平和过多的水。

在进行透析治疗之前，你必须首先接受一项外科小手术，将手臂一动脉和另一静脉相连接通，使得静脉得以变粗并为透析建立能够进入血管的永久性通道。若静脉太细，则可用一段人工合成的血管在皮下连接动静脉。暂时的透析可以将细的可弯曲的管子（导管）置入大血管。

对于腹腔透析，医生需要在病人腹部切一小口，将一细的塑料管子插入腹腔，然后将一种特殊的液体通过这根管子灌满腹腔。灌进腹腔的液体从位于腹腔内的血管吸走废物，同时也吸出体内多余的水。整个过程将需要几个小时的时间，腹透是无痛的。急性肾衰竭随着肾脏的恢复可以逐步脱离透析。若肾的损害是永久性的，可以学会自己进行腹透治疗。腹透可以在家中进行，白天或夜晚均可，不影响日常的工作。

10~15年。

肾移植

与其他许多器官移植比，肾移植相对简单，风险较低。而心脏、肝、肺移植的排斥反应可能是致命的，但移植肾的排斥反应不一定会危及生命，因为就算一个人移植肾发生排斥，仍可通过血液透析维持生命。在某些情况下，换肾的主要目的是为了提高人的生活质量，而不是作为一项维持生命的措施。接受肾移植手术后的人，有超过2/3的人会在术后2年内维持移植肾功能正常。在约1/6的肾移植患者会发生移植肾的排斥反应，但他们可以继续肾透析治疗，并继续等待再次肾移植。

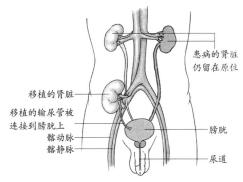

患病的肾脏仍留在原位

移植的肾脏

移植的输尿管被连接到膀胱上

髂动脉
髂静脉

膀胱

尿道

肾脏移植

肾脏移植可以有效地治疗肾功能衰竭。移植肾脏通常放置在右下腹并和髂动脉及静脉连接，移植肾的输尿管（将尿液从肾脏引流到膀胱的管道）连接到膀胱。病肾通常留在原来的地方，因为他们通常都是无害的，并且可能有一些内分泌功能，而切除病肾还需要额外的手术。移植手术整个过程只需3~6个小时，然后是2周的住院恢复时间。供肾可能会在术后立刻开始产生尿液，也可能需要数周才能开始工作。

移植

器官移植是手术切除一个人的器官（如肾、肝、心），再将此器官移植到另一个身上。器官移植是当一个人的器官因为患重病或受伤而发生衰竭后，医生在已经尝试或考虑所有其他措施仍不能解决问题时，更换器官可能是唯一能够挽救病人的措施。能够移植的器官包括肾脏、肝脏、心脏、肺、胰腺、小肠。肾脏移植是最常见的移植手术，其次是肝脏移植。

通过手术的方法以健康的人体器官取代受损的人体器官已成为一种常规治疗措施，每年世界各地都有数千移植手术。大部分移植器官来自于已经死亡的人，捐赠者的亲属必须同意医学上使用的捐赠者死亡后的器官，或捐助者在生前就事先约定好捐赠其器官（许多国家和国家组织为愿意捐出自己的器官的人提供的器官捐赠卡）。如肾脏或部分肝脏或肺脏等器官，可由活着的人捐赠，捐赠者通常是需要征得其家庭成员的同意。

迅速获得捐献的器官是至关重要的。举例来说，肾脏必须在捐助者死亡后的30分钟内取出，并且在移植之前只能保存15~18小时。心脏从供者移植至受者必须在4~5个小时完成。

器官排斥风险

器官移植的主要危险是身体潜在的排异反应。免疫系统把移植的器官当作侵入身体的生物体并试图将它摧毁，基于这个原因，对大多数移植（除心脏和肺移植），医生试图尽可能找到那些血液和组织类型接近捐赠者的移植受者（因为心脏和肺只可以在人体外保存短暂的时间，所以没有足够的时间进行组织配型）。父母或兄弟姐妹是最可能配伍的供者。角膜移植不需要组织配型，因为眼角膜没有血液供应，并不会触发排斥反应。

为了防止移植器官的排斥反应，医生不得不用药物来抑制受者的免疫系统。老的免疫抑制药物有严重的副作用，而且并不总是有效。随着更好的免疫抑制药物的出现，如环孢素、他克莫司、霉酚酸酯，移植器官的生存率已显著提高。免疫抑制药物必须终身服用，以避免器官排斥反应的发生。药物副作用包括高血脂、高血压、体液潴留、颤抖、毛发过度生长，少数情况下会发生肾脏功能受损。为了抵消这些副作用，可能需要服用其他一些药物。

由于抗排异药物的使用使得人的免疫系统减弱，这有可能会增加肺炎等严重感染发生的可能性。因此，医生会让移植患者服用抗生素和其他抗感染药物。与一般人群相比，移植患者发生癌症的风险，尤其是皮肤癌亦较高。某些类型的癌症的发生是使用免疫抑制药物的副作用，其他癌的发生是免疫系统削弱的结果。其他副作用发生与器官移植的类型相关。

第八章
男性生殖系统疾病

男性生殖系统是由阴茎、睾丸、前列腺、考珀（Cowper）腺、精囊和输精管组成。每侧睾丸悬吊在同侧精索上，精索位于由皮肤和肌肉组成的阴囊内，精索由输精管、神经、血管组成。睾丸产生精子和男性激素睾酮。精子收集储存在称为附睾的、长长的、紧紧缠绕的管道内，附睾位于每侧睾丸的后上方。精子在进入输精管前会在附睾内停留 3 周才能成熟，输精管为一长长的管道，其作用是储存和运输精子。精子从输精管通过前列腺后进入一对叫作精囊的囊腔。

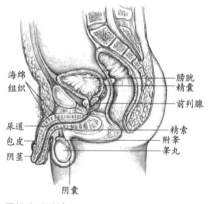

海绵
组织

尿道
包皮
阴茎

膀胱
精囊
前列腺

精索
附睾
睾丸

阴囊

男性生殖系统

男性生殖系统的可见部分是阴茎和阴囊（由皮肤和肌肉组成的保护两侧睾丸的囊腔）。当男性产生性兴奋时，阴茎海绵组织内会充血，睾丸产生精子和男性激素睾酮，精子从睾丸穿越称为输精管的管道进入精囊（一对囊腔），前列腺、考珀腺（不显示）、精囊腺产生的液体加上精子，组成精液，在达到性高潮时射出。

前列腺、考珀腺、精囊腺产生液体以支持精子，并组成了 98 % 左右的精液。当男性产生性兴奋时，阴茎海绵组织内充满血液，阴茎勃起。在性高潮

时，精液通过尿道（阴茎能够将尿液和精液排出体外的肌性管道）射出体外。射精时肌肉的活动能够自动关闭膀胱颈部，暂时防止尿液进入尿道并防止精液进入膀胱。

因为男性尿道较长，能够有效地阻止感染源的侵入，所以在男性泌尿和生殖系统感染少见。然而，因为生殖系统的器官与泌尿道是相连的，所以一个系统的紊乱可以引起另一系统出现症状。

睾丸和阴囊疾病

睾丸是从男性胎儿的腹部内发展而来。通常在婴儿出生时，睾丸通常通过腹壁下降至由皮肤和肌肉组成的阴囊内。每侧睾丸由精索与身体相连，而精索是由输精管、神经和血管组成。

精子收集储存在称为附睾的、长长的、紧紧缠绕的管道内直到它们成熟

（大约需要 3 周的时间），附睾位于每侧睾丸的后上方。成熟的精子进入输精管并储存在那里。性高潮时，精液从输精管运送至精囊，在那里与由前列腺、考珀腺、精囊腺产生的液体共同组成精液，精液通过尿道射出体外。性高潮时没有射出的精子在体内逐渐被破坏并为机体所吸收。

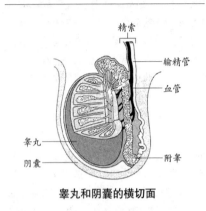

睾丸和阴囊的横切面

睾 丸 癌

睾丸癌是恶性细胞在睾丸内生长。尽管睾丸癌只占男性所有癌症患者约 1%，但这是 18~35 岁男性癌症患者最常见的一种癌症。新的药物和诊断技术的发展已经显著提高了睾丸癌患者的生存率。早期诊断和早期治疗常常可以治愈睾丸癌。

两种不同类型的睾丸癌分别为精原细胞瘤（35%~40%）和非精原细胞瘤（约 60%）。精原细胞瘤是由未成熟生殖细胞组成，可能源于生精细胞。由于精原细胞瘤生长缓慢，它们通常会在转移到身体其他部位之前被发现。非精原细胞瘤是由不同类型的细胞组成，因为其生长较快，它们往往在发现时已经转移至身体其他部位。估计有 60%~70% 被诊断出患有非精原细胞瘤的患者，其邻近的淋巴结已受到侵犯。

男性出生时若睾丸未下降至阴囊，称为隐睾症，睾丸癌发生的危险增加。男孩到达青春期前若隐睾没有经过外科手术矫正，其风险会增加。其他可以增加患睾丸癌的因素包括有过睾丸癌家族史。其他风险因素包括：低出生体重、胎儿酒精综合征以及染色体异常的克兰费尔特综合征。

症状

有些男性患者，睾丸癌不引起任何症状。然而在大多数患者，睾丸有一隆起的肿块。其他症状可能包括睾丸肿大、阴囊沉重感、突发性阴囊积液、乳房的肿胀或触痛。虽然睾丸癌通常不会引起疼痛，但有些人可能会出现一侧睾丸或阴囊的疼痛或不适，背部、下腹部或腹股沟处的钝痛。如果你有这些症状，立即去看医生。虽然并非所有肿块都是癌，但医生必须对任何睾丸肿块进行评估以排除癌症。

诊断

绝大多数睾丸癌是患者自己发现的，通常是偶然发现或在进行睾丸的自我检查时发现。如果你的医生怀疑你可能有睾丸肿瘤，他将对你进行了全面身体检查，包括对睾丸的仔细检查。医生也会检查血液及尿液，以排除导致你症状的其他可能原因，如感染等。如果检查并没有发现感染或其他疾病，医生会继续进行另外的检查，以发现或排除睾丸癌。你可能会行睾丸超声波扫描，利用高频声波以建立睾丸的声像图。

唯一能够确定是否存在睾丸肿瘤的方法，是医生进行睾丸活组织检查以确认睾丸细胞是否为癌性。活组织检查的手术操作是在腹股沟处切一小口，将病变的睾丸完整切除，这个手术称为经腹股沟的根治性睾丸切除术。一般不选择睾丸部分切除的方式，因为只要切开睾丸的外层结构就可造成任何癌细胞的扩散。切除睾丸也有利于防止癌细胞扩散至身体的其他部位。一侧睾丸的切除通常不会影响男性的生育能力或勃起功能。

癌症的分期

癌症一旦被确诊，医生会通过一些检查来确定癌扩散的范围，如抽血化验、影像学检查、活组织检查等，并对肿瘤进行分类、分期。分期有助于医生为每个患者确定最合适的治疗方案。睾丸癌的三个阶段的分期如下：

Ⅰ期——癌细胞并未扩散到睾丸以外；

Ⅱ期——癌细胞已扩散到腹膜后淋巴结；

Ⅲ期——癌细胞已扩散到淋巴结以外的位置和腹部以外的部位。

医生化验血液检查肿瘤相关标志物，这些标志物在癌症患者通常表现为量的异常。通过比较手术前和手术后肿瘤标志物的水平，医生可以判断睾丸癌是否已经发生了睾丸外转移。测量化疗前后标志物水平可以帮助判断化疗的效果。

治疗

睾丸癌的治疗方案是由肿瘤的类型（精原细胞瘤或非精原细胞瘤）、癌扩散的范围、患者的年龄和全身情况等决定的。因为精原细胞瘤往往生长缓慢，一般不会发生远处转移，通常会在Ⅰ或Ⅱ期确诊，也许仅仅需要早期手术切除病变的睾丸。然而，对精原细胞瘤的治疗通常是采用手术切除病变的睾丸、放疗和化疗联合治疗方法。对于精原细胞瘤患者，手术切除淋巴结通常是没有必要的，因为这类型的肿瘤对放疗治疗很敏感。医生对Ⅲ期精原细胞瘤患者通常采取多药物化疗和放疗措施。

虽然非精原细胞瘤比精原细胞瘤长得更快并且在发现之前容易发生转移，但其治愈率很高。因为非精原细胞瘤对放射治疗不敏感，所以外科手术清除已发生睾丸外转移的淋巴结常常是必要的。对非精原细胞瘤也可以进行化疗。Ⅱ期非精原细胞瘤患者若已经手术切除了睾丸和淋巴结，则可以不需要进一步治疗。不过，有的医生推荐短期多种药物化疗，以减少复发危险。大多数Ⅲ期非精原细胞瘤对化疗有效。

已治疗的睾丸癌病人必须接受至少2年以上的监测，以确定癌症无有复发。Ⅰ期睾丸肿瘤治疗后有 10% ~15% 的病人复发。如果癌症复发，将需要进一步化疗。

如果睾丸癌患者 3 年没有复发，则复发的可能性很小。男性一侧睾丸癌接受治疗后，另一侧睾丸发生肿瘤的概率约为 1%。如果剩下的睾丸发生肿瘤，则通常是新发生的肿瘤，而不是由已切除的睾丸癌细胞扩散而来。在睾丸癌治疗后，男性应该继续每月对睾丸自我检查。

睾丸扭转

每侧睾丸悬吊在阴囊内包含输精管、神经和血管的精索上。睾丸发生扭转时，悬吊睾丸的精索发生了扭曲，进出睾丸的血流被阻断。这种情况罕见，原因通常不明。尽管睾丸扭转常见于青春期，但它可以在任何年龄发生。

在某些情况下睾丸扭转，睾丸本身

能够自行恢复到非扭转的状态。然而，如果睾丸不能恢复到正常的位置，而在4~8小时内又没有得到有效的治疗，则睾丸产生精子的部分或整个睾丸可能会受到永久性损害，并且组织可能坏死（坏疽）。因此，睾丸扭转属于医学急症。

外伤、炎症或睾丸癌导致的疼痛有时类似睾丸扭转。尽管疼痛能够自行好转，立即就医以排除其他可能的问题是非常重要的。

症状和诊断

睾丸扭转主要症状是腹股沟区突然剧烈疼痛，一侧阴囊肿胀、发红、触痛，患侧睾丸通常比正常情况下位置偏高或在阴囊内呈水平方向位置。其他可能的症状包括发热、头昏、晕厥、恶心和呕吐。睾丸扭转的诊断有赖于症状及体格检查，包括对睾丸的检查。

治疗

如果发生睾丸扭转，医生会用轻柔的手法尝试对睾丸进行复位。如果手法复位失败或复位后的睾丸不能维持正常的位置，则需要及时手术治疗，以防

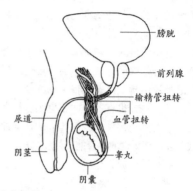

睾丸扭转

每侧睾丸悬吊在阴囊内的精索上。睾丸发生扭转时，悬吊睾丸的精索发生了扭曲，进出睾丸的血流被阻断。

止睾丸发生绞窄。手术中，外科医生对睾丸进行复位后会将其固定在一定的位置，以防止扭转的再次发生。医生也会固定另一侧睾丸，以防止其发生扭转。如果睾丸受到严重的、永久性的损伤，则需切除损伤的睾丸。

附 睾 炎

附睾炎是每侧睾丸后面或上方附睾的炎症。其原因是从尿路入输精管的细菌或病毒感染，或已经感染的尿液逆流导致。在年轻男性，附睾炎常起源于性病非淋菌性尿道炎、衣原体、淋病。

症状

附睾炎通常会引起剧烈的疼痛和患侧阴囊的肿胀。肿胀会在短短的几个小时内发生，会感到肿胀区域发热和触痛，受影响的睾丸可能会有疼痛感或沉重感，也可能伴有轻度畏寒和发热，你可能会感到下腹部或腹股沟区的不适，排尿时有灼痛感。在有些情况下，尿道有可能

警告 ！

睾丸扭转

如果精索扭曲，进出睾丸的血流将会受到阻滞，缺血会导致睾丸永久损害。如果你出现腹股沟区突然剧烈疼痛，伴随睾丸扭转的其他症状，应立即去看医生或直接去就近医院急诊室。及时治疗可以防止睾丸的永久性损伤。

睾丸外伤

因为阴囊内的睾丸悬吊在人体外，所以容易受到外伤。对睾丸的直接打击，可造成极大的痛苦，疼痛可向下腹部放射，可伴头晕、出汗、恶心。当睾丸肿胀并压迫周围的神经时就会导致疼痛。睾丸外伤导致的疼痛程度深，疼痛范围广泛，类似于内脏器官的疼痛。

虽然疼痛可能会非常严重，但只要睾丸没有损伤，疼痛通常很快消退。用冰袋敷在阴囊表面，服用非处方抗炎药如阿司匹林或布洛芬通常会减轻疼痛和肿胀。

如果疼痛和肿胀持续超过1小时或者如果你的阴囊青肿，需立即去看医生或直接去就近医院急诊室。睾丸可能有破裂，或可能发生了精索扭转。此外，产生精子的管道有可能因为睾丸膜的破裂而被排挤出睾丸外。如果这些问题不及时治疗，睾丸将可能发生永久性损害。手术也许是必需的，因为手术可以使出血停止，并防止血块形成，预防不孕不育的发生，也可以避免睾丸的丢失。

会有分泌物排出，射精期间有疼痛感。若有上述的任何症状，应立即去看医生。

诊断

对附睾炎的诊断，医生会检查睾丸，并可能对血液、尿液和前列腺进行化验，以查明感染原因。为了获取前列腺液样本，医生会戴手套并润滑手指，然后探入直肠按摩前列腺，前列腺释放的液体就会经尿道流出。

治疗

细菌感染引起的附睾炎可以服用抗生素治疗。医生会建议卧床休息，用冰袋冷敷阴囊，抬高阴囊，服用非甾体抗炎药，如阿司匹林、布洛芬或萘普生以减轻疼痛和炎症。少数情况下，因为病变严重或慢性炎症，医生可能会建议手术切除附睾。

如果你的附睾炎是由性传播疾病所致，则需要同时对你的性伴侣进行治疗，以避免感染复发，并减少你的女性伴侣发生盆腔炎的风险。

睾 丸 炎

睾丸炎是一侧或双侧睾丸的炎症，通常是由病毒性腮腺炎所导致，但也能起源于外伤或细菌感染前列腺炎或附睾炎。这种罕见的病症，可以永久地损害一侧或双侧睾丸，并且在某些情况下可导致不育症。

症状和诊断

睾丸炎可引起疼痛、肿胀和阴囊沉重感，可伴有发热、恶心。某些患者可能会有尿道分泌物、小便疼痛、性交或射精时疼痛或精液中带血。

睾丸炎的诊断，医生会触诊睾丸，并建议阴囊超声波扫描。医生也会对血液和尿液进行化验，以帮助确定导致感染的原因。

治疗

许多睾丸炎患者可以通过限制活动、将冰袋敷在阴囊表面、使用运动支架等而治愈。医生通常会建议服用非处方止痛药来缓解疼痛。对于细菌感染引起的睾丸炎，医生会建议使用抗生素或抗菌药物。

性腺功能减退

性腺功能减退或睾酮缺乏症，是睾丸不能产生男性激素睾酮来刺激性发育。性腺功能减退主要有两种：原发性和继发性。原发性性腺功能减退，又称为原发性睾丸功能衰竭，是由于睾丸本身的病变所致。继发性性腺功能减退，提示脑垂体存在故障，脑垂体是大脑基底部的一个小结构，其功能是分泌不同的激素，调节身体内的许多进程。

当垂体不发送激素至睾丸时，睾丸就不能产生睾酮的。大约有 1/500 的男孩会发生性腺功能减退。

引起原发性性腺功能减退的因素包括：

● 遗传性疾病，如克兰费尔特综合征（细精管发育障碍症），多余的 X 染色体导致睾丸发育异常；

● 出生时无睾丸；

● 隐睾症；

● 血色素沉着症，一种引起铁在血液中堆积的遗传性疾病；

● 睾丸损伤；

● 疝手术；

● 对癌症的化疗或放疗；

● 炎性疾病如伯克氏肉样瘤；

● 儿童或青春期感染腮腺炎；

● 正常衰老。

引起继发性性腺功能减退的可能原因包括：影响脑垂体功能的疾病、严重头部损伤或服用了某些药物。

症状

性腺功能减退引起的症状与年龄密切相关。若发生在胎儿时期，因为睾酮产生太少，会使婴儿的生殖器发育不全，最终导致性别不能确定。若发生在青春期，性腺功能减退会引起如生长减慢、肌肉不发达、小阴茎和小睾丸和体毛生长的不足。青春期的其他症状包括乳房增大、手臂和腿的不相称、声音不会低沉。

性腺功能减退的男性表现为胡须和体毛生长减少，睾丸偏小、质地偏软，乳房增大，他们体内的脂肪含量增加而肌肉含量减少，骨密度降低，常有勃起功能障碍，因为精子产生障碍而导致不孕症。睾酮水平的降低可能会导致产生类似更年期妇女的症状，如潮热、性欲降低和情绪波动。

诊断

如果你的儿子有性腺功能减退的症状，带他去看医生并进行评估，因为早期发现可预防青春期延迟。而成人患者的早期诊断及治疗，可以预防骨质疏松症的发生。

如果你有性腺功能减退的征象，医生会询问你的身体症状、情绪和性欲。医生将对你进行体格检查，以确认是否存在性发育的延迟或减少。验血可以衡量血液中睾酮的水平，其他的检查可以确定引起症状的原因是睾丸功能的紊乱还是脑垂体的问题。也可以测定激素水平、分析精液，对脑垂体实施核磁共振检查或 CT 扫描，进行遗传学研究、睾丸活检（对组织样本的显微镜检查）或超声波扫描。

治疗

对性腺功能减退的治疗取决于其发生的原因。睾丸的病症可以将睾酮注入肌肉或将其以凝胶形式涂抹在腹壁通过皮肤吸收。对于垂体疾病，医生通过给予垂体激素以刺激精子的产生。垂体的增生或肿瘤则需要药物治疗或手术切除。如果你想恢复生育能力，医生会把你交给擅长治疗不孕症的专家。

阴囊内积液

许多不同的原因可以导致不同类型的阴囊积液。睾丸鞘膜积液是睾丸鞘膜内起润滑作用的液体的积聚，这种情况发生在睾丸鞘膜产生相对过剩的液体或身体不能正常重吸收液体时。阴囊血肿是有睾丸外伤或破裂导致其周围血液的积聚所致。精液囊肿发生在紧靠附睾的充满死精子细胞的囊肿。精索静脉曲张是精索内一团张的静脉，当静脉瓣功能异常时就导致了静脉扩张和膨胀。未治疗的精索静脉曲张有时可以引起不孕症。虽然有这些积液的囊肿体积可以增大，但它们通常对人体无害，不一定需要治疗。但任何团块或阴囊持续性膨胀需要由医师进行评估。

症状

阴囊内液体的积聚通常会在一侧阴囊形成一肿块，肿块质地可软可硬，伴或不伴有疼痛。一些男性患者可能会有阴囊的沉重感。虽然阴囊的肿块会导致压迫感和不适，但它并不影响勃起的实现和维持。

诊断

为了诊断阴囊内是否有积液，医生在进行体格检查时，使用强光源透过阴囊，如果光能够透过肿块，则可能是鞘膜积液；如果不能透过肿块，则可能

为血肿或精索静脉曲张。在背光的房间内，精液囊肿可以被强光源照亮。为了进一步证实诊断，医生会行阴囊超声波扫描或活组织检查。

治疗

如果阴囊内积液没有增长并且不引起任何不适，治疗也许就没有必要。不过，你的医生可能会要求你留意肿块的增大。如果肿块是由细菌感染引起，医生会让你使用抗生素治疗。非甾体抗炎药如阿司匹林、布洛芬或萘普生等可以减轻疼痛和炎症。如果睾丸鞘膜积液常常伴有疼痛，医生会建议外科手术打开覆盖睾丸的鞘膜，并将其翻转过来，以防积液复发。

如果阴囊血肿、精液囊肿、精索静脉曲张形成的肿块持续增大并引起不适感，医生会建议手术切除。如果精索静脉曲张导致不育，医生将会手术切除精索上曲张的静脉。任何影响阴囊的积液术后都有复发的可能。

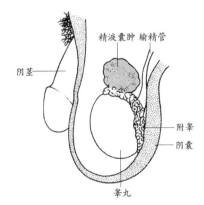

精液囊肿

精液囊肿内充满死精子细胞，来源于附睾，通常位于一侧或双侧睾丸后上方无痛性肿块。精液囊肿可能会增大引起阴囊的压迫感和不适感，但其通常是无害的。

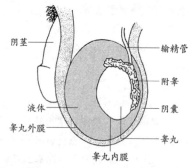

阴茎

输精管

附睾

液体

阴囊

睾丸外膜

睾丸

睾丸内膜

睾丸鞘膜积液

当多余的液体积聚睾丸及其鞘膜之间时，就形成了包绕睾丸的软软的、无痛性肿块。如果大量积液造成不适，医生可能会建议门诊手术，或施行局部麻醉用针头和注射器将阴囊内积液抽出。

前列腺疾病

前列腺是小腺体的集合，它重约28.35克，大小与核桃相仿。前列腺表面覆盖着一层肌肉和纤维组织，称为前列腺纤维囊。前列腺位于膀胱下面及直肠前面，并围绕膀胱颈及上部尿道。

前列腺主要功能是产生部分精液，以支持精液中的精子。性高潮时，来自前列腺液体作为精液被挤入尿道，来自于精囊和输精管的其他物质也进入尿道。来自两个途径的液体混合在一起，形成精液，射精时携带着精子通过阴茎排出体外。

40岁以后，男性较易患上两种前列腺疾病——前列腺增生和前列腺癌。由于前列腺围绕尿道，所以几乎所有前列腺引起的症状都与排尿相关，如排尿无力、排尿中断、尿频、尿急等。最常见的三种前列腺疾病是炎症（前列腺炎）、增生（良性前列腺增生）和前列腺癌。

前列腺炎

前列腺炎是前列腺的炎症，有三种基本形式：细菌性前列腺炎、非细菌性前列腺炎（又称慢性盆腔疼痛综合征）、无症状炎性前列腺炎。前列腺炎的发生可伴或不伴有感染。

细菌性前列腺炎（又称感染性前列腺炎）分为两种，即急性细菌性前列腺炎和慢性细菌性前列腺炎。急性细菌性前列腺炎是一种前列腺腺体内细菌引起的罕见而严重的疾病，细菌可能来自身体其他部位的感染。慢性细菌性前列腺炎主要发生在有前列腺增生的老龄男性，表现为前列腺反复感染，可能是来源于以往没有完全清除的细菌感染。

非细菌性前列腺炎最常见，但其症状最不好理解。它可以是炎症性或者是非炎症性。对于有炎症性的前列腺炎，没有证据证实微生物感染的存在，但有抗感染细胞的存在。对于炎症性的前列腺炎，目前并没有证据证实微生物感染和抗感染细胞的存在。

无症状炎症性前列腺炎，男性抗精液中存在抗感染细胞，但没有症状。无症状炎症性前列腺炎通常是在医生检查前列腺的其他疾病时得到诊断。

症状

细菌性前列腺炎和非细菌性前列腺炎的初期症状，往往都有阴茎、阴茎根部周围以及阴囊后面的疼痛。你可能会有肛门坠胀感并有急迫的解大便感觉。后来，你可能要经历严重的尿频，但小便很难排解并且感小便疼痛，而且小便量少，尿液中可能带血。其他可能的症状包括阴茎头部的疼痛、睾丸疼痛和下

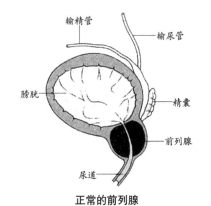

正常的前列腺

背部疼痛。细菌性前列腺炎的症状包括发热、寒战和恶心。如果你有前列腺炎的任何症状，请立刻去看医生。

诊断

前列腺疾病的诊断依据通常是症状、体格检查和尿检。医生会进行直肠指检，以戴有手套并涂有润滑剂的手指插入直肠检查前列腺。如果你有急性细菌性感染症状，医生则不会进行直肠指检，因为此操作可能会导致前列腺内的细菌释放到血液。

你的医生可能会进行称为前列腺定位的检查，以诊断慢性细菌性前列腺炎。在这项检查中，医生首先会要求您先小便，并收集起始的几滴尿液，然后再搜集中段尿液（在你小便几秒钟后采集的尿液样本）。接着医生进行一次直肠指诊并按摩前列腺，收集前列腺液。最后，再次收集尿液样本，其中包含了部分前列腺液。医生将比较所有的样本，以证实感染是否由微生物造成，并确定最好的治疗方法。尿液样本会送至实验室进行培养检查，以确定感染的部位是在尿道、膀胱或前列腺。

在某些情况下，医生可以通过尿道插入膀胱镜（一可弯曲的、带有光源的可视管道）检查前列腺。准确的诊断很重要，因为不同类型前列腺炎需要不同的治疗方法。

治疗

医生会开具抗生素治疗细菌性前列腺炎。如果你的症状很严重，医生会建议你卧床休息及服用非甾体抗炎药物，以减轻疼痛和炎症。如果你出现尿道梗阻，发热导致脱水，或者如果细菌蔓延到身体其他部位，你可能需要往医院接受治疗。因为前列腺内的细菌很难消除，所以医生可能会使用抗生素4~6周。若为慢性前列腺感染，则抗生素的使用可能需要几个月。医生很少对慢性细菌性前列腺炎实施手术治疗，手术只能作为最后的手段——通常是在你小便不能排解（尿潴留）或导致肾脏疾病的情况下进行。

非细菌性前列腺炎不能用抗生素治疗。为了减轻非细菌性前列腺炎的症状，医生会建议采取以下措施：

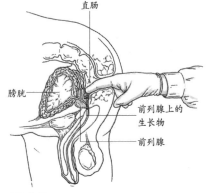

直肠指诊

直肠指诊时，医生可能会要求你站立并向前弯腰，将戴手套并以涂润滑油的手指插入直肠，检查前列腺腺体有无异常。也可以让你侧卧，膝盖弯曲并向胸部靠拢来进行直肠指检。

● 服用非处方非甾体抗炎药，如阿司匹林、布洛芬或萘普生，以减轻疼痛和炎症。

● 温暖浴泡澡。

● 避免咖啡因、酒精、辛辣的食物，这些会刺激前列腺。

● 规律的运动，练习放松技巧，如深呼吸、冥想，以缓解与精神压力有关的疼痛。

良性前列腺增生

良性前列腺增生（BPH）是尿道周围部分的前列腺腺体增生（即紧紧围绕尿道的前列腺腺体部分）。前列腺增大可以压迫尿道阻塞尿液流，使排尿启动困难，排尿无力。梗阻可造成膀胱肌肉肥大并且更加敏感，膀胱无抑制的收缩常导致尿急，最终膀胱肌肉不再能够克服尿道的阻力，形成膀胱内尿液残留。膀胱内残余的尿液可导致膀胱肌肉损害，经常发生泌尿道感染和尿潴留（尿液不能排解）。虽然精液射出可能会受阻，但前列腺增生一般不会影响性功能。未经治疗的晚期前列腺增生，可导致肾脏损害或肾脏衰竭。

到 50 岁时，一半以上的男性有前列腺增生的征象。虽然医生不能确定究竟是什么原因导致前列腺增生，但可以肯定的是与男性性激素睾酮和衰老有关（如果男性在青春期前切除睾丸或男性的睾丸不能产生睾酮，前列腺增生就不会发生）。

饮食中含高脂肪和高胆固醇可能是 BPH 的危险因素，肥胖也是另一危险因素——腰围尺寸大于 109.22 厘米的男性，其 BPH 发生的风险可能是腰围尺寸 88.9 厘米或更小男性的 2 倍，并且发病风险随着年龄增长而增加。

症状

BPH 的症状起源于尿路的刺激和梗阻。尿路刺激性与膀胱肌肉的改变相关，包括小便次数增多、夜间小便增多、尿紧迫性（强烈的小便欲望）。虽然直到前列腺增大后若干年才注意到，但这些症状通常是前列腺问题的首发症状，它们也可能为尿路其他疾病的征象。

膀胱颈出口梗阻是与前列腺疾病和尿流率有关的一组相关症状。这些症状包括尿线变细、排尿力量下降、排尿无力、排尿起始时间长、尿流变弱、两次排尿（小便后 5~10 分钟需再次小便）、排尿后尿滴沥，充溢性尿失禁（尿液从过度扩张的膀胱溢出）。BPH 也可导致尿路感染频繁发作，其特点是排尿时有烧灼感，尿液有强烈的异味，尿液中可能带血。膀胱颈出口梗阻会反复发作。

诊断

对于前列腺增生症的诊断，医生会

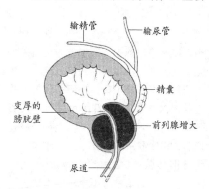

增大的前列腺

增大的前列腺会导致尿道（将尿液从膀胱出体外的肌性管道）梗阻，降低尿流率，并使膀胱肌壁为了克服尿道的阻力排出尿液而代偿性增厚。

采集病史并进行体格检查，包括对尿液进行检查以排除感染。医生会压迫骨盆上方的下腹部以触诊膀胱（通常不能触及膀胱），医生也会进行直肠指诊（将带有手套并涂以润滑剂的手指插入直肠）来检查前列腺以确定其增大的程度。医生还可能使用一种叫尿流测定仪的仪器来测量尿流率，以判断是否存在膀胱颈出口梗阻。排尿后膀胱内残留的尿量叫作膀胱残余尿量（PVR），可以用无创伤的超声波来测定。

血液检查可排除肾脏疾病和筛检前列腺癌。膀胱镜检查（使用一根可以观察的管道检查尿道）可评价尿道并判定其梗阻的程度。

治疗

男性前列腺增生是年龄增长的结果，所以不能治愈。然而适当的治疗或外科手术可缓解症状。如果你的症状较轻微，医生会建议观察等待。在这段时间内，医生将密切监测你的症状，并判定外部因素如食用酒精或咖啡因、运动或压力等是否会引发你的症状。医生也会定期检查你肾脏或膀胱受损情况。

如果你的症状开始恶化，你的医生可能会推荐称为 α 受体阻滞剂的药物治疗，其可以使前列腺松弛并降低血压。α 受体阻滞剂大约对 75 % 患有膀胱颈出口梗阻的男性有效。这些药物包括坦索罗辛和特拉唑嗪，其作用机理是松弛前列腺肌肉，让尿液流出更加轻松。但是，α 受体阻滞剂可造成不愉快的副作用，包括血压过低和站立后头晕。坦索罗辛导致副作用较小，但两种药物无论哪种，只要持续使用，其副作用通常逐渐减轻或消失。有时医生会让

你服用可以缩小前列腺的药物。当你停用 α 受体阻滞剂后，你的症状通常会复发，所以这些药也许需要长期服用。

所有针对前列腺增生的手术治疗均涉及切除过剩的前列腺组织。前列腺切除术是切除前列腺体增生的部分，手术分为开放性手术和闭合性手术两种。闭合性手术是向尿道插入前列腺切除器来切除增生的前列腺组织。开放的前列腺手术是在下腹部做一切口，然后切除增生的前列腺组织。虽然闭合性前列腺手术已经取代大部分前列腺开放手术，但若前列腺非常大和医生需要在前列腺手术的同时做其他一些操作时，前列腺开放性手术还是必要的。

经尿道前列腺切除术（TURP）是一闭合性手术，其操作过程是向尿道内插入电切镜并通过电切镜插入电切环或电刀，然后围绕尿道将增生的前列腺组织切除。这一手术最大的好处是能够缓解许多 BPH 引起的泌尿系症状。但是，一个比较共同的副作用是逆行性射精，即精液会逆行射向膀胱。此外，高达 1% 的男性在接受此手术后会发生尿失禁。而手术后前列腺增生复发的患者需再次手术。

另一闭合性手术称为经尿道前列腺切开术（TUIP）。外科医生 TUIP 的操作过程中将前列腺切开一条或两条切口，使前列腺部尿道松弛。因为 TUIP 效果较差，所以它并不适用于所有的 BPH 患者。一些患者行此手术后需要再次手术。

BPH 的其他治疗方法包括前列腺微波热疗、尿道内支架、激光治疗、经尿道针消融（TUNA）。微波热疗利用热所产生的微波来消除增生的前列腺组织。尿道内支术是向尿道内插入管状的支架，以扩大尿道，从而缓解排尿症状。

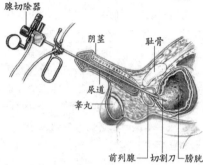

（经尿道）前列腺切除器

阴茎

耻骨

尿道

睾丸

前列腺　切割刀　膀胱

经尿道前列腺电切术

经尿道前列腺切除术（PURP）是一闭合性手术，外科医生向尿道内插入电切镜并通过电切镜插入电切环或电刀，然后围绕尿道将增生的前列腺组织切除。

激光疗法利用高度集中的激光束来汽化过多前列腺组织。经尿道针消融法是利用微波技术切除引起梗阻的组织。医生正在评估这些技术长远治疗效果。与你的医生讨论这些治疗措施的风险和益处，可以帮助你做出明智决定。

如果你觉得有些食品和药品会加重症状，试试下面的生活方式，并将症状记录下来，以比较症状有无改善：

● 低脂肪、低胆固醇饮食。男性遵循此种饮食其发生 BPH 的风险较低。

● 多吃水果和蔬菜。遵循此种饮食的男性其 BPH 发病率较低。

● 咨询你的医生，是否需要限制液体摄入量，尤其是在睡觉期间，这可以减少夜间起床小便的次数。

● 避免咖啡因、酒精、辛辣食物等，这些会刺激前列腺，使夜间排尿增多。

● 检查你的药品。有些药物——包括口服支气管扩张剂、利尿剂、镇静剂、抗抑郁药和非处方，如抗组胺药和减充血剂等，可使泌尿问题恶化。咨询一下你的药剂师。

前列腺癌

50 岁以后的男性患前列腺癌的风险大幅度上升。如果你的近亲（如你的父亲或兄弟）患有这种疾病，那么你患前列腺癌的风险将会增加，这表明了前列腺癌发病的遗传性因素。

一些前列腺癌生长缓慢，并且多年都不会被发现。一些前列腺癌不会威胁到人类健康，因为它们在生命的晚期才发生。许多患前列腺癌的老年男性是死于其他原因。然而，有相当多的病例，前列腺癌更具侵袭性增长，而且蔓延非常迅速。

症状

前列腺癌的早期阶段通常无明显症状。有些男性的肿瘤生长缓慢，所以它从来不会引起症状。晚期前列腺癌患者的症状会很明显，包括体重减轻、乏力、食欲减退、排尿力量弱、尿流中断、无法排尿、排尿等待时间长和尿频（尤其在夜间）。其他可能的症状包括小便出血、疼痛或排尿时灼痛感，或腰部、骨盆、大腿持续性疼痛。

诊断

医生通常通过三种方式发现前列腺癌：直肠指诊；对血液中前列腺特异抗原（PSA）的检查；因前列腺增生症行经尿道前列腺切除术（TURP）对切除组织进行检查。建议没有家族前列腺癌史的白种人 50 岁开始每年直肠指诊检查一次，对 45 岁以上的非洲裔男性和有家族前列腺癌史的白种人每年直肠指诊检查一次。如果你有任何前列腺癌的症状，应立即去看医生。

治疗

前列腺癌的治疗方法包括手术、放射疗法、激素疗法、化疗、冷冻治疗等。你的医生会与你一道，根据治疗方案的利与弊、副作用，治疗的危险因素，你的年龄、全身情况、喜好，至少能够生活 10 年以上的可能性，癌症所处的阶段等制订适当的治疗方案。对于处于早期、增长缓慢的前列腺癌老年患者，医生会建议其谨慎观察等待，每 3~6 个月行一次 PSA 检测和直肠检查，并且在必要时每年行前列腺活组织检查一次。

前列腺癌根治术是最常用的前列腺癌手术治疗方式，适合于未发生前列腺外转移的前列腺癌。前列腺癌根治术，需手术切除整个前列腺和精囊及其周围组织、盆腔淋巴结。外科医生偶尔会用冷冻治疗来治疗尚未扩散到前列腺以外的前列腺癌，癌细胞被插入前列腺的金属探针通过冻结摧毁。冷冻不作为前列腺癌的常规治疗。

医生可使用一种或两种放射治疗——外照射或内照射治疗——治疗前列腺癌。外照射疗法，医生使用一台机器放大射线或粒子（电子、质子或中子）直接照射肿瘤和其周围淋巴结。近距放射疗法，医生利用超声或扫描引导将低放射性微丸（每个单位的大小相当于一个米粒）永久性植入前列腺，微丸释放放射线可以持续几个星期或几个月。

医生们通常采用激素治疗已扩散到身体其他部位或术后复发的前列腺癌。激素治疗目标是降低雄激素水平（男性激素如睾酮，能刺激前列腺癌细胞生长），从而缩小肿瘤或减缓其生长。两种降低雄激素水平最常用的方法：一种是手术去势（切除产生激素的睾丸），一种是定期注射能够降低睾酮的药物。

因为肾上腺产生少量的雄激素，有时使用抗雄激素类药来阻止激素的产生。抗雄激素药物通常以药丸的形式每天服用一次或三次，若与激素治疗合用则能发挥最大的效用。

PSA 检测

前列腺特异抗原（PSA）检测是检测前列腺特异抗原的数量。PSA 是血液循环中的一种蛋白质，主要来源于前列腺腺体，通常血液中只有很少量的 PSA。若 PSA 水平升高，则提示可能是前列腺癌，当然也可能是其他一些并不严重前列腺疾病，如前列腺增生、前列腺的感染或炎症，或轻微损伤，如长时间骑自行车导致的损伤所致。基于以上这些原因，需要做额外的检查来排除前列腺癌，如活组织检查。

是否对每位 50 岁以上的男性都需要查 PSA，医生持有不同的意见。PSA 检测的目的不是特别针对前列腺癌，一些低 PSA 水平的男性仍可能有前列腺癌，相反，多数高 PSA 水平的男性没有前列腺癌。不确定的检测结果可能会引起患者的焦虑，并导致一些不必要的治疗措施，如活检或手术等。而任何类型的前列腺癌手术都会带来一定的风险，如尿失禁（漏尿）、勃起功能障碍等。不过，虽然 PSA 检测不够完善，但很多医生认为，结合直肠指诊，它可以检测出早期能够获得根治的前列腺癌。

如果激素治疗对已扩散到前列腺外的前列腺癌无效，医生会建议化疗，即用高剂量的强大抗癌药物杀死癌细胞。化疗目标是减缓肿瘤生长及缓解疼痛。因为化疗不能杀死所有的前列腺癌细胞，它不用来治疗早期前列腺癌。

各治疗前列腺癌方法可能出现的副作用包括如下：

● 性功能问题，如勃起功能障碍。

● 排尿问题，如尿频、尿失禁（漏尿）、尿流梗阻、血液、小便时烧灼感。

● 肠道疾病，如腹泻、粪便带血或胃肠道刺激感。

● 阴茎、阴囊或前列腺肿大。

● 治疗区内或邻近组织瘀肿、疼痛或损伤。

● 乳房肿大或压痛或潮热。

● 肌肉萎缩或骨骼变薄（骨质疏松）。

● 疲劳、感染、心脏疾病、脱发或口腔溃疡。

膀胱、尿道和阴茎疾病

膀胱是一个位于骨盆的中空、有弹性、具有储尿功能的器官。尿道是一个狭窄肌性管道，其作用是将尿液从膀胱排出身体。射精时，男性尿道可将精液射出体外。来自于睾丸的输精管和前列腺一道，在尿道离开膀胱的下方并入尿道。

大部分人的尿道位于阴茎内，阴茎是有三个圆柱形组织组成。阴茎上方的两个由海绵组织组成的圆柱体在阴茎勃起时会充满血液，在阴茎松弛时会排空血液。第三个圆柱体包围尿道，阴茎勃起时不会充血。

未割包皮的男性，阴茎的头部（即龟头）由叫作包皮的疏松皮肤覆盖。

影响男性和女性的膀胱和尿道疾病于泌尿道疾病一章中介绍。这里仅介绍只影响男性或不同于女性的疾病。

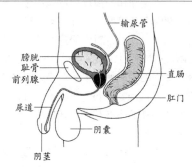

膀胱、尿道和阴茎的位置

男性膀胱炎

膀胱炎是膀胱的炎症。男性膀胱炎通常很少见，常由严重的潜在性疾病所导致，如泌尿道的阻塞或肿瘤，或由身体其他部位蔓延过来的感染所致，如尿道或前列腺腺的感染。

症状

症状包括膀胱下腹部的压迫感或疼痛，排尿时瘙痒或烧灼感，小便急迫感，小便次数增多，尿液呈红色或褐色或有强烈异味。其他可能的症状包括疲倦、发热、发冷、呕吐、身体一侧疼痛或阴茎疼痛。

诊断

膀胱炎初步诊断是以症状为根据的。医生会检测尿液，以确认尿液中是否存在细菌或血。尿液样本将在实验室培养以证实是否存在感染，并鉴定引起感染的微生物种类和确定最好的治疗方法。如果没有感染，医生可能做进一步检查，如膀胱镜检查、超声波检查或扫描，以确定是否存在潜在性疾病。

治疗

如果膀胱炎由泌尿道感染造成，医生会根据引起感染的原因，选择性的让你服用抗生素或抗菌药物，同时治疗引起感染的潜在性因素。你的医生将建议你增加液体的摄入量（每天至少8杯水），同时避免摄入一些刺激性的液体（如酒精、柑橘类果汁、含有咖啡因的饮料等），因为这些会对膀胱产生刺激。

尿道狭窄

尿道狭窄是由于尿道壁瘢痕所导致的逐渐狭窄。瘢痕的形成可能因长期使用导管、手术、慢性炎症或淋病等感染原因所致。

尿道狭窄可影响排尿和射精，少数情况下，尿液在泌尿道内的积聚并反流入肾脏将会损害肾脏。尿道狭窄有时也

是泌尿道感染的因素。

症状

尿道狭窄会使小便越来越艰难、痛苦。其他症状包括尿急，但每次小便量很少，排尿后尿滴沥，下腹部或骨盆腔疼痛，血尿，精液中带血液，尿道口有分泌物排出。尿道狭窄可导致反复的尿路感染。

诊断

尿道狭窄的诊断依据病人的症状及体格检查。医生会检测尿液确定有无感染。如尿道狭窄越来越严重，你的医生将推荐你至泌尿外科医生做进一步诊治。泌尿外科医生会对你进行剩余尿液（PVR）的测定，即排尿后仍然残留在膀胱内的尿液量。为了进一步诊断，医生会对你进行膀胱镜检查，检查尿道和膀胱。

治疗

泌尿科医生利用一长长的细软器械——尿道扩张器来扩张治疗狭窄的尿道。扩张之前先对尿道实施局部麻醉，

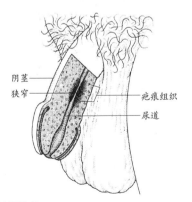

尿道狭窄

尿道损伤或慢性炎症可以导致尿道壁瘢痕（深色区）形成，使尿道腔变得狭窄。尿道腔的狭窄会阻止尿流，引起泌尿道的问题。

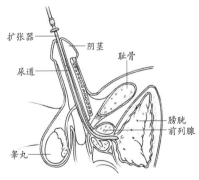

尿道扩张术

对尿道进行扩张之前，泌尿科医生先对尿道实施局部麻醉，然后将尿道扩张器通过尿道口插入尿道，使其通过狭窄部位，使狭窄的尿道腔得以扩张畅通。

然后将尿道扩张器通过尿道口插入尿道，使其通过狭窄部位，使狭窄的尿道腔得以扩张畅通。

如果尿道扩张治疗无效，泌尿外科医生会对你实施膀胱尿道镜手术，医生通过膀胱尿道镜利用微型手术器械或激光切除狭窄处的瘢痕。有时候也会切开一小切口，来切除狭窄处的瘢痕组织并用身体其他部位的正常组织取代之。手术后，会向尿道内插入一个尿道支架（小塑料管）使尿道撑开。

龟 头 炎

龟头炎（又称龟头包皮炎），是指几种常见的包皮炎症。炎症起源于感染、包皮内卫生差、潮湿衣物的摩擦、化学肥皂、服装、避孕套、杀精剂中化学药物的刺激。未割包皮的男性比割了包皮的男性更容易发生龟头炎。

症状

龟头炎会造成包皮和龟头红肿、疼痛，使包皮上翻困难。如果出现包皮上翻困难，立即去看医生。

诊断

龟头炎的诊断依据是症状及体格检查。有时医生会进行血液和尿液化验，以确定是否为真菌感染、淋病等性传播疾病，或生殖器疱疹、梅毒所导致。

治疗

在潜在性的原因消除后，龟头炎通常能够治愈。如果这种情况是因局部卫生差所导致，你的医生会建议保持该区清洁，以防止疾病复发。应该避免使用强烈的肥皂、洗涤剂、洗发水，因为这些可刺激包皮皮肤。如果伴有感染，你的医生会让你使用抗真菌、细菌的洗剂或口服药物来清除感染。对于顽固性龟头炎，医生则建议行包皮环切术。

包 茎

包茎是指围绕阴茎龟头的包皮过紧而不能上翻露出龟头。正常情况下约5岁前会有包茎，但青春期后包皮会自然松弛。中老年男性包茎可导致龟头持续红肿和发炎，也可影响排尿及性活动。医生认为包茎也可能是阴茎癌的发病因素。包茎的诊断依据是症状及体格检查。包茎通常因为勃起时疼痛而在青春期发现，如果有包茎，医生会建议你行包皮环切术。

阴茎海绵体炎

阴茎海绵体炎患者的阴茎在勃起时会弯曲，这种非癌症性、进展性病变因

警告 !

嵌顿包茎

嵌顿包茎是上翻的包皮无法退回至阴茎头上，这种状况往往由包茎造成的。症状包括疼痛、肿胀，尤其是在阴茎头部。嵌顿包茎也能造成流向阴茎头部的血流量减少，这是一种医疗急症，需要立即治疗。如果你不能将包皮退回到阴茎龟头上，立即打电话给你的医生或直接去就近医院急诊室。治疗嵌顿包茎通常需行包皮环切术。

为感染或损伤以及其他一些不明原因，导致阴茎勃起组织内有板块样瘢痕形成，瘢痕组织通常位于阴茎的上部分或下部或上下部都有。如果板状瘢痕组织在几个月内不能消失，它就可以发展成为永久性瘢痕或钙盐沉着，阻止阴茎海绵体组织的扩张，导致阴茎勃起时呈弯曲状态。

症状

阴茎海绵体炎患者阴茎勃起时会形成一定的角度，导致性交疼痛或无法性交。阴茎的弯曲率的发展可快可慢，弯曲的程度可轻可重。患者通常会有疼痛，但随着时间的推移，疼痛有时会逐渐减轻。有些男性的阴茎海绵体炎会引起勃起功能障碍

诊断

医生可依据症状及体格检查来诊断阴茎海绵体炎。医生可以向阴茎内注入药物诱发其勃起，以评估阴茎弯曲的曲率，有时会利用超声来定位引起阴茎弯曲的瘢痕位置。

治疗

阴茎海绵体炎的治疗取决于阴茎弯曲的程度和时间。一些治疗可以减轻疼痛，但不能矫正阴茎弯曲。因为手术可能造成并发症，并且有可能使病情恶化，所以医生通常会先尝试其他治疗措施。例如，大多数医生建议补充维生素 E，以防止瘢痕的生长。其他治疗方法包括向瘢痕内注射糖皮质激素、钙离子通道阻滞剂或其他药物来防止瘢痕继续生长；利用电流将药物运送至瘢痕组织，以促使其生长；局部瘢痕予以高能射线照射（在超声引导下）使其破坏。

大多数情况下，手术矫正阴茎海绵体炎导致的阴茎弯曲畸形是可以成功的。一种手术方式是手术切除瘢痕组织并将一块皮肤或其他组织移植到病变区域。在另一种手术方式，对阴茎健侧组织切除，使阴茎得以伸直，但此种方法会使阴茎勃起时缩短。还有一种手术方式是向阴茎内植入假体维持其伸直状态。虽然这些方法能够纠正阴茎海绵体炎导致的阴茎弯曲畸形，但它们也可以进一步使瘢痕更加严重，并且可能造成勃起功能障碍。

阴茎异常勃起

阴茎异常勃起是一种无性刺激情况下的痛苦的阴茎持续勃起状态。这种罕见的病症是由于潜在的疾病所导致的血管或神经病变引起血液长时间在阴茎停留。引起此病可能的原因包括药品、血液凝结、泌尿系统感染、镰状细胞病、白血病或肿瘤等。

如果阴茎异常勃起不及时治疗，阴茎的海绵状组织可永久损坏，而失去勃起功能。该组织还可坏死（坏疽）。

诊断和治疗

阴茎异常勃起的诊断依据是症状及体格检查。医生将详细询问病史，以帮助寻找可能导致此病的潜在性原因。

阴茎异常勃起的急诊治疗方法是用针头和注射器将阴茎海绵组织中过多的血液冲洗出，并用抗肾上腺药物进行冲洗，以冲出海绵体内陈旧性血液及其及血块。阴茎异常勃起也可手术治疗，将血液通过旁路引流，或利用药物松弛阴茎肌肉以使阴茎血液流出。如果是镰状细胞病所引起，则可通过输血来减少异常血细

警告❗

持久阴茎勃起

阴茎异常勃起是医学急症，需要立即治疗。如果你有无任何原因的持续性阴茎勃起，请立即去看医生或直接去就近医院急诊室。

胞（镰状细胞）达到治疗目的。如果阴茎异常勃起得到及时治疗，勃起会消退，患者最终将能够恢复正常的勃起功能。

阴 茎 癌

阴茎癌是阴茎皮肤和阴茎组织中出现癌细胞生长。阴茎癌的确切原因虽然不为人所知，但这似乎是与阴茎头部的慢性刺激和炎症有关。阴茎癌与人类乳头状瘤病毒（HPV）相关，该病毒也可导致妇女子宫颈癌。阴茎癌在55岁以上男性中最为常见，已行包皮环切手术的男性很少发生阴茎癌。

尽管阴茎癌可发生在阴茎的任何部位，但通常发生在阴茎的头部（龟头）或包皮。通常这一类型的癌症生长缓慢，因而在大多数情况下，早期发现及早治疗能够保存阴茎。如果得不到及时治疗，阴茎癌可以通过淋巴系统或血液蔓延到身体其他部位。

症状

阴茎癌的主要症状是阴茎溃疡或疣状肿块。其他可能的症状包括腹股沟处的疼痛、腹股沟肿块、阴茎分泌物、阴茎勃起时出血。

诊断

如果你有阴茎癌症状，医生会检查你的阴茎并建议活组织检查。活组织检查是将一小块样本的组织从阴茎病变出取下并置于显微镜下检查是否存在癌细胞。活检将帮助医生鉴别阴茎癌与梅毒、生殖器疣，后两种疾病可表现为像癌一样生长。

一旦发现阴茎癌，医生会用超声扫描、CT扫描或磁共振来检查骨盆，以确认其是否已经有癌细胞扩散。医生也可以进行针吸活组织检查，其方法是通过空心针从腹股沟区的淋巴结吸出细胞样本并用显微镜来检查，以确定癌细胞是否已扩散至淋巴结。也可进行淋巴结清扫术，方法是腹股沟区淋巴结全部切除，并检查是否存在癌细胞。

治疗

如果你患有阴茎癌，医生会建议你手术治疗。手术方法包括广泛局部切除术（切除的范围包括癌及其周围的健康组织）或显微外科手术（显微镜下切除癌性肿块和其周围极少量的健康组织）。在激光手术中，外科医生使用的高能量激光光束来摧毁癌细胞。阴茎部分或全部切除术是最常用的有效治疗阴茎癌的方法，外科医生也可同时切除一些淋巴结。

阴茎癌手术治疗后可以接着行放射治疗，利用X线或其他射线来摧毁或延缓癌细胞的生长。也可进行化疗，利用强大而有效的药物来破坏全身的癌细胞。生物疗法是一种较新的实验性治疗方案，医生给患者注射干扰素蛋白，利用它刺激身体的自然免疫系统来对抗癌症。

第九章
女性生殖系统疾病

大部分女性一生中会遇到一些生殖系统的问题。通过对生殖系统常见症状的认识和与医生的交流，你可以在疾病发生的早期和容易治疗的时候就发现它们。你掌握的信息越多，就越能够保护好和改善你的生殖健康。

女性的生殖系统是部分隐藏部分暴露。外部生殖器包括阴蒂、内外阴唇、阴道口，所有这些外部性器官称为外阴。内部生殖器官阴道、子宫颈、子宫、输卵管、卵巢，内部生殖器位于女性的身体内，这使得受孕和怀孕能够得到保障。性与生殖功能是由脑协调的、激素系统控制的。

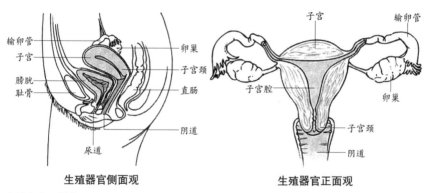

生殖器官侧面观　　　　　　　生殖器官正面观

女性内生殖器官

女性的内生殖器官位于下腹部，这使得受孕和妊娠受到保护。每个月，女性的两个卵巢中会有一个释放卵子，卵子穿越输卵管来到子宫。如果卵子与精子受孕，受精卵将会植入子宫内膜下，如果未受精，则卵子将会在月经期间排出体外。

阴蒂位于内外阴唇之间，有性唤醒功能。阴蒂下方是尿道开口，尿液就从这里排出体外。阴道开口位于尿道开口的后方，局部覆盖一层薄膜，称为处女膜，直到第一次性交后处女膜消失。会阴是由阴道和肛门之间的皮肤和肌肉组成。

阴道是进入内生殖器的入口。性交后，精子沿阴道上行通过子宫颈进入子宫，然后在通过输卵管后，就有可能与来自卵巢的卵子受精。通常，一个卵巢每月释放一个卵子。如果精子与卵子受精，受精卵就会植入子宫而开始怀孕的过程。未受精的卵子会在月经期间排出体外。

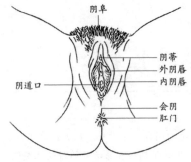

外生殖器

外生殖器是在身体的外面，紧靠阴道和尿道的开口。外阴是女性外生殖器的医学术语。

月经

在女孩进入青春期后直到更年期，身体每年每月都在为怀孕做准备。每28天左右，两个卵巢中的一个会排出一个卵子，这个过程叫作排卵。卵子会从输卵管运行至子宫，这个过程大约需5天完成。如果女性排卵之前或之后不久有性交活动，释放的卵子可以与性伴侣的精子在输卵管内受精。如果卵子没有受精，在大约排卵后的14天，充满血液、增厚的子宫内膜和卵子开始脱落，血性流体经过子宫颈流入阴道排出体外。这个过程称为月经周期，大约持续5天。在接下来的9天，另一个卵巢中的卵子发育成熟并再次重复排卵过程。大多数女性有1~2天的波动，有时会更多，但整个月经周期时间平均为28天。月经周期的每个阶段是由下丘脑、脑垂体及卵巢产生的一系列相互关联的激素控制的。

月经通常在11~14岁时开始，第一次月经称为初潮。最初几年因为排卵的

不规则，导致月经不规则。约45岁后，因为激素水平的波动和排卵的变化，月经也会变得不规则。平均年龄51岁后，即更年期后月经会永远停止。

性激素

性激素的微妙平衡和精确定时释放控制着女性生殖系统。性激素包括以下种类：

雌激素

雌激素主要由卵巢产生，是最重要的女性激素。雌激素是女孩青春期发育的始动因素，包括第二性特征的发育，如乳房及阴毛。雌激素能够终身维持女性生殖系统的健康。男性睾丸和男女性大脑都能够产生少量雌激素。

尿促卵泡素（FSH）和黄体生成激素（LH）

FSH和LH由男女性脑垂体产生。它们通过每个月刺激卵巢释放卵子（排卵）来调节月经。在男性，这两种激素会调节睾丸精子的产生。

黄体酮

排卵后，卵巢能够产生黄体酮，刺激子宫内膜增厚并拥有丰富的供血，为受精卵的植入准备。孕期的胎盘（与母体相连为胎儿供血）能够产生黄体酮来维持健康的怀孕。

睾酮

睾酮是男性的主要性激素，能够引发男孩青春期第二性特征的发育。这种激素还能维持男女的性欲。男性的睾丸产生睾酮，女性的卵巢也能产生少量睾酮。

无月经症

暂时或长期无月经在医学上称为闭经。有些女孩在正常的年龄还未来月经，通常年龄介于 11 至 14 岁，称为原发性闭经。通常是青春期发育延迟所致，但也可能是激素的不平衡或生殖系统异常所致。当女孩年满 16 岁还未来月经，或 14 岁时仍没有性征（如隆乳或阴毛）的出现时，就需要检查是否有异常。

偶尔一次不来月经很常见。有规律月经周期的女性如果出现月经延迟或不来月经，称为继发性闭经，最明显的原因是怀孕。但是，像原发性闭经一样，继发性闭经可因为控制卵巢释放卵子的激素平衡的改变所导致。继发性闭经比原发性闭经更常见。

很多因素可干扰激素活动，包括严重的压力、体重迅速下降、医疗条件或服用一些药物等。妇女停止服用口服避孕药可能会出现几个月继发性闭经。有时下丘脑、垂体、卵巢激素系统信号的破坏也会导致继发性闭经。

一般情况下，雌激素和孕激素（女性主要性激素）之间存在平衡。如果激素失衡导致闭经，则可能存在与激素有关的问题。举例来说，闭经几个月提示可能存在雌激素的缺乏，这可导致骨质疏松（骨质疏松症）。在某些情况下，激素失衡起源于肥胖、多囊卵巢综合征、血压高、糖尿病，以上任何一项都可能阻止黄体酮的产生。没有黄体酮，雌激素水平的增加会增加癌前病变——子宫内膜增生症或子宫内膜癌的发病风

月经周期

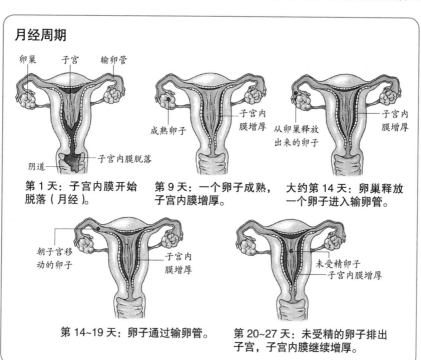

第 1 天：子宫内膜开始脱落（月经）。

第 9 天：一个卵子成熟，子宫内膜增厚。

大约第 14 天：卵巢释放一个卵子进入输卵管。

第 14~19 天：卵子通过输卵管。

第 20~27 天：未受精的卵子排出子宫，子宫内膜继续增厚。

险。少数情况下，闭经提示可能存在更严重的疾病，如库欣综合征

诊断

如果你平时月经周期相当正常，一旦推迟2个星期或更长时，最有可能的原因是怀孕。医生首先会给你做妊娠化验，以确定是否怀孕。如果不是怀孕，而且身体其他方面都很健康，医生可能

会告诉你等待数月，看月经是否会自行恢复正常。如果你观察6个月还没来月经，医生会为你做一些诊断性测试，以检查是否存在一些潜在性疾病，如甲状腺功能减退症。医生可能需要检查你的雌激素水平，以确认你是否有过早绝经。

治疗

如果你没有月经，医生会治疗引起

女运动员三联征

体力活动的好处几乎总是超过了其带来的风险。但有些进行竞技体育运动的女性因为没有进食足够的热量以弥补其体力活动所消耗的能量，导致女运动员三联征的发生。这种病症包括三种异常：饮食失调、闭经和骨质疏松症，以上异常可同时发生在从事激烈运动或训练的妇女身上。

女运动员三联征的发病率难以估计，因为许多饮食异常的妇女对自己的饮食习惯都很保密。发病原因来自教练和家长的压力，他们要求不惜代价赢得所有比赛，对体重的频繁监测使运动员的体重难以增加，而且社会习惯也偏爱瘦身。从事体操、花样溜冰、长跑、芭蕾舞以及游泳的女孩或妇女，最容易发生女运动员三联征。

女运动员三联征使女性出现一些严重健康问题的风险增加。月经的缺乏提示女性雌激素不足，而雌激素对维持骨骼的强度也很重要。如果你超过4个月未来月经，身体的骨含量将会减少，这会导致经常性的应力性骨折和骨质疏松。如果不能维持正常的体重，则会对心脏、激素系统和消化

系统产生负面影响。

除了月经缺乏，女运动员三联征的常见症状包括：

- 疲劳；
- 贫血；
- 抑郁症和其他心理问题；
- 应力性骨折；
- 注意力无法集中；
- 不耐寒，手脚冰凉；
- 便秘；
- 皮肤干燥；
- 轻度头晕；
- 脉搏缓慢；
- 血压过低；
- 面部和身体长茸毛似的毛发。

停经是高强度训练所导致的一种不正常的后果。它是身体得不到足够的营养一个信号，为了帮助机体免受挨饿，身体暂停生殖系统的功能。如果你进行规律的高强度训练并且已经停经，则需看医生以防进一步的骨丢失。医生会鼓励你逐步增加一些体重并减少训练的量，使正常的月经得以恢复。医生可能使用雌激素替代疗法，可帮助防止骨丢失，使体重恢复正常。

闭经的根本原因。如果你的身体不能产生雌激素，医生会用雌激素治疗。妇女如果没有规律的月经则会导致怀孕困难。如果你想怀孕，医生会让你服用生育药物重新启动卵巢。有厌食症的女性、身体瘦弱的女性，运动过度或做激烈运动训练的女性，都有可能发生月经的延迟或停经。这种情况通常表明他们没有进食足够的热量以维持正常体重或身体正常的脂肪比例，而导致雌激素水平的降低。

如果你有闭经，记住卵巢在任何时间都可能排出卵子，因此，如果你想避免怀孕，你仍必须在你整个月经周期期间使用某种形式的避孕。

月经失调

从月经周期的第一天至下次月经的第一天为一个月经周期，女性如果超过35天或更多（至少比通常的28天超过7天）还没有来月经，则被认为是月经不规律。月经周期的异常，其原因有精神压力、不断变化的避孕方法或服用类固醇等药物。月经取决于雌激素和黄体酮（女性两种主要性激素）的平衡，当这种平衡打破时，就产生月经失调。进入青春期后至绝经前几年，月经和排卵（释放卵子）有时会不规律。

月经周期之间的阴道出血常提示未发觉的妊娠或早期流产，子宫内膜有异常时也会导致出血。有时候子宫、卵巢、骨盆的异常也可以导致月经失调或痛经。

诊断

在日历上记录月经周期的变化，可以帮助你掌握月经周期的任何异常。如果你每年发生一次或两次月经不规则，

可能只是精神压力导致的。如果你经常出现月经不规则，医生会对你进行体格检查，同时做一些诊断性试验，以找出潜在性病变，如子宫内膜异位症。

治疗

医生会治疗造成你月经失调的任何潜在性紊乱。如果医生没有找到任何身体的问题，失调可能是由于精神压力造成的。应尽可能使生活规律化并避免太大的精神压力，月经失调有望得到恢复。

痛　经

许多妇女在月经期间都会有下腹疼痛，有些妇女每个月都有痛经。这种疼痛称为原发性痛经，并认为是由于正常的激素水平变化导致的。原发性痛经可能会持续多年，直到绝经期才会消失。痛经也可能是其他疾病的一种症状，如子宫内膜异位症、盆腔炎或子宫肌瘤等，这种痛经称为继发性痛经。

症状

痛经的症状各不相同，有些妇女表现为下腹部或背部钝痛，有些有严重的盆腔绞痛。疼痛通常在月经前12~24小时开始，在月经的初期会很严重。有时疼痛会伴有恶心、呕吐、腿抽筋等。

诊断和治疗

医生会根据你描述的症状来诊断痛经。痛经很常见，但大多数情况下都比较温和，并不需要特殊治疗。非处方类非甾体类抗炎药（NSAIDs）如布洛芬，可以有效地缓解痛经。如果非处方药的止痛效果不佳，医生可能会开具作用更

强的非甾体类抗炎药。用加热垫对骨盆区加热也可帮助缓解疼痛。口服避孕药可以减轻经期痉挛痛。

如果痛经比较严重且用非处方类止痛药无法缓解请去看医生。医生将会帮你查出导致痛经的原因，有时候腹腔镜检查是必要的，可以发现造成严重的盆腔疼痛的原因。

月经过多

通常将月经量多或经期延长称为月经过多。月经过多是指经期长于7天或卫生垫不到2个小时会湿透。控制月经周期激素的自发性失调会导致月经过多。月经过多的原因还可能是子宫肌瘤、子宫内膜息肉或癌前病变即子宫内膜增生症。子宫内膜增生症很容易治疗，但如果不治疗，则可能进展为子宫癌。子宫癌通常必须手术治疗切除子宫（子宫切除术）。一小部分女性，子宫节育器避孕环也能造成月经过多。

有些女性有长期的月经过多，其他女性只是偶尔发生。年轻妇女尚未建立正常的排卵周期，以及接近更年期的妇女月经过多特别常见。如果你有长期的月经过多，并且没有进食足够富含铁的食物，你可能会发生缺铁性贫血。

诊断

如果你只是单纯的月经过多，或在24小时内经血没有减少，或者如果月经过多已经持续了一段时间，打电话给你的医生。如果你的月经延迟且量多，你可能发生了早期流产，一旦出现这种情况，应立即去看医生。你的医生会询问你经血的程度，以确认子宫是否存在异常。医生可

能会做子宫颈涂片检查检查是否有宫颈癌，也可能进行子宫内膜活检，以排除子宫癌。血液化验检查将有助于确定月经过多是否已造成贫血，并有可能找出任何其他引起月经过多的血液或激素问题。

治疗

如果你有单纯性月经过多并且排除了怀孕的可能，则需减少活动，可以饮用大量液体并补充铁剂。如果你有持续的月经增多并且查不出原因，医生会让你服用含有黄体酮激素的药物，或同时含有雌激素与黄体酮的药物，以减少经血量，口服避孕药内也含有这些激素。有时候非甾体类抗炎药有助于减少经血量。如果你使用的含铜宫内节育器，医生会建议你考虑另一种避孕方法。如果验血结果表明有贫血，则需补充铁剂。

如果以上治疗措施在数个月后仍不能使月经过多得到改善，医生会利用超声扫描来评价你盆腔脏器的情况。若此检查未发现异常，医生会考虑做宫腔镜检查以观察子宫内的情况。如果发现子

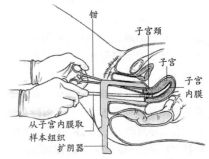

子宫内膜活检术

医生从子宫内膜取出样本组织，在实验室分析以确认是否存在癌。其操作过程是医生利用扩阴器使阴道张开，再用宫颈钳将宫颈固定，然后向子宫插入一细软管子（子宫内膜取样器）取出组织样本。

宫腔镜检查术

为了诊断妇产科的一些疾病，如月经过多或经期延长等，医生往往需要直接观察子宫内腔。宫腔镜检查术中，医生可以查看子宫内腔来直接诊断、评价和治疗的子宫疾病，如子宫肌瘤、子宫内膜息肉样增生或良性、恶性肿瘤等。宫腔镜检查可在医院门诊或医生的办公室，在局部麻醉与镇静下实施。

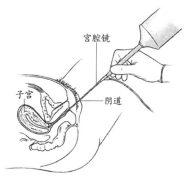

宫腔镜检查术

宫腔镜检查的操作过程中，医生经过阴道向子宫内插入一个软的带有光源的器械（宫腔镜），并通过宫腔镜向子宫内注入少量液体或气体来扩大子宫腔进行观察。医生还可以通过宫腔镜置入器械来切除子宫内膜的新生物或进行子宫内膜组织活检。

宫内膜有问题，医生将为你行子宫内膜刮除术，是将全部或大部分子宫内膜除去，其方法是通过宫腔镜向子宫内插入一带有气球样末端的器械，利用热能破坏子宫内膜。由于子宫内膜刮除术会破坏子宫内膜，女性的生育能力将受到影响。该操作主要是针对不想行子宫切除的妇女。在某些情况下，子宫切除术是最佳的治疗方案。

经前期综合征

女性在来月经的前一周左右所出现的身体和情绪上的变化称为经前期综合征（PMS）。医生认为PMS是由于月经周期中激素水平波动引起的。其他一些因素也可能对PMS的发生起着一定的作用，如大脑中化学信使（如5-羟色胺，其作用是帮助调节血压）水平发生变化、精神压力、体内某些维生素和矿物质不足、食用盐、咖啡因含量多的食物、过量饮酒。

高达75%的月经期妇女有不舒服的经前期症状，30%~40%有严重的症状并且影响了她们的日常活动。PMS最常见于20~30岁的年轻女性和绝经期前的妇女。对于每位有PMS的女性，症状发生前往往都可以预见。

症状

PMS常见症状包括月经期前的情绪波动、乳房触痛及肿胀，由于体液潴留导致体重的增加、腹部发胀、疲劳、食欲强、头痛、精力难以集中、易怒、焦虑、抑郁等。一些妇女也会出现关节与肌肉疼痛或恶心、呕吐。多数妇女只有其中一些症状。

诊断

如果PMS症状影响到你的日常或生活方式的变化并没有带来缓解，则需与医生进行交流。虽然没有特定的检查可以确诊PMS，但医生能根据你描述的症状做出诊断。医生会建议你每个月密切观察自己的症状，以帮助你进一步了解PMS。

治疗

你可能需要为PMS尝试不同的治疗

方法，以找到最有效的治疗措施。有些妇女发现服用非处方止痛药如布洛芬或萘普生后，症状可以减轻。如果同时口服避孕药，可以使女性雌激素和黄体酮的正常波动变得平坦，这样就可以通过阻止排卵来缓解 PMS 症状。另外，均衡饮食，补充钙、镁、复合维生素 B、维生素 E 等，规律的运动也可以减轻 PMS 症状。抗抑郁药物选择性的 5- 羟色胺重吸收阻滞剂，可以调节大脑 5- 羟色胺的水平来减轻 PMS 症状，相比于抗抑郁药的用法，许多妇女可以短期、低剂量服用这种药物。

如果这些措施不能够使你的症状缓解，医生可能会让你在症状最严重的时候服用较温和的止痛剂或镇静剂。如果你在其他时间内有持续的抑郁症，你的医生会建议你咨询心理学家或看精神科医生。

性激素分泌异常

有几种激素共同调节月经周期。每个月位于大脑深部的下丘脑产生出释放激素，释放激素运至位于脑底部的脑垂体并刺激其释放垂体激素，垂体激素进而刺激卵巢释放卵子。同时这些激素也刺激卵巢生产女性激素如雌激素和孕激素。

许多因素可以使这种激素循环失去平衡。例如，精神压力、过度超重、过度运动、吸毒或严重的疾病，都可以影响到下丘脑激素的释放。在罕见病例中，一些大脑疾病如脑部肿瘤，可以影响到下丘脑。另外还有罕见的垂体和卵巢疾病，也可影响激素分泌。

症状

性激素分泌异常的主要症状是月经少或没有月经。如果问题存在于脑垂体，其他症状——如不正常的泌乳、发育的不规律、甲状腺问题或肾上腺功能低下——也可能发生。

有些卵巢或肾上腺功能的失常，会造成女性产生过多的男性性激素睾酮，正常情况下女性只产生少量睾酮。睾酮的增多会引起脸和身体毛发生长、声音低沉、痤疮、体重增加等。

诊断

如果你的月经周期变得不规则或完全停止，医生会对你进行妊娠检查。如果测试显示你有没有怀孕，你如果少于 3 次未来月经，医生会建议你在 3 次未来之后进行恢复性治疗，特别是当你想怀孕时。医生将随后对你进行彻底的身体检查，以确定是否存在引起月经不规则的潜在疾病。如果医生怀疑有潜在性疾病，将会检测你的血液和尿液，以评估你的激素水平，并会用 CT 或核磁共振扫描你的脑垂体。

治疗

治疗性激素产生异常需针对其发生的原因，包括一些类型的激素治疗，如口服避孕药或黄体酮药物。

绝　经　期

绝经期是指女性的月经周期和排卵永久性停止。更年期往往是指绝经期前的 3~5 年。绝经后，身体产生的女性性激素，尤其是雌激素将少得多。在接近更年期的几年中，月经周期会随着激素水平的上升和下降而变得很不规律，最终月经完全停止。医生认为，如果 1 年未来月经，则意味着进入绝经期。吸烟者更年期往往比不吸烟者来得早，烟中的毒素会损害女性卵巢并降低其正常活动跨度年限。女人在更年期后仍可活1/3的生命年限，平均预期寿命为81岁。

育龄妇女在切除子宫同时切除了两个卵巢会发生突然性的绝经，称为手术性更年期。因为这些妇女雌激素的产生突然中断，她们经历的更年期症状比那些自然发生的更年期更为严重。

假如你性行为活跃，就算你更年期已经开始，但仍可能怀孕，所以从你最后一次月经开始，要继续使用避孕药12~24个月。

症状

大多数女性在更年期都会有一些症状，只有约10%的女性除了月经没有了之外，在更年期没有其他任何变化。在未完全绝经之前，处于更年期的你会觉察到一些征象。潮热是最常见的绝经后症状。

如果你在月经期之间出现阴道流血、月经期延长、经血量过多，或在最后一次月经6个月或更长时间之后再次出现月经，应立即去看医生，因为这些症状可能预示着一些疾病，包括癌前病变或子宫癌。

潮热

潮热是身体突然感觉强烈的热量，通常影响上部分身体，但也可以影响全身。你的脸和颈部可能会潮红，胸部、背部和手臂可能会出现红色的斑点。潮热可能会持续数分钟至半小时，出现满头大汗，有时候当你的身体为了调节体温时，可能会出现寒战。潮热经常在深夜突然发生，通常在更年期的其他症状出现的前几年就已经开始。随着年纪渐长，潮热发生的频率和强度会逐步下降。

大多数妇女潮热持续时间不会超过2年。潮热似乎是身体雌激素水平下降的反应，而雌激素的变化会影响人体的体温调节中枢。潮热的发生通常没什么先兆，但有些妇女发现酒精、精神压力、咖啡因等能引起热潮红并使其更加严重。

激素治疗可以减轻大部分妇女潮热引起的不适。有些妇女发现，服用维生素E对症状缓解作用较小，而服用升麻类药草（作为维生素补充剂）和食用含有大豆类食物似乎有助于降低潮热发生的强度和频度。为了更好地应对潮热，你可以穿多层衣服，当潮热来临时，你可以脱掉一层衣服。潮热发生时，你可以喝一杯冷开水，在床边放置一罐冰水或冰袋。

阴道和泌尿道的改变

随着年龄的增长，你的阴道壁会变薄、干燥、缺乏弹性，有时性交时会有疼痛。性交前用水溶性润滑剂润滑阴道有助于减少阴道感染的风险。不要使用凡士林，因为它可以破坏乳胶保险套，在一些妇女也可能会引起过敏反应。

更年期泌尿道的组织也会发生变化，这使压力性尿失禁（不自主的尿液漏出）更易发生。慢跑、搬运重物，甚至打喷嚏、咳嗽或者大笑都能对膀胱施加足够的压力，使其不自主地流出少量的尿液。坚持做凯格尔运动（一套增强盆底肌肉的体操）可以使更年期妇女的轻度压力性尿失禁得到减轻或恢复。

绝经后的阴道和泌尿系统也更容易受到感染。为了预防尿路感染，建议养成大量饮水的习惯，性交前后将性器官清洗干净，也让你的性伴侣在性交之前将生殖器清洗干净。

情绪的改变

有些处于更年期的妇女可能经历抑

郁、焦虑、烦躁、精力难以集中、缺乏自信或睡眠障碍，但大部分妇女没有上述症状。对许多妇女来说，更年期并不会导致难以预料的情绪波动或抑郁。而一些女性，更年期甚至似乎可以改善精神健康。许多中年妇女因为应付离家出走的子女或照顾年迈的父母等生活压力而产生抑郁症。低雌激素水平可能会使性兴趣降低，然而，有些妇女因为不再担心怀孕，性活动反而会有所增加。

对许多妇女而言，从事规律而温和的有氧运动，如每周至少5天步行运动，将有助于改善他们的心情并使睡眠更好。较好的睡眠可以提高注意力集中和记忆力。如果你有更年期或生活中的变化引起的情绪问题，去看你的医生，他将会让你服用抗抑郁药或对你进行心理辅导。

骨质疏松

更年期妇女面临的最为严重的健康问题是骨质疏松。尤其是在更年期后的最初几年，雌激素水平的降低会直接导致妇女骨质疏松，造成骨组织的丢失，使骨骼变得脆弱并极易发生骨折。

最佳的对抗骨质疏松的策略是预防，这需要在青少年和年轻成人时期就建立强大的骨骼系统。然而，任何能够使你在更年期后保持全身健康和保持骨密度及强度的健康运动都不会太晚。养成每周至少5天运动的习惯，哪怕是温和的运动，如散步、爬楼等都是有帮助的。此外，如果你吸烟，就应该戒烟，并且要限制酒精的摄入量——因为吸烟和过量饮酒会导致骨丢失率增加。

有骨质疏松症的妇女最有效的药物治疗是雌激素或雌激素类药物。对于不能使用或不选择雌激素治疗的妇女，可以采取其他有效骨保存药物，如雷洛昔芬、阿仑磷酸盐、降钙素等。

更年期和心脏病

更年期会使妇女心脏病发病率增加，最终达到男性心脏病发病率。更年期带来妇女血脂的变化，高密度脂蛋白水平（有益的胆固醇）下降，而低密度脂蛋白（有害的胆固醇）水平升高，这些变化是雌激素水平下降导致的。不健康的胆固醇水平（即高密度脂蛋白低，低密度脂蛋白高），可以增加中风和心脏病的发病率。

雌激素疗法曾被认为可以降低更年期后妇女某些类型心脏病的发病风险。然而，已发现雌激素和特定的孕激素的联合使用，会增加一些女性心脏病、中风或血栓的发病风险。目前正在继续研究心脏病和联合雌激素、孕激素或单独使用雌激素（无孕激素）的关系（女性如果已行子宫切除术则可以单独使用雌激素，而无须孕激素治疗）。有发生血栓风险和有家族性血栓病史的女性不应使用雌激素。比起一般女性，吸烟的妇女在任何年龄都更容易患心脏病，但绝经后患心脏病的风险将大大增加。

激素治疗

为了防止绝经期间雌激素水平下跌所导致的症状，医生习惯于使用激素疗法。除了可以防止绝经后潜在性骨质疏松，雌激素疗法亦有助于减少结肠癌的患病危险。然而对于一些女性，雌激素疗法似乎会增加患乳腺癌、心脏病、中风以及血栓的风险。现正研究雌激素的减少与牙齿缺失和老年性黄斑变性（导致50岁以上妇女视力丧失最常见的原因）之间的联系。

如果你正在考虑接受激素治疗，医生将会告诉你治疗的利与弊。激素疗法有多种方式，可以是药丸形式，也可以以皮肤贴或阴道药膏的方式给药。大多数妇女采取雌激素和孕激素的联合治疗，医生推荐这种联合治疗方案，是因为仅仅使用雌激素可能会增加患子宫癌的危险（若女性过已经行子宫切除术，就不再需要联合孕激素治疗，单独使用雌激素就可以了）。

更年期妇女使用激素联合疗法是有时会暂时恢复每月一次的月经，出血通常在6~12个月内停止。有时只需调整一下雌激素的剂量，就可以达到止血的目的。一些女性会出现乳房胀痛、腹胀、腹痛、焦虑、烦躁、抑郁等。

除了激素疗法以外，有些药物可以减轻更年期的症状。例如，水溶性阴道润滑剂和含雌激素的阴道药膏可缓解阴道干燥，减少性交时的不适。许多有效的药物也可有助于保持女性的骨密度，预防和治疗骨质疏松症，而不增加患子宫癌、乳腺癌、心脏病或血栓的危险。

乳腺疾病

女性乳房的主要功能是产奶喂养婴儿。乳房中在女性的性欲方面也发挥了作用，不同的妇女乳房的敏感性和性反应不同，但大多数妇女的乳房在性刺激时都会发生一些生理变化。有的妇女因为更年期间雌激素的波动，在月经期前会出现乳房的轻度增大和触痛。

女性乳房的大小和形状主要取决于基因。乳房主要是由分布在乳腺、乳管

和纤维支持组织周围的脂肪构成。乳头包含15~20个细小开口，这些开口包括乳管或皮脂腺（油）腺体管。皮脂腺分泌出一种油性物质，润滑和保护皮肤。围绕乳头色素沉着区称为乳晕，不同的妇女的乳晕大小、形状和颜色各不相同。乳晕下面的小肌肉可以使乳头在性刺激时挺立。乳腺和乳管以乳头为中心呈辐射状排列。

抵抗感染的淋巴结将淋巴液体从乳腺向三个主要区域引流——腋窝、锁骨下区、胸骨下区。乳房可能会生长新生物如囊肿或肿瘤，也可能发生感染。乳腺癌是妇女最常见的癌症，也是导致妇女因癌症死亡的第二位最常见的原因（仅次于肺癌）。为了检测出早期可治愈的乳腺癌，妇女应该每月对乳房实现自我检查，并定期由她的医生进行检查，通常在40岁后，应行定期的乳房X线检查。

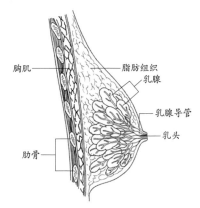

乳房

乳房的大部分成分是分布在乳腺、乳管和纤维结缔组织周围的脂肪。乳腺和乳管以乳头为中心呈辐射状排列。怀孕期间，乳腺系统增生。在分娩时，乳腺分泌牛奶并储存在乳管内，以供应婴儿的需要。每侧乳房的基底有一层肌肉。

乳头溢液

分娩前后特别是双侧乳头有白色或灰绿色液体溢出时，可能是母乳。除此之外，在其他时候出现的乳头溢液称为乳溢，可能为潜在性的病变所导致。如果乳头受到抚弄时产生溢液，如性交前的爱抚，你不必担心，这是正常的生理反应。

发生任何自发溢液时应找医生进行评估，以搞清楚溢液来自于一个乳头导管（乳头的微小开口），还是来自于许多导管。如果溢液为暗色（通常是暗红色或黑色），尤其是当它来自一条乳腺导管时，则需看医生。暗色通常是出血造成的，往往是由于乳腺导管内有微小的良性新生物增长，如乳腺导管内乳头状瘤，然而，有少数是由于乳腺癌所导致。

就诊时，医生会检查你的乳房，并分析溢液的成分。医生也可能会推荐其他诊断性检查，包括乳房 X 线摄影和超声等。如果乳房摄影或超声波检查发现任何可疑的情况时，医生会建议进一步活检，其方法是从乳房取出少量样本组织并在显微镜下检查。如果存在导管内乳头状瘤，可以做一个简单的手术将其切除。

乳头凹陷

有些女性的乳头凹陷，这是正常的情况。唯一可能不利的是，这可使母乳喂养变得更加困难。不过，如果你的乳头不是正常性的凹陷，特别是对只有一侧乳头凹陷时（任何一侧乳头凹陷），应立即去看医生。医生将会检查你的乳房，并可能做一些诊断试验，以排除乳腺癌的可能。

乳头的乳腺导管内癌

乳头的乳腺导管内癌是一种罕见的发生于乳头的乳腺导管内的乳腺癌。如果不治疗，癌细胞可以逐渐蔓延至乳腺深层组织。此病酷似皮肤湿疹，通常只会影响到一侧乳头。乳头瘙痒并有经久不愈的溃疡。

如果你有乳头的乳腺导管内癌的症状，医生会建议从你受到影响的乳房组织切除一小块组织，并置于显微镜下检查是否存在癌细胞（活检）。早期发现和早治疗是获得治愈的最佳途径。乳头的乳腺导管内癌的治疗类似于乳腺癌，取决于癌症侵犯的范围。

乳腺脓肿

脓肿是感染的、充满脓液的组织，细菌透过乳头进入乳房并感染乳腺及腺体后就形成了乳腺脓肿。乳腺脓肿并不常见，可以影响任何年龄的女性，但多半是发生在刚开始哺乳女性。在母乳喂养的第一周，乳头有可能发生干裂缝，使细菌更容易由婴儿的嘴进入乳房。

症状和诊断

脓肿通常发生在乳头周围皮肤。由于细菌繁殖，它们导致乳房形成一个红色的、坚硬的、疼痛性肿胀或硬块。毗邻感染的腋窝下乳腺组织有触痛，患者也可能有发热。即使没有哺乳，如果你有乳腺脓肿的任何症状，应立即去看医生。医生通常根据症状就可以诊断出乳腺脓肿。

治疗

如果你患有乳腺脓肿，医生会开具

抗生素以对抗感染。医生会推荐你定时使用温暖的湿毛巾敷于炎症区。你可能被要求停止母乳喂养，直到感染完全清除。在这段时间内，为了维持乳汁的产生并防止病变的乳房变充盈，可以使用吸乳器感染的乳腺中的奶吸出。

偶尔，抗生素不能够清除感染，脓肿则必需引流，其方法是乳晕的边缘切一小切口，然后将脓液抽去。

乳 溢

乳房通常在分娩后，有时也会在分娩前数周产奶。妇女任何其他时间或男性任何时间发生的产奶，称为乳溢。女性乳溢不常见，男性也很少见。乳溢通常出现在双侧乳头，溢出的奶呈白色或灰绿色。虽然乳溢可以没有明显的原因，但泌乳素的过量产生可能是一个可能的原因。泌乳素是由脑垂体产生，能够刺激乳房产奶哺乳。

乳溢症也可由脑垂体的疾病如肿瘤（催乳素瘤）所导致。一些药尤其是那些对大脑有作用，如用于治疗精神疾病的药物可造成乳溢。乳头过度受到刺激（如性爱前的爱抚）或摩擦（如穿内衣在慢跑）也可引起乳溢。女性乳溢常常伴随无月经。如果你有任何乳头溢液，应立即去看医生。

诊断

如果怀疑乳溢症是由垂体肿瘤或其他潜在的内分泌紊乱所导致，医生将会检测你血液中泌乳素的水平，并且可能会进一步行大脑 CT 扫描或核磁共振检查。

治疗

如果诊断性检查未发现问题，则暂不

需要任何特殊治疗。如果乳溢症是因为药物引起，只要停用该药物乳溢将会消失。若乳溢症是由脑垂体功能异常所导致，医生将会予以激素疗法或溴隐亭来阻断乳溢。少数情况下，需手术切除垂体瘤。

乳房肿块

定期做乳房自我检查的妇女，偶尔会发现乳房局部的异常，这种异常的区域通常是由乳房肿块导致的。乳房肿块往往不引起任何不适，但它们有时会有触痛或疼痛。

虽然乳房肿块通常不会引起注意，但只要发现乳房的任何变化（包括看似较小的肿块），应立即去看医生。乳房形成肿块的原因有很多种，它们可以囊肿（充满液体的非癌性囊）或乳腺组织的增生（称为纤维囊性改变），它们也可因为感染或为非癌性生长物如纤维腺瘤所致。所有这些类型的肿块都无害，但由于肿块也可能是癌性病变，所以由医生检查鉴别是非常必要的。你在去看医生之前可以先自行观察月经周期过程中肿块的变化，因为肿块在月经周期后会消失。

诊断

如果你在月经周期仍可触到乳房肿块，无论是否有疼痛都应去看医生。如果你的乳房肿块已经存在很长时间，但只要感觉到疼痛或其他方面的改变（如变硬或变大），也需立即去看医生。

医生会检查两个乳房，如果觉得肿块可疑，医生会建议你查乳房 X 线来进一步评估。放射学医生会建议你超声检查，以确定肿块是无害性囊肿或是癌性病变。放射学医生也可能会建议从肿块中取出少量样本组织并置于显微镜下检查，以确认是否有癌细胞存在（活检）。

治疗

乳腺肿块的治疗方案取决于其性质。如果B超已证明其为一个囊肿，则无须进行针穿刺活检（除非肿块引起疼痛）。如果乳房X线或超声波检查并不像一个明显囊肿，医生将通过针头从肿块中抽出部分液体（称为针穿刺），如果是囊肿，则有液体抽出，并且囊肿常常会消失。

如果单一肿块（或多个肿块）是由于乳腺组织增生所导致，则无须治疗。如果肿块有触痛或疼痛，穿着胸罩可以为乳房提供支持并能够减轻乳腺的疼痛。对一些人来说，限制其摄入咖啡因可以减轻乳房疼痛。如果乳房很痛，医生将会使用性激素或其他药物，来减轻因激素波动引起的疼痛。

良性肿块和囊肿

大部分乳房肿块是无害的非癌性生长物。有些妇女乳房天生就容易生长许多囊性或纤维性肿块。纤维腺瘤质地较硬，其尺寸大小不等。

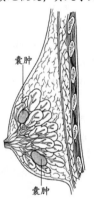

乳腺囊肿

乳腺囊肿是乳房内生长的充满液体的囊。它们是无害的非癌性生长物，有时会自行消失。有些女性乳房有若干囊肿，这很正常。医生有时会从囊肿中抽出部分液体，以证实确实是囊肿，而不是癌性的肿块。囊肿也可以用超声波检查来进行鉴别。

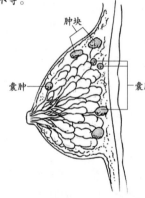

纤维囊性乳房

纤维囊性乳房是一侧或双侧乳房同时有几个小肿块和囊肿。这些不是一种疾病。然而，有纤维囊性乳房的妇女应定期乳房自我检查，熟悉这些肿块和囊肿的位置和大小，当其发生变化时能够及时发现，并将这些信息及时反馈给医生以做出正确的判断。

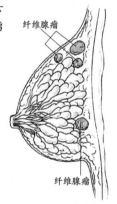

纤维腺瘤

纤维腺瘤是有弹性的实性肿块，能够很容易被推动。纤维腺瘤很少引起疼痛，尽管在妊娠或哺乳期纤维腺瘤可以长得很大，但在月经周期中它们不会影响激素的水平。当纤维腺瘤长得非常大，或当它们的影像学检查（如乳房X摄影或超声波）并没有表现出良性肿瘤的特征，或针吸细胞学活检看起来不正常时，则需手术切除肿块。如果穿刺活检证实了肿块是良性纤维腺瘤，则不选择手术切除，而是定期监测变化。

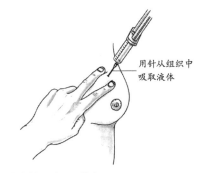

用针从组织中
吸取液体

针穿刺和活组织检查

如果医生不能完全确定乳房肿块为囊肿，将会用一细针从肿块中抽出部分液体来进行化验检查。医生用手指将肿块固定，通常在超声引导下，将针插入肿块。如果有液体流出来，则为囊肿，并且囊肿会因为引流之后发生塌陷。如果没有液体流出来，医生将会换用较大的针从肿块中吸出部分组织以检查是否存在癌细胞。

如果乳房 X 线或超声检查显示肿块可能为癌性或癌前肿瘤，医生会建议针吸活检（见上图），其方法是通过一细针穿刺肿块并吸出少许样本组织，然后置于显微镜下先检查是否存在癌细胞。如果检查结果是癌症，则需将肿块手术切除。手术切除的方式取决于肿瘤的性质，如果针刺活检为非癌性，则无须手术切除，但医生需对肿块做定期检查。

乳 腺 癌

乳腺癌是最常见的妇女癌症（虽然每年因肺癌而死的妇女更多）。患乳腺癌的风险远远低于其他一些威胁生命的疾病，包括心脏病、中风、2 型糖尿病、骨质疏松症等。当乳腺癌在早期发现并予以治疗时，其治愈率为 90%。

危险因素

乳腺癌是乳腺细胞基因突变产生

的，引起这些基因突变的确切原因目前还不完全了解。白种人比黑人和亚洲人乳腺癌发病率高。下列因素可以增加妇女患乳腺癌的风险：

● **年龄**：年龄是患乳腺癌最重要的危险因素。小于 35 岁的女性乳腺癌少见，50 岁以上的妇女，尤其是年龄超过 60 岁以上妇女，患乳腺癌的风险较高。60 岁左右的女性患乳腺癌的风险是年龄为 35 岁女性的 26 倍。

● **病史**：如果你一侧乳房患乳腺癌，则另一侧乳房患乳腺癌的风险会增加。

● **家族史**：虽然绝大多数乳腺癌患者无家族史，但遗传因素还是起着一定的作用。近亲（母亲、姐妹、女儿）有乳腺癌（尤其是年轻时患乳腺癌）的妇女患乳腺癌的风险会增加。

● **基因的变化**：某些基因的改变（如 BRCA1 和 BRCA2）会增加妇女患乳腺癌的风险。携带这些遗传基因的妇女中有 5%～10% 会发生乳腺癌。如果你家族中的一些成员曾患乳腺癌，医生将建议你进行遗传学检查，以确定你是否存在以上基因的突变。这样就可以推迟或预防乳腺癌的发生或至少能够在癌症早期进行诊断。

● **雌激素**：女性的雌激素（无论由身体产生或来自于外来的药物）在乳腺癌的发病中起着重要的作用。例如，乳腺癌较为常见于月经开始早（12 岁之前）或更年期来得晚（55 岁以后）的女性。那些未生过小孩或未曾母乳喂奶的妇女（月经周期从来没有中断过）患乳腺癌的风险，比生过小孩和进行过母乳喂养的妇女也稍高。

● **晚育**：如果妇女在 30 岁以后生育第一个孩子，患乳腺癌的风险将比较年

早期发现癌症

因为目前没有方法可以阻止乳腺癌的发生，所以最好的治疗方法就是早发现、早治疗。每月的乳房自我检查将帮助你发现乳房的早期肿块。在医生建议下定期的乳房X线检查，通常从40岁开始。当肿瘤在发生蔓延之前就被发现和并予以治疗，则可以完全治愈或能维持多年的健康状况。

轻时生育孩子的妇女大大增加。其原因不明，但医生们认为这可能与早期妊娠会使乳腺细胞更成熟，这就使它们不太可能发展成癌。

● **放射治疗**：妇女的乳房如果因霍奇金病等曾行放射治疗，其患乳腺癌的风险将增加，而且放射治疗时越年轻，其风险越高。

症状

如果你患有乳腺癌，可能会在乳房内或临近乳房或腋窝区域触及肿块或局部增厚的组织。肿块不一定会疼痛，虽然也有例外，但乳房疼痛通常是非癌性的迹象。虽然大多数乳房肿块是良性的，但一旦发现乳房肿块或有下列情况之一，应立即去看医生：

● 一侧乳房大小或形状发生改变；

● 乳头自发性溢液（特别是颜色为暗黑色时）或乳头触痛；

● 一侧乳头突然回缩至乳房内；

● 乳房皮肤类似于橘皮样变；

● 乳房、乳晕或乳头皮肤外观或感觉的改变（如热、肿、红、鳞屑）。

诊断

如果你的乳房有肿块，或在乳房X线的常规检查中发现肿块，医生将会检查你的乳房，以确定是否需要进一步的检查以排除癌症。医生会推荐你乳房X线检查以精细观察肿块或乳房超声波检查。你的医生或乳腺专科医生也可能会进行活检，或以细针穿刺肿块吸出液体或组织。

如果发现肿块是癌性，你可能需要做更多的检查。核磁共振成像检查和PET扫描正越来越多地使用，以帮助评估乳腺肿瘤。PET扫描可以帮助您判定癌细胞是否已扩散到腋下淋巴结，淋巴结活检也同样能证实这一点。PET扫描也可显示癌细胞是否扩散到身体其他部位。

其他用于诊断乳腺癌的检查包括对癌变组织激素受体测定，以确定雌激素或孕激素（女性性激素）是否刺激了癌细胞的生长。有时也会检查乳腺组织是否存在人表皮生长因子受体2（HER-2）基因，这是一种肿瘤标记物，它与浸润性乳腺癌相关。

导管灌洗

导管灌洗是用来评估处于患乳腺癌高风险的妇女，如那些有乳腺癌家族史的妇女。导管灌洗的过程如下：麻醉霜涂抹于乳头区以减轻不适感，利用吸奶器以温和的吸力从乳头吸出少量液体，当发现液体从某个乳管中流出时，就用一细小导管以生理盐水冲洗该乳腺导管，收集冲洗液中的细胞并在实验室检查是否存在癌前病变或癌症。

导管内镜检查术

导管内镜检查术是使用一细软观察镜（直径小于1毫米）通过乳头插入乳腺导管，来评估异常乳头溢液的情况。

观察镜与一摄像机相连，医生可以在视频监视器直接观察乳腺导管内的情况。导管内镜检查术也许最终能被证明是非常有益的，它可以在乳腺手术前帮助决定保乳手术需切除组织的范围，也可以对乳腺癌高风险的妇女实施筛查。

治疗

乳腺癌的治疗方案较为复杂，取决于许多因素，包括肿瘤的特征（这可以帮助医生判定肿瘤是否生长迅速），癌是否已扩散到淋巴结或身体的其他部分，肿瘤是否对雌激素敏感（一些妇女，雌激素可刺激肿瘤生长）。治疗的选择还取决于全身的健康情况。通常是首选手术治疗乳腺癌，并可继以放疗、化疗、激素治疗、生物疗法或以上联合治疗。

乳腺癌经过治疗后，医生建议至少每年2次的检查。如果乳腺癌复发，通常可以用药物、放疗来控制病情多年，

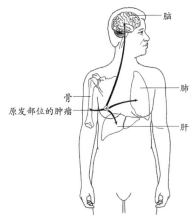

乳腺癌的转移

腋窝和胸部有成群的淋巴结靠近乳房。乳腺癌细胞可以进入淋巴结并通过淋巴系统和血液转移全身。乳腺癌最常见的转移部位是肺、肝脏、骨骼或脑。

并且可以再次手术治疗。

手术

大多数乳腺癌适合手术切除肿瘤。手术可能需要切除全部或部分乳房，手术类型取决于肿瘤的大小及部位，以及是否已经发生了癌转移。有时，在活检时可以切除整个肿瘤。

乳腺癌保乳手术

如果妇女的乳腺肿瘤较小，则可选择切除肿块及少量的周围正常组织（称为局部病灶切除术或部分乳房切除术），并继以放射治疗。一些腋窝淋巴结可同时予以清扫并检查其是否有癌细胞转移（称为哨兵淋巴结活检）。手术后放射治疗，可以降低乳房和胸壁癌的复发。

接受保乳手术并继以放射治疗的妇女术后生存率与接受乳房切除（切除全部或大部分乳房）的妇女相等。然而，如果在乳房肿块切除后癌症复发，则需要切除整个乳房。应向医生咨询保乳手术是否适合自己，也可以再次向另外一位医生咨询，以获得多方的意见。

目前正在研究向乳房肿瘤组织中插入一细针，利用激光（高能量光束）或射频消融来破坏肿瘤细胞，而避免开放手术。

单纯的和改良的乳腺癌根治术

单纯乳房切除是将包括乳头和乳晕的整个乳房切除，而不切除胸部肌肉。这种手术方式通常用来治疗乳房的癌前病变或肿瘤仍局限在乳房时。如果妇女有患乳腺癌的高风险，有明显的家族史时，也可行单纯乳房切除术，以防止乳腺癌的发生。

改良的乳房根治性切除术，是将整个乳腺和腋下淋巴结群完全切除，并检查淋巴结以判定是否已经发生癌细胞扩

散，术后可以继续放射治疗。改良性的乳房根治性切除术和单纯乳房切除术手术切口相同。

乳房重建的乳腺癌切除术

乳房重建的乳腺癌切除术适合那些需要重建乳房的妇女。这种手术只切除乳晕和乳头，其他部位的皮肤予以保留，这样可以使乳房重建更容易并且可以预防瘢痕的形成。手术是围绕乳晕并向外侧切一切口，通过这个切口将所有的乳腺组织切除。用取自女性的腹部或背部的肌肉进行乳房重建。

乳房重建手术

每个因为乳腺癌失去乳房的女性受到的创伤是很大的。许多妇女在乳房切除后选择乳房重建手术。乳房重建是将人工乳房植入切除乳房后留下的空间，或利用来自身体其他部位的皮肤、脂肪和肌肉（通常是腹部和背部）来进行重建。重建手术可以在乳房切除后立即完成，或在患者术后恢复后再进行。如果乳房切除术中保留了皮肤，则重建手术将同时完成。另一种选择是在胸罩内穿戴乳房假体，假体的大小与健侧乳房匹配，可以达到几乎看不出的效果。

手术后

乳腺癌术后，手术部位可能有疼痛和压痛。如果感到疼痛，可以向你的医生要止痛药物。如同任何手术，乳腺癌手术有感染、伤口愈合延迟、出血、对麻醉药物的过敏反应等危险。

术后，手术区域的皮肤可能会有紧张感，手臂及肩部肌肉可能觉得僵硬。有些女性乳房切除后，这些肌肉强度可能会发生永久性丧失，但对大多数女性肌肉强度的降低只是暂时性的。你的医生、护士或理疗师会建议你做些运动，来帮助恢复手臂和肩膀运动和力量。

如果术中损伤了神经，你可能会有胸部、腋窝、肩部或上臂肢体的麻木和刺痛感。这些症状通常在伤口愈合后的几周或几个月内消失。有时，在切除腋窝淋巴结后，可能会出现上肢及手部的淋巴水肿。因此要注意保护手术侧的手臂和手以防损伤或受到压迫，如果发生手臂或手的感染，应立即让你的医生知道。

放射疗法

放射疗法是利用高能射线杀死身体局部的癌细胞。乳腺癌除了手术治疗以外，常用放射疗法来进行治疗。可以用机器对乳房直接进行照射（称为外

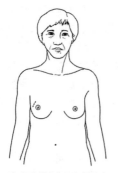

乳房肿块切除术的切口

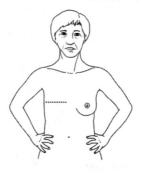

单纯性或改良的乳腺癌根治术切口

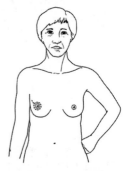

保留皮肤的乳房切除术切口

照射）或向乳腺癌部位植入含放射源的薄塑料管（称为内照射）。外照射治疗，患者需要到医院或诊所进行治疗，通常每周5天，连续6周。内照射治疗，患者只需住院几天将内照射源植入肿瘤。在某些情况下，尤其是保乳手术只切除局部肿块，需在术后行放射治疗，以清除任何可能残留的乳腺癌细胞。对于较大的不易切除的肿瘤，有时在手术前进行放疗，或联合化疗或激素治疗来破坏癌细胞使肿瘤缩小。

疲劳是放射治疗后最常见的副作用，特别是经过多次治疗后症状更明显。虽然休息是重要的，但你的医生仍会建议您尽量活动一些。治疗部位的皮肤可能会变红、干燥、触痛、发痒，治疗侧的乳腺可能会有沉重感和发硬。治疗停止后，这些症状将会消失。由于治疗区域的皮肤会有明显的触痛，所以你应该穿宽松的衣服，并尽量经常使其暴露以帮助皮肤愈合。医生也会告诉你在这段时间如何来护理好皮肤。

化疗

对于已经扩散到乳房以外的乳腺癌，通常联合利用多种药物进行化疗，可以杀死全身的癌细胞。给药方式可以是口服，或在门诊、医生的办公室、家里进行注射治疗。

化疗的副作用取决于具体药物及剂量。化疗药物破坏癌细胞的同时，也会破坏健康的细胞，尤其是那些分化迅速的健康细胞，如血液细胞、毛发根细胞、消化道上皮细胞。这些正常细胞的丢失可以增加你对感染的易感性，更容易造成青肿、全身无力、疲劳、脱发、食欲减退、恶心、呕吐、腹泻、口腔溃疡等。这些副作用可以用药物控制，并

且通常都是短期的。由于抗癌药物对胎儿的影响未知，医生通常会建议妇女在化疗期间避免怀孕，在开始接受化疗前应与医生讨论如何避孕。

乳腺癌的激素疗法

对于那些依赖雌激素刺激生长的乳腺癌，可考虑予以激素类药物如三苯氧胺或雷洛昔芬（通常为5年）治疗，它们可以阻止激素对肿瘤生长的刺激。雌激素类药物除了可以治疗乳腺癌外，可以用来预防高危妇女患上乳腺癌。

激素疗法的副作用取决于药物或治疗的种类。三苯氧胺可引起潮热、阴道分泌物或不适、恶心和月经不调。服用三苯氧胺治疗的女性仍有行经时，怀孕会变得更加容易。三苯氧胺也会增加子宫内膜癌发生的风险。因此，医生会建议你定期检查盆腔，如果发生阴道流血则需行子宫内膜活检术，以寻找可能存在的癌。与三苯氧胺不同，雷洛昔芬似乎并不增加子宫内膜癌的风险。

生物疗法

被称为芳香酶抑制剂的新药，正开始取代三苯氧胺或在绝经后妇女因晚期乳腺肿瘤以已使用三苯氧胺治疗5年后取代。芳香酶抑制剂如来曲唑、阿那曲唑和依西美坦，可以阻止催化身体产生雌激素的酶的作用。这些药物也可在乳腺癌手术前有效地缩小肿瘤之前，并能预防乳腺癌的复发。副作用包括潮热、盗汗和骨质疏松症风险增加。

一种称为曲妥单抗的药物可用于治疗已经扩散乳腺癌，妇女的这种肿瘤能够产生过量的与HER2基因相关的蛋白质。通过阻断HER2基因，曲妥单抗能够使癌细胞的生长减慢或停止。曲妥单抗通过注射给药，可单独或与化疗合用。

乳房重建手术

今天，对任何因癌症而失去了乳房的女性，都可以通过重建手术重新获得新的乳房，而最佳的人选是那些在切除乳房之后肿瘤能够完全被清除的女性患者。新的手术方法能够让外科医生为患者提供一个与自然的乳房极为相近的崭新的乳房。现在，许多妇女乳房的重建可以与乳房切除同时进行。如果你已被确诊患有乳腺癌，并且你的医生建议切除整个乳房，你可以与外科医生讨论手术方案的选择，以便选出最佳的治疗方案。

乳房重建手术通常并不仅仅需要将一假体植入到手术区，或利用身体其他部位的组织来重建乳房、乳头和乳晕，有时医生会缩小或扩大健侧乳房，以达到更好的对称效果。你的医生会讲述不同的重建方法，包括：

皮肤扩张术

在乳房切除后，外科医生将一个球囊扩张器置于胸部肌肉的下面。几个星期之后，医生将会向扩张器内逐步注入盐溶液（生理盐水）进行扩张，当皮肤扩张到足够容纳一人工乳房时，就可以向扩张的腔内植入一个永久性乳房。有些女性不需要进行皮肤扩张就能植入人工乳房。

皮瓣重建术

皮瓣重建术就从身体其他部分的皮肤、脂肪、肌肉（如背部，腹部或臀部）游离出一个皮瓣。皮瓣可以用来容纳人工乳房，或利用皮瓣自身重建乳房。有两种类型的皮瓣手术——带蒂皮瓣及游离皮瓣。对于带蒂皮瓣，外科医生通过隧道将其（通常来自腹部）转移至胸部，这种皮瓣能够保留自己的血液供应。而游离皮瓣，外科医生将身体其他部位的组织移植到胸部，

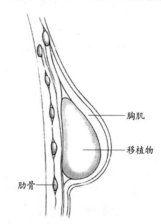

胸肌

移植物

肋骨

使用假体进行乳房重建

乳房切除术后，可以向胸部肌肉下植入充满盐水的人工假体，也可以利用取自背部或腹部的组织瓣来重建乳房，乳头可利用女性大腿肌肉进行重建。

生物治疗的副作用取决治疗物的种类，并且可因人而异。皮疹、注射部位肿胀、流感样症状是常见的副作用。曲妥单抗可损害心脏，可能导致心力衰竭，也可影响肺部，造成呼吸困难，一旦发生需要立即就医。在治疗过程中，你将被严密监护。

实验性治疗

甚至当乳腺癌细胞已广泛扩散，实验性治疗仍对一些乳腺癌妇女有效。一

并重建血液供应。皮瓣重建比皮肤扩张复杂得多，需要较长的恢复时间。

手术后

乳房重建术后的风险包括出血、过多瘢痕形成和感染。如同任何其他手术一样，吸烟者的愈合时间延长，瘢痕更加明显。有些女性发生乳房假体周围的囊状挛缩、瘢痕紧缩，导致乳房不自然地坚挺，可能需要进一步矫形手术。现在，出于硅凝胶假体安全性的不确定性，食品和药物管理局只批准充满生理盐水的假体用于乳房重建，除非是参加医学研究的那些妇女。

乳房重建住院时间一般为是 2~5 天。术后 1~2 周，你可能会感到疼痛和疲劳，医生会开具药物来减轻你的不适。通常 1 周到 10 天可以拆除缝线，但可能需要长达 6 周的时间才能痊愈出院。尽管随着时间的推移，重建的乳房可能部分感觉能够恢复，但不可能恢复到正常的感觉。手术的第二年，瘢痕会大幅度减少，但它们不可能完全消失。

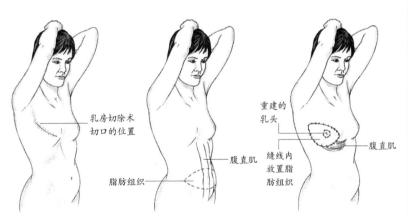

采用腹部组织重建乳房

为了施行乳房切除后的重建，外科医生在乳房切除的区域建立一个空间（左）。然后在腹部（中）选择好皮瓣组织（包括皮肤、肌肉、脂肪和随同的血管），以重建新的乳房。在保护血管完好无损的前提下，将该组织瓣通过皮下隧道转移到胸部乳房切除的区域，并引出乳房切口，缝合在胸前（右）。皮瓣皮肤下的腹部肌肉（腹直肌）和脂肪可以形成一乳房外观，随后可以重建乳头。

种实验性生物治疗是利用抗体（免疫蛋白）来阻断生长因子受体，进而阻止乳腺癌细胞的生长和繁殖。许多这些治疗可通过临床试验获得，询问你的医生是否能够参加临床试验。

卵巢、子宫和宫颈的疾病

两个卵巢和子宫女性生殖器官的主要组成部分。卵巢位于子宫两侧，恰好位于耻骨之上。每个卵巢包含了几千个卵子,是女性生来就有的。到了生育年龄,每月会有一个卵子(有时会更多)成熟并释放到输卵管,当卵子沿输卵管到达子宫后,就可以与精子受精。子宫位于盆腔,其后面是膀胱。子宫壁由强大的肌肉组成,在分娩时能够将婴儿推出。在子宫底端是一个狭长的、壁厚结构称为子宫颈,通向阴道。

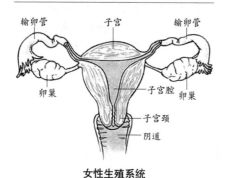

输卵管　子宫　输卵管

卵巢　子宫腔　卵巢

子宫颈

阴道

女性生殖系统

卵巢囊肿

卵巢囊肿是卵巢表面或卵巢中间有充满液体的囊形成。大多数卵巢囊肿是无害的,并且在2个月内能自行消失。其他的卵巢囊肿能干扰性激素的产生或出现癌变。因此,所有囊肿应由医生来进行评估。卵巢囊肿是常见于生育年龄的妇女,通常都是因激素水平的改变在月经周期中自然发生。卵巢囊肿尺寸可以从豌豆到柚子大小。卵巢囊肿有时为单个,也可能同时有多个。卵巢反复逐月形成的多发性囊肿称为多囊卵巢综合征。

最常见的卵巢囊肿类型是功能性囊肿、皮样囊肿、子宫腺肌瘤。在正常的排卵过程中,当卵巢组织发生变化时,就形成了功能性囊肿。有两种功能性囊肿:卵泡囊肿和黄体囊肿。当含有卵子的成熟卵泡未能破裂并释放出卵子时,就形成了卵泡囊肿,卵泡会越来越大并成为囊肿。功能性囊肿通常会在数个月经周期后自行消失。黄体是每个月成熟的卵泡释放卵子后形成的正常腺样团块。如果释放卵子的开口封闭,则黄体可以发展成为囊肿。黄体囊肿通常在几个月后能自行溶解。

皮样囊肿是由不同类型的组织组成——如皮肤、头发、牙齿——这些通常是身体其他部位的正常组织。子宫腺肌瘤内充满血液,是由于子宫内膜在卵巢中生长所导致的。行经期间子宫腺肌瘤会发生出血,这也是子宫内膜异位症的征象。

症状

卵巢囊肿很少产生症状,但可引起下腹部的钝痛以及性交痛。有些囊肿发生扭转、出血或破裂,造成突发性剧痛和内出血,对生命构成威胁。当囊肿影响到激素的产生时,症状包括不规则阴道出血或体毛增加。

诊断

一些卵巢囊肿是在例行妇科检查时被发现的。医生会做盆腔和阴道超声检

> **警告** ⚠
>
> ### 卵巢囊肿破裂
>
> 你如果出现下腹部的剧烈疼痛,同时有发热和呕吐,应立即拨打120急救电话,或直接前往最近医院的急诊室。失血过多会导致休克症状——包括轻度头痛、发冷、皮肤湿冷、呼吸急促,可能是致命性的。

常见的卵巢囊肿

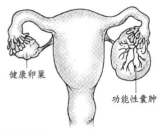

健康卵巢

功能性囊肿

功能性囊肿

最常见的囊肿是功能性囊肿，当含有卵子的成熟卵泡未能破裂并释放出卵子时就形成了功能性囊肿。卵泡持续增长，使整个卵巢增大。这种囊肿通常一两次月经周期后能自行消失。

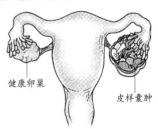

健康卵巢

皮样囊肿

皮样囊肿

皮样囊肿是由不同类型的组织组成——如皮肤、头发、牙齿——这些通常是身体其他部位的正常组织。囊肿通常不会发生癌变，但为了保险起见，医生们还是选择将其切除。

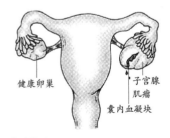

健康卵巢

子宫腺肌瘤

囊内血凝块

子宫腺肌瘤

子宫腺肌瘤内充满血液，是由于子宫内膜在卵巢中生长所导致的。引起症状的子宫腺肌瘤可以手术切除。

查你的卵巢，以判定囊肿的类型。如果超声显示异常，医生可能会进行一个门诊手术——腹腔镜检查，即使用带光源的观察器械通过皮肤小切口插入腹部以检查盆腔的情况。根据你的风险因素，医生可能会建议进行基因测试来诊断其他疾病，如卵巢癌等。

治疗

大多数卵巢囊肿不需要治疗。在许多病例中，超声结果显示囊肿明显是良性的。你只需要定期随访盆腔检查和超声波检查，直到囊肿自行消失。如果囊肿较大或出现症状，则可以通过激素或手术方式来治疗，具体的治疗方案取决于囊肿的大小和类型以及年龄和是否想有孩子的愿望。有时功能性囊肿可以口服避孕药治疗，而大的、偏硬的、持久不消失的囊肿通常需要手术切除。有时囊肿切除可不影响卵巢，但如果囊肿非常大，只有切除整个卵巢，才能确保囊肿彻底切除，甚至在某些情况下需同时切除输卵管。通常情况下，只有一侧卵巢和一侧输卵管的妇女也可以怀孕。

多囊卵巢综合征

多囊卵巢综合征的特点是卵巢存在多发性小囊肿。该病症较为常见，5%~10%的妇女有此病症。因为大部分多囊卵巢综合征患者是因为月经不规则或不孕症而看医生，所以很多医生认为该综合征是一种妇科的机能紊乱。

胰岛素抵抗症是身体要产生异常高量的胰岛素来调节血糖，多囊卵巢综合征被认为是这种病症的一种并发症。高水平的胰岛素会刺激卵巢产生过多睾酮

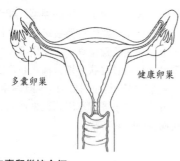

多囊卵巢   健康卵巢

多囊卵巢综合征

多囊卵巢综合征妇女的卵巢含有多个永远不消失的小囊肿。囊肿是由于卵巢和肾上腺产生过多男性激素所造成，而这些过剩的男性激素是有过高水平的胰岛素所导致。

和其他男性性激素（雄激素），男性激素会导致一些特征性的症状。多囊卵巢综合征也被认为是一种代谢综合征（又称糖尿病前期），与 2 型糖尿病和心脏病有很强的相关性。

这种疾病通常出现在儿童晚期，时间大概是青春期，并可影响妇女的一生。虽然确切原因不明，但多囊卵巢综合征有家族倾向。

症状

除了具有多发性卵巢囊肿外，多囊卵巢综合征患者因为不排卵，会出现无月经或月经不调。不排卵会导致妇女不育。血液循环中胰岛素的增多会导致雄激素水平的升高。过多的雄激素可引起痤疮、面部和身体毛发增多。对妇女影响最大的是超重，增加的体重主要集中在腹部。

诊断

多囊卵巢综合征的表现可以与其他一些疾病相似，如肾上腺、甲状腺疾病。因此，医生在做出诊断时会先排除以上疾病。医生结合多囊卵巢综合征所表现出来的特征性症状和检测血液中异常高的睾酮水平做出诊断。骨盆的超声波检查通常显示卵巢增大并含有许多小囊肿。

治疗

许多因多囊卵巢综合征导致月经周期异常或不孕的妇女接受的治疗只是针对这些症状而已。医生通常利用口服避孕药来调节妇女的月经周期和抑制睾酮产生（可以减轻症状，如毛发过量的生长）。其他的药物可以刺激排卵来帮助女性怀孕。最好的长期治疗是针对引起病症的胰岛素抵抗。多囊卵巢综合征最有效的治疗药物是二甲双胍，能够提高人体对胰岛素使用率，并帮助恢复正常的月经周期和排卵。二甲双胍也可能有助于降低女性患 2 型糖尿病和心脏病的风险。

卵 巢 癌

卵巢癌是妇女因癌症死亡的主要原因之一。虽然卵巢癌可发生于任何年龄，但最常见 50 岁以后的女性。癌症可以起源于卵巢或来自于身体其他部位的肿瘤转移至卵巢。BRCA1 和 BRCA2 基因的突变会增加女性患乳腺癌和卵巢癌的风险。没有发生这些基因突变的妇女，卵巢癌的发病原因仍不清楚。

有几个因素可以增加妇女患卵巢癌的机会。这些危险因素包括近亲（母亲，姐妹，女儿）患有卵巢癌、有过乳腺癌或结肠癌病史。卵巢癌似乎与妇女一生中排卵的次数相关，排卵比较少的妇女，如口服避孕药后发生卵巢癌的风险较低。因此，从没有生过小孩（从没经历过 9 个月的排卵中断）和服用生育药品（能够刺激排卵）的妇女，患卵巢癌的风险增加。相反，那些口服避孕药（能够减少排卵的次数）的妇女，其卵巢癌的发病风险比其他妇女低。

症状

卵巢癌往往不产生任何症状，直到其发展到晚期。最终，它可能导致下腹疼痛或不适，包括胀气、消化不良、肿胀、腹胀或抽筋。最先表现出来的征象可能是感觉腰围处的衣服没有明显的原因越来越紧。食欲不振、小便频数、恶心伴随腹泻、便秘很常见，你甚至在进食易消化的食物后也会感到腹胀。

诊断

因为卵巢位于骨盆深处并且首发症状很模糊，所以卵巢癌在早期阶段很难觉察。如果你有卵巢癌的任何症状，或如果你有乳癌或卵巢癌的家族史，医生会用超声波检查你的卵巢。如果超声显示卵巢有多发性囊肿，或有异常的实性组织（可能提示癌症），医生会做进一步检查。一项检测血液中CA-125（CA代表癌胚抗原）的检查对发现更年期后妇女疾病有帮助，患卵巢癌的妇女血液中CA-125水平会增高。年轻女性在许多非癌性的情况下，如纤维瘤、子宫内膜异位症或盆腔炎会导致CA-125轻度升高。

有时医生用一系列的X线检查结肠和直肠（下胃肠道系列检查）或CT扫描检测卵巢癌。

治疗

如果查出患有卵巢癌，通常是有必要手术切除双侧卵巢、输卵管和子宫（子宫切除术）。腹部任何可能由卵巢癌扩散来的癌组织和受影响的淋巴结也需一同切除，以确保无癌细胞残留。化疗通常是用来杀灭全身的癌细胞，以防止癌症复发或减缓其进程（如果癌症已经开始扩散）。在极少情况下，放射治疗，可以破坏局部的癌症。定期进行血液测试可以监测化疗的疗效。任何来自于肿瘤的腹腔积液可以间断抽取。生存率取决于卵巢癌确诊时所处的分期——一般来说，确诊时分期越早，其生存率会越高。如果能得到专门从事妇产科肿瘤专家的治疗，则卵巢癌患者的生存率会大大提高。

一些卵巢癌的高危妇女选择在卵巢癌尚未发生前就切除卵巢。这一方法通常但并不总是使女性免患卵巢癌。

子宫肌瘤

子宫肌瘤，是一种可以在子宫内长大的良性（非癌性）肿瘤，不会发生蔓延。肿瘤可以生长在子宫肌层内或子宫壁上，有时会通过一蒂样组织附着于子宫壁。有些肌瘤需很多年才能长到豌豆大小，有些几年可能达到的葡萄或柚子大小。30岁以上的妇女，纤维瘤的发病率通常会高达30%。纤维瘤很少发生在20岁以前，最常见的发病年龄在35~45岁之间。如果你患有一个子宫肌瘤，你很可能会发展为更多个。绝经后因为雌激素水平的降低，子宫肌瘤往往会缩小。

症状及诊断

多数患有子宫肌瘤的妇女没有症状，尤其是在肌瘤较小时。有的妇女会经历大量出血、盆腔的不适或疼痛、肿瘤对附近器官的压迫等。位于子宫内膜下的肌瘤，会因为月经量过大导致过度的失血，可导致缺铁性贫血。还会因为占据了正常受精卵发育的空间而导致不育症。偶尔在怀孕期间，子宫肌瘤会迅速增大，引起疼痛、流产，或阻碍分娩。

医生在常规的盆腔检查中能发现子宫肌瘤，并可通过超声波扫描、核磁共振成像或 CT 扫描来证实诊断。

治疗

小的子宫肌瘤不引起任何症状而无须治疗。止痛药如布洛芬，可以缓解轻微的不适。如果子宫肌瘤引起异常出血，往往可以通过口服避孕药来控制。如果你有子宫肌瘤的症状，当你计划怀孕时，医生可能会推荐子宫肌瘤切除术。手术是将子宫肌瘤切除，而保留子宫完整。已做过子宫肌瘤切除术的妇女，在怀孕后出血的风险会轻微增加，所以更可能需要剖宫产。

已不再是计划怀孕的女性，可以选择子宫内膜切除术，其原理是利用低电压加热装置来破坏子宫内膜，永久性阻止其生长。如果发生严重出血，或肌瘤增大并使腹部变形，医生会推荐子宫切

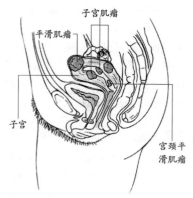

子宫肌瘤

子宫肌瘤是子宫生长的一种非癌性肿瘤。子宫肌瘤是很常见的——高达 30 % 的妇女一生中某个年龄段可能有的肌瘤。

除术，切除全部子宫。

子宫内膜增生症

子宫内膜增生症是子宫内膜过度增生，增厚的子宫内膜在月经期时不能像正常的子宫内膜那样脱落流出体外。这种病症通常是由于排卵不规则所导致，如绝经前后的妇女。增生的子宫内膜组织可以潜伏异常细胞，这些异常细胞最终可以发展成为癌。医生认为子宫内膜增生症是过多的雌激素导致的一种癌前病变。它可以发生在服用雌激素治疗无缺少孕激素的平衡时。

子宫内膜增生症的发生发展分不同阶段。轻度子宫内膜增生症阶段通常不是癌，但是必须得到有效的治疗和控制，以防止它们发展成重度增生，其中有可疑的、异常细胞可发展成子宫癌。

症状和诊断

育龄妇女子宫内膜增生症的一个常见症状是月经周期不规则或月经量多。而绝经后的妇女子宫内膜增生症最常见的症状是阴道异常流血。

医生从子宫内膜少量样品组织置于显微镜下检查，以此来诊断子宫内膜增生症。这一操作称为子宫内膜活检术，可以在医生的办公室进行。样本组织标本的采取也可通过宫腔镜或 D&C（子宫颈扩张及刮宫术）来进行。

治疗

如果你已经连续两次月经没有来，并且绝对没有怀孕，医生可能会建议使用雌激素黄体酮 10 天来刺激子宫脱落，诱导月经的形成。如果你有子宫内

子 宫 癌

D&C

子宫颈扩张及刮宫术（简称D&C），是将子宫内膜切除以终止妊娠，治疗不全流产或流产，或确定月经过于频繁和量多的原因。医生在操作过程中将对你进行镇静或给予其他一些麻醉药物，医生首先逐渐扩大你的子宫颈口，然后向子宫内插入可以切除子宫内膜的吸引器或刮宫器，切除的组织将置于显微镜下检查。

D&C通常约需15分钟。你可以在手术的当天或次日清晨回家。阴道流血可能会持续几天，也可能会有一些盆腔及背部疼痛。为了减少感染的风险，应避免性交或使用纱布2周（或遵循医生建议的时间）。一般几天之后你就可以恢复大部分的日常活动。

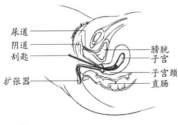

标注：尿道、阴道、刮匙、扩张器、膀胱、子宫、子宫颈、直肠

D&C

D&C的操作过程中，医生用一称为扩张器的器械来打开宫颈口，然后插入刮宫器，轻轻刮除子宫内膜。

膜增生症，医生会开具避孕药片或孕激素补充剂，以刺激子宫内膜的脱落。手术切除子宫（子宫切除术）的选择，通常只用于重度子宫内膜增生症经过长时间黄体酮治疗后仍复发的患者。如果医生建议子宫切除手术，你还可以从另外一位医生那儿获得更多的意见。

大部分子宫癌开始于子宫内膜，随着子宫癌的发展，癌细胞可侵入子宫壁，如果不予以治疗，它可能会蔓延至输卵管、卵巢、附近淋巴结和其他器官。子宫癌确切原因仍不清楚，但它似乎与过多的雌激素相关。子宫癌可以发生在那些从来没有怀孕过的妇女，也会发生在采用激素疗法服用雌激素多年而无孕激素来平衡的妇女。其他危险因素包括肥胖（因为肥胖妇女有较高水平的雌激素）、糖尿病和高血压。少数妇女的子宫癌是由突变基因所导致，这种基因突变也将使她们更容易患结肠癌、乳腺癌和卵巢癌。

子宫癌最常发生的年龄是50~70岁，白人比黑人常见。与大部分其他妇科癌症相比，子宫癌是不太可能致命，因为它往往增长十分缓慢，比较容易在癌症的早期阶段就诊断出来。

症状

子宫癌最常见的症状是不正常的阴道流血。子宫癌最明显的症状是已经过了更年期或很久未来月经的妇女发生阴道流血。对于仍有月经的子宫癌妇女，可能会出现月经过多或两次月经之间的阴道流血。妇女也可能有阴道分泌物，可以是水样、粉红色或黏稠、棕色有恶臭。子宫癌可有或没有类似月经痛的间歇性疼痛。

诊断

如果你有不规则阴道出血，医生会进行子宫内膜活检，从子宫内膜取出少量的样本组织置于显微镜下检查。这项

子宫切除术

子宫（有时包括卵巢和输卵管）切除可以治疗几种不同的妇科疾病，尤其是在女性处于或接近更年期阶段。因为还有其他一些方法可以治疗妇科某些疾病，你可以在决定是否切除子宫前从另一位医生那儿获得其他的建议。最常用的子宫切除方法，是在下腹部切一切口并通过此切口切除子宫，此外，外科医生也可利用阴道顶部的切口从下面将子宫切除。手术通常需要全麻或脊柱麻醉，时间需1~2个小时。

子宫切除手术后，你可能要经历几天的阴道流血和分泌物。医生会鼓励你在手术后的第二天下床活动，大概几天之后就可以回家了。手术后的6~8周，你就可以恢复正常的活动。尚未到达更年期的妇女切除卵巢后会导致雌激素停产，使更年期提前。在这种情况下，医生可能会建议雌激素补充剂治疗（激素疗法）。

手术可以在医生诊室进行，只需几分钟时间，并且只会引起暂时的轻微不适。医生也可进行宫腔镜检查或D&C操作来诊断子宫癌。

治疗

子宫癌一旦得到确诊，标准治疗就是手术切除子宫，手术范围包括双侧卵巢、输卵管和子宫。放射治疗和化疗有时可以用来取代手术或作为补充治疗。如果癌症在早期阶段发现，你能够完全康复的机会很大。大约80%的子宫癌妇女在早期治疗时都能获得治愈。

子宫内膜异位症

子宫内壁组织称为子宫内膜，每次月经周期过程中子宫内膜会增厚、充血（如果不发生怀孕），而在行经期间发生脱落。子宫内膜异位症是在骨盆腔的其他部位，如卵巢（较少）或输卵管、阴道或肠子生长有与子宫内膜组织相同的组织，同样的情况还可以发生在腹壁手术后的瘢痕中。每个月，这些不正常的子宫内膜组织碎片会像子宫内膜在月经期一样出血，不过，由于碎片位于组织中，血液并不能流出，而是在局部形成囊腔，出血会刺激周围组织形成纤维性包裹，随着时间的推移，瘢痕组织会继续发展。

子宫内膜异位症所引起的症状通常较轻。因为子宫内膜异位症与月经有关，所以它只会出现在生育年龄的妇女，最常见的年龄是25~50岁之间。子宫内膜异位症最常见于没有生育过孩子的女性。更年期后，异常子宫内膜组织逐渐消退。

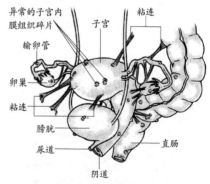

子宫内膜异位症

异位的子宫内膜组织碎片在盆腔器官如膀胱、卵巢和输卵管组织中生长。这些异常组织碎片每个月像正常的月经期中子宫内膜一样出血，反复出血所致的持续刺激可导致瘢痕粘连形成，并可能会对盆腔内的组织、脏器等形成压迫。粘连可以使输卵管发生扭曲，造成不育症。

症状和诊断

在某些情况下，子宫内膜异位症没有症状或只有轻微不易察觉的症状。大多数情况下，症状包括月经前下腹或腰背的疼痛。有时月经周期会不规则，在性交时会有少许阴道流血，并且会有性交痛。子宫内膜异位症可能会因为瘢痕堵塞输卵管而导致不育症。

最常见的诊断方法用腹腔镜来诊断子宫内膜异位症，此操作可以在门诊进行，医生使用腹腔镜直接观察盆腔的情况。

治疗

轻度不引起症状的子宫内膜异位症无须治疗。如果症状严重，医生会通过腹腔镜切除异位的子宫内膜组织，或利用热能将其破坏。医生同时会取出少量样本组织置于显微镜下寻找是否存在癌细胞（活检）。医生也可能让你每日服用雌激素或雌激素类药物，来抑制异位子宫内膜组织的生长。

如果子宫内膜异位症影响到卵巢，治疗方法与卵巢囊肿的治疗方法相同，比如激素疗法或外科手术治疗。症状严重的，且对激素疗法或外科手术治疗无效，医生将推荐子宫切除手术，切除的范围包括子宫、输卵管和卵巢。

滋养细胞肿瘤

滋养细胞肿瘤（通常称为葡萄胎）比较罕见，在怀孕时或怀孕后生长在胎盘（胎盘是妊娠期间在子宫内发生，连接怀孕妇女及胎儿的血液供应）。滋养细胞肿瘤也可发生于分娩或流产后残留在子宫内的胎盘组织。滋养细胞肿瘤通常是良性病变（非癌性）。偶尔，它们可能侵犯子宫壁或扩散到身体其他部位。

症状

滋养细胞肿瘤主要症状是怀孕期间或怀孕后或中止妊娠后，出现不规则阴道出血、恶心、呕吐。如果出现这些症状，应立即去看医生。

诊断

如果你有滋养细胞肿瘤的症状，医生会以超声检查你的子宫。滋养细胞肿瘤会产生过量的人绒毛膜促性腺激素（hCG），这通常是由怀孕期间胎盘细胞产生。hCG进入血液，并且在做妊娠检查可以同时被检测出来。

治疗

如果你的子宫有滋养细胞肿瘤，医生将通过D&C的方法来切除肿瘤。如果切除的是良性肿瘤，除了为期一年的定期检查和血液化验（查绒毛膜促性腺激素）以确认肿瘤没有复发外，不再需要其他特殊治疗。在这段时间内，医生会建议你口服避孕药或采取其他可靠的避孕方式来避免怀孕。

如果肿瘤是恶性，医生可能建议化疗，或许会进一步切除子宫。你可以在术后进行化疗，以防止癌细胞扩散，并能杀死任何已经发生转移的癌细胞。经这些治疗后，你还需定期检查，这样对你的治疗是很有益的。

盆 腔 炎

当细菌或病毒感染子宫并蔓延到输卵管、卵巢及周围组织时，就导致了盆腔炎（PID）的发生。感染通常是在与感染者进行性交通过阴道传染的，性病衣原体感染和淋病是 PID 很常见的原因。盆腔感染是最常见于年轻、性生活活跃的女性，而已到达更年期的妇女是罕见的。如果感染没有治疗，则在输卵管和卵巢可能会形成脓肿，并导致输卵管瘢痕形成和潜在性的破坏。感染引起的输卵管的堵塞会造成不育症。

症状

急性或突发性盆腔感染会引起下腹部的剧烈疼痛和压痛，并可能引起高热。慢性盆腔炎可引起轻度、经常性的下腹疼痛，有时伴腰背部痛和低热。急性和慢性盆腔炎都会有性交痛、月经不调及较多的有恶臭味的阴道分泌物。

诊断

诊断 PID 时，医生会进行妇科检查，并从盆腔内抽取液体进行实验室分析，以确认引起感染的微生物种类。医生还将用超声检查来寻找是否有卵巢周围脓肿。

治疗

首先选用抗生素治疗盆腔炎，病情严重的需要在医院里静脉给药。如果经抗生素治疗后，感染不能清除或如有脓肿没有缩小的迹象，医生可以进行腹腔镜手术（在腹部做一小切口），尽可能地清除感染的组织。恢复生育力依赖于感染的程度和所需治疗的手术方法。

盆腔支持问题

子宫、阴道和其他腹部器官位于腹腔，腹腔的最底部有强大的骨盆肌肉和

韧带支持。如果这些起支持作用的肌肉和韧带被削弱了，它们将不再能够支持盆腔的器官（如膀胱、尿道、子宫、阴道、小肠和直肠），导致其从原来的位置下滑。盆底肌肉可以由于一些因素而发生延展和削弱，包括分娩导致的阴道损伤、肌肉张力随年龄增长而降低、更年期后雌激素产生的减少、慢性便秘（排便时过度用力）、慢性呼吸疾病（可引起持久性的咳嗽）或举重。

当盆底肌肉变得薄弱时，子宫、膀胱、直肠、尿道特别容易下降或脱垂。轻微度脱垂很常见，尤其是在分娩后的数个月后和其生命的后期。脱垂可导致不适并带来一些不便，但很少对整体健康造成影响。

以下是一些最常见的骨盆支持问题，往往同时发生：

● **子宫脱垂**：子宫脱离正常位置而下降，就产生了脱垂，这将导致阴道前壁或后壁的膨出。有时子宫可能下降得很多，以致宫颈甚至整个子宫凸出体外（称为完全性脱垂）。伴随脱垂的子宫往往有盆腔其他器官，如膀胱、小肠等。

● **膀胱突出**：当膀胱底部掉入阴道前面时就产生了膀胱脱垂。

● **膀胱尿道突出**：支持尿道和膀胱的组织削弱时将会产生膀胱尿道脱垂。

● **肠疝**：当一部分小肠滑至阴道顶部时，就产生了肠疝。

● **直肠脱垂**：直肠脱垂是直肠凸出进入阴道。

● **阴道穹隆脱垂**：在子宫切除术后，阴道的顶端部分（称为阴道穹隆）失去了子宫的支持而下降，阴道穹隆脱垂即可发生。

子宫脱垂

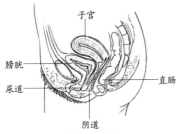

子宫的正常位置

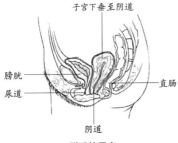

脱垂的子宫

脱垂的子宫

子宫脱垂是最常见的骨盆支持问题，是子宫从正常的位置下降进入阴道。子宫可能会部分下降至阴道内，也可能会全部脱垂至阴道外。子宫脱垂可通过外科手术予以矫正。

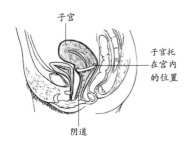

以子宫托来支持脱垂的子宫

子宫托是一种橡胶或塑料的装置，将其置于阴道内可以将脱垂的子宫维持在正常的位置。对于子宫脱垂不太严重，且不愿意手术或不能够手术的妇女，子宫托是一个好的选择。子宫托不太可能提供足够的支持来维持严重脱垂的子宫的正常位置。

症状

不自主的漏尿可能是盆腔支持问题的首发症状。膀胱尿道脱垂时常导致压力性尿失禁。你可能会感受到骨盆部的沉重感和不适，也可能会有下背部的疼痛，特别是在举重时或肌肉用力时会更明显。如果病情进一步进展，并且阴道后壁凸出，大便就会很困难。较重的直肠脱垂会导致排便困难、大便不能排尽。病情严重的，会有一肿块或膨出物凸出阴道。有时盆腔支持问题会出现便秘、痔疮及尿失禁等。情节严重的，向下脱垂的膀胱所导致的压力可造成排尿困难。

诊断

在诊断盆腔支持问题时，医生会进行彻底的妇科检查。医生可能会看到一个或一个以上脱离正常位置的盆腔脏器。

治疗

对盆腔支持问题的治疗，有时医生会使用子宫托插入阴道内，暂时或永久性维持子宫正常的位置。需根据每个妇女的情况选择不同形状和大小的子宫托。子宫托必须由医生定期清洗，有时会有刺激感。

大部分盆腔支持问题都可通过外科手术来予以矫正。如果子宫脱垂是由于较大的子宫肌瘤造成，或因为多次经阴道分娩后支持系统变得严重松弛所导致，医生可能建议子宫切除。在切除子宫的同时，你的医生会收紧下垂的阴道壁、膀胱或支持韧带。前方修补手术可以升高和支持脱垂的膀胱。手术通常会产生很好的效果，但脱垂可能复发，并需要再次治疗。

另一种替代手术的治疗方式是用电

843

凯格尔（Kgel）运动

锻炼盆底肌的凯格尔运动可以预防和治疗盆腔支持问题。每天做这些简单的练习，可以改善对排尿的控制，并能增强你的阴道肌肉。只要你有片刻的闲暇时间，无论是在家里还是工作时，你都可以做这种练习。

轮流收缩和放松阴道周围的肌肉，就像在排尿过程中试图中断尿流那样。每次收缩时间维持3秒，松弛时间持续10秒，每次练习重复10次收缩和放松，每天做10次这样的练习可以起到良好的效果。

刺激盆底肌肉，你可以在家中进行几个星期的治疗。其方法是将一个小装置插入阴道，以此来刺激骨盆肌肉使其收缩而变得强大一些。

一种叫凯格尔运动（一套增强盆底肌肉的体操）的练习也可以帮助加强盆底肌肉的力量。如果你是超重，减肥可能有助于防止进一步脱垂。高纤维饮食或使用天然的大便软化剂，将使你避免在排便中过度用力。避免搬运重物。如果你吸烟，应该戒烟，以避免慢性咳嗽会增加对盆底肌肉的压迫。

宫颈不典型增生

宫颈不典型增生是位于子宫颈和子宫颈管表面出现异常的癌前细胞。医生认为有两种类型的不典型增生：低度的鳞状上皮病变（LGSIL）和高度的鳞状上皮病变（HGSIL）。LGSIL中的异常细胞通常能够在18~24个月内恢复正常。

HGSIL中的异常细胞如果不予以治疗，则可能会进展为宫颈癌。定期子宫颈涂片检查能够在早期发现这些异常。

宫颈不典型增生可发生于青春期后的任何年龄，但最常见于25~35岁。其发病与人乳头状瘤病毒（HPV）相关，HPV可导致生殖器疣。有多个性伴侣、年轻时对性行为没有防护（18岁以下）、其性伴侣有多个性伴侣或有过性病史或吸烟的妇女，宫颈不典型增生发病的风险会增加。

症状和诊断

宫颈不典型增生往往不产生任何症状，但有些妇女在性交后出现阴道流血或红色斑点。通常可以在例行的子宫颈涂片检查中发现异常的细胞。在异常的子宫颈涂片检查后，为了确诊，医生会进行阴道镜检查。其方法是利用一前端带光源并且能够放大的观察镜来检查子宫颈，医生往往同时在宫颈部取少量样本组织置于显微镜下进行分析（活检），以确定是否存在

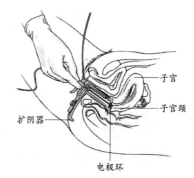

子宫

子宫颈

扩阴器

电极环

LEEP/LLETZ

医生常用来治疗不典型增生的两种手术方式——LEEP（电切除术）或LLETZ（移行带的大环形切除术）。手术过程中，医生向阴道内插入表面涂以橡胶的阴道扩张器将阴道扩开，然后用一细金属环行电极，利用低电流将异常的组织切除。LEEP/LLETZ需时少于30分钟，并且只需要局部麻醉。

不典型增生；如果有，会进一步评价和分类属于 LGSIL 或 HGSIL。有的医生采用宫颈刷对宫颈细胞进行采样，来确认是否有 HPV 存在。如果有，是否是与宫颈癌密切相关的一种病毒。

治疗

LGSIL（轻度）不典型增生往往能自行恢复正常，通常可以每 4~6 个月进行一次宫颈涂片检查。较严重的不典型增生（HGSIL）更有可能发展成宫颈癌，通常需手术治疗。医生常用于治疗不典型增生的两种手术方式——LEEP（电切除术）或 LLETZ（移行带的大环形切除术）。两种手术都是切除处于最高风险可成为癌的子宫颈外层细胞。切除的组织将送至实验室进行检查，以确保所有异常细胞均被切除。医生会告诉你 4 周内不要有性生活并用纱布塞进阴道。医生会建议你在阴道镜检查后的第一年，每 4 个月做一次子宫颈涂片检查，阴道镜检查对去除病变组织有 95% 的成功率。

如果异常的组织向上方的子宫颈管扩展，则需要行锥形活检术（医生将切除一块锥形组织），切除的组织将送往实验室以寻找癌细胞。这一手术通常是在门诊病人就诊时，在手术室内局部麻醉下进行，术后你可能需要休息 1 天左右。在很少的情况下，锥形活检会增加未来怀孕后早产的风险，所以如果你曾经做过锥形活检术并且怀孕了，一定要告诉医生你曾做过此手术。

宫 颈 癌

当子宫颈外层的异常细胞（子宫开口的最下端）向子宫颈深部组织或附近的淋巴结蔓延并向上进入子宫内部时，会发生宫颈癌。绝大多数宫颈癌发生于没有确诊和予以治疗的子宫颈不典型增生妇女，或更严重的类型——原位癌。宫颈不典型增生是指宫颈表面存在异常的癌前病变细胞。

得益于子宫颈涂片检查的普及，因宫颈癌导致的死亡已大幅下降。如果通过子宫颈涂片检查在早期就能发现宫颈癌，则其可以达到接近 100% 的预防率。大多数被诊断出患有子宫颈癌的妇女在过去的 3 年中没有进行过子宫颈涂片检查。越是晚期的癌症越难治疗，这就使宫颈涂片检查成了潜在的生命救星。

一些因素可使子宫颈细胞转变为异常或癌细胞的机会增加。最重要的危险因素是感染人类乳头状瘤病毒（HPV），HPV 可引起常见性病——生殖器疣。其他危险因素包括年轻时就有过性行为、任何年龄无防卫的性行为、拥有多个性伴侣、性伴侣有多个性伴侣、性伴侣的伴侣感染过 HPV 或有宫颈癌。吸烟也是宫颈癌的一个风险因素。母亲在怀孕期间用过己烯雌酚（DES）来预防流产的妇女，其宫颈癌和阴道癌的发病风险增加。使用抗癌症药物会能抑制免疫系统，或艾滋病阳性（能够削弱免疫系统），这些也增加了妇女患宫颈癌的风险。吸烟似乎也增加了妇女的宫颈癌的风险，但医生尚不知道具体原因。

症状

宫颈癌的主要症状是月经期之间、性交后、绝经后出现异常的阴道流血。另一常见的症状是可出现较多的、水样的、有恶臭的阴道分泌物。晚期宫颈癌可以导致骨盆疼痛和背痛。

诊断

如果你的宫颈涂片检查不正常，医生可能会根据涂片检查中异常的程度再做一次宫颈涂片检查或其他检查。医生如果直接看到异常，将从你的子宫颈取少量样本组织来进行实验室检查，以确认是否存在癌细胞（活检）。

医生通常做的一项操作是阴道镜检查，用一带光源的观察器械检查子宫颈是否存在异常组织。医生通常会在阴道镜检查过程中从宫颈取少量活组织置于显微镜下检查，以寻找是否存在癌细胞，并对癌进行分期。另一个常见的活检方法称为 LEEP/LLETZ。如果这些检查还不能明确显示是否已有异常细胞扩散超过了宫颈癌表层，医生还可以进行锥形活检，方法是在子宫颈部切除锥形样组织样本来进行实验室分析。

治疗

如果癌细胞尚未扩散到子宫颈外，则宫颈癌治愈的概率是非常高的。事实上，宫颈癌的预后比其他大多数癌好得多。你的医生在你选择最好的治疗方式之前，会跟你详细讨论各种治疗方式的利与弊。宫颈癌的治疗通常是手术切除宫颈内后宫颈附近的异常组织。如果宫颈癌局限在宫颈的表面，医生会进行宫颈锥形切除或子宫切除术。化疗经常与放射治疗同时进行，有利于提高放射治疗的效果。

即使你的生殖器官未做任何手术，放射治疗也可能会打乱你的月经周期，你可能会经历一些更年期的症状。在做了几个月放疗后，你可能有腹泻和储尿困难。长期放射治疗最终可能导致输尿管梗阻、肾功能衰竭。依照医生的建议，确保做到定期复查，以避免这些潜在并发症的发生。

宫颈息肉

宫颈息肉是生长在子宫颈表面带蒂葡萄状小新生物，息肉通常是单个且微小，但其长度可以长至约2.54厘米。宫颈息肉发病的确切原因不明，但它们与宫颈的炎症和阴道、宫颈经常性的慢性感染相关。宫颈息肉没有传染性，也很少复发。99%的息肉是良性的（非癌性），但有少数情况是早期宫颈癌的表现。

症状

宫颈息肉可出现稀薄的血性阴道分泌物，有时可导致性交后或绝经后出现阴道流血。宫颈息肉是无害的，但因为它们所产生的症状类似于宫颈癌或子宫癌，所以需要医生来进行鉴别。

诊断和治疗

为了确定引起你症状的原因，医

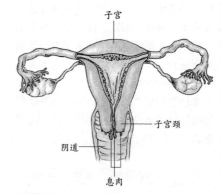

宫颈息肉

宫颈息肉是来源于子宫内膜，凸向子宫颈带蒂的小球状生长物，它们通常是良性的。

生将进行骨盆检查及子宫颈涂片检查。如果医生发现子宫颈息肉，将会在诊所利用活检钳在无痛的前提下快速切除息肉。术后你可能会感到轻微的疼痛或绞痛。切除的息肉将被送至实验室在显微镜下进行检验，以确认宫颈息肉为良性。

膀胱和尿道疾病

膀胱位于下腹部，其功能是在每一次排尿之前储尿。膀胱位于子宫的前面，略高于耻骨。尿液沿两侧细细的管道——输尿管从肾脏流至膀胱并贮存在膀胱内，直到通过一短通道——尿道排出体外。

影响男女性膀胱和尿道的疾病在泌尿道疾病一章讨论，这里所讨论的内容是女性特有的或不同于男性的疾病。

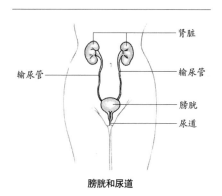

肾脏
输尿管
输尿管
膀胱
尿道

膀胱和尿道

女性膀胱炎

膀胱炎是细菌感染所导致的膀胱炎症。细菌首先感染尿道，然后逆行向上感染膀胱。大多数妇女会在一生中的某个年龄发生膀胱炎，特别常见于性生活

多的时期，如蜜月期。膀胱炎若未经治疗，则感染可能会蔓延至肾脏导致肾脏感染，称为急性肾盂肾炎。

为了预防膀胱感染，小便后的擦拭方向应从前至后，并养成多饮水的习惯，保持性器官的清洁，性交前后都应清洗生殖器，性交后排空膀胱，性伴侣在性交前也应清洗生殖器。

症状

如果患有膀胱炎，就会出现尿频、尿急和尿痛，但当努力小便时，只能排出少量尿液。尿液可能会有强烈的气味，也可能含有血液，小便时会有灼热刺痛感。强烈的便意使你有时甚至无法控制小便。你可能会有发热。其他泌尿系统问题，如尿道炎也可以产生类似的症状。

诊断

如果你有膀胱炎症状，医生会让你留取中段尿样本，即在你排掉起始段尿液之后，将接着排解的尿液（终末排解的尿液除外）收集到无菌容器中。医生将初步检查尿样本中有无脓细胞，如果有则提示感染，然后将样本送至实验室检查是何种细菌导致的感染。

如果你在6~12个月两次或三次以上膀胱炎发作，医生可能会介绍你看泌尿外科医生（专长于泌尿系统疾病的医生）。他能确定你是否因为有泌尿系统异常，而使膀胱容易受到感染。泌尿外科医生将对你进行检查并且再次留取中段尿检查，有时也会做超声检查帮助发现泌尿系的异常。你可能也需要做静脉肾盂造影检查（IVP），是利用X射线检查肾脏和膀胱。另外还有膀胱镜检查，

医生通过观察器械可以直接观察尿道和膀胱内部的情况。

治疗

如果症状很轻，且无发热，可以尝试饮用大量液体来冲洗尿路——每天至少8大杯—来减轻症状。饮用酸果蔓汁可以帮助冲出细菌。如果症状持续时间超过24小时或很严重，应立即去看医生。医生将会开具抗生素或其他药物来治疗疾病。

如果有反复感染，并且如果检查发现尿路有异常，泌尿外科医生将对此进行治疗。如果没有发现泌尿系统的异常，泌尿外科医生将会建议你服用低剂量的抗生素或抗菌药物1个月或更长时间，在性生活前后也同样服用。

压力性尿失禁

腹部底部的肌肉称为盆底肌。这些肌肉支持膀胱底部，并帮助关闭顶端尿道。当有压力性尿失禁时，盆底肌肉很薄弱，以致咳嗽、打喷嚏或大笑所产生的压力都可引起不自主的尿液流出。

压力性尿失禁非常普遍，60岁以上的妇女中有高达50%的人有不同程度的压力性尿失禁存在。盆底肌肉力量会因为经阴道分娩或肥胖导致削弱。更年期后雌激素的缺乏也可能会削弱盆底肌肉力量，有时会同时产生子宫或阴道脱垂。慢性肺部疾病如肺气肿会引起持久的咳嗽，这对压力性尿失禁的发生也起着一定的作用。

任何年龄的妇女运动过程都有可能发生压力性尿失禁，特别是冲击力量较大的运动如跑步，因为反复跳跃可以增加对膀胱的压力。一半以上的女体育运动员和1/3有规律运动的妇女都曾有过压力性尿失禁的经历。

诊断

对于压力性尿失禁的诊断，医生会询问你活动后造成漏尿的情况。你可能会被要求提供中段尿液标本，即在你排解了起始段尿液之后，将接着排解的尿液（终末排解的尿液除外）收集到无菌容器中。医生将会检查尿样中是否有细菌或其他感染的征象。医生会要求你详细记录漏尿发生的时间和频次。

医生可能会对你做其他的检查，包括排尿期膀胱造影检查（排解小便时膀胱的X线片）、膀胱镜检查（医生使用观察器械直接观察膀胱和尿道内情况）和尿流动力学检查（向膀胱内注水并同时向膀胱内插入一个可以测量膀胱内压力的装置）。

治疗

治疗尿失禁的方法通常包括做凯格尔运动加强盆底肌肉对膀胱的支撑。如果你超重，医生会建议你减肥，因为腹部额外重量会增加对盆底肌肉的压力。如果你过了更年期，医生可能会建议激素治疗，以帮助加强盆底肌肉的力量。如果这些措施不能缓解症状，医生会建议手术加强盆底肌肉的支持作用。

为了减轻运动时压力性尿失禁的发生，可以尝试穿带有棉栓的内衣，这可以使进入尿道的开口处起到稍稍关闭的作用。医生还可能让你使用阴道栓，它可以帮助提升尿道并阻止尿漏。

紧迫性尿失禁

紧迫性尿失禁也称为膀胱过敏，是膀胱不自主地收缩，导致突然紧急的排尿欲望，在你进入洗手间之前可能就已经有少许的尿液流出。某些人会出现膀胱过敏的原因仍不清楚，但它可以与泌尿道感染、应力性尿失禁，或骨盆支持问题如子宫脱垂等同时存在。神经系统疾病如多发性硬化、帕金森病、阿尔茨海默病、中风或脑部肿瘤等，可能会导致膀胱的神经或肌肉的损伤，并进而导致紧迫性尿失禁。

诊断

如果你有紧迫性尿失禁症状，医生会要求你提供中段尿液标本，即在你排掉起始段尿液之后，将接着排解的尿液（终末排解的尿液除外）收集到无菌容器中。医生将尿样本送至实验室检查其中是否有细菌或其他感染的征象。医生可能会对你做其他的检查，包括排尿期膀胱造影检查（排解小便时膀胱的X线片）、膀胱镜检查（医生使用一观察器械直接观察膀胱和尿道内情况）和尿流动力学检查（向膀胱内注水并同时向膀胱内插入一个可以测量膀胱内压力的装置）。

治疗

如果没有压力性尿失禁或盆腔支持问题，你可以通过改变几种生活方式来控制紧迫性尿失禁的症状。如限制摄入咖啡、可乐等饮料，这些会增加尿量增加水分的流失。离开家之前排出小解，并了解商场、餐厅和其他目的地洗手间的位置。

如果以上这些措施都未能奏效，医生会让你服用可以减少膀胱肌肉收缩或减少控制膀胱收缩的神经冲动药物。另一种治疗方法是向阴道内插入棉塞子尺寸大小的电极，通过它来刺激支持盆底的肌肉，使肌肉变得更强大。

慢性尿道炎

慢性尿道炎是指尿道反复发炎。症状除了它们仅持续1~2天外，其余症状类似于膀胱炎。感染是常见的发病原因——常见的性传播疾病如衣原体感染——然而，引起感染的微生物并不是总能够很容易鉴定出来。尿道在性交期间或接触杀精子剂、沐浴油或其他化学刺激物亦可发炎。

症状和诊断

慢性尿道炎会导致排尿时的灼热和刺痛感，以及尿频和突然排尿的冲动。

如果你有尿道炎的症状，医生会对你的尿液进行分析，找出引起感染的原因。医生也会检测阴道分泌物，以确定是否有性传播疾病。如果这些检查提示没有感染存在，医生将会做尿道镜检查，通过观察镜直接观察尿道内部。

治疗

如果尿道炎症是由感染所导致，通常可以用抗生素或抗菌药物成功治愈。如果没有发现导致感染的微生物存在，医生会建议你在每次性交之后或在其他一些对尿道有刺激的活动后排空膀胱，如剧烈的自行车运动或长时间骑车。你需要在性交前后清洗生殖器，并要求你的性伴侣在性交前清洗生殖器。

阴道和外阴疾病

外阴是环绕女性泌尿系统和生殖系统开口的区域。外阴包括两片称为大阴唇的鳖样组织，大阴唇位于尿道和阴道开口的两侧。外阴还包括小阴唇，小阴唇包绕一些润滑的腺体和阴蒂（是一小的敏感性器官，在有性刺激时会勃起）。阴道是连接外阴和子宫的通道。外阴组织容易发生皮肤问题，如疣或严重瘙痒。阴道壁和外阴腺体能产生液体净化阴道，并能在性交时产生润滑剂，使精子更容易通过进入子宫。

细菌性阴道炎

细菌性阴道炎（通常简称为 BV）是最常见的阴道感染。通常是存在于阴道内的少量正常细菌过度生长所致。当这些细菌过度增长后，阴道内起防护作用的不同菌群发生了失调。感染可影响阴道、尿道、膀胱和生殖器部位的皮肤。

尽管各年龄组的妇女都容易发生细菌性阴道炎，但最常见于生育年龄期间。感染通常并不严重，但如果不治疗，则可能会增加盆腔或阴道手术后感染的风险。孕妇如果有感染，则可能会增加早产的危险。

症状

在很多情况下，细菌性阴道炎没有任何症状，只是在常规的妇科检查时发现。如果有症状，最常见的阴道分泌物较平时增多，或者阴道分泌物为乳白色并且有令人不愉快的腥味，性交后腥味会更重。其他症状包括阴道内或附近有瘙痒或灼热感。

诊断

有些女性把细菌性阴道炎误认为霉菌性感染，并试图用非处方药治疗。如果你有细菌性阴道炎症状，或如果你用抗真菌药物进行治疗后无效，则需要去看医生。医生会根据一些标准做出细菌性阴道炎的诊断。因为医生要检测你阴道分泌物，所以在看医生前几天不要冲洗阴道或使用阴道药膏、栓剂。

治疗

治疗细菌性阴道炎，通常医生会建议你使用含有抗菌药的阴道凝胶或霜剂5~7 天，有时也会让你口服抗生素，如甲硝唑等。病情严重、反复发生的病例，医生会建议你和你的性伴侣同时服用抗生素。

阴道真菌感染

真菌感染是正常情况下以小数量寄生于阴道内的白色念珠菌（真菌的一种）过度生长导致的。如果阴道环境发生变化，更有利于真菌生长，则白色念珠菌就会过度生长并取代对真菌具有抑制作用的无害细菌。

使用女性卫生喷雾剂冲洗阴道或服用抗生素能够杀死阴道内有益的细菌，并导致真菌的增殖。怀孕后或服用避孕药可以使体内激素水平发生变化，进而导致阴道环境的改变，真菌过度生长造成感染。患糖尿病的妇女尤其容易发生真菌感染。

真菌感染很常见，3/4 的妇女一生中的某个年龄段会发生真菌感染。为了防止真菌感染，应尽量穿棉质内裤，避免生殖器接触一些不必要的化学品，如女性卫生喷雾剂或粉剂、泡沫剂、除臭剂或卫生巾，不要进行阴道冲洗。

症状

阴道真菌感染会引起异常的黏稠白色分泌物、阴道瘙痒和刺激感、外阴部的红肿。你可能会在性交是有轻度的疼痛或不适。

诊断和治疗

为了诊断真菌感染，医生会采取阴道分泌物样本在实验室进行化验。通常用于治疗真菌感染的方法是使用一种非处方抗菌药物，最常见的形式就是阴道栓剂或膏剂。单剂量抗真菌片剂能有效治疗真菌感染，但和其他一些药物同时服用时会产生副反应。此外，抗真菌片剂不能像阴道栓剂或霜剂那样能够迅速缓解阴道和外阴的刺激感。使用阴道栓或霜剂一个星期左右，通常能够解决问题。如果你有反复的真菌感染，医生可能会检查你的血糖水平，以确定是否有糖尿病，也可能做艾滋病毒等测试，以明确削弱免疫系统的防御功能的原因。

女性外阴癌

女性外阴癌是指发生在女性生殖器外部的可以看到的癌症，较为少见。外阴癌最常发生于大阴唇。尽管40岁以下妇女外阴部癌越来越常见，但仍然最常见于50岁以上的妇女。感染人类乳头瘤病毒（HPV）是最常见的发病原因。外阴癌症生长十分缓慢，若在疾病早期得到确诊，则治愈率很高。如果癌没有扩散到淋巴结，则治疗后的整体存活率达到90%。

症状和诊断

外阴癌症开始时只是皮肤上的一小硬块，然后逐步破溃形成溃疡（开放性溃疡）。溃疡有增厚抬高的边缘，并可能从中心溃烂并出血。溃疡逐渐扩大，如果不治疗，最终会扩散到身体的其他部位。

如果你的外阴部有肿块或溃疡，医生会进行妇科检查，并取一小块肿块组织置于显微镜下检查（活检），以确认是否有癌细胞。

治疗

外阴癌的治疗取决于癌的分期。如果癌处于早期阶段，并且只在皮肤的表面，医生会手术切除。若肿瘤已侵入外阴深层部分，但还没有蔓延到邻近组织，医生将肿块连同周围的皮肤及附近淋巴结一并切除。癌细胞已扩散到淋巴结，则手术后可进行放射治疗。

如果癌症已经扩散到邻近组织，则需要切除整个外阴（可能还包括下部分结肠癌、直肠或膀胱），手术之后接着给予放射治疗。医生可能建议联合进行化疗和放射治疗。

第十章
内分泌系统疾病

激素是由组成内分泌系统的多个连成网络状的腺体分泌的化学信息物质，可以直接释放进入人体的血流之中，输送到全身各处的器官和组织。而人体血液循环中的某种激素只能够影响其特定的靶器官和靶组织。内分泌系统和神经系统共同协调和控制许多基本的人体机能。因此，内分泌系统的某一个部分出了问题就会影响到人体的许多功能。

内分泌系统包括以下腺体：

● **脑垂体**：垂体是一个豌豆大小的腺体，悬吊于大脑的基底部。脑垂体是人体最重要的内分泌腺体，常被称为主控腺体，因为脑垂体分泌的激素调控着其他腺体的分泌和许多基本的人体机能。

● **下丘脑**：下丘脑是一个微小的结构，位于脑的基底部，丘脑（脑部的一个组织结构，掌控感觉方面的信息）的下方和垂体的上方。下丘脑负责调节垂体、甲状腺、肾上腺、卵巢和睾丸的激素产生和释放。

● **甲状腺**：甲状腺是一个蝴蝶样的腺体，位于颈的下部，直接位于喉结（喉头）的下方和气管（气道）的前方。甲状腺分泌的激素主要是甲状腺素（四碘甲腺原氨酸）和三碘甲腺原氨酸，这两种激素在人体代谢（机体内发生的一系列化学反应）中发挥了重要作用。甲状腺分泌的激素还有降钙素，可以调节人体血液中的钙离子水平从而影响骨骼的生成。

● **甲状旁腺**：甲状旁腺是两对紧邻甲状腺的豌豆大小的腺体。甲状旁腺分

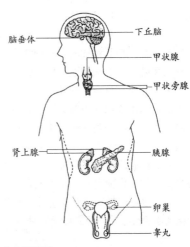

内分泌系统

内分泌系统是能够直接分泌激素进入血液循环从而调节许多重要的人体机能的一组腺体和组织。主要的内分泌腺是：下丘脑、脑垂体、甲状腺、甲状旁腺、肾上腺、胰腺、卵巢（女性）和睾丸（男性）。

泌甲状旁腺激素，帮助调节血液中钙离子的水平。

● **肾上腺**：肾上腺是两个小的、三角形的腺体，位于肾脏的上方。肾上腺分泌的激素有：皮质类固醇激素，该

激素在人体代谢中发挥着极其重要的作用；肾上腺素，该激素帮助机体应对应激或者危险的情况；醛固酮，该激素帮助调节调节人体血压和血液中钠离子和钾离子水平；雄激素，该激素可以促进男性性征的发育成熟。

● **胰腺**：胰腺是一个狭长的、尖端逐渐变细的腺体，位于腹腔的后部，胃的下方。胰腺分泌消化酶，可以帮助彻底消化食物，同时它还分泌胰岛素和胰高血糖素，这些激素调节机体对糖、脂肪和蛋白质的吸收和利用。

● **卵巢**：卵巢是两个卵圆形的腺体，位于女性子宫两侧法罗皮奥氏管的正下方。卵巢产生卵子和分泌女性激素，包括雌激素和孕激素，这些都是用来调节女性生殖系统的。

● **睾丸**：睾丸是两个卵圆形的腺体，位于一个悬吊于男性身体之外的由皮肤和肌肉组成的叫作阴囊的小囊当中。睾丸产生精子和分泌男性激素睾酮，是用来调节男性生殖系统的。

血液中激素水平的变化受许多因素的影响，如紧张和感染或者其他的疾病，激素水平的变化也影响血液中各种化学成分的构成。每种激素释放进入血液循环中的量的多少取决于机体需要量的多少，同时还受到反馈机制的调节。在某些情况下，血液中一种激素的水平可以影响其他激素的水平。例如垂体分泌甲状腺激素（也被称为甲状腺刺激素，简称 TSH），可以调节甲状腺激素的分泌。如果下丘脑感知了血液中甲状腺激素水平的变化，它就会向垂体发出信号，调节垂体促甲状腺激素的分泌，而促甲状腺激素水平的变化又会影响到甲状腺调整其甲状腺激素的分泌。

脑垂体疾病

脑垂体是一个最重要的内分泌腺体，位于脑的基底部，它分泌的激素调控着其他内分泌腺体的功能和调节着许多基本的人体机能。脑垂体分为三个部分：前叶、中叶和后叶。

垂体前叶分泌以下 6 种激素：

● 生长激素（简称 GH），调节人体的生长和发育。

● 泌乳素，促进女性胸部发育和乳汁产生。

● 促甲状腺激素（也被称为甲状腺刺激素，简称 TSH），可以刺激甲状腺分泌更多的甲状腺激素。

● 促肾上腺皮质激素（也被称为促皮质激素，简称 ACTH），刺激肾上腺皮质分泌皮质类固醇激素。

● 尿促卵泡素（简称 FSH），负责调节卵巢中的卵子或睾丸中的精子发育成熟。

● 黄体生成素（简称 LH），可以刺激卵巢或睾丸分泌性激素，是促进卵子或精子成熟的因素之一。

垂体中叶分泌一种激素，叫作促黑色素细胞激素（简称 MSH），可以促进一种被称为黑色素细胞的细胞簇在皮肤的散布，同时调节它们分泌黑色素（这些色素可以给皮肤、头发以及眼睛以颜色）。

垂体后叶分泌以下两种激素：

● 精氨酸加压素（简称 AVP；又称抗利尿激素，简称 ADH），作用于肾脏促进水的重吸收同时帮助调节血压。

● 催产素，在婴儿分娩的过程中促进子宫的收缩同时刺激乳汁的分泌为哺乳做准备。

垂体前叶激素的释放受下丘脑的调节，而下丘脑恰好位于垂体的正上方。

正是下丘脑在神经系统和内分泌系统之间形成了一种内在的联系。正因为这种联系的存在，心理因素（例如情感）和环境因素（例如季节的变换）都能够影响激素的分泌和机体内部的化学平衡。例如，在严重的应激状态下垂体分泌促皮质激素，然后促皮质激素就刺激肾上腺分泌皮质类固醇激素，这些皮质类固醇激素可以帮助机体妥善应对应激状态。

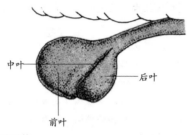

脑垂体

脑垂体是一个豌豆大小的腺体，悬吊于脑的基底部。它分泌的激素调控着其他腺体的功能，也同时调节许多重要的人体机能。垂体分为三个部分——前叶、中叶和后叶，分别有不同的激素分泌功能。

垂体肿瘤

脑垂体分为三个部分——前叶、中叶和后叶。垂体肿瘤往往发生于垂体前叶。垂体肿瘤的确切发病机制目前尚不明确，但是有证据表明它和细胞生长相关的一类特殊基因突变有关。

垂体肿瘤主要有两大类——垂体腺瘤和颅咽管瘤。垂体腺瘤是垂体内的细胞过度增生所致，因此通常是非恶性的。尽管大多数肿瘤的直径均小于1.27厘米，但是因为这些肿瘤是在一个局限的空间里生长，因此会对周围的神经、血管和组织产生压迫甚至是破坏。

症状

大约有一半的垂体腺瘤分泌超过正常数量的泌乳素。这些肿瘤（被称为泌乳素瘤）可以不引起任何症状，也可以引起男性的勃起功能障碍或是女性的闭经、乳房增大以及不适当的乳汁分泌。垂体腺瘤也可以分泌其他激素，导致肢端肥大症，巨人症，以及库欣综合征。

颅咽管瘤不引起任何激素的过量分泌，但是当肿瘤体积增大时可以压迫垂体前叶，引起垂体前叶功能减退，或是压迫到垂体后叶引起尿崩症。颅咽管瘤也可能压迫视神经引起头痛、复视，甚至是完全失明。

诊断

垂体肿瘤的诊断依靠临床症状和物理检查。医生会建议患者做血检和尿检，以检测一系列的激素水平来判断垂体的功能。体内某些激素的水平过高往往是垂体肿瘤的征象。如果你的视力受到影响，医生会建议进行视野的检查。为了明确诊断，医生会安排患者进行脑垂体的CT扫描或磁共振（MRI）检查，以明确肿瘤的位置和性质。

治疗

泌乳素瘤常常能够被多巴胺激动剂（例如溴隐亭）成功地治疗，该药可以调控肿瘤的生长。服用长效的多巴胺激动剂，如卡麦角林每周2次，可以减小肿瘤的体积，从而使患者免于外科手术或是使外科手术更容易进行。多巴胺激动剂是一类能够模拟化学信使多巴胺作用的药物，可以抑制垂体生长激素的分泌。无论如何对大多数泌乳素瘤和所有其他类型的垂体瘤而言，外科手术切除

图中标注：
中叶
后叶
前叶

分泌激素的肿瘤

有些恶性肿瘤能够分泌激素或类似激素的化学物质，由此引发的临床症状和因内分泌腺体过度分泌造成的疾病症状十分相似。例如，肺癌能够分泌类似于促皮质激素（能够刺激肾上腺的垂体激素）、甲状旁腺激素、精氨酸加压素（抗利尿激素）的激素。睾丸的恶性肿瘤也能够分泌这些激素。胰腺的胰岛细胞瘤（胰腺的胰岛细胞是专职分泌胰岛素的）也分泌异常的激素。因为许多肿瘤能够分泌类似激素，所以很难判断是哪种肿瘤引起的疾病。不管怎样，医生都会对可疑的分泌激素的肿瘤进行彻底检查。外科手术切除肿瘤或是放疗破坏肿瘤都可以缓解症状。

或是放疗，在某些病例或者是两者联合治疗才是最有效的方法。

手术切除垂体瘤是一个精细的过程，由外科医生在显微镜下操作完成（显微外科）。外科医生通过患者的鼻孔或是在鼻梁上钻孔来到达肿瘤组织。如果瘤体较大并压迫了视神经就要进行开颅手术。这有一定的风险，因为在手术过程中会损伤到垂体，导致垂体功能低下或是尿崩症，抑或两者皆有。这些问题需要终身激素替代治疗来解决。

在某些病例，外科医生会利用超低温来破坏肿瘤组织（冷冻外科），或是在瘤体中置入微量的放射性物质（称作放射性小丸或种子）。如果肿瘤过大或是无法准确定位，医生就会对整个腺体进行放射治疗。和手术治疗一样，放疗也会破坏正常的垂体组织。尽管长期的疗效和肿瘤

的大小有十分密切的关系，在许多患者通过放疗彻底治愈垂体瘤是可能的。

肢端肥大症

肢端肥大症是一类少见的疾病，是由于非癌性的垂体瘤引起垂体分泌过量的生长激素所致。过度分泌的生长激素引起骨骼变形以及内部脏器和组织的增大，包括心脏、肾脏、肝脏、脾脏、胰腺、甲状腺和甲状旁腺。该病在30~50岁的成年人多发。

症状

肢端肥大症的症状包括：手足增大，脸部拉长，头部和颈部增宽，下巴、眉弓、鼻子和耳朵增大；皮肤变厚变黑，头发增粗，上肢、下肢和躯体的毛发也增粗；舌头变厚，部分患者声音变粗变哑。这些症状是逐步发展的，可以进展多年却不被觉察。

肢端肥大症的其他症状还包括：手部麻木，多汗，疲劳，严重的头痛，关节僵硬，周身持续性钝痛。增大的瘤体组织会压迫视神经，引起视力问题，特别是外周性的视力问题。多数患肢端肥大症的女性有月经周期紊乱，有些甚至可以不再哺乳期却能分泌乳汁。部分男性患者有勃起功能障碍。在部分患者，该病可以引起糖尿病。

诊断

肢端肥大症的诊断是依据临床症状和物理检查的结果。如果医生怀疑你患有肢端肥大症，他会建议你去看内分泌专家（专门治疗内分泌系统疾病的医生）。医生会安排患者进行头颅骨的

X 线检查，以明确颅骨增厚和增大的情况。医生还会给患者进行手部的 X 线检查，以明确指骨变形的情况。

医生会建议进行血的检查来确定血中生长激素和胰岛素样生长因子 –1（IGF–1）的水平。血中高水平的上述成分可以明确诊断。医生接下来会安排患者进行脑垂体的 CT 扫描或磁共振（MRI）检查，以明确肿瘤的位置和性质。

治疗

一旦确诊了肢端肥大症就应该尽早开始治疗。医生会处方多巴胺激动剂如溴隐亭或卡麦角林来控制肿瘤的生长。多巴胺激动剂是一类能够模拟化学信使多巴胺作用的药物，可以抑制垂体生长激素的分泌。医生还会处方生长抑素，该药也可以抑制生长激素是治疗肢端肥大症的常用药。如果这些药物无效，医生会建议患者进行外科手术切除或是放疗来切除或是破坏瘤体。

垂体瘤可以被选择性地切除以留下正常的组织。如果绝大部分或是全部的垂体被切除或是破坏，你可能需要终身服用激素替代治疗。外科手术切除或是放疗可以切除或是破坏瘤体从而减少视神经的压迫以改善受损的视力。尽管成功地治疗阻止了疾病的进程，但是骨质和形体的改变是不可逆的。

垂体功能减退症

在垂体功能减退症的患者，垂体前叶的功能是低下的，不能足量产生一种或多种垂体激素。因为垂体是一个起调控作用的腺体，它分泌的激素可以调节其他内分泌腺和机体许多重要的功能，

所以垂体功能的低下会导致全身一系列问题的产生。

垂体功能减退症的常见致病原因有严重的头部外伤；垂体瘤或是脑瘤；对于垂体瘤或是脑瘤进行的治疗（外科手术治疗或是放疗）；或是自身免疫性疾病（在这些患者机体的免疫系统错误地攻击了脑垂体）。在部分患者，该病没有明显的致病原因。

症状

因为垂体可以调节其他的内分泌腺，因此垂体功能减退症的症状是受其靶腺体疾病症状的综合表现。这些疾病包括甲状腺功能减退，艾迪生病，不育症，闭经，以及身材矮小症。

诊断

垂体功能减退症的诊断是依据临床症状和物理检查的结果。医生会安排你进行血液和尿液的检查来测量垂体激素的水平，评价垂体前叶的功能状态。如果检测结果提示你有垂体功能减退，医生接下来会安排患者进行脑垂体的 CT 扫描或核磁共振（MRI）检查，以明确垂体肿瘤诊断。

治疗

垂体功能减退症的治疗包括口服或静脉的垂体和其他受累腺体的激素的替代治疗。激素的替代治疗可能涉及功能低下的甲状腺，肾上腺，卵巢（在女性）或是睾丸（在男性）。

尿 崩 症

尿崩症是一种因精氨酸加压素（AVP；也称抗利尿激素，或是 ADH）缺

乏从而导致机体排泄大量稀释的尿液（含有高比例水分的尿液）。由下丘脑分泌到垂体后叶的精氨酸加压素调节着机体水分重吸收的过程以防止机体产生大量的尿液。在正常的尿液排泄过程中，肾脏滤过水分和血液中的其他物质，同时重吸收几乎所有滤过的水分仅留下尿液排出体外。重吸收的水分回到血液循环当中以维持正常的无机盐、蛋白质和其他化学物质在血液和其他体液中的浓度。但是，在尿崩症患者，肾脏不能重吸收滤过的水分，水分从尿中排出体外。

尿崩症的常见致病原因是严重的头部外伤引起的下丘脑或是垂体的损伤。该病还可以由于下丘脑或是垂体的手术带来的破坏或瘢痕引起，也可能是垂体及其周围组织放射治疗后的副作用。在一些少见的病例中，尿崩症是由垂体瘤压迫垂体后叶引起的。在肾性尿崩症中，上述症状是由于肾小管对于精氨酸加压素的不敏感所致；血液中的精氨酸加压素的水平是正常的，但是肾脏却不能对其起正常的反应以重吸收滤过的水分。

尿崩症可以缓慢起病也可突然发作。如果不及时正确治疗，该病会很快导致脱水，从而引起低血压，甚至休克。

症状

尿崩症的主要症状是极度口干和大量排尿（多达每天22.6升）。患者会不分白天黑夜地整天要求喝水和排尿。

诊断

尿崩症的诊断是依据临床症状和物理检查的结果。如果医生怀疑你患有尿崩症，他会建议你进行禁水试验，该试验必须在医院内进行。试验会持续数小时，在此期间要求患者不能饮用任何液体。医生会按固定间隔的时间来测量你的体重、尿量和尿的浓度。如果你的尿量仍然很多而且尿液仍然是稀释的，你就有精氨酸加压素的缺乏。为了进一步明确诊断，在禁水试验之后，医生会给你注射合成的精氨酸加压素（加压素）。如果你的症状缓解，就证实你患有尿崩症。

治疗

治疗尿崩症的第一步是针对直接病因——精氨酸加压素缺乏进行治疗。最有效的治疗是应用加压素，可以口服也可以经鼻腔滴入。用药时间长短主要是由引起尿崩症的致病原因决定。如果尿崩症是由于外伤、手术或是放射治疗引起的，服用加压素能够帮助受损的腺体在1年内恢复正常，症状也会随之消失。如果症状没有改善，那么可能就要终身服药了。如果尿崩症是由垂体瘤引起的，医生会建议患者进行外科手术切除或是放疗来切除或是破坏瘤体。如果是肾性尿崩症，医生会建议严格控制盐的摄入，同时服用刺激精氨酸加压素分泌的药物，如氯磺丙脲、卡马西平或是噻嗪类利尿剂等，来帮助肾脏重吸收水分。

胰腺疾病

胰腺是一个狭长的腺体，有15.24~20.32厘米长，横卧于胃的后部。胰腺有两个主要功能：一是分泌消化酶帮助消化食物；二是分泌胰岛素和胰高血糖素。胰岛素和胰高血糖素在调节机体水平时起重要作用。胰岛素还参与调节脂肪和蛋白质的代谢。

葡萄糖存在于许多食物中，包括一些吃起来并不甜的食物。葡萄糖是所有人体细胞的主要能量来源。胰岛素刺激机体的细胞从血液中吸收葡萄糖作为所需能量的供应，同时胰岛素还促进肝脏吸收和储存多余的葡萄糖。这样，胰岛素就把血糖维持在一个正常的水平。胰高血糖素的作用恰恰相反——它通过刺激肝脏释放葡萄糖来升高血糖水平（低血糖）。血中过多的葡萄糖会引发糖尿病同时会破坏全身的器官和组织。

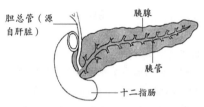

胰腺

胰腺是一个激素分泌腺体，有15.24~20.32厘米长，紧靠十二指肠（小肠的起始部分，开口向胃），通过胰管和十二指肠相连。胰腺分泌帮助消化的酶和激素，包括胰岛素（它帮助人体利用和储存葡萄糖）。

1型糖尿病

1型糖尿病又被称为幼年型糖尿病或胰岛素依赖型糖尿病，在胰腺停止分泌胰岛素或是不能分泌足够量的胰岛素以满足机体需要的情况下就会发生。胰岛素的缺乏阻断了细胞摄取葡萄糖作为其能量来源的途径，同时还阻断了肝脏吸收和储存葡萄糖的途径。如果葡萄糖不能被有效地利用和储存，它就会在血液中堆积还会溢出到尿液当中。血液当中异常增高的葡萄糖水平是糖尿病的显著标志。

在1型糖尿病患者，胰腺的胰岛素分泌细胞（胰岛细胞）只分泌很小量的胰岛素或是完全不能分泌胰岛素。1型糖尿病主要发生于年轻人，但任何年龄段的人都有可能发生。在大多数情况下，1型糖尿病是由错误发生的免疫反应引起的，也就是说机体的免疫系统错误地把胰腺的胰岛细胞当成是外来组织进行攻击，导致胰岛细胞的损伤和破坏。1型糖尿病也可以由其他一些慢性疾病损伤到胰腺的胰岛细胞引起发病，如囊性纤维化或是长期酗酒。

因为胰岛素的缺乏使机体不能利用葡萄糖作为能量，而必须通过脂肪代谢获得能量。当脂肪组织分解以后，一种被称为酮体或是酮酸的物质就会产生。这种物质在体内的堆积会引发一种可以危及生命的状态叫酮症酸中毒，特征性的表现是脱水和血液中极高的葡萄糖水平。

长时间控制不佳的高血糖水平会引起严重的糖尿病并发症，包括眼部的糖尿病性视网膜病变，这甚至会导致失明；周围神经病变和其他神经病变；以及慢性肾衰竭。糖尿病患者患动脉粥样硬化的危险性加大，而动脉粥样硬化是中风、心肌梗死和高血压的主要危险因素。因此对糖尿病患者而言，治疗高血压和降低胆固醇水平，对于减少心脏疾病和其他可能发生的糖尿病并发症，与控制好血糖具有同样重要的作用。糖尿病患者患感染性疾病的危险性也是增大的。

如果你患了糖尿病，在你采取任何治疗措施之前都要告诉你的医生和牙医，以便他们采取必要的预防措施。你的医生会给你一张列有你的姓名、地址、你患有糖尿病的真实情况，以及你得病后如何帮助你的主要措施的卡片，让你随身随时携带。随身携带医学身份

儿童和糖尿病

　　儿童患有糖尿病这样的慢性疾病对于其自身而言要面对巨大的困难，同时对于他的父母和监护人而言也面临巨大的挑战。年幼的儿童往往不明白自己为什么要坚持吃特殊的饮食，而不能像其他的同龄人一样吃糖果和饮用软饮料。但是父母或是监护人必须坚定地和持续地维护孩子的饮食。许多青少年都经历一段叛逆期，而患有糖尿病的青少年会对疾病强加在他们身上的束缚反应强烈。在这种情况下，就有必要造访精神病学家或是心理咨询师，他们会和儿童一起努力来克服这一特定社会分支人群因为慢性疾病引起的情感问题，鼓励他们从新获得自我控制。

证明或是项圈上面要明确注明你有糖尿病，这样急诊科的医生在你昏迷的情况下也能够给予你及时正确的治疗，知道你的症状是由于血中的糖分过低（低血糖症）引起的。这种措施可以确保有人能在紧急的情况下给予你帮助。

症状

　　1型糖尿病的症状通常发展迅速，往往不超过数周或数月。如果你有任何如下的症状请去看你的医生：

● 异常多尿，有时达到每小时一次，不分白天黑夜。

● 异常口干，往往由于大量的体液丢失引起，饮用甜的饮料会导致尿量增加同时会感觉更加口干。

● 疲劳、虚弱和精神萎靡以至于早晨很难起床。

● 明显的体重减轻，特别是在儿童和青少年，因为脂肪和肌肉变成能量消耗了，而作为能量主要来源的葡萄糖却从尿中丢失了。

● 手足麻木。

● 对感染性疾病的抵抗力下降，特别是口腔和阴道的真菌感染。膀胱炎和其他泌尿系统疾病会因为尿中的糖分增高引起细菌感染而引发。

● 因眼部体液中过高的糖导致的视力障碍。

● 男性的勃起功能障碍和女性闭经。

诊断

　　如果你有糖尿病的症状，医生会要求你进行尿液的葡萄糖和酮体检测；如果检测结果阳性则提示你有糖尿病。如果仅有尿糖增高，医生就会要求你留取血样进行血液中葡萄糖的检测。血糖检测对于诊断糖尿病是必需的，因为你可能有糖尿存在却没有糖尿病。如果血糖水平大于等于126毫克/分升，就可以做出糖尿病的诊断了。

治疗

　　糖尿病没有彻底治愈的方法。目前的治疗是一种联合治疗，包括严格的饮食控制和每天注射胰岛素（2~4次/日）来替代患者胰腺不能分泌的胰岛素。把患者的血糖控制在正常范围，可以保持患者处于健康状态，同时可以避免潜在的慢性并发症的危险，如视网膜病变和肾功能衰竭。患者需要终身治疗。为了评价患者治疗的有效性，要求患者学习如何在家中自行测量血糖水平。自律，以及来自你的健康顾问专家组的支持和帮助，对于患者糖尿病的满意控制是极其重要的。

如果你能够保持你血糖水平的良好控制，你就有可能过上丰富完整而健康的生活。每天多次的皮下胰岛素注射和胰岛素泵的强化治疗，可使患者拥有较为灵活的饮食、锻炼和工作节律。常规的血糖监测，适当的分餐以及必要时使用小剂量的短效胰岛素，可以避免低血糖反应（血中葡萄糖水平过低）的发生。

经常进行医学检查和遵循医生所建议的手段可有效地降低患严重并发症的风险。下列的步骤可以帮助你保持健康的身体：

- 定期锻炼身体。
- 遵循医生或营养师的饮食建议。
- 在家中经常监测血糖，定期（通常每3个月1次）检测糖化血红蛋白，以确保你的血糖控制在良好的水平。
- 控制血压在正常的水平——低于120/80毫米汞柱。

糖尿病的慢性并发症

如果血糖控制不好，任何类型的糖尿病都会导致慢性并发症的发生，如血管、肾脏以及神经的破坏。避免下面这些严重并发症最好的办法是控制你的血糖在正常的范围，还有就是即使你感觉很好，也要经常去看医生。

- **心脏疾病**：体内因升高的血糖或胰岛素水平引起的化学改变，能够导致脂肪沉积在动脉血管内的不断堆积（动脉粥样硬化）。这些改变能够使血液易于凝集，从而导致血栓的形成阻断血流，引起心肌梗死和中风。糖尿病相关的高血压也同样会导致心脏疾病和中风。

- **神经损伤**：血糖水平的升高降低了神经向身体各个部分传递信息的能力，包括足部和腿部、膀胱、消化系统和生殖系统。通过神经支配的组织，神经损伤（神经病变）会引起感觉丧失，肌肉无力，麻木，烧灼感，针刺感，呕吐，反复的膀胱感染和性功能障碍。

- **外周血管病变**：血糖水平的升高能引起向下肢和足部传输血液的血管狭窄。失去了富含氧分的血液的常规供应，远离心脏的组织就会缺血坏死。在某些严重的情况下，部分或全部的足部抑或是腿部都要被截去。

- **眼部损伤**：糖尿病会损伤给眼球后部供血的微血管，导致其渗出血液或其他液体到眼内。这种病变叫糖尿病性视网膜病变，该病变是25~74岁人群失明的主要原因之一。糖尿病也会引起其他眼部疾病发病的增加，如白内障（眼内晶体的混浊）和青光眼（过多的液体进入眼内导致眼压升高）。因此，如果你患有糖尿病，你就应该每年到眼科医生（眼科学家）处做一次全面的眼科检查。

- **肾脏疾病**：糖尿病会引起向肾脏输送血液的血管狭窄，降低其滤过和排出机体代谢产生废物的能力。糖尿病还会因为引发反复的尿道感染而损害肾脏。因为肾脏疾病除非是严重的损害，症状往往不易觉察，所以糖尿病患者应该经常到肾脏科医生处进行血液和尿液的检查来评价你肾脏的健康状况。

● 控制低密度脂蛋白（有害的）胆固醇低于 100 毫克 / 分升。

● 服用血管紧张素转换酶抑制剂（ACEI）或其他医生处方的心脏病或高血压药物。

● 不要吸香烟或抽雪茄。

咨询医生进行一定强度体育锻炼的最佳方式，例如快走，因为运动可以消耗葡萄糖并可能会导致低血糖。在运动之前，医生或许会建议你多吃一些食物或是调整你的胰岛素服用剂量。

任何疾病，从轻微的感冒到心脏病发作都会引起机体的应激反应，从而增加机体对胰岛素的需求量。你必须遵照医师制订的饮食计划来保持机体葡萄糖供应的稳定。这一途径同时可以帮助你确保恒定的胰岛素治疗剂量总是能作用于大致相当数量的葡萄糖。如果你不能够和平时吃的一样多，喝一些糖水同时监测你的血糖，但是不要减少你的胰岛素治疗剂量。无论何时，如果你的血糖水平升高了，超出了你和你的医生讨论过的范围或目标，请立即告诉医生。

如果糖尿病引起腿部血管的狭窄，你会有痉挛、足部发凉、行走或爬楼时的疼痛，以及难以愈合的伤口。最终，由于局部血供的缺乏会导致足部和腿部组织的坏死（坏疽），这会导致截肢。足部是特别容易受到划伤的，因此尽心呵护好你的足部是特别重要的。如果任何伤口在 10 天内不愈合，立即去找你的医生，任何伤口或溃疡必须及时地给医生进行检查。

胰岛素

糖尿病患者有许多不同种类的胰岛素可以使用。医生会根据许多因素，包括你的年龄以及糖尿病的严重程度等来决定胰岛素处方的种类和使用方法。最

常用的胰岛素是与人胰岛素结构完全一致的由细菌或酵母菌合成的胰岛素。目前胰岛素的使用方法是皮下或静脉注射，尽管有许多验证不同剂型的胰岛素使用安全性、有效性的研究正在进行，如吸入式胰岛素、口服胰岛素，或是经皮肤黏膜吸收的胰岛素。目前有几种胰岛素类似物在使用，可以发挥速效或超长效的作用。

通常良好的血糖控制可以通过每天一次或两次皮下注射长效胰岛素配合每餐前注射短效胰岛素的方法来获得。医生会指导你如何在臀部、肩部或腹部皮下注射胰岛素。绝大多数患者用几天的时间就会很专业地掌握胰岛素的治疗方法（如果你的孩子患了糖尿病，你需要给孩子皮下注射胰岛素，直到孩子满了10岁）。每次重新处方胰岛素的时候都要确认你得到了相同剂型和浓度的胰岛素。

除常规的胰岛素注射器之外，有许多种抛弃型的笔式胰岛素注射器可供选择。这种装置让你可以通过旋转一个圆盘来选择胰岛素注射的剂量。每个笔式注射器可以容纳 150~300 单位的胰岛素。在某些时候，笔式注射器中预填充了胰岛素。其他的笔式注射器使用的是可更换的笔芯，给每天多次注射胰岛素的患者提供了更多的方便。每次都要检查你的笔式注射器和笔芯，确定你获得了正确种类的胰岛素（短效、长效或是混合的）。

和每天多次胰岛素注射不同的治疗过程是一种被称为连续胰岛素治疗的改进方法，这种方法使用一种体外的便携式装置（叫作胰岛素泵），通过置入患者皮下的一根细的塑料导管，通常放在患者腹部，来自动地、持续不断地注射特定量的胰岛素。现在有几款小巧的、性能高度稳定的胰岛素泵，和烟盒大小

相当，能够储存3天左右需要量的胰岛素。胰岛素泵治疗和每天多次胰岛素注射治疗同样有效，但是许多患者发现使用胰岛素泵更方便、更舒适。因为胰岛素泵不能感知血糖水平，你还是需要进行经常性的血糖监测来获得最佳的治疗效果（植入式的胰岛素泵目前还在研究当中）。

检查血糖水平

许多糖尿病患者发现即便他们只是口服降糖药物治疗，但在家每天监测血糖也是有必要的。对于那些注射胰岛素治疗的患者一天需测3~7次血糖或遵照医生的指示来确定监测血糖的次数。你

足部护理

如果你患有糖尿病，糖尿病就会减弱你的足部神经感觉及血液循环，这些都是影响你双脚的神经与血管的危险因素。如果你的双脚没有知觉，那么即使受了伤而你却会没有意识到。此外，由于足部的血液循环不畅将使伤口愈合缓慢甚至根本不能愈合，而导致组织坏死（这种情况称为坏疽）。如果情况严重的话，为了保护更多的健康的脚和腿部就必须采取截肢手术。注意以下几个方面将帮助你避免糖尿病这种严重的但又普遍的并发症的发生：

● 每天查看你的双脚有无抓痕、切口、水泡，脚趾甲有无长入肉内，脚底有无肉赘，用一面镜子帮助你更清楚地看清脚底。一旦你发现有任何异常，立即去看医生。

● 一旦你的双脚有灼烧感、刺痛感或麻木感，立即将这些症状报告给你的医生。

● 不要自行切除脚上的鸡眼或皮肤的硬结，应该交给医生来处理。

● 确保每次复诊时都让医生检查一下你的双脚。

● 坚持每天洗脚并且每次都要将其擦干，尤其是脚趾间。

● 每次穿鞋前都摇出可能伤害到

或摩擦到你双脚的像一些小碎石或沙粒之类的东西。

● 穿舒适且带有透气性好的鞋垫的鞋子，不要穿那些夹脚趾头或摩擦脚后跟的鞋子。通常选穿比你平时穿的大半码的鞋子。不要穿高跟鞋。

● 穿新鞋的时候要逐步适应，不要走得太快、太多。

● 每天勤换袜子。要穿干爽的袜子。在穿袜子或裤袜时要将其穿平整，不要揉在一起以免引起足部擦伤或水泡。

● 如果你是干性皮肤，每天晚上可以在你脚上抹点儿保湿露之类的护肤品。

● 不要光脚走路，即使在你自己的家中。

● 不要吸烟。吸烟会减少你足部的血流供应。

● 避免脚趾甲长到肉里引起感染，尤其在你修剪脚趾甲时特别要注意，要平着从一边剪到另一边（可以让你的医生示范如何剪）。如果你的双脚有麻木感，不要自己修剪脚趾甲。

● 为避免烫伤，洗澡时不要用你的脚来测试水温。

● 每隔一段时间进行一次常规的足部检查和护理。

可以采用一台能够提供可读性数字的血糖仪来测试你的血糖。一种采血仪可以方便快速地采到你的血液样本，一种更新的仪器可以从你的皮肤的任何地方采到血样而不需要只从指尖采样。这种仪器的检测结果给糖尿病患者提供了很有价值的信息，当血糖有波动时，它可以帮助你和你的医生通过调整饮食、胰岛素的剂量或药物剂量来更好地控制血糖。某些更新的仪器可以将血糖波动的信息下载到电脑里进行分析。

进行常规的糖化血红蛋白检测能够反映出你过去3~4个月平均血糖水平，这能帮助你和你的医生评估你的血糖控制情况。你的医生可能让你关注糖化红蛋白多少，并鼓励你在不触发低血糖反应的前提下，努力争取糖化血红蛋白接近正常范围（小于8%）。这些检查都可在家进行。

持续的血糖监控

若干有效的仪器能通过持续监测皮下组织中的糖水平来代替血糖水平的监测。组织间流动的液体（称为组织液）能提供有关血糖极其有用的信息。一些仪器在血糖过高或过低或波动过大时将会发出警报。还有些仪器可以追踪患者的血糖水平，提供一项反馈性的分析来帮助控制餐后血糖及夜间血糖，从而根据患者的需要调整治疗。医生们期待在不久的将来这些装置可以演变成自动胰岛素输注系统，它可以根据患者的血糖水平提供相应的胰岛素。

胰腺移植

胰腺移植已成为治疗1型糖尿病广泛使用的治疗方法，尤其对于一位有潜在的肾脏疾病的患者。胰腺移植可以和肾脏移植一起进行。虽然胰腺移植技术

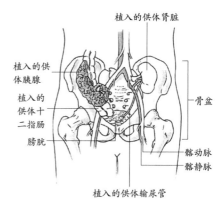

植入的供体肾脏

植入的供体胰腺

植入的供体十二指肠

膀胱

骨盆

髂动脉
髂静脉

植入的供体输尿管

胰腺移植

在大多数情况下，胰腺移植是和肾脏移植联合进行的。首先将供体的胰腺及十二指肠放入受体的体内，位于右下腹，并将其与受体的血管及膀胱相连，然后将供体的肾脏及输尿管入受体的左下腹，也将其与受体的血管及膀胱相连。

一直在提高，但它也是一项对技术要求很高的复杂外科手术，且有可能带来严重的并发症。不管怎样许多患有1型糖尿病还是成功进行胰岛移植，并且在移植后获得了长期且高质量的生活。他们不再需要注射胰岛素，也不用担心血糖过高或过低，同时他们患糖尿病视网膜病变等糖尿病慢性并发症的风险也明显降低。

胰腺移植就是在患者上腹部做个切口将不健全的胰腺及小肠（十二指肠）的上半部取出，然后将供体的胰腺及十二指肠放入受体的体内，并将其与受体的血管及膀胱相连。这种手术一般需要5~7个小时，患者需住院2~3周以便医生随时观察移植情况。

实验性的治疗

1型糖尿病是一种自身免疫性疾病，是由于自身免疫系统错误的攻击能分泌胰岛素的胰岛细胞产生的。科学家们正在寻找一种方法去干预这种不正常的免疫应

答的发生，从而控制甚至逆转糖尿病的进展，而且这项前瞻性的研究正在进行。

由于胰腺移植手术的复杂性，但其又能有效地抑制免疫系统从而阻止机体的排斥反应，所以研究者们正在寻找一种方法，希望通过仅仅把分泌胰岛素的细胞移植到糖尿病患者体内，从而使他们能够不需要依赖胰岛素而生存。

2 型糖尿病

有 9/10 的糖尿病患者都是 2 型糖尿病。在 2 型糖尿病中，机体对胰岛素没有合适的反应且可能缺少相关的胰岛素分泌来补偿胰岛素抵抗。胰岛素能使细胞吸收并利用葡萄糖，葡萄糖是机体能量的主要来源或作为脂肪贮存。

在全世界 2 型糖尿病的发生越来越普遍，因为越来越多的人采取了一个锻炼少、吃得多的生活方式且变得更胖。越来越多的儿童正在发展成为 2 型糖尿病患者。因为他们比上一代的孩子更缺少运动，吃更多高脂、高热量的快餐食品并且正变得肥胖。就在几年以前，很难看到儿童得这种过去常被称为成人型的糖尿病。然而今天 1/5 糖尿病患者是 2 型糖尿病。

当人们增加体重时，多余的脂肪引起机体组织细胞对胰岛素的作用产生抵抗。胰腺反应产生越来越多的胰岛素，最终开始堆积在血液里。高胰岛素血症在一定条件下称为胰岛素抵抗，可导致诸多问题如高血压和血液里多种脂肪的危害性变化。胰岛素抵抗，有时候医生指的是 X 综合征或代谢综合征是迈向糖尿病的第一步。

向 2 型糖尿病发展的第二步被称为受损的空腹血糖（也指糖耐量异常或前驱期糖尿病），发生在胰腺不能产生足够的胰岛素使葡萄糖从血流进入细胞内时。此时，葡萄糖开始在血液里堆积。如果没有被诊断和治疗，血糖就会逐渐升高，最终产生 2 型糖尿病、高血压和心脏疾病——任何顺序和任何组合。不控制的糖尿病会导致中风、血液循环问题、肾衰竭和失明。糖尿病并发症是截肢的主要原因。

危险因素

如果你有以下几点的危险因素，你就属于发展成为 2 型糖尿病的高危人群：

• 2 型糖尿病的家族史——如父母亲或兄弟姐妹有糖尿病。

• 肥胖——BMI ≥ 27。有太多的体脂肪，特别是腹部周围，能使你的组织细胞抵抗胰岛素作用，导致葡萄糖在血液里积聚。

• 年龄 ≥ 45 岁，随着年龄的增长，患 2 型糖尿病的危险也就越大。

• 已经被诊断的受损的空腹血糖，抽血查血糖水平波动在 110~126 毫克 / 分升之间。

• 高血压，血压持续高于 120/80 毫米汞柱。

• HDL-C ≤ 40 毫克 / 分升或三酰甘油 ≥ 250 毫克 / 分升。

• 妊娠糖尿病或分娩了巨大儿（体重 > 4.1 千克）。

• 很少或从不锻炼身体。

• 腹部周围的脂肪多于臀部和大腿且男性的腰围 ≥ 1.01 米，女性的腰围 ≥ 0.89 米。腰围的肥胖会降低胰岛素促进葡萄糖吸收的能力。

如果你有上述的危险因素，告诉你的医生可以做有关 2 型糖尿病的血糖检测。

症状

因为高血糖是逐渐发展的，症状在几年之内不常发生而且经常是不易觉察。当症状明显发展的时候，会表现出包括多尿、口干、体重下降，即使是在过量饮食的情况下，以及视物模糊。

诊断

为了诊断 2 型糖尿病，医生会应用抽血检查来测量血液中葡萄糖的水平。因为多种因素（比如患者正在服用的药物）都能够影响血糖水平。一个医生经常使用多次抽血检查来帮助下诊断。你的医生如果怀疑你得糖尿病或你处于发展到糖尿病的危险之中，他可能会推荐一种或多种以下的检测方法。

空腹血糖检测

空腹血糖检测是衡量你在禁食后（在 8 小时内不吃任何东西或除了喝水，通常是前晚）的血糖水平。

- 血糖水平低于 110 毫克 / 分升被认为正常。

- 血糖水平在 110~126 毫克 / 分升之间表明有糖耐量受损的可能性，意味着你处于发展为糖尿病的高危险之中。在这种情况下，你的医生将会建议患者进行其他的抽血检查。

- 血糖水平为 126 毫克 / 分升或者多于一项的空腹血糖检测表明你有糖尿病。其他的检查将要给予确定诊断。

口服糖耐量试验

口服糖耐量试验是衡量机体利用葡萄糖的能力。为了准备这项试验，你将被要求吃 2~3 天富含糖类的食物（如全麦、干豆和蔬菜）。然后在试验之前禁食整夜至少 8 小时。接下来你会被要求安静地躺着或坐着，在 2 个小时中每半小时抽一次血来测定血糖水平。

- 血糖水平在第 1 次和最后 1 次试验中 ≥ 200 毫克 / 分升，且在最后一次试验中仍 > 200 毫克 / 分升提示糖尿病。

- 血糖水平在任何 1 次试验中 ≥ 200 毫克 / 分升，且在最后一次试验中 < 200 毫克 / 分升提示糖耐量异常，意味着你处于发展为糖尿病的高度危险之中。

糖化血红蛋白 A1C 检测

有一种检查叫作血红蛋白 A1C 检测（或是糖化血红蛋白检测），是测量在血液里一种特殊的血红蛋白（在红细胞中携带氧的一种物质）的百分比。如果在你的血液里有太多的葡萄糖，多余的葡萄糖会连接在血红蛋白上。这项化验能够确定在过去 3~4 个月中血糖的平均值。因为这个原因，医生利用糖化血红蛋白来监测糖尿病患者治疗的效果。

治疗

控制好糖尿病意味着保持你的血糖水平尽可能接近正常值。有效的方法包括保持你的体重不升高，或如果你需要还可减肥，经常运动，吃富含蔬菜、全麦、豆类如干豌豆和豆的食物。适当地吃水果且限制果汁的摄入（因为果汁能很快地升高血糖）。许多 2 型糖尿病患者通过以下的方法来保持他们的血糖平稳。

医生也许推荐你服用药物，这取决于你患糖尿病的时间，血糖水平以及你所服用的其他药物。尽管你的医生会建议注射胰岛素治疗，但注射胰岛素并不是 2 型糖尿病初始的治疗方法。医生也许会要求你经常检测你的血糖水平或化验糖化血红蛋白，定期评价治疗的效果。你要经常进行抽血检查，以确定你的治疗方案能使你的血糖水平处于正常范围内。

药物

许多种药物可以用来治疗 2 型糖尿病。如果你服用过量的降糖药物（特别是磺脲类），你的血糖水平会降得太低，这种情况很严重被称为低血糖症。像所有的药物，降糖药会产生副作用。当你开始服用口服降糖药时如果感到任何的不舒服，要尽快告诉你的医生。

二甲双胍

二甲双胍通过抑制肝糖生成而降低血糖水平。它还可以增加周围组织对葡萄糖的吸收和利用。二甲双胍是治疗糖尿病类药物中唯一不会增加体重的药物。二甲双胍有时可引起胃肠道反应比如腹泻，因此要在进餐时服用。二甲双胍可以以多种形式服用且有些时候还可以与胰岛素促泌剂和噻唑烷二酮类衍生物如罗格列酮或吡格列酮配合使用。

阿卡波糖

阿卡波糖是你进餐时与第一口饭同吃的一种药物。它是通过减少机体产生葡萄糖的数量而降低餐后血糖。

胰岛素促泌剂

有一类药物称为胰岛素促泌剂（包括磺脲类和非磺脲类），刺激胰腺分泌胰岛素，从而降低血糖水平。磺脲类的药物在服用几个月或几年后，或你增加体重或机体存在应激反应如严重感染、心脏病、手术等时，磺脲类药物就会失去效果。

噻唑烷二酮类衍生物

噻唑烷二酮类衍生物是一类新药，能增加胰岛素敏感性，且还有其他的好

问与答

2 型糖尿病

问：我的父母亲的体重都超重而且都患有 2 型糖尿病。这是否意味着我也会患 2 型糖尿病？

答：因为你的父母都得这种形式的糖尿病，倾向于家族聚集，你处于逐步增加的发展糖尿病的危险之中。但这并不意味着你注定要患病。你的基因只是使你比没有这种基因的人更容易患糖尿病。你可以通过有规律地锻炼和健康的饮食，同时不要像你父母那样肥胖就可以避免患 2 型糖尿病。

问：我 6 岁的儿子现在非常肥胖，我很担心他的健康。我能做些什么？

答：你关注你儿子的健康这是正确的。儿童时期的肥胖是开始导致心脏疾病，高血压和 2 型糖尿病的进程。

这种形式的糖尿病过去只发生在 40 岁以上的成年人。为了帮助你的孩子避免得糖尿病，要密切配合他的医生制订一个计划帮助你的儿子减轻体重。这个计划包括制订一个有营养的、低脂和高纤维的饮食并且用多种方法鼓励你的孩子更活跃些。

问：我现在正用药物降低我的血糖水平。是否有不需要药物能控制血糖的方法？

答：有的，但要求你自己要付出很多努力。有很多 2 型糖尿病患者通过减轻体重和增加运动量摆脱药物治疗。如果你想要尝试一下，要密切配合你的医生制订一个减肥方案，包括一个对你有效的饮食和锻炼计划。

处。和二甲双胍一样，它不会把血糖降得太低。它可以单独使用，也可以与其他降糖药物合用如二甲双胍，甚至是胰岛素。

胰岛素

一些2型糖尿病患者服用口服降糖药物无法把血糖至正常水平，需要注射胰岛素或口服降糖药物和胰岛素联合使用。你的医生也许会推荐你尝试不同的搭配方法，看哪一种最适合你。如果你需要注射胰岛素，你的医生会给你详细地说明关于如何给自己注射或注射的频率。每天吃相当数量的食物同时调节药物的剂量，使其更容易保持血糖水平和胰岛素水平之间的精细平衡。你的医生或糖尿病教育者会根据你的生活方式和喜好制订一个特定的方案。

预防

经常锻炼身体和保持你的体重在一个健康的范围内是使你避免得2型糖尿病的最有效的两种方法。运动和健康的体重能增强你的机体利用葡萄糖的能力。如果你需要减肥，就这么做，即使只减少4.54千克也能明显地降低你发展2型糖尿病的风险。均衡饮食低脂、富含维生素和矿物质和高纤维也是很有用的。尝试吃多种不同的蔬菜、全麦和豆类。

低血糖症

低血糖症是血液中的葡萄糖水平过低，从而使肌肉、细胞和大脑失去维持正常功能所需的能量。低血糖症几乎只发生于糖尿病患者，特别是使用胰岛素注射或是口服降糖药（使血糖降低药物）的患者。低血糖可能触发于使用了过量的胰岛素，没有按照规定进食，或

是进行了超过正常强度和时间的体育锻炼。饮酒也可以导致低血糖症的发生。酒精阻断了低血糖反应时肝脏提高肝糖输出的能力。这种对肝糖输出能力的阻断可以在饮用了一杯啤酒或是混合性酒精后持续24小时之久。低血糖症也可能在糖尿病患者发生如下情况时发生：并发癌症，对某种药物有反应，腹部手术，肝脏疾病，高热或是妊娠。严重的时候低血糖可导致昏迷。

低血糖反应的发生通常可以在病情恶化前得到治疗和纠正。最大的危险是你在游泳、操作机器、驾车时发生低血糖反应，如果你经常发生低血糖反应，请不要从事上述活动。如果低血糖没有被及时发现，尤其是在老年患者夜间发生的低血糖反应，往往会导致严重的有时是永久的脑功能损害。

症状

低血糖反应的症状个体差异比较大，但是通常都会感觉潮热和不适，接着就是大汗和心跳加速。你还会感觉莫名的恐慌和饥饿感。其他可能的症状包括：头晕，乏力，颤抖，站立不稳，视物模糊，言语不清，口唇及手部发麻，或者是头痛。你可能会无意识地变得具有攻击性和不配合，你会表现得像喝醉酒一样。低血糖在某些情况下会诱发癫痫发作，尤其是在儿童或喝醉酒的患者。如果低血糖在夜间发作，通常会使你醒来，严重的情况会导致昏迷，有时会被误认为糖尿病昏迷。

治疗

如果你发生了低血糖反应，医生将会借此帮助你认识低血糖发作的症状，

同时和你讨论防治的措施。如果你经常有低血糖反应发作，医生就会减少你胰岛素的剂量或是口服降糖药的用量。你应该随身带些饴糖、方糖或是甜点什么的。在低血糖反应发生的第一时间就吃一些甜食或是饮用一些糖水，直到你感觉低血糖反应已经过去，虽然这可能只发生几分钟。

携带一个医学鉴定镯或是在钱包里放一张急救卡，并在上面注明你患有糖尿病。同时让你的家人和朋友了解低血糖的症状，这样在你出现定向障碍或是无法表达的时候他们可以给你一些甜食。告诉他们，哪怕是给你一小口果汁你都有可能恢复到可以自主进食的地步；但是要明确地告诉他们，不要在你昏迷（在糖尿病性昏迷）的情况下给你喂食，因为你可能会窒息。如果你的低血糖是由治疗其他的药物引起的，告诉你的医生，他们会建议你停药或是换成其他的药物。

另一种可以替代葡萄糖治疗低血糖症的方法是注射胰高血糖素，一种可以帮助升高血糖水平的激素，这一治疗在患者意识丧失时特别有帮助，因为其他人可以方便地注射。许多有低血糖反应发生的患者都教会其家人和朋友怎样在肩部和腿部注射这种激素。因为胰高血糖素的升糖效应是短暂的，你还需要补充足够的葡萄糖来维持你的血糖水平。让你的家人和朋友明确如果这些处理无效，他们要拨打120急救电话，或是立即把你送到最近的医院的急诊科。你会被静脉注射葡萄糖，这种处理会很快升高你的血糖，你甚至会在输液的过程中就恢复意识。

现有的持续血糖监测的方法可使糖尿病患者监测自己的血糖水平，医生可以观察到血糖水平波动的图形，然后建议患者采用如何更好地控制血糖的方法。这一设备有的可以像手表一样戴起来，有的是植入式的，能够在患者血糖水平过高或过低时发出用以提醒患者。

肾上腺疾病

肾上腺是一对小的、三角形的腺体，位于肾脏的上方，每侧各有一个。每个肾上腺包括中心核（肾上腺髓质）和外周带（肾上腺皮质）。肾上腺髓质分泌两种激素——肾上腺素和去甲肾上腺素——这两种激素在调节心率、血压和机体应激反应时发挥重要作用。下丘脑可以刺激肾上腺分泌这些激素。

肾上腺皮质分泌三类不同的皮质类固醇激素。第一类激素可以调节机体不同的化学物质的浓度和平衡。这类激素中最重要的激素就是醛固酮，该激素可以调节血压同时可以调控体内钠离子和钾离子的平衡。第二类激素有许多功能，包括帮助糖类转换成高能的肝糖原（糖原在调节机体血糖水平方面发挥着重要的作用）。可的松是这类激素中最重要的激素。

第三类激素包括雄激素（男性性激素）、雌激素和孕激素（女性性激素），这些激素负责调节性的发育和生殖系统功能的完善。性激素主要在睾丸和卵巢中合成。尽管男性和女性体内都同时分泌雄性和雌性性激素，但是雄激素在男性体内占支配地位，雌激素在女性体内占支配地位。

脑垂体调节绝大多数皮质类固醇激素的分泌。唯一的例外是醛固酮，该激素由肾脏分泌的肾素调节的。

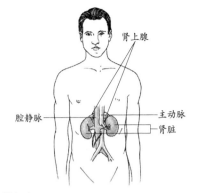

肾上腺

肾上腺位于肾脏的上方。肾上腺分泌皮质类固醇激素，这些激素帮助调节人体代谢（机体内发生的化学反应），肾上腺还分泌肾上腺素和去甲肾上腺素，这两种激素帮助调节心率、血压和机体应激反应。

库欣综合征

库欣综合征是因为血液当中皮质类固醇激素水平过高导致的一类少见疾病。该病通常是因为类风湿关节炎或是哮喘等炎症性疾病而长期大剂量服用皮质类固醇激素所致。在少数病例，该病是由于肾上腺外带（肾上腺皮质）分泌过量的皮质类固醇激素所致。过度分泌的皮质类固醇激素可以是单侧肾上腺肿瘤所致，也可以是身体其他部位过度刺激肾上腺所致。如果是因为脑垂体的肿瘤导致肾上腺皮质激素过量分泌，这种情况被称为库欣病而不是库欣综合征。库欣综合征在青年和中年女性多发。

症状

库欣综合征的临床症状通常表现为渐进性，要几个月的时间才逐渐表现出来。首先是面部变圆和变大。然后是身体合成过量的脂肪，肩背部堆积了一堆脂肪。同时，手臂和腿部的肌肉体积减小和消瘦。皮肤会变薄同时皮下很容易有瘀斑。过一段时间，血压逐步升高，还会有骨质变薄并容易骨折（骨质疏松）。

诊断

库欣综合征的诊断是依据临床症状和体格检查的结果。医生会建议患者进行血检和尿检来测量血中皮质醇的水平，皮质醇是一种最重要的皮质类固醇激素。如果皮质醇的水平升高，医生会建议行 24 小时尿检来评价垂体功能，并由此来确定是否是由垂体瘤引起的。进行 24 小时尿检时，患者需要收集整个 24 小时周期内每一次排尿的尿样。依据这些检查结果，医生会建议患者进行 CT 扫描或磁共振（MRI）检查，用以发现脑垂体或是肾上腺的肿瘤。如果在上述部位未发现肿瘤，医生建议患者进行肺部的 X 线或是 CT 扫描检查用以检查是否有肺癌（肺部的某些肿瘤可以分泌类似于皮质类固醇激素的物质）。

治疗

如果患者的库欣综合征是因为患了其他疾病而长期大量服用皮质类固醇激素所致，那么医生就会调整患者服药治疗的剂量或是重新处方其他的药物。如果是因为垂体肿瘤引起的库欣病，那么医生会建议进行外科手术切除肿瘤或是放射治疗杀死肿瘤。如果是因为单侧肾上腺肿瘤引起的，医生会建议行外科手术切除该侧腺体，依靠剩余的健侧肾上腺患者能维持正常的机体功能。但是在某些情况下双侧肾上腺都被外科手术切除了，如果是这样患者需要服用皮质类固醇激素来进行治疗，用以替代患者体内因双侧肾上腺切除而不再分泌的激素，这样的治疗要持续终身。

艾迪生病

艾迪生病是一种潜在的致命性的疾病，是因为肾上腺的外带（肾上腺皮质）分泌皮质类固醇激素的水平逐步衰退所致。该病通常是由于自身免疫系统疾病引起的肾上腺皮质破坏所致，这种破坏是因为自身免疫系统错误地攻击了肾上腺所致。在较少的情况下，结核也能引起艾迪生病。艾迪生病有时也会家族性发病，是一种罕见的遗传性疾病——肾上腺脑白质营养不良的首发症状。

症状

艾迪生病的症状通常是渐进性的，包括食欲缺乏、消瘦、眩晕、乏力、虚弱、肌肉痛、贫血。其他症状包括轻度的消化不良，恶心呕吐，腹泻，或是便秘。在某些病人，皮肤色泽会显著而持久地加深。有些病人变得十分怕冷。

如果艾迪生病未经治疗，就会出现急性肾上腺皮质功能衰竭的症状（例如严重腹痛或是晕厥），病人甚至会休克。外科手术或是外伤或是严重感染或是其他疾病能够导致这种致命的病变。在给急性肾上腺皮质功能衰竭的患者进行临床检查时，医生会发现有低血压和肾功能衰竭的情况存在。

诊断

艾迪生病的诊断是依据临床症状和体格检查的结果。医生会建议患者进行血检和尿检来检测血液中皮质类固醇激素的水平以及评价患者的肾功能。医生还会建议检查血液中的抗体（机体会错误地产生这些蛋白质去攻击肾上腺）。抗肾上腺抗体的出现表明机体有自身免疫反应。

治疗

在治疗艾迪生病时，医生会处方口服皮质类固醇药物来替代患者体内不能分泌的皮质类固醇激素（医生会为严重的病人处方静脉皮质类固醇激素）。患者很可能需要终身服用这些药物。

医生会给患者一张医疗鉴定卡片，卡片上会注明患者有艾迪生病。患者需要随身携带这张卡，这样在意外发生的时候，急诊部门的医生就能知道给予患者正确的处理措施。一旦患者发生了感染或是其他疾病，请立刻与你的主治医生联系。医生会给你加大皮质类固醇激素的用量，以防止急性肾上腺皮质功能衰竭的发生。如果你准备进行外科手术，首先要明确你的主刀医生知道你患有艾迪生病。绝大多数经过治疗的艾迪生病患者都能过正常的、健康有活力的生活。

警告 !

急性肾上腺皮质功能衰竭

急性肾上腺皮质功能衰竭是一种紧急情况，需要立即医治。如果你身边的人有艾迪生病或是其他的肾上腺疾病，同时该患者又出现了急性肾上腺皮质功能衰竭的症状（例如严重腹痛或是晕厥），或是该患者产生了休克，请致电120急救电话求助，或是立即将患者送去最近的医院的急诊部。

醛固酮增多症

醛固酮增多症是一类少见病，本病由于肾上腺皮质过多分泌醛固酮导致高血压。此病可由单侧肾上腺肿瘤所致，也可由双侧肾上腺增生所致。该病也可继发于充血性心力衰竭引起的肾脏血流减少。

症状和诊断

醛固酮增多症症状包括高血压，乏力，激动，虚弱，肌肉萎缩，肌肉痉挛，麻痹等。有些患者会有口干和排尿增多。

醛固酮增多症的诊断是依据临床症状和体格检查的结果。医生会建议患者进行血检和尿检。如果血检或尿检的结果显示醛固酮水平增高，医生会建议患者进行 CT 扫描或磁共振检查，还可以进行放射性同位素扫描。

治疗

如果醛固酮增多症是因为肾上腺肿瘤引起的，那么医生会建议进行外科手术切除肿瘤。如果醛固酮增多症不是因为肾上腺肿瘤引起的，医生会开处方药物来阻断醛固酮的作用以及调节高血压。如药物治疗无效，医生会建议行外科手术切除部分肾上腺体来减少醛固酮的分泌。

嗜铬细胞瘤

嗜铬细胞瘤是一类非常少见的疾病，本病中，由肾上腺中心核（肾上腺髓质）的非癌性肿瘤引起肾上腺髓质分泌过量的肾上腺素和去甲肾上腺素。这两种肾上腺髓质分泌的激素和神经系统协同作用来调节机体的心率、血压。

症状

嗜铬细胞瘤的主要症状是血压的显著升高和心跳的加速、加剧。其他症状包括轻度的头痛，皮肤苍白、湿冷，多汗，呼吸增快以及胸痛。有些患者会有双手的颤抖以及失去知觉，虚弱，剧烈头痛，便秘，恶心呕吐以及视觉丧失。

血压的升高可能是持续的，或者伴随其他症状发生。这些症状会因为触压肿瘤诱发，也可能是由于用药、体育锻炼，暴露于寒冷环境，或是应激诱发。

诊断

嗜铬细胞瘤的诊断是依据临床症状及血检，以及尿检肾上腺素和去甲肾上腺素水平的结果。如果血检或尿检的结果显示激素水平增高，医生会建议患者进行 CT 扫描或磁共振（MRI）检查，还可以进行放射性同位素扫描来进行肿瘤的定位。

治疗

治疗嗜铬细胞瘤，医生会选择进行外科手术切除肿瘤，这是常规的治疗方法。手术前，医生会处方 α 受体阻断剂和 β 受体阻断剂联合的降压治疗来降低患者的血压。

甲状腺和甲状旁腺疾病

甲状腺是一个较小的蝴蝶样的位于颈部的较下部分，位于气管（气道）的正前方。甲状腺有两叶，这两叶由一条狭长的甲状腺组织相连，叫作甲状腺峡部。在腺垂体分泌的促甲状腺激素的调控下（又叫作甲状腺刺激激素，或者简称TSH），甲状腺分泌甲状腺激素，调节机体的代谢（体内发生的各种化学过程）。通常，血中过高的甲状腺激素水平，会导致代谢的增加。为了能够分泌足够的甲状腺激素，甲状腺需要有充足的碘的供给，碘可以来源于食物（尤其是海鱼和添加了碘剂的食品）和水。

在甲状腺的四个角，但和甲状腺本身没有关联的是四个甲状旁腺，每个都有豌豆大小。甲状旁腺分泌甲状旁腺激素，该激素和甲状腺分泌的降钙素以及维生素D协同作用，共同调节机体的血钙水平。钙剂对于骨骼和牙齿的健康十分重要，同时对于维持神经和肌肉的正常功能有显著作用。甲状旁腺激素、降钙素以及维生素D通过以下几条途径升高血钙的水平。

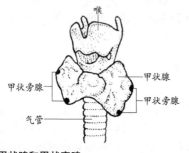

甲状腺和甲状旁腺

甲状腺位于颈的下部，紧挨着喉（音箱）的下面同时位于气管（气道）的前面。甲状腺激素对于人体的生长和新陈代谢（人体内发生的化学反应）是十分重要的。甲状旁腺是紧邻着甲状腺的豌豆大小的腺体。甲状旁腺激素帮助调节人体血液中的水平。

甲状腺功能亢进症

甲状腺功能亢进症（又被叫作Graves病）是一种因为甲状腺过度活跃，分泌过量的甲状腺激素而导致的疾病。

甲状腺的活性通常是由垂体分泌的促甲状腺激素（又叫作甲状腺刺激激素，简称TSH）控制。在甲状腺功能亢进的患者，其调节机制紊乱——尽管垂体分泌的促甲状腺激素减少了，但是甲状腺仍然分泌大量的甲状腺激素。血液中过高的甲状腺激素水平通常会加速体内所有的化学反应进程，导致生理的和心理的双重症状。甲状腺功能亢进可以是由于自身免疫异常引起的，换句话说就是自身免疫系统错误地攻击了甲状腺，导致甲状腺过度激活。甲状腺结节是另一个引发甲状腺功能亢进的原因。这类甲状腺结节是甲状腺的非恶性肿物，是由有功能的甲状腺组织构成的。这些结节在正常甲状腺组织分泌甲状腺激素的基础上又额外分泌大量的甲状腺激素。

老年人和高血压患者或动脉粥样硬化患者患甲状腺功能亢进的风险较大。通常女性比男性更易患甲状腺功能亢进症。

症状

尽管不同甲状腺功能亢进症患者临床症状不尽相同，但是多数患者都会有以下几种症状：

- 紧张和焦虑；
- 易怒；
- 失眠；
- 肢体或手颤抖；
- 虚弱；
- 疲劳；
- 意识错乱；
- 对寒冷的敏感度下降（耐寒）；
- 对炎热的敏感度上升（怕热）；
- 多汗；
- 心跳不规则、心跳加快，或者是心悸；

- 高血压；
- 轻微劳累后就觉气短；
- 大便次数增多（有时伴有腹泻）；
- 食欲增加同时伴有体重下降；
- 经量少或闭经；
- 颈前部明显肿大（叫作甲状腺肿）；
- 眼周水肿；
- 眼球突出；
- 目光呆滞；
- 畏光；
- 皮肤异常；
- 指甲改变。

在有些患者中，高血压或者是心动过速、心跳不规则会导致一系列额外的心脏和循环病变，常见的有胸部疼痛即心绞痛，心律失常或者是心力衰竭。

诊断

如果你有甲状腺功能亢进的症状，医生会给你做检查。如医生会安排你进行血的促甲状腺激素水平的检查，用以明确甲状腺功能的状态是亢进或是低下。为了明确诊断，可进行血中抗体检测，抗甲状腺抗体呈阳性表明这是一种自身免疫应答。一旦甲状腺功能亢进被确诊，医生就会安排你进行甲状腺扫描的检查，来确定是部分还是全部的甲状腺有病变。

治疗

在开始治疗甲状腺功能亢进症的初期，医生通常会处方一种抗高血压药物叫作 β 受体阻断剂来减慢心率，调节肢体的震颤以及缓解焦虑兴奋的症状。尽管这类药物可以很快缓解你的症状，但是该类药物并不能够影响血液当中甲状腺激素的水平。

为了治疗甲状腺功能亢进症，伴随着 β 受体阻断剂的应用，医生通常会处方抗甲状腺药物，该类药物可以减少甲状腺合成甲状腺激素。在大多数病例，这类药物可以在 8 周内控制异常的甲状腺激素水平，但是你需要继续治疗——有时会是 1 年甚至更长时间——直到你的医生告诉你可以停药了。尽管血液中的甲状腺激素水平能够很快恢复正常，但是所有症状的改善却需要再等上几周。医生还会处方糖皮质激素来降低血中甲状腺激素的水平以及缓解炎症反应。尽管一些患者通过药物治疗可以获得痊愈，但在大多数患者症状会复发，因此需要其他的治疗。

在抗甲状腺药物治疗之后，医生会进行外科手术以切除高功能的甲状腺腺瘤或是大部分甲状腺组织。在大多数患者中，手术治疗可以治愈甲状腺功能亢进，但是在小部分病人，甲状腺功能亢进会复发或是手术导致的甲状腺或者甲状旁腺的功能低下（甲状腺机能减退症）。对于这些患者，医生通常会处方糖皮质激素。

对于一些患者，医生会建议采用放射性碘剂治疗。在这一治疗时，患者喝下一小口含有小剂量放射性碘剂的无色微有咸味的液体。因为碘剂是甲状腺激素的重要组成部分，放射性物质就会在甲状腺浓集，然后作用于甲状腺腺体组织来逐步调节亢进的甲状腺功能，而使身体的其他部位不会受到放射线的影响。在部分患者，甲状腺功能会变得低下，而患者也需要为此进行治疗。

每一种疗法都有它的优点和缺点，医生会帮助你选择最适合你的疗法。通过成功的治疗，绝大多数甲状腺功能亢进症患者会恢复到健康和有活力的身体状态。

甲状腺机能减退症

甲状腺机能减退症是一种常见的疾病，是由于甲状腺功能低于正常不能够分泌足够的甲状腺激素所致。甲状腺激素缺乏的后果是机体所有的生化反应都慢下来。严重的甲状腺机能减退表现为黏液性水肿。甲状腺机能减退症在女性比男性多发。甲状腺功能低下的发病有如下几个原因。有时候，治疗甲状腺功能亢进，为了减少甲状腺激素的分泌，导致了亢进的甲状腺机能变得低下。促甲状腺激素可以调控甲状腺的活性，它的缺乏是另一个致病原因。

因为下丘脑调控着垂体促甲状腺激素的分泌，因此这两个部位的任何一个的病变都可以导致促甲状腺激素的分泌减少。失去了足够量的促甲状腺激素的刺激，甲状腺的功能就无法正常。甲状腺机能减退症也可能由桥本甲状腺炎所致，桥本甲状腺炎是一种自身免疫性疾病，是由于自身免疫系统错误地攻击了甲状腺组织从而减少或阻断了甲状腺激素的分泌。在部分病例，甲状腺机能减退的发生没有明显的原因。

在极其罕见的情况下，新生儿一出生就有甲状腺发育缺陷或是没有甲状腺，这直接导致了甲状腺机能减退的发生。如果没有及时发现和治疗，这种情况会导致儿童的身材矮小和不可逆的智力发育迟缓。

症状

甲状腺机能减退的症状进展缓慢，通常要数个月或是数年的时间才逐步显现出来。患者通常有以下的一些症状：

- 疲劳；
- 心率减慢；
- 声音嘶哑；
- 语速慢；
- 颜面水肿；
- 便秘；
- 意识错乱；
- 精神抑郁；
- 痴呆；
- 怕冷；
- 食欲减退伴随体重增加；
- 眼睑下垂；
- 头发干枯；
- 皮肤干燥、鳞片样改变、增厚；
- 性欲减退；
- 听力下降；
- 手足麻木；
- 嗜睡。

诊断

甲状腺机能减退症的诊断依据症状和体格检查。医生会建议进行血液检验来测量血中促甲状腺激素和抗甲状腺抗体（炎症反应蛋白表面自身免疫反应的存在）的水平。如果血液检测的结果显示促甲状腺激素水平增高，则就可确诊甲状腺机能减退；如果同时在血中检测到抗甲状腺抗体的存在，就可以诊断桥本甲状腺炎。

治疗

如果你患有甲状腺机能减退症，医生会给你处方口服甲状腺激素，你可能需要终身服用此药。治疗数天以后，症状会有改善；治疗数月以后，可以彻底康复。黏液性水肿也是用甲状腺激素来替代治疗。

甲状腺结节

甲状腺结节是甲状腺内的小的肿块。有些甲状腺结节是癌性的，但是大多数是良性的，非癌性的肿块充满了液体或是有功能的甲状腺组织。甲状腺结节的发病机理不十分清楚，医生们推测是由于基因突变导致组织增生所致。甲状腺结节的发生随年龄的增长而增加，女性比男性多发。如果你在儿童时期接受过头部或颈部的放射性治疗，那么你患癌性甲状腺结节的风险就会增加。

症状

如果结节较大，且含有能行使功能的甲状腺组织，就会导致血中甲状腺激素水平升高，引发甲状腺功能亢进的症状，如心率增快，肢体或手的颤抖，怕热以及多汗等。患者同时会有指甲改变，眼球突出，目光呆滞等症状。

诊断

绝大多数的甲状腺结节在医生进行物理检查时可以发现。为了明确结节的性质，医生会建议进行甲状腺扫描，这是一种放射性同位素扫描，在检查时要求你喝很小剂量的放射性碘剂，然后躺在一部特殊的照相机下面来检测甲状腺的放射性。

尽管甲状腺扫描可以检测到包含有功能甲状腺组织的结节，但是癌性的和液性的甲状腺结节在扫描时是看不见的。扫描不显像的甲状腺结节通常用细针穿刺来明确诊断，在这一诊断操作过程中，少量的甲状腺组织或液体被用带空针的注射器抽取出来，放在显微镜下检测有无癌细胞。

治疗

如果结节是非癌性的又很小，医生会建议你监测它，看它是否会长大。如果结节是充满液体的又比较大，医生会利用空针和注射器来抽取部分的液体以减小结节。如果是包含有功能甲状腺组织的结节，可以通过放射性碘剂治疗来破坏它。如果结节是癌性的，医生会建议手术切除甲状腺，然后进行放疗杀死所有残存的癌细胞。切除甲状腺以后，医生会常规监测你的甲状腺功能，你可能需要终身服用甲状腺激素。

甲状旁腺功能亢进症

甲状旁腺功能亢进症是甲状旁腺过度活跃，同时分泌大量的甲状旁腺激素所致。和维生素 D 以及甲状腺分泌的一种叫作降钙素的激素一起协同，甲状旁腺激素调控着人体钙的水平。过度分泌的甲状旁腺激素通过移出骨骼中的钙使血循环中钙离子的水平升高。骨骼中的钙丢失会导致骨质疏松，骨骼会变得脆弱，易于骨折。为了清除血循环中过多的钙，肾脏向尿液中排泄超过正常数量的钙，这会导致肾结石的形成。

甲状旁腺功能亢进症通常是由四个甲状旁腺中的一个或多个形成了小的非癌性的肿瘤所致。在某些情况下该病是由甲状旁腺组织增生所致。甲状旁腺功能亢进症女性比男性多发，偶可见于家族遗传性发病。

症状

甲状旁腺功能亢进症的症状包括肌

肉疼痛、肌肉无力或者是尿频。其他可能的症状是嗜睡、疲劳、抑郁、精神障碍或是癫痫样发作。有些患者会有恶心呕吐、腹痛腹胀或是便秘等症状。

诊断

为了诊断甲状旁腺功能亢进症，医生会安排患者进行血检来测量血液中钙、磷和甲状旁腺激素的水平。在某些患者，医生会建议进行超声或放射性同位素检查，来确定到底是四个甲状旁腺中的哪一个导致了疾病的发生。甲状旁腺功能亢进也要进行遗传学检测分析，以排除少见的叫作多发性内分泌腺瘤的遗传性疾病的存在，这种疾病往往最终会导致癌症。

治疗

甲状旁腺功能亢进症的治疗通常是手术切除四个甲状旁腺中1~3个瘤变腺体。手术后患者可能会发生甲状旁腺功能减退，这是因为甲状旁腺不能分泌足够的甲状旁腺激素所致，患者必须为此进行治疗。

如果甲状旁腺功能亢进导致肾结石的形成，医生会建议体外碎石治疗，这一过程是振荡波使结石变成粉末并可以随尿液排出体外。肾结石也可以由外科手术取出。

被称为双磷酸盐的药物能防止因甲状旁腺功能亢进引起的骨质丢失。科学家们目前正在研制阻止甲状旁腺分泌过量甲状旁腺激素的药物。

甲状旁腺功能减退症

甲状旁腺功能减退症是一类少见疾病，是由甲状旁腺功能低下，不能够分泌足够量的甲状旁腺激素所致。甲状旁腺激素的缺失会导致血液中和组织内钙离子水平的低下，这会影响到肌肉和神经的正常功能。甲状旁腺功能减退症可以单独发病，也可以和其他内分泌腺体疾病同时存在，如甲状腺和肾上腺疾病。

甲状旁腺功能减退症通常因治疗甲状旁腺功能亢进所进行的手术切除甲状旁腺组织所致。该病也可能是因治疗甲状腺的机能亢进（甲状腺机能亢进症）或是为切除甲状腺癌性肿瘤所进行的切除甲状腺的手术所致。

症状

甲状旁腺功能减退症的主要症状是面部、手、前臂以及足部肌肉的不自主、痛性、痉挛性的收缩。其他的症状包括颜面及手部的麻木，皮肤干燥，发质稀疏。在少数病例，患者会有癫痫样发作。患有甲状旁腺功能减退的患者通常会有口腔真菌的感染，叫做真菌性口炎。女性患者易感染真菌性阴道炎。

诊断

甲状旁腺机能减退的诊断依据症状和血液检查来测量血中甲状旁腺激素的水平。低于正常水平的甲状旁腺激素表明甲状旁腺的功能是低下的。

治疗

为了迅速缓解甲状旁腺功能减退导致的痛性肌肉痉挛，医生会建议静脉注射钙剂。患者需要终身服用钙剂和维生素D以维持体内正常的血钙水平，来防止低钙症状的发作。医生会定期给患者进行血液检测以监测患者血中钙离子的水平，作为评价患者治疗效果的依据。

第十一章
免疫系统疾病

人体免疫系统是一个精细的，由蛋白质、细胞、器官和各种淋巴管道组成的系统，保护身体免受外部入侵的细菌、病毒、霉菌等各种微生物的伤害。一旦有微生物进入人体，血液中的白细胞就能识别它是外来的异物，并迁移到入侵的异物附近将它排出体外。"抗原"是指位于入侵微生物表面的特殊蛋白。在上述过程中，血液中的白细胞形成了对某种抗原的记忆，这种记忆使得免疫系统能在将来再次遇到同一种微生物时能够识别它。人体这种能够形成记忆的能力叫作免疫力。

保护性免疫使我们能够不至于发生一次以上的某种感染，人体能够识别再次入侵的微生物并很快作出反应来中和它，如麻疹病毒。免疫力也能解释疫苗为什么能保护人体抵抗传染病。人体在与疫苗中的小量非入侵性微生物的接触中建立免疫系统的记忆，当再次遇到这种微生物时就能保护自己的身体。

人体以两种重要的方式与入侵微生物引起的感染做斗争，分别用两种类型的淋巴细胞：T细胞和B细胞来进行。B细胞能产生抗体，抗体是一种在血液中循环的蛋白质。当入侵的微生物进入身体，抗体就会对准微生物表面的特异性抗原，与这些抗原结合并破坏它们，或改变抗原的性质，吸引清道夫白细胞来吃掉它们。

T细胞分为两类：一类是辅助性T细胞，一类是杀伤性T细胞，在免疫防御中分别起不同的作用。辅助性T细胞又称为CD4+T细胞，会给B细胞发信号产生抗体。辅助性T细胞也能活化清道夫白细胞，让它们来吞噬入侵的微生物。杀伤性T细胞又称为CD8+T细胞，能攻击并破坏被入侵微生物感染的细胞。

很多因素都能抑制免疫系统使身体易受感染或生病。精神压力、营养不良，包括过度节食都能降低身体对感染的防卫能力。大手术或抗肿瘤治疗也能破坏免疫系统的功能。感染了HIV（人免疫缺陷病毒）的人免疫系统受到缓慢毁灭性的破坏，因而容易受到健康人能够避免的感染而罹患疾病。

HIV 感染和艾滋病

艾滋病的全称是获得性免疫缺陷综合征（AIDS），是人免疫缺陷病毒（HIV）感染的最后阶段。这种病毒能破坏免疫系统中的部分重要的细胞，使机体进行性地丧失抗感染和抵抗某些肿瘤的能力。感染了HIV的人常常会发生致命的机会感染，因为HIV能抓住适当的时机在机体里破坏免疫系统，而这些感

淋巴系统

免疫系统的免疫器官全局性地分布于全身各处，又称为淋巴样器官，是淋巴细胞生长和成熟的场所。淋巴细胞是白细胞中行使第一线抗感染防卫功能的细胞。淋巴细胞能识别各种感染因子和其他有害物质，参与人体对它们的免疫反应。血液中的白细胞在骨髓的海绵样组织中形成，这些营养丰富的组织位于长骨或扁骨的中心，如骨盆。

白细胞中的淋巴细胞沿着血管进入淋巴系统中的淋巴管，这是循环系统中与心血管系统不同的另一部分。一种称为淋巴液的清澈液体携带着淋巴细胞在淋巴管中循环流动。许多圆形的小结称为淋巴结，沿着淋巴管分布，补充淋巴细胞加入到血流中，并从淋巴液中排出细菌及其他有害的颗粒。当与某种感染做斗争时，淋巴结通常变得肿胀起来。人们可能会注意到，当发生感染时颈部淋巴结就会增大。

许多其他重要脏器也是免疫系统的组成部分。如脾脏能产生与感染做斗争的抗体及某些类型的白细胞。扁桃体、腺样体和阑尾都是身体中的一组淋巴样组织，它们在身体上感染性微生物容易入侵的关键部位起保卫作用。

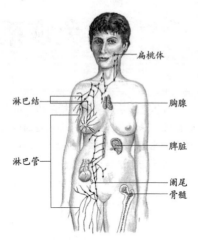

免疫系统的器官

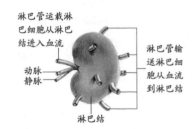

淋巴结

淋巴结在人体的免疫应答中起重要作用。淋巴结中存在与感染做斗争的淋巴细胞，是白细胞的一个种类。淋巴细胞在血液、淋巴结和淋巴管之间循环流动，遍布全身，警惕防卫着各种对身体有害的微生物感染。淋巴细胞从淋巴结通过淋巴管运输到血流并从血流中重新进入淋巴结。

染一般不会使健康人患病。

HIV是一种反转录病毒，与其他携带DNA的病毒不同，HIV携带的遗传物质是RNA。反转录病毒利用逆转录酶将RNA转变为DNA。当一种反转录病毒（如HIV）感染细胞时，就利用反转录酶将RNA插入细胞，所生成的DNA带有

遗传指令使病毒不断复制。HIV属于反转录病毒的一种亚型，称为"慢病毒"。慢病毒感染的特点是长期的过程，从最初的感染到症状出现时长达数十年。在全世界范围内大约有4 000万人携带HIV病毒，感染HIV的人中有48%是妇女。

HIV感染可逐渐损害免疫系统的

功能，专门使免疫系统中的免疫细胞CD4+T细胞（又称辅助性T细胞，T辅助细胞，Th细胞）丧失活性并被杀灭。并通过免疫系统其他信号执行其特殊的功能。健康人每立方毫米血液中含有800~1200个Th细胞。被HIV感染后Th细胞数量逐渐减少。当Th细胞减少到200个/立方毫米时，受感染的人就特别容易受到机会感染，如某些特殊类型的肺炎，也易于罹患肿瘤。

人是通过被HIV感染的血液或其他体液成为HIV感染者的。当与一个感染了HIV的性伴侣发生性行为时，或者共用一个污染的针头注射毒品时，就可能成为HIV感染者。感染HIV的妇女可在妊娠或分娩时将HIV传播给婴儿，也可以通过哺乳传播。患有性传播疾病，如梅毒、生殖器疱疹、淋病的人，在无保护情况下进行性活动时更容易受到HIV的感染。偶尔的接触，如共用毛巾、寝具、电话、厕所的便器等不会感染HIV，蚊子、臭虫等昆虫叮咬也不会感染HIV。

预防HIV感染的唯一有效方法就是坚决避免上述各种易于感染HIV的高风险生活方式。在日常生活中尚无切实可行的方法来判断哪个人是HIV感染者，很多感染了HIV的人可能很多年都没有任何症状。因此，每一次性生活包括阴道性交、肛交或口交都要使用避孕工具，除非性生活仅限于夫妻之间，且夫妻双方都做过检测是HIV阴性。感染了HIV的妇女在妊娠期要服用齐多夫定（一种治疗艾滋病的药物），婴儿在出生后6周也要服用齐多夫定。

症状

很多人在初次感染HIV后很多年没

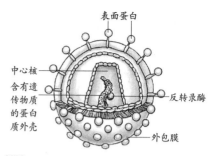

HIV

HIV是一种微球状的反转录病毒，带有遗传信息，其内部有一个蛋白质组成的保护性被壳。HIV利用反转录酶将其RNA转化为DNA进入宿主细胞，侵犯并利用宿主细胞的DNA来复制其自身。

有任何症状。有些人在感染后4~8周表现为轻度感冒的症状，如发热、头痛、疲倦以及淋巴结增大。这些症状一般在几周后消失，而感染者常常认为自己不过是小小的一场感冒而已。在此期间这些感染者的血液和其他体液具有最强的传染性。

成年人在接触病毒后10年或更长时间内可能不出现任何其他症状，只有部分人在感染后数月或数年中出现症状。出生时感染HIV的婴儿通常在两年内出现症状。在此期间，HIV活跃地复制并破坏体内的免疫系统中的辅助性T细胞。

在免疫系统遭到破坏的时候，就会出现很多种症状。最早出现的症状是淋巴结增大，并持续增大3个月以上。其他症状包括乏力，体重下降，经常发热，大汗淋漓，口腔及阴道内频繁的霉菌感染，皮疹，盆腔炎，且治疗效果不好，短时间记忆丧失。有些人则发展为严重的疱疹病毒感染或带状疱疹。

随着感染的进展，血液中辅助性T细胞（Th细胞）的水平变得非常低下。

机会感染开始出现，艾滋病的诊断可以成立。艾滋病患者机会感染的常见体征有发热、气促、吞咽困难、严重腹泻、视力丧失、恶心、腹部绞痛、呕吐、极度倦怠、意识错乱、健忘、剧烈头痛、惊厥、昏迷。艾滋病患儿可发生与成人同样的机会感染。儿童常见严重的细菌感染，如扁桃体炎和耳部炎症。

艾滋病患者特别易于患某些与病毒感染有关的肿瘤，如卡波西肉瘤（口腔、鼻子、肛门等处皮肤和黏膜下层软组织的肿瘤）。免疫系统肿瘤如淋巴瘤也很常见。艾滋病患者易患宫颈癌，但相对较少。

诊断

医生通过检查血液中 HIV 的特异性抗体来诊断 HIV 感染。抗体是机体免疫系统在接触 HIV 后发生免疫应答而产生的一种蛋白。在感染 HIV 后 1~3 个月内，体内的抗体水平不能达到可检测出的水平。

一般而言，感染了 HIV 的人如果血液中的 CD4+T 细胞水平降低到 200 个 / 立方毫米时，就可诊断为艾滋病。此外，至少还要发生过一种机会感染，如肺孢子虫病或卡波西肉瘤。

治疗

在艾滋病刚开始流行的最初几年，没有任何药物可以用于治疗 HIV 引起的免疫系统的破坏，对 HIV 感染引起的机会感染也没有任何有效的治疗手段。艾滋病被认为是一种无法治疗的终末期疾病，有大批 HIV 感染者死亡。

然而在过去一二十年中，研究者已经找到几种药物能有效地治疗 HIV 感染及其所引起的其他感染和肿瘤。这种称为抗反转录病毒的药物通过干扰病毒的复制能力，能够减慢 HIV 在体内的播散，推迟机会感染的发生。两种主要的抗反转录病毒的药物都是酶抑制剂，一种是反转录酶抑制剂，能够阻断病毒在宿主体内细胞中将 RNA 逆转录成为 DNA 所必需的反转录酶的功能；另一种则是蛋白酶抑制剂，能抑制病毒本身复制所需要的蛋白酶。这两种药物通常联合应用，以发挥更强大、更有效的治疗作用。

目前尚无能够治愈 HIV 感染的药物，这种病毒能对抗迄今为止的所有

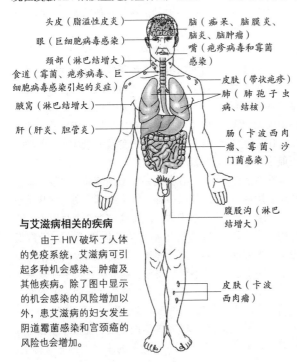

头皮（脂溢性皮炎）
眼（巨细胞病毒感染）
颈部（淋巴结增大）
食道（霉菌、疱疹病毒、巨细胞病毒感染引起的炎症）
腋窝（淋巴结增大）
肝（肝炎、胆管炎）

脑（痴呆、脑膜炎、脑炎、脑肿瘤）
嘴（疱疹病毒和霉菌感染）
皮肤（带状疱疹）
肺（肺孢子虫病、结核）
肠（卡波西肉瘤、霉菌、沙门菌感染）
腹股沟（淋巴结增大）
皮肤（卡波西肉瘤）

与艾滋病相关的疾病

由于 HIV 破坏了人体的免疫系统，艾滋病可引起多种机会感染、肿瘤及其他疾病。除了图中显示的机会感染的风险增加以外，患艾滋病的妇女发生阴道霉菌感染和宫颈癌的风险也会增加。

HIV 如何感染辅助性 T 细胞

当 HIV 颗粒遇到 CD4+T 细胞时，通过其表面的 CD4 受体识别 CD4+T 细胞，然后 HIV 颗粒与 CD4+T 细胞结合，HIV 颗粒进入 CD4+T 细胞。在细胞内 HIV 将其自身 RNA 转化为 DNA，这些新生成的病毒 DNA 进入细胞核，在那里它们被剪切后进入宿主细胞的 DNA，这个经过处理的 HIV 然后走出细胞核，进入细胞质。在细胞质中利用细胞合成蛋白的机制生产自身的拷贝。这些新的病毒颗粒一旦离开细胞，就具有传染性，并寻找其他 CD4+T 细胞侵入。

药物。不过，上述的药物治疗可以将血液循环中的病毒数量减少到几乎不能检出的水平。药物联合治疗方案能明显地降低艾滋病的死亡率。当艾滋病患者的生存期延长时，伴随而来的其他医疗问题也随之增多。有些患艾滋病多年的患者可能由于抗反转录病毒药物治疗的作用，出现体内脂肪的异常分布，伴有血胆固醇和血糖水平的异常升高。必须注意所有治疗艾滋病的药物都有一些副作用，有些甚至是很严重的。如有些反转录酶抑制剂可减少红细胞和白细胞的数量，可能诱发胰腺炎症，引起疼痛性神经损伤。蛋白酶抑制剂可能引起恶心和腹泻，并可能与其他药物发生相互之间的反应。

多种抗 HIV 感染及艾滋病的新药正在研究中，这些药物可干扰病毒生命周期的各个不同阶段。抗 HIV 的疫苗也正在研制中。

变态反应

变态反应是人体对正常情况下无害物质（如花粉）所发生的反应，在大多数人中不引起任何症状。变态反应又称为获得性敏感性或过敏反应。为了保持人体的健康，免疫系统在通常情况下识别并消灭入侵的外来微生物，如病毒和细菌，这个复杂的过程称为免疫应答。首先，免疫系统产生称为抗体的蛋白，黏附在一种称为肥大细胞的特定细胞群上，肥大细胞存在于体内大多数组织中。肥大细胞上黏附的抗体与入侵微生物表面的抗原性物质结合，这种抗原与抗体的结合刺激肥大细胞释放具有强烈作用的化学物质，其中一种称为组胺的物质会刺激周围组织引起以红、肿、痒为特点的炎症。在具有变态反应体质的人体内，这一过程可被无害的物质触发，如真菌、动物的毛屑，而不是致病的微生物。能引起变态反应的物质称为变应原，又称过敏源。

一个人可能对任何吸入物或食物发生变态反应，也可能对接触到皮肤的物质发生变态反应，还可能对药物或黄蜂、蜜蜂的蜂毒发生变态反应。

如果觉得自己可能有变态反应引起的不适症状，应该告诉医生，医生会先做一些治疗，或者推荐到变态反应学专科医师处就诊。专科医师擅长于对变态反应病的诊断和治疗。在不同的人身上引起变态反应的特异性变应原往往是很难鉴定的。实验室检查有助于明确一个人是否过敏以及对什么物质过敏。每到一位新的医生处就诊时，务必告诉医生自己的过敏史以及自己用什么抗过敏药物治疗有效。

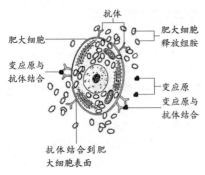

抗体

肥大细胞

变应原与
抗体结合

肥大细胞
释放组胺

变应原

变应原与
抗体结合

抗体结合到肥
大细胞表面

变态反应的过程

在变态反应的过程中，免疫系统把通常情况下无害的物质当作有害的外来入侵者而发生应答。在第一次接触这种物质（即所谓变应原）时，免疫系统产生针对该物质的抗体，这些特异性抗体附着在肥大细胞上，当这种变应原再次进入体内时，就会与针对它的抗体结合而发生反应。抗原和抗体的结合使肥大细胞释放多种化学介质，化学介质从肥大细胞中释放的过程是变态反应的特征。

变态反应的诊断

医师和变态反应学专科医师可用以下试验来诊断大多数不同类型的变态反应。

皮肤试验

皮肤试验包括斑贴试验和划痕试验，是最常用的对气传花粉和特殊食物过敏源的试验方法。划痕试验是将极少量的可疑变应原用点儿刺或划痕的方式注入皮肤。为了减少变应原进入血流的危险，可采用斑贴试验。该法是将可疑变应原制成小条状物贴在皮肤上。如果某人可能对某种变应原出现危及生命的强烈反应，就不能进行皮肤试验，尤其是点刺试验。有皮肤疾病如皮炎的人也不能做皮肤试验，因为皮肤的病变妨碍对试验结果的观察。皮肤的任何反应都提示对被试变应原的过敏反应。

RAST 血液试验

RAST 的全称是放射性变应原吸附试验（radioallergosorbent test），是最常用的检测各种变应原的血液试验。该法通过检测血液中引起过敏反应的特异性 IgE 抗体的水平来确定过敏源。特异性 IgE 抗体是由曾经接触过的过敏性物质刺激机体产生的。即使患者正在服用抗过敏的药物也不妨碍进行这项检查。患有皮肤炎症的人可进行此项检查来判断自己的过敏源。阳性试验结果表示对该变应原过敏。

变态反应的治疗

对任何一种变态反应的最好治疗方法是完全避免与该变应原的接触。对有些过敏的人，可以通过一种称为减敏治疗过程来降低他对变应原的敏感性。减敏治疗常用于治疗气传变应原引起的过敏症状，如尘螨、花粉等引起的过敏，也可用于治疗黄蜂或蜜蜂叮蜇引起的严重反应。有些人用药物不能控制症状，避免接触变应原也无效，一年中有一次以上轻度或中度过敏反应发作，专科医师会建议他们去做减敏治疗。

减敏治疗通常要进行 3~5 年，医师要为患者制订一个连续的治疗方案。最开始用经过仔细计算的很小剂量的变应原给患者注射，以刺激机体产生保护性的抗体。在以后的 3~5 年期间，变应原的剂量逐渐增加。直到产生足够量的抗体保护机体避免出现对变应原的过敏反应，或使反应不那么强烈，不引起明显的症状。不推荐减敏治疗给所有的患者，因为并不是所有的患者都有效，而且还有可能使严重过敏者发生危及生命的过敏反应，如过敏性休克。

对气传物质的过敏反应

对气传物质的过敏反应是接触一些飘浮在空气中的微小颗粒而引起的，这些颗粒只有在显微镜下才能看到，如花粉、霉菌、尘螨、烟尘、动物的毛屑。这些小颗粒悬浮在空气中，被吸入呼吸道后就会使过敏的人发生过敏反应。气传变态反应包括季节性变态反应，如花粉症。在居室或工作间中的化学合成物质如油漆、聚氨酯类、人造纤维等也能影响呼吸系统，使某些人发生过敏反应。

外源性变应性肺泡炎是一组由于接触了有机粉尘（动物性或蔬菜来源）而引起的变态反应性肺部疾病。在田地里或工业生产车间里的某些有机物，如大麦、甘蔗中所含的霉菌或真菌可能引起严重的过敏反应。"农民肺"是一种职业性过敏性疾病，是由于频繁地接触生长在发霉的枯草或谷物中的霉菌而引起的。经常与动物或鸟类接触的人可能由于接触动物的皮毛、羽毛、唾液或排泄

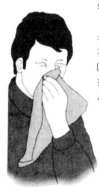

气传变态反应的触发物质

很多显微镜下才能看到的微小物质如植物花粉、动物毛屑、尘螨（一种很小的昆虫）的排泄物等都能触发变态反应。

物而发生严重的过敏反应。

已患有其他类型过敏反应的人、家庭成员中有过敏性疾病患者的人比一般人更容易患气传过敏性疾病。当气传过敏源与这些人的皮肤、眼睛、鼻黏膜接触时，就会发生变态反应。当变态反应影响到肺的气道，就会引起气喘、呼吸困难等。哮喘是一种常见的呼吸系统疾病。

症状

气传变态反应的典型症状包括打喷嚏、流清涕、鼻痒，咽喉刺痒疼痛，眼睛红肿、流泪。由于鼻部的炎症影响了眼球后静脉血液的回流，眼睛周围可能出现一个黑圈。有些人特别是儿童，由于长时间鼻痒、流清涕而经常擦鼻子，使得鼻子上有一个深深的皱纹，或鼻子上翘。某些人由于职业性质长时间暴露于粉尘变应原而引起严重的症状，如发热、肌肉酸痛、倦怠以及呼吸困难等哮喘的症状。

诊断

如果只是在春季和秋季才出现症状，就可能是花粉症。全年都出现的症

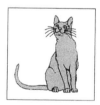
皮毛屑

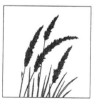
花粉

尘螨

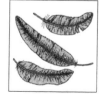
羽毛屑

花粉症

花粉症又称变应性鼻炎，是通过接触轻的易于飘起的草花粉（如草地早熟禾）或树花粉（橡树、榆树）引起的季节性变态反应。大多数人在春季或秋季出现症状，但是花粉症的出现主要是严格地取决于某种植物的地理分布。天气情况不会影响到花粉的数量，但是能影响到其分布。准确的发病时间取决于当地花粉的扬粉时间，如在炎热干燥的天气花粉数量最多，而在湿冷天气时花粉数量最少。如果有过敏症状出现，或在花粉数量最多时节，患者最好待在家中，不要外出，门窗要紧闭。空调或取暖系统应带有内置过滤器，小型空气过滤机可能不起作用。不要经常揉眼睛，因为揉眼睛能使眼睛的刺激症状更严重。

状更可能是室内气传物质引起的变态反应，如户尘螨、霉菌、动物毛屑。可用皮肤试验或血液检查来发现是何种过敏源引起的症状。也可取鼻分泌物在显微镜下观察嗜酸性粒细胞的数量。嗜酸性粒细胞是白细胞的一种，在变态反应过程中其数量增加。医师还会检查鼻子里是否有鼻息肉，因为鼻息肉也会引起与变态反应相似的症状。

治疗

因为花粉和其他气传变应原很难完全避免接触，医师往往建议使用抗组胺药（非处方药）。抗组胺药能通过阻断细胞释放组胺的作用来缓解过敏反应的症状。但是要使药物充分发挥作用。必

须定时有规律地服药，如每天一次连续数年。有些人服用抗组胺药有副作用，如嗜睡、鼻腔和咽喉部干燥感等，这些副作用有时比过敏反应本身更难受。

其他一些非处方药也能缓解症状，如含有色甘酸钠鼻喷雾剂，其效力大约只有含糖皮质激素的鼻喷雾剂（处方药）的一半，但在长时间使用时更安全。盐水鼻喷雾剂可清洁鼻腔中的过敏源。一般不建议使用鼻腔的抗炎药滴剂或喷雾剂，因为这些药反而会使症状加重，而且要达到治疗效果所需要的剂量会越来越大。抗炎药是处方药，必须由医师开处方才能使用，并且只能短时间使用。

如果非处方药不能缓解症状，就要用抗组胺类药的处方药治疗，但抗组胺类药有引起嗜睡的不良反应。滴眼剂可能暂时缓解眼部的激惹症状。糖皮质激素的鼻喷雾剂对缓解鼻部的炎症有很好的效果，能使鼻分泌物流到咽喉后部而易于排出。对少数较重的患者，医师会加上治疗哮喘的药，如支气管扩张剂来松弛气道，口服或吸入的糖皮质激素类药物来减轻炎症。如果这些药都不能减轻症状，或出现副反应，还可以考虑做减敏治疗。

对食物的过敏反应

食物过敏反应是指对某些食物或食物添加剂的变态反应。过敏反应通常在进食后立即发生或进食后数小时内发生。乳糜泻（又称麸质过敏症）患者的小肠会对谷物蛋白发生超敏反应，这种反应可能在数天后才发生。食物变态反应可能持续终生，但也有许多在儿童时期诊断的变态反应在成年后消失。最常

见的引起变态反应的食物是坚果（尤其是花生、胡桃、巴西果）、豆类（如大豆）、鱼和贝类食物（尤其是鲑鱼和虾）、牛奶、鸡蛋白和小麦。食物变态反应常表现为家族性。

有些人对某些食物或饮料出现异常反应，如消化不良，但是这类反应不属于变态反应，因为免疫系统并未参与这些反应。乳糖不耐受是对奶制品的一种不耐受反应，不是变态反应。某些物质如酒中的亚硫酸盐，食物中的谷氨酸钠（味精）能引起体内的化学失衡，也不是真正的变态反应。

症状

能引起变态反应的食物一旦被吸收进入血液，就能与血液中相应的抗体发生反应，引起头痛、皮疹、瘙痒、咽喉

警告 ⓘ

过敏症状

如果出现下列症状，尤其是在食用某些罕见食物后，或被昆虫蜇叮后，或注射某种药物后，应立即拨打120急救电话或立即前往最近的医院急诊。

- 身体某些部位的皮肤严重瘙痒或皮疹；
- 口唇、舌、咽喉肿胀；
- 大汗淋漓或皮肤湿冷；
- 吞咽困难；
- 呼吸困难；
- 言语不清；
- 呕吐；
- 意识错乱。

和口唇周围的肿胀、鼻塞或流清涕，呼吸急促或呼吸困难。食物变态反应的其他症状包括腹胀、腹痛、肠胀气、恶心、呕吐、腹泻。某些患者还可能出现危及生命的过敏性休克。

诊断

为了诊断食物过敏，患者应该坚持做饮食日记，来观察哪些食物会引起过敏。也可以采用"排除法饮食"，把饮食中的食物一种一种地排除，来发现引起过敏反应的可疑食物。如果在饮食中排除某种食物后，过敏症状不再出现，那么这种食物就是引起过敏的可疑食物过敏源。采用排除法饮食必须在医师的指导下进行。可以先采取血液检查或皮肤试验的方法来发现引起过敏的食物。

治疗

避免食用可疑的引起过敏的食物是治疗食物过敏的最好方法。应仔细阅读买回家的各种食物上的标签说明。当外出就餐时，应询问盘中餐的详细成分，如许多亚洲食物常含有花生油，对花生过敏的人就应注意回避。食物过敏的人应时刻随身携带附有自我注射装置的肾上腺素。肾上腺素能扩张气道，使呼吸平缓。在出现食物过敏反应的先兆征象时，要立即给自己注射肾上腺素，并赶快到最近医院的急诊室。

对药物的过敏反应

某些药物能触发过敏反应。肌肉注射或静脉注射的药物直接或迅速进入血流，因而是最容易引起过敏反应的。最常引起过敏反应的药物是青霉素及其

类似的抗生素。口服药较少引起过敏反应，因为一些较强的过敏源在消化过程中被降解。很多药物都会引起不良反应或意外的副作用，但是这些反应没有免疫系统参与，不属于变态反应。

症状和诊断

药物的过敏反应包括皮疹、哮喘、呼吸急促。如果症状严重，可能导致危及生命的过敏性休克。要诊断对某种药

过敏性休克

过敏性休克是一种极其严重的，有时是致命的过敏反应，需要紧急医疗处理。在过敏反应过程中，机体释放大量组胺和其他化学介质，这些物质扩张血管并使血压急剧下降，气道痉挛甚至完全关闭，呼吸困难甚至停止。任何一种过敏源都可能引发过敏性休克，不过最常见发生于昆虫叮蜇，食用某种特殊食物或注射某种药物后。

如果发生了前所未有的严重过敏反应，应立即拨打120急救中心的电话，应在自己的脖子或手腕上佩戴特殊标签，上面写有自己的过敏和疾病情况，以便抢救者能及时获知有关的医疗信息。注射自救药盒中的肾上腺素以扩张气道，改善呼吸。带有注射装置的自救药盒应总是带在身边，以保证在严重过敏反应发生的先兆出现时，就能及时注射。

如果身边有人出现了急性过敏反应，立即拨打120电话。如果患者失去知觉，立即将其身体放平，头低脚高，以改善头部和脑部的血液循环。

物的过敏反应，医师必须根据病人的症状鉴别排除药物的罕见副作用。有必要为患者做血液检测或皮肤试验，以寻找过敏反应的原因并估计其严重性。

治疗

药物过敏反应可用两种方法进行治疗。如果这种药物可以中断使用或应用其他替代的药物，避免继续使用引起过敏的药物是最好的治疗方法。如果必须应用这种药物，而过敏的症状比较轻，医师可以在应用这种药物的同时应用另一种药物来治疗过敏引起的炎症反应，如抗组胺药或糖皮质激素。患者就诊时必须将自己的药物过敏情况告诉所有为自己看病的医师，以免他们再次使用这些引起过敏的药物。药物过敏者最好总是佩戴写有自己药物过敏情况的项链或手链。

自身免疫病

当细菌或病毒入侵人体时，体内的免疫系统就会识别并杀灭这些外来的入侵者来保护自己的身体。但是当免疫系统处于异常状态，就会将自身的细胞误认为外来的入侵者而发起攻击。免疫系统对自身进行攻击的过程称为自身免疫。究竟为什么机体会将自身的组织当作外来的入侵者进行攻击，其确切原因尚不清楚，但已发现，确实有些人是自身免疫病的遗传易患体质。当这些易患人群暴露于某些环境触发因素时，就容易发生自身免疫病。这些触发因素包括感染、某些药物及女性的妊娠期。

一种自身免疫病会使身体几乎所有

的部分受到损害，其特征性的症状取决于哪些器官受到侵害。当免疫系统攻击自身组织时，总是引起损害自身的免疫性炎症反应。自身免疫病是无法预测的，某些人可能只持续几个月或几年，然后可以缓解。另一些人可能反复发作，时好时坏。还有一些患者的症状始终处于活动状态，持续多年，引起身体的严重损害。

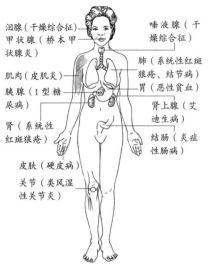

泪腺（干燥综合征）
甲状腺（桥本甲状腺炎）
肌肉（皮肌炎）
胰腺（1型糖尿病）
肾（系统性红斑狼疮）
皮肤（硬皮病）
关节（类风湿性关节炎）

唾液腺（干燥综合征）
肺（系统性红斑狼疮、结节病）
胃（恶性贫血）
肾上腺（艾迪生病）
结肠（炎症性肠病）

自身免疫病使全身多处器官受到损害

患自身免疫病时，免疫系统错误地攻击自身的细胞和器官。身体的各个不同的器官都可能受到侵害。类风湿性关节炎只损伤身体的某些特定部位，如关节。而其他的一些自身免疫病则可能影响到全身。如某些类型的狼疮可能会引起严重的肺、心、肾、脑的损害。

类风湿关节炎

类风湿关节炎是一种慢性自身免疫病，引起炎症、疼痛、肿胀、僵硬和功能丧失。患类风湿关节炎时免疫系统攻击关节滑膜，滑膜肿胀引起关节疼痛、发热、红肿。滑膜细胞增生并且异常分

化，并开始侵犯和破坏软骨和关节组成骨。围绕关节的肌肉、韧带和肌腱变得薄弱并且不能支持关节。经过一段时间以后，未经治疗的关节及其组成骨的破坏引起关节的畸形，使患者活动困难，失去独立生活的能力。

最常受到侵害的关节是手和脚的小关节，主要是手指和脚趾关节，但是全身所有关节都会受到损伤，包括腕关节、膝关节、踝关节及颈部关节，而较少发生于脊柱和髋关节，这些部位更容易发生骨性关节炎。骨性关节炎是由于关节长期受压所致，不属于自身免疫病。下列特点可用于鉴别类风湿关节炎与其他类型的关节炎。例如，类风湿关节炎的关节炎症总是对称地发生，如果一侧膝关节或踝关节受累，往往对侧的膝关节或踝关节也受累。关节炎症往往发生于腕关节和近端指间关节。与骨性关节炎不同，类风湿关节炎往往会影响到关节以外的身体的其他部分，如眼、心脏、肺和血管，引起皮下软组织的改变。

症状

类风湿关节炎的症状在不同患者之间有很大差异，某些患者可能比其他患者更严重。有些患者起病时并没有明显的关节症状；有些患者的初始症状只是倦怠、胃口不好、体重减轻，隐约的肌肉疼痛，还可能有低热，以后特征性的关节疼痛才逐渐出现。而在另一些患者，关节的炎症会在没有任何先兆症状的情况下突然发生。

类风湿关节炎的关节症状表现为红、热、肿、疼痛及触压痛、僵硬。随活动增加而逐渐减轻的晨僵是类风湿关节炎最值得注意的首要表现。患者常因

伴发的缺铁性贫血而感到疲倦。偶尔的发热和一般感觉不适是很常见的。

有些类风湿关节炎患者有关节以外的身体其他部位的表现。大约1/4的患者在邻近关节的皮下出现肿块或结节，如肘关节附近。较少见的表现还有颈部疼痛，口干、眼干。个别患者会出现血管、胸膜、心包膜的炎症。

病情严重的患者关节肿胀变形，部分或完全脱位。这种脱位可能引起严重的畸形，当发生在膝关节、踝关节和足趾关节时会引起行走困难。肌腱会变得非常脆弱，一拉就断，不能控制某些运动。

诊断

类风湿关节炎的早期诊断有助于防止关节破坏，但是在疾病的早期阶段诊断是非常困难的。没有一种能准确诊断早期类风湿关节炎实验方法，而且其症状表现也是因人而异。早期类风湿关节炎的症状往往与其他需要排除的关节疾病的症状很相似，在早期阶段往往只有少数症状出现，迫使医生不得不等待更多、更全面的症状出现才能做出诊断。因此，医师需要采用多种手段来帮助诊断。

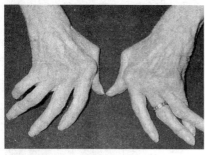

患有类风湿关节炎的手

类风湿关节炎能使手指关节严重变形，明显影响日常生活。各个手指的指骨偏离拇指向外侧弯曲。

一种重要的实验室检查方法是检测血液中的类风湿因子，这是免疫系统产生的一种异常的抗体。多数类风湿关节炎患者的血液中可检测出类风湿因子，但也有一部分患者检测不到类风湿因子。其他血液检查项目主要是检测与类风湿关节炎伴随的炎症和贫血，如检测血液中的白细胞和红细胞。

在疾病的后期，可通过拍摄关节的X线平片来监测关节病变的进展。

治疗

可用多种不同的治疗方式来缓解疼痛，减轻炎症，延缓关节损害。当症状趋于减轻时，要注意适当的活动，使休息和活动相得益彰。可采用一些积极的锻炼方式来促进功能的改善，如在温热的水中游泳有助于减轻关节僵硬。当关节需要休息时可用夹板固定以减少关节的活动。穿带拉链的衣服，减少扣纽扣时疼痛手指的运动。在浴室安装安全拉手以免因下肢关节疼痛而摔倒。可采用放松技术减轻思想负担，调节情绪。适当参加休闲活动转移注意力，改善生活质量。也可对疼痛的关节进行适当的理疗。

非甾体抗炎药曾是治疗早期类风湿关节炎最主要的药物。但是现在认为在类风湿关节炎的早期就应该使用强有力的控制病情药物，防止关节的进一步损坏。常用的治疗类风湿关节炎的药物有甲氨蝶呤、羟基氯喹、柳氮磺胺吡啶，这些都是很强的改善病情药物，通过阻断免疫细胞之间的相互作用来控制炎症的发展。新近已被批准使用的一种治疗类风湿关节炎的生物工程药物是肿瘤坏死因子拮抗剂，业已证实该药既能控制炎症，又能减缓软骨和骨的破坏，且副

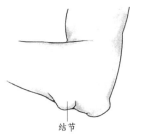

类风湿结节

　某些类风湿关节炎患者在邻近关节部位皮下出现的肿块称为类风湿结节，如肘关节附近。

作用很小。

　外科手术有助于缓解疼痛和改善关节功能。以下三种手术可以采用：关节置换、手部肌腱重建和滑膜切除即将发炎的滑膜全部切除。

系统性红斑狼疮

　系统性红斑狼疮通常简称为狼疮，是一种累及皮肤、关节、肌肉和多种其他器官的自身免疫性疾病。多发生于生育期女性，但男性也可患病。狼疮患者体内免疫系统紊乱使多系统受累，多种器官和组织发生炎症。

　狼疮分为三种主要的类型：系统性狼疮、盘状狼疮、药物诱发的狼疮。最常见的是系统性狼疮，在体内多系统引起炎症。盘状红斑狼疮以皮肤顽固性红斑为特点，发生于面部、颈部、胸部，可留下瘢痕。药物诱发的系统性狼疮可被多种药物引发。如治疗心脏病和高血压的β受体阻断剂，当停止用药时药物诱发的狼疮可完全消失。

　女性患系统性狼疮的人数是男性的10倍，起病年龄多在18~45岁。黑人和西班牙人患病的风险较高。狼疮患者的一级亲属（子女、兄弟姐妹、父母）患病率

高于一般人群，这表明基因在发病中起重要作用。其他发病病因尚不清楚。药物诱导的狼疮发生于男性比女性要多，因为男性应用容易引发狼疮的药物较多。狼疮和所有的自身免疫病一样都是不传染的。

　近年来对狼疮的早期诊断和正确治疗大大改善了预后。在1960年，只有40%的诊断为系统性狼疮的患者能存活3年以上。现在80%~90%的狼疮患者都能存活10年以上，其中很多人都可望有正常的寿命。

症状

　系统性狼疮的症状因人而异，不同患者之间差别很大，病程发展也难以预测。轻症患者只需要很少的治疗即可，而重症患者的病情会很严重，常有严重的致命的脏器损害，如肺、心、肾、脑等。狼疮的特点是周期性发作，每次发作后有数周、数月或数年的缓解。

　狼疮的早期症状通常只是疲倦，容易与其他疾病混淆。患者一生中可能出现下列症状：

- 发热超过 37.8℃；
- 关节疼痛、红肿；
- 面部蝶性红斑；
- 贫血；
- 胸膜炎；
- 光过敏；
- 脱发；
- 口或鼻溃疡；
- 惊厥。

　大约 1/3 的狼疮患者有肾损害，有些患者有进行性肾功能不全或肾功能衰竭。狼疮还会以多种方式累及中枢神经系统，如很多患者有头痛、意识模糊、精神不集中。当自身抗体攻击神经细胞

狼疮与妊娠

因为狼疮主要发生于育龄期妇女，妊娠就成为特别困难的问题。过去医师总是建议女性狼疮患者不要怀孕，担心因为血液凝固的问题而引起流产的高风险。但是现在只有25%的女性狼疮患者流产，约半数女性狼疮患者能正常分娩健康的婴儿，另外25%的孕妇发生早产。不过，所有的患狼疮的孕妇仍然被认为是高风险者，需要由对处理高风险妊娠有经验的妇产科医师专门处理。

女性狼疮患者最好的妊娠时间是在疾病的两次发作之间。大约20%的女性狼疮患者会突然发生高血压、蛋白尿，这种情况称为惊厥先兆（preclampsia）。如果不立即娩出胎儿，其严重的病情可能危及母亲和胎儿。

女性狼疮患者所生胎儿的主要危险是早产。大约3%的早产婴儿患有新生儿狼疮。表现为皮疹、血细胞计数异常，在3~6个月时会自然消失。某些患儿会有心律失常，这一症状可能持续存在，但没有危险。

或血管时，还可能发生脑血管意外（中风）。当本来是起抗感染作用的白细胞进入血管壁时，会发生血管的炎症（血管炎），继而使血流量减少并损伤组织。血管炎能在身体的很多部位引起多种不同的症状。包括心脏的各个部位：心包、心内膜以及心肌。狼疮患者感染的机会增加，有些狼疮患者还会出现血液凝固问题。

诊断

狼疮可能与许多其他疾病的表现相似，因此狼疮的诊断是非常困难的。为了诊断狼疮，必须注意观察全身性的和许多不同器官的异常情况，如皮肤、关节、肾、血液、肺、神经系统以及心脏和其他脏器内膜的情况。医师应进行全身的物理检查。患者的主诉非常重要，包括各种症状何时开始以及开始时的情况。医师必须善于发现患者主诉的症状和物理检查结果之间的相互关系。

如果患者具有许多狼疮的特殊症状，就应进行血液和尿液的检查，以评估免疫系统的功能状态。没有一个实验能确切地肯定一个人是否患有狼疮，但是综合一组实验室检查的结果通常就能做出诊断。一般来说，实验室检查主要是检测各种自身抗体。自身抗体是错误地将机体自身细胞当作入侵的有害物质来进行攻击的蛋白质。以下是常用的诊断狼疮的实验室检查项目，这些检查的结果有助于决定下一步应做哪些检查。

- 全血细胞计数；
- 各项肝功能和肾功能检查；
- 特异性自身抗体的检测；
- 检测肾功能的尿液分析；
- 红细胞沉降率用于评估炎症程度；
- 胸部X线片评察肺的损害；
- 心电图用于检查心脏的情况。

治疗

狼疮的治疗取决于病情的严重程度。大多数治疗方案是药物、锻炼、休息、营养的结合，并要注意避免日晒。治疗狼疮药物的作用是缓解疼痛和炎症，抑制免疫系统的异常反应。大约1/3的患者病情保持在缓解状态，这些患者只需要服用非甾体类抗炎药，如阿司匹林、布洛芬等。较严重的患者需要服用糖皮质激素。

如泼尼松口服或肌肉注射。长期服用大剂量糖皮质激素类药物能引起患者体貌上的变化，如痤疮、腹部的向心性肥胖、体重增加。服用泼尼松时不可以突然停药，而应该逐渐减量以免发生休克。抗疟药对缓解关节疼痛和狼疮的炎症很有效，尤其对治疗盘状狼疮的皮疹效果显著。

60%的狼疮患者对光过敏。暴露在阳光下会刺激狼疮发作或加重狼疮诱发的皮疹。保护自己免受日晒对于狼疮患者非常重要，穿长袖衣服和长裤，戴宽边帽子可防止日光直晒皮肤。到室外活动前涂抹防晒油，防晒油的防晒指数要在15以上。也可选择在上午10点到下午4点之间不要外出到有阳光的室外活动，在这段时间里太阳的光线最强烈。

现已证实几种改善免疫系统功能的治疗方法对狼疮是有效的。干细胞移植已试用于治疗重症狼疮患者并获得了可喜的结果。

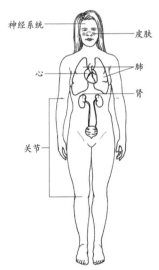

狼疮累及的器官和组织

系统性狼疮累及全身皮肤和其他器官组织引起肺、心、肾、关节和神经系统的炎症。

硬 皮 病

硬皮病是一种慢性自身免疫病。硬皮病患者的免疫系统产生一种异常的抗体攻击全身的结缔组织。该病的特点是在全身的结缔组织中蛋白胶原过度增生，引起皮肤变硬、变厚、变紧，特别是在双手和面部。硬皮病分为两种类型，一种称为局限性硬皮病，只侵害皮肤和肌肉骨骼系统；另一种称为系统性硬皮病，引起皮肤广泛硬化，并累及内脏器官，如肺、心、肾等。

女性发生硬皮病者远远多于男性。预后也有很大差别，有的很轻微，有的可致残，甚至危及生命。硬皮病的病因尚不清楚，因而也无法预防。基因在该病的发生中起重要作用，但不属于遗传病。环境因素和毒物可能成为该病的触发因子，如病毒感染，接触有机溶剂和吸附材料。由于女性罹患该病人数是男性的7~12倍，推测女性激素如雌激素可能在发病中起一定作用。

症状

硬皮病的症状通常出现于20~40岁，其他年龄也可发生，与受累器官和组织有关。许多患者最初的症状是受寒或应激状况下出现的雷诺现象。手指和足趾小血管的痉挛影响了血流，使手指和足趾皮肤苍白、寒凉、麻木、疼痛。虽然雷诺现象是硬皮病的一种症状，但并非所有出现雷诺现象的人都会发生硬皮病。

硬皮病的其他特征性表现是手指、手、前臂和面部的肿胀，有时小腿和脚也会肿胀。然后皮肤逐渐变硬、变厚、变紧，肌肉软弱无力，关节僵硬使得关节在弯曲时疼痛，活动受限。

系统性硬皮病还会引起许多更严重的症状。消化道的症状有吞咽困难、消化不良、肠蠕动失控。呼吸道症状有呼吸急促，持续性干咳。如果累及心脏，会出现胸痛，心律失常，甚至心力衰竭。当有肾损害时，会出现高血压、头痛、癫痫发作、少尿、血尿，甚至是肾衰竭。

诊断

须仔细询问病史，进行全面的体格检查，特别注意皮肤的表现。血液检查如发现与硬皮病有关的特异性自身抗体，表明免疫系统对全身结缔组织出现异常的攻击作用。为了证实诊断，可进行活体组织检查，切下一块组织样本在显微镜下检查胶原增生情况。

治疗

目前尚无有效的治疗方法。自我治疗措施和药物有助于缓解症状，改善生活质量。采用放松技术如深呼吸和冥想可减少发作的频率，减轻发作时的严重程度。保持手足的温暖、干燥有助于防止手指和足趾血管的疼痛性收缩。可以应用血管扩张剂和利尿剂来改善循环，减轻手足的肿胀。

吸烟的患者应戒烟，烟草中的化学物质能损害血管和血液循环。吸烟也会使皮肤温度降低导致硬皮病的发作。

有规律地体育锻炼有助于维持体力和耐受性，改善循环。应与医师商讨确定适当的锻炼方式。为了减轻肌肉和关节的炎症、疼痛和僵硬，可应用非处方药中的非甾体抗炎药，如阿司匹林、布洛芬、萘普生，或糖皮质激素类药物。还可以接受理疗来维持体力和活动能力。

为了缓解消化道的症状，应少吃多餐，睡前 3~4 个小时内不要进食。睡觉时床头稍抬高。必要时可服用抗酸药，但这些药只能暂时缓解胃灼热、腹胀、消化不良等症状，过后可能使原来的症状更严重。如果长期服用抗酸药，可能会使症状持续存在并不断加重。因此，抗酸药必须严格地按照说明书使用。

对于严重的皮肌炎患者可使用免疫抑制剂如青霉胺和环磷酰胺来减轻炎症和器官损害，抑制免疫系统的异常活动。

多发性肌炎和皮肌炎

肌炎是肌肉的炎症。多发性肌炎是较少见的慢性病，其特点是全身多处肌肉的炎症。可发生于任何年龄，但多见于 5~15 岁的儿童和 40~60 岁的成人。女性多发性肌炎的患病率是男性的 2 倍。该病病因不明，属于自身免疫病，免疫系统产生了一些攻击自身肌肉组织的自身抗体。在有些患者，该病可能与某些肿瘤（如肺癌）相关。可能免疫系统产生的某些攻击肿瘤细胞的正常的抗体同时攻击了肌肉组织。如果多发性肌炎同时伴有皮疹就称为皮肌炎。

症状

多发性肌炎的主要症状是肌肉乏力，尤其是肩膀、上臂、臀部和大腿的肌肉。肌肉的乏力可能突然发生也可能在数周或数月内逐渐起病。当肌肉受损时，患者不能进行日常生活中的正常活动，如洗澡、穿衣，坐在椅子上站不起来，上楼梯甚至行走都有困难。其他症状有肌痛、关节肿痛、发热、疲倦、体重减轻等。如果多发性肌炎累及肺，会出现呼吸急促、持续咳嗽。如果累及咽喉部和食管的肌肉，会有吞咽困难和语言障碍。此外，多发性肌炎和皮肌炎还有一个特征性的改变，就是面部、肩膀、肘、手指指间关节、膝和踝会出现粉红色的皮疹。很多多发性肌炎和皮肌炎患者的症状是反复出现的。

诊断

须详细地询问病史，进行全面的体格检查。可进行肌电图检查，还可切取一小块肌肉组织做肌肉活检。血液检查主要是检查特殊的酶和自身抗体，对某些患者还应该筛查血液中的肿瘤标志物。最好由风湿病学专科医师（擅长于关节、肌肉、结缔组织病）和神经病学专科医师（擅长于神经系统疾病）同时对患者进行检查诊断，以排除其他疾病。

治疗

某些多发性肌炎或皮肌炎患者可能不经治疗而自愈，并且不再复发。但多数患者需要大剂量糖皮质激素治疗，如口服泼尼松来缓解炎症，减轻皮肤肿胀和疼痛。症状改善后，可减少泼尼松的用量，但多数患者需要长期服用小剂量泼尼松来控制疾病。对于肿瘤引起的多发性肌炎或皮肌炎，糖皮质激素治疗的效果一般不好。

如果糖皮质激素治疗的效果不满意，可加用免疫抑制剂，如甲氨蝶呤或硫唑嘌呤，阻断免疫系统异常亢进。免疫抑制剂可与糖皮质激素联合应用或替代糖皮质激素。如果糖皮质激素加免疫抑制剂仍不能奏效，还可试用大剂量丙种球蛋白静脉注射。

当症状明显时，患者应充分休息，限制活动。应在医师指导下设计轻微活动锻炼的计划，以维持和改善肢体的活动性、肌肉的力量和耐力。

雷诺病和雷诺现象

雷诺病是一种皮肤毛细血管收缩而致手指和足趾血流减少的疾病，有些患者的嘴唇、鼻子、眼睑也会受累。病因尚不清楚，可能是免疫系统错误地产生了一种攻击自身组织的自身抗体，属于自身免疫病。该病的发生常与接触冷空气、冷水或精神紧张有关，常见于15~40岁的女性。

根据该病的病理基础，医学上称该病为雷诺现象。多种结缔组织病都会出现雷诺现象，如硬皮病、系统性红斑狼疮、类风湿关节炎等。动脉硬化是由于脂肪沉着在动脉血管壁上形成斑块引起血管狭窄，动脉硬化时也会发生雷诺现象。有些患者的雷诺现象是由于某些药物的收缩血管作用而引起的。如 β 受体阻断剂、某些治疗肿瘤的化疗药物、某些治感冒的药物、某些减肥药等。长期使用振动设备和机器如线锯、风钻等也会损害手部的血管，引起雷诺现象。该病更多见于吸烟的人，可能是吸烟会引起微循环障碍。

症状

雷诺病的主要症状是一个或多个手指或足趾在遇冷时发生变化，由于毛细血管收缩而致皮肤变白；当血流被完全阻断时，皮肤的颜色逐渐变成暗紫色。手指或足趾会感到跳动，并感到发冷、发麻。有些病人有烧灼感。起病初期，发作不频繁，症状也较轻，随着病情的进展发作越来越频繁，症状也越来越严重。持续的发作使神经受损，引起受累手指或足趾的疼痛。

在疾病的后期，受累的手指、足趾

由于血流减少变细，皮肤光滑，有的患者手指或足趾的末端剧烈疼痛。血液供应的减少会损伤肌肉和神经，使手指无力，触觉减退。当病情持续加重，会导致局部组织坏死（坏疽）。

诊断

雷诺病的诊断主要根据特征性的症状，当然完整的病史和详细的体格检查也是必不可少的。血液检查可检测反映自身免疫反应强度的炎症指标，并检测各种自身抗体，这些检查对诊断无特异性，但有助于了解其原发病及体内异常情况。在显微镜下检查甲皱有助于了解毛细血管的异常情况。

治疗

雷诺病的治疗取决于其原发病。治疗的主要目的是减少发病次数，减轻病情严重程度，以防止手指、足趾的组织损伤。以下措施有助于减轻症状：

● 温暖干燥的居住环境。终年保持居室内温暖，即使在室内也要穿毛线衣以避免受寒。在家里也不要光脚。处理冷冻食品时要戴棉手套。气温低时尽量不要到室外活动。如果必须外出，要多穿几件宽松的衣服，并戴围巾、手套，穿温暖舒适的袜子和鞋。不要接触冷水，保持手脚干燥。洗碗时要戴橡皮手套。

● 保持良好的情绪。处理好工作和生活中的各种关系，尽量减轻思想上的压力。可做些舒缓的运动，如深呼吸、冥想、瑜伽。尽量避免各种可能引发雷诺病的精神压力。

● 保持健康的饮食。注意饮食平衡，选用含有丰富抗氧化剂的食物，如水果和蔬菜。注意低脂肪和低胆固醇饮食以防止高脂血症，防治高血压和动脉硬化。

● 保持适当锻炼。每周至少锻炼3~4次，每次20~30分钟，这有助于调节紧张的情绪，降低血压，防止动脉硬化，促进良好的睡眠。

● 戒烟。吸烟者要戒烟，香烟中的尼古丁会使血管收缩，不但会提高低密度脂蛋白胆固醇，还会降低皮肤温度，引发雷诺病。

● 不要佩戴过紧的饰物，不要穿过紧的鞋和袜子。过紧的鞋、袜子都会压迫血管，影响手指足趾的血流供应。

经常到专科医师处复诊，专科医师会了解治疗是否有效，发现是否还有其他疾病并进行必要的早期检查和治疗。如果各种自我防护措施都未能防止症状的出现，也未能缓解已出现的症状，可用钙离子通道阻滞剂来保持血管畅通。大多数患者采用这种治疗后发作的次数会减少，病情也会减轻。如果钙离子通道阻滞剂无明显效果，可试用 α 受体拮抗剂来阻断去甲肾上腺素的作用，去甲肾上腺素是能使血管收缩的一种激素。有些患者用血管紧张素受体拮抗剂来扩张动脉，改善血液循环。对于手足末端的锐痛，可用硝酸甘油软膏外用直接涂抹到疼痛的部位，可增加局部的血液循环。

在某些严重病例，病情持续加重无法缓解，可采用外科手术切断交感神经。因为交感神经能刺激血管收缩，切断交感神经可防止手指、足趾的毛细血管收缩。但手术的效果只能维持两三年。

干燥综合征

干燥综合征又称舍格伦综合征，是一种自身免疫病，体内异常的自身抗体错误的攻击分泌唾液和泪液的外分泌腺体。干燥综合征是最常见的自身免疫病之一。

该病不仅累及腺体，而且还会引起全身多器官损害。主要表现是干燥，全身所有分布有分泌腺体的部位都会受损，包括鼻腔、关节、肺、肾、血管和神经系统。干燥综合征分为两类：原发性干燥综合征和继发性干燥综合征。原发性干燥综合征是自身发生的。继发性干燥综合征则继发于其他自身免疫病，如类风湿关节炎和系统性红斑狼疮。继发性干燥综合征患者往往比原发性干燥综合征患者的病情更复杂，也更难治疗。

干燥综合征的发生可能有遗传易患性，但易患基因的存在并不一定会发病。还有其他的诱发因素，病毒或细菌感染可能是诱发因素之一。当免疫系统被感染因素激活以后，可能的易患基因就会改变免疫系统的反应，产生攻击细胞，损伤外分泌性腺体，引起这些腺体的炎症。这些攻击细胞会持续不断地攻击外分泌腺体，直到外源性感染被控制。

症状

干燥综合征的症状通常缓慢出现。患者会发现眼睛干涩、红、痒，视物模糊，畏光，尤其是对荧光不能耐受；嘴里发干，吞咽、说话困难，味觉迟钝；还会经常干咳。缺乏唾液使得牙齿容易出现龋齿，口腔里容易发生霉菌感染（鹅口疮）；还会经常流鼻血以及因为阴道干燥而出现性交疼痛。

干燥综合征可使全身多处受累，如皮疹、甲状腺功能不全、关节和肌肉疼痛等。因为细菌从口腔进入肺，还容易发生肺炎。神经系统受累可使手指足趾感到麻木、刺痛，出现腕管综合征，面部失去感

觉。很多患者感到极度倦怠。也可能引起肾功能不全，消化道功能障碍及其他结缔组织病。约有 5% 的患者可能患淋巴瘤。

诊断

如果口干、眼干持续 3 个月以上就需要就诊。最可靠的诊断干燥综合征的方法是唇黏膜的唾液腺活检。从下唇黏膜内侧剪下一小薄片唾液腺组织，在显微镜下观察其特征性的病理改变，如果有淋巴细胞浸润，表明符合干燥综合征的诊断。

如果身体的其他部位受累，应该做一些血液检查，如血常规，血糖检测，并检查干燥综合征的特异性抗体。还应该做胸部 X 线检查观察是否有肺炎。做尿常规检查可评估肾功能情况。

做出完全正确的诊断可能需要一定时间，因为干燥综合征的表现与许多其他疾病很相似。从初始症状出现到做出诊断可能需要 2~8 年。

治疗

干燥综合征的治疗要根据病情的严重程度以及各个患者不同的特殊表现。对干燥综合征本身尚无有效的治疗手段，治疗的主要目的是缓解症状，主要是干燥的症状。为了缓解眼干，可使用人工泪液。夜间可使用较黏稠的眼药膏来保护眼睛，能持续作用几个小时。还可以采用外科手术暂时或永久地封闭泪液流出的泪道。

唾液替代物可缓解口干，还可应用促进唾液腺分泌的药物来增加唾液。缺乏唾液容易形成龋齿。请口腔科医师检查并清洁牙齿每年至少 3 次。

如果干燥综合征已经损伤了其他脏器，就要对受损脏器进行相应治疗。神经系统的症状要用抗炎止痛药治疗。肺

炎或支气管炎要用抗生素、糖皮质激素抗炎药治疗。

血 管 炎

血管炎是由潜在疾病或未知原因引起的血管炎症。可能累及全身血管的各个部分包括毛细血管、小静脉、小动脉、静脉、动脉。可能很轻微，也可能危及生命。不同性别、不同人种或种族背景的人可能更容易罹患某一类型的血管炎。血管炎可能表现为动脉炎，炎症使动脉管壁增厚，进入重要脏器的血流减少。

以下介绍某些常见的血管炎。多数血管炎比较少见，病因也不清楚，但是多属于自身免疫性疾病，由于异常的免疫应答损伤了血管细胞。

结节性多动脉炎

是一种少见的自身免疫病。免疫系统异常损伤了小动脉和中动脉。还会使多脏器受累。通常是皮肤、肌肉、关节、外周神经、肠道、心脏。最常见于中年人，女性的患病率是男性的3倍。如果不经治疗，将很快危及生命。

颞动脉炎

又称巨细胞动脉炎。是一种慢性颞动脉炎症，发生于眼睛旁边的颞部。颞动脉是颈动脉的分支，是向头部和脑组织提供血液供应的血管。通常发病年龄在50岁以上，男性患病率是女性是2倍。能损伤视力并引起永久性的视力损害。

大动脉炎

又称高安病（Takayasu disease）。从心脏运输血液到各个脏器的大动脉发生炎症。比较少见，40岁以下的亚洲女性易患。

韦格纳肉芽肿

又称韦格纳动脉炎或韦格纳病。常累及鼻窦、鼻、耳、气管、肺和肾。各个年龄均可发生，多见于中年人。

症状

症状多种多样，与基础疾病有关。血管受损部位及受累组织局限，很多患者的症状很像病毒感染。

诊断

详细询问病史和全面的体格检查。因与多种疾病相似，诊断很困难。应进行下列检查：

- 血常规检查，看是否有红细胞减少（提示贫血）、白细胞增高（提示感染）、血小板降低（提示出血倾向）；
- 尿常规检查，检查尿中是否有异常的蛋白和红细胞；
- 血管造影检查，检查是否有动脉狭窄或收缩；
- 局部组织活检，看是否有组织损伤；
- X线检查看是否有脏器损伤；
- CT扫描，看是否有脏器损伤；
- 磁共振（MRI）检查，看是否有脑和其他脏器损伤；
- 心电图检查，看是否有心脏损伤；
- 超声心动图检查，看是否有心脏损伤；
- 超声检查，看是否有脏器损伤；
- 肺功能检查，看肺功能是否正常。

治疗

根据炎症的原因和脏器损伤的严重程度采取相应的治疗，某些类型的血管炎不需要特殊治疗。血管炎的一般治疗主要是非甾体抗炎药和糖皮质激素。必要时可采用血浆透析，将有害的炎性物质从血液的液体部分中清除出去。

桥 本 病

又称桥本甲状腺炎，是一种自身免疫病。桥本病可导致甲状腺功能低下，甲状腺产生的调节机体代谢的甲状腺素过少，致使体内所有正常的化学反应都不能正常进行。不分年龄、性别均可患桥本病，但多发生于30~50岁的女性。病因不明，已发现有家族倾向。

症状

很多桥本病患者并无症状。一些患者会出现甲状腺功能低下的表现，如甲状腺肿大、畏寒、食欲减退而体重增加。还可能有皮肤干燥、指甲破裂、踝关节肿胀等。有些患者出现肌肉僵硬、乏力或抽筋，记忆力减退，情绪抑郁。

诊断

诊断时，医生会仔细询问病史和症状，进行全面的体格检查。包括血液检查，诊断桥本病的特殊检查，如检测甲状腺球蛋白抗体、甲状腺微粒体抗体等自身抗体。

治疗

如有甲状腺功能低下，应服用合成的甲状腺素来缓解并控制症状，患者可能需要终生服药，定期进行血液检查和各项体格检查，监测甲状腺功能。甲状腺素的剂量需要随病情和血液检查的结果不断调整。

风湿性多肌痛

风湿性多肌痛是一种在大肌群中引起疼痛的疾病，主要是在颈部、肩部和臀部。患者年龄通常在50岁以上。女性与男性患者人数之比为2：1。发病率随年龄而增加。病因不明，可能有遗传因素。可能是体内异常的免疫应答攻击了肌肉细胞而引起的。大约有15%的患者会发展为颞动脉炎。

症状

主要是颈、肩、臀部的中重度疼痛和僵硬，常出现于早晨和休息一段时间后。疼痛和僵硬通常持续约30分钟以上。其他症状有低热、倦怠、抑郁、体重减轻等。

诊断

诊断时，医生会详细询问病史，进行全面体格检查和必要的血液检查。血液检查的一项重要指标是红细胞沉降率，通常称为血沉。红细胞沉降率加快是体内有炎症的一个重要信号。风湿性多肌痛与其他疾病也有相似之处，故需要做一些其他检查来进行鉴别诊断，如头部颞侧的颞动脉活检来观察动脉壁上是否有异常细胞。

治疗

风湿性多肌痛患者即使不经治疗也可能在一两年后自然缓解。如加以治疗，症状可在48小时后缓解。根据症状的轻重不同，可应用非甾体抗炎药如阿司匹林、布洛芬等，或小剂量糖皮质激素，对于缓解症状非常有效。

结 节 病

结节病是一种慢性炎性疾病，在某些脏器或组织中出现小块的称为肉芽肿的炎性组织。通常累及肺和淋巴结，也能累及心脏、神经系统、肌肉、关节、肝、肾、皮肤、眼球。多数观点认为结节病也是一种自身免疫病。免疫系统错误地产生了一些攻击自身组织的自身抗体。20~40岁的黑人易患此病，提示有一定遗传因素。

症状

很多结节病患者并无明显症状。所出现的症状可能随受累的脏器或组织的不同而变化。很多患者面部、手臂和脚出现红色痒疹，患者可有发热、倦怠、食欲减退、体重减轻。有时会有关节肿胀、疼痛，主要发生在手和脚。如果肺受累，可能有持续的干咳、呼吸急促、轻度胸痛。心脏受累会有胸痛、心律失常，以至心力衰竭；淋巴结和肝脏也会肿大；肌肉乏力，关节疼痛；神经系统受累会有震颤、共济失调、麻痹、癫痫、听力丧失；有时会有眼干、流泪、视力损害。肾脏受累会引起肾结石。

诊断

根据症状、病史和体格检查做出诊断。拍摄胸部X线片观察肺部情况，肺功能检查评估肺的呼吸功能（单次呼吸的吸气量）和肺的血氧交换能力。检测血液中钙离子、血管紧张素转化酶水平是否升高。还应检测血中的自身抗体。

支气管镜检查有助于诊断。用一根长长的、可弯曲的纤维状细管通过气管深入到肺中进行观察，同时采取活检样本进行显微镜下的观察。因为结核感染与结节病的症状非常相似，还必须做结核菌素皮肤试验来排除结核感染的可能性。

治疗

很多结节病患者并不需要治疗，可以在几年内自行消失。对于轻度的关节症状，可用非甾体抗炎药，如阿司匹林、布洛芬、萘普生等治疗。如有轻度的呼吸道症状，须在数月内复查X线胸部片并监测肺功能来判断病情是好转或恶化。

如果症状持续存在并不断加重，病情恶化，就需要用糖皮质激素类药物，如泼尼松来减轻炎症，缓解呼吸困难和关节疼痛，抑制异常的免疫应答。有些患者需要吸氧来改善呼吸。对于某些特别严重的病例，可考虑肺移植。

抗磷脂抗体综合征

抗磷脂抗体综合征是一种动脉和静脉中血液自发凝固的疾病，其病因不明。当血液中异常的抗体与血细胞或血管起反应时就会形成血液凝块。这种现象会发生在某些自身免疫病患者，如系统性红斑狼疮、类风湿关节炎、某些类型的甲状腺疾病，但非自身免疫病患者也会发生。

抗磷脂抗体综合征也可能发生于细菌或病毒感染时，如梅毒或莱姆病。在感染被控制后自行消失。在正常人体内偶尔也可能检出这种异常的抗磷脂抗体。某些药物，如抗癫痫药苯妥英钠、抗生素、可卡因、抗疟药也能使血液中出现抗磷脂抗体。停用这些药物时，异常凝血也会停止。

抗磷脂抗体综合征对于妊娠具有特殊的危险性。在患有抗磷脂综合征的妇女中，早期或晚期流产及死胎是很常见的，常有小胎盘和胎儿宫内发育迟缓。患病妇女有发生子痫前期的极大危险性，表现为妊娠期间血压突然升高和蛋白尿。患有抗磷脂抗体综合征妇女的妊娠被认为是高危妊娠。

患抗磷脂抗体综合征的妇女在服用避孕药时发生凝血的风险较大，因而应采用其他方式来避孕。吸烟也能使这些妇女增加发生凝血的风险。

症状

抗磷脂抗体综合征患者发生在腿或手臂的血液凝块可能形成栓子转移到肺，引起致命的肺栓塞。其他常见症状包括突然视力丧失、面部麻木、四肢软弱无力、皮肤发绀、惊厥、中风以及反复流产。多次中风可成为痴呆。所有这些血液凝块引起的症状都可发生在中、小血管内。患者一般只具有上述这些症状中的少数几个。

诊断

详细询问病史和全面的体格检查非常必要。还应进行一系列血液检查，包括检查血中的异常凝块和抗磷脂抗体。实验室检查中最重要的项目是狼疮抗凝物和抗心磷脂抗体。

治疗

抗磷脂抗体综合征的治疗是因人而异的，对不同患者应采用不同的方案。血液中凝块需要用肝素或华法林进行抗凝治疗，有时还要联合应用阿司匹林。有自身免疫病的患者需要应用糖皮质激素如泼尼松来抑制异常的免疫应答。

患抗磷脂抗体综合征的妊娠妇女，必须按时服药以防止血管中出现的凝块转移到脑和肺等重要脏器。阿司匹林、肝素、大剂量免疫球蛋白可分别单独应用，也可联合应用。妊娠期的治疗可大大提高胎儿的存活率。

慢性疲劳综合征

慢性疲劳综合征（CFS）是一种症状复杂多变，持续时间长短不等的疾病。患者通常有严重的疲倦，休息也不能恢复，体力活动和脑力劳动都会使疲倦加重，工作和活动能力明显低于发病以前。CFS 的病因不明，一般认为是多因素引起的，如病毒感染、异常免疫应答（可能与精神压力有关）、低血压等。多数患者的 CFS 症状持续数月甚至数年。

症状

有些 CFS 的症状与病毒感染相似，如咽喉肿痛、淋巴结触痛、关节无红肿的酸痛，不同寻常的头痛，近期记忆力减退，注意力不集中，连续几小时睡眠后仍然感到疲倦，体育锻炼后的疲乏感会持续 24 小时以上。有些患者还有一些精神症状，如焦虑和抑郁。

诊断

CFS 的诊断是很困难的，因为其表现与其他疾病很难鉴别。也没有特殊的实验室检查或影像学检查来辅助诊断。需要详细地询问病史，并进行多种检查来排除各种可能的相似疾病。在做出 CFS 的诊断以前，必须有 6 个月以上的疲劳病史，并有 4 个以上的上述症状。

治疗

虽然 CFS 的病因不明，但很多症状是可以治疗的。可用阿司匹林、布洛芬、萘普生等非甾体抗炎药来缓解头痛、肌肉疼痛、关节疼痛。大多数患者采用这种治疗后都可以好转，症状消失，恢复到以前的工作活动能力水平。

第十二章
传染和感染性疾病

感染是由细菌、病毒、真菌和原虫等病原体引起的，一旦这些病原体进入体内，就会侵袭机体并大量繁殖。感染的过程依赖于几个因素，包括病原体的特性及其引起疾病的能力，病原体进入机体的途径，在体内扩散的方式及人体对病原体反应的速度与效率。病原体引起感染需要适当的条件，如适当的温度、湿度和充足的营养。当人体受到感染时，免疫系统就会利用白细胞或者利用叫作抗体的蛋白攻击侵入的病原体进行抵抗，感染的症状（如发热、疼痛及炎症）就是这一斗争的结果。

一旦感染性微生物进入你的体内，经过一定时间的繁殖后就会引起症状。在出现症状前的这段时间就叫潜伏期，根据感染的微生物不同，其变化范围从几天到几个月不等。如果机体已感染过某些病原体，免疫系统能将对下一次感染这些特定病原体起反应以保护机体免受感染。免疫接种是在没有实际感染的情况下诱导该保护性免疫反应的一种途径。免疫接种可能是主动的也可能是被动的。主动免疫接种就是人体被给予经过处理的活的或死的某特定病原体，以激发与实际感染相同的免疫反应，被动免疫接种就是给人体注射感染某一特定病原体后康复人群所产生的抗体。抗体一般来自于血液康复人群的血液，叫免疫球蛋白。

感染通常局限在传染性病原能够繁殖的特定器官或组织内，如果病原微生物进入血液循环，它们就会感染全身而威胁生命。

有些传染性病原体在咳嗽或打喷嚏时被带入空气中，再被他人吸入而传播；有些病原体是通过身体接触造成传播的；还有些病原体是通过污染的食物或水造成传播的。另外，还有一些病原体是通过动物或动物产品传播给人类。如果阻止了引起某一感染的病原体的扩散，该病的发病率就会下降。

全身性感染

这类感染不易分类，但它们通常能产生全身性症状。传染性单核细胞增多症与带状疱疹都是由病毒引起的，而破伤风与中毒休克综合征则是由细菌引起的。

传染性单核细胞增多症

传染性单核细胞增多症，常简称单核细胞增多症，是由 EB 病毒或巨细胞病毒引起的。本病可通过接吻等口腔接触在人与人之间传播，并几乎能扩散到所有器官。单核细胞增多症在青少年、

病毒与细菌

大多数感染都是由病毒与细菌这两种病原微生物所引起的。病毒侵入细胞后，控制了细胞的运作机制并在细胞中自我复制从而引起感染。在这一感染过程中，宿主细胞通常会被破坏。新繁殖出的病毒再侵入其他细胞，继续在细胞内复制并破坏细胞，如此循环不息。病毒感染可引起高热、肌肉疼痛、头疼、虚弱等症状。多数病毒感染无有效的治疗方法，但有的病毒感染可用抗病毒药物进行治疗。

细菌随处可见，包括在人体内外。许多细菌有助于保护人体免受疾病的侵袭，它们聚居在皮肤及口、鼻、肠道与阴道的黏膜上，担负抵抗潜在有害微生物入侵的屏障。但是，当体内有益细菌的繁殖比正常数量多并引起感染，或者当有害细菌通过受损的皮肤或饮食进入体内时，人就会生病。有些细菌通过产生损害细胞的毒素引发疾病。

大多数有害细菌可被抗生素消灭。但抗生素必须正确使用，即只用于细菌感染并严格按医生处方使用。如果你不按处方服用一个疗程的抗生素，你将有再次被感染的风险；如果你经常不停地服用抗生素，你将有因为细菌对原本有效的抗生素产生耐药性因而更加难以清除的危险。在病毒性感染如感冒时服用抗生素，也可能产生耐药性；抗生素对病毒性感染无效。

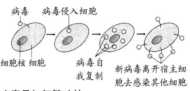

病毒是如何繁殖的

病毒通过侵入机体细胞，控制细胞固有的运作机制来进行自我复制而引起感染。在这一感染过程中，病毒常常摧毁宿主细胞，新形成的病毒离开宿主细胞，再侵入其他细胞，继续复制。

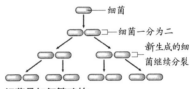

细菌是如何繁殖的

细菌的繁殖比病毒更简便。它们通过二分裂法进行无性繁殖。每个细菌一分为二，新生成的细菌再继续一分为二，如此循环。细菌的繁殖非常高效，一个细菌在10小时内可发展到100万个。

青年中比较常见（特别是那些住集体宿舍的人群），且常发生在紧张的时期，例如期末考试期间。

症状

传染性单核细胞增多症的早期症状出现在接触病毒后4~6周内，类似流感症状，包括发热、头疼、咽喉痛、扁桃体肿胀及疲乏等；随后，颈部、腋窝、腹股沟的淋巴结出现肿胀、疼痛（又叫淋巴结病）；也有些人全身会出疹。在某些情况下，单核细胞增多症侵害肝脏，会引起黄疸（眼结膜与皮肤发黄）。如果你患了单核细胞增多症，并在左上腹部有发胀的感觉，你可能有脾脏（贮存红细胞与血小板的免疫器官）肿大。单核细胞增多症的症状通常在2~3周内消失，但患者可能在随后的几周到几个月内继续感觉没有力气。

诊断

如果你有超过1周的流感样症状，特别是出现淋巴结肿胀、咽喉痛及疲劳无力，医生会详细记录你的健康史，给你开验血单，检查血液中升高的白细胞（抗感染）和抗体（机体产生的抗该病毒的特异蛋白）数量。在医生办公室做的单核细胞增多症斑点试验，可以立即看到检测结果；如果该检测呈阴性，但医生还认为你可能患有单核细胞增多症，医生会建议你做抗体检测以确诊。

治疗

由于传染性单核细胞增多症是由病毒引起的，因此本病不能用抗生素治疗。平时要注意多休息。医生会向患者推荐服用非处方类的止痛药如布洛芬或对乙酰氨基酚（无论什么原因引起的发热，都严禁青少年、儿童服用阿司匹林，因为阿司匹林与致命的雷氏综合征有关）。医生也会建议患者大量喝水，特别是在出现发热症状时。对严重的病例，医生会用糖皮质类激素来控制咽喉与扁桃体的肿胀。如果脾脏肿大，医生就会建议避免任何活动以免造成损伤，如体育运动。左上腹部的损伤可能会引起脾脏破裂，从而危及生命。

破 伤 风

破伤风，也叫牙关紧闭症，是由生活在土壤中的梭状芽孢杆菌引起的可能危及生命的一种感染病。受伤的皮肤与被污染的土壤接触后或者被污染的物体如钉或刺损伤皮肤后，该细菌就会通过伤口进入体内。静脉给药并共用针头的人或在不卫生的条件下文身或穿孔，也有感染的危险。细菌产生的毒素与控制肌肉活动的脊神经结合，从而妨碍肌肉的正常功能。

症状

破伤风的潜伏期短的有3天，长的在3周以上。症状包括头痛、抽筋及下巴强直（牙关紧闭），颈部僵硬、吞咽困难；随后，出现痛苦的抽搐及颈部、手臂、大腿与腹部肌肉强直。破伤风会侵害包括呼吸肌在内的肌肉，产生危及生命的呼吸问题。

诊断与治疗

如果你在过去的10年里都没有打破伤风疫苗并被刺伤，请给医生打电话去最近的医院急诊部进行伤口的清理与检查以寻求适当的治疗。

如果已发展为破伤风，应立即住院给予抗生素与抗破伤风毒素注射治疗。也可用镇静药（如苯并二氮䓬类）或肌肉弛缓剂以阻止肌肉痉挛。用机械通风设备帮助呼吸。治疗的目标是在疾病进程中，保持身体功能的正常。有时，破伤风会致命。

预防

为了帮助预防破伤风，必须用肥皂水清洗小的伤口，并在伤口处涂上杀菌剂。清洗在野外发生的小伤口或穿刺性损伤特别重要，因为在野外梭状芽孢杆菌的感染很普遍，而穿刺性伤口往往难以清洗并能为细菌的生长提供适宜的环境。

婴儿在出生后的第一年内应接种破伤风疫苗，以后每隔10年加强免疫一次。保证每个家庭成员都接种破伤风疫苗，每10年加强免疫一次，并记录下疫苗接种的日期。例如，接种破伤风疫苗在美国是常规免疫接种项目，因此在美国破伤风病例很少，每年的破伤风患者不超过100例。

带状疱疹

带状疱疹是水痘带状疱疹病毒（此病毒能引起水痘）复活所引起的一种疾病，且多发生于老年人。在水痘感染期间，该病毒侵入脑干或脊柱的神经细胞，经数年后失去活力。如果以后该病毒复活，就会开始繁殖，引起受感染神经所控制的皮肤上出现水疱疹和剧烈疼痛。与感染病人的接触不会获得带状疱疹，但是，如果你从未得过水痘，与带状疱疹患者接触后你可能会感染水痘，因为两种病是由同一病毒引起的。

带状疱疹几乎能影响身体的任何部位，但常常影响躯干的一侧。如果影响到脸部或眼睛，病情就可能会变得很严重，因为它可能引起临时的面部麻痹或降低视力；也可能扩散到听神经，引起听觉问题。在有些带状疱疹病例中，疼痛会持续到水疱痊愈后，这种情况叫作后疱疹神经痛，持续时间可能达数周或数月，甚至数年。

病毒的复活可能是因为免疫力下降。因此免疫力低下者如HIV感染者或艾滋病人及接受癌症治疗的患者，都属于带状疱疹的高发人群；这些人复发带状疱疹的风险也较高。

症状

带状疱疹的症状包括受影响的部位在出疹前几天发痒、有麻刺感或严重的灼热痛。患者也可能会出现头疼、发热或寒战。疱疹通常连成一条或一片，可能会瘙痒或疼痛，且对从未得过水痘的人有接触传染性。几天后，疹块转变为小的充满液体的水泡，再逐渐被硬皮覆盖，此时的传染性较小。水泡通常大约在7天后消失，大多数病人不会留下瘢痕。

问与答

带状疱疹

问：我会从带状疱疹病人那里感染该病吗？

答：不会的。不过如果你从未得过水痘的话，可能会被传染上水痘，因为这两种病是由同一病毒引起的。

问：我父母50多岁时都得了带状疱疹，这也会使我更易发生带状疱疹吗？

答：不会的，因为带状疱疹不会遗传。得过水痘的人在任何时候都可

能发生带状疱疹，而且这种危险性随年龄而增加。

问：压力会引起带状疱疹吗？

答：可能会。任何一种能降低免疫系统的疾病或者环境（哪怕只是临时性的）都可能增加发生带状疱疹的危险性。压力也能降低免疫力，使水痘感染后留在体内的处于休眠期的水痘带状疱疹病毒复活，从而引起带状疱疹。

诊断与治疗

通过临床症状，医生就可诊断出带状疱疹；实验室检测能证实这一诊断。

为了治愈带状疱疹并降低发生治疗后神经痛的风险，医生会在患者出疹后的 72 小时内开抗病毒药物，如阿昔洛韦。如果脸部受到影响，医生会推荐保护眼睛的措施。为了缓解治疗后神经痛所引起的疼痛，医生会开抗抑郁药或局部用药，如利多卡因。有些医生会开皮质类固醇类药物以降低治疗后神经痛的发生危险。

中毒性休克综合征

中毒性休克综合征是葡萄球菌或链球菌释放毒素到血流后引起的一种少见疾病。由葡萄球菌引起的中毒性休克综合征与 19 世纪 80 年代早期使用超吸收性的棉球有关，该棉球随后被撤下市场。在少数病例中，中毒性休克综合征是由链球菌（常存在于皮肤上）感染皮肤伤口或外科切口导致的。严重时，中毒性休克综合征能导致威胁生命的血压下降，如果不迅速处理，会引起休克并致命。

症状

由葡萄球菌引起的中毒性休克综合征的症状出现很突然，包括高热、呕吐、腹泻、全身有晒伤样疹。其他症状包括轻度的红眼睛、咽喉痛、头痛、肌肉痛及意识错乱。在痊愈时，疹会脱皮。

由链球菌引起的休克综合征的症状通常出现在与细菌接触后的 2~3 天。由链球菌引起的皮肤感染症状包括感染部位流脓、疼痛及感染周围发红、发热感。

如果你已出现中毒性休克综合征的

血液中毒

如果血液被细菌感染（如发生在常规的牙科手术、微小的皮肤感染或小的刺伤时）就很容易摧毁免疫系统，这叫菌血症。血液中毒是由于细菌及其毒素在血液中快速扩散引起的威胁生命的感染（败血症或毒血症）。血液中毒的症状包括发热、寒战、无食欲及疲劳。血检有助于鉴定引起感染的细菌类型。抗生素是常规的治疗方法。血液中大量的细菌或毒素可引起潜在的致命性疾病，叫脓毒性休克；在此病中，血压降低、血流减慢，导致重要器官（如肝、肾、心或脑）机能障碍或衰竭。

症状，需立即拨打 120 急救电话，或者立即去最近的医院急诊部。

诊断

在诊断中毒性休克综合征时，医生会详细记录患者的健康史，进行血液检验以检查肝、肾的异常，并排除其他可能的疾病；医生也可能会取些皮肤或被感染的伤口上充满脓液的溃疡样本进行检查。

治疗

中毒性休克综合征要求住院治疗。病人要接受静脉输液与抗生素治疗，其血压与肝、肾及其他重要器官的功能会得到密切监控。如果中毒性休克综合征是由疖、脓疱等皮肤感染引起的，医生会排出感染区的脓液。如果中毒性休克综合征是在手术后发生的，病人要重返医院以便医生查找病因，如有必要需去除坏死组织。

侵染以及由昆虫与动物叮咬进行传播的疾病

侵染发生在寄生虫侵入身体并在身体表面（如虱）或内部（如绦虫）生活时。生活在皮肤上的寄生虫通常只引起不舒适的症状。像蜱、螨一类的寄生虫可引起感染，因为它们携带有致病的微生物。生活在身体内部的寄生虫不容易被检出，因为它们有时引起的症状比较模糊，以至于常常被人忽视。但是，如果寄生虫寄生在重要的器官或繁殖快速，就会引起严重的问题。任何人如果不注意个人卫生，都可能被寄生虫所侵染。

因为人体抵抗寄生虫的能力有限，因此不经治疗就能清除它们几乎是不可能的。在我国，大多数有危险性的侵染很少见，当前有一些高效的杀灭寄生虫的药物。

绦 虫

绦虫是一类有时可侵染猪、牛、鱼的寄生虫，可长到9米以上。绦虫可通过食用烹调不当的受感染的猪肉、牛肉及鱼传染给人类。在卫生条件差的情况下，受感染的人或动物大便中的绦虫虫卵可被传播，一旦到了小肠，绦虫就通过其头节植入小肠壁在小肠内寄生。猪肉绦虫可引起脑损伤和肝损伤，鱼绦虫可引起贫血症。

症状

脱落的绦虫节段会经大便排出体外。在大便中，绦虫节段看起来像窄白条状的短碎片；如果绦虫一直在小肠中，常常会引起体重下降、不定时的腹痛、食欲下降及肛门周围的刺激感等症状。

诊断与治疗

如果医生认为你有绦虫，他会检查你的粪便样本，开药来杀灭绦虫。治疗可能需要几天。在治疗期间，你需要不停去医院检查你的粪便，直到绦虫头节被排出（这是感染结束的标志），接着在1个月后再去检查一次，3个月后再检查一次以确定绦虫被清除。

疥 疮

疥疮是由一种很小的蜘蛛类节肢动物壁虱的侵染所致，壁虱在皮肤下挖洞穴并产卵。壁虱可通过近距离的身体接触进行传播如性交，或者是通过接触受污染的衣服、床上用品而传播。疥疮通常大多影响手、手腕、臀部或生殖器部分，很少会影响到头部或脸部。引起疥疮的壁虱一旦离开皮肤，就活不长久。

症状

疥疮的症状是由昆虫的排泄物产生的过敏反应所引起的，以前从未患过疥疮的人通常在2~6周内出现症状，患过疥疮的人通常在1~4天内出现症状。症状包括强烈的瘙痒（通常在夜间），皮肤上有红肿隆起，持续的搔抓会引起溃疡与疥疮的形成。

诊断

为了诊断疥疮，医生会使用蓝色或黑色的感觉很尖的钢笔接触身体受染部位（通常在指间部位）。如果你得了疥疮，墨水会渗入壁虱在皮肤上挖的洞穴里；然后冲掉皮肤表面的墨水就可以暴露出洞穴。

加一滴矿物油，刮取样品。在显微镜下观察样品，检查虫卵、壁虱及其粪便。

治疗

为了治疗疥疮，医生会开含有杀虫剂氯菊酯或林丹的乳剂或洗剂，局部用于颈部以下的全身。在应用乳剂或洗剂之前，先彻底冲洗身上所有受侵染的部位。不要在热水浴后应用林丹，这会增加林丹被吸收进血液的危险，从而引起中毒。开始治疗后，要用滚烫的热水洗涤所有被污染的衣物、被褥及毛巾。用γ-六氯苯喷雾剂喷洒家具有助于杀灭壁虱，但必须仔细按标签的说明书进行，避免将喷雾剂喷入眼睛或皮肤上，尤其是伤口或溃疡上。与疥疮患者有亲密接触的人也应该接受疥疮的治疗。

觉，及因对叮咬产生过敏反应而引起皮肤出现轻微的红肿到严重的炎症。虱咬伤能轻微增加感染的危险。

诊断与治疗

如果有虱在头皮或身体其他部位，医生会建议用含氯菊酯的洗发水或外用药水进行治疗，使用时要严格按照包装上的说明书进行操作。然后，使用密齿的梳子或者镊子尽量去除虱卵。用含氯菊酯的喷雾剂喷射家具表面。用热水清洗衣物、被褥和毛巾，并用烘箱进行干燥。如能烫熨会更好。对于不能清除干净的物品，将它们储存在塑料袋中至少2周。

如果虱存在于身体的其他部位如生殖器，通知你性伴侣或其他与你有密切身体接触的人也要进行治疗。

虱

虱是一类微小且无翅膀的昆虫，能生活在身体的任何部位并从皮肤吸血。虱卵看起来像微小的白色颗粒，粘在头发上。体虱的侵染很少见，它能通过身体的

虱（放大的）

密切接触和共用污染的衣物、毛巾或被褥而传播。阴虱或叫阴部的虱生活在阴毛中，通常可通过性接触传播。头虱侵染最常影响学龄儿童。如果孩子感染了虱，应向学校汇报。虱侵染被认为是一个公共卫生问题，必须追查虱的来源以防止扩散。

症状

虱侵染的症状包括在受侵染部位的强烈瘙痒，有东西在头发中移动的感

跳蚤

跳蚤是一类微小且无翅膀的昆虫，依赖动物生活，并能叮咬动物和人类。跳蚤有许多种，每一种都有自己的寄主。跳蚤在动物的草垫上产卵，卵于

跳蚤（放大的）

7天左右开始孵化。跳蚤生活在动物草垫上，以其宿主为生。跳蚤不会长期停留在皮肤上。

跳蚤侵染人类的情况最常发生在发展中国家、住宿条件拥挤的地方、人与家养动物有密切接触或不卫生的条件下。跳蚤能传播危及生命的疾病，如鼠疫。

症状与治疗

跳蚤叮咬皮肤后能引起皮肤出现疹和强烈的炎症反应，并会持续2天。如果

怀疑被褥、家具或地毯中有跳蚤侵染，用杀灭跳蚤的药物或驱虫剂喷洒这些物品。如果侵染的范围很广，自己不能消灭跳蚤，请给专业消害虫者打电话。为了避免跳蚤侵染，要给宠物使用杀灭跳蚤的喷雾剂、粉剂或洗发剂，并定期给宠物寝具喷洒药水。供宠物使用的避跳蚤领圈也有所帮助。在进入跳蚤侵染区之前应用杀虫剂。

恙　螨

恙螨（也有时叫红臭虫或收割螨）是一类生活在草地、灌木与藤本植物中的螨。农夫、徒步旅行者、猎人及其他野外活动人员最有可能被恙螨叮咬。幼虫（或称未成熟的螨虫）几乎是看不见的（0.25毫米），它附在皮薄、潮湿区的毛囊中（通常在踝关节周围、腹股沟或腰围部位），或衣物紧束的地方。幼虫能释放出溶解皮肤的酶，然后吃液化的细胞。它会在一个叮咬点生活1~4天，然后再侵入其他部位。

症状

恙螨叮咬最常见的症状是侵染部位的剧烈瘙痒，特别是在夜间。有些人可能有过敏性皮肤反应，如荨麻疹或发痒的红的丘疹样肿块。在有些病例中，皮肤出现水疱、肿胀或大块红斑。

治疗

在治疗恙螨叮咬时，医生会用抗组织胺类药物来缓解瘙痒，用皮质类固醇类药物乳膏来减少刺激与过敏反应，或直接将抗生素用于受侵染的部位以防止细菌感染。

弓形虫病

弓形虫病是由一种寄生虫——鼠弓形虫引起的感染。该寄生虫在世界范围内分布，能感染所有温血动物，包括家畜、鸟、家养宠物和人类，但猫是主要的宿主与感染源。吃生的或未煮熟的肉是不太常见的感染源。

有两类人群——孕妇与免疫力低下的人应特别注意避免该寄生虫感染。感染弓形虫病的孕妇有40%的概率会将弓形虫感染传给胎儿，从而使婴儿患上一种严重的疾病叫先天性弓形虫病。对于免疫力低下的人（如HIV感染者或接受免疫抑制药物的癌症病人），弓形虫病会引起危害中枢神经系统和大脑的致命症状。

家猫和野猫是唯一产生卵囊的宿主，卵囊是该寄生虫生活史性成熟和对人最有感染性阶段。该寄生虫在猫肠内繁殖，卵囊从猫粪便中排出。猫吃已感染弓形虫病的老鼠或鸟，就会引起感染但没有症状。

症状

大多数感染弓形虫病的健康人没有症状，其他人有腺体肿胀、肌肉疼痛及流感样的症状，持续时间为数天到数周。人一旦得过弓形虫病，就不会再得。

妇女在怀孕前6个月以上得了弓形虫病，就会对该感染有免疫力，且不会传播给胎儿。妇女在怀孕期间感染了弓形虫病，流产或将弓形虫传给胎儿的风险比正常时高。有先天性弓形虫病的新生婴儿通常在出生时表现正常，但在几月甚至几年后出现失明、听力丧失、癫痫及心智迟缓等症状。

免疫力低下的人（如HIV感染者）不能抵抗弓形虫感染，会出现头痛、意识错乱、发热、癫痫、协调性差及恶心等症状。休眠期的弓形虫在免疫力低下的人中会再次激活，引起与新感染时相同的症状。

诊断

血液检验能检测到弓形虫感染后机体产生的抗体（抗感染蛋白）。如果计划怀孕，需考虑做弓形虫检测。如果检测结果是阳性（意味着已感染），就不必担心怀孕期间会将弓形虫感染传给胎儿；如果检测结果是阴性，需小心避免感染。要检查胎儿是否感染，医生可进行产前检查，包括羊膜穿刺术和超声扫描。

治疗

大多数感染弓形虫病的人不需要治疗。医生用两种抗寄生虫药乙胺嘧啶与磺胺嘧啶治疗免疫力低下的感染病人；有弓形虫病的孕妇用乙酰螺旋霉素治疗。这些药物也可降低感染婴儿出生时及以后症状的严重程度。

预防

对于孕妇及因慢性病引起免疫力低下的病人（如艾滋病），应采取下列措施以避免引起弓形虫病的寄生虫感染。

● 如果家里有猫，自己不要打扫猫笼。请人为你打扫，可降低接触有传染性的弓形虫卵囊的机会。如果必须要自己动手，在打扫前戴上橡胶手套和口罩，避免吸入猫笼里的灰尘。用塑料袋将垃圾包扎好打好结。手套在脱下之前，先用肥皂与水洗掉上面的粉尘，再彻底冲洗手。

● 不要吃生的或未熟的肉——特别是小羊肉、猪肉或猎获的野味，也不要用它们喂猫。煮肉的中心温度要达到71℃，微波不能杀死弓形虫。

● 在处理完生肉后要彻底洗手。

● 在烹饪过程中，不要品尝肉类。

● 把猫放在室内，防止它与受感染的鸟或老鼠接触。

● 当在花园工作时，要戴园工手套，因为室外的猫会在土地上排猫便。在做园艺时不要摸嘴，园艺工作结束后要洗手。

● 将儿童沙盒放起来，或把它们包好，猫有时用它们作为垃圾箱。

● 水果与蔬菜，即使在自家花园里种植的，在吃之前要充分洗干净。

狂 犬 病

狂犬病是受感染动物通过咬、抓将病毒传播给人类的一种威胁生命的疾病。一旦狂犬病毒进入人体，它会沿着咬伤附近的神经前进，随着神经通道到达大脑。因此，狗与猫每年都应接种疫苗，这些动物很少传播狂犬病。最常发生狂犬病的野生动物有浣熊、臭鼬、蝙蝠、狐狸、丛林狼等。

症状

狂犬病的潜伏期（从接触病毒到出现症状的时间）10天至2年不等，但通常为1~3个月。狂犬病的早期症状可能与其他病毒感染类似，包括发热及全身不适。在感觉不适2~3天后，病人出现烦躁与激动不安，且嘴与咽喉痉挛，这些症状通常维持2~10天。想喝水会加重痉挛（这是狂犬病为什么也叫恐水病的原因）。死亡常常发生在出现症状后3周内。

诊断与治疗

如果你被患有狂犬病的动物咬伤或抓伤了，立即拨打120急救电话，或去

避免被动物咬伤

采取下列措施避免被动物咬伤或感染狂犬病。

- 不要将野生动物作为宠物。
- 不要接近不熟识的动物或对其做手势。
- 不要戏弄、激怒或惊吓动物，特别是动物在休息或进食时。
- 如果面对动物，从其背后慢慢离去。
- 如果经常接触野生动物，应定期进行狂犬病疫苗接种。
- 每年给宠物接种狂犬病疫苗。

最近的医院急诊部。延迟治疗会增加死于狂犬病的危险。如果可能，应该抓住动物进行检测以确定是否有狂犬病。你可能需要注射免疫球蛋白（抗狂犬病毒的蛋白）和连续5次的狂犬病疫苗注射以阻止狂犬病的发生。注射通常在28天内完成，注射部位在手臂。

莱 姆 病

莱姆病是生活在鹿、鼠、兔、莞熊等动物身上的受感染的蜱，通过叮咬将细菌传播给人类的一种感染。携带莱姆病菌的蜱也能传播埃利希菌病和巴贝西虫病。任何人被感染的蜱叮咬都能发生莱姆病。

症状

已被感染蜱叮咬的人通常会在皮肤上出现红色斑点并逐渐扩大，斑点中心在1~2天后恢复正常颜色，在皮肤上出现牛眼样的外观，可能不痛。在有些病例中，皮肤症状消失后无其他症状。但有一些病例，在一两天内出现更多红色斑块，有头痛、发热、淋巴结肿胀及关节与肌肉疼痛等症状，病人也可能会感觉全身不适与无力。

如果莱姆病未经治疗，会进入病程的第二阶段，侵害神经系统与心脏。导致面部神经与其他受感染神经控制的肌肉局部瘫痪，也会出现脑脊膜（大脑与脊柱的覆盖物）炎症，即脑脊膜炎。脑脊膜炎引起严重的头痛、对光线敏感（怕光）及全身无力。偶尔出现不规则的心跳以及心脏与心包膜（心脏的覆盖物）炎症。

如果第二阶段未经治疗，莱姆病将出现第三阶段，病人发展为慢性关节炎，影响像膝关节之类的大关节。

诊断与治疗

莱姆病的诊断可通过血液检测进行确诊。

对莱姆病的治疗可采用多西环素或其他抗生素（儿童用阿莫西林）。如果在早期诊断并治疗莱姆病，其预后良好。但是，一旦发展为慢性关节炎，治疗的成功性就很小。如果症状复发，再次治疗是必要的。

西尼罗河病毒感染

西尼罗病毒是通过感染的蚊子叮咬而传播，能感染人、鸟、马和其他动物。该病毒不会出现人到人或动物到人的传播，但可通过感染的捐赠器官或血液输送而传播。对于北方气候，大多数病例发生在夏末或秋初，对于南方气候，该病毒能全年传播。被感染的大多数人症状温和或根本无症状，但是，少数病例感染后可能引起严重的症状，而且是致命的。50岁以上的人最有可能出

蜱

蜱是一类寄生虫，通常发现在林区或老鼠、兔子等动物身上。因为蜱携带并传播病毒与细菌，因此人受到蜱的叮咬可能会有生命危险。蜱有几种类型，每一种传播的疾病不同，有的蜱能同时传播一种以上的疾病。通过蜱叮咬传播的疾病有落矶山斑疹热、莱姆病与脑炎。

蜱（放大的）

蜱将其嘴植入人的皮肤，当其饲食时身体就增大，有时达其原来大小的几倍。叮咬周围的皮肤变硬，有红晕的肿块，通常肿块在蜱去除后消退，但蜱身体被去除而头留在皮肤内的话，肿块会持续存在。

采取下列措施可避免蜱的叮咬或尽早检查出蜱：

● 使用含 DEET 或氯菊酯的昆虫驱避剂。

● 穿颜色浅的紧身衣以便更容易观察到蜱，防止蜱接触皮肤。穿鞋或长筒靴、袜、长裤及长袖衬衫。将长裤卷入袜中，并将衬衫束进裤中。

● 定期修剪草坪。清除修剪的草与叶子垃圾。在离地较好、干燥的地方堆叠木柴堆。出门在外时，白天几次、睡前一次彻底检查身上是否有蜱。蜱常停留在头发、踝关节周围及生殖器，所以必须检查这些部位。

● 如果你认为蜱已叮咬到你，请立即去看医生。

摘除蜱的方法

如果发现有蜱在皮肤上，请尽快去除（在植入皮肤前），但不要立即用力击打或用手指将它拉出。去除整个蜱（含头）是很必要的，因为蜱任何一部分都可能释放有传染性的微生物。

从皮肤上摘除蜱的方法如下：

● 不要用手指接触蜱。如果可能，戴上橡胶手套或用薄的纱织品保护手指。不要对蜱用发光的火柴或香烟，因为这样做会使蜱更进一步植入皮肤，或从它的中肠释放引起疾病的微生物。

● 用镊子尽可能与皮肤表面接近，抓紧蜱头。轻轻拖拉，蜱放松抓紧可能需要几分钟。

● 摘除蜱后，把它保存在瓶中或小塑料袋中，带回给医生看。记住一定不要接触蜱。

● 用酒精消毒蜱。

● 用肥皂和水彻底洗手。

● 立即去看医生。如果蜱头还植入皮肤中，医生会将它去除对你进行治疗。

现严重的感染。据估计，150 个感染者有 1 个会发展为该病的严重形式。

症状

西尼罗病毒感染的症状通常发生在蚊子叮咬后的 3~14 天。轻度感染又叫西尼罗热，以流感样症状为特征，如发热、头痛、身体疼痛，有时躯干有疹和淋巴结肿胀。轻度感染的症状通常只维持几天，且不会造成任何长期的健康影响。西尼罗病毒感染会提供对该病毒的终身免疫。

更严重的感染有西尼罗脑炎（脑部炎症）、脑脊膜炎（包围脑与脊髓的膜的炎症）、脑膜脑炎（脑部及其膜的炎症），症状包括头痛、高热、颈部僵硬、晕头转向、肌肉物力、震颤、癫痫发作、昏迷及瘫痪。这些症状可能持续几周，对脑部的影响可能是永久甚至是致命的。

诊断

诊断西尼罗病毒感染，医生会详细询问病史来评估感染的风险，如是否到过该病毒被检测到的地区。如果医生认为你可能被感染或有症状，医生会采集血液样本送到显微镜检查实验室来检测该病毒。

治疗

对于西尼罗病毒感染无特效的治疗。轻度感染通常会自愈，对于严重感染，通常需要住院治疗，给予静脉输液及抗生素（预防或治疗继发性细菌感染，如肺炎）。如果呼吸受到影响，患者可能需要使用呼吸机来临时协助呼吸。

巴贝西虫病

巴贝西虫病是由巴贝西寄生虫引起的一种少见的、有可能致命的疾病，通过生活在鹿、老鼠等动物身上的感染蜱的叮咬而传播，也能通过输血传播。该寄生虫侵害红细胞。

巴贝西虫病有轻度和重度之分。大多数人感染者不会生病，但老年人与免疫力低下的人或脾脏被摘除（脾切除术）的人，发生严重感染的风险会增加。如果未进行治疗，巴贝西虫病可能会使高风险人群出现非常低血压、溶血性贫血、肝病及肾衰竭。

传播莱姆病与埃利希菌病的蜱也能传播巴贝西虫病，人可能同时被感染这些疾病。如果发现蜱嵌入你的皮肤中，请尽快去除。

症状

巴贝西虫病感染的症状可能在感染的蜱咬后1周~1月内出现。症状可能包括疲劳及全身感觉不适，随后的症状可能包括头疼、发热肌肉与关节痛及全身出汗。

诊断与治疗

要诊断巴贝西虫病，医生会详细了解你的病史，并进行血液检验以检查抗体（机体产生的抵抗该寄生虫的蛋白）或寄生虫。该病在老年患者及有其他健康问题的人群中可能难以诊断。

尽管大多数巴贝西虫病感染者不需要治疗，但医生会给有严重疾病或并发症风险的患者开一些抗寄生虫药物。

埃利希菌病

埃利希菌病是一种由埃利希菌引起的感染，能在被蜱咬伤的人群中传播。该感染有两种形式——单核细胞型与粒细胞型。人的单核细胞型埃利希菌病是由埃利希菌的一个型引起的，攻击抗感染的叫单核细胞的白细胞，引起粒细胞型埃利希菌病的细菌也感染人类，攻击叫粒细胞的白细胞。

有的被带菌的蜱叮咬的人可能不会发生埃利希菌病，但老年人、免疫力低下的人及脾脏被摘除（脾切除术）的人发生严重感染的风险较大。如果发现蜱嵌入你的皮肤，请尽快将蜱去除。

症状

埃利希菌病的初期症状可能在蜱咬后 5~10 天内出现，包括疲劳及全身感觉不舒服；其他症状包括发热、头疼及肌肉与关节痛。发生严重感染的患者可能还有恶心、呕吐、腹泻及出疹。

诊断与治疗

要诊断埃利希菌病，医生会详细了解你的病史，并进行血液试验检查抗体（机体产生的抵抗该细菌的蛋白）或细菌。医生还可能验血以了解血小板与抗感染的白细胞的下降情况。验血在症状开始时及 4~6 周后进行。医生会开抗生素治疗埃利希菌病。在服用抗生素时，一定要遵循医生的建议以确保彻底消除感染。

霍　乱

霍乱是一种由细菌引起的损伤肠黏膜的疾病。该细菌的传播在卫生条件差的地方通过污染的水、有壳的水生动物，或生的水果与蔬菜。

症状

霍乱的症状有腹痛和严重的腹泻。霍乱引起的腹泻严重时会使患者在一天内损失 18.2 升的体液。霍乱病人可能会有连续不断的肠蠕动。病人可能有肌肉痉挛、极度口渴，有时没有恶心的感觉就突然呕吐。如果你在国外或刚刚回家，又有严重的水样腹泻，且在几个小时内没有改善，请立即寻求医疗帮助。

诊断与治疗

如果你有霍乱的症状，请立即去看医生。医生会要求采粪便标本检查粪便中的细菌，也会验血单来检查免疫系统产生的抵抗霍乱菌的抗体（抗感染的蛋白）。

霍乱的主要治疗方法是通过补充液体来预防或治疗脱水。如果腹泻很严重，就需要住院治疗。你可通过口服或静脉输液来补充液体，直到机体化学物恢复正常。医生也会开抗生素。

疟　疾

疟疾是由四种疟原虫之一通过按蚊（唯一的媒介）叮咬而引起人

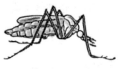

蚊子（放大的）

与人传播的一种寄生虫病。一旦叮咬你的蚊子以前叮咬过疟疾病人，疟原虫就会进入你的血液。

一旦进入血液，疟原虫就会随血液游行到肝脏，然后在那里迅速繁殖。9~16 天后，数千条疟原虫流回血液循环，破坏运输氧气的红细胞，导致贫血和高热。还有许多疟原虫依然驻扎在肝脏细胞，继续繁殖，进入血流中破坏红细胞的循环。当疟原虫在红细胞内成熟时，会使细胞破裂，再次进入血流。破坏的红细胞能形成小的团块，阻塞血管，有可能导致脑或肾的损伤。有一种疟原虫能引起特别危险的感染，叫恶性疟，此类感染能引起大量的有致命风险的血管堵塞。

对于大多数类型的疟疾，在治愈前患者常常会反复发作，每一次发作都提示有疟原虫释放到血流中。如果不进行治疗，疟疾会发作多年。但是，当免疫系统慢慢地建立了对该疾病的防御时，发作就会越来越少。

症状

疟疾的症状与蚊子携带的疟原虫类型有关，通常在蚊子叮咬后 8~30 天内出现。症状包括整天头痛、疲劳与恶心，12~24 小时后交替出现寒战与发热。发热阶段无汗、呼吸加快，接着突然出现寒战。体温下降会伴随最终出汗。当更多的疟原虫释放到血流中时，类似的发作会再次发生，一般 2~3 天一次。

患疟疾的儿童可能出现持续高热而无寒战。发热有时影响大脑，引起意识不清或癫痫发作。

发生恶性疟时——最严重的一种疟疾，所有的疟原虫同时从肝脏释放到血液循环中，导致单一的非常严重的发作，寒战与发热交替可能持续 2~3 天。但是，如果病人已康复，就不会再复发。

诊断与治疗

如果你有疟疾的症状，请立即看医生。医生会开血液化验单。由于血液中的疟原虫不是每次都容易检测到，所以要定期验血。如果血液检查发现有疟原虫，医生就会给你开抗疟药物。

预防

为了预防疟疾，当你计划参观该病流行区时，要求医生给你开些抗疟药。你需在旅行前开始服药，且回来后还要继续服药。在全球的许多地区，疟疾寄生虫对一些最常见的药物有抵抗，如氯喹，但是更新的、更有效的药物正在不断地被研发出来。

阿米巴痢疾

阿米巴痢疾，又叫阿米巴病，是由一种细小的寄生虫（阿米巴）感染引起的肠道疾病。阿米巴痢疾在卫生条件差的发展中国家流行。污染的水以及食品操作者缺乏适当的卫生能传播引起阿米巴痢疾的微生物。

症状

阿米巴痢疾的主要症状是腹泻，大便可能含有血液，如果不进行治疗，腹泻可持续几周（导致体重下降）。其他症状包括腹部绞痛、产气过多与疲劳。在腹泻平息后，还可能经常复发。有少数病例，病原体会从消化道扩散到血液循环中，在肝脏定居，形成脓肿（充满脓汁的液囊）。

诊断与治疗

如果你有阿米巴痢疾的症状，医生会要求采集粪便样品来检查粪便中是否有该寄生虫，也可能会开血液化验单以检查抗体（机体产生的抗寄生虫的蛋白）或寄生虫。医生还可能会推荐乙状结肠镜检查以直接观察结肠的下端。如果你得了阿米巴痢疾，医生会给你开抗寄生虫药物，需要服用 10~20 天。上厕所后，一定要彻底洗手，避免自己再次被感染或传染给他人。在腹泻停止后，医生将每月检查你的粪便样本，直到没有感染性的微生物。

伤　寒

伤寒是在卫生差的条件下人传人或通过污染的食品或水传播的一种传染性

疾病。有些病人在发病（甚至无症状）后身上携带有引起伤寒的细菌，并能传染给他人。

症状

伤寒的症状发病突然，有头痛、缺乏食欲及呕吐等，随后出现持续高热大约40℃、寒战、逐渐无力、腹泻（常有血），而且常有意识错乱。本病的早期，可能在腹部会有粉红色的疹（叫玫瑰斑），然后逐渐消退。对于严重病例，患者可能出现广泛的胃肠道出血或肠破裂，因而威胁生命。

诊断与治疗

如果医生怀疑你已患有伤寒，你会被安排住进医院的隔离病房。你可做血液检测来检查抗伤寒抗体（机体产生的抗该细菌的蛋白）或细菌。医生也可以采集粪便标本来检查细菌。如果你患了伤寒，医生会给你开抗生素，你需服用7~14天。消化道完全没有感染性细菌可能还需要几周，这期间还可能将病菌传染给其他人。为了确保你已不再带有伤寒杆菌，医生会每月检查粪便，时间不少于3个月（如果是食品从业人员，时间就更长）。

黄 热 病

黄热病是由病毒引起、损伤肝与肾的一种疾病。该病通过伊蚊叮咬传播，发生在南美洲与非洲。与许多病毒感染一样，黄热病无有效的治疗方法。得了黄热病的人在康复后将终身获得免疫。疫苗能有效预防到流行区旅游的人发生黄热病，但是对6个月以下儿童、孕妇，对鸡蛋过敏或免疫力低下的人群不推荐免疫接种。

症状

黄热病的症状在被有感染性蚊子叮咬后的3~6天内出现。轻度感染产生类似于流感样的症状，重度感染包括发热、头疼、腹痛与呕吐、牙龈出血、经常的鼻出血、易碰伤、粪便或呕吐物有血以及皮肤发黄和眼睛发白。其他可能的症状有意识错乱、肾衰竭及昏迷。

诊断与治疗

在诊断黄热病时，医生会做血液检验以检查抗体（机体产生的抗病毒感染的蛋白）或病毒。

黄热病无特效治疗方法。可口服或静脉输液来补充丢失的体液，如果发生细菌感染，医生会给抗生素治疗。

第十三章

遗传性疾病

某些疾病就像眼睛和头发颜色一样会从父母一方或双方遗传给孩子。有时，当细胞分裂时正常基因发生突变，或者父母的卵子或精子的基因受被诸如放射线等环境因素的影响发生改变时，就会造成父母均健康的儿童发生遗传性疾病。发生基因突变的儿童会将突变的基因传给下一代。

遗传性疾病分为三类——染色体异常病、单基因疾病及多种基因与环境的相互作用引起的疾病。染色体异常是染色体的数量与形态结构发生异常，单基因疾病是由于单个基因或一对基因缺失，通常是遗传的，而且可能会在一个家庭中重现。

单基因疾病遗传的方式依赖于缺失的基因在常染色体中是显性基因还是隐性基因，或是 X 性染色体的某一基因。患常染色体显性疾病的病人只要从父母一方接受一个显性疾病基因的副本就可发病。患常染色体隐性遗传性疾病的病人通常需要接受 2 个隐性遗传疾病基因的副本（父母各 1 个），只有 1 个有缺陷的隐性基因的病人叫致病基因携带者。X 连锁或性连锁遗传性疾病通常由无症状的母亲（她们是 X 染色体基因有缺陷的致病基因携带者）传给儿子后发病（因为男孩只有一个 X 染色体，而女孩有两个 X 染色体，可以抵制住该缺陷基因的作用）。

包括心脏病、哮喘及 2 型糖尿病等最常见的慢性病常常是由于某些基因与如饮食、吸烟等环境影响因素的相互作用造成的。遗传了某一特定疾病的易感基因的人，如果他们没有将自己身体处在可激活这些易感基因的应激条件下，他们就有可能不会患上这一疾病的。例如，遗传了心脏病的易感基因的人，如果他们不吃高脂膳食、不吸烟等，他们就可能不会发生心脏病。

如果你的亲属在年轻时患过癌症或心脏病，他们的疾病可能就有很强的遗传成分。在这种情况下，你可以去咨询遗传学专家，他们能帮助你了解你个人的健康风险度并提供降低这些风险的方法。遗传学专家也能解释你的家族病史是如何影响你的孩子们的。

遗传性疾病能影响不同的器官系统。血友病、镰刀细胞贫血及地中海贫血影响着血液系统，肌肉萎缩症影响着肌肉系统，囊性纤维病影响着肺脏，而亨廷顿病和泰—萨病影响着大脑与神经系统。先天性代谢缺陷如戈谢病和半乳糖血症，是由于儿童遗传了父母一方或双方的缺陷基因从而引起体内化学物质的失衡所致。

遗传性疾病的严重程度随着疾病的不同而不同，就是同一种疾病的严重程度也会因人而异。例如，在青春期发生的迪谢纳肌营养不良总是致命的，而血友病可能被成功治愈，从而使病人有相对完全的自理能力。镰刀细胞贫血和马方综合征可能对某个人来说是轻度的而对另一个人来说则比较严重。

遗传咨询

有关基因是如何发挥作用的、基因是如何引起疾病的等知识的快速增长为遗传性疾病的预防、诊断及治疗提供了新的强有力的信息。这些信息也有助于人们评估自己获得某一遗传性疾病或将疾病基因遗传给孩子的风险。

儿童在出生时可能会患上由各种原因引起的遗传性疾病，如囊性纤维病或镰刀形红细胞贫血病。儿童可能会有一个异常基因，而这个异常基因可能是由于父母一方的卵子或精子的发生突变所导致的。这种自然发生的基因突变可以解释完全健康且不携带患病基因的父母为什么有时会生下患有遗传性疾病的孩子，如患有肌营养不良、血友病。

现在，很多遗传性疾病的患病基因都可以被检查出，你可以通过做基因检测来查明自己是否携带有某一缺陷基因。怀疑自己携带有某一缺陷基因的大多数人会等到他们计划要一个小孩时才去做基因检测。如果遗传学专家发现检查者一方或双方是某一疾病基因的携带者，专家就能根据异常疾病基因是显性的还是隐性的，计算出他们的每一个孩子遗传这一基因并发病的危险性。对于有些遗传性疾病，遗传学专家能做出精确的危险评估。

如果因为有一种疾病总是在你的家族中盛行而使你怀疑你可能携带有这个遗传性疾病的基因，你可以与遗传学专家谈谈，他能帮助你评价将这一疾病遗传给孩子的危险度。如果你有一个死产胎儿，要询问医生，你的孩子是否得了遗传性疾病。如果可能是遗传性疾病，医生就会把你介绍给遗传学专家，他会帮助你明白你以后的孩子患病的危险度。

和遗传性疾病一样，怀孕期间可进行检测来确定胎儿是否有发育性缺陷。许多缺陷，包括大多数先天性心脏病，能在生命的早期得到矫正。但是，对于其他的遗传性疾病，就很难精确地预测出遗传的危险度。许多遗传疾病如囊性纤维病与镰刀细胞贫血都可在怀孕期被诊断出来。绒膜绒毛取样或CVS是一项在怀孕早期（10~12周）进行的产前诊断检查，操作时从胎盘中取样置于显微镜下观察。另一项检测，叫羊膜穿刺术，可以在怀孕后期（14~18周）使用悬浮在羊水中的细胞来诊断遗传性疾病。

这些产前诊断检查对发育中的胎儿有轻微的风险，包括子宫感染与流产。遗传学专家将帮助你评估这些检查的风险与益处，并与将遗传性疾病传给孩子的风险进行比较。这些信息将有助于你做出决定，即你是否愿意承担因接受检查而对胎儿造成的风险，以及如果你获悉胎儿有一种严重的疾病，你是否愿意选择终止妊娠。

遗传学测试

当科学家鉴定出越来越多与疾病相关的基因时，人们愈来愈愿意进行遗传学测试以明确他们是否携带有某个特殊的基因或特定疾病的易感基因。

哪些人应该寻求遗传咨询呢

遗传咨询有助于人们了解遗传性疾病，或出生缺陷传给后代或是后代自身发生某一遗传疾病的可能性。如果你有下列任何危险因素，都要考虑进行遗传咨询：

● 你（或你的伴侣）有遗传性疾病或出生缺陷的家族史。

● 你的小孩在出生时被诊断有遗传性疾病或出生缺陷。

● 医生告诉你你的小孩可能有出生缺陷或遗传性疾病的危险。

● 你是一位 35 岁妇女，正怀孕或计划怀孕（35 岁以上会增加妇女生出染色体异常如唐氏综合征儿童的危险性）。

● 你有婴儿夭折或者你有两次或多次流产。

● 你曾接触过有毒化学物、大剂量的放射线或其他可增加你有出生缺陷小孩的危险环境因素。

对于疾病如何从一代传给下一代，或者某一特定基因如何使你易于发病如晚年的心脏病等问题，你了解得越多，你在计划构建一个家庭及选择好的生活方式等方面做的准备就会越充分。下面对一些遗传学测试做了简单的介绍。

产前检查

在怀孕期间，妇女有权进行检查以确定胎儿是否有遗传畸形或出生缺陷。这些检查之一是检测孕妇血液中甲胎蛋白（AFP）的水平。AFP 正常存在于血液中，高于平均水平的 AFP 表明胎儿有大脑或脊柱缺陷，如先天性脊柱裂；

AFP 如果比平均水平低，同时伴有人绒毛膜绒促性腺素（hCG）和未结合的雌三醇（uE3）等其他蛋白水平改变的情况，可能指示胎儿患有唐氏综合征。

绒膜绒毛取样，或叫 CVS，是取一块小胎盘组织样本进行分析。羊膜腔穿刺术是取羊水样本进行分析。超声扫描是使用高频的声波来描绘胎儿图像以检测可见的出生缺陷。前植入试验是在实验室分析受精卵或胚胎 DNA，在胚胎植入妇女子宫前剔除不正常的基因。

新生儿筛查

新生儿都应在出生后 24 小时、出院前做多项遗传性疾病的检测。有的疾病不会立即对身体造成可见的影响，但如果不早期检测与治疗，就能引起体格问题、智力发育迟缓或死亡。新生儿筛查有助于对有些疾病进行早期治疗，达到最佳的治疗效果。

携带者检测

有的人携带有可遗传给儿童的特定患病基因，遗传学测试能检查出你是否属于疾病基因携带者。一旦发现父母一方或双方是遗传性疾病基因携带者，遗传学专家就能帮助他们了解所有的生殖选择权，根据检测结果为他们提供信息帮助他们做出有关家庭计划的决定。根据种族或人种的不同，有特定隐性遗传性疾病基因的高危人群需要进行常规筛查。例如，为非洲血统的人群需要进行镰刀形细胞贫血的筛查，为地中海地区血统的人群如希腊人与意大利人需要进行地中海贫血的筛查，北欧犹太人被推荐进行泰—萨病和卡纳万病的筛查，而欧洲血统的人群被推荐进行囊性纤维变性的筛查。

遗传性疾病症状发生前的检查

有时，遗传了患病基因的人会在生命后期才出现症状。例如，遗传了亨廷顿病基因的人通常在 30 岁之前是完全健康的，此后患者神经系统开始变性，最终导致死亡。因为亨廷顿基因是显性基因，如果一个人有了这种基因，他将会发生该病，且有 50% 的概率将该基因传给孩子，孩子也会发展为亨廷顿病。

有些有亨廷顿病家族史的人不愿意做遗传检测，因为他们不想知道自己将来会发生一种致命且无法治疗的疾病；另一些人决定做检测，因为他们不想自己的将来生活存在不确定性，或是他们想确保自己不存在将该基因传给孩子的风险。如果你有某一在生命后期才会出现症状的遗传性疾病的家族史，可以去咨询遗传顾问师了解做基因检测的好处与风险。

遗传性血色素沉着症属于隐性遗传性疾病，此病较为常见，能影响很多人，但有有效的治疗方法。发生血色素沉着症时，缺陷基因引起身体储存过量的铁，从而导致糖尿病、肝硬化、心脏病和组织损伤。该病能通过定期放血或捐赠一定数量的血来降低血液中铁的水平，从而达到治疗目的。因为血色素沉着症非常常见，治疗又很有效且相对容易，所以有的医生认为每一个人都应该进行遗传性血色素沉着症的基因检测。

常见疾病症状发生前的检查

正在开发的新型遗传学测试是筛选使人易于发生某一疾病如生命后期的癌症的基因。这些基因叫易感基因，因为有这些基因的人群不会注定发生该病，但他们发生该病的风险比没有这些基因的人群要高。这些检查中有一项检查是针对有乳腺癌或卵巢癌的家族史而使患病风险升高的妇女。这项检查是查找乳腺癌和卵巢癌的两个易感基因，分别叫 BRCA1 和 BRCA2。另一项检查是检测遗传性非息肉性结肠癌和家族性腺瘤样息肉病的易感基因，其中遗传性非息肉性结肠癌是结肠癌最常见类型，家族性腺瘤样息肉病则导致结肠癌。有一项检查可用于检测遗传型黑素瘤，遗传型黑素瘤是死亡率最高的皮肤癌。

当科学家将越来越多的基因与疾病联系在一起，有越来越多的筛查试验可供人们选择，以查明自己发生某一特定疾病的风险。如果某一特定慢性病在你的家族中盛行，医生会告诉你需要检测哪些基因并由你来做出选择，同时向你说明做该检查的好处与风险。对于能预防的疾病，如 2 型糖尿病或心脏病，知道自己属于这些疾病的高危人群可以刺激你采取措施来降低发病的风险。

染色体异常

染色体异常病是由于染色体的数量或形态结构异常以及含基因的结构异常引起的疾病。当存在有一个特殊的染色体时，如果染色体以不正常的方式结合，或者染色体丢失或断裂，就会出现异常。大多数染色体异常发生在母亲的卵子或父亲的精子形成期，或受精期，或受精后细胞分裂期，它们通常不是遗传的，因此一个家庭中很少重现。

染色体异常是有些遗传性疾病最常见、最严重的类型。染色体的数量或结构的不规则能干扰胎儿发育与功能的方方面面。只有那些没有严重染色体异常的胎儿可存活到出生后，有严重缺陷的胚胎可导致流产。存活下来的有染色体异常的婴儿可能有不同程度的精神和体格的缺陷，或者可能没有任何明显的影响。

唐氏综合征

唐氏综合征是由于染色体异常（通常发生在卵子或精子形成时的细胞分裂期）造成的一种常见的遗传性疾病。卵子和精子通常有一对染色体中的一个。但是，如果一对染色体在细胞分裂期间不能分开，卵子或精子就有一个特殊的染色体；受精后，特殊的染色体就转移到受精卵，胎儿的每一个细胞就有一个特殊的染色体。唐氏综合征是由于21号染色体多了一条所引起的。

患唐氏综合征的人有精神缺陷和特征性的体格，其平均寿命要比没有唐氏综合征的人少15~20年，大多数不超过55岁，不过有的也能活到70~80多岁。唐氏综合征患者在生命的后期发生阿尔茨海默病（老年性痴呆）的风险增加。

35岁以上怀孕的妇女比更年轻的妇女怀有唐氏综合征婴儿的风险高。如果你正计划怀孕，并认为你怀有唐氏综合征婴儿的风险很高，可以去咨询遗传顾问师，顾问师将了解你这些风险的程度。

症状

唐氏综合征的症状有轻有重。患唐氏综合征的婴儿肌肉协调性差，动作懒散，患者的眼睛向外角上斜，耳朵与面部特征偏小，脖子短，手小，手指短，头的后部

与鼻梁扁平。出生时，患者的体格特征通常非常不明显，只有专业人员才能识别。

许多患唐氏综合征的儿童，身体与智力发育迟缓。患者有不同程度的智力障碍，智商比正常儿童的低，在30~80之间，性格比较友好、和善、重情义，能与他人友好相处。一半以上的唐氏综合征患者出生时有先天性心脏病。患者也可能有听力丧失和视力问题。肠梗阻可能发生在出生后不久。唐氏综合征的患儿比其他儿童更易发生白血病、肺炎及耳部感染。

诊断

专业技术人员通常在唐氏综合征的患儿出生时就能识别出其体格特征，但其父母感觉不出。医生能通过血液检验来检查21号染色体的额外复制情况来进行确诊。唐氏综合征也可在怀孕期间对胎儿进行诊断。有一项供所有孕妇采用的血液试验叫作AFP三联筛选，如果该试验显示胎儿患唐氏综合征的风险增加，医生就会建议做羊膜腔穿刺术进行确诊。羊膜腔穿刺术、绒膜绒毛取样（CVS）等产前检测一般是为35岁以上的孕妇准备的，该

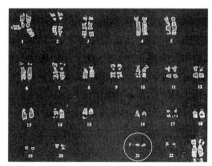

一个特殊的染色体

在正常情况下，我们都有23对染色体——22对常染色体（男性和女性都是相同的）和1对性染色体（女性XX和男性XY）。患唐氏综合征的儿童21号染色体就会多复制出一条。

年龄层孕育唐氏综合征儿童的风险较高。医生也会建议有唐氏综合征家族史的妇女进行羊膜腔穿刺术或 CVS 检查。

治疗

在大多数情况下，养育一个唐氏综合征的小孩与养育其他小孩的方式是相同的。充分利用你的社区所提供的所有特殊教育服务将有助于你的孩子充分发挥潜能。例如，让你的孩子加入早期儿童教育计划，这可能有助于孩子取得充分的发展潜力。尽管比其他孩子学得更慢一点儿，但唐氏综合征患儿能掌握大多数基本的儿童技能。和医生一起行动，了解有关你孩子的特殊教育需要，并利用你的社区相关的服务来满足这些需要。上全日制学校对唐氏综合征患儿有益，在学校里他们能互相影响，向其他孩子学习并接受相同水平的教育。

医生将对孩子发育过程中出现的任何唐氏综合征的并发症进行筛查。患儿颈部脊柱不稳定性的风险增加。因此，你的孩子应该至少做一次颈部 X 线检查，特别是在从事一项新的体育项目之前，以确保孩子的脊柱是稳定的。

特纳综合征

特纳综合征是女孩出生时有一条 X 染色体缺失（女性通常有 2 个 X 染色体）的一种染色体异常病。缺失的染色体影响着孩子的体格与性发育。这种异常发生在受精期间，此时一条 X 染色体丢失（来自母亲的卵子或父亲的精子）。

症状

患特纳综合征的女孩可能在出生时有微小的体格变化，包括颈背疏松的皮肤和较低的发际线、眼睑下垂、手脚肿大、宽胸，以及一种被称为主动脉狭窄的先天性心脏病。如果不经治疗，当女孩逐渐长大后，她的个子通常矮而且没有性成熟。她不会怀上自己的孩子，因为她的卵巢不能生产卵子。但是，她可由其他妇女捐赠的卵子在体外受精而怀孕。

诊断与治疗

用来检测缺少的 X 染色体的染色体分析技术可用于特纳综合征的诊断。如果你的女儿有主动脉缩窄或其他类型的先天性心脏病，就可能需要外科手术进行纠正。在你的孩子 3~5 岁时，医生会推荐生长激素治疗以增加最后成年的身高。在 12~13 岁时，可给她服用雌性性激素——雌激素和黄体酮的药片来刺激她的性别发育，她将必须继续服用这些激素直到更年期。

克兰费尔特综合征

克兰费尔特综合征是只影响男性使之不能产生精子的一种染色体异常病。该病的产生是由于男孩多遗传了一条 X 染色体，即有 2 条 X 染色体和 1 条 Y 染色体。这条多余的 X 染色体妨碍了男性雄性激素——睾丸激素的产生。

如果你有一个患有克兰费尔特综合征的儿子，而且你想有更多的孩子，可以去咨询遗传顾问师看看你的其他小孩患本病的概率。遗传学专家也能帮助你的儿子了解他的基因构成并学会处理他的不育症。

症状

患克兰费尔特综合征的男孩通常

在出生时显示正常，但最后长得又高又瘦，呈现女性身体，而且阴茎和睾丸小。在青春期，他会发育乳房组织，并在整个青春期继续生长。患克兰费尔特综合征的青少年在正常的情况下有正常的勃起和射精，但精液不含精子。他们通常脸上几乎无毛。有的男孩会有学习问题和不同程度的智力发育迟缓。

诊断

克兰费尔特综合征能在胎儿时使用染色体分析进行诊断。如果该病在产前或儿童期没有被检测出来，医生在小孩的青春期识别出本病的特征性身体特点后就会建议其做基因检测。如果通过对孩子做染色体分析来查找孩子学习障碍的原因，就可能会较早做出克兰费尔特综合征的诊断。

治疗

克兰费尔特综合征的治疗最初是从12~13岁开始每年监测患儿睾丸激素的水平。如果他的睾丸激素水平低，每月给他注射人工合成的睾丸激素以促进患儿正常的身体与性发育（但是补充睾丸激素不会让患儿有制造精子的能力）。随着患儿逐渐长大，他需要更频繁注射睾丸激素。如果他的乳房变得太大引起不便，就需要通过外科手术来缩小。

常染色体隐性遗传性疾病

许多遗传性疾病是以隐性病进行遗传的。带有一个隐性病基因的人叫携带者，通常不受该基因的影响，因为他或她还有一个健康的基因可抑制此缺陷基

因的作用。如果两个人各自都携带有一个缺陷性隐性基因，那么他们的每个小孩遗传这两个（父母各一个）缺陷性隐性基因的概率是25%，遗传一个缺陷基因和一个正常基因而成为携带者的概率是50%，而遗传两个健康基因且既不发病又不是携带者的概率是25%。如果只是父母中的一个有缺陷性的隐性基因，那么他们所有的孩子都是健康的（每个小孩遗传缺陷基因并成为携带者的概率是50%）。

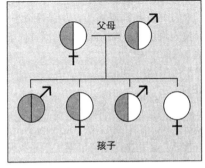

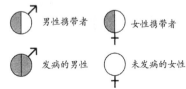

隐性遗传

隐性遗传意味着人需要遗传两个有缺陷的隐性基因才能发病，即需要从父母处各遗传一个异常的隐性基因。一个隐性基因携带者有一个健康基因和一个有缺陷的基因，携带者通常不会发病，因为他们的健康基因能抑制住缺陷基因的影响。如果两个某一隐性患病基因的携带者生育孩子，那么每个孩子从父母一方接受一个健康基因和一个缺陷基因且成为像父母一样的携带者的概率是50%。携带者能将隐性基因的缺陷遗传几代，而且后代都不会发病。两个携带者的每一个孩子接受两个缺陷基因并且发病的概率是25%，而接受两个健康基因并不发病的概率也是25%。

囊性纤维化

囊性纤维化是一种常染色体的隐性遗传性疾病，它能引起持续性的肺脏与消化道疾病。该遗传缺陷影响气道内层，导致肺脏产生过多的黏液阻塞肺脏，使人易于发生慢性肺部感染。该疾病也导致胰腺（产生有助于消化食物的酶的一个器官）不能产生消化酶。

大多数囊性纤维化的患者可活到20～30岁，有的可活到40岁或更长。早期的诊断，连续有效地处理肺部积液，以及良好营养都能够明显改善存活率。研究人员正在研究用健康的基因替代缺陷基因的方法。

症状

有的患有囊性纤维化的婴儿一出生就有症状，而其他患者数月或数年后都没有症状。婴儿患此病的早期症状是大便恶臭、苍白、油腻，因为孩子身体不能从食物中吸收足够的营养，就可能出现体重增加不正常或体重减轻。囊性纤维化的患儿看上去呼吸困难，不停地咳嗽并产生浓痰，并经常患上肺病，如肺炎、支气管炎和哮喘。患儿更易于脱水，汗液可能过咸。其他并发症包括鼻息肉或直肠脱垂。对胰腺的损伤可能最终会导致糖尿病。

诊断

在诊断囊性纤维化时，医生会对患者的汗液进行检测，这项检测能检出汗液中异常大量的氯化物，这是囊性纤维化的特征。医生也会要求患者做胸部X线检查、粪便检测、黏液评估及血液检验来查明导致囊性纤维化的缺陷基因。如果父母双方都携带有囊性纤维化的基因，可在怀孕期间通过绒膜绒毛取样（CVS）或羊膜腔穿刺术进行诊断。

治疗

治疗囊性纤维化时，医生会开处方胰酶粉剂或丸剂随餐服用以助消化。患者也需要服用抗生素来治疗肺部感染，解充血药来降低充血，以及支气管扩张药来帮助打开气道。为了排出肺部黏液，医生会给你展示如何进行胸部按摩（用杯形手轻轻敲打与按压胸部）和体位引流法。

先天性肾上腺增生

先天性肾上腺增生是发生在出生时一种少见的常染色体退行性遗传病。该疾病抑制了肾上腺对皮质醇激素的分泌，皮质醇在许多机体功能中发挥着作用。病人丢失和缺少一种生成皮质醇时所必需的酶。在皮质醇的生成过程中需要许多酶的参与，如果这些酶缺乏或不足，皮质醇的生成就会减少，从而引发男性激素（雄激素）的生成过量。酶缺乏或不足也能引起肾上腺产生醛固酮的能力下降，醛固酮对平衡血液中盐的数量所必需的。

症状

男性激素产生过量可能会导致新生女婴外生殖器有两性化的畸形。阴蒂增大到小阴茎大小，且外阴唇可能融合，看上去像阴囊。新生的男孩在出生时可能看起来是正常的，但如果未经治疗，青春期就会过早出现，有时甚至在2~3岁时就会出现。他们的阴茎增大，声音变粗，出现阴毛，身体变得强健。

醛固酮的缺乏可引起婴儿体内的盐分严重流失，导致缺水、呕吐及不正常的心跳。这一威胁生命的情况发生在出生后的几天或几周。如果你的孩子在呕吐并有严重的脱水，请立就医。脱水的信号包括面色苍白、皮肤疏松干燥、唇与舌干燥、缺少眼泪、排尿减少以及头盖骨发软，快速的心跳、眼球下陷、缺乏活力，严重的病例还有行为改变。

诊断

新生儿需做筛查试验以检测先天性肾上腺增生时最常缺少的酶，以便在症状出现前就能被诊断出来并进行早期治疗。对于一个出生后没有做过试验的儿童，医生可能通过症状及血液、尿液和激素检测结果来诊断本病，也可行儿童肾上腺的超声扫描以进行诊断。

治疗

先天性肾上腺增生的患儿可通过药物来补偿缺乏的激素，将激素水平恢复到正常并降低体内雄激素的产生。患者要坚持终身服用激素。外生殖器两性化畸形的女婴需要外科手术以矫正外生殖器官的形态。这一重建外科手术通常在1~3岁进行。早期治疗后孩子就会有正常的性发育和功能，包括正常的生育能力。

苯丙酮尿症

苯丙酮尿症（PKU）是一种先天性代谢疾病，即机体不能处理氨基酸苯丙氨酸的遗传性疾病。氨基酸是构建机体发育与发挥功能的蛋白质的组成单位。正常情况下，我们多吃的食物中的过剩氨基酸被分解或排泄，但是，对于PKU病人，苯丙氨酸不能正常被处理掉而在血液中堆积，引起大脑损伤。苯丙氨酸存在于富含蛋白质的食物中，如奶制品、鸡蛋、肉类及鱼。

症状

患PKU的新生儿在出生后几周或几个月看起来是正常的，但是如果该病未被检出和治疗，病人会逐渐丧失对周围的兴趣，最终开始表现出精神损伤的症状。到1岁时，病人可能出现神经发育延缓。未经治疗的患儿手臂或腿可能有抽动样的运动，表现为四肢不安宁和具有破坏性，而且苯丙氨酸在身体内聚集中可散发出霉臭味。有些患PKU的儿童有癫痫发作。患PKU儿童的头发、皮肤和眼睛颜色一般要比家庭其他成员的偏淡。

诊断

从婴儿脚后跟采几滴血，然后在实验室进行分析以测定苯丙氨酸的水平。如果苯丙氨酸的水平高于正常值，医生会推荐更敏感的检测方法来进行确诊。

治疗

如果你的孩子已被发现患有PKU，医生会为孩子列一份饮食处方，严格限制孩子食用含苯丙氨酸的食品。患PKU的儿童可以采用母奶喂养，或者用无苯丙氨酸的奶粉喂养。在婴儿开始吃固体食物时，他（她）必须继续食用特定的奶粉作为他（她）的主要蛋白来源。PKU患者应定期去看医生，检测血液中苯丙氨酸的水平，并根据需要对膳食做出调整。

如果你是一个患PKU的妇女且计划怀孕，请咨询遗传顾问师。你需特别注意在怀孕前和怀孕期间采用特殊的饮食，因为血液中高水平的苯丙氨酸能引起胎儿大脑损伤。

半乳糖血症

半乳糖血症是一种先天性的代谢病，是由于部分或完全缺乏一种能将半乳糖转化为葡萄糖（身体用作能量）的酶（半乳糖 1- 磷酸尿苷酰转移酶，GALT）所致。正常情况下，食用了含有乳糖的食物（如奶制品）后，身体会将乳糖分解为半乳糖和葡萄糖。如果半乳糖不能转化为葡萄糖，就会在血液中聚集，引起器官损伤。如果不进行治疗，半乳糖血症能引起肝大、肾衰竭、白内障、大脑损伤，甚至危及生命。

半乳糖血症最严重且典型的一种类型是隐性遗传性疾病，即孩子同时遗传了父母双方的一个缺陷基因。严重性较低的半乳糖血症叫作 Duarte 型半乳糖血症，即孩子遗传了父母一方的一个典型类型的缺陷基因，同时遗传了父母另一方的 Duarte 基因。对于 Duarte 型半乳糖血症，半乳糖 1- 磷酸尿苷酰转移酶部分有效，能将一些半乳糖转化为葡萄糖。

如果你有一个半乳糖血症的患儿，应向遗传顾问师咨询再生一个小孩患本病的概率。

症状

未经治疗的半乳糖血症的症状在新生儿开始喝母乳或奶粉后不久出现。早期症状包括皮肤和眼睛白色部分发黄（黄疸）以及呕吐。婴儿可能易怒、有腹泻、重量不增加及发生严重感染。若未经过治疗，半乳糖血症的儿童可能发展为白内障或精神发育迟缓。

诊断

两种半乳糖血症都可通过新生儿筛查试验被检查出。如果父母都是基因携带者，在怀孕期做绒膜绒毛取样（CVS）或羊膜穿刺术也能诊断。如果你的孩子没有做过检测且有半乳糖血症的症状，医生就会要求其做血检和尿检来诊断本病。

治疗

半乳糖血症的治疗包括在杜绝所有含乳糖或半乳糖的食物——包括母乳、牛奶制品和大多数豆类。甚至小孩一出生就开始采取限制性饮食，该病能引起长期的并发症，包括说话、语言问题、协调精细活动和大动作的运动机能发育迟缓以及学习无能。由于未知的原因，患半乳糖血症的女孩通常出现卵巢过早衰竭，导致不孕不育。

高胱氨酸尿症

高胱氨酸尿症是一种常染色体隐性遗传性疾病，通常是由于一种叫 β - 胱硫醚合成酶的酶缺乏引起的代谢性疾病，该酶能使身体完全消化食物中的一种氨基酸——蛋氨酸。氨基酸是构成蛋白质的基石，是健康生长与发育的基本物质。不能完全消化蛋氨酸导致血液中一种叫高胱氨酸的蛋白质聚集，从而干扰婴儿的生长与发育。

如果在生命的早期该病没有被诊断出来并进行及时的治疗，就会在 3 岁前出现更严重的症状，如眼疾和神经发育迟缓。如果你或你的伴侣有高胱氨酸尿症的家族史，而且你又想有个小孩，可以找遗传学专家了解将该病传给孩子的风险。只有夫妻两个都携带有高胱氨酸尿症的患病基因，那么你们的孩子患上高胱氨酸尿症的风险就会增加。该病能在怀孕期间应用绒膜绒毛取样（CVS）或羊膜穿刺术进行诊断。

症状

高胱氨酸尿症的新生儿虽然看起来很正常，但不能按正常速度生长或增重，也不会达到预期的发育目标。大约到3岁时，患儿出现更明显的症状，包括眼睛的晶状体部分错位和严重的近视。许多儿童发生渐进性的精神发育迟缓，有的儿童可能发生癫痫。他们多消瘦而且个子高，长腿、长胳膊及长而瘦的手指与脚趾。也可能有渐进性的脊柱弯曲（脊柱侧凸）、胸部异常（如胸骨突出或内凹）以及全身的骨密度降低（骨质疏松症）。患者的血液易于凝固，如果血液凝块堵塞血管，就可能会致命。

诊断

可通过体格检查、病史及不同的影像学诊断与实验室检测来诊断高胱氨酸尿症。医生在体格检查时如果患儿眼睛的晶状体部分错位和近视，就会将患儿送去眼科会诊以便做更彻底的眼部检查。高胱氨酸尿症患儿也可能出现血液凝固的情况。为了确诊，医生会推荐 X 线检查来检测骨质疏松症、血液检验来测定蛋氨酸和高半胱氨酸是否太高，尿液检查来检测高半胱氨酸的水平，或者肝脏与皮肤活检来查明 β-胱硫醚合成酶是否缺乏。

治疗

高胱氨酸尿症无特效的治疗方法，但许多人能通过限制饮食来控制病情。给患儿食用含低蛋氨酸的饮食，患者一生都必须坚持低蛋白饮食。高剂量的维生素 B_6 搭配叶酸补充剂（每日 400 毫克）可

有助于降低有些人血液中的高胱氨酸水平。还有的人通过补充一种叫甜菜碱的营养物质可降低其体内的高胱氨酸水平。

α₁-抗胰蛋白酶缺乏症

α₁-抗胰蛋白酶缺乏症是肝脏不能制造 α₁-抗胰蛋白酶，或使 α₁-抗胰蛋白酶的生成不足的一种隐性遗传性疾病。α₁-抗胰蛋白酶在正常情况下能保护肺脏免受白细胞在对抗感染时所释放出的一种酶（嗜中性弹性蛋白酶）的破坏。当肺部没有足够的 α₁-抗胰蛋白酶时，就会受到中性弹性蛋白酶的损伤，失去正常的扩张与收缩能力。

如果 α₁-抗胰蛋白酶缺乏，肝脏又不能将其释放到血液中，它就会停留在肝脏，随着时间的推移损伤肝脏，最终引起肝硬化。不是所有患 α₁-抗胰蛋白酶缺乏症的人都有肝病，但 12% ~15% 的成年患者和小部分年轻患者会发生肝硬化。肝病可能与肺病同时发生。

有几种不同类型的 α₁-抗胰蛋白酶缺乏症，它们的严重程度依赖于个人的遗传基因。α₁-抗胰蛋白酶缺乏症很少见，因为 α₁-抗胰蛋白酶缺乏症属于隐性遗传学疾病，因此只有同时遗传了父母双方的一个异常患病基因后才会发生。只遗传一个缺陷基因不会使人发病，但会使人成为携带者——也就是他不会发病但能将缺陷基因传给下一代。

症状

α₁-抗胰蛋白酶缺乏症的最初症状是在每天活动时呼吸短促，最终在30或40多岁时（吸烟者发生更早）发展为慢性肺气肿。发生肝硬化的患者可能有恶心、肠

胃胀气、体重减轻、虚弱无力及腹痛等。

诊断

α₁-抗胰蛋白酶缺乏症可能难以诊断，因为其症状与哮喘或慢性支气管炎相似，但是早年诊断出的肺气肿可能是一个危险信号。简单的血液检测能测定出 α₁-抗胰蛋白酶的水平，如果血液中该酶的水平降到正常值的 45% 以下，医生就会要求做另一项血液试验进行缺陷基因的鉴定。医生也会要求做其他的肺脏检查，包括测定气道如何工作的肺功能试验、计量血液中氧气数量的血气分析、胸部 X 线检查及运动试验。测量心脏的电活动的心电图也可以用于进行确诊及测定呼吸机能不全的水平。

血检与尿检可帮助医生评价疑有 α₁-抗胰蛋白酶缺乏症病人的肝功能。如果患者有肝硬化，医生在体格检查时能感觉到肝脏异常。肝脏与脾脏的 CT 扫描、超声扫描及放射性核素扫描也能检测到肝损伤。

治疗

α₁-抗胰蛋白酶缺乏症治疗的首先任务是保护肺脏免受损伤。保护肺脏的最重要的一条途径就是避免吸烟。α₁-抗胰蛋白酶缺乏症患者应该每年接种流感和肺炎疫苗，在出现感冒或其他呼吸道疾病的第一症状时去看医生。饮酒会加速肝脏的损伤。为了阻止肝脏损伤引起的体重下降，病人需要摄入足量的热量。

为了缓解呼吸短促，医生会开支气管扩张剂（扩张气道）、吸入性的皮质类固醇（抗炎）等药物。每周静脉输入 α₁-抗胰蛋白酶（来源于人血）。有的患者可能需要补充氧气。

常染色体显性遗传性疾病

无论是眼睛颜色还是疾病的显性基因都能决定颜色或疾病的特征或失调情况，而不受在配对的染色体上另一条基因的影响。例如，使眼睛呈棕色的基因就是显性基因。如果孩子遗传了父母一方的棕色眼睛的基因和另一方的蓝色眼睛的基因，这个孩子的眼睛就会呈棕色。如果父母双方都有棕色眼睛，而且父母双方都有一个蓝色眼睛的基因。如果父母双方都把这个蓝色眼睛基因遗传给了孩子，那么孩子的眼睛就会呈蓝色。同样道理，遗传有显性患病基因如亨廷顿病基因的人会患上亨廷顿病。如果父母一方有某种疾病的显性基因，他们的每个孩子就有 50% 的概率遗传该基因并发病。

马方综合征

马方综合征是一种罕见的遗传性疾病，危及全身的结缔组织，包括骨、肺、眼、心和血管。马方综合征病人不能产生正常数量的纤维蛋白原（结缔组织基本元素），纤维蛋白原在正常情况下可使细胞结合在一起并使结缔组织变坚固。马方综合征能影响所有性别与种族的人群。通过适当的治疗与定期监控，大多数病人能活到 70 岁以上。

如果家庭成员中有一人得了马方综合征，遗传学咨询可能有助于确定将该疾病遗传给后代的风险。

症状

马方综合征的症状人与人之间差异较大。对于轻度感染，在 60 岁或更老之

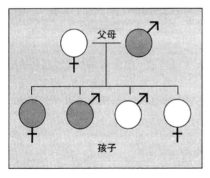

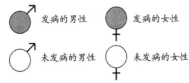

弱。如果未经治疗，虚弱的主动脉会引起主动脉伸展并向外膨起呈气球样形成动脉瘤或是撕裂，引起大量血液流到胸腔或腹腔，导致患者突然死亡。大多数患者出现近视，大约一半病人有眼睛晶状体错位；也会发生视网膜脱离。该病能使患者易于发生突然的肺塌陷。

诊断

马方综合征难以诊断，因为该病没有特定的检测方法，而且症状在患病人群中变化很大。医生通常通过完整的体格检查来进行诊断。如果医生怀疑某人得了马方综合征，医生会进行超声心动图及眼部检查以寻找该病的特征性异常症状。

治疗

医生会给患者开心脏用药，如 β 受体阻滞剂，可减少主动脉的伸缩频率并降低并发症的风险。如果发生动脉瘤，就需要进行心脏外科手术，或修补或替换缺陷的心脏瓣膜。有的脊柱畸形可通过拉紧或外科手术进行矫正。

显性遗传

对于显性遗传特征和疾病，人们只需要遗传一个这样的显性基因就会表现出此特征或疾病。带有显性特征如棕色眼睛或有显性遗传性疾病如马方综合征的人，有 1/2（50%）的概率将该基因遗传给每个小孩，也有 50% 的概率将健康基因遗传给每个小孩，此时小孩将不会患病。大多数显性特征和疾病影响男性和女性的概率是相等的。孩子出生时发生的显性遗传性疾病，可能是从患病父母那里遗传而来，也有可能是父母的卵细胞或精子细胞在受孕前发生了新的基因变异（突变）造成的。

前症状可能不明显。极少数严重病例，在出生时可能就有明显的严重问题。马方综合征病人通常在 10 岁左右出现本病的特征性症状。机体缺乏纤维蛋白原引起结缔组织伸展，使人长高、变瘦，关节松弛并超过正常范围活动，易脱臼。手臂、大腿与手指比正常人要长，与身体其余部分的比例失调。胸骨可能突出或看起来向内弯曲，脊柱弯曲。脸部又长又窄，牙齿挤在一起，嘴唇呈高度的弓形。

大多数马方综合征病人的心瓣膜异常，会产生杂音或不规则的心跳。含有大量纤维蛋白原的主动脉可能变得虚

神经纤维瘤

神经纤维瘤是肿瘤沿着神经包括脑神经生长（异常肿块）的一种遗传性疾病。肿瘤也会生长在皮下及骨骼中。该病是因为从父母一方遗传了一个缺陷基因或者因为某个基因自然突变而变得异常所致。由神经纤维瘤产生的、能在全身生长的大多数肿瘤不是癌性的，但是，有少数病例，脑部或脊柱的肿瘤是癌性的。

神经纤维瘤有 1 型和 2 型的两种形式。神经纤维瘤 1 型（NF1）是最常见的遗传性疾病之一。50% ~70%NF1 病例

是遗传自父母，剩下的 30%~50% 的病例是由于父母的卵子或精子发生基因突变引起的。神经纤维瘤 2 型（NF2）比NF1 较为少见，而且肿瘤在大脑两侧听神经周围和大脑其他部位生长。这些肿瘤能引起大脑损伤，并能致命。

如果你患有神经纤维瘤，请去看遗传顾问师，了解将本病遗传给孩子的风险。

症状

大多数 NF1 患者只有轻微症状并能正常生活，但其他患者有严重的症状。NF1 最常见的症状是皮肤上出现扁平、亮棕色斑点，又叫咖啡乳色斑，可能出现在出生时或婴儿早期。NF1 患儿通常在躯体上有 6 个或更多的斑块，每个斑块大小超过 0.51 厘米。到青春期，斑块长到直径大约 1.27 厘米。在青春期，肿瘤开始沿着全身神经周围生长，并在皮肤上出现小的隆起或肿块。

NF1 患者可能在腋窝和腹股沟区域也有雀斑出现，虹膜（眼睛感觉颜色部分）上有异常的组织，眼睛后面神经上生长的肿瘤会造成视力减弱，脊柱或大腿骨发生变形。有的 NF1 患者也有学习能力差或发生癫痫病。

当肿瘤在与听力有关的神经周围生长时，从青春期开始 NF2 引起渐进性的听力丧失。NF2 患者可能也有耳鸣、平衡与皮肤生长问题及因眼睛的晶状体增厚引起的视力问题。头部肿瘤能引起头痛、脸部麻木与疼痛。有少数严重病例，NF2 引起的脑部肿瘤能致命。

诊断

如果医生知道孩子父母的一方或其他家庭成员患有神经纤维瘤，就可以在产前对胎儿进行神经纤维瘤的筛查（产前检测）。在对出生后可能患有本病任何一种类型的儿童进行诊断时，医生会要求患者做 X 线检查、眼部检查、视力与听力测试，以及脑部 CT 扫描或 MRI 检查。这些检测结果结合体格检查、患儿的家族病史就能做出确诊或排除神经纤维瘤的诊断。

治疗

如果你的孩子已被诊断出神经纤维瘤，就应该定期做检查来监测该病的进展情况和治疗任何新出现的症状。对于皮肤下生长的能毁损皮肤或引起疼痛的肿瘤，即使生长在背部，医生会推荐外科手术来去除肿瘤。所有影响到听力或视力的肿瘤都需要进行治疗，以保护这些感觉器官。

骨变形，如脊柱侧凸，能用外科手术、矫形器或者两种同时进行治疗。对于极少数脑部或脊柱肿瘤变成癌性的病例，医生会推荐外科手术联合放射治疗与化学治疗同时进行。

亨廷顿病

亨廷顿病是一种由显性基因缺失引起的破坏性、退化性的脑病，基因缺失使基底神经节的部分脑细胞受到破坏，从而缓慢地破坏人的思维、行走及说话的能力。退化过程的起始时间通常在 30~50 岁，但偶尔也发生于幼儿和老年人。

男女及全世界所有人种都会受到亨廷顿病的影响。因为症状通常到中年才会出现，因此许多人直到自己有了孩子之后才知道自己有这种基因缺陷（孩子也有此基因缺陷的机会是 50%）。现在已有能鉴定人是否有亨廷顿基因的有效检测方法。如果你的家庭成员中有人患有本病，包括堂亲表亲、姨妈姑妈或叔伯舅舅等，而且你正在考虑是否要该项检测或不确定要怎么做时，遗传学专家能帮助你正确评估你有此基因的风险，并会向你解释做检测的风险与益处。

症状

亨廷顿病的症状个体差异很大，甚至在同一个家庭成员之间的差异也很大。早期症状可能包括情绪问题，如抑郁、情绪波动及焦虑。行为变化可能包括有攻击性的行为、冲动、要求苛刻的行为及回避朋友与家庭等。性欲望可能缺乏或过强。随着该病的进展，患者不能集中精力或短期记忆下降变得更严重。体格症状开始是神经紧张、颤搐、坐卧或坐立不安。病人的笔迹可能发生改变，而且不能从事要求协调和注意力集中的技能，如驾驶。随着时间的推移，患者的症状更加明显，包括不自主的头、颈及四肢运动。患者慢慢丧失行走、说话和吞咽的能力，最终生活无法自理，死于窒息、感染或心力衰竭等并发症。

诊断

在诊断亨廷顿病时，医生会询问患者的家族史，并进行全面的体格、神经及心理检查，医生也可能会推荐脑部MRI 检查或 CT 扫描。检测亨廷顿基因的遗传学试验可有助于确诊或排除本病。

治疗

亨廷顿病无特效治疗方法。当前现有治疗不能阻止该病的进程，但药物可有助于治疗抑郁、焦虑等症状，并减少不自主的运动。医生要尽量减少药物的使用，因为这些药物可能有副作用，而

且药物对疾病的某一阶段可能有效，而对另一阶段可能无效。

如果你患有亨廷顿病，请与擅长治疗本病的神经科医生及卫生保健人员如作业治疗师和语言治疗师共同努力，这些人员能帮助你维持现有的生活质量。因为亨廷顿病患者比正常人消耗的热量多，又可能难以咀嚼和吞咽，所以患者还要与营养学家一起努力以避免损失太多的体重。保持体重与肌肉会有助于降低不自主的运动和其他症状。支持小组能为患者提供强有力的情感支持，并使患者有机会与其他亨廷顿病患者及其家属交流经验。

埃—当综合征

埃—当综合征是影响结缔组织的基因缺陷造成的一组遗传性疾病，结缔组织为其他组织提供支持与力量。埃—当综合征有 6 种主要的类型，它们各自有各自的症状的，为 6 种不同的疾病，但大多数以皮肤和关节疾病为特征。尽管患者一出生就有埃—当综合征，但出现症状要到生命的后期或者是受到某些环境因素的刺激后，如外科手术或外伤。如果你或你的家庭成员患有本病，请咨询遗传顾问师，了解将该缺陷基因遗传给孩子的风险。

症状

因为埃—当综合征可能由于几个不同的基因突变引起的，其症状因疾病的类型不同差异较大。一般来说，埃—当综合征患者有不同程度的关节疏松、异常的瘢痕形成、伤口愈合缓慢及小血管易碎（容易引起擦伤）等症状。关节疏松可能使病人易于脱臼及发生慢性疼痛。皮肤柔软、比正常更易伸展（但

在拉伸后能回复到正常）。有些类型的埃—当综合征能引起脊柱问题如弯曲，或是眼睛问题如异型角膜（眼睛前面的一层澄清的保护膜）。子宫、肠道和大血管可能比较薄弱，易于破裂。

诊断

医生可通过体格检查、患者的病史及其家族病史来诊断埃—当综合征。某些类型的埃—当综合征可通过皮肤样本的实验分析以测定结缔组织的化学组成来进行诊断。对于某些类型的埃—当综合征，遗传学检测对确诊有所帮助。

治疗

埃—当综合征的治疗方法依赖于症状。如果你的关节疏松，医生会建议你避免运动，因为运动会使关节僵硬或过分扩展，或增加对关节的磨损和撕裂，从而使你在年轻时发生骨关节炎的风险比正常时增加。你可能会被要求避免参加体操、芭蕾舞、花样滑冰、长跑以及涉及赛跑的竞争性运动。医生会建议使用支架来固定你的关节。

对于有些病人，需要外科手术来修复损伤的关节。医生会将你介绍给理疗或作业治疗师，他们能帮助你锻炼你的肌肉，教你如何正当使用及保护你的关节。为了减少碰伤并改善伤口愈合，有的医生会给患者推荐补充维生素 C（但是，在咨询医生前不要服用维生素 C）。

如果你的孩子患有埃—当综合征，就需要避免接触激烈的运动及其他身体强度大的活动，以避免可能引起损伤和增加晚年慢性疼痛的风险。同时，要告诫你的孩子不要显耀自己能将关节放在不同寻常的位置，因为那样做会损伤关节。

如果需要，要确保其他家庭成员、你孩子的朋友和老师掌握一些有关埃—当综合征的知识，这对于你的孩子很有益。

X 连锁遗传性疾病

X 连锁遗传性疾病，也叫性连锁遗传性疾病，是通过 X 染色体上一个缺陷基因进行传递的一种遗传性疾病。X 和 Y 染色体决定性别。女性有两个 X 染色体，男性有一个 X 染色体和一个 Y 染色体。所有的卵细胞都含有一个 X 染色体。如果受精卵携带了一个 X 染色体，那么胚胎将是女孩。如果受精卵携带的是一个 Y 染色体，那么胚胎将是男孩。

大多数 X 连锁的特征与疾病都是隐性的，且是由母亲传给儿子。妇女很少受到 X 连锁疾病的影响，因为她们还有一个健康的 X 染色体，能抵制住患病基因的作用。但是女性可以是 X 连锁疾病的携带者，而且有 50% 的概率将有缺陷的 X 染色体传给儿子，使他发病。

X 连锁病基因女性携带者的女儿有 50% 的机会遗传她们母亲的 X 连锁病基因，从而成为也不受疾病影响的携带者。一个 X 连锁隐性患病基因能通过健康的母亲（携带者）遗传多代，当家庭中第一个患有此病的男孩出生后，该病就开始表现出来。

脆性 X 综合征

脆性 X 综合征是由 X 性染色体上的一个缺陷基因引起的，使受到影响的染

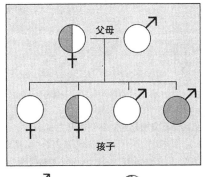

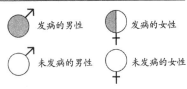

X连锁遗传

　　X性染色体上的缺陷基因引起的疾病一般由母亲传给儿子，因为儿子接受了只来自母亲的一个X染色体。在X染色体上有缺陷基因的女性通常不受影响，她有50%的机会将该基因传给儿子，儿子将发病，有50%的机会将该基因传给女儿，女儿成为像其母亲一样不发病的基因携带者。

色体变窄，使之看起来易碎。脆性X综合征是神经发育迟缓最常见的遗传类型。男性比女性更易患本病，且症状更严重。因为女性除了有一个有缺陷的X染色体外，还有一个健康的X染色体，她们虽然是X染色体易碎基因的携带者，但没有症状或症状较轻；她们将有缺陷的X染色体遗传给儿子并使其发病的概率是50%。如果有脆性X综合征的家族史或你已有一个患有脆性X综合征的小孩，进行遗传咨询将对你有益，遗传学专家能评估你将该病传给孩子的风险。

症状

　　脆性X综合征典型的体格特征可能在出生时就很明显，但第一个显著症状通常是发育迟缓，此症状在2~3岁时变得明显。大多数男孩有一定程度的精神损伤，损伤程度从低于正常水平的智力到严重的神经发育迟缓不等。精神损伤的严重性可能随着年龄增加而变得更明显。大约20%的男孩有类似孤独症的症状，包括社交活动困难、逃避眼睛接触、咬手及摆动手。大约30%携带该基因的女孩有一定程度的精神发育迟缓。

　　常常不引人注意且不是健康问题的脆性X综合征的体格特征，可能包括大耳、长脸、十字形的或游动的眼睛、凸出的下巴和前额、睾丸肿大及不牢固的关节。女孩的这些特征常常更为微妙。

诊断

　　如果你的孩子不能按正常速度发育，或是医生知道你或你的伴侣有脆性X综合征家族史，医生就会开血液化验单来检查孩子的缺陷基因。对于有脆性X综合征家族史的未来父母，在怀孕期可通过绒膜绒毛取样（CVS）或羊膜穿刺术诊断易裂X染色体。

治疗

　　脆性X综合征无特效的治疗办法。医生会为患儿开药治疗其出现的行为问题。要确保你的孩子能接受特殊教育服务及有效的干预，以帮助患儿能实现生活自理。

肌营养不良

　　肌营养不良是一类引起肌无力的遗传性疾病，且病情会随着时间的推移而恶化。当肌细胞死亡并被脂肪和结缔组织取代时人的肌肉就被废弃。虽然有9种不同类型的肌营养不良，但最常见的是迪谢纳肌营养不良和贝克尔肌营养不良，迪谢纳肌营养不良发生的年龄较早且进展较快。其他类型的肌营养不良有的在成年前可能不出现症状。因为该病与 X 染色体相关，所以男孩比女孩更易受到影响。

症状

尽管婴儿可能缓慢发展为肌无力，但肌营养不良的症状通常在 3 岁前不甚明显。因肌肉逐渐废退，儿童开始丧失腿部与臀部肌肉的力量，为了维持平衡就会叉开腿行走，也可能对爬楼梯有困难。频繁跌倒及难以爬起或垂直站立是常有的事。腓肠肌通常看起来比正常大，因为脂肪与结缔组织已取代了肌肉组织。到 10 岁时，患儿需要借助枴杖行走，12 岁时需要用轮椅。

当疾病发展到手臂、颈部和上半身肌肉时，就会引起胸部与脊椎的骨骼发育不正常。与无力的肌肉相结合的畸形骨骼会使呼吸困难，干扰心脏的功能。有的患儿有精神损伤。迪谢纳肌营养不良的患儿到青春期后期时通常会死于肺炎或其他肺部疾病。贝克尔肌营养不良产生的症状类似，但症状在 7 岁以后才会出现且进程缓慢，通常在 40 岁之前死亡。

如果你的小孩患有肌营养不良，你和你的其他家庭成员可通过遗传咨询而获益，通过咨询可以了解到将该基因遗传给以后的小孩的风险。

诊断

如果孩子有机营养不良的症状，医生就会开血液化验单来检测孩子血液中

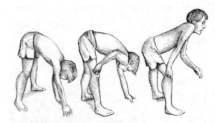

肌营养不良引起的腿部肌肉无力

因为肌营养不良引起腿部肌肉无力，坐在地板上的患病儿童需要借助上肢与手站起来。

特异蛋白的水平，也可能会开肌电图描记检验单来评估肌肉的电活动情况。为了证实诊断，医生会推荐活组织检查（儿童的肌肉组织样品被送到实验室检查）或儿童血液样品的遗传学检测。

治疗

肌营养不良无特效治疗方法。医生与护理人员通常侧重于症状的缓解，帮助儿童进行日常活动，尽可能让他们的生活舒适。坚持活动、保持身体弯曲、伸展并尽可能多运动，肌营养不良的负面影响可得到明显降低。理疗师会与患儿一起工作，教他进行力所能及的练习，预防肌腱（支持关节的组织韧带）缩短与关节变硬。手与下肢的支架也能有助于维持四肢的伸缩与柔韧性。大多数迪谢纳肌营养不良需要整体使用轮椅直到 12 岁左右，这有助于患者保持活跃与独立。有些病例，医生会使用皮质类固醇类药物，这可有助于减慢肌肉功能的丧失和增强肌肉力量。向医生或肌营养不良协会的当地分会咨询有关支持小组、夏令营以及其他对肌营养不良患者及其家属有所帮助的组织。

第十四章
骨骼、肌肉和关节疾病

　　骨骼、肌肉和关节为人体的运动提供了支持框架。人体包括内脏在内的所有运动均是通过肌肉完成的，之所以要靠肌肉来完成这些动作是因为可收缩的组织都是由肌肉构成的。

　　随意肌如四肢的肌肉受意识的控制。比如，当你弯曲胳膊时，大脑就会指示肱二头肌收缩，而当伸直胳膊的时候，大脑指示肱二头肌舒张的同时收缩肱三头肌。上述大脑发出的信号通过神经系统传输。非随意肌，如心脏和消化道的肌肉，活动不受意识控制。

　　人体骨骼系统（共有206块）主要起支撑作用。其中一些也起覆盖和保护机体的作用。例如，颅骨保护脑组织，而肋骨和脊柱构成的胸廓保护心、肺以及上腹部脏器如胃、肝和肾。

　　骨组织由填充满钙、磷无机盐的胶原纤维框架及包含在其内的骨细胞组成。骨骼同时也储存钙、磷并在机体需要时释放出来。部分骨骼中心包含有起造血作用的骨髓。有些骨骼如颅骨在幼年时通过不可移动的结缔纤维——称为缝——紧密结合在一起。

　　关节是骨与骨之间的可动连接，使得运动成为可能。人体具有多种类型的关节。椎骨之间的活动有限，但能为整个脊骨提供足够的弹性，完成弯腰动作。屈戌关节如手指关节，主要完成伸屈活动。杵臼关节如肩、髋关节较屈戌关节活动范围更大，可完成伸屈、旋转等几乎所有方向的运动。

　　每一关节均为由其周围纤维束构成的韧带联系起来的复杂结构。韧带内面是包绕关节的纤维囊，其内层是湿润的滑液囊，分泌的滑液起到润滑关节的作用。关节面覆盖着一层强韧、橡胶样的结构称为软骨。软骨充当着关节减震器，使其可以平滑的活动。

运动损伤

　　进行体育锻炼承受着受伤的风险，但锻炼所带来的益处远远超过受伤的风险。剧烈运动导致肌肉、韧带（将骨骼连接起来的坚韧组织）、骨与关节损伤的风险增加。运动损伤常见于刚开始训练的运动员、新从事某项运动或已长久停止锻炼的人们。运动前未经热身活动也常导致受伤。

骨骼和肌肉是如何协调工作的

骨骼肌与两块或更多的骨骼相连。当肌肉收缩时，连接的骨骼也随之开始活动。肌肉通常与其他肌肉协同工作，比如某一肌肉收缩时常伴随有另一肌肉舒张。有些肌肉起到稳定邻近关节的作用。

头颈部肌肉

头颈部肌肉活动产生面部表情和头部活动，并且负责言语和吞咽动作。

腹部肌肉

腹部肌群辅助呼吸运动，提拉物体时帮助平衡脊柱并且支撑腹部脏器。

下肢肌肉

下肢肌肉是人体最强有力的肌肉之一，与骨骼紧密相连，尤其在髋关节周围。

上肢肌肉

上肢肌肉主要位于肩关节周围和肘关节以下。前臂肌肉通过较长的肌腱与手腕及手指相连。

男性及女性骨盆

除骨盆外，女性的绝大多数骨骼形状与男性的相仿，仅尺寸稍小。女性骨盆较男性更宽，容积更大，有利于分娩时新生儿的头颅通过。

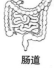

心脏　　　　肠道

男性骨盆　　女性骨盆

不随意肌肉

不随意肌肉不受意识控制，即它们的收缩、舒张活动并不取决于你的决定。相反，它们在自主神经系统的影响下自行其是。不随意肌肉包括推动食物通过肠道的平滑肌以及控制出汗和血压的肌肉。

关节活动

手指关节属于典型的屈戌关节，主要在一个平面上活动——伸直和屈曲。肘关节大抵相同。杵臼关节如肩、髋关节可在两个不同平面活动——伸屈和侧弯。杵臼关节也可使肢体旋转。四肢的大多数活动由上述运动复合而成。

不同类型的关节

有些关节（例如连接成人颅骨的纤维缝）将骨骼连接成不可活动的坚固整体。有些关节容许有限的活动。每一节脊椎只能轻微的活动，而作为脊柱整体却拥有极大的活动范围。肩、髋关节可在很大的范围内活动。

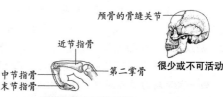

颅骨的骨缝关节

近节指骨
中节指骨
末节指骨
第二掌骨

很少或不可活动

屈戌关节（右手示指）

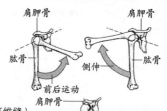

肩胛骨　　　肩胛骨　　　　肩关节

肱骨　　　　　肱骨　　　　肱骨

前后运动　　　侧伸　　　　**最大限度活动**

肩胛骨

肱骨旋转

肩关节的活动

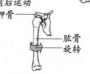

脊椎间可弯曲的关节

有限活动

采取伸展运动等预防措施有助于避免损伤。受伤后应当立即停止运动，评估损伤程度。如果无法确认受伤程度，或者感觉迷糊哪怕仅有几秒钟，应当立即停止活动，并尽快去就诊。大多数损伤除休息外无须特殊处理。你可能需要理疗来恢复受损的组织和肌肉。如伤情严重，需要手术治疗。如果损伤反复发生，可能导致韧带、骨骼的永久损伤并被迫放弃该项运动，或发展为骨关节炎等慢性损伤。为防止损伤加重或发展成慢性损伤，需通过医生准确评估伤势。医生可能建议进行 X 线片、CT 扫描、MRI、超声波检查或关节镜检查来判断伤势。

RICE 疗法

如果你仅仅是肌肉、韧带轻微扭伤或劳损，那么 RICE 疗法——休息（rest），冷敷（ice），压迫（compression）及抬高（elevation）——可能是最佳选择。RICE 疗法有助于缓解疼痛或肿胀，加快康复。

休息

使受伤部位得到休息，并避免任何不必要的负重。悬吊受伤的上肢或肩部，下肢受损则需扶拐助行。休息可使血管渗血减少，避免进一步受伤以及促进组织愈合。

冷敷

尽早在受伤部位以冰块冷敷。在受伤后 24~48 小时内，当你苏醒时每小时患处冷敷约 20 分钟。冷敷有助于减轻疼痛，减少内出血和青肿，从而减轻损伤和肿胀。

压迫

在患处绑扎压迫带至少两天。使得压迫带恰好覆盖患区，仔细使压力均衡，但要避免压迫过紧。如果出现患处麻木、刺痛感则提示压迫带包扎过紧。压迫患处有利于减少出血、减轻肿胀。

抬高

尽可能将患肢置于高于心脏的位置。用悬带将上肢或手吊高。抬高患肢可使局部水肿减轻和出血减少。

肩关节脱位和肩关节分离

当肱骨（上肢的骨骼）的顶部脱出关节时就是肩关节脱位。而当肩胛骨和锁骨间的韧带拉长或撕裂时就会产生肩关节分离。两者均伴随突发的剧痛，肿胀和青肿，肩关节畸形和活动受限。上述损伤常由摔倒或直接对肩部的暴力打击引起。

以下措施有助于防止肩关节脱位和分离：

- 运动前热身。
- 避免可能损伤肩关节的动作。
- 戴上弹力护肩来缓冲摔倒时对肩部的冲力。
- 寻求教练或理疗师的指导，加强肩部的肌肉、韧带和肌腱的锻炼。

游泳者肩

游泳者肩是颈肩部肌肉的劳损或轻微撕裂，往往导致肩关节顶端或前方疼痛。损伤由肩部长时间反复活动引起。

游泳者肩的预防：

● 寻求教练或理疗师的帮助，加强肩部肌肉、韧带和肌腱的锻炼。

● 咨询并遵循正确的游泳方法。

高尔夫肘和网球肘

高尔夫肘是指肘关节内侧自前臂走行至肱骨肌肉的肌腱炎症或微小撕裂，伴随肘关节活动受限和内侧疼痛。高尔夫肘常由肘部反复、不正确的用力引起，如不恰当的向下击球或晃动中击打地面。

网球肘是指腕部伸肌腱的拉伤或炎症。腕部伸肌腱自前臂经肘关节外侧连至肱骨。损伤导致肘部外侧疼痛及活动受限。网球肘常由于猛力发球、不适当反手击球或使用不恰当的器械，如太大或太小的手柄、轻重不当的球拍及太松的绳子等所导致。

高尔夫肘和网球肘的预防：

● 寻求专业教练或理疗师的指导，加强手、腕部及前臂的肌肉、韧带和肌腱的锻炼。

● 在从事高尔夫及网球运动前听取相关技术及器械的专业建议。

● 佩戴护肘，有助于限制肌肉从而减少对肘部的牵拉。

肘部滑囊炎

肘部滑囊炎是指肘后方滑囊由跌倒或直接打击引起的炎症和肿胀。局部的肿胀通常不伴明显疼痛，也很少限制关节的活动范围。

肘部滑囊炎的预防：

● 如果患处肿胀，将其以夹板固定，或以弹性绷带包扎。

● 运动时使用肘垫以保护滑囊。

篮 球 指

手指远端遭受突然打击时末端关节肌腱的部分或完全损伤称为篮球指。损伤可致立即引起指尖疼痛、肿胀和青肿，指端无法伸直。

篮球指的预防：

● 学习接球技巧，避免损伤指端。

● 寻求专业教练或理疗师的指导，加强手指肌腱的锻炼。

● 避免玩儿 40.64 厘米的垒球。

滑雪者拇指

拇指掌指关节韧带的部分或完全损伤称为滑雪者拇指。损伤可立即引起疼痛以及拇指根部肿胀。该损伤常发生于滑雪中摔倒时，滑雪杖压迫拇指，使之与其他手指分离的情形。

滑雪者拇指的预防：

● 寻求教练或理疗师的指导，加强手部韧带和肌腱的锻炼。

● 学习在摔倒时如何正确使用滑雪杖，以避免损伤拇指。

髋骨隆凸挫伤

髋骨隆凸挫伤是严重的局部挫伤或髋部肌肉的拉伤。伴有髋部肿胀、疼痛症状。损伤由直接打击髋部或髋部朝下摔倒所致。

髋部隆凸挫伤的预防：

● 从事对抗性的运动时戴上合适的软垫保护髋部。

跑步者膝

跑步者膝是指覆盖在膝盖骨表面的软骨受伤。症状包括钝痛及屈腿时膝盖骨前后的刺痛。膝关节也可能肿胀，伴有摩擦感或响声。跑步者膝是由骤然改变行进方向时，膝部承受突如其来的压迫所致。

跑步者膝有时也指单侧或双侧膝关节外侧的疼痛，由髋部与胫骨（小腿内侧较粗的骨骼）上端间的结缔组织损伤所致，当足部落地时疼痛加重。在这种类型的跑步者膝，膝关节可能产生肿胀、摩擦感或响声。

跑步者膝的预防：

● 当准备增加跑步距离和强度时或在高低不平的地面跑步时要做出准确判断。

● 寻求专业教练或理疗师的指导，加强腿部位肌肉、韧带和肌腱的锻炼。

● 穿合脚的鞋子有助于运动，当它们损坏尤其是鞋跟磨损的时候应立即更换。

● 在你的跑鞋中放入鞋垫，这有利于帮助你的脚以正确的角度着地。

膝关节半月板损伤和交叉韧带撕裂

膝半月板损伤即膝关节内软骨垫的部分或完全撕裂，由暴力打击或膝关节强烈扭转引起。伴随有膝部肿胀，或摩擦感、弯曲等。

膝关节交叉韧带撕裂指膝关节内呈十字交叉的两根韧带中的一根部分或完全断裂。损伤由膝关节的猛烈牵拉、扭曲或直接暴力所致。症状包括肿胀、疼痛以及膝关节活动受限。

膝关节半月板和交叉韧带损伤的预防：

● 寻求专业教练或理疗师的指导，

加强大腿部位肌肉的锻炼，这样做有助于稳定膝关节。

腘绳肌拉伤

腘绳肌拉伤指股后部大肌肉的部分或完全撕裂。疼痛程度各不相同，从钝痛到剧痛，使行走、坐下及弯腰困难。腘绳肌拉伤通常发生于短跑选手或股后部肌肉过度劳损或紧张的人。

腘绳肌拉伤的预防：

● 运动前热身。

● 寻求专业教练或理疗师的指导，加强大腿部位肌肉的锻炼。

腓肠肌撕裂

腓肠肌撕裂是指腓肠肌部分或完全撕裂，症状包括锐痛、肿胀、腓肠肌中段有断裂的感觉。该损伤常在不常从事运动的人用足尖跳跃和落地时发生。

腓肠肌撕裂的预防：

● 用后跟增高垫来减少腓肠肌的张力。

● 运动前，通过拉伸腓肠肌几分钟来热身。

外 胫 夹

外胫夹是指能造成小腿前方疼痛的多种损伤之一，这些损伤包括轻微的肌肉劳损、应力骨折、骨膜的轻微撕裂或炎症、腿部肌肉的过度发育。这些损伤均源于腿部肌肉的过度活动。

外胫夹的预防：

● 运动前热身。

● 寻求教练或理疗师的指导，加强踝部周围肌肉的锻炼。

● 使用弓形支撑器减轻对小腿的压力。

跟 腱 炎

跟腱炎是腓肠肌与足跟间肌腱的炎症。症状包括中等程度的不适，足跟后方、约踝上5厘米处的肿胀、疼痛。跟腱炎由持续或猛烈的牵拉引起。

跟腱炎的预防：

● 运动前热身。

● 用后跟增高垫来缓解对跟腱的压力。

● 选择舒适的运动鞋（过硬的鞋跟会导致或加重跟腱炎），当运动鞋磨损后及时更换。

● 寻求教练或理疗师的指导，加强腓肠肌的锻炼，拉伸跟腱。

● 尽量在较软的地面如泥土地或木地板上跑动——避免在水泥地上活动。

踝 扭 伤

当踝部扭曲时，内侧或外侧的韧带不同程度拉伤，称为踝扭伤。踝扭伤是最为常见的运动系统损伤。症状主要为中等至剧烈的疼痛。可能伴随踝部声响、撕裂感，以及肿胀和青肿。

踝扭伤的预防：

● 运动前热身。

● 运动前将踝部以带子或弹力绷带绑扎起来，增强踝部稳定性。

● 选择合适的运动鞋，磨损后及时更换。鞋的后帮应当能支持踝部。质地良好的鞋子有鞋跟杯，能增大踝部的稳定性。系鞋带的鞋子比直接套上或以锁扣固定的鞋子能更好地保护踝关节。

● 寻求教练或理疗师的指导，加强踝部周围及腓肠肌下端肌肉的锻炼。

前 足 疼 痛

前足痛可由第三、第四跖骨间神经肿胀所导致的莫顿神经瘤引起。疼痛较常见于足背部，但也可能影响跖部或足趾根部。严重时伴有足趾麻木。该损伤通常也会由穿着不合脚的鞋或长距离负重（如长跑）导致。

前足痛的预防：

● 运动前热身。

● 不要经常性穿鞋或过紧的袜子。

● 穿宽松的鞋。

● 使用特制的能起缓冲和保护足跖部的鞋垫（跖垫）。

足 跟 痛

连接足跟和足趾根部的足底组织发炎（即足底筋膜炎）时，可导致足跟疼痛。足跟痛常由过多行走，鞋跟过硬，及在硬的路面上跑步引起。治疗足底筋膜炎可缓解疼痛。足跟可能会肿胀或青肿，如果用足尖站立时疼痛会加重。足底筋膜炎症状类似于在卵石上行走的感觉。

足跟痛的预防：

● 运动前热身。

● 寻求教练或理疗师的指导，加强腓肠肌的锻炼，并通过将拇趾向上扳来拉伸足底组织。

● 使用鞋垫或后跟垫等来减轻足跟部的压力。

● 穿合脚的（过硬的鞋跟可导致或加重跟痛）和适合你所从事的运动的鞋子，及时更换破损的鞋子。

● 在木地板或泥土地等较软的地面上跑动而尽量避免水泥路面。

足部或小腿的应力性骨折

足部应力性骨折是指足部骨骼的微小裂缝，由足部所受的持续或骤然暴力、跑动中改变行进方向或平面引起。应力性骨折导致患处强烈的烧灼样疼痛，尤其常见于第二跖骨（足中部的五根长骨中的一根，前方为足趾趾骨，后方为跗骨）。

应力性骨折的预防：

● 运动前热身。

● 穿合脚的和适应你所从事的运动项目的鞋，破损后及时更换。

● 尽量在木地板或泥土地等较软的地面上跑动，而应避免水泥路面。

肌肉、肌腱及韧带疾病

肌肉是一类由长形的细胞组成的组织，通过细胞收缩来产生运动。一些肌肉通过由成束纤维组织组成的肌腱与骨骼相连。身体某些部位的肌腱很短，纤维与肌肉交织在一起。在其他一些部位（尤其如手、足），肌腱组成长而强韧的索带。韧带则是连接骨端的强韧、稍具弹性的束状纤维组织。肌肉、肌腱及韧带可遭到创伤或疾病的破坏。

痛性痉挛

痛性痉挛是肌肉伴有疼痛的痉挛。一些人常常于夜间被腿部或足部突然发生的严重痉挛痛醒。过度活动或以不恰当的姿势长时间站、卧及坐均可导致痛性痉挛。大多数痛性痉挛原因不清。

症状

如果活动发生痉挛的肌肉，肌肉将会产生强烈的收缩（可以看到），引起突然的疼痛。痉挛的肌肉摸上去质硬而紧张。与扭伤或骨折不同，试着用痉挛的腿或脚走几步，疼痛可以暂时缓解。痉挛通常很少持续超过几分钟。

治疗

痛性痉挛常能很快自行缓解。你可以通过逐渐拉伸、按摩痉挛的肌肉来加快恢复。热敷可缓解肌肉紧张。

预防

如果肌肉经常痉挛，在运动前通过拉伸运动来做热身。运动前或运动中多饮水。吃富含钾、钙的食物——如香蕉、新鲜蔬菜、牛奶、酸奶和乳酪——有助于提高肌肉机能。持续或反复发作的痛性痉挛需要去看医生。

肌肉劳损或撕裂

如果肌肉受到过分牵拉，肌纤维可能劳损甚至部分撕裂。肌肉劳损后，肌肉收紧并因内出血而肿胀。有时肌肉会完全断裂。几乎所有人都曾经有过肌肉劳损。喜好从事运动的人更易于发生肌肉劳损。

大多数情况下，肌肉劳损可以迅速、完全恢复，不影响运动功能。总体来说，年龄越大，损伤越大，恢复也越慢。而肌肉撕裂可能会长期影响活动功能，除非得到良好的治疗。

症状

肌肉劳损的主要症状为伤后疼痛。劳

损的肌肉有触痛、肿胀，在恢复前力量减弱。如果肌肉撕裂，则无法活动。如果某块肌肉逐渐变得僵硬、疼痛和对触碰敏感，就可能是有劳损，部分肌纤维可能已撕裂。如果患部肿胀、疼痛严重，应及时就诊。

诊断和治疗

医生将评估伤势，并拍 X 线片以排除骨折。如果仅仅是肌肉劳损且伤势不重，医生可能会建议你回家进行 RICE 法治疗——即休息、冷敷、压迫及抬高患肢。如果伤势比较严重，可能需要使用止痛药或固定伤处以促进愈合，如下肢夹板固定或以吊带悬吊上肢。医生也可能推荐你进行理疗。当疼痛肿胀减退后，治疗师将指导你如何逐步锻炼受损肌肉，以恢复其功能和力量。如果肌肉撕裂，可能需要手术来进行修复。

韧带扭伤

如果关节受力过大，连接周围骨骼并维持关节位置的韧带将会被拉长或者撕裂。这种类型的损伤称为扭伤。所有韧带均可能出现扭伤，但膝、踝及手指关节因受力较大，最常发生。

轻微扭伤没有太大损害，但韧带反复扭伤将导致关节松弛。例如，曾经反复扭伤的踝关节常常无明显缘由再次扭伤。如果损伤极为严重以至于所有韧带被撕裂，关节将会畸形。

症状

疼痛和触痛的程度取决于关节周围软组织受损范围。扭伤的韧带常保持其功能，但在活动时会疼痛。损伤常导致肿胀和皮肤青肿。如果疼痛较重或持续超过 2~3 天，就应及时就诊。

诊断和治疗

医生将检查受损关节，并拍 X 线片以排除骨折。如果扭伤程度较轻、肌肉也没有太大的损伤，医生可能会建议你回家采用 RICE 法进行处理。受伤次日，尽可能在不负重的情况下活动关节。不对患处的肌肉进行锻炼时，保持提高患肢以利于消肿。

如果伤势较重，医生可能会加压或包扎受伤关节。有时需要手术修补受损韧带。手术后，关节将在短期内以保护性支具固定，并被鼓励及早活动以避免关节僵直。某些病例使用超声波治疗（患处高频声波照射）以促进血液循环、加速康复。理疗也可能对巩固关节、促进愈合有效。

肌腱撕裂或断裂

肌腱是连接肌肉和骨骼的长形纤维索状组织，如活动手指和足趾的那些肌腱。活动手指的肌肉位于前臂和手部，而活动足趾的则位于小腿和足部。如果手、足、前臂或小腿等部位被砍伤或严重受伤，一根甚至更多的肌腱将会部分或完全撕裂或断裂。连接腓肠肌和跟骨的跟腱，最易发生撕裂。

症状和诊断

如果肌腱被切断或受到严重损伤，一根或多根手指或足趾将不能活动，同时感到剧痛。如果怀疑肌腱发生了断裂，尽快至最近的医院急诊室就诊。

治疗

如果伤势极为严重，外科医生将立即行断裂肌腱修补手术。肌腱具有弹性和持

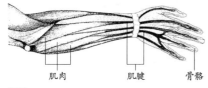

肌肉　　　肌腱　　　骨骼

肌腱

　　肌腱为将肌肉与骨骼连在一起的强健且柔韧的条状或带状组织。肌腱主要由成束的胶原纤维（一种纤维状蛋白质）构成，并含有少量血管。

续的张力。一旦断裂，两个断端将分别回缩、相互分离，可能难以找回。往往需要延长切口来找回断端，并将其连接起来。肌腱修补术通常疗效确切，但部分病例术后常有关节僵直、活动度减少等情况。

肌 腱 炎

　　肌腱为将肌肉与骨骼连在一起的强健且柔韧的条状或带状组织。肌腱炎系劳损或创伤引起的肌腱炎症。由于血供较差及相邻肌肉活动的影响，肌腱炎通常恢复缓慢。肌腱炎可见于任何部位，但常见于肩关节、跟腱或肘关节尺侧及桡侧（高尔夫肘或网球肘）。

症状

　　肌腱炎的症状是受累部位肿胀、疼痛及触痛。肌腱纤维恢复后，可能遗留下痛性瘢痕。疼痛通常于数星期或数月后消失，但也可能持续或者加重，尤其是那些年龄较大的患者，他们的组织愈合缓慢，有时不彻底。

治疗

　　医生会建议患者悬吊胳膊或停止活动腿部数天来让患肢得以休息。服用阿司匹林、布洛芬、萘普生或酮洛芬可以

缓解疼痛、减轻炎症和肿胀（对乙酰氨基酚对炎症无效）。数天后，活动关节以防止僵直。如果疼痛持续或加重，医生可能建议拍X线片以排除骨折。也可以在患处注射激素或局部麻醉来减轻炎症和缓解疼痛。还有其他的治疗方法如局部冷敷或超声波（高频声波）治疗，可以减轻炎症、促进愈合。从事适度的锻炼如拉伸和加强肌肉也有助于缓解疼痛和炎症。

腱 鞘 炎

　　肌腱为将肌肉与骨骼连在一起的强健且柔韧的条状或带状组织。手、腕、足及踝部的一些肌腱被一层称为腱鞘的纤维组织包绕，从而使肌腱能在关节上活动。腱鞘炎是腱鞘内层发生的炎症。当腱鞘内层发炎后导致肿胀或结节形成。

　　腱鞘炎的确切病因不明，但常由手指或腕部的过度活动引起，尤其是手指反复于同一方向上的活动如敲击计算机键盘等。类风湿关节炎、痛风及糖尿病患者较易患腱鞘炎。腱鞘炎有时由刺伤所致的感染引起。

症状和诊断

　　腱鞘炎的症状有在活动肌腱时可能

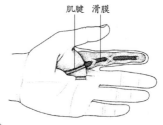

肌腱　滑膜

滑膜

　　某些部位如手部的肌腱，被称为滑膜的膜状物覆盖。滑膜分泌一种液体（滑液）来润滑肌腱和关节。

听到摩擦声或弹响。患区可有触痛和肿胀。在一种称为扳机指的腱鞘炎中，腱鞘十分狭窄以致屈曲的肌腱很难伸直。肌腱被卡住片刻，然后随着肿胀处通过腱鞘而猛然伸直。

医生通常由查体和询问病史来确定诊断。如果腱鞘炎由伤口感染引起或患处发热、疼痛加重，应立即去看医生。

治疗

大多数腱鞘炎可以通过休息患处（例如使用夹板）和服用非甾体抗炎药物，来缓解疼痛和肿胀。医生可能建议避免患者过度使用肌腱，如改变运动方式。非感染性腱鞘炎有时可以局部注射激素以减轻炎症。感染性腱鞘炎需要立即抗生素治疗以清除感染灶，也可能需要手术来排出局部的脓液。对于顽固的腱鞘炎，扩张狭窄的腱鞘的手术可以使腱鞘再次活动自如。

纤维肌痛

纤维肌痛，也称纤维组织炎或肌筋膜炎，是肌肉深部纤维组织出现的慢性疼痛和僵直。病因目前尚不清楚，但部分医生认为可能是由中枢神经系统损伤或病毒感染引起的。疼痛和僵直症状的发作似乎与精神压力相关。尽管发作时肌肉僵直，但肌肉本身未受任何伤害。纤维肌痛极为常见，好发于中老年人，并且常可自行缓解。

症状

在纤维肌痛发作时，可能有局部疼痛和轻微肿胀。触痛倾向于发生在遍布全身的称为压痛点的特定区域。后背痛较为常见。因为睡眠被疼痛打断，因此纤维肌痛患者常常感觉疲惫。患者也可

有其他症状如焦虑或消化机能紊乱如肠易激综合征。

诊断和治疗

由于纤维肌痛症状与其他疾病相类似，因此诊断较为困难。医生可依据18处敏感区域中至少有11处出现疼痛并超过3个月来确诊。

泡热水澡和按摩有助于缓解疼痛。散步或游泳等活动能增进肌肉力量，缓解疼痛和紧张。服用阿司匹林或其他非甾体抗炎药也能缓解疼痛。医生可能开抗抑郁药、强镇痛药或肌松剂来放松肌肉、促进睡眠。医生也可能建议患处局部注射麻醉剂来缓解疼痛，有时合并使用皮质激素抗感染治疗。

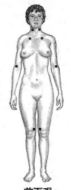
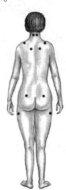

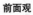
前面观　　　　　背面观

纤维肌痛的敏感区

人体全身有18处称为触痛点的特殊敏感区中（黑点标记处），如果患者至少有11处有慢性疼痛，就可以被诊断为纤维肌痛。部分患者的身体其他部位也可能有疼痛症状。

腱鞘囊肿

腱鞘囊肿是好发于腕部或足背皮下的肿块。腱鞘囊肿的胶冻状内容物在关节囊或腱鞘内蓄积时，囊肿体积将随之增大。

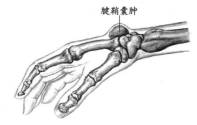

腱鞘囊肿

腕部是腱鞘囊肿最为好发的部位。囊肿可以小至豌豆粒，大至高尔夫球大小。

症状

腱鞘囊肿的大小可变。质地或软或硬，无痛或轻微疼痛。腕部的囊肿通常不影响活动，而位于足背的囊肿则可能妨碍穿有些类型的鞋。尽管腱鞘囊肿对人体没有明显危害，你还是应当就诊。任何肿块的发生都可能提示有更严重的情况。

诊断和治疗

医生通过外观和触摸即可诊断腱鞘囊肿。医生可以用注射器抽吸囊肿内容物，并向腔内注射激素类抗炎药。抽吸经常是唯一有效的方法。极少数囊肿特别疼痛，可通过手术切除。不要试图用书本或其他物体敲击囊肿部位来消除腱鞘囊肿，这种偏方既痛苦又无效。

掌腱膜挛缩

掌腱膜挛缩（迪皮特朗挛缩），也称掌腱膜炎，是指掌心皮下一层强韧的纤维状结缔组织的持续增厚、收缩。挛缩最终导致手指尤其是无名指及小指永久性弯向掌心。病变可发生于一侧或双侧手掌，有时甚至波及足底。掌腱膜挛缩的病因不明。

症状和诊断

尽管掌腱膜挛缩通常不痛，但它导致手指弯曲畸形，握力下降。患者可能出现指关节和足部皮肤垫状增厚。如果你有上述任何症状，应立即就医。

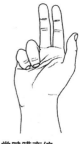

掌腱膜挛缩

掌腱膜挛缩患者的一侧或双侧手指固定于屈曲位。最常累及无名指和小指。

治疗

如果及早诊治，可以通过切除或切断挛缩组织来使手指变直。理疗可以恢复手的功能。如未经治疗，症状可能发展为永久性的。有部分病例在治疗后复发。

肌 肉 瘤

肌肉瘤较为少见，且多为良性。肌肉组织为何不易发生肿瘤尚不明确。然而，肌肉恶性肿瘤一旦发生，常难以治疗，并且生长、扩散迅速。

症状和诊断

肌肉瘤的标志常常仅有疼痛和可触及的肿块。在部分病例中，肿瘤长时间平稳生长。恶性肿瘤生长迅速且疼痛更为明显。较大的肿瘤可妨碍肌肉收缩。无论身体哪一部位出现肿块，应当立即就医。

治疗

如果患有良性肿瘤，医生会建议定期复查。而恶性肿瘤的治疗包括手术、化疗、放疗，或联合治疗，疗法取决于肿瘤的类型、部位和大小。

骨骼疾病

骨骼是有生命的、不断进行新陈代谢的组织，它由胶原质（一种起支撑作用的蛋白质）及包埋其内的数种细胞构成。骨组织中含有钙盐致密沉积物，这使骨质地坚硬并区别于其他结缔组织。大多数骨由不断生长、变硬的软骨变化而来。而有些骨骼，如颅骨、锁骨，则是以膜内成骨的方式生成的，即在胚胎中的膜内直接成骨。部分骨骼中空，内含骨髓，骨髓能制造出人体所有种类的血细胞。

骨　折

当骨骼受到超过自身承受力的外力时，即发生骨折。患有骨质疏松症、骨癌等骨病时，骨质强度减弱，易于发生骨折。骨折好发于腕、手及足部。其他如四肢、脊柱和髋部的骨折常由暴力如车祸等引起。

年龄越大，骨折发生率越高。儿童的骨骼弹性较大，易于折弯而非断裂。老人的骨骼因钙质丢失而变得脆弱，更容易发生骨折。当然，老年人动作的平衡及协调力差，也增加了因摔倒而骨折的概率。

骨折可分为开放性和闭合性骨折。闭合性骨折是指骨折端未穿出皮肤。闭合性骨折的肌肉和周围组织常无损伤。而开放性骨折的肌肉等周围组织受损明显，且骨折端穿破皮肤。

如果骨折未经治疗或治疗被延误，可能产生并发症。例如，骨折碎块可能在未对准位置的情况下开始愈合，导致不得不通过手术将其打断，重新复位。开放性骨折的骨折端可能被细菌污染，导致感染

和影响愈合。开放性骨折的碎块可能因血供中断而坏死、塌陷并最终被机体吸收。周围组织的损伤是骨折的另一并发症。尖锐的骨折端可能压迫或切断邻近的血管和神经。颅骨或脊柱骨折可能伤及脑或脊髓。骨折块偶尔伤及内脏。例如，肋骨断端可以刺破肺脏，导致气胸

症状和诊断

骨折周围的组织外观肿胀、青肿，有时畸形。骨折可能合并强烈的疼痛，任意的触碰或活动患肢均可加重疼痛。较小的骨折只有轻微的症状，易被当成扭伤而误诊。

如果你或你认识的人可能发生了骨折，首先进行急救，并立即前往最近医院的急诊科就诊。禁止给予伤者任何饮食。因为胃中有食物或液体残留可能会延误需要进行的手术治疗。手术一般需要全身麻醉，而麻醉前禁食禁水 6~8 小时较为安全。如果患者有疑似骨折症状，医生会通过患处 X 线检查来确诊。

治疗

在治疗骨折时，医生通过复位技术将骨折端（如果发生错位的话）重新对位，这可能需在全身或局部麻醉下进行。医生也可能需要切开骨周围的组织将骨折正确对位。

石膏、塑料或树脂绷带、夹板常用做骨折复位后的固定。有些骨折不需要绷带或夹板固定而能自行维持对位。例如肋骨骨折，邻近未骨折的肋骨及胸部肌肉可以维持其位置。医生常常将骨折的手指或足趾绑到邻近的手指、足趾上来进行固定，直至愈合。许多臂部及腿部的骨折通过金属螺钉、杆棒或板来进行内固定。内

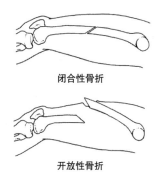

闭合性骨折

开放性骨折

骨折的类型

闭合性骨折中皮肤完整。开放性骨折的骨折端穿破皮肤。

固定使得受伤的肢体可在伤后数日而不是数周或数月就能活动。

幼儿股骨骨折常用躯体管型固定或由滑轮及重物组成的系统对骨骼逐步施加拉力（又称牵引）后再以管型固定。牵引使得骨折端能按正确的位置愈合。

由于肌肉可能萎缩（因停止使用引起的肌肉消瘦），骨折固定后尽快活动肢体非常重要。遵照医嘱决定何时以及如何活动肢体。在不影响骨折端的情况下，尽可能活动邻近的关节。维持患处血液循环有助于消除肿胀，促进骨折愈合。

骨折愈合的时间取决于多种因素，如骨折的部位、骨折块数量、患者年龄以及骨折性质为开放的还是闭合的。儿童发生的骨折往往在2周即完全愈合，而成人的胫骨骨折可能需要3个月甚至更长时间才能愈合。

有时骨折不能愈合。在这种情况下，可能需要进行骨移植来促进骨折愈合。移植所需骨块来自于骨库（收集捐赠的用于移植的骨骼）或患者自身（常取自于骨盆），并被填塞在骨折周围。有时使用人工骨替代骨移植。微电流的刺激有时用以加速骨折愈合。

拇 囊 炎

拇囊炎（医生称之为大趾外翻）是大踇趾根部的骨质增生。拇囊炎较为常见并且有一定的遗传特性。鞋子对外翻踇趾的持续压迫常导致拇趾根部关节的滑囊（内含液体的囊状结构，在身体突起部位起衬垫作用）发炎（滑囊炎）。过紧或不合脚的鞋子，尤其是头部尖窄的高跟鞋，会加重拇囊炎。

症状和诊断

大趾外翻导致大踇趾倒向其他足趾，根部骨质增大、突起。如果发生炎症，局部会有红肿热痛。大趾外翻可通过临床表现进行诊断。

治疗

大趾外翻患者应当穿质软、宽松、矮跟的鞋子，或使用柔软的棉垫（尺寸可修改）来减少患处压迫。服用阿司匹林或其他非甾体抗炎药可以缓解疼痛和肿胀。如果治疗无效或行走困难，医生可能会建议你至骨科医生处就诊。医生可能会进行拇囊炎切除术，即将畸形的骨骼切断，重新变直。手术后，需要石膏或特制的鞋保护足部3~6周。

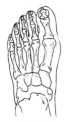

正常左脚　　**患有拇囊炎的右脚**

拇囊炎

在拇囊炎中，大踇趾根部的骨质增生，导致其倒向其他脚趾。

骨质疏松症

骨是有生命的组织，始终处于不断分解和重建的变化中。其中心是由纵横交织的看起来就像相互交错的阶梯样的结构组成，轻便、柔韧而坚固。骨质疏松症患者的骨组织中水平结构减少，使骨变得薄、多孔而不坚固，易于发生骨折。在健康的骨中，骨组织的分解和新骨的形成和替换处于一个平衡状态。而在骨质疏松症患者中，骨组织的分解速度快于新骨的形成。

危险因素

衰老是男性和女性患骨质疏松症最为常见的原因。绝经后的女性更易于发生骨质疏松症，因为在绝经期女性的雌性激素水平显著下降，而雌激素对于促进骨对钙质的吸收和贮存以及维持骨强度起着至关重要的作用。另外，女性骨量一般较男性的少，因而更易于出现问题。除年龄和性别外，以下因素也增加人们患骨质疏松症的风险：

- 体形瘦小，或骨架较小。
- 有骨质疏松症家族史。
- 已过绝经期（无论自然发生还是手术切除卵巢）并且未服用抗骨质疏松药物。
- 年轻时因过度运动或因饮食紊乱如厌食症及易饿症引起的体重过度下降导致的停经。年轻时发生停经，身体会停止分泌雌激素使得骨质丢失，从而增加发生骨质疏松症的风险。
- 食物含钙较少并且未进行额外补充。
- 长期服用影响骨骼生长的药物（如糖皮质激素）。
- 男性雄性激素水平低。
- 缺乏锻炼。

- 有吸烟的习惯或吸烟史。
- 酗酒。
- 种族（白人或亚洲人种）因素。
- 胃肠道疾病，如消化性溃疡或乳糖不耐受症，影响机体对钙质的吸收。
- 有骨折病史。

症状

如果你患有骨质疏松症，你可能发现自己的身高降低，身体前倾或者肩部变圆，这都是因为脊柱（椎体）骨质松陷的缘故。除此之外，骨质疏松症在骨破碎发生前很少有明显症状。骨质疏松症可以影响所有骨骼，但髋部、脊柱和腕部最容易发生骨折。髋部和腕部的骨

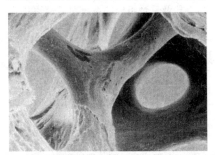

健康、致密的骨组织

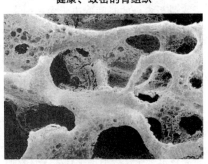

骨质疏松的骨组织

骨质疏松症

健康的骨组织致密、坚固。骨质疏松的骨组织则逐渐变得薄弱而易于发生骨折。骨随着结构蛋白、胶原质及钙质的流失而变得疏松。

折常由摔倒引起，但脊椎椎体骨质会逐渐疏松，甚至弯腰等日常活动即可引起骨折。如果单节或多节脊椎骨折，会突发剧烈的背部疼痛。

诊断

医生通过体格检查来检查身高和姿势的变化。目前尚无可以全面、精确检测骨骼强度的检查手段，但医生可能建议通过影像学检查判断不同部位的骨密度（除非骨质丢失十分严重，否则常规的 X 线检查无法显示）。

骨密度检查

判断是否患有骨质疏松症或存在患病风险的唯一方法是进行骨密度的检测，主要是检查脊柱、髋部和腕部（骨折最好发的部位）。一些更新的检查方法能检测中指、跟骨及胫骨（小腿内侧较粗的骨骼）的骨密度。所有的骨密度检查均为无痛、非侵入性和安全的，大多数使用低剂量放射或超声波。被检测者的骨密度可以与两个标准值进行比较，一个是与被检测者年龄、性别和体型相同个体的正常值，一个是同性别健康成人的骨密度最高值。检查结果有助于医生判断患骨质疏松症和发生骨折的风险以及是否需要治疗。患者可能需要定期复查，来评估骨质丢失的速度和评价治疗的效果。以下为常用的骨密度检测方法：

双能 X 线骨密度检测技术

双能 X 线骨密度检测技术（DEXA）是可测定身体任一部位骨密度的影像学技术。最常检测的部位包括髋、脊柱和腕部、足跟或手指。DEXA 照射剂量很小，能检测出低于 1% 的骨质丢失量。

单能 X 线骨密度检测技术

单能 X 线骨密度检测技术用于检测

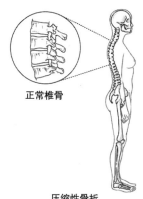

正常椎骨

压缩性骨折

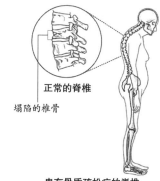

正常的脊椎

塌陷的椎骨

患有骨质疏松症的脊椎

骨质疏松症导致的压缩性骨折

发生骨质疏松的脊椎骨可能随着时间推移出现微小裂缝。最终骨结构塌陷，导致压缩性骨折。压缩性骨折可以造成脊椎上段弯曲，引起姿态异常以及身高下降。

腕部和足跟部的骨密度。

定量超声骨密度检测技术

定量超声骨密度检测技术使用声波检测足跟、胫骨和膑骨的骨密度。

定量 CT 扫描骨密度检测技术

定量 CT 扫描骨密度检测技术通常用以检测脊柱骨密度，但也可用来检测其他部位如腕部的骨密度。

X 线放射吸收骨密度检测技术

X 线放射吸收骨密度检测技术使用一束 X 射线和一块小金属楔来测定骨密度。

问与答

骨质疏松症

问：我18岁的女儿是一名运动员，每天从事高强度的训练。她已经停经6个月了。这会影响她的健康吗？

答：你的女儿应当立即就医。她有患上骨质疏松症的风险。许多年轻女性大量运动并且摄入热量不充分，就会造成月经停止，这意味着体内雌性激素数量不足。雌激素对骨的形成至关重要，骨的密度和强度在青春期到达最高点。您女儿可能需要服用避孕药来重建月经周期。医生也可能建议她减少运动量，摄取更多热量，以及每天服用1 300~1 500毫克的钙。

问：我母亲和姐姐都患有骨质疏松症。我今年40岁，担心自己也会得这种病。我现在能做些什么吗？

答：由于你有骨质疏松症的家族史，所以你患上骨质疏松症的风险很高。你首先应当作骨密度检查来评估骨质强度，这有助于估测你发生骨质疏松症或骨折的风险。如果骨密度低于你所处年龄的正常水平，医生会建议你采用一系列方法来减少骨质丢失或增加骨质生成。例如，摄入足够的钙质（大约每天1 500毫克），并且每日进行尽可能多的负重活动（如行走）将使骨骼保持坚强。医师也可能开出处方，建议服用有助于保持骨质密度或促进骨骼生长的药物。

治疗

医生会与患者探讨阻止骨质进一步丢失和促进骨质重建的各种治疗方法，建议患者尽可能多的进行负重锻炼来保持骨骼强度。医生也可能建议患者使用护髋来保护两侧髋部。患者应当每日服用至少1 500毫克的钙剂（如果是正在服用雌激素的女性则需1000毫克）以及400~800国际单位维生素D（有助于机体对钙质吸收）。目前许多钙片中都含有维生素D。

药物治疗

一些处方药可通过延缓或阻止骨质丢失、促进骨密度的增加以及降低发生骨折的风险来预防和治疗骨质疏松症。医生可能建议服用以下药物：

双磷酸盐类

双磷酸盐如阿伦磷酸盐、利塞磷酸盐通过减少骨质丢失、增加脊柱和髋部的骨密度来治疗骨质疏松症，包括长期使用可的松、泼尼松等糖皮质激素药物所致的骨质疏松症。为减少胃肠道副作用，这些药物需在清晨空腹时以水送服。服药后保持直立，至少半小时内不得进食、饮水以及服用其他药物。

降钙素

降钙素是一种人体自身产生的激素（由甲状腺产生），参与钙的吸收和骨的新陈代谢。对于绝经5年以上的女性，合成降钙素制剂每日鼻腔喷雾、每日或隔日注射可以减少脊柱骨质的丢失、增进骨质强度。降钙素似乎也能缓解骨折引起的疼痛。

雌激素

女性更年期后雌激素的产生就会减少（或在卵巢摘除术后），服用低剂量的雌激素和黄体激素可以减少钙质流失、促进骨质形成、降低髋关节和脊柱的骨折风险。某些雌激素和促进骨质生成药物如阿伦磷酸盐合并使用，疗效更为显著。

选择性雌激素受体调节剂

选择性雌激素受体调节剂（SERM）如雷洛昔芬和他莫昔芬，作为防治乳腺癌的药物，也可用来预防和治疗骨质疏松症。这类药物以片剂每日服用一次，可对全身骨骼起到抑制骨质丢失、促进骨质形成的作用。SERM对骨质似乎具有同雌激素样的有益作用，同时又能避免其对子宫、乳腺的潜在危害。

甲状旁腺激素

甲状旁腺素是由甲状旁腺（颈部甲状腺两侧约豌豆大小的两对腺体）产生的激素。其通过增加成骨细胞的数量和活性来促进新骨形成。每日注射甲状旁腺素能够显著增强更年期后女性及长期应用糖皮质激素患者的脊柱、髋部及全身骨骼的强度。

椎体成形术

椎体成形术是一种非手术性疗法，可用来治疗骨质疏松症导致的椎体塌陷或骨折。在操作中，医生对患者进行局麻并向骨折部位注入造影剂，通过X线透视引导针头，注入骨黏合剂。同时通过注射部位局部或静脉内给予抗生素。液态的骨黏合剂于10~20分钟后变硬，从而稳固和加强骨折的椎骨。这种方法能防止进一步的骨质塌陷从而缓解背部疼痛。

骨质疏松症的预防

由于骨骼的状态受外界因素的影响（如饮食方式、锻炼的多少等），因此可以采取措施保持骨骼坚强。以下做法有助于避免骨质疏松症：

骨质减少

如果你的骨密度测量值低于正常年轻人的水平，医生就会将你诊断为有骨质减少。骨质减少并非一种疾病，但它提示患骨质疏松症的风险增加。对此，医生会建议患者采取某些措施，如服用钙剂、进行负重锻炼等来预防骨质疏松症。

钙

摄取足够的钙质有利于构建和保持强硬的骨骼。富含钙的食物包括低脂和脱脂乳制品（如脱脂牛奶），鱼骨可食用的鱼类（如沙丁鱼）以及绿叶蔬菜。但是有太多的儿童日常所摄取的热量相当一部分来自于果汁、软饮料及高脂肪、高热量的快餐，而不是含有丰富钙质的食物如乳制品。因此要鼓励孩子多吃含钙丰富的食品。

维生素D

维生素D帮助人体吸收和利用钙。含油脂丰富的鱼类如鲑鱼，维生素D强化牛奶，以及鸡蛋都是维生素D的良好来源。尽管人体在日光照射下能产生部分维生素D，但所需的大部分仍来自于食物或维生素D补充剂。

负重锻炼

负重锻炼如散步、爬楼梯或慢跑等对骨骼施加压力从而促进骨质生长。举重和俯卧撑等活动同样有效。如果已确诊患骨质疏松症，医生可能建议从事冲击较小的活动如散步，而避免打网球和高尔夫球等需要扭动腰部的运动。

药物

在骨质丢失还不严重的时候，服用大多数治疗骨质疏松症的药物有助于预防骨质疏松症。

药物和骨质丢失

许多药物因能减少人体消化道对钙的吸收而促使骨质丢失。如果你经常服用以下药物，向医生咨询其是否影响骨密度。你可以变更给药方式（如吸入或注射给药）来避开消化道吸收，防止药物对骨骼的影响。

● **糖皮质激素**：长期使用糖皮质激素治疗风湿性关节炎、哮喘、狼疮和炎症性肠病等疾病的炎症反应，可以刺激破骨细胞和抑制成骨细胞的活性。

● **抗癫痫药物**：大剂量使用苯妥英钠、苯巴比妥等药物治疗癫痫，会降低机体对维生素D的利用，从而抑制对钙的吸收。

● **考来烯胺**：降胆固醇药物考来烯胺可以抑制机体对维生素D的吸收。

● **甲状腺激素**：大剂量甲状腺激素治疗甲状腺机能减退会促进骨质丢失。

● **促性腺激素释放激素**：已有骨密度降低的女性使用促性腺激素释放激素治疗子宫内膜异位症会因自身雌激素分泌减少而加重骨质疏松。

● **含铝的抗酸剂**：因铝取代骨中的钙，大剂量使用含铝的抗酸剂会疏松骨骼。

● **环孢素**：器官移植后使用环孢素抗排异治疗会干扰新骨的生长。

● **肝素**：抗凝药物肝素通过抑制血中的骨生长因子而减少骨质形成。

成骨不全

成骨不全又称脆骨症，是一种遗传性疾病，导致骨骼甚至在没有明显的外力作用下也易于折断。遗传缺陷导致胶原蛋白形成受阻而产生此病，胶原蛋白是骨骼内起支持和框架作用的结缔组织的重要成分。成骨不全患者的胶原蛋白结构异常或数量低于正常水平。

成骨不全有四种不同类型，严重程度因个体差异区别很大。Ⅰ型最轻微，也最常见；Ⅱ型成骨不全患者常于出生后1年内死亡，最为严重；Ⅲ型呈进行性畸形病变；Ⅳ型较为严重。即使同一家庭中的成员患同一类型的成骨不全，其症状严重程度也不尽相同。

遗传缺陷发生于显性基因，来源于遗传或受孕前精子或卵细胞的自发突变。患者有50%的机会将缺陷基因（从而导致疾病发生）传给每个子女。如果你或你的亲属患有此病，咨询遗传顾问师来评估将疾病传给子女的可能性。

症状

成骨不全最明显的症状是容易发生骨折。最常见的成骨不全（Ⅰ型）的其他症状包括关节松弛和肌肉无力；眼白带有蓝色、紫红或灰色；颜面轮廓呈三角形；脊柱弯曲；骨骼畸形；牙齿灰色；20多岁或30多岁时听力丧失。更少见的严重类型则导致骨骼畸形，身材矮小，桶状胸或呼吸系统疾病。最严重的类型（Ⅱ型）由于先天性肺发育不全，患儿出生时或出生后不久就会死亡。

诊断和治疗

医生通常由症状诊断此病。诊断可

以通过对患者胶原蛋白的化学分析或基因检测得到确认。成骨不全没有特效治疗。治疗的目的在于预防和控制症状，帮助患者获得最佳肌肉力量和关节状态来减少骨折的风险，使患者尽可能自理。许多严重类型的脆骨症患者必须通过外科手术来加强骨骼和牙齿，用正畸术矫正牙齿和改善外观，用理疗改善运动功能。在杆固定术中，长骨中被插入一根金属杆以增加强度、防止或矫正畸形。严重残疾的患者需要使用轮椅、撑臂或其他助行器。

如果患有骨质疏松症，应当尽量加强锻炼（行走和游泳是不错的选择）。体育锻炼能加强肌肉、骨骼，有助于防止骨折。向医生咨询其他安全有效的锻炼方式。保持适当的体重，注意饮食营养，戒烟。过量摄取酒精、咖啡因及使用糖皮质激素药物会减少骨量并使骨质更加脆弱。

骨软化症

骨软化症，又称成人佝偻病，是骨骼逐渐软化和变弱。骨软化症通常由维生素 D 缺乏导致的钙吸收不足或者无机盐沉积在骨骼内的蛋白质结构上引起。没有维生素 D，人体无法从食物中吸收钙和磷。钙和磷都是维持骨骼正常的强度和生长所必需的。

老人、居住在疗养所的人、拥有深色皮肤的人（黑色素阻断皮肤吸收阳光中的紫外线，减少其合成维生素 D）、乳糖不耐症患者或过量饮酒的人，容易发生维生素 D 缺乏。有慢性肾衰或者乳糜泻的患者，有时也可能发生维生素 D 缺乏症。

症状

维生素 D 缺乏症的骨痛和触痛等症状易与类风湿关节炎的症状相混淆。其他症状包括肌肉痉挛、麻刺感和无力。患者也可能感觉疲劳、僵硬，站立困难。更严重的病例有骨质变弱，易于发生骨折。

诊断

如果患者具有骨软化症的症状，医生可能会进行血液和尿液检验，X 线检查以及组织活检（取部分细胞标本置于显微镜下检查）来进一步确认。骨软化症不如骨质疏松症常见，但两者 X 线检查结果没有明显区别，因此活检是确诊的唯一手段。

治疗

骨软化症患者需要额外补充维生素 D 以及治疗相关疾病。患者也可以食用富含维生素 D 的食物如强化牛奶、谷物、蛋黄以及含脂肪多的鱼类（如鲔鱼、鲭鱼和鲑鱼），适度接受日光的照射。

骨佩吉特病

骨佩吉特病又称畸形性骨炎，是骨骼的正常分解和生成过程受到阻断和干扰。骨佩吉特病导致骨骼分解的速度加快，并引起不正常的骨质生成。新生的骨质尽管比正常骨质更厚、更粗大，但比较脆弱。

骨佩吉特病可以发生于一块或多块骨骼的部分或全部，髋部和胫骨是最好发的部位。股骨、颅骨、脊柱和锁骨也常发生。男性发病率高于女性。骨佩吉特病在某些地区发病率更高，原因尚不明确。医生认为发病可能与病毒有关，因为在部分患者的骨细胞中发现了类似病毒的微粒。

症状

尽管畸形性骨炎并不总会产生症状，但持续的骨痛最为常见，并且夜间加重。受累的骨骼变大、畸形并且发热、变软。患者头部或足部可能因骨骼受累而变大。患者也可能出现身材变矮或腿部变弯。头痛症状也很常见。

骨佩吉特病的骨质虚弱更易发生骨折。少数病例中畸形的骨骼可以发生癌变，或在听神经通过颅骨处受到挤压而导致听力丧失。由于心脏为了保持病变骨骼中的血流正常而超负荷工作，从而引起心力衰竭的发生。

诊断和治疗

患者如果出现骨佩吉特病症状，医生将对其进行体格检查，也可能需要X线和CT检查，以及血、尿化验来确定诊断。非甾体抗炎药如阿司匹林、布洛芬、萘普生等能够缓解疼痛。如果疼痛较重，医生可能给予普卡霉素、依替磷酸盐或降钙素来抑制骨分解。

骨　肿　瘤

大多数骨肿瘤由身体其他部位如乳腺和前列腺转移而来的。来自身体其他部位的转移性肿瘤称为继发性肿瘤。始发于骨组织的肿瘤称为原发性骨肿瘤。原发性骨肿瘤较为少见，并且通常不是恶性的。良性骨肿瘤包括骨软骨瘤、骨瘤及骨囊肿。骨软骨瘤涉及骨与软骨，肿瘤往往在关节如膝、肘关节附近生长。骨瘤是骨上的硬结节，可发生于任何部位，但以颅骨多见。骨囊肿好发于长骨，使骨骼易于骨折。

症状和诊断

如果患者发现某处骨骼上出现肿块，应立刻就诊。医生需要进行体格检查和X线、血液化验、CT扫描或磁共振来评估肿块。

治疗

良性骨瘤如骨软骨瘤和骨瘤如未引起症状，无须治疗。出现症状的肿瘤可以手术切除。骨囊肿可以去除内容物，填入患者自身的骨组织来进行重建。化疗通常对原发性骨瘤有效，切除病变后的骨质缺损可以用自体其他部位的骨骼或骨库中的异体骨进行移植。如果肿瘤发生于四肢，并且对化疗和放射治疗不敏感，则可能需要截肢，手术后需进行化疗。

继发性骨瘤通常进行化疗，使用止痛药物缓解症状。放射治疗也可能缓解部分症状。如果继发性肿瘤体积较大以至造成骨折，可能需要植入金属板、杆以及用骨黏合剂填入空腔提供稳定性。骨库骨或自体骨移植也可用来加固骨骼，防止骨折。如果肿瘤位于脊柱，可能需要肋骨移植。由于肋骨可以带血供移植，因此脊柱的肋骨移植较其他骨移植更具优势，能加速愈合、减少感染。

关节病

关节使得身体各部分可以活动。因为人们的每一动作都离不开关节，因此关节一旦出现问题很快就能发觉。活动幅度大的关节如髋关节，由称为韧带的纤维条索组织相连接。韧带内面是纤维关节囊，关节囊内是一层薄薄的滑膜，产生少量滑液来润滑关节。关节内骨端由一层坚韧、光滑的软骨组织所覆盖，它可缓解冲击力并使组成关节的骨骼间能顺畅活动。

骨关节炎

骨关节炎又称退行性关节病，发生于软骨（覆盖在关节内骨骼表面的一层坚韧、光滑的组织）变性、逐渐变得粗糙和变薄时。当关节内层（滑膜）受刺激产生过多滑液并蓄积于关节内时，出现肿胀。当软骨磨损后，关节周围出现骨质增生即骨刺，使其外观肿胀和出现结节。随着病程的延续，软骨进一步受到磨损，关节内骨端将相互摩擦。由于骨骼十分敏感，摩擦会导致剧烈疼痛，严重影响关节活动。最易发生骨关节炎的部位包括膝关节、髋关节和背部、颈部、足趾和手指。

危险因素

骨关节炎是最为常见的关节疾病，男性和女性都可发生。女性常发生于手指和膝关节，而男性则好发于髋、膝关节和背部。以下因素将会增加患骨关节炎的风险：

● 年龄：45 岁以上的人群最常患骨关节炎。60 岁以上的人大多数都有不同程度骨关节炎。尽管年龄是很重要的因素，但衰老并不必然引起骨关节炎。

● 遗传：某些人因遗传因素比其他人更易患骨关节炎。

● 超重：超重的人群因关节（尤其是膝关节）负担较重，更加容易发生患骨关节炎。如果已患了骨关节炎，超重会导致症状加重。

● 损伤或过度劳损：骨关节炎常常由关节损伤引起。骨折等严重损伤或感染可以破坏关节组织，导致骨关节炎。关节过度劳损也会发生骨关节炎。

● 缺乏运动：很少从事锻炼的人容易患骨关节炎。缺少活动使得关节僵硬、疼痛、缺乏灵活性。

症状

许多患者没有症状（骨关节炎常常在因其他问题而做 X 线检查时被发现）。当症状刚出现时程度较轻，仅有 1~2 处关节受影响。随着时间推移，症状逐渐加重，即使一般的活动也会引起疼痛。如果出现以下症状超过 2 周，及时就医：

● 关节或邻近部位疼痛或僵硬：骨关节炎的疼痛表现为关节内或邻近的受累关节深度疼痛。疼痛发作、缓解交替出现，时轻时重，与时间和活动相关。疼痛可能在傍晚和剧烈活动后加重。清晨或长时间不活动后关节常会僵硬。

● 关节肿胀：当滑膜受刺激并产生

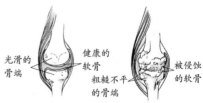

光滑的骨端　　健康的软骨　　健康的关节

粗糙不平的骨端　　被侵蚀的软骨　　患骨关节炎的关节

被骨关节炎破坏的关节

在健康的关节（左）中，骨端的软骨缓冲关节运动，使其顺利活动。而在被骨关节炎破坏的关节（右）中，软骨遭到破坏，骨端相互摩擦，使得活动时产生疼痛。

多量积液后关节肿胀。当软骨不断受到磨损后，骨端骨质增生，关节肿胀并可以摸到结节。

- 活动关节时伴摩擦和响声：当活动患骨关节炎的关节时可能听到响声（噼啪声）并有摩擦感。大多数病例的噼啪声来自于关节内肿胀的滑膜间的摩擦。在较严重的病例中，响声则由骨端之间的摩擦产生。

- 轻微的关节疼痛：关节炎症导致肿胀、发红、发热和触痛。

诊断

医生可以根据患者的症状和病史做出诊断。触摸关节的肿大程度，活动、伸展疼痛的关节看是否活动受限，触诊和听诊判断有无关节内摩擦。X线片和磁共振检查可以显示骨质破坏的程度和神经受压的范围。

如果无法确诊骨关节炎，可能需要血液检验或关节穿刺抽液化验。血液或关节抽出液的检验有助于排除其他疾病及判断关节炎的类型（骨关节炎的血液应该不会出现异常）。医生可能建议患者去看风湿病专科医生（专门处理关节疾病的医生）以进一步确诊。有些类型的关节炎需要观察一段时间才能明确。

治疗

骨关节炎可以治疗，但无法根治。风湿科医生可以制订出有效的治疗方案来帮助控制病情。尽早治疗有助于减少对骨关节的远期影响。治疗目的在于减轻疼痛和关节僵硬，改善活动度，延缓病程进展。将以下列举的治疗方法多个联合使用效果较好。最为重要的是患者和医生合作履行治疗计划。

颈椎骨关节炎的症状

颈椎骨关节炎（影响颈部关节）的症状与身体其他部位的骨关节炎相同。此外，颈部神经受压可引起头痛、头晕、肌肉无力、麻刺感，以及肩、臂、手及下肢感觉麻木。如果控制膀胱肌肉的神经受到压迫，患者可能出现排尿控制障碍。

减轻体重

减肥和体育运动往往是骨关节炎的首选治疗。减轻体重可以减少关节所承受的压力，从而降低对关节内组织的损伤。控制体重也有利于缓解关节疼痛和僵直，尤其是髋关节、膝关节、背部和足部。避免体重增加或减去多余体重有助于老年人预防骨关节炎或减轻症状。

锻炼

有规律的锻炼对缓解关节疼痛、僵直以及延缓病程非常有效。锻炼也有助于维持适当的体重，减轻关节所受压力。从事行之有效并且适应你的体质和生活方式的运动项目。医生通常建议将伸展运动、轻度的力量锻炼（例如举重），以及低冲击力的有氧运动（如游泳、散步，或者蹬自行车）结合起来进行。

物理治疗和作业疗法

医生可能建议患者进行理疗，防止或减轻关节僵硬。理疗师可帮助患者改善患病关节的活动范围，加强周围肌肉以支持关节。如病情需要，也可以借助夹板、手杖、拐杖、助行器或其他助动装置。

作业疗法帮助患者学习新的方法来进行洗澡、穿衣、行走及爬楼梯等日常活动。患者可以学习如何在活动时减轻不适感和对关节的压力。作业治疗师能帮助改变患者家庭或办公室布置，使其能更加安全、轻松地完成日常工作。

冷热疗法

直接对患处进行热敷或冷敷可以暂时缓解关节疼痛、僵直和偶尔的肿胀。找到最为有效的治疗方法可能需要反复尝试。无论冷敷还是热敷，每次持续时间不要超过20分钟，治疗间期皮肤应当保持正常温度。进行热敷或冷敷时不要涂抹止痛药膏或揉搓患处，因为此时感觉较为迟钝，可能会损伤皮肤并且不易察觉。

热敷用来放松肌肉，并在活动前预热。预热关节的方法有很多，包括对其局部热敷以及在热水桶或水池中浸泡等。许多骨关节炎患者发现清晨的热水浴能明显放松僵硬的关节。

冷敷有助于短时间缓解疼痛。冷敷通过使患处麻木来缓解疼痛。不要将冰块或其他冰冷的物体直接接触皮肤——先用毛巾将它们包裹起来。慎重使用冷疗，因为此时痛觉迟钝，从而可能导致对关节处理过度。

药物治疗

由于存在着诸多副作用，因此使用药物来治疗骨关节炎通常只有在减轻体重和锻炼等其他方法无效时才考虑的。药物主要用以减轻关节疼痛和触痛。没有药物能够根治骨关节炎或阻止病情的发展。

大多数治疗骨关节炎疼痛的药物属于非处方药，其中一些止痛效果强的则需医生开具处方。所有治疗骨关节炎的药物均具有副作用。如果你通过服用药物来治疗骨关节炎，一旦出现不适当立

刻就医。如果不是长期有规律的服药，则不会出现严重问题。

● **外用药**：乳膏、搽剂或喷剂用于关节或肌肉周围可以暂时缓解疼痛。膏剂含有辣椒素（一种尖辣椒的提取物），通过阻断关节周围神经末梢向中枢传送疼痛信号来减轻疼痛。这类药物大多数属非处方药（用药后不要触摸眼睛、鼻子或生殖器）。

● **止痛药**：含扑热息痛的药物因为不会像阿司匹林等其他镇痛药那样引起胃肠刺激，因而常常用来治疗骨关节炎。定期服用对乙酰氨基酚比较有效。然而，对乙酰氨基酚不能抑制炎症，另外如果患者在服药的同时饮用含有酒精的饮料，则会引起肝脏损伤。

● **非甾体抗炎药**：非甾体抗炎药（NSAID）如阿司匹林、布洛芬、萘普生及酮洛芬常用以缓解骨关节炎引起的疼痛和炎症。大多数非甾抗炎药无须医生处方，但作用较强的那些则不然。塞来昔布和罗非昔布等与以往的非甾体药物相比，疗效显著并且胃肠道刺激较少。

● **皮质类固醇激素**：皮质类固醇激素有时通过注射给药来缓解严重骨关节炎的疼痛及炎症。医生将激素直接注入患病的关节。由于糖皮质激素可以导致骨与软骨破坏等严重不良反应，注射一年内不宜超过数次。

● **葡糖胺和软骨素**：非处方药物葡糖胺及软骨素的混合制剂有助于缓解骨关节炎的疼痛并且能改善其活动。这些药物似乎能协同作用强化关节软骨。

黏弹性物质补充疗法

黏弹性物质补充疗法是一种非手术疗法，适用于尚无需手术治疗的骨关节炎患者。医生向患者关节内（通常为膝关

节）注射一种滑液替代物与盐水的无菌混合物，每日3次，持续2周。滑液替代物用以补充患者关节滑液，有助于润滑关节、修复受损软骨。治疗可能需要反复。

手术

骨科医生（专门从事骨骼外科手术的医生）会决定是否必须进行手术来缓解疼痛，恢复关节功能。手术仅用于症状严重、关节无能并且其他治疗均无效的病例（大多数骨关节炎患者终身无须手术治疗）。如果医生建议你手术，有必要听取其他医生的意见。手术可以防止或纠正关节畸形，切除周围部分骨与软骨以使关节活动度增加，或用人工关节置换受损的关节。

● **关节成形术**：人体内几乎所有关节均有人工替代关节可以使用。关节成形术或关节置换术主要用于髋关节和膝关节，但也用于肩关节、肘关节、手指、踝关节和足趾关节。成功的关节置换术能够缓解疼痛，恢复关节的大部分活动功能。

进行关节置换术时，医生切除关节中所有受损的部分。由金属和塑料制成的人工关节借助骨黏合剂与剩余正常的骨质连接。关节组件与骨质通常由丙烯酸骨黏合剂进行连接。对活动量大的年轻患者或骨质坚固的年长患者，有时可

髋关节置换术

髋关节置换术是将受损的髋关节切除，并以金属和塑料制成的人造杆白关节替代的外科手术。手术操作需2~3小时。手术后患者需要继续住院大约1周并接受理疗。患者被鼓励于术后1~2天开始在换扶下行走。理疗师负责指导患者进行锻炼来加强关节以及任何避免活动时损伤置换的关节。

在家中进行伸展活动和锻炼有助于发挥置换关节的功能。完全康复可能需要半年，具体时间取决于患者的体质、有无并发症（如感染、血栓、关节脱位等）、康复情况等因素。人工关节寿命为15~20年。年轻或活动量大的患者可能最终需要再次手术，翻修或更换磨损、松动的人工关节。

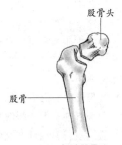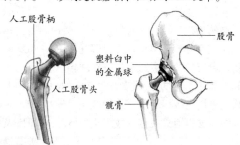

切除股骨头　　　　　人工股骨柄插入股骨中　　　在适当位置的人工髋关节

髋关节置换术

手术中，医生切除被骨关节炎破坏的股骨头（左），并在股骨上钻槽。在槽中插入金属股骨柄（末端连接股骨头）（中）。然后在髋白上造一个空腔，安放塑料髋白假体。接着将金属股骨头置入白内，人工髋关节就组装完成了，并能像天然关节那样活动。

使用无须骨黏合剂固定的人工关节。此类关节允许患者自身的骨组织长入，这样关节的固定更加合乎生理特点。由于骨黏合剂随着时间推移会出现松动，因此无须骨黏合剂固定的人工关节使用寿命通常较有骨黏合剂固定的关节更长。

术后康复取决于患者的整体健康状况和术前活动等因素。因此，不宜一味推迟手术。术前活动越积极，术后恢复也越快。膝、髋关节置换术比手指、腕关节和足趾、踝关节等小关节的手术术后更难恢复。

尽管很少发生，但植入的关节仍有可能感染或脱位。因此医生会要求患者定期复查以掌握愈合和康复的情况。医生可能使用抗凝药物来降低血栓发生的危险。

关节置换术创伤较大并会导致康复期间短暂的功能障碍，完全康复可能需要3~6个月的时间不等。大多数进行膝关节或髋关节置换手术的患者需要理疗来帮助恢复活动功能。理疗师会制订特别的锻炼方案来重建手术关节周围的肌肉力量。理疗于住院期间、手术后不久开始，并持续至出院后。

● **关节融合术**：关节固定术或称关节融合术有时用以治疗严重的骨关节炎。术中医生通过植骨、金属内固定物等使病变关节固定，不再活动。关节融合术仅适用于疼痛严重、关节固定后功能有明显改善的病例。这类手术常用于较小的如手指、足趾、踝部及足关节等处的关节。

● **截骨术**：截骨术主要适合那些关节（髋或膝关节）破坏不均衡的年轻患者。手术旨在缓解关节面软骨所受压力及阻止进一步损伤。手术医生切除邻近关节的一小块楔形骨块。将截骨骨端重

新连接，改进剩余正常软骨的接触面。对年轻患者，这种手术可以将关节置换术推迟若干年。

● **关节镜**：关节镜是一种门诊手术，用以检查，有时也可治疗关节伤病。该操作主要用于膝关节和肩关节，但也适用于包括髋关节在内的其他关节。操作中，医生通过一处小切口向充满液体的病变关节腔插入一根窥镜（关节内窥镜）。通过窥镜，医生可以见到所有的损伤组织并进行必要的修整。尽管关节镜治疗可以缓解症状，但它无法阻止骨关节炎的进展。

● **软骨移植**：软骨与骨不同，损伤后无法再生。软骨损伤常常与韧带损伤同时发生。软骨损伤引起关节面的摩擦，甚至导致骨关节炎的发生。移植的软骨来源于捐赠的活的软骨细胞。捐赠的软骨必须在72小时内被移植。移植物由骨与软骨复合而成（供者与受者的骨融合为软骨提供支持）。

关节脱位

当组成关节的骨端相互分离时就属于关节脱位，通常由严重的创伤引起。非外伤引起的关节脱位可能自出生后就发生（如先天性髋关节脱位），或作为类风湿关节炎的并发症出现。

因陈旧性外伤后结构松弛，关节脱位可能反复发生。下颌及肩关节最易发生反复脱位。脊柱脱位可能导致脊髓完全损伤，甚至引起损伤平面以下的瘫痪。因损伤支配肢体的主要神经，肩或髋关节脱位可以造成相邻上肢或腿部的瘫痪。有些关节脱位最终会使发生骨关节炎的风险增加。

症状和诊断

关节脱位造成疼痛、肿胀、青肿及活动受限。如果怀疑自己发生了关节脱位，立即去看医生或邻近医院的急诊室就诊。在此期间应注意保护受伤部位，避免活动。必须禁食禁水，因为关节复位可能需要全身麻醉。不要让他人随意触碰或试图将关节复位。这可能损伤神经或血管，造成骨折等合并伤。医生将通过受伤关节及周围区域的 X 线检查来进行诊断并判断伤情。

治疗

由于局部疼痛和肿胀常常十分严重，关节复位往往必须在全身麻醉下进行。有时脱位的关节需要通过手术切开再复位。如果关节反复脱位、变得十分松弛，医生可能会建议用手术来加固韧带。

关节复位后如果血管、神经和骨骼未受到损伤，将用支具固定 3~6 周，使受损组织愈合。遵照医嘱活动关节，避免再次受伤。在肿胀消除后，医生会指导患者进行锻炼以加强关节。

强直性脊柱炎

强直性脊柱炎主要造成脊柱和髋关节的炎症和损伤。炎症消退后，关节周围的骨刺逐渐增生并互相融合，从而使关节无法活动。该病好发于 20~40 岁的男性。病因不明。

症状

强直性脊柱炎初起时通常有下背疼痛并放射至臀部。疼痛和僵硬症状晨起时较重。其他症状还包括胸痛，呼吸受

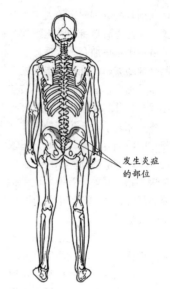

发生炎症的部位

强直性脊柱炎的炎症

骶髂关节（脊柱和骨盆间的关节）常受强直性脊柱炎的影响，导致疼痛和僵直，并且在休息后加重。

限，轻度发热，疲劳，下颌疼痛及体重下降，眼睛变红、疼痛。部分患者因脊柱僵直使得头部永久性前倾。

诊断

如果患者出现强直性脊柱炎的症状，医生将对其进行体格检查。按压患者的关节看有无压痛，活动上肢以评估背部的活动范围，并让患者做深呼吸看有无胸部扩展障碍。患者可能需要化验血液或做背部和髋部的 X 线检查以确诊。

治疗

非甾体抗炎药可用来缓解疼痛、抑制炎症。理疗师会指导患者如何正确进行日常活动及锻炼来纠正姿势，改善活动功能并加强背部肌肉。锻炼和深呼吸有助于扩展胸部。医生也可能建议患者

为了晚间保持脊柱正直，去掉枕头睡硬床板。

如果炎症和疼痛严重，可以在局部注射皮质类固醇药物。对于严重的病例，可以通过手术纠正脊柱弯曲，去除病损骨质后将其融合。

滑 囊 炎

滑囊炎是围绕在关节周围的液囊（滑液囊）发炎。滑囊的作用类似于软垫，可以减弱骨表面的压力或肌腱及肌肉周围的摩擦。持续受压、外伤或反复活动均可损伤或刺激滑囊，导致炎症反应及分泌过多黏液，从而使其肿胀、发炎，发生滑囊炎。滑囊炎最常见于肘关节和膝关节，但肩、髋关节及足跟滑囊炎也可发生。大足趾根部畸形即拇囊炎也可与滑囊炎同时发生。

症状和诊断

发生滑囊炎时，滑囊周围肿胀、疼痛，活动关节时疼痛加重。滑囊表面皮肤可能发红、发热。如果症状持续，应当就医。医生将检查关节来确定诊断，并可能以注射器抽取滑囊中液体或申请X线检查来排除其他疾病。

治疗

滑囊炎常常数天后自行缓解。让患处休息，局部冰块冷敷来缓解疼痛、促进滑液重新吸收。服用非甾体抗炎药如阿司匹林等可以减轻疼痛和炎症。

如果症状持续，医生会将多余的黏液抽去，并在患处加压包扎以防止黏液重新聚集。如果滑液化脓，则需要使用抗生素治疗细菌感染；也可在局部注

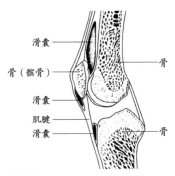

膝关节滑囊炎

膝关节滑囊（充满黏液，对关节起缓冲作用）位于肌腱和骨骼间。

射麻醉剂缓解疼痛和糖皮质激素减轻炎症。手术切除滑囊，仅用于滑囊炎反复发作或合并滑囊感染并且感染有扩散趋势的情况。

滑囊炎的预防

滑囊炎倾向于发生在经常遭受重压的关节。采取措施避免关节过久受压可以防止滑囊炎发生。例如，对那些需要长时间跪着工作的人如铺地毯或盖屋顶的工人来说，膝部可使用垫子来减轻对髌骨滑囊的压力。工作或学习时，避免以肘部撑在桌子上可以预防肘关节滑囊炎发生。运动时佩戴护膝或护肘有助于摔倒时缓冲外力，防止滑囊炎。足跟滑囊炎源于穿过紧或不合脚的鞋子及长距离奔跑。穿太紧或高跟的鞋会刺激滑囊，导致大脚趾根部的滑囊炎。

贝克囊肿

在膝关节后方形成的黏液囊称为贝克囊肿。囊肿通常是膝关节发炎导致的，膝关节发炎引起关节周围的关节膜肿胀，向后方突出，有时会向下延至腓肠肌。

炎症性疾病如类风湿关节炎和骨关节炎，或者膝关节过度活动均可引起贝克囊肿。

症状

贝克囊肿通常没有症状，但活动可能引起膝关节后方或腓肠肌上端疼痛。然而，囊肿一旦发炎或破裂就会导致持续疼痛或不适。

诊断

医生通过触摸和外观来诊断贝克囊肿。由于囊肿可导致膝后方及腓肠肌上方的疼痛和肿胀，医生需要排除有相似症状的血块（深静脉血栓）。医生也可能会建议患者进行膝关节核磁共振或超声检查。

治疗

如果贝克囊肿未引起症状，医生可能会建议持续监控数月，以观察症状能否自行消失。如果囊肿较大或有疼痛症状，则可在门诊做手术切除。如果是膝关节本身畸形引起的贝克囊肿，则需先行纠正畸形，防止囊肿复发。

冷 冻 肩

冷冻肩是指关节囊增厚、发炎以及瘢痕化。冷冻肩起初的表现通常是轻度的损伤或疾病如肌腱炎或滑囊炎，造成慢性疼痛及肩关节活动受限或不能动弹。关节活动的受限进一步导致僵直，从而加剧活动幅度的下降和肌肉萎缩、肩部功能的丧失。

症状和诊断

冷冻肩首要的症状是关节难以活动，即使最轻微的活动也可导致疼痛。不适可能在夜间加重。疼痛可能自行缓解，但如果不经治疗肩关节将永久受损。医生通过活动患者上肢、评估肩关节运动范围来诊断冷冻肩。

治疗

冷冻肩患者可以服用阿司匹林等非甾体抗炎药来缓解疼痛、减轻炎症。理疗师指导患者通过功能锻炼来改善关节活动度。（冷冻肩应当尽可能多活动。）超声波疗法即在患处以高频声波照射，与强力推拿相结合可以松解瘢痕组织、缓解疼痛和僵硬。如果症状持续，可以在局部注射糖皮质激素减轻炎症。对一些严重的病例，可能需要在全身麻醉下用手法或做手术来松解瘢痕。

脓毒性关节炎

脓毒性关节炎是感染性关节炎的一种类型；通常由细菌，但也可由真菌引起。进入关节腔的细菌可以来自于伤口或者全身性的感染如结核病，也可由身体其他部位的感染灶如皮肤表面的疖经血流传播而至。脓毒性关节炎通常只影响单一关节。脓毒性关节炎好发于那些免疫力低下或关节已受类风湿性关节炎等炎症性疾病破坏的人群。

症状和诊断

患脓毒性关节炎时，细菌在关节内繁殖并导致发红、发热、疼痛及肿胀的症状。脓毒性关节炎患者通常都会发热（体温可高达40℃）并伴寒战。医生可通过化验患者的血液及滑液（抽自关内）中有无细菌来诊断此病。

治疗

脓毒性关节炎靠抗生素治疗。医生有时会切开关节放出感染的滑液，缓解压力和疼痛。一旦感染被清除，医生就会建议患者尽早进行锻炼，防止关节永久性僵直。

痛风和假性痛风

痛风是一种常见的关节疾病，由尿酸结晶在关节内（通常发生在大脚趾根部，但膝、肘、踝、腕及手指关节也可发病）沉积引起炎症和疼痛所致。尿酸是人体内的一种代谢产物，由尿液经肾脏排泄。如果身体产生的尿酸过多或肾脏功能异常，尿酸结晶就会在关节腔内积蓄（通常只有一处关节受累）。尽管此病好发于70岁以上人群，但有一种遗传性的痛风可能在女性青春期后不久发病。服用利尿剂（除去身体内多余水分的药物）的人患痛风的危险更大。

假性痛风（也称焦磷酸钙沉积病，CPDD）由二羟焦磷酸钙结晶而非尿酸结晶在关节内沉积引起。与痛风相似，焦磷酸钙沉积病也常在晚年发病，不过有时也发生于年轻患者，尤其是那些患甲状腺疾病的人。假性痛风的病因不明。

症状

痛风或假性痛风的患病关节有明显疼痛、红肿和发热。患者经常会发热，体温可高达38.3℃。痛风发作时往往突如其来，但经历过多次发病的患者能感到发作前的征兆。

诊断

如有痛风症状去看医生，哪怕症状已经消失也要去。医生会检查患病的关节，并抽取关节液化验，判断疼痛是否由尿酸或焦磷酸钙结晶积蓄引起。

治疗

如果患者痛风属初次发作，可以服用除阿司匹林之外的非甾体抗炎药如布洛芬或萘普生。阿司匹林会干扰尿酸结晶自尿液中排泄，所以不能用来治疗痛风。但阿司匹林可以治疗焦磷酸钙沉积病。秋水仙碱可以缓解炎症和疼痛。关节腔内注射糖皮质激素也能减轻炎症。其他治疗都是不必要的。

如果痛风反复发病，别嘌呤醇、丙磺舒或磺吡酮等药物可以预防其发作。医生建议患者多饮水来稀释尿液，避免饮酒以免酒精降低身体排泄尿酸的能力。避免进食蛋白质丰富的食物尤其是动物内脏，因为蛋白质会升高血中的尿酸水平。少数病例需要外科手术来取出关节内的尿酸结晶。

颞下颌关节紊乱病

颞下颌关节紊乱病，或称TMD（以往称为颞下颌关节障碍综合征），是一种影响颌部肌肉及关节（颞下颌关节）的疾病。女性发病率是男性的2倍。

症状和诊断

颞下颌关节紊乱病的关节和咀嚼肌经常性的疼痛。在有些病例中，疼痛可放射至耳部及肩部。嘴巴难以完全张

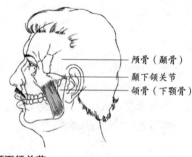

颅骨（颞骨）
颞下颌关节
颌骨（下颚骨）

颞下颌关节

　　颞下颌关节是头颅两侧的铰链式关节，由颌骨的下端（下颚骨）与颅骨的颞部连接而成。

开，颌部甚至会发出弹响。

　　医生在诊断时，会检查患者的脸部和颌部。有时需要 X 线透视或实验室检查来排除其他疾病，但颞下颌关节紊乱病患者的体格检查通常没有明显异常。

治疗

　　按摩，热敷或冰袋冷敷，注射或喷射麻醉剂、止痛药等都可以治疗颞下颌关节紊乱病，缓解疼痛痉挛。患者应当吃质软的食物，避免下颌关节过多活动如张大嘴巴打哈欠或吃东西、咬紧牙关等动作。咨询医生或牙医是否需要使用夜间牙垫来减少对牙齿的咬合和研磨。使用牙垫也可以放松下颌关节肌肉，减少对牙齿的损伤。

背部和颈部疾病

　　脊椎自颅底延伸至臀部基底。脊椎由 30 多块称为椎骨的独立骨骼组成。椎骨由强有力的韧带相连接，其间是扁平、可活动的椎间盘。每一椎间盘都由一层坚韧的纤维环包裹着胶状的内容物构成，

具有足够的弹性，使得脊柱可以活动。但这种结构也限制了脊柱的活动范围。因此，如果不恰当地扭曲或牵拉脊柱，可导致椎骨或韧带、肌肉的疼痛。

　　在沿着脊椎走行的椎管内含有脊髓，脊髓是中枢神经系统重要部分，因此背部也易于发生疼痛。周围神经自脊柱两侧的椎间孔发出至身体各部分。因此，椎骨、支持韧带或椎间盘出现问题均可影响到支配四肢的神经，引起肢体的疼痛和无力。

非特异性背痛

　　背痛是一种常见的疾病。疼痛最常发生于下背部，尾骨（脊柱基底部的小块三角形骨骼）和坐骨神经（人体最长的神经，自脊柱下部发出至足部）周围。

　　绝大多数的背痛没有明确的病因，可能涉及多种因素。大部分非特异性背

> **背痛的自我治疗**
>
> 　　无论何种因素导致背痛，患者都可以采取措施缓解疼痛，加速痊愈。
>
> ● 服用阿司匹林、布洛芬、萘普生或布洛芬等止痛药。
>
> ● 在起病的 24~48 小时内，可通过局部冷敷消肿止痛，每次 10~20 分钟。1~2 天后，对患处进行热敷来放松肌肉，加速痊愈。
>
> ● 整骨师、按摩师或理疗师可以通过对脊柱的推拿减轻对神经的压迫，暂时缓解疼痛。

背部疼痛的常见部位

背部疼痛主要集中于三处：下背部，尾骨，坐骨神经周围。背部疼痛症状持续 3~4 天以上时就应当就诊。

下背部疼痛

下背部疼痛集中于下背部的小部分区域并向四周放射。往往由重体力活动如搬动家具等引起。起病可急可缓，症状轻重不等。下背疼痛的病因尚存在争议，但可能的致病原因有肌肉拉伤或者劳损、肌肉痉挛及韧带扭伤。

尾骨痛

脊柱基底部即尾骨区域的疼痛可以是持续性的，并当患者坐下时加重。尾骨区疼痛由跌倒或对尾骨的其他撞击引起。女性产后短时间内可能出现尾骨疼痛。患者可以坐在特制的软垫上来减轻疼痛。

坐骨神经痛

坐骨神经是人体最长的神经，自臀部向两侧下肢走行，支配身体下部。

坐骨神经从脊髓发出时受压导致坐骨神经痛。对坐骨神经的压迫通常由突出的椎间盘或脊柱的骨关节炎引起。患者感觉到烧灼样疼痛向臀部及大腿后部放射，并伴有麻木和刺痛感。当咳嗽、打喷嚏或活动时疼痛加重。

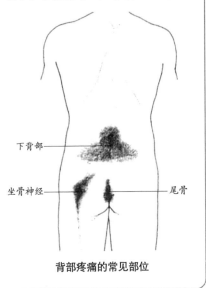

背部疼痛的常见部位

痛由肌肉劳损、周围韧带（连接骨骼的坚韧有弹性的束状组织）或脊柱关节损伤引起。疼痛可在举重物、摔倒、长时间维持不恰当的姿势，以及从事以往未曾做过的锻炼或活动后发生。有些人紧张时出现背痛，类似于紧张性头痛的发生。

症状

非特异性背痛的症状有时比较严重，影响患者的日常生活。疼痛常伴随有活动僵硬，可以逐渐起病或突然发作，症状持续不断或偶尔出现，或当患者处于特定姿势时才发生。咳嗽、打喷嚏、弯腰或扭腰都可能加重疼痛。疼痛可局限于一个部位或在不同部位游走。

诊断和治疗

背痛的原因难以明确。除对背部体格检查外，可以做脊柱的 X 线检查以排除骨关节炎或其他疾病。医生会建议患者立即采取自我治疗措施，并坚持数天看能否缓解疼痛。经过专业的按摩培训的人通过按摩可以暂时缓解患者的症状。如果疼痛持续 3~4 天以上，可以服用止痛药或肌松药。尽管非特异性背痛

保护背部

想做到背部不发生任何问题是困难的，但遵从以下建议有助于减轻背部劳损：

● 采取正确的姿势。站立（重心落在脚上）或坐着时要避免低头弯腰。尽量抬头挺胸，肩部外展。

● 避免别扭的动作，例如弯腰时同时扭腰。

● 学习搬动重物的正确方法，避免损伤背部。保持腰部挺直并下蹲，抓紧物品（确保其紧靠身体）。通过伸直双腿来提起物体，这是因为腿部比腰部更强有力，适合负重。

● 避免穿高跟鞋。鞋跟过高，姿势会不自然，造成腰部劳损。应穿低跟、舒适的鞋子。

● 保持适当的坐姿。不要陷在椅子里，也不要跷腿。选用硬质、高背的椅子或使用垫子支撑腰部。如有必要更换工作岗位。双脚应平放于地板或搁脚板上，膝关节弯曲至适当角度。开车时，膝关节应当高于髋关节，并且不用将腿伸直就能踩到脚踏板。

● 睡硬的床垫（但不能太硬），或将一块硬板放在褥子下面（在褥子和弹簧床垫之间）。

● 设法减去多余的体重，体重超标易导致腰部劳损。

● 放松心情。紧张可导致姿势不当，肌肉疲劳。

可能复发，但通常未经治疗即可痊愈，也不产生并发症。腰背部肌肉的伸展和力量练习有助于防止背痛复发。

椎间盘突出

在脊椎椎体之间是由纤维环包裹着胶冻状内容物构成的椎间盘，起着缓冲作用。当椎间盘开始退化并变得不再柔软，就可能脱离正常的位置（造成突出）。椎间盘内的胶冻状物体从纤维环的薄弱处被挤出，导致弹性降低和压迫神经造成疼痛。这种情况被称为椎间盘突出。腰椎下端的椎间盘易于发生突出。颈椎间盘突出可压迫神经根导致上肢放射痛和刺痛感，且疼痛可反复发作，有时引起慢性的背痛或颈部疼痛。对脊髓神经根的损伤是最为严重的并发症。

症状

椎间盘突出可突发或逐渐起病。患者在晨起时会有颈部疼痛，或逐渐感觉上肢麻木、刺痛或无力。也可能在弯腰或搬东西时突然出现背部剧烈疼痛，并伴有向一侧或双侧腿部放射的灼痛。还可能出现持续数周的腰腿痛反复发作。如果突出椎间盘位置较低，可引起坐骨神经痛的症状。

诊断和治疗

如果患者出现椎间盘突出的症状，医生将仔细检查其背部和腿部，对其做X线检查、CT扫描、磁共振检查以及脊髓神经检查。

椎间盘突出的治疗方法依突出的椎间盘节段不同而定。平卧休息往往是最好的治疗。患处热敷也有助于缓解疼痛。如果颈部椎间盘突出，可能需要佩戴数周的颈围。

在受压神经周围注射皮质类固醇药

可减轻炎症，而在脊柱下段注射麻醉剂能缓解疼痛。医生也可能建议患者进行牵引术，即用一组重物和滑轮对骨骼逐步施加拉力从而将其重新对位排列的方法。在有些病例中，可向椎间盘内注射木瓜凝乳蛋白酶。木瓜凝乳蛋白酶可以溶解髓核，使椎间盘缩小，解除对神经的压迫。但有些人对木瓜凝乳蛋白酶严重过敏。

如果疼痛症状严重并且持续，则可能需要进行手术治疗。医生可能会从神经附近切除一小部分骨质来解除压力。如果多节椎间盘受到影响，则需要做脊柱融合术，即将相邻脊椎永久固定的外科手术。最好在手术前准备好第二套治疗方案。

椎间盘突出如何导致疼痛

椎骨之间的椎间盘起着冲力吸收器的作用。每一椎间盘都有着坚韧的外环及胶冻状的内核。当背部劳损时，部分胶冻状内核可能会被挤压而从纤维环薄弱处突出。如果神经在自脊髓发出处恰好受压，则会引起疼痛。

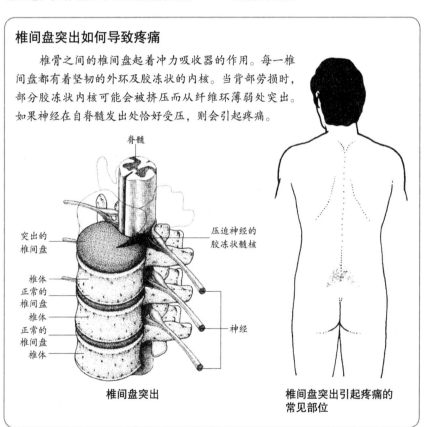

脊髓

突出的
椎间盘

压迫神经的
胶冻状髓核

椎体
正常的
椎间盘
椎体
正常的
椎间盘
椎体

神经

椎体

椎间盘突出

**椎间盘突出引起疼痛的
常见部位**

第十五章

耳 部 疾 病

耳是听觉器官，它也扮演着保持身体平衡的角色。耳由三部分组成——外耳、中耳和内耳，外耳包括我们肉眼能看到的部分——耳郭（由皮肤、软骨组成）和外耳道，外耳道起至耳郭止于耳膜，长约 0.23 米。耳道的外部由软骨包绕，软骨表面皮肤富含腺体和毛发。耳道深部的骨上仅连有一层非常薄的皮肤。外耳道尽头由外向内展开的薄膜称耳膜，它把外耳和中耳分隔开来。

中耳是介于外耳和内耳之间的一个小腔，内由三块听小骨衔接成一个链——锤骨、砧骨和镫骨，锤骨与耳膜内侧相连，镫骨借环状韧带与内耳前庭窗相连，而砧骨位于锤骨和镫骨之间，连接二者。

中耳的其中一个开口通向颞骨的突起部分（颞骨涵盖了耳的所有内部结构），两个开口通向内耳。还有一个开口，即咽鼓管，通向鼻咽。咽鼓管起到平衡耳膜内和外界环境的气压的作用，有时当咽鼓管被堵塞了，在清洁之后，空气压力突然平衡会使你的耳朵感觉好像要爆裂了一样。

内耳由几个充满液体的室组成——耳蜗（与听觉有关）、半规管和前庭（影响平衡并连接形成前庭迷路）。前庭迷路和耳蜗把与听觉有关的信息从内耳传递到大脑皮质的前庭耳蜗神经。

内耳疾病

内耳疾病影响它内部的精细感觉结构——耳蜗和前庭迷路。耳蜗将声音振动转换成电信号沿着听神经传到大脑。前庭迷路帮助提供平衡。一旦这些结构被损坏了，将无法修复，因为它们是太精致了而无法进行外科手术。损坏任何一个结构都能够导致感音神经性听力丧失，这往往是永久性的。

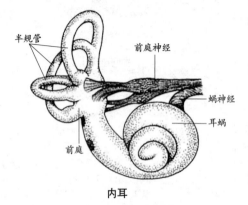

半规管
前庭神经
蜗神经
耳蜗
前庭

内耳

耳是如何发挥功能的

听力是怎样产生的

声音随着空气的振动，产生了声波，外耳收集声波并把它们传到中耳（中耳由耳膜、锤骨、砧骨、镫骨和咽鼓管组成），声波撞击耳膜并引起耳膜振动，振动再传到内耳（内耳由前庭、半规管和耳蜗组成），耳蜗上的纤毛把振动转变成电神经冲动传到大脑皮质的前庭耳蜗神经，耳蜗也会把与平衡相关的信息传到大脑皮质的耳蜗神经。

大部分到达人耳的声音都是通过这种途径产生的，而靠振动从颅骨传到内耳的方式仅起到辅助功能，你能听到你自己的声音主要就是通过这种辅助听力方式获得的。

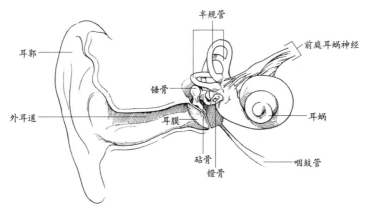

如何来保持身体平衡

人体的大脑通过不断调整头和身体的姿势来使身体保持平衡。内耳的前庭迷路通过三个互成直角的半规管来感知头的姿势，无论你用什么方式移动头部——如点头、摇头，或是侧头——其中至少有一个半规管会探测到这个移动，并把信息传递给大脑，而前庭的其他区域给大脑提供牵引力方面的信息。大脑处理从眼以及身体肌肉和关节获得的信息，来估计你要保持平衡的确切位置和移动。

眩晕是一种幻觉，感觉你和你的周围物体似乎都在移动，一个人如果眩晕可能也会伴有恶心、呕吐及平衡障碍。眩晕通常是内耳疾病的一个症状，内耳主要感知身体的移动和保持身体的平衡。

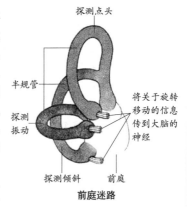

前庭迷路

梅尼埃病

梅尼埃病是由于内耳膜迷路内的淋巴液增加所引起的，内耳膜迷路与平衡和听力有关，这些过量的液体导致膜迷路的前庭和耳蜗部分肿胀，从而影响平衡和听力。梅尼埃病经常发生于单侧耳，但有时也会波及双耳。

症状

梅尼埃病最常见的症状是耳鸣或耳内听到杂音（耳鸣）、声音低沉和听力扭曲，特别是低音调的。其他症状包括眩晕（是一种错觉，患者感自身和周围物体都在移动）、恶心、呕吐，这些症状发作间歇期可为数日、数周或数年，持续20分钟至数小时，发作前或发作时病人的患耳可能会有压迫感。

随着时间的推移，梅尼埃病的发作将会逐渐减轻，但是听力丧失和耳鸣可能会在发作间歇持续存在。有部分患者的病情轻微，而且能够自然痊愈。头几次发作以后，恶心、呕吐症状会逐渐缓解。数年以后，眩晕症状也大多消失，针对这一点，医生考虑是因为疾病有其自身的转归过程。然而，梅尼埃病也经常会导致患耳的听力严重丧失。

如果你有梅尼埃病的相关症状，请立即去看医生或耳鼻喉科专家（专门治疗耳鼻喉疾病的医生）。

诊断

为了诊断梅尼埃病，医生将会详细询问患者的病史，并检查其耳朵。医生常常根据患者的病史就能够做出诊断，但是医生也可能会推荐做听力测试（听力测定法）和平衡测试。MRI可用来排除脑部肿瘤，它也可能会引起这些症状。

治疗

在治疗恶心、呕吐等与梅尼埃病有关的症状时，医生会使用美克洛（一种止吐药）；医生也会使用利尿剂来减少膜迷路内的液体聚集，从而预防再次发作。

医生可能会推荐患者采取一些措施来使症状尽可能地减轻。例如，当症状发作的时候，医生会建议患者静静躺着。由于内耳淋巴液的增加会引发梅尼埃病，而过多的盐分又能保留体液，所以医生会要求患者减少盐的摄入量。

如果（甚至治疗以后）液体仍残留在迷路内和损害迷路，或者你已被症状搞得筋疲力尽，医生可能就会在中耳内注入庆大霉素来破坏与眩晕相关的毛细胞。

有时医生会推荐对膜迷路内的内淋巴囊部分做外科手术。步骤是：外科医生从乳突（耳后的骨）钻一个孔来降低内淋巴囊的压力或者插入一根管子使它里面的液体排出，这样做往往能够阻止眩晕的发作和改善听力损失（至少是暂时的），并且能阻止患耳听力进一步丧失。可是，这些症状往往会在大约1年以后再次出现。

如果有严重眩晕的患者，医生可能会推荐做前庭神经（对平衡至关重要）切断术。对听力丧失严重的患者，医生可能会推荐迷路切除术，即破坏前庭迷路（内耳中与平衡和听力相关的部分）。

迷 路 炎

迷路炎是控制平衡和听力的充满液体的腔室发炎，迷路炎的确切病因还不清楚，但是它大多是由于病毒和细菌感染耳部或上呼吸道引起的。

症状

迷路炎的主要症状是有错觉，感觉自身和周围物体似乎都在移动（即眩晕），即使轻微的转动头部，眩晕就会加重。大多数患者还会伴有严重的恶心、呕吐症状。迷路炎也可能会引发耳鸣或耳内杂音（即耳鸣）或听力丧失，如果你有严重的眩晕症状，要尽快让人带你去看医生或者到最近的医院急救科就诊。

诊断和治疗

为了诊断迷路炎，医生将会详细询问患者的病史，检查患者耳部。听力测试和 CT 扫描或者 MRI 可用来排除其他原因导致的眩晕。

如果眩晕是由迷路炎引起的，医生可能会建议患者在眩晕期间尽量保持安静，避免突然改变位置。医生也可能会开一些药物比如美克洛嗪、安定来缓解恶心、呕吐症状。为了治疗细菌引起的迷路炎，医生则会使用抗生素；对于病毒引起的迷路炎，医生则会开一些缓解症状的药。

耳硬化症

耳硬化症是内耳骨的异常增长阻止了镫骨（内耳的一块微小骨）将声波传到内耳，从而导致患耳传导性听力丧失。在大多数病例中，患者的双耳都会受到影响，或者一侧受损后再波及另一侧，随着病情的进展，也可能会发生感音神经性听力丧失。

耳硬化症的病因还不十分清楚，但它有遗传特性。本病的发病率中年女性

比男性高，白种人比黑种人高。有一些女性在怀孕期间由于激素水平的改变也会加速听力丧失。没有得到及时治疗的话，耳硬化症会导致严重的传导性听力丧失，这就要求患者戴上助听器才能听到正常的交谈。

症状

耳硬化症的主要症状是进行性听力丧失。有少数病人，主要是儿童，听力丧失的进展速度很快。一些患者可能会感觉自身和周围物体似乎都在移动（即眩晕）、耳鸣或耳内杂音（即耳鸣）。

诊断

当你出现听力丧失症状时，医生将会详细询问你的病史，检查你的耳部。医生也可能会介绍你去看耳科医生（专门处理耳部疾病的医生），耳科医生将对你的耳部进行检查，并做一些简单的听力测试。为了诊断明确，医生也可能会给你做一些特殊的听力测试。

治疗

如果耳硬化症引起的听力丧失是轻

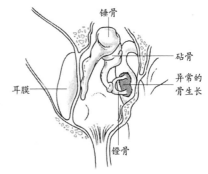

耳硬化症

在耳硬化症中，耳内骨的异常生长阻止锤骨将声音正常地传到内耳，从而导致听力丧失。

微的或者仅仅发生在单侧耳朵，可能并不需要治疗，或者你可能仅仅需要一个助听器。

如果听力丧失严重，医生可能会推荐患者做镫骨切除术。镫骨切除术即将镫骨移走，然后由一块塑料或金属做的人造骨来代替，使声波能传到内耳。如果双耳都受损，则先对一只耳进行手术，待手术愈合后再对另一只耳进行手术。在行镫骨切除术后，听力往往并不能立即改善，因为中耳内会有血凝块和肿胀，当血凝块逐渐消失后，听力就会得到改善（这个时间在手术后的2~4周）。

仅仅有传导性听力丧失的患者做镫骨切除术的疗效，要比既有传导性听力丧失又有感音神经性丧失的患者疗效好。

听力丧失

听力丧失就是听力变差，包括听音低沉、理解困难或者识别声音或词语困难。听力丧失是某种潜在疾病的症状。听力丧失有两种类型，传导性的和感音神经性的。传导性听力丧失是由于一个机械性的故障使声音不能到达内耳所致。比如耳垢堵塞外耳或者液体充满中耳。

感音神经性听力丧失归咎于听神经受损，使声音不能从内耳传到大脑。它通常是由于耳蜗或前庭神经受损所致（耳蜗和前庭神经将声音信息传到大脑）。年纪大的人，有一些感音神经性听力丧失是很正常的。

然而，大声的音乐、机械噪声、病毒感染、遗传或者一些药物的毒副作用也会导致任何年龄的感音神经性听力丧失。如果你还不到50岁，有听力困难的现象，那么就要去看医生。

有些患者可能既有传导性听力丧失又有感音神经性听力丧失。这种联合性听力丧失可能是外耳或中耳与内耳出现问题的结果。

诊断

为了诊断听力丧失，医生将会详细询问患者的病史，检查患者的耳部。医生也可能会建议患者去找耳鼻喉科医生（专门治疗耳鼻喉疾病的医生）或者耳科医生（专门治疗耳部疾病的医生）。医生会对双耳进行测试，做一些简单的听力测试。也可以去咨询听力学家（在听力评估和治疗方面的特殊医疗专业人士），听力学家会进行如下所述的更为复杂的测试方法。这些测试能帮助医生诊断听力丧失的病因和程度。

测听法

测听法能评估一个人的所有听力，并能判断听力丧失是传导性的或是感音神经性的。测试通常在一个隔音的房间内进行。纯音测试衡量一个人听不同音量下声音的音调和频率的能力。演讲测试测量一个人在不同音量下区别和理解文字口语的能力。阻抗或顺应测试也称鼓室测压法，测量耳膜反应声波的能力。

纯音听阈测试

纯音听阈测试两部分，第一部分叫气导测试，测量患者对通过空气传导的声音的听力强弱。在这个测试中，患者通过耳机听从低音调到高音调范围的声音频率，一次一只耳。对每个频率的声音，开始设置在一个患者能听得见的水平，然后降低响度直到几乎听不见为止。如果患者能够认出一个音调的至少50%，那么这个音调强度就是患者的纯音听阈。第二部分叫骨导测试，测量患者对

噪声与听力丧失

声音是一系列的气压波随着空气高压和低压之间的相互交换来进行传播。声音的响度可以用分贝仪以单位分贝来衡量。低于10分贝的声音，人耳很难听到，而120分贝或更高的声音常常会导致耳朵疼痛，一个能引起疼痛的足够大的声音往往会损害听力，并且损伤常常是永久性的。噪声是一个术语，经常用来描述各种各样使人不愉快的喧闹声。

长时间的暴露在噪声（特别是高度噪声）中或者90分贝以上的环境会损坏耳蜗内层的敏感毛细胞（耳的这部分把声音信号传给大脑）而导致局部严重的听力丧失。经常暴露在喧闹的机械声下（如手提钻或拖拉机）或者听极端大声的音乐（无论是耳机或者摇滚音乐会现场）也都会损害听力。一次或者短暂的暴露在喧闹噪声下（如射击或者烟火）也会导致暂时性的听力丧失。

如何保护听力

采取下列措施可防止噪声对听力造成永久性伤害：

● 戴一个由泡沫、塑料、蜡或橡胶做成的耳塞来减弱噪声。

● 如果你听到的声音过大，立即关掉声源或者遮掩住耳朵然后尽可能快的离开噪声源。

● 把车内和家里的音乐音量调到一个舒适的水平。如果戴耳机，把音量调到其他人听不到的范围内，如果其他人能听到来自你的耳机内的音乐，它就有可能会损坏你的听力。

● 如果你在非常嘈杂的环境工作，戴上能将音量降低至40~50分贝的耳保护器。当戴上耳保护器的时候，如果你需要与同事交流，可以在耳保护器里加一个小喇叭筒和耳机。如果你的雇主不经常帮你测试听力的话，你要自己经常进行测试。如果你认为工作场所的噪声水平太高，可联系你工作地点的安全责任人，或者当地的职业安全和健康行政部门或办公室。

● 如果你在暴露于极大的噪声环境下后，耳朵里听到鸣响或其他杂声，就要采取预防措施避免将来再次暴露在该噪声下。

下面的表格中列出了一些声音的分贝水平和它们对听力的影响。

分贝	声音类型	对听力的影响
10	几乎听不见	安全
20	手表的滴嗒声	安全
30	在5米内的轻声言语	安全
40	市郊的街道（交通不繁忙）	安全
50	典型的都市家庭内的声音	安全
60	正常交谈	安全
70	嘈杂的餐馆	安全
80	大声的音乐（包括随身听）	安全
90	距离5米的卡车声	有受损的危险
100	典型的摇滚音乐会	有受损的危险
110	在距离24米内发出的引擎声	有受损的危险
120	手提钻	受损
130	在距离30米内发出的引擎声	受损

971

通过颅骨传导的声音的听力情况。在这个测试中，一个特别的耳机被放置在一只耳的乳突上（垂直于耳后的骨）。测试一只耳的时候，听力学家会采用一个对抗物或遮盖物，使进入被测试耳的耳机内的声音不会检测到。在做第一部分测试的同时，通过乳突上耳机发出的从低音调到高音调范围的声音频率找出阈值。然后把两个测试结果都放在同一个图表中看。

言语接受测听法

言语测听法测量一个人能够听并且理解不同音量语言的能力大小。在这个测试中，患者通过耳机来听取抑扬顿挫的语音或是不同音量的录音，然后复述它们。这些言语开始设置在一个可听得见的水平，然后逐渐降低音量。言语接受阈值就是患者能够听懂至少一半测试语音的声音强度。

言语识别测听法

言语识别测听法测量一个人区别言语的能力强弱。在这个测试中，患者以一个高低适宜的音量通过耳机听取一系列单一音节的语音，然后复述这些语音。计算正确听清测试语音的百分率，90%或者更好的分数就说明听力正常。

阻抗试验

对于一只正常的耳来说，耳膜内外的气压是相同的。这个平衡使耳膜在遇到声波撞击的时候能够随意的振动，这个振动通过耳使我们能够听到，并且反射回大气。在耳膜内侧气压太大或者太小会使耳膜太僵硬而不能恰当的传导声音——大部分声音被反射回去，而只有少部分传到内耳。

阻抗试验，或者称鼓室测压法，测量耳膜将声波传到内耳的能力和探测中耳内异常气压、中耳积液、耳膜穿孔以及中耳听骨链的微小障碍。在这个测试中，一根由密封材料（一般是塑料）覆盖的探针从外耳道插入到耳的封闭入口。探针内的传感器通过探针将空气抽

我的故事

听力丧失

我注意到过去这几年我父亲的听力不再像往常那么好了，他需要开大电视和收音机的音量，而我母亲则要求他关小一点儿，因为它的确是太嘈了。交谈的时候他也经常要人们重复他们的话，因此我建议他去做个听力测试，可他却说他的听力很好。他以前非常活跃，但是我妈妈说他现在变得越来越孤僻，对聚会失去了兴趣。最后他不再跟家人和朋友交流，因为听力问题他觉得很尴尬。

一天我妈妈跟我说父亲同意做听力测试了。在检查了耳朵和做了几个测试后，他被告知需要一个助听器，医生告诉他对于一个年长的人来说有一些听力丧失是很正常的，并且建议他去听力学家那看。听力学家给我父亲介绍了几乎所有的各种各样有用的听力设备，帮助他选择一种适合的助听器。现在我父亲的听力又恢复了，一起恢复的还有他的社交。他说他唯一觉得遗憾的就是当初没有早点做听力测试。

出从而改变耳道内的气压，然后将声音集中到耳膜上。探针上的接收器测量耳膜吸收声音的能力。探针上还有一个微小的喇叭（声音发射器）和一个微小的耳机（声音接收器）。声音传输和接收之间的区别就是声音的吸收。需要多次在不同的压力水平做测验。

听性脑干反应试验

听性脑干反应试验是一个测量脑干（脑的这部分控制基本的功能）对声音的电反应的计算机化听力测试。在这个测试中，将电极放置在头皮和耳垂上。患者通过耳机听滴嗒声，同时电脑记录患者大脑对声音作出反应的电活动。听性脑干反应试验常用于无法采用其他方法测试的患者，比如婴儿，而且有助于排除与平衡和听力相关神经的良性肿瘤（称为听神经瘤）。

治疗

对听力丧失的治疗要针对病因进行治疗。传导性听力丧失通常可以得到纠正，通过对潜在病因进行治疗可使听力得到恢复。举例来说，如果是耳垢导致的听力丧失，医生将会祛除耳垢。感音神经性听力丧失一般不能够纠正。然而，在一些患者中，耳蜗植入器等设备能帮助恢复部分听力。其他设备——比如助听器、辅助设备、预警设备——对改善患者的听力及患者的生活质量也是有帮助的。

助听器

助听器是安装在耳朵里的以电子的方式增加声音音量的电池供电装置。助听器包含一个将声音转换成电信号的微小扬声器，一个增大信号强度的放大器和一个将信号转变成更大声音的扬

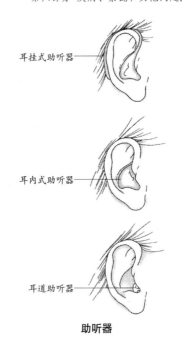

耳挂式助听器

耳内式助听器

耳道助听器

助听器

声器。有些助听器安装有能将电磁场转换成声音的称作电信术（也称作 T-线圈或者 T-开关）的装置。

助听器有许多种样式。模拟助听器是程序控制的或可调节的。数字助听器是程序控制的，它能够过滤一些背景噪声，并且能够反馈一些模拟助听器的信息。一次性的助听器适用于轻到中度的听力丧失患者。

选择一个既舒适又能够正常工作的助听器是重要的。如果你需要一个助听器，你的医生会建议你去咨询听力学家或者助听器销售商来配一个助听器。如果你在做常规的健康检查期间或者安装了助听器以后发现有任何的听力减退迹象，要立即告诉你的医生或者耳科专家。

耳挂式助听器

耳挂式助听器包含一个扩音器、放大器和电池组，组装在戴在耳后面的小

而轻的塑料盒子内。耳机通过一根短的管子连接在助听器上，能恰好塞进外耳内，并且需要封闭好以避免放大的声音丢失。不同程度听力丧失的患者都可选用耳后式样助听器。

耳内式助听器

耳内式助听器包含一个扩音器、放大器和电池组，组装在一个很轻的塑料盒里戴在耳内。这个助听器能封闭耳道，从而避免放大的声音丢失。耳内式助听器比耳挂式助听器轻便，而且音量容易调整。耳内式助听器不适合儿童使用，因为随着孩子的成长必须随时调整助听器的大小。

耳道和深耳道式助听器

当将耳道助听器置于耳内的时候仅仅有一小部分可见，而深耳道式助听器是专门安装在耳道内部，从外面一点儿都看不到。对于轻到中度听力丧失患者可以考虑选用耳道助听器和完全耳道助听器。然而，这些助听器并不是适用于每个人，比如正在长身体的儿童。一些患者可能很难植入、移动或调整耳道内助听器，过量的耳垢或者耳内的排出物可能会损坏它们。

可植入式骨传导听力装置

有些人由于疾病或外科手术导致耳道狭窄或者出生时就是狭小的耳道从而造成听力问题时，可能无法佩戴标准的助听器。有慢性耳排出物或者对塑料助听器过敏的患者，可能也不能佩戴标准的助听器。对于这些患者，一个可植入的骨传导听力装置往往可以帮助解决听力问题。

对于可植入式骨传导听力装置，就是外科医生在耳后头皮做一个小切口，然后在颅骨外部钻一个洞，接着在洞里放入一个含有磁铁的小装置。患者戴上一个扩音器将声波转换成电脉冲刺激磁铁，使它振动。随后大脑就能够感知到这些振动。

耳蜗植入器

部分儿童出生时就有完全性的感音神经性听力丧失或神经性耳聋，而一些儿童或成年人是由于内耳受损才发生这疾病的。为了帮助有严重感音神经性听力丧失的患者更好地理解言语，可以通过外科手术把一个微小的叫作耳蜗植入器的电子装置植入内耳。耳蜗植入器通过刺激未受损的内耳神经来产生声音，而不是像助听器那样来放大声音。耳蜗置入器不能够恢复正常的听力，它只是帮助患者更好的识别语音。耳蜗植入器的好处已经远远超过了人们的期望——大多数有耳蜗植入器的患者对电话语音（没有视话信号）也有一定程度的识别能力。以前这装置仅仅用于完全性听力丧失的患者，现在正逐渐用于低于1周岁的婴儿和有少许残余听力的成年人。

这装置通常只在一只耳植入，但是在双耳都置入在将来也是有可能的。大约在手术植入接收—刺激器（见插图）4~6周后，患者就会适应这个装置。然后利用计算机上的语言处理操作程序根据患者的需要设定恰当的声波频率和音调。

辅助器具

有许多不同类型的辅助器具。辅助器具能够改善患者的听力，当噪声出现的时候警告患者，或者帮助患者与他人沟通。

助听辅具

助听辅具是无线装置，可以和助听器一起使用或者单独用来放大声音、限制背景噪音，或者克服房间内差的音响效果。戴在头上的、塞在耳朵内的或者套在颈部的助听辅具都是常用的将声音传送进耳朵的工具。大部分的助听辅具

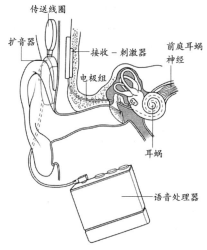

传送线圈
扩音器
接收－刺激器
前庭耳蜗神经
电极组
耳蜗
语音处理器

耳蜗植入器的工作原理

耳蜗植入器由内外两部分组成。扩音器像耳挂式助听器一样戴在耳后，接受来自环境的声音并通过一根很细的线索传到语言处理器，语言处理器可以放在袋子里、戴在皮带上或者衣服下面或外面（比较新又比较小的语言处理器可以戴在耳朵后面）。语言处理器将声音转换成电信号送到传送线圈，传送线圈放置在皮肤表面靠磁铁吸引到植入皮肤下面的接收－刺激器。传送线圈发送电信号穿过皮肤到达接受－刺激器，接着接受－刺激器刺激电极串上的电极刺激耳内特定的神经纤维。前庭耳蜗神经再将信号传到大脑，大脑将它们翻译成声音。

所采用技术不外乎如下三种：FM、红外线或者电感环。一个听力学家可以帮助你决定哪一种助听辅具最适合于你。

FM 调频助听系统

FM 调频助听系统将来自正在说话的人使用的话筒的无线电波，传送到一个直接与患者助听器或者项圈（环绕患者的脖子戴）相连的接收器上。项圈接收信号并把它们传送到患者助听器上的T-线圈。FM 调频助听系统是便携式的，可用于教室、会议和旅游等多种场合。扩音器和话筒作为扩音系统常常被建造在剧院、博物馆或其他公共场所。这种装置可与使用者的助听器上的接收器相连，或者组合成一个特殊的耳机配带。

红外线助听系统

红外线助听系统将来自话筒的声音用光波传到患者配戴的接收器上。红外线助听系统时常被用在家里（和电视台）、剧院和法庭。明亮的日光对红外线系统有干扰。

感应线圈系统

感应线圈系统是使用电磁场将声音传到患者的助听器上。在感应线圈系统中，一个金属线圈被安装在某个区域的周围，比如教室、剧院或者家里。来自传送装置（比如扩音器、声音系统或电话）的声音被转变成电流从而被环绕房间的金属线圈捕获。这线圈再将电流转换成电磁能。电磁能再刺激患者助听器 T-线圈中产生相应的感应。然后这电流到达助听器的喇叭筒，在这里它再次被还原为声音。

感应线圈系统多用在公共建筑、会议厅、剧院等地方。感应线圈系统易受到电磁的干扰，如来自电脑监视器和数字移动电话的电磁波就会干扰感应线圈系统。

警报设备

警报设备能使患者注意到声音，并能帮助患者与他人沟通。一些警报设备使用光或者振动来使患者意识到声音。例如，可以用灯光闪动来暗示门铃正在响，或者电话振动暗示它正在响。而语言交流装置会关闭电视字幕让患者读电视上正在说的内容，又如文本电话可以使患者通过读而不是听来交谈。

耳　鸣

耳鸣就是在没有外源声音的时候在耳朵里仍能听到清脆响亮的声音或者其

他噪声。耳鸣是一个症状而不是一个疾病。它经常是某些潜在病因所引起的，比如耳垢堵塞。耳鸣最常见的病因是耳蜗毛细胞（它将声音信息传到大脑）受损引起的听力丧失，而耳蜗毛细胞受损通常是由衰老或者接触的噪声过大所致。服药——比如阿司匹林、非甾体抗炎药、抗抑郁药或者一些抗生素也会导致耳鸣。某些疾病——比如过敏、影响到听觉或面神经的肿瘤、糖尿病等也会增加耳鸣的危险。

症状和诊断

耳鸣是一侧或双侧耳听到具有特征性的噪声，如鸣响、蜂鸣声或者嗡嗡声。这种噪声在频率和音调方面可由低到高发生变化。

为了评估耳鸣情况，医生将会详细询问患者的病史，检查患者耳部，并且还会询问患者正在服用的一切处方药或非处方药。医生可能会推荐患者去看耳鼻喉科医生（专门处理耳鼻喉科疾病的医生）。听力测试、CT 扫描、X 线或者 MRI 可用来排除耳损伤之外的其他可能病因。

治疗

对于耳鸣的治疗要根据不同病因进行相应的处理。举例来说，如果耳鸣是由于你正在服药的药物所致，医生将会要求你停止服用此药，或者建议另外开一个药方。由于其他疾病导致的耳鸣，可以通过治疗原发病得到恢复；因衰老或噪声损伤所发生的耳鸣则很难治疗。如果患者有严重的听力丧失，助听器则往往会有所帮助。对于耳鸣引起失眠的患者，医生可能会推荐其补充褪黑激素（调节机体睡眠周期的激素）或睡眠药物进行

治疗。因为耳鸣在安静状态通常会更严重，有些患者会选择耳鸣遮掩器，它能够产生许多种温和的声音，比如噪声，来帮助掩盖或抑制耳鸣时听到的噪声。

中耳疾病

最常见的中耳疾病是感染和耳膜受损。中耳感染大多是由细菌或病毒引起的，细菌或病毒经血流进入中耳，或通过穿孔的耳膜，或从鼻腔后部沿咽鼓管进入。在中耳疾病中，中耳积液也是引起听力丧失的一个常见原因，尤多见于儿童。

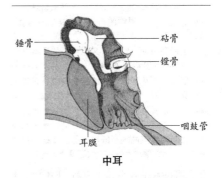

锤骨　　砧骨　镫骨　咽鼓管　耳膜

中耳

气压伤

在正常情况下，空气能自由通过咽鼓管，因此中耳的气压和外耳的气压是相同的。但是如果咽鼓管被堵塞，如由于感冒、鼻窦感染或者鼻过敏反应引起咽鼓管被堵塞，中耳和外耳的压力平衡就会被打破。这种压力的不平衡称为气压伤，能造成耳膜肿胀，引起疼痛。

当鼻或咽喉部感染的患者在乘坐飞机的时候经常会发生气压伤。随着飞机的上升，机舱内的气压会降低，如果

咽鼓管不能正常打开，中耳的气压就会比机舱的气压高。当然，此时中耳内多余的空气并不是问题，因为它可以被血液吸收或者通过咽鼓管扩散。可是，当飞机下降和机舱内气压上升的时候，中耳的气压不能通过咽鼓管的开放得到补偿，中耳就会形成一个真空。这个真空就会使耳膜肿胀，引起疼痛。

症状

气压伤的症状包括中到重度的疼痛、耳闷胀感和听力丧失。耳内也可能会听到噪声（即耳鸣）而且感觉头晕。如果耳膜在飞行旅途中发生肿胀，当飞机着陆的时候，疼痛通常会停止，不过疼痛有时也可能会在耳内外压力相同以后仍持续一段时间。其他症状，如听力丧失，通常在3~5小时之内恢复正常。

在较为少见的情况下，严重的气压失衡会导致耳膜破裂，从而立即使疼痛和压力得到缓解（此时，你可能会发现耳内出现几滴血）。在大部分情况下，破裂的耳膜会自己痊愈。气压伤可能引起血液流入中耳，对此，医生只有通过耳镜才能看到。这些血液会减低听力数天，直到它们被机体吸收。

诊断与治疗

为了诊断气压伤，医生将会详细询问患者的病史，用耳镜检查患耳，看中耳内有无血液。如果有鼻、鼻窦或咽喉感染，医生可能会给开一些抗生素。医生还将定期复查患耳。

预防

如果你的鼻、鼻窦或者咽喉有感染而且患了流感，在起飞之前用一些解充血喷雾剂或者口服剂。吸吮糖果或咀嚼口香糖，尤其在飞行的最后30分钟内，将有助于促进吞咽次数和帮助咽鼓管保持开放。你也可以尝试增加咽鼓管的气压：吸气，捏住鼻子，然后闭着嘴尽力地吹气。

耳膜破裂或穿孔

中耳与耳道被一层很薄的耳膜隔开。耳膜将声波转变成振动再传到中耳的听骨链。将尖锐物体插入耳朵（常为了减轻瘙痒）时易将耳膜插破，严重的中耳感染或者其他耳外伤易使耳膜破裂。

症状

耳膜破裂的症状包括疼痛、部分听力丧失、少量液体或血液流出。除听力丧失外，其他症状通常只持续几个小时。

诊断和治疗

如果你有耳膜破裂的症状，先对耳外部进行热敷，服用一些非处方类的止痛药，然后尽快去看医生。

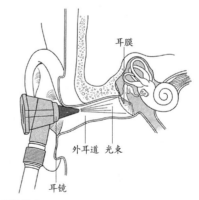

耳部检查
用来检查耳部的工具是一个带光源的可视装置，叫作耳镜。通过耳镜，医生能看到耳的许多结构，包括耳道和耳膜。

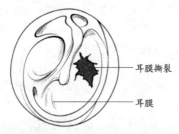

———— 耳膜撕裂

———— 耳膜

耳膜破裂或穿孔

插入耳中的物体、中耳感染或者耳外伤都可能导致耳膜破裂或穿孔。

在诊断耳膜破裂，医生采用耳镜来检查患耳。如果你有耳膜破裂，医生可能会放一块临时用的纸补片贴在耳膜上让它痊愈，并且阻止细菌进入中耳。医生也可能会在诊所里通过手术来关闭耳膜上的小穿孔。为了治疗或阻止中耳受到感染，医生可能会开一些抗生素。你也需要定期去复查耳直到它痊愈，这一般需要1~4周。

当破裂的耳膜痊愈之后，听力一般都会恢复正常。可是，如果耳膜在3个月都没有痊愈，医生可能会推荐患者做耳膜成形术，手术中借用一小块组织来代替或修复受损的耳膜。如果听小骨受损，在行耳膜成形术的同时也会将其修复。

急性中耳感染

急性中耳感染通常是细菌性的，常继发于使中耳腔内的细胞发炎的上呼吸道病毒感染——如感冒、流感或者麻疹。细菌通过破裂或穿孔的耳膜进入中耳。长期性的鼻窦炎也常会导致中耳感染。中耳感染最常见于儿童，而且时常复发。

症状

急性中耳感染的症状包括闷胀感、轻度或严重到影响睡眠与日常活动的疼痛。其他的可能症状包括寒战、发热、出汗和患耳听力丧失。

如果感染严重而且没有得到治疗的话，中耳内聚集的脓液会使耳膜破裂，引起脓液流出，有时伴血，使疼痛得以缓解。

如果你有急性中耳感染的症状，就要去看医生。如果治疗被延误，感染会波及颞骨乳突部（耳后的骨），并且变成慢性中耳感染。

诊断

为了诊断急性中耳感染，医生将会用耳镜检查患耳，从耳朵里取一些分泌液做实验室检查。

治疗

医生通常会开抗生素来治疗急性中耳感染。在一些病例中，当患者正在用抗生素的时候，耳膜会破裂引起脓液流出。疼痛经常会在1~2天内消退，但是分泌物可能会持续几个星期并且引起听力丧失。如果你的孩子患有急性中耳感染，医生会要求你在随后的6周内带孩子来复诊。如果急性中耳感染时间异常延长，出现有疼痛或者面神经麻痹（贝尔麻痹）等并发症，医生可能会推荐病人做耳膜切开术来排出分泌物，以帮助消除感染。

慢性中耳感染

耳急性感染好转后留下穿孔或者潜在的细菌病灶，从而极易复发感染，结果就会形成慢性中耳感染。耳膜破裂或穿孔没有痊愈或者中耳内的异常组织生长（如胆脂瘤）也可能会导致慢性中耳感染。

在少数病例中，耳骨可能会受损，

或者瘢痕组织将耳骨融合在一起从而阻止耳骨将声音信号传到大脑，进而导致永久性听力丧失。

症状和诊断

发生慢性中耳感染时会有浅灰色或淡黄色的脓液从耳内周期性地渗出。感染可能会引起部分听力丧失，这取决于感染所持续的时间长短。

如果你有慢性中耳感染的症状，医生将会推荐你去看耳鼻喉科医生。耳鼻喉科医生将会用耳镜检查患耳，进行听力测试。医生也可能会用显微镜检查你的耳部，并要求你做头部 CT 扫描来确定感染是否有扩散。

治疗

在治疗慢性中耳感染时，医生通常会清洗患耳，开一些含有抗生素（来杀灭细菌）和皮质类固醇（减少发炎）的滴耳剂，或者口服的抗菌药物。

如果药物治疗没有效果，医生可能会推荐做鼓室成形术来清除残余的感染组织，并且修复中耳中受损的听小骨或者以塑料制成的替代品替换它们。紧接着医生会移植一小块组织来修复被侵蚀的耳膜。在许多病例中，中耳可以被重建来恢复部分听力。

如果孩子患有复发性中耳感染，他的腺体可能会变成引发感染的细菌的病原体库。在这种情况下，医生往往会推荐摘除腺体或者在孩子的耳朵里插管。

胆 脂 瘤

胆脂瘤是中耳内耳膜皮肤上的异常生长物。由中耳上脱落下来的死细胞在皮肤上形成一个囊肿。随着时间的推移，这个囊肿屡次被感染，并且侵蚀与中耳腔相连的骨和中耳内的听小骨。胆脂瘤也能够侵蚀中耳和面神经之间的防护骨，损害中耳负责平衡和听力的区域，损害大脑，包括脑部的覆盖物和血供。胆脂瘤可能是先天性的（出生就有），但更多是由于反复的中耳感染引起。

症状

胆脂瘤的症状包括头痛、耳痛、面部表情肌无力、头晕、轻到重度的传导性听力丧失。在一些病例中，有脓液从耳内渗出。如果胆脂瘤侵蚀中耳腔顶部，患者可能会有面神经麻痹，感觉自己或四周都在移动（眩晕），或者感音神经性听力丧失。胆脂瘤如感染到大脑就会在脑膜、脊髓、颅骨或脊柱之间形成脓肿（硬膜外脓肿），或者引起包裹和保护大脑与脊髓（髓膜炎）的膜发炎。脓肿也能够在耳后形成。

诊断

在诊断胆脂瘤时，医生将会详细询问患者的病史，用耳镜检查患耳。如果医生怀疑你有胆脂瘤，他将会推荐你去看耳鼻喉科医生。耳鼻喉科医生将会给你做检查并且可能会做听力测试。

治疗

在治疗小的或者处于早期的胆脂瘤时，耳鼻喉科医生会通过耳道进行相对简单的手术来摘除瘤体并彻底清洁耳腔。如果胆脂瘤体积较大或者到了晚期，对中耳的损害将是广泛的。在这种情况下，切除胆脂瘤的手术就会更加复杂，包括要重建听力结构、修复破坏的中耳和清洁乳突骨（位于耳后），使其向耳道开放。如果听力被胆脂瘤或其治疗严重损害，佩戴助听器可能会有帮助。

胆脂瘤有时会复发。由于这个原因，耳鼻喉科医生可能会要求你1年至少来复查一次。

外耳疾病

外耳道的内壁是看得见的耳部皮肤，大多数的外耳疾病是皮肤疾病。尽管外耳疾病的症状令人讨厌，但外耳疾病一般来说并不像中耳和内耳疾病那样严重，因为它们不会永久的影响听力和平衡机制。

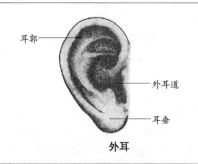

外耳

耳垢堵塞

外耳道的腺体分泌出蜡状物来保护耳道免受细菌、污垢和其他碎屑的侵害。通常，耳道表皮细胞的脱落会引起耳道蜡状物和碎屑也随之脱落。然而，对于有些人，过量的蜡状物生成、皮肤细胞的异常脱落、助听器的使用或者用棉签清扫耳道均会促使耳垢聚集。

症状和诊断

耳垢堵塞的症状包括耳朵被填充

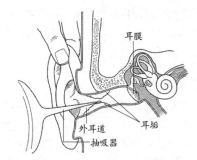

清除耳垢

在清除耳垢时，医生将温水注入耳朵内。水沿着耳道流入，遇到耳膜返回，然后沿着耳道底部流出，从而帮助清除耳垢。

感、部分听力丧失、耳鸣和有时耳痛。如果你有耳垢堵塞的症状，不要设法用棍棒或拭子除去耳垢，因为你很容易使耳垢抵压耳膜从而损害耳膜。

去看医生来排除其他更严重的问题。医生将会用耳镜来检查你的耳部。

治疗

如果你出现了耳垢堵塞，医生会先用温水清洗你的耳部，然后用滴耳剂使耳垢软化，最后清除耳垢。如果耳垢很难除去，医生就会用探针或电抽吸设备来抽取耳垢。如果耳垢堵塞复发，医生会推荐用非处方类或者处方类滴耳剂来松弛和清除耳垢。

外耳道感染

外耳道感染可能是局部感染（如疖或脓肿）或者整体感染（影响整个耳道）。耳道的整体感染是由于耳道长时间过度潮湿所致，如经常游泳或沐浴。

症状

耳道感染的症状包括触碰耳朵时疼

痛，但是当转头的时候又不疼痛。在一些病例中，有淡黄色的绿脓从耳内渗出并堵塞耳道，这能造成暂时性听力丧失。

诊断和治疗

如果你有外耳道感染的症状，首先要保持耳朵干燥，不要试着洗它或清理它，也不要抓或碰它。放一团干净的棉花填塞耳朵或者热敷耳朵，服用非处方类止痛药。去看医生。

在诊断外耳道感染时，医生将会用耳镜检查耳部，用一个抽吸装置或棉签探针清洁耳朵，这样通常能够缓解刺激和疼痛。由于外耳道感染通常是细菌引起的，因此医生可能会开含有抗生素（来消除感染）和皮质类固醇（来减轻炎症）的滴耳剂。如果耳道非常肿胀和狭窄，医生可能会插入一根浸了药的管子来给药，以确保药物能到达耳道。

在治疗期间必须使被感染的耳朵保持干燥，因此医生将会要求你不要洗澡，并建议你在浴盆里或淋浴的时候戴塑胶浴帽或者用凡士林覆盖的棉纱当耳塞，加以保护。

如果感染在一个星期内还得不到清除，你可能需要再一次清理耳朵。然后医生可能会取脓液样本来鉴定感染是否是由细菌引起的或者排除细菌感染。医生也可能会开其他滴耳剂或者口服的抗生素。

如果感染是由真菌引起或者你对药物治疗过敏，感染可能会复发并且需要治疗数星期。对于这种情况，医生可能会开皮质类固醇类乳剂、抗真菌滴耳剂或者抗生素滴耳剂。如果感染是由慢性疖疮或结垢引起的，医生可能会开皮质类固醇类滴耳剂，并且建议在沐浴和游泳采用保护措施。

外耳肿瘤

外耳肿瘤可能是良性的（非癌性的）也可能是恶性的（癌性的）。在耳的可见部分，一个非癌性肿瘤可能会是一个无痛的肿块。在耳道内，肿瘤可能是骨组织的一个生长物称为骨瘤。

在耳可见部分的癌性肿瘤看起来像疣状生长物、良性肿瘤、溃疡或没有痊愈的疮口。外耳的癌性肿瘤几乎都是皮肤癌。

症状

骨瘤的症状包括疼痛、耳垢堆积和听力丧失。然而，在大部分患者中，骨瘤不会引起任何症状。

在外耳的癌性肿瘤中，溃疡或疮可能会流血并且最后变得很痛。在晚期，耳道的癌性肿瘤能引起剧烈疼痛并且有血性液体排出。如果你有任何此类症状，请立即去看医生。

诊断和治疗

在诊断外耳肿瘤时，医生将详细询问患者的病史，检查患耳。对于不引起症状的非癌性肿瘤一般不需要治疗。可是，如果肿瘤生长并且引起疼痛或听力丧失，医生通常会沿耳道做一个小手术来摘除瘤体。

对于耳可见部分的癌性肿瘤，医生将会推荐手术和放疗，可单独治疗或者联合治疗。手术期间，肿瘤和耳的部分可见组织被摘除。耳道内的肿瘤则可能需要做乳突切除术，即颞骨乳突部（位于耳后面）被打开以清除所有被感染的或癌性组织。

第十六章

眼 部 疾 病

　　眼的结构复杂而又精细。每个眼球都是一个直径约 2.54 厘米的球体，其外面覆盖有三层组织。外面的一层为白色的坚韧组织，称为巩膜，负责维持眼球的形状与大小。在眼前方覆盖着巩膜的透明黏膜组织称为结膜，结膜也覆盖于眼睑内侧面。在巩膜前面有一个透明的、圆顶形的保护性覆盖物，称为角膜。

　　中间位于巩膜内侧的组织称脉络膜。脉络膜包含有供给眼部组织养分与营养的血管。朝向眼前部由脉络膜形成的一个圆环状的肌性组织称睫状体。与睫状体相连的是眼部具有颜色的组织，它是一个含有肌纤维的环形帘状组织称虹膜。在虹膜中央的开口称为瞳孔，光线通过瞳孔可进入眼内。随着进入眼内光线的强弱变化，虹膜上的肌纤维控制着瞳孔的放大和收缩。

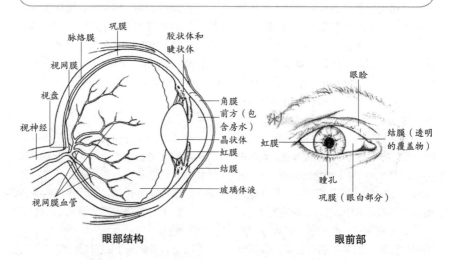

眼部结构　　　　　　　　　　　　　　　　　　眼前部

　　紧接在虹膜和瞳孔后面的一个透明、有弹性的与睫状体相连的组织称晶状体。通过睫状肌改变晶状体的形状使眼能够聚焦。在角膜和晶状体之间充满着清澈的水样液体称房水。在晶状体后面充满了一种占据眼球很大一部分体积

的物质，称玻璃体液。

　　眼睛内层的组织称为视网膜，布满在眼的内侧面，视网膜包括一层感光神经细胞，称为视杆细胞和视锥细胞。视杆细胞对光强度非常敏感，能使你在暗的光线下看见东西。视锥细胞对颜色和

眼部检查

如果你有视力上的问题，告诉你的保健医生或是直接找眼部保健的专业人员进行诊断和治疗。眼部保健的专业人员主要分眼科医生、验光师、眼镜师。

眼科医生是接受过专门的医学教育，对眼部疾患与不适进行诊断和治疗的临床医生。他们可进行眼部检查以评估视力，检查如白内障、青光眼等眼病的眼部体征。眼科医生有资格开药、配眼镜和角膜接触镜。他们也可以经过培养获取进行眼部手术操作的资格。

验光师是经过培训可以诊断和治疗视力问题，并且能配眼镜和角膜接触镜的专业人员。验光师不是临床医生，不能进行眼部的手术操作。

眼镜师是经过培训的，拿到由眼科医生或验光师开配镜处方后制作和调试眼镜和角膜接触镜的专业人员。眼镜师不能进行眼部检查。

眼睛应当多久检查一次

为了保护视力，每个人应当每隔几年去做眼科检查。对于 40 岁以上的人，应当每 2 年检查一次眼睛，或按照医生的要求进行检查。一些严重的眼部疾病，如青光眼，在早期没有症状，只能通过眼部检查才能发现。因此，定期的眼部检查是维持好的视力和眼部健康所必不可少的。

眼部检查

在进行全面的眼部检查之前，眼科医生会询问你的病史和家族史，并且要求你描述你可能有的任何视力问题。检查通常包括下面这些无痛的评估和测试。

● **视力测试：** 为了测试视力，医生会要求你读出视力表上的各行字母。视力表上的字母以标准化的尺寸逐渐变小，视力表放置在 6 米远的标准距离。进行视力测试时，要先将一只眼要遮盖，然后读出视力表上的字母；接着遮盖另外一只眼再次做同样的测试。视力测试的结果用两个数字表示（例如 6/40）。第一个数字表示你与视力表的距离——6 米。第二个数字表示对于你在 6 米远的地方能正确读出视力表上的最小字母，视力正常者读出这个字母时与视力表的距离。例如 6/40 表示你能在 6 米处读出的字母，视力正常者能在 12 米处读出这个字母。每个眼的视力是不同的，很难看清视力表提示有聚焦上的问题，通常是近视或是远视，也可能是黄斑变性等严重眼病的一个体征。

● **外眼检查：** 外眼的检查有外眼表面检查包括眼睑、睫毛和眼眶（在颅骨中包含眼球的骨窝），和眼球表面检查包括结膜和巩膜。医生可以用光直接照射每个眼然后拿开光源来判断瞳孔是否能正常地放大和收缩。为评估眼部肌肉和眼位是否正常，医生要求你注视并随着一个移动的物体如他的手指运动。医生也将用裂隙灯（一种可以发出亮光到你眼内的专用显微镜）来检查眼前部包括角膜、前房、虹膜、晶状体、巩膜、结膜、和

（转下页）

（接上页）

在高倍放大下的玻璃体液。

● **视野检查**：为了检查周边的视觉，眼科医生将进行视野检查。检查时你需要遮盖一个眼，另一只眼笔直向前看，然后医生移动一个物体（例如一支钢笔）从视觉范围的不同方向进入、离开你的视野。当你看见物体就提醒医生，医生会记录你的反应。在用计算机视野计检查时，你将坐着面对一个荧光屏（把你的下巴支在下颌托上）笔直向前看。每当你看到一个小亮点闪烁时，就按一下按钮。计算机记录你的反应并且打印出结果给医生评估。

● **眼压检查**：眼科医生用一种称压平眼压计来测量眼内压。首先，医生在角膜上滴一滴局麻药麻醉眼部，然后滴一滴称为荧光素的黄色液体，接着医生把一个称眼压计的仪器顶端压在角膜上测出眼球内的压力。这种测量是无痛的且仅需要几秒钟。在这期间，你将到一种蓝色的环形亮光向你的眼部移动。有时候医生用气压眼压计进行简单的测量，通过吹气测出眼内压。但是这种测量方法没有压平眼压计精确。

● **内眼检查**：眼科医生先用眼药水扩大瞳孔，然后通过检眼镜（用于检查眼底时的一种照明装置）检查内眼结构，包括视网膜和视神经。

如果经过检查，医生发现你有屈光不正，就会让你配眼镜和角膜接触镜。如果你已经戴眼镜或角膜接触镜，医生将调整你的配镜度数。如果医生发现你有更加严重的眼部疾病，就会做更进一步的检查，或是建议用药物或手术治疗。

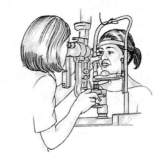

裂隙灯

裂隙灯是一个带有光源的专用显微镜，供眼科医生检查眼前部的结构——眼睑、角膜、巩膜、结膜、虹膜和在高倍放大下的晶状体。

细节敏感。每只眼睛有 125 000 000 个视杆细胞和 7 000 000 个视锥细胞。当眼睛看一个物体时，物体发出的光线经过角膜、瞳孔和晶状体，在视网膜上形成一个物体的倒像。视杆细胞和视锥细胞把形状、颜色的感觉、接受的光线强度转换成神经冲动，神经冲动沿着视网膜神经纤维传送到连接眼与大脑的集束样视神经。大脑的视中枢会翻译从每个眼获得的神经冲动，并将它们整合成为人眼

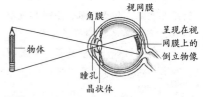

视觉

当你看一个物体时，物体上发出的光线经过角膜、瞳孔和晶状体，在视网膜上形成一个物体的倒像。视网膜将图像转换成神经冲动，随后视神经将冲动传递到大脑。大脑将从视网膜获得的信息进行翻译，你就可以看到正立的物体了。

所看到的单个正立的三维图像。各种各样的眼睛疾病都会影响眼睛，干扰视力。

屈光不正

眼部的角膜和晶状体共同将来自所看到物体的光线折射并聚焦于视网膜上，同时产生一个图像。在视力正常的情况下，光线直接聚焦到视网膜上并产生一个清晰的图像。然而，如果有屈光不正，光线将聚焦在视网膜的后面或是前面从而产生一个模糊的图像。最常见的四种屈光不正是近视、远视、散光和老视。

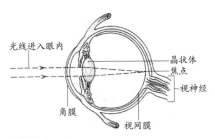

光线进入眼内　晶状体
焦点
视神经
角膜　视网膜

正常视力

眼角膜和晶状体如同一个凸透镜将可看到物体的光线折射，并将其聚焦在视网膜上。当你在看一个物体时，视网膜和大脑一起将这些光线转换成你所看到的图像。

近 视

近视可能是眼球前后径过长，也可能是角膜和晶状体的屈力太强，结果导致远处物体的图像聚焦在视网膜前变得模糊。近处的物体图像可聚焦在视网膜上，通常图像清晰。这种屈光不正大概从12岁开始发展，逐渐加重一直到30岁左右。近视有家族遗传倾向。

症状

近视的主要症状就是看远处物体模糊。不断强迫看远处的物体会导致头痛和眼痛。如果你有任何视力的问题，去看眼科医生并做全面的眼部检查。

诊断和治疗

近视的诊断基于症状、家族病史、眼部检查和视力测试的结果。

为了矫正近视，医生将为近视者配眼镜或是角膜接触镜，这样可以把远处物体的焦点向后移到视网膜上以产生一个清晰的聚焦。虽然近视在30岁后不可能再进一步加重，但是近视者应当定期去做眼科检查。

医生或许会建议那些不能或是不愿意戴眼镜或角膜接触镜的人做LASIK手术来矫正近视。

LASIK

LASIK（即准分子激光原位角膜磨镶术）是一种外科操作，用激光（一种高度聚集的光线）重塑角膜（眼前部透明的保护性覆盖物）改善眼的屈光力。LASIK手术经常用于矫正近视、远视和散光。

LASIK也能做用于改善单眼视力，如一只眼矫正用于看清远物，另一只眼矫正后留些近视用于看清近物。这个手术不建议给18岁以下的孩子做，因为他们的眼还在发育。同样也不建议给那些眼镜度数很低或是很高的人做，还有那些有某些眼病如眼干燥症、瞳孔非常大的人也不能做。某些疾病患者（如自身免疫性疾病患者）和正在服用可能会干扰手术愈合的药物的人也不是LASIK的合适人选。不是所有的人在手术后不戴眼镜或角膜接触镜能到达6/20的视力。

如果你用老花镜，在术后你可能仍需用它。

眼科手术医生将检查你的眼部、询问个人病史以决定你是否适于做手术。因为一些类型的角膜接触镜会改变角膜的形状，所以医生会要求你在开始评估前停戴角膜接触镜几周。医生也会要求你在手术前避免使用化妆品、油脂、洗涤剂和香水几天，以尽量减少对眼部的刺激。

手术过程不超过30分钟。手术医生能在同时做两只眼（称双侧同时 LASIK）。在手术前先滴眼药水麻醉眼部，口服一种

角膜接触镜

角膜接触镜是一种薄的、透明的塑料圆盘，紧贴着角膜（眼前部透明的保护性覆盖物）佩戴以矫正屈光不正，包括近视、远视或是散光。

有三种主要的角膜接触镜，分别是硬性角膜接触镜、硬性透气性角膜接触镜和软性角膜接触镜。硬性角膜接触镜由硬塑料制成，价格便宜而且耐用，但是很多人觉得戴后不舒服而且很难戴。硬性透气性角膜接触镜比硬性角膜接触镜舒服些，但是不耐用而且价格比较贵。软性角膜接触镜感觉最舒服而且容易戴，但是比较容易碎。长戴型的软性角膜接触镜能连续戴几周，然而连续戴将提高眼部感染的机会。

在配角膜接触镜前，眼科医生或验光师将检查眼部以决定你是否适合戴角膜接触镜。例如，如果你有干眼症，你可能就不能戴角膜接触镜。如果你适合戴角膜接触镜，眼科医生将决定哪一种接触镜最适合你。医生将教你如何戴和取下接触镜，还会告诉你如何保护接触镜。

正确地使用和保养角膜接触镜

正确地使用和保养角膜接触镜将帮助保护你的眼睛和视力，并且延长接触镜的使用寿命。以下是一些有用

的小贴士：

● 在接触你的角膜接触镜之前，用温和的肥皂洗手，仔细清洗干净，然后用干净的毛巾擦干手。

● 每次先拿同一个接触镜以免弄错左右接触镜。

● 每次你摘下接触镜时要洗净和消毒，仅使用眼科医生推荐的消过毒的接触镜护理产品。根据包装上的说明使用。

● 保持放置接触镜的盒子洁净，而且每次你摘下接触镜时用新鲜的护理液倒满盒子。

● 在戴上角膜接触镜之前，要检查每个接触镜是否有撕裂、碎裂或凹痕。

● 如果你感觉眼发红、刺激、不适或疼痛，或有视力的问题，立即摘下你的接触镜并打电话给眼科医生。

● 在洗澡、游泳或是睡觉前摘下角膜接触镜。

● 避免诸如乳霜、润肤液或发胶等化妆品接触到角膜接触镜。

● 在使用任何非处方或是处方眼液或眼膏前询问医生。

● 至少每年一次（或在医生建议的时间）看眼科医生以预防或检查可能出现的问题，如果你有任何关于使用或保养角膜接触镜的问题，也可向医生咨询。

镇静药帮助放松。然后医生将在眼部用一种眼用钳和吸环装置进行操作，这可能会引起一些不适。医生首先将角膜外层划开（形成角膜瓣），但不脱离眼球；然后用激光重塑角膜组织，再将角膜瓣放回原来的位置。

在手术后眼睛立即会感到烧灼、痒和流泪，视物可能会模糊。烧灼感和痒感将持续几个小时。在眼睛愈合前视力可能一直模糊。你需要戴一个眼罩保护眼睛以防止角膜瓣移动。在手术后你可能会一整天都感到疲惫。如果眼睛感到干涩，医生将给你开一些专用滴眼液。不要在你的眼周或眼内用任何未经医生批准的东西（特别在手术刚结束后）。

LASIK 手术的并发症包括眼部的发炎和感染。在同时做双眼 LASIK 的人中，同样的并发症可能发生在每个眼上。在这种情况下，医生会开一些眼药水。如果有任何异物进入了角膜瓣下方，医生将必须重新拉起角膜瓣，移走异物并重置角膜瓣。

角膜屈光矫正术

角膜屈光矫正术是一种非手术过程，可以暂时减少近视和散光的度数。在角膜屈光矫正术中，一系列硬性、透气的角膜重塑镜能逐渐重塑（变平）角膜（眼前部透明的保护性覆盖物），改善视力。系列中每个角膜重塑镜需要晚上戴着过夜，持续 2~8 周的时间，直到获得最佳的视力。然而，因为角膜屈光矫正术不能产生永久的效果，角膜重塑镜每隔几天就要戴几小时（或者更频繁）以维持角膜新的形状。如果不用角膜重塑镜，角膜将逐渐恢复原来的形状。角膜重塑镜如果佩戴不正确容易引起眼部不适和视物变形。

远 视

远视可能是眼球前后径太短，也可能是角膜和晶状体的屈力太弱，结果导致近处物体的图像聚焦在视网膜后因而变得模糊。远处的物体图像可聚焦在视网膜上，通常图像清晰。远视通常是先天的（从出生时出现），有遗传倾向。

症状

远视的主要症状是当看近处的物体时视物模糊或眼痛。然而在年轻人群中，轻度的远视通常没有明显的症状。在老年人中，一直集中注意看近处的物体能导致头痛和眼痛。如果你有任何视力的问题，去看眼科医生，做全面的眼部检查。

诊断和治疗

远视的诊断基于症状、家族病史、眼部检查和视力测试的结果。

在年轻的人群中，轻度的远视通常可通过眼睛的适应性调节这个自然过程所克服，睫状肌（围在晶状体周围协助控制晶状体形状的肌肉）收缩使晶状体变厚而且变得更凸。这使得近处物体的

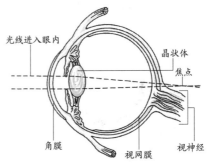

远视

远视是角膜和晶状体将来自近处物体的光线聚焦在视网膜后，结果形成模糊的图像。远处的物体通常能看得清楚。

焦点前移，从而落在视网膜产生出清晰的图像。那些眼睛适应性调节能力好的远视者通常不需要治疗。

为了矫正远视，医生将为远视者配镜或是角膜接触镜，这样可以增强角膜和晶状体的聚焦力，把焦点向前移至视网膜上从而看得更清楚些。随着年龄的增长，通常在 40 岁后开始，眼部睫状肌逐渐衰弱。基于这个原因，你将可能每隔几年就需要增加眼镜的度数。在某些病例中，眼科医生建议做 LASIK 术来矫正远视。

老 视

在静止状态时，正常眼的晶状体被用于远视聚焦。为了聚焦近处的物体，眼部的睫状肌收缩使晶状体变厚而且变得更凸（曲线向外），这种自然的过程称为眼睛的适应性调节过程。随着年龄的增长，眼部的晶状体变硬，它的调节（聚焦近处的物体）能力逐渐变弱。这种情况称老视，老视通常在 45 岁左右开始发展，并且随着年龄的增长老视逐渐加重。

症状

老视者必须将近处的物体拿远一些才能聚焦。例如为了阅读，可能需要将拿着书或报纸的手臂伸直。如果你发觉看近处的物体轻度模糊，而把它拿远一些反而清楚，就要去看眼科医生做全面的眼部检查。

诊断和治疗

老视的诊断基于症状、眼部检查和视力测试的结果。

为了矫正老视，医生将为老视者配镜以补偿晶状体聚焦力的不足，从而能看清楚近处的物体。老视者可能每过几年就要增加一些眼镜的度数直到大约 65 岁，以弥补逐渐下降的聚焦能力。在 65 岁以后，眼部晶状体将停止改变。

如果你正在戴眼镜矫正屈光不正，你可以选择戴双光镜而不需要戴两副眼镜。每个双光镜镜片的上半部分用于看远物而下半部分用于看近物。一些类型的双光镜从镜片的中间到底端逐渐改变屈光度而看不到在镜片间的分界线。双光角膜接触镜也有，或者你可以考虑一只眼戴用于看远物的角膜接触镜，另一眼则戴用于看近物的角膜接触镜（称单视）。

散 光

散光是角膜（眼前部透明的保护性覆盖物）前表面不均衡的曲率导致的屈光不正。这种不平坦的形状阻止光线正确地落在视网膜上。

症状

虽然轻度的散光通常不会产生明显的症状，而比较严重的散光可以引起人看垂直、水平或斜线时不能聚焦。散光一般伴随着远视或近视发生，但是在某些有散光的人群中，在任何距离视物都感觉模糊。如果你有任何视力的问题，就去看眼科医生，做个全面的眼部检查。

诊断和治疗

散光的诊断基于症状、眼部检查和视力测试的结果。

轻度的散光通常不需要矫正。为了矫正比较严重的散光使一个人能看清楚，医生会给其配眼镜和角膜接触镜用于矫正角膜的曲率。这种矫正可补偿角膜表面的不平坦状态。在某些病例中，医生建议做 LASIK 来矫正散光。

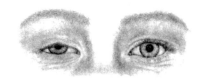

眼睑疾病

眼睑皮肤易于滑动和形成皱褶，可遮盖并保护眼睛表面。眼睑内的肌肉运动可使眼睑睁开和闭合，并与眼睑内纤维和弹性组织一起对眼球起着保暖的作用。一排称为睑板腺小腺体润滑着睑缘。数排睫毛也起着保护眼球的作用，从上睑缘和下睑缘的毛囊内长出。

上睑下垂

上睑下垂是上眼睑部分下垂或是完全下垂遮盖住眼部的一种情况。上睑下垂可能是先天性的（从出生开始出现）而且会遗传。然而，如果控制眼睑肌肉的神经或是肌肉本身受到损伤，上睑下垂也可能发生在任何年龄段。神经损伤可由创伤、疾病如糖尿病或脑部肿瘤等引起。肌肉虚弱可由肌营养不良或重症肌无力引起，或是随着年龄增长自然衰弱。上睑下垂可能影响单眼或是双眼，并且病情的严重程度每天都会发生变化。

症状

严重的上睑下垂能妨碍一个人用受影响的眼看东西。如果上睑下垂是由脑部肿瘤引起的，那可能有复视。

诊断和治疗

上睑下垂的诊断基于症状及眼部和

上睑下垂

上睑下垂是上眼睑部分下垂或是完全下垂遮盖住眼部。在一些病例中，可能由糖尿病或脑部肿瘤导致，也可能是肌肉或神经疾病如肌营养不良或重症肌无力的一种症状。

眼睑的检查。上睑下垂通常在成功治疗任何潜在的疾病后得到改善。对于那些由于上睑下垂导致视力受损的人，可进行外科手术来提高下垂的眼睑。

睑 腺 炎

像所有的毛发一样，睫毛从称之为毛囊的细小坑内长出。当眼睑上的毛囊受到感染，睫毛根部周围的眼睑边缘就会有肿块形成，这个肿块称为睑腺炎。

症状

睑腺炎通常发红而且经常疼痛，特别是触碰到疼痛更加明显。渐渐地，一个白色的脓头在肿块上出现。如果细菌感染蔓延到其他毛囊，数个睑腺炎可能同时形成。睑腺炎通常在形成几天后破溃和流脓，疼痛得以缓解。肿块通常在大约 1 周后消失。

治疗

为了帮助睑腺炎尽早排脓，一旦出现肿块，就可多做几次温热湿敷以帮助脓头排出。不要挤压睑腺炎——让它自行破溃放出脓液。然后用温和的肥皂水或是婴儿香波仔细地清洗眼睑，用干净、柔软的湿巾擦去所有的脓。注意不

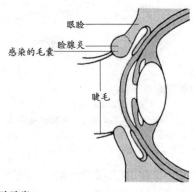

眼睑

睑腺炎

感染的毛囊

睫毛

睑腺炎

当一个毛囊受到感染时，在眼睑边缘就会形成一个红色、疼痛的肿块，称之为睑腺炎。睑腺炎经常复发，而且多个睑腺炎可同时在眼睑上形成。

要将感染扩散。

如果睑腺炎在1周左右不能清除，仍有肿胀、发红或扩散趋势，或如果睑腺炎复发，应尽快看医生。医生将进行检查，做测试以判定是哪种类型的细菌引起的感染，开抗生素来控制感染。

睑板腺囊肿

睑板腺囊肿是在眼睑边缘形成的一种无痛的肿块，由润滑眼睑边缘的睑板腺中的一个腺体发炎所致。

症状和治疗

睑板腺囊肿的大小不一，可能很小，也可能大到引起视物模糊。虽然小的睑板腺囊肿通常在一两个月内自行消退，但通过对受感染的区域做温热湿敷则可以加快进程。对于大的睑板腺囊肿或是已经发生感染的睑板腺囊肿，医生会开抗生素、激素类滴眼液或进行手术治疗。为了消除睑板腺囊肿，医生会在眼睑处局部麻醉，然后做个小切口，刮出睑板腺囊肿中的内容物。

乳头状瘤

乳头状瘤是一种可长在眼睑任何地方的良性（非癌性的）皮肤瘤，且发展缓慢。

症状和治疗

乳头状瘤的颜色从粉红色到皮肤本色变化。小且不显眼的乳头状瘤通常不需要治疗，但医生可能会建议手术切除一个大的且影响容颜的乳头状瘤。手术通常是在医生办公室或是门诊手术室局部麻醉后做。

黄 斑 瘤

黄斑瘤是在眼睑皮下积累的黄色脂肪样斑块，特别靠近鼻子。黄斑瘤通常发生在老年人，往往与胆固醇（血中的脂肪样物质）和三酰甘油（血中脂肪的重要类型）的水平较高有关。

治疗

影响容颜的黄斑瘤可通过手术切除。然而它们会经常复发，特别是如果三酰甘油和胆固醇水平一直很高。

睑 内 翻

睑内翻是眼睑边缘——通常是下眼睑——向内朝鼻部翻转，导致眼睑和睫毛对着眼球表面摩擦。这种持续的摩擦引起眼部炎症和损伤球结膜（覆盖在眼球的白色部分和沿着眼睑的透明薄膜）和角膜（眼前部透明的保护性覆盖物）。

睑内翻通常见于老年人。随着年龄增长，下眼睑的纤维组织变得松弛，使得眼睑边缘的肌肉异常收缩并且把眼睑边缘拉向眼部。在有些病例中，创伤可导致眼睑内表面产生瘢痕，结果把眼睑边缘向内拉。

症状

睑内翻的症状包括眼部疼痛和发红，过度流泪和黏液排出并形成结痂。如果不治疗，睑内翻将导致结膜炎、角膜溃疡和视力问题。

诊断和治疗

睑内翻的诊断基于症状和受影响眼睑的检查。如果下眼睑向内翻转，医生通常会向外翻转眼睑到它正常的位置，然后用黏胶带，将一端粘在眼睑，另一端粘在面颊上并保持数天。在有些病例中，该操作可成功矫正睑内翻。医生可能开眼药水或眼膏帮助缓解疼痛和炎症。如果睑内翻持续存在，眼科医生将建议通过手术向外翻转眼睑，以防止摩擦眼球表面。这种手术通常在医生办公室或是门诊手术室用局部麻醉后进行。

睑 外 翻

睑外翻是眼睑的边缘向外翻转而且向下离开眼球，导致眼部表面和眼睑内面变得干燥和发炎。眼睑的这种异常状态影响了眼部泪液的正常排出，导致泪液向下流到面颊。这种泪液的流失将导致眼球缺乏充足的润滑，从而损害角膜（眼前部透明的保护性覆盖物）。

睑外翻通常发生于老年人，随着年龄的增长，原本能保持下眼睑紧贴着眼球的肌腱被拉紧，使得下眼睑离开眼球。如果在下眼睑上有瘢痕形成或是面颊绷紧或收缩将眼睑向下拉，也会出现睑外翻，这种睑外翻可发生在任何年龄段。如果睑外翻不加以治疗，角膜可能会受到损害，而且可能会形成角膜溃疡。

症状、诊断和治疗

睑外翻的症状包括眼部疼痛和发红、炎症，黏液排出并且结痂，感染，视力问题和溢泪。

睑内翻的诊断基于症状和受影响眼睑的检查。因为睑外翻很少能自行恢复，医生可能建议手术拉紧下眼睑并将其移回正常的位置。这种手术通常在医生办公室或是门诊手术室用局部麻醉后进行。

睑 缘 炎

睑缘炎是眼睑发炎。睑缘炎经常发生在有头皮屑、油性皮肤、干眼、酒渣鼻，或是脂溢性皮肤的人群中。在有些病例中还伴有细菌感染，使得病情更为严重。眼睑上的脱皮会经常进入眼内，从而导致结膜炎。

在睑缘炎严重的情况下，小的溃疡可能发展到眼睑边缘上，极少数病例中出现睫毛脱落。持续的炎症能导致角膜溃疡的形成。

症状、诊断和治疗

睑缘炎的症状包括发红、发痒和眼睑肿胀，上下眼睑油腻、多鳞或鳞片状，在眼周围有黏液排出并结痂。

睑缘炎的诊断基于症状和眼部的检查。为了治疗睑缘炎，医生可能建议用一个干净毛巾，用温水和温和稀释的婴儿香波弄潮，轻柔地洗去多余的鳞片（早上和晚上）。用温水洗净受影响的区域，再用干净、柔软的毛巾将其拍干。如果炎症在 2 周之内没有改善，医生可能开抗生素眼膏在清洗后抹在眼睑的边缘。医生也可能开含有激素的眼药水缓解炎症。睑缘炎经常在治疗后复发。

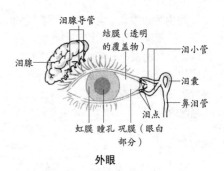

外眼

外眼疾病

眼部（除了角膜）大部分可看得见的表面和每个眼睑的内壁表面都有一层敏感、透明的黏膜，称为结膜。水样液体（泪液）是由位于眼球上方的泪腺和结膜内的腺体产生的，能润滑和清洁眼部，并且当你眨眼时使得眼睑在眼球上平滑的移动。泪液沿着称之为泪小管的两条泪管从眼部排掉。泪小点（小洞）位于每个眼睑的内侧边缘，是泪管的开口，通向位于鼻子两边的泪囊。从那里，泪液经过鼻泪管进入鼻腔。

干　眼

干眼是泪液产生不足。虽然干眼常常发生于类风湿关节炎或干燥综合征患者中，但是在许多病例中并没有明显的病因。干眼通常发生在中年，而且受影响的女性常常多于男性。通常是双眼受累。

症状

干眼中的结膜（覆盖在眼白和眼睑内面的透明薄膜）可能变得发红和肿胀。眼部感到刺痛和异物感。其他可能的症状包括口干和关节痛。

诊断和治疗

干眼的诊断基于症状和眼部的检查。为了解除痛苦，医生将可能开眼药水，又叫人工泪液，你可能要终生使用它。对于严重的干眼患者，医生可能开润滑眼膏或是建议手术阻断排泪导管。

角膜溃疡

角膜溃疡是角膜（眼前部透明的保护性覆盖物）表面破溃。在大多数情况下，角膜溃疡始于角膜的一个擦伤或是其他的损伤，受到细菌、病毒或是真菌的感染后形成。感染也能从身体的其他部位扩散而至，例如患有感冒（由单纯疱疹病毒引起）时，用接触过嘴的手接触眼睛就会使眼睛感染。可干扰眼泪正常润滑眼部的疾病——如睑内翻、睑外翻或是干眼，或是使用长戴型角膜接触镜均会增加发生角膜溃疡的危险。眼睛暴露有微粒四溅的环境下如木屑和金属屑，发生角膜溃疡的危险也会升高。

如果角膜溃疡不能及时得到治疗，角膜上就会形成瘢痕并损害视力。感染的溃疡可能导致角膜穿孔，将感染带入眼球内导致失明。

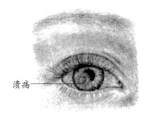

角膜溃疡

角膜溃疡是由感染引起的角膜表面破溃。溃疡看起来就像角膜上的白色瘢痕。

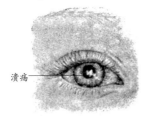

树枝状角膜溃疡

树枝状角膜溃疡是由单纯疱疹病毒感染引起的，通常肉眼看不到。滴上特殊的荧光素滴眼液后可以显示出溃疡的树枝状结构。

症状

角膜溃疡的症状通常包括眼部的不适或疼痛，发红，对光异常敏感和视力受损。溃疡对视力的影响根据溃疡的大小和位置而定。如果角膜溃疡是由细菌感染引起的，那么溃疡在角膜上就会呈现出白色瘢痕。因单纯疱疹病毒（树枝状溃疡）感染引起的溃疡通常用肉眼是看不到的。

诊断和治疗

角膜溃疡的诊断基于眼部的症状和眼部检查。如果医生怀疑角膜上可能有树枝状溃疡，就会将特殊的荧光素滴眼液滴入眼部，着色后就可显示出是否有溃疡以明确诊断。

在治疗由细菌感染引起的角膜溃疡时，医生会开抗生素类滴眼液、眼膏、药片或是注射液。对于由单纯疱疹病毒感染引起的角膜溃疡，医生会开抗病毒类的滴眼液或眼膏。由真菌感染引起的角膜溃疡的治疗可用含有抗真菌药物的滴眼液。

如果由角膜溃疡形成的瘢痕严重损害了患者的视力，医生可能建议其进行角膜移植。角膜移植是将受损的角膜去除并换上来自捐献者的健康角膜。如果溃疡已造成角膜穿孔，需要立即手术封闭穿孔以阻止感染进入眼内。

溢 泪 眼

溢泪眼是一种以眼不断流泪为特征的少见病。有时候当眼内有异物引起过量流泪时就会发生本病。其他情况，鼻泪管（将眼泪从眼部引流入鼻腔的管道）阻塞，鼻侧骨头创伤或是长期炎症性疾病如鼻窦炎都可阻碍正常的泪液排泄。鼻泪管阻塞能导致感染，因为在正常情况下可被眼泪冲刷走的细菌因鼻泪管阻塞而在泪囊内滋生。溢泪眼通常发生在中年或是老年人群中。

症状和治疗

溢泪眼的症状包括眼大量流泪和分泌物。如果伴有感染，那么在受累的鼻侧就会有发红和疼痛肿胀的症状。

如果眼科医生发现有异物在眼内，就会将其除去，缓解症状。如果发现一侧鼻泪管阻塞，医生就会向泪管内插入探针或是通过向泪管注入无菌盐水（盐水）溶解来清除阻塞。如果这些方法无效，医生可能会建议手术治疗，绕过阻塞区做一个人工鼻泪管通道。如果阻塞的泪管受到感染，在手术前医生可能会使用抗生素（片剂或者眼液）来清除感染。

角膜移植

角膜移植是一种外科手术，常用于由外伤、感染、眼疾或是恶化引起的角膜永久性损害时恢复视力。眼科医生在医院的手术室对患者局部或是全身麻醉后进行角膜移植手术。手术过程持续1~2小时，通常不需要在医院过夜。

在移植角膜时，眼科医生需要借用一种特殊的手术仪器（称之为环钻）来操作，这个仪器就像甜饼切片机一样去除受损角膜的中央部分。然后医生将一个来自器官捐献者的透明角膜放到已打开的受损角膜上，用极细的线将其缝合在一起。缝线在角膜上至少要保持1年或更久，直到角膜伤口完全愈合。在术后患者需要戴几天眼罩以防止角膜植片和缝线移动。

术后，眼科医生将定期检查眼部以明确角膜彻底愈合。医生将要求手术者不要揉眼和压迫眼，在晚上睡觉时也要戴上眼罩以保护角膜。在手术后的几个月内患者将看不清东西，直到角膜愈合后才能看清。在角膜完全愈合后，缝线可在眼科医生办公室轻易地除去。此时，患者需要戴眼镜或是角膜接触镜以看清物体。

在术后，患者自身的免疫系统可能会排斥新的角膜。基于这个原因，医生将要求患者仔细留意任何排斥的症状，如眼部发红或是疼痛，对光线异常敏感或是视力减退。如果有任何这些症状，应立即看眼科医生，让医生尽早开始治疗免疫系统对移植角膜的排斥反应。

结 膜 炎

结膜炎（又叫红眼病）是覆盖在眼部白色部分和眼睑内侧的透明膜即结膜发炎。结膜炎是一种常见病，由细菌或病毒感染引起，或者由过敏反应引起。

细菌和病毒性结膜炎的传染性极强，并且能通过接触污染的手指、手绢、浴巾或在眼与眼之间、眼与人之间传播。病毒性结膜炎在青少年中很常见，可与上呼吸道的病毒感染如感冒同时出现。过敏性结膜炎是由于接触过敏源（如花粉或是化妆品）所引起，过敏源引起过敏反应使免疫系统产生抗体（抗感染蛋白）攻击过敏源。

如果怀孕的妇女被如生殖器疱疹、衣原体或是淋病引起的性传播疾病所感染，她的新生儿（最大到3岁左右）就可能会患上新生儿眼炎，这是结膜炎的一种类型，是由在分娩时接触宫颈内壁所致。新生儿眼炎是一种潜在的严重疾病，如果得不到治疗将导致失明。

症状

在所有类型的结膜炎中，原本正常的结膜变成粉红或红色，当眨眼时感到眼内有沙砾。早晨起床时眼部有结痂样的分泌物形成。细菌性结膜炎通常产生一种稠厚的黄色脓性分泌物；病毒和过敏性结膜炎通常产生一种清亮的水样分泌物。病毒性结膜炎也能引起喉咙疼痛和耳前淋巴结增大。过敏性结膜炎的其他症状包括眼部肿胀、痒感和鼻子流涕。

诊断和治疗

结膜炎的诊断基于受感染眼的症状和检查。如果医生怀疑是细菌性结膜炎，就会从眼部取一点儿液体或是分泌物送到实验室进行分析。

在治疗细菌性结膜炎时，医生建议用温水轻柔地冲洗掉眼部的分泌物，使用抗生素滴眼液或膏。细菌性结膜炎在1周后就会好转。病毒性结膜炎的自然病程通常为7~10天。在治疗过敏性结膜炎时，医生可能建议使用非处方或是处方类滴眼液来减轻过敏反应的症状。你也需要查明和避免接触过敏源以防止再度发生过敏性结膜炎。治疗新生儿眼炎时，医生会清除婴儿眼部及眼睑处的分泌物，使用抗生素类滴眼液，静脉滴注（通过静脉）抗生素。

为了预防结膜炎的传播，要经常洗手而且不要用手揉眼。用自己的碗和毛巾并且每日更换，用热水洗碗、毛巾、床单和枕套。

结膜下出血

结膜下出血是从眼部的小血管渗血至结膜与巩膜（眼的白色部分）之间的区域。结膜下出血可能是由眼部损伤或是感染引起，或是由咳嗽、喷嚏、紧张导致，或是由任何其他能引起头颈部血管压力升高的行为导致。结膜下出血也可能与应用抗凝药有关。有时结膜下出血突然发生，没有任何明显的原因。

症状、诊断和治疗

结膜下出血的主要症状是巩膜上出现鲜红色斑块。结膜下出血的诊断基于眼部的症状和检查。

在大部分病例中，结膜下出血没有危害，红色斑块大约在1周后自行消退。然而，如果这片血斑是由外伤或是疼痛

引起，应立即看医生。这提示你可能有严重的眼外伤或是一种需要治疗的潜在疾病。如果你正在服用抗凝药（血液稀释药），尽快告诉医生。医生可能需要减少药物的剂量或是换用其他的抗凝药。

巩 膜 炎

巩膜炎是巩膜（眼的白色部分）发生炎症。巩膜炎较为少见，而且有时候伴随着风湿性关节炎或是消化系统疾病如克罗恩病发生。巩膜炎通常影响30~60岁的人。如果病情得不到及时处理，发炎的组织可能会穿孔。巩膜炎能影响单眼或是双眼。

症状

巩膜炎的症状包括一处或是多处暗红色斑块，炎症分布广，眼白部分发红，眼部钝痛。如果炎症发生在眼后部，视力可能受到损害。

诊断和治疗

巩膜炎的诊断基于眼部的症状和检查。轻度或中度的巩膜炎患者通常需要用抗炎药物如皮质类固醇类，使用滴眼液或是口服片剂。病情严重时，医生可能会开免疫抑制药物，其可减轻异常的免疫反应，缓解症状。如果巩膜穿孔，需要外科手术修补损伤。

葡萄膜炎

葡萄膜炎是葡萄膜发炎，葡萄膜包含虹膜（眼部有颜色的部分）、睫状体（牵拉晶体的环行肌肉）和脉络膜（在视网膜下的血管层）。当炎症限于虹膜时称为虹

膜炎，当炎症限于睫状体时称为睫状体炎，当炎症限于脉络膜时称为脉络膜炎。

葡萄膜炎很少见，发病原因通常不清楚。然而，在一些病例中，疾病可能是由自身免疫性疾病引发，或是由于单纯疱疹病毒或是带状疱疹病毒等病毒感染所引起。巩膜炎能发生在任何年龄段，但是大多数发生于年轻人。这种病能影响单眼或是双眼。

因为未加以治疗的巩膜炎能导致严重的并发症——如白内障、青光眼、视网膜上新生长出一些异常脆弱的血管，或是失明。因此，早发现早治疗显的极其重要。

症状和诊断

葡萄膜炎的症状包括眼部不适、疼痛或是发红；对光线异常敏感和视物模糊。症状可轻可重。葡萄膜炎的诊断基于症状和眼部检查。

治疗

在治疗葡萄膜炎时，医生通常开皮质类固醇类滴眼液、眼膏和注射液或是片剂以缓解疼痛和炎症。医生也可能开放大瞳孔的滴眼液以防止发炎的虹膜后面与晶体前面粘连，粘连能阻止房水流出眼球，使得眼球的压力逐渐升高。不过即使经过有效的治疗，本病可能还会复发。

内眼疾病

晶状体是眼内一个透明的弹性结构，能使眼睛聚焦。晶状体紧接在虹膜（眼部有颜色的部分）后面，并且与称为睫状体的圆形肌肉环相连。当用眼看

一个物体时，睫状体收缩，改变晶状体的形状并逐渐提高眼的聚焦能力。

位于眼后部内面的膜称视网膜。视网膜上覆盖有称为视杆和视锥的神经细胞，它们特别擅长捕捉光线。视锥细胞感受细节和颜色，多位于在眼内后面的视网膜中央区域的黄斑区。因为这个原因，你必须笔直地看一个物体才能将其看清楚。对进入眼内的光线强度很敏感的视杆细胞则位于整个视网膜上。

当眼前面的光线通过角膜、瞳孔和晶状体时，光线聚集于视网膜，视网膜将其转换成神经冲动。神经冲动沿着眼背面的视盘神经到达大脑的视区，在那里又被转换成图像。

白内障

白内障是由晶状体浑浊引起的，即晶体的纤维蛋白聚集，并且随着浑浊的加深阻止光线穿过晶状体到达视神经。由于白内障大部分发展较缓慢，早期的视力改变可能不会太明显。然而当白内障严重时，视力就会逐渐退化。但是白内障通常不会引起疼痛。

白内障可分为几种不同的类型。先天型白内障即出生时就存在或从儿童时期开始发展。在成人中，最常见的白内障类型是年龄相关性白内障，于40岁或50岁时开始发病。大多数白内障都是年龄相关性的。还有一种类型是继发性白内障，一般是由慢性病所引起，如糖尿病。创伤性白内障一般是由于眼外伤引起的。

尽管白内障的确切原因还不清楚，但是临床医生认为以下因素可以增加白内障的发病风险，这些因素包括吸烟、

问与答

白内障

问：我的祖母在患白内障之前生活一直能自理。当她的视力受损后，看起来一切都需要帮助。我担心相同的事会发生在我身上，为了预防白内障我应该做些什么呢？

答：其实没有明确的方法能阻止白内障的发生，但是从现在起你可以做一些简单的事情来减少以后患白内障的风险。由于长期暴露于阳光下会增加发病的风险，所以在阳光强烈的时候出行时最好是戴上防紫外线的太阳镜或有帽檐的帽子。多吃一些含抗氧化物质多的蔬菜和水果，它们有助于保护你的眼睛。其他的措施还包括不吸烟，适量饮酒以及控制血压在正常水平。另外如果你患有糖尿病，控制好血糖对保护眼睛是很重要的。

问：近日我的眼科医生告诉我已经患有白内障，我需要手术治疗吗？

答：并不绝对，是否做手术的决定权在于你自己，并取决于病情是否已经使你喜欢做的事情受限或日常生活受限。对此，医生也会帮你做出最佳的选择。如果你的发病年龄较早，那么也许仅仅需要戴眼镜。或许你也可能通过调亮家里或办公室的光线，以及借助放大镜来看近物，例如阅读。如果这些方法对你没有帮助，医生可能会建议你进行手术治疗。

光照、血糖控制不佳、长期应用激素类药物（一般用于抑制慢性病的炎症反应，如风湿性关节炎）。如果你年龄超过60岁，那么最好每年至少去做2次眼科的检查（或更频繁些，具体请参考一下医生的建议）。

症状

白内障最常见的症状包括视物模糊、变形或复视，对阳光、灯光、汽车前灯等光线敏感，有光晕或虹视，夜视力下降，视物颜色变淡。视力的逐渐下降使日常生活如读书看报、看电视和开车越来越困难。为了取得更好的近视力而经常更换镜片可能也和白内障有关。

诊断

为了确诊是白内障，眼科医生会询问你的症状、病史以及全面的眼科检查。医生先用滴眼液增大你的瞳孔，然后用检眼镜来观察眼底情况。医生还会用一种特殊的显微镜，即裂隙灯来检查晶体确定是否浑浊。一旦确诊，医生将需要明确白内障的类型、大小和发生浑浊的部位。

治疗

如果你患有白内障，医生将针对你的情况制订出最佳的治疗方法。在疾病的早期，配戴眼镜（双焦点的）有助于阅读或完成其他需近视力的事情，或者提高家里或工作场所的光线以保证看得更清楚。不过，当这些方法不奏效时，医生会建议你通过手术来去除浑浊的晶体并植入透明的人工晶体，在选择手术之前，医生会告诉你手术的风险以及手术的好处。

白内障手术

白内障手术成功率较高，98%的患者在手术后视力都得到了很好的恢复。一般白内障手术要1小时或更少，大部分人在手术当天就能回家。如果你双眼都有白内障，那么你需要分两次来进行手术。

去除浑浊晶状体主要有2种方法，即超声乳化法（也称为小切口白内障手术）和囊外手术。医生会向你说明这两种方法各自的优缺点，这样你就能决定哪种手术最适合你。术前医生会做一些检查，计算角膜曲率、眼轴长等来确定植入晶状体的度数。

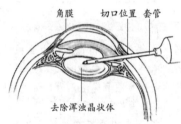

摘除白内障

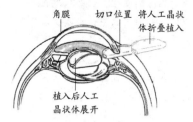

植入人工晶状体

术前准备

手术当天的午夜后医生会要求你禁食水。术前，医生先用滴眼液扩散瞳孔，并清洁眼球。如果你选择手术时保持清醒，医生会对你的眼部进行局部麻醉。

手术

在超声乳化手术中，操作者在特殊的手术显微镜帮助下在角膜旁边做小切口（0.32厘米），通过微小切口把小探针插入到眼睛中。小探针发射出超声能量破坏浑浊晶体，待其乳化后再通过微小的管子吸出，放入人工

超声乳化手术

在超声乳化手术中，操作者在角膜上做小切口并把小探针插入到切口中。小探针发射出超声能量破坏浑浊晶状体，待其乳化后再通过微小的管子吸出。大部分患者需要植入人工晶状体。切口无须缝合即可自行愈合。

晶状体后，切口可以缝合也可以不须缝合，大部分的白内障手术都是以这种方式进行的。

在囊外手术中，操作者同样是在特殊的手术显微镜的协助下完成手术的。操作者首先在角膜旁边开一约1.27厘米的切口，去除晶状体浑浊坚硬的核，通过吸

青　光　眼

青光眼是一类损伤视神经并可以导致失明的眼科疾病。其中的一种最普遍的类型是慢性开角型青光眼，它发展缓慢，通常需要多年的发展。在每个人

眼睛的前部（前房）都有透明、稀薄的房水循环来冲洗和营养周边组织，并带走代谢产物。在慢性开角型青光眼患者中，房角（房水循环途径）机能不良使房水循环不通畅，从而导致眼内压逐渐升高，如果不加控制，高眼压会损害视

管吸除晶状体的剩余部分，然后待放入人工晶状体后缝合切口。

在两种手术中，浑浊晶状体都被透明的人工晶状体所取代。超声乳化手术中采用可折叠晶状体，植入后它会自动恢复原状。你并不会看到也不会感觉到人工晶状体，当它植入眼睛后就会变成眼睛的一个永久组成部分。有些病例不适合植入人工晶状体，这样术后就需要戴接触性眼镜。还有些病例可能需要作用更为强大的眼镜。

恢复

术后，需要配戴眼罩并且密切观测以防止术后并发症如疼痛、出血等。手术当天就可回家，但是你可能感觉畏光、异物感、瘙痒以及有黏性分泌物。医生会给你开一些眼药水或药物来加速愈合、控制眼压，并建议你使用非阿司匹林类的止痛药物（因为阿司匹林会引起出血）。在术后的一段时间内你需要戴保护性的眼镜，并且要避免阳光照射、摩擦以及眼球受压等。医生也会建议你术后不要弯腰或搬取重物，那样会增加眼内压。在几天之内大部分患者都可以恢复他们的日常生活。在完全恢复之前，可能在几周

之内会感觉到视物模糊。大部分植入人工晶状体的患者在做某些事情的时候仍然需要配戴眼镜。

可能的并发症

术后并发症包括感染、出血、炎症反应（引起红肿、疼痛和呕吐），眼内压升高、眩光或失明。如果处理及时，这些问题会被顺利得到解决。如果有上述症状，要马上联系医生，在一些病例中，后囊（晶状体的一部分，在手术过程中并不去除）可能在术后几个月或几年内变浑浊从而引起视物不清。这种情况叫作后发障，可以通过激光手术在浑浊的中间部分打开一个小洞，从而可以使光线进入，达到提高视力的目的。这种手术安全可靠并且无痛。

> **警告 !**
>
> ### 白内障术后不要服用阿司匹林
>
> 不要服用阿司匹林（或其他非甾体抗炎药物）来缓解术后疼痛，因为这些药物会引起出血。如果你感觉不适或疼痛，那么就告诉医生，他会开一些不含阿司匹林的止痛药。

神经或眼球的其他部分，从而导致视力受损，最终导致失明。

在急性闭角性青光眼患者中，隆起的虹膜使房角关闭，并引起突发的、急性的眼内压升高。如果处理不及时，急速升

高的眼压会快速导致患者失明。与正常人相比，低眼压性和正常眼压性青光眼患者并没有明确的原因使视神经受损，从而导致周边视野缺损，对于这些类型的青光眼的发病机制现在还不是很清楚。

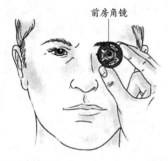

前房角镜

前房角镜

在前房角镜检查中，医生点用表面麻醉药物后在角膜上放置前方角镜来检查房角的变化以及是否房角关闭。

危险因素

尽管每个人都可能患有慢性开角型青光眼，但是如果你有下列因素，如有青光眼或糖尿病家族史、近视、年龄超过 60 岁，或是年龄超过 40 岁的黑种人，那么你发生青光眼的风险将会增加。

早期发现和早期治疗是最好的控制青光眼的方法。如果你有上述的危险因素，那么至少要每年 1~2 次（或听从医生的建议）去做一次全面的眼科检查。

症状

在慢性开角型青光眼的早期并没有明显的症状。然而随着病情的发展，视神经开始受损，盲点开始出现，尤其在周边视野。这样虽然正前方的物体你看得很清楚，但是周边的事物你并不能看到。渐渐地视野会越变越窄直至失明。在低眼压型和正常眼压型青光眼中，这些症状也会出现。

急性闭角型青光眼会突然没有征兆的发作。症状有眼睛充血、视物模糊、

我的故事

青光眼

45 岁的时候我需要配戴眼镜来阅读，而在此之前我的视力一直很好。在一次眼科检查时，一项检查显示我可能患有青光眼。这项检查表明我的眼压升高，医生告诉我这会损伤视神经并最终会导致失明。我当时吓呆了。我以前听说过它，好像我的祖父就患有青光眼，但是我以为只有老年人才会患有青光眼。

幸运的是，医生说我的青光眼现在还是处于早期，并且通过治疗眼压可以控制在正常水平。她给我开了一些每天都要点用的眼药水，并解释说这些眼药水可以降低我的眼压。同时告诉我这些药物可能诱发哮喘。我一天点用 2 次眼药水，大概 2 个月后，

我开始感觉呼吸方面有些不适，我告诉医生后她叫我停用眼药水。

眼科医生又给我开了一些其他类型的眼药水，它们不会引起呼吸方面的不适，但是这些药物不是控制眼压效果不佳就是引起眼部不适。随后医生建议我做激光手术来降低眼压。她说手术是无痛的，并且在她诊室里就能做。由于对药物治疗的不适应，我决定做激光手术。

现在我过得很好。再也不用点用眼药水来控制青光眼的发作。我经常去医院做检查以确定一切都正常。我的兄弟就不这么幸运了，他没有早期进行治疗，视力有所下降了。现在他正在用眼药水来阻止青光眼的恶化。

胀痛、头痛、眩光或虹视以及恶心、呕吐。这种类型的青光眼属于医学急症，需要立即进行医学处理，降低眼压。

诊断

　　大部分慢性开角型青光眼患者一般是在常规的眼科检查时被发现的。如果医生怀疑你可能患有青光眼，他会检查你的视力是否受损，检查视野以及测量眼压。接着医生会给你滴上眼药水来扩散瞳孔，然后用检眼镜（用于检查眼底时的一种照明装置）来评价视网膜和视神经的功能。另外，还会检查角膜和房角。

　　另外医生还会做前房角镜检查，在点用表面麻醉药物后在角膜上放置前方角镜来仔细地检查房角的变化以及房角是否关闭。在有些病例中，医生会从不同方位拍摄视神经以监测病程的进展。

治疗

　　尽管慢性闭角型青光眼对视神经的损害是永久性的，不可恢复，但是药物或手术治疗通常可以减慢或阻止病程的发展。医生一般会开一些眼药水，它们或者可以减少房水的生成或者可以促进房水的排出。由于口服药物的副作用相对来说较大，因此只有在眼药水作用不明显时才被使用。为了控制眼压，患者可能需要长期服用药物。如果药物已经失效或者引起了明显的副作用，医生可能会改变剂量或者开另外不同的药物。

　　对于那些不能用药物控制的慢性开角型青光眼患者，医生会用激光来改变房角结构使房水的循环通畅。这个过程是无痛的，可以在诊室或是在门诊进行。有一些特殊的患者，过一段时间后

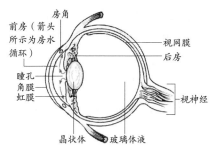

健康眼

　　正常人房水在瞳孔、虹膜和角膜之间循环，最终流入静脉。放水冲洗和营养周边组织，并将代谢产物带走。

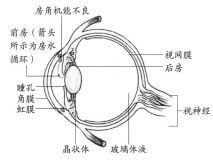

慢性开角型青光眼

　　在慢性开角型青光眼患者中，房角（房水循环途径）机能不良使房水循环不通畅，从而导致眼内压逐渐升高，从而引起视神经和其他部分的永久性损伤。

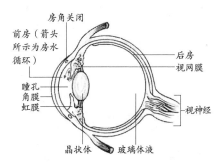

急性闭角性青光眼

　　在急性闭角性青光眼患者中，房角关闭，并引起突发的、急性眼内压升高。急性闭角型青光眼属于医学急症，需要立即进行治疗，去除引起房角关闭的因素，防止失明的发生。

警告 ！

急性闭角型青光眼

如果处理不及时，急性闭角型青光眼很就会导致失明。当青光眼没有预兆的突然发作时，应作为急症给予及时处理。如果你有以下症状，请立即拨打 120 急救电话，或者尽快到最近的医院急诊科就诊：

● 充血；

● 视物模糊；

● 眼部剧痛；

● 头痛；

● 眩光或虹视；

● 恶心、呕吐。

可能手术的效果不再明显，那就需要再次手术。当青光眼不能通过药物和激光治疗得到控制后，医生会建议做另外一种手术——小梁切除术，即创造一个房水流出通道来降低眼内压。这种手术一般要在医院的手术室中来进行。

对于急性闭角型青光眼的急诊治疗一般采用可靠的、无痛的手术——虹膜切开术。在此过程中，医生会用激光在虹膜上做一小孔使房水流出，缓解眼内压。这种手术也一般在诊室或门诊中就可完成。

黄斑变性

黄斑变性以黄斑部光敏细胞的不可逆退变为特征，黄斑是视网膜（光敏细胞层位于眼球后部）的一部分，位于视力最敏锐的地方。视网膜将光信号转变为电信号并通过视神经传送到脑部，脑

部感知了光信号。中心敏锐视力可以让你看清细微的事物，在日常生活中，如阅读、开车、鉴别颜色时发挥着很大的作用。随着年龄的增长，黄斑部会逐渐退变。这个过程可能发展很快，也可能是逐渐发展的。黄斑变性一般是双眼发病。在 60 岁以上的人中，黄斑变性是引起失明的主要原因。

与年龄有关的黄斑变性一般有两种类型，即干性和湿性。大约 90% 的患者都是干性，即黄斑部的损害是逐渐发展的，直至中心视力模糊。另外 10% 为湿性，进展较快并且引起视力丧失的风险更大。在这种类型中，不正常的、脆弱的血管在视网膜下生长，引起视网膜下出血或渗漏，从而引起中心视力大部分缺失。一些遗传性的黄斑变性会发生于儿童或青年人。但是这种类型的病例较少，一般归结为青少年黄斑变性或营养失衡。

危险因素

衰老是黄斑变性的最主要危险因素，两者呈正比关系。有些患者可能在中年发病，但是黄斑变性通常在 60 岁后

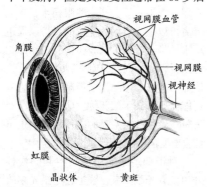

黄斑的定位
黄斑是中心视野中视网膜上最敏锐的地方。可以让你看清细微的事物，在日常生活中，如阅读、开车、鉴别颜色时发挥着很大的作用。

发病最高。有黄斑变性家族史的人也容易患病。另外吸烟、长时间暴露在阳光下、近视、冠心病、高血压和高胆固醇也是发病的危险因素。女性发病一般高于男性（可能与雌激素降低有关）。白种人发病率高于其他人种（浅肤色的人可能对暴露于阳光或其他形式的紫外线更为敏感）。

症状

干性黄斑变性最常见的症状就是视物模糊。视物变形或盲点出现在中心视野中，渐渐地你感觉到不能区分细微的事物，如对方的面部或文字。随着时间的推移，盲点可能会越来越大。本病最初都是一只眼受累，但大部分病例的另外一只眼最终也会受累。

在湿性黄斑变性中，从脆弱的血管中渗漏的液体会在黄斑下聚集，从而使黄斑部隆起，进而引起视物变形，呈直线的物体变弯曲（如书中一行行的句子）。看颜色可能会变淡。中心视野的盲点会发展很快。

无论干性还是湿性的年龄相关性黄斑变性都不会影响周边视野，也不会引起疼痛。在强光下患者会感觉视物很吃力，并且在从暗处进入到亮处时会感觉很难适应。在干性患者中，由于病程较长，他们并没有留意视力的改变。而在湿性患者中，由于发展较快可以导致单眼或双眼中心视力的丧失。

诊断

为了确诊黄斑变性，医生会问患者的病史以及相关的生活方式——比如饮食、运动情况、是否吸烟等来确定是否有患病的危险因素。医生也会对眼的中心和周边视野进行评估，测算在不同距离的视力情况，或者色觉。接着医生会检查眼睛的功能，两只眼睛分别检查或一起检查，用眼药水扩散瞳孔然后用检眼镜来检查视网膜。医生也会进行眼底照相来确定病程的进展情况。

干性黄斑变性早期最常见的标志就是视网膜上有细小黄色沉积物出现，即玻璃疣，这在眼科检查中很容易发现。医生可能会让你看阿姆斯勒方格表，如果你看到表格中的直线弯曲或一部分方格消失，你可能患有黄斑变性。医生还有可能会做荧光素血管造影或靛青绿血管造影。在操作过程中，染料从患者的手臂静脉注入，当染料随血液流动到视网膜时，进行快速眼底血管照相。这项检查有助于医生评价脉络膜和视网膜血管的功能。

治疗

对于两种年龄相关性黄斑变性都无确切的治疗方法。尽管当前没有阻止干性黄斑变性的治疗方法，但这并不意味着患者一定会失明，因为它的病程发展比较慢。医生会开一些含抗氧化剂和锌的添加物，以及建议改变饮食来减少额外的损伤并且减缓病情的发展。多吃一些蔬菜和水果，它们富含抗氧化剂。两种抗氧化剂——叶黄素、玉米黄质（黄斑的主要组成色素），可以保护黄斑。

佩戴太阳镜和护目镜可以阻止紫外线对黄斑的损伤。尝试一些辅助方法如使用放大镜、增加光亮、选择大字体印刷的读物、特殊的接触镜和大字体的电脑显示器。

一些患有湿性黄斑变性的患者可以用激光光凝法来治疗，这种手术采用一种高度集中的光线来破坏网膜下异常的血管，从而阻止视力的丧失。激光光凝法治疗的有效率为50％，但是效果只能持续1年左右。这种手术也是可以在诊室或者在门诊做，术后当天你就可以回家。

治疗湿性黄斑变性的另外一种手术方法是光动力疗法。在这种手术中，医生在患者的手臂静脉中注入一种光增敏药，即维替泊芬，药物会在黄斑后部的异常血管中聚积。然后用一种特殊的光线照射视网膜的目标区域来激活药物，从而能阻止血管的渗漏进而阻止病情的发展。如果渗漏复发，再重复手术。

如果你患有干性黄斑变性，那么每年至少要去做2次检查。询问医生阿姆斯勒方格表的使用方法，这样自己每天都可以检查从而确定视力是否下降。

如果你患有湿性黄斑变性，经常去检查医生可以监测血管渗漏是否复发。如果以前吸烟，那么应该戒掉。由于香烟中的自由基会破坏黄斑部的细胞，所以吸烟者比不吸烟者有更高的复发风险。如果你发现视力有所改变，尽可能地去医院检查。早期治疗湿性黄斑变性最有效。

糖尿病性视网膜病变

糖尿病性视网膜病变是由于视网膜血管的病变引起的视力丧失或失明。本病一般发生于患有糖尿病的患者，因为糖尿病可以损伤血管，也包括眼部血管。糖尿病性视网膜病变是成人失明的原因之一。

在一些患有糖尿病的患者中，视网膜血管缺血，另外在有些患者中，异常的新生血管会长到视网膜表面引起出血

并且渗漏到玻璃体液中（构成眼球的主要组成部分），进而阻止光线到达视网膜。这些异常血管产生的瘢痕牵拉视网膜，结果引起视网膜脱离。

患有糖尿病的人都可能患有糖尿病性视网膜病变，患糖尿病的时间越长，发生糖尿病性视网膜病变的可能性就越大。将近一半的糖尿病患者会患上糖尿病性视网膜病变。控制好血糖、血压以及早期诊断、治疗可以缓解病程并有助于阻止视力丧失和失明。

症状

糖尿病性视网膜病变在早期常常不会引起明显的症状。随着病情的发展会出现以下症状：视物模糊、眼前黑影、视力变化、眼疼或者视力突然丧失。如果你有以上任何一种症状要尽快去看眼科医生。由于视力方面的症状在晚期才可能出现，所以每年都要去做眼科检查（或者遵照医生的建议）。

诊断

糖尿病性视网膜病变的诊断基于症

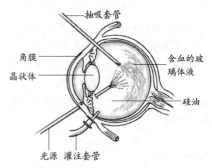

玻璃体切除术

如果渗出的血液进入到玻璃体液中，医生可能会建议做玻璃体切除术。该手术是将浑浊的玻璃体切除再放入硅油填充。术后，你不会感觉到硅油和正常玻璃体液的区别。

状、病史和眼科检查。医生会用眼药水扩散瞳孔后采用检眼镜观察视网膜，寻找糖尿病性视网膜病变的征兆，如血管的变化、渗出、视网膜上异常新生的血管以及视神经损伤等。

治疗

为了预防糖尿病性视网膜病变的发生或为了减缓其发展，医生会建议你通过饮食、运动和药物（如有些患者使用胰岛素）来控制血糖水平。同时医生也强调保持血压在正常水平同样重要。

对一些患者，医生可能会推荐做激光手术，通过激光来阻止渗漏或封闭血管。这项手术在门诊就可以进行，做完后当天就可以回家。激光手术可以减少糖尿病性视网膜病变引起的视力下降，但是对于视力已经丧失的患者则无效。手术后周边视觉可能会受到影响，同时色觉和夜视力也可能受到影响。在一些病例中，手术可能要重做。

在糖尿病性视网膜病变的晚期，渗出的血液进入到玻璃体液中，对此，医生可能建议做显微手术（在精密显微镜帮助下手术）即玻璃体切除术来取代激光光凝手术。玻璃体切除术是将浑浊的玻璃体切除再放硅油填充。手术后，除去感觉到视力提高外，你不会感觉到硅油和正常玻璃体液的区别。玻璃体切除术大概需要几个小时才能完成，需要局部或全身麻醉。你可能需要住院治疗，住院时间的长短取决于病情的严重程度。

如果玻璃体液由于出血变浑浊，医生也可能建议行冰冻手术，通过封闭异常视网膜血管达到治疗的目的，手术需要在局部麻醉下进行，当天做完手术后就可回家。

如果瘢痕组织牵拉视网膜引起视网膜脱离，视网膜复位术可能会和激光手术或玻璃体切除术同时进行。手术需要在局部麻醉或全身麻醉下进行，完成大概需要几个小时。

视网膜脱落

视网膜脱落就是视网膜（眼球后部内侧对光线敏感的一层膜性结构）与脉络膜脱落。视网膜下部的血管为眼球提供氧气和营养物质。在大部分患者中，视网膜前方出现裂孔，玻璃体液进入到视网膜和脉络膜之间的空隙，这样就导致了视网膜脱落。裂孔通常是由于视网膜退变或玻璃体液的牵拉引起的。

如果不给予治疗，脱落的面积会越来越大。最终视网膜只有前方（睫状体）和后方（视神经）相连接。视网膜脱落通常发生于双眼，但是很少同时发生。

视网膜脱落在年龄、性别方面没有差异。近视的人患视网膜脱落的风险较

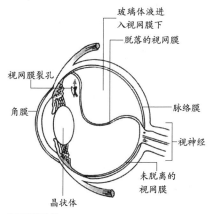

视网膜脱落

当视网膜出现裂孔或撕裂，玻璃体液进入到视网膜和脉络膜之间的空隙，就会导致视网膜脱落脉络膜，进而影响视力。

高，由于近视眼患者眼轴较长，已经对视网膜产生了牵拉。其他危险因素还有外伤和因白内障而摘除晶体。如果不予治疗的话，患眼很可能会失明。

症状

视网膜脱落的早期症状有闪光感和眼前黑影飘动。随着病情的发展，周边视觉可能会受到影响，感觉就像有紫色或黑色窗帘挡住了患眼一样。如果视网膜脱落不加以治疗，大部分视野将缺失，剩余视觉会越来越模糊。

诊断

视网膜脱落的诊断基于症状和眼科检查。医生会扩散瞳孔然后用检眼镜观察视网膜，另外还会检查周边视野。

治疗

在视网膜脱落发生前如果医生发现了视网膜裂孔，就会通过冰冻术或激光光凝术（用激光封闭或破坏裂孔区组织）来修复。两种疗法都可以用来挽救视网膜，在给予患者镇静剂或局部麻醉后可在门诊完成手术。

如果已经发生了视网膜脱落，医生会建议行巩膜扣带术，将视网膜和脉络膜之间的液体排出，从而可以使两者相连。然后将裂孔封起来，并用硅胶条将巩膜和视网膜紧密贴在一起。

另外一种手术是充气性视网膜固定术，医生在玻璃体液中注射气体使视网膜和脉络膜相贴。这种手术需要在局部或全身麻醉下进行。

如果在视网膜脱落前或只是局限性的视网膜前部脱落时进行手术，视力可以恢复正常。如果视网膜脱落程度很严重，中心视觉受损，那么中心视觉和中心视野可能将永久性受损。

如果一只眼发生过视网膜脱落，那么另外一只眼很有可能也会发生。因此你应该经常去医院做眼科检查。

视网膜动脉阻塞

视网膜的血供主要是视网膜中央动脉，在眼球后部该血管和视神经相伴而行。有时，通常是中年或老年人，中央动脉或它的分支会阻塞从而切断了视网膜的血供。阻塞可能是由于心脏的大动脉或全身任何血管的血栓或栓子引起的。

症状

如果中央动脉阻塞，结果往往是患眼突然失明。如果分支动脉阻塞，那么患眼的部分视野——通常是上方或下方视野——可能会受损。如果你的视力突然丧失或部分丧失，请立刻去看眼科医生或到最近医院的急诊科就诊。

诊断和治疗

视网膜中央动脉阻塞的诊断主要依赖于病史和患眼的眼科检查。在极少数患者中，由于栓子或血栓快速移动到视网膜受影响较小的区域，视力可能有所恢复。这种情况一般在出现症状的几个小时之内伴随眼压下降或在药物、抽吸多余液体的之后发生。

视网膜静脉阻塞

视网膜中央静脉将用过的血液从视网膜带走。在少数情况下，通常是中年或老年人，视网膜中央静脉或其分支由于血栓而阻塞，进而引起受阻塞血管出现血液渗漏、视物模糊。

视网膜静脉阻塞一般发生于慢性青光眼或高血压患者。在少数病例中，视网膜静脉阻塞是由引起血管增厚而更容易发生血栓的血液疾病导致的。有效治疗潜在的疾病如高血压，可有助于预防视网膜静脉阻塞的发生。

症状

当发生视网膜中央静脉阻塞时，通常感觉是患眼突然出现视物模糊。当视网膜动脉和视网膜静脉同时阻塞时，视物不清会越来越重，并且损害是永久性的。当仅仅是视网膜静脉阻塞时，当血栓被吸收后视力可能会慢慢得以恢复。然而静脉或视网膜永久性损伤仍会频繁发射。

诊断和治疗

根据病史和症状即可诊断视网膜静脉阻塞。在用检眼镜（检查眼底时的一种照明装置）进行常规的眼底检查时，有时也会发现本病。对一些患者，医生会建议行激光（用高强度的光束）手术来阻止血液的继续渗漏。

脉络膜炎

脉络膜炎即脉络膜的炎症，脉络膜是视网膜后部富含血管的一层结构，它可以供给眼球氧气和营养物质。在有些病例中，视网膜和玻璃体液（眼球内的组成部分）也会受到影响。脉络膜炎的发病机理还不是很清楚，但有学说认为有些感染源如导致肺结核的细菌是其病因。在有些病例中，炎症是由异常的免疫反应错误的产生抗体（抗炎蛋白质）攻击脉络膜和眼睛的其他部分引起的。

症状和诊断

脉络膜炎的症状包括患眼发红、不适和视物模糊。

脉络膜炎的诊断基于症状和眼科检查。医生可能会进行血液检验以检查是否有感染，如果借助检眼镜也无法看清眼底时可能会做眼部的超声检查。

治疗

医生一般会开一些皮质类固醇类药物来缓解炎症、疼痛和减轻视物不清。如果炎症是由细菌引起的，医生会开抗生素类药物。

视神经炎

视神经炎是由于视神经的炎症阻断了信号从视网膜到大脑的传递而引起的视力受损。视神经炎一般发生于20~40岁。在有些病例中，本病是由于视神经周围组织的炎症引起的。多发性硬化症患者由于疾病影响到了神经系统因而也会发生视神经炎。

症状

视神经炎的主要症状就是患眼缓慢或突然视物不清。在一些严重的病例中，视物不清可以发展到短时间的失明。其他症状有转动或接触患眼时疼痛以及视物颜色变淡。

诊断

视神经炎的诊断基于病史和眼科检查。医生也会要求患者做头部MRI，以检查视神经和排除其他神经系统疾病。

治疗

大部分视神经炎能够自愈。有时医生会静脉给予大剂量的皮质类固醇来缓解炎症和疼痛。虽然视力可能还会下降，但是一般在 6 周内即可恢复正常。治疗后，视神经炎还有可能在患眼或对侧眼复发。

脉络膜恶性黑色素瘤

脉络膜恶性黑色素瘤是一种影响眼和皮肤的癌症，也是发生在眼内的最常见的一种癌症。脉络膜恶性黑色素瘤通常发生在脉络膜（在视网膜下的血管层，为眼提供氧气和营养）或是睫状体（使晶状体聚焦的肌肉）上。然而，它偶尔在虹膜（眼部有颜色的部分）内形成。

脉络膜恶性黑色素瘤仅仅影响单眼，通常发生于中年或是老年人。大多数肿瘤是在眼科医生进行常规眼科检查时发现的。还有的肿瘤是由于患眼视力逐渐丧失而引起了医生的注意。

症状

眼部脉络膜恶性黑色素瘤的症状包括眼部发红、疼痛，在虹膜（眼部有颜色的部分）或是结膜（覆盖在眼部白色部分和眼睑内面的透明膜）上小的缺损，虹膜颜色的改变，单眼的低视力，或是眼球肿胀。

诊断

为了诊断脉络膜恶性黑色素瘤，眼科医生会用眼液放大患眼瞳孔，然后用检眼镜（用于检查眼底的一种照明装置）观察眼内情况。医生可能会通过 B 超或是眼底荧光血管造影检查来判断肿瘤的位置和大小。

治疗

脉络膜恶性黑色素瘤的治疗包括破坏癌细胞的放射治疗和手术摘除受影响的眼球以去除肿瘤、防止癌肿扩散的手术治疗。因为脉络膜恶性黑色素瘤能扩散，因此医生会在患者接受治疗后继续监控患者的病情。

视网膜母细胞瘤

视网膜母细胞瘤是一种少见的视网膜恶性肿瘤，可发生在单眼或是双眼，通常在 2~3 岁时发病。因为视网膜母细胞瘤可遗传，因此如果你的家族中有此疾病，在准备生宝宝之前应当去进行遗传学咨询。如果你已经有一个小孩，在孩子出生后尽快让眼科医生检查孩子的眼睛，并告诉医生你有视网膜母细胞瘤家族史。

症状

患视网膜母细胞瘤的小孩可能没有症状或是有斜视。在一些病例中，可以通过瞳孔看到肿瘤在眼内形成的白色区域。

诊断和治疗

视网膜母细胞瘤可能在孩子出生时的眼部检查中或是在日常的孩子健康体检中被诊断出。早发现和早治疗如采用放射治疗、激光治疗（用高度集中的光束治疗）或是冷冻治疗都是有效的。如果病情严重，医生会建议手术摘除眼球以去除肿瘤，防止肿瘤扩散到身体的其他部分。在眼球摘除之后，孩子可能需要进行放射治疗和化学治疗。

继发性肿瘤

癌细胞通过血液循环或淋巴系统从身体的一个肿瘤区域扩散到身体的另一个区域包括眼部，并形成肿瘤。

症状

如果有一个继发性肿瘤在眼球后形成，它能引起眼球突出。肿瘤对每个人视力的影响不尽相同，取决于肿瘤在眼内的生长位置，肿瘤生长的速度，以及是单眼还是双眼受影响。如果眼球在眼内生长，它引起视物模糊。

治疗

继发性肿瘤的治疗不同于原发性肿瘤。医生可能会采用化学治疗或放射治疗来阻止或是破坏眼内肿瘤的生长。任何在治疗前发生的视力丧失可能会是永久性的。

色　盲

色盲是一种视力疾病，色盲患者看颜色与其他人不同或是很难区分一些颜色。这种疾病是视网膜上的颜色接受细胞发生障碍，结果将错误的颜色信息传递给大脑。

色盲是一种常见病，通常是遗传的。虽然女性能携带色盲基因并把它传给她们的孩子，但是男性则更易患上本病。当随着年龄的增长，眼部晶状体逐渐变混浊时，就会削弱区分某些颜色之间差异的能力，从而发生辨色困难。这种病也可能是损害眼部或视神经的疾病或损伤所致，或是视网膜、视神经变性所致。

症状

色盲的症状包括能难以区分一些颜色和不能识别出所有颜色。虽然色盲的严重程度在人和人之间有所不同，但大多数色盲者属于色弱，对区分红绿色有困难。

诊断和治疗

色盲的诊断基于症状，家族史和色觉检查结果。虽然无法治愈色盲，但眼科医生会为你提供一些措施来应对色觉问题，如通过亮度或是位置来学习识别颜色。例如，为了识别交通信号灯，你记住红灯在上层，绿灯在底层。一些很难区分红绿色的色盲患者可以借助于特定的墨镜。

其他眼病

在颅骨中容纳眼球的两个凹状骨称为眼眶。眼球在眼眶内通过柔软的组织得以支撑。有时候一种潜在的疾病如格雷夫斯病或是一个长在眼球后面的肿瘤，可引起眼眶内的一个或两个眼球向前突出。在一些情况下，来自鼻窦或附近的脓肿感染到眼眶内的软组织，从而引起炎症，结果也会导致眼球向前突出。附着在每个眼球外部和眼眶里部的肌肉共同促使眼球运动。如果这些肌肉动作不协调，或是如果控制肌肉的神经有缺损，那么两眼将变得不一致。

突　眼

突眼是一种单眼或是双眼向前突出

的疾病，表现为眼前部大部分的异常暴露。本病最常见的病因是格雷夫斯病，它是一种引起甲状腺过度分泌的自身免疫性疾病。其他引起突眼的原因包括在眼球后面生长的肿瘤或是眼球后面的组织炎症（眼蜂窝织炎）。

症状

突眼可能使眼感到干涩。眼球运动受到限制，并引起复视。在一些严重的病例中，眼部受压以至于眼睑不能完全闭合，而且眼前部可能变得干涩感到有沙砾，并引起疼痛和视物模糊。

诊断

突眼的诊断基于症状、病史、体格检查和眼部检查，特别是眼眶（容纳眼球的凹状骨）检查。医生可能要求进行血液检验，建议行超声检查、CT 扫描或是 MRI 以帮助明确病因。

治疗

如果突眼是由格雷夫斯病引起的，医生将治疗格雷夫斯病。然而，格雷夫斯病的成功治疗有可能并不能消除眼突，此时医生就会开激素类药以缓解炎症和疼痛。如果视力丧失，可以考虑放射治疗。

眼科医生可能会建议行眼睑手术以帮助保护暴露的眼球，防止角膜溃疡的发生。在一些严重的病例中，有必要通过手术扩大眼眶的空间以缓解眼球后面的压力。如果发现眼球后有肿瘤生长，眼科医生可能建议做活组织检查（从肿瘤上取出细胞标本在显微镜下检查），或是手术摘除肿瘤。依据活组织检查结果，医生可能建议进行放射治疗、化学治疗或是两者都做。

眼蜂窝织炎

眼蜂窝织炎是眼眶（在颅骨中容纳眼球的凹状骨）内软组织发炎。当鼻窦感染细菌、眼眶受到穿刺伤，或是当脓肿扩散感染到眼眶时，常常就会发生眼蜂窝织炎。感染能扩散到大脑并引起脓肿（被软性组织围绕着的充满脓液的腔）或是脑膜炎，脑膜炎是具有潜在生命危险的脑膜（包绕和保护大脑和脊髓的膜）感染。

症状

在眼蜂窝织炎中，肿胀的组织压迫眼球，使得眼球向眼眶外突出（突眼）。眼蜂窝织炎其他可能的症状包括眼发红和眼剧烈疼痛，眼睑肿胀，眼球移动困难，眼视力受损和发热。眼可能产生脓性分泌物。供应眼部的血管和神经受压和发炎都可能导致视物模糊或是眼盲。

诊断和治疗

眼蜂窝织炎的诊断基于患眼的症状和检查。眼科医生将建议进行血液检验以明确感染的原因，对患眼眼眶进行 CT 扫描以明确感染的范围。

眼蜂窝织炎的治疗包括静脉给予大剂量的抗生素。如果炎症是由受感染的鼻窦引起的，医生可能建议施手术以引流鼻窦。如果感染导致眼眶中有脓肿（脓液囊）形成，眼科医生可能建议行手术将脓液从脓肿中引流出。

斜 视

在正常情况下，双眼眼球可一起运动，同时看同一个方向，这是正常视力的基础。当双眼是不一致的，眼肌的不协调运动使得每个眼看不同的方向。例如，当一个眼向前看时，另一眼向左或是右（上或是下）看，这种情况医学上称为斜视。

孩子在出生时就可能出现斜视，但是这种情况通常可在孩子大约 6 个月时逐步消失。斜视也可在童年期间发病，通常在 2~7 岁时。因为此时视觉系统仍在发育，一旦眼肌发育不平衡和不协调时，就很容易发生斜视。大部分有斜视的孩子不会有复视，因为他们的大脑忽略了其中一个眼看到的东西。因为斜视时有一个眼常不被使用，因此它将逐步衰弱。如果斜视不加以治疗，那个眼的视觉将受到损害（称弱视）。

对于在童年以后出现的斜视，其病因通常是本身存在有一种潜在的疾病，此病或者影响到了在大脑与眼部肌肉之间传递信息的神经，或者影响到了眼部的肌肉——这种情况较少见。可引起斜视的潜在病因包括糖尿病、高血压、颞动脉炎、脑损伤、多发性硬化和重症肌无力。

许多孩子出生时在每个眼的内眦角有皮肤皱折，覆盖住了部分眼球使得双眼显得不一致。不过，这种眼不是斜视眼，这仅是一种正常的变化。

症状

对于孩子来说，斜视可能会一直存在，也可能变化不定。对于成人来说，出现斜视后除了有不协调的眼部运动外，大部分患者还会有复视，有时候还伴有深度知觉障碍。他们也可能有一些引起斜视的潜在疾病的症状。无论孩子还是成人，一旦有斜视的症状都应当去看眼科医生。

诊断

在诊断孩子斜视时，眼科医生将做眼部检查和其他测试来明确病因。医生将检查眼部、眼运动和控制眼运动的肌肉是否有异常。

为了确诊引起成人斜视的潜在病因，眼科医生会询问患者的症状并做眼部检查。医生也可能要求患者进行血液检验、CT 扫描或是 MRI。眼科医生可还会建议患者去看保健医生或是神经科医生（专门处理神经系统疾病的医生），做进一步评估和治疗。

治疗

早期对斜视进行治疗可提高孩子获得正常视力的机会。斜视眼的孩子可能需要戴眼罩遮盖住正常的眼和眼镜，以增加斜视眼的使用频率并增强其视力。可通过手术来加强或松弛控制眼部运动的肌肉，这个手术的使用率较高，特别适用于 2 岁以下的孩子。手术通常在门诊进行，术后孩子需要在医院待几个小时。孩子在术后可能需要戴眼罩和眼镜。

如果孩子的眼在 2 岁后成为斜视，眼科医生通常建议其佩戴眼镜来矫正斜视。孩子也可能需要每天几小时戴眼罩遮住正常的眼，以确保使用斜视眼。大部分的孩子在联合使用眼罩和眼镜几年后斜视得到了矫正。一些孩子需要进行眼肌手术以矫正斜视。

对于成人，成功治疗潜在疾病可消除斜视。复视可在几个月内自行消失。在一些病例中，眼科医生可能会让患者戴特定的眼镜来矫正斜视。还有一些病例中，医生可能建议通过手术加强或是松弛部分眼部肌肉以协调眼部运动。

第十七章
皮肤、毛发和甲疾病

皮肤是身体最大的器官。皮肤上有上百万个微小的神经末梢（又称感受器），这些神经末梢负责感应压力和温度变化，从而提供周围环境中的信息。皮肤上也含有许多微小的腺体。皮脂腺产生一种油性的物质叫作皮脂，它能帮助保持皮肤表面的柔软性和防止皮肤干燥、开裂。当你感觉到热或者发热时，汗腺产生一种水样的液体在皮肤表面蒸发从而使身体凉爽，同时，皮肤里的小血管也扩张来帮助加快散热。当你感觉到冷的时候，皮肤通过收缩血管保持热量。

毛发和甲是皮肤的附属器官，主要由角蛋白（皮肤最外层的主要组成成分）组成。皮肤里有成千上万个毛囊。毛囊是由不断长成毛发的活跃细胞分裂形成的凹窝。比较粗大浓密的毛发长在头皮和耻骨部分；细小的毛发（有些几乎看不见）长在身体的其他部位。手指甲和脚趾甲如同毛发一样是由每个甲的基底和边缘皮肤皱褶下活跃的细胞不断分裂产生的。

皮肤疾病

皮肤由两层结构组成。薄薄地覆盖在外面的一层叫作表皮。表皮下面的厚层叫作真皮。真皮中包含有许多活跃的组织，如毛囊和汗腺。真皮下面是一层脂肪叫作皮下组织。

表皮是非常活跃的细胞层。基底细胞持续地分裂生成新的细胞，这些细胞逐渐死亡并被一种叫作角蛋白的硬物质填满。死亡的细胞逐渐移到皮肤表面，在那里脱落或者通过活动摩擦掉（例如衣服摩擦或者洗澡）。细胞周期指细胞从基底移到表皮表面的时间，平均有1个月左右。

在身体受压和摩擦最大的部位，表皮增厚，细胞从基底移到皮肤表面的时间也变长。正常细胞周期能被一些皮肤疾病扰乱。例如，在银屑病中，细胞增生速度加快。

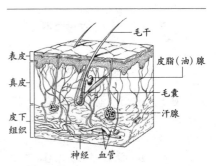

皮肤横断面

皮肤主要由两层结构构成——表皮（薄的，由大量死细胞组成的外层保护层）和真皮（含有血管、神经、油腺和毛囊的厚层结构）。皮下组织是位于皮肤下面的脂肪层。

胎　记

胎记是从出生时就持久（但不是永久）存在的异色皮肤部位。胎记可能是血管聚集而成的粉红色、红色或紫色的斑点，或是大量的色素沉着形成的褐色或黑色的斑块。有些胎记随着时间的延长可以褪色或消失。血管性的或一些随着年龄增大不能自行消失的胎记可以用激光手术祛除。胎记也可以在婴儿几周时祛除。

毛细血管痣

毛细血管痣是先天性的粉红色或者红褐色的斑点，可以逐渐褪去，一般在18个月内能消失。

草莓痣

草莓痣或者血管瘤是可以发生在身体任何部位的鲜红色、突起可达10.2厘米的斑块。出生时不明显，出生数周后就会快速增大，尺寸和婴儿不成比例。大的草莓痣碰擦后很容易出血。当婴儿长6~10个月大后，痣上灰白色的区域将逐渐取代红色的组织，同时斑块也将变平。草莓痣一般在5岁以前消失，留下一个白色的斑点。

葡萄酒色痣

葡萄酒色痣通常比较大，呈紫红色，有时高出皮肤，多发生于面部、胳膊或者腿部。尽管可能消退，但通常终生存在。

咖啡乳色斑

咖啡乳色斑是先天性的褐色或棕色色素沉着斑，边缘不规则，大小不一，与皮肤相平。可发生在1~2处或遍布全身，少数咖啡乳色斑在年老时可发生癌变。

胎斑

胎斑是出生时就有的与皮肤相平的灰蓝色或蓝绿色的斑，好发于腰骶部。形状不一，与外伤后皮肤青肿相似。最常见于黑种人、亚洲人、印第安人、西班牙人和地中海地区的儿童，通常在1岁左右自行消退。

异常皮肤色素沉着

黑色素细胞产生的黑色素是决定皮肤颜色的主要色素，黑色素产生得越多，皮肤颜色就越深。皮肤正常情况下产生的黑色素的数量是由基因决定的。阳光照射可增加黑色素的产生，保护皮肤免受紫外线引起的损害，从而使皮肤颜色加深。

痣

痣是高出皮肤表面的颜色很深的小胎块，是色素沉着形成的良性肿瘤，由黑色素细胞高度密集在皮肤中形成。痣非常普遍，特别是对某些人种来说更为常见。少数痣可以癌变（恶性黑色素瘤）。为了美容，良性的痣可以通过手术祛除。

雀斑

雀斑是发生在经受日晒的皮肤上的扁平状小色斑，在反复暴晒部位数量较多。多发生于肤色白皙和头发呈红色的人身上。有雀斑的人需避免阳光照射，因阳光照射可以增加皮肤癌的发生率。

> ## 警告 ！
>
> ### 不断增大的草莓痣
>
> 如果草莓痣长在婴儿的眼、口、鼻附近，且不断长大，应立即去看儿科医生。血管瘤可以影响视力、进食、呼吸。

如果你有雀斑，要尽量避免阳光照射，并时刻使用 SPF（防紫外线系数）不低于 15 的防晒霜。

老年斑

老年斑，医学上指的是日光斑，是由于阳光长期照射引起的皮肤颜色加深。通常发生于中老年人的外露部位，如手部、面部和胸部，直径可以达到 2.54 厘米。治疗时可采用激光、冷冻（液氮冷冻）、化学剥脱或手术祛除。手术是门诊手术，通常只需要一个疗程。因为老年斑与先前的阳光照射有关，因此易于复发。为了预防复发，可以用 SPF 不低于 15 的防晒霜。

黑色丘疹性皮肤病

黑色丘疹性皮肤病是与脂溢性角化病相似的非癌性皮肤病。它的特征表现是面颈部棕黑色痣或疣状斑块，并且几乎毫无例外地出现在黑色皮肤人群中。

黑棘皮病和假性黑棘皮症

在颈部、腋窝或腹股沟皱褶处出现皮肤增厚、色素增生（称为黑棘皮病）可能是肿瘤或深肤色人患有遗传性疾病的症状。然而，它通常是与肥胖有关的一种非癌性皮肤病（称为假性黑棘皮病）。患病皮肤会过度出汗，并可能伴有瘙痒。

紫癜和获得性血管瘤

紫癜是皮下组织中的血管泄漏引起皮肤上呈现紫色或红棕色斑。斑块小的仅有针尖大（称为瘀点），大的 5 厘米大小，与皮肤相平或稍高出皮肤。紫癜和许多疾病相关，如过敏、血小板减少等，但紫癜的病因不明，可能和遗传性血管壁薄弱有关。

没有危害的瘀点叫作樱桃样血管瘤，在 30 岁以后发生在躯干、上肢。它们受伤后易出血。樱桃样血管瘤可能是随着年龄增长皮肤弹性减弱的结果。

血管扩张形成的蜘蛛痣，常见于面部（特别是在鼻子周围）、胸部、胳膊和腿部。蜘蛛痣常发生于青春期女孩、妊娠期妇女、口服避孕药或激素治疗的妇女，可能是因为激素如雄激素使血管壁变薄弱所致。蜘蛛痣也可发生在患有肝病、阳光照射后或有皮肤外伤的人身上。

其他色素改变性疾病

某些疾病（如艾迪生病）和某些药物治疗（如治疗痤疮的维 A 酸或四环素类抗生素）均可以引起皮肤颜色加深。某些药物（例如打胎药）和化学物质（例如香水）可以加强阳光对皮肤的作用并引起黑斑。有时怀孕或绝经期间的激素水平变化也可引起皮肤颜色的改变，如同阳光一样引起色素沉着（一种称为黄褐斑的症状）。外伤、擦伤、痤疮愈合后留下的瘢痕会在很长时间内让皮肤变色。

胆汁中过量的胆红素可使皮肤变黄（黄疸）。吃过量的富含黄色色素——胡萝卜素（例如胡萝卜、西红柿和某些绿色蔬菜）的食物也可使皮肤变黄。吃过量含铁的食物可使皮肤变成青铜色（血色素沉着症）。

疖

疖是毛囊（皮肤中长毛发的极小凹窝）被细菌，通常是葡萄球菌感染引起的化脓性炎症。疖很常见，常由于卫生条件差或抵抗力弱引起。痈是特别大的疖或是一组疖相互融合而成。

疖中的细菌可留在皮肤中，引起更多的疖。如果在接触食物前没有充分地洗手，疖中的细菌还可以污染食物（食物中毒）。少数情况下，细菌可以通过血液流到身体的其他部位，引起严重的感染（败血症）。

症状

疖开始时的症状有红、肿、热、痛。数天后肿块变大，触痛明显。当白细胞（对抗感染）、细菌和坏死的皮肤细胞聚集在一起时，肿块上出现白色或黄色的脓头，脓头破溃后有脓液流出。如果疖超过2周还没有破溃或出现复发性疖，需要去医院就诊。

诊断

根据疖的外形和皮肤脓液培养医生就可以做出诊断。复发性疖，需做血液和尿液检查以排除糖尿病或免疫系统功能低下。

治疗

在疖出现的早期每隔几个小时热敷或用温水、白醋浸泡可以加快疖的消退。采用抗菌剂外洗和口服非处方类抗生素以消除感染。

脓头成熟后可以切开引流，排出脓液。口服抗生素。对复发性疖肿推荐清洁剂、外用抗生素和口服抗生素联合应用数周。

在脓液的压力下疖会破溃，从而使疼痛得以缓解。脓液祛除后疖会愈合。疖可自愈，或破溃后在皮下吸收。

疣

疣是由人类乳头瘤病毒引起的表皮良性赘生物。病毒侵入皮肤细胞并复制、增殖。通过接触疣体或疣体脱落细胞而传染。疣好发于青少年，儿童和成人少见。面部疣常见于儿童和青年人。疣有几种不同的类型，每种疣由不同亚型的病毒引起。多数疣数年后能自行脱落。

症状和诊断

寻常疣是质地坚硬、表面粗糙的无痛性的赘生物，含有许多小黑点（小血管）。寻常疣好发于手部但也可发生在身体各处。寻常疣长在足底称为跖疣，挤压时可引起疼痛。扁平疣是小的、表面平滑的疣，数量众多，多发于面部，但也可发生在身体各处。生殖器疣是通过生殖器、肛门或口性交传染的，发生于生殖器部位、肛门周围、口内或者口周围。

如果你已超过45岁并长了一个疣（从前从未有过疣），或者已有的疣出现疼痛、出血或瘙痒，应去看医生；你可能并发了其他皮肤病，如皮肤癌。面部、生殖器部位的疣和对治疗无效的疣需要去就医。

治疗

大多数疣可以自行消退。最常见的治疗方法是采用非处方类除疣剂。这些药物通过烧灼（用水杨酸）或冷冻（用二甲基和丙烷的混合物）疣来破坏含有病毒的细胞。但非处方类除疣剂不用于治疗面部和生殖器部位疣，因为它们对面部和生殖器来说太过于刺激了。

一种无痛但费时的治疗寻常疣的方法是用胶带覆盖在疣上6天，然后用金刚砂轮或浮石磨平疣体，再用胶带覆盖。每6天重复一次至2个月或到疣体消失。这种治疗方法可以软化疣体和刺激免疫系统对抗病毒。因为此法无痛，因此特别适合用于儿童。

如果这些自助的治疗方式无效的话，医生就会通过外科手术祛除，用液氮冷冻（低温外科），或用激光、高频电（电烙术）烧灼。治疗需重复多次。寻常疣和扁平疣还可以选用咪奎莫特（常用于治疗生殖器疣）治疗，每天或每3天给药1次。博来霉素（抗肿瘤药小剂量直接注射进疣体）、西咪替丁（抗组胺药）和维A酸（维生素A衍生物，用于治疗痤疮）有时用于治疗难治性疣。

传染性软疣

传染性软疣是由病毒引起的皮疹，可通过间接和直接的身体接触（包括性接触）传染。病毒在皮肤上产生小的蜡样皮疹。儿童相对较易发生传染性软疣，成人多通过性传播。病毒可通过抓痕在身体各处传播。

症状

传染性软疣起初为与皮肤同色的质地坚硬的突起，后来逐渐变软和透明，在中央出现脐凹。有时，可流出干酪样或蜡样内容物。软疣可出现在面部、躯干、胳膊和腹部。当通过性传播时，软疣常见于生殖器部位及股上部。

诊断和治疗

医生通常根据传染性软疣的外观来做出诊断。如果取样在显微镜下检查（活组织检查）发现有病毒就可以确诊。如果未经治疗，皮疹可以传染或被细菌感染，特别是对免疫力低下的人来说。通常用高频电产生的热（电烙术）或液氮产生的冷（低温外科）破坏皮疹以杀死皮疹中的病毒。治疗可以引起暂时的疼痛或水泡但不留瘢痕。皮疹可在治疗后的2~3周内复发，需要再次治疗。免疫力低下者可

以使用抗病毒药物对抗感染。

鸡眼和胼胝

鸡眼和胼胝是由于持续挤压和摩擦引起的皮肤角质层过度增生。鸡眼常见于脚趾尖、边或两趾之间。胼胝是大面积的皮肤角质层增生，常见于脚掌、脚跟或大脚趾，也可见于手掌或指尖。鸡眼和胼胝常由于穿新的或不合脚的鞋引起。高跟鞋可以引起脚掌胼胝。胼胝可发生于做重活或特殊的手工活的人。脚骨头和皮肤之间缺少缓冲垫的人易患胼胝和鸡眼。

症状和诊断

鸡眼和胼胝底下的组织有触痛，如果疼痛不明显一般不需就诊。然而，如果在患有鸡眼或胼胝的同时还患有可减低皮肤敏感性的疾病如糖尿病，就应立即就医。胼胝处血液循环不良可引起深层组织溃疡。

治疗

经常赤足和用特殊的保护性鞋垫可减轻脚底鸡眼或胼胝处的压力。含有水杨酸的垫子可帮助溶解增厚皮肤。使用保湿剂可软化足或手部的胼胝。轻轻用浮石或锉刀磨掉胼胝上的死皮，注意不要太用力以防下面敏感组织发炎。穿合适的鞋子或带保护性手套，鸡眼或胼胝可以在数周内消失。如果这些措施不奏效，医生就会对其进行修剪或者用强化学物质溶解鸡眼或胼胝。

皮　炎

皮炎是皮肤的炎症，可由过敏引

起，但绝大部分的皮炎病因不明。很多种型的皮炎也称为湿疹。皮炎或湿疹有以下几种类型：

特应性皮炎

特应性皮炎（也称为特应性湿疹）是与过敏有关的皮肤反应。在特应性皮炎中，皮肤对许多物质的反应比平时更加敏感。对于先天性有过敏易感性的人来说，环境因素是特应性皮炎的触发器。儿童如果有特应性疾病如花粉症或哮喘的家族史，发生特应性皮炎的风险就会增加。患有特应性皮炎的成人易患接触性皮炎或刺激性皮炎。

接触性皮炎

接触性皮炎属于特应性皮炎，是由特定的物质接触皮肤引起的反应。有些与接触性皮炎相关的皮肤反应相对较轻，而且大多数人还不会出现反应。例如，对金属镍过敏可引起接触部位（常见于珠宝例如手表或耳环）的皮肤出现成片的红肿瘙痒。这些反应可能在数周或数月才会出现。

接触常春藤或其他植物后，有些人会发生严重的过敏反应。迟发性超敏反应常在接触植物后的2天内发生，反应是皮肤变红、瘙痒，甚至是离接触部位较远的皮肤也会出现反应，因为植物中的微量化学物质可从身体一个部位转移到其他部位。最后可出现小水泡，小水泡可聚集成大水泡，然后破溃。

刺激性皮炎

有人对特定的物质尤其敏感。刺激性皮炎因为皮肤特别干燥，在冬季（空气干燥）或用肥皂洗后会加重。老年人的皮肤，尤其是腿部皮肤比较干燥，易引起轻度发红、脱屑和刺激。经常用热水洗澡会加重刺激性皮炎。洗涤剂、清洁剂、软化剂、除垢剂和洗发剂会刺激手部皮肤，特别是指关节部位的皮肤。

警告 ❗

湿疹和对蛋白过敏

如果你的孩子患有因对蛋白过敏而引起的湿疹，应告诉儿科医生。麻疹、流行性腮腺炎、风疹疫苗中都含有蛋白，因此在接种此类疫苗时，可能必须要先缓慢而逐步地进行，以降低你的孩子对疫苗的敏感性。医生可能会推荐或者增加疫苗的剂量（即所有儿童必须接种的疫苗）或者稀释疫苗然后多次小剂量接种。

婴儿湿疹

婴儿湿疹是特应性皮炎或脂溢性皮炎的一个类型。常见于婴儿和幼儿，预示着孩子以后会发生其他过敏。皮肤反应多样，有轻度的皮疹、红色的小丘疹，可因搔抓而破溃和渗出。婴儿湿疹多见于婴儿身体上的小部位如面颊和下颌。儿童皮疹多见于腘窝或肘部，但也可发生于全身。小丘疹会受到感染，特别是在温暖潮湿的尿布部位，细菌在那里会快速的生长繁殖。

湿疹儿童在发生多种皮肤感染（例如水痘）时病情可变得严重。婴儿湿疹可以反复发作，也可以不治而愈。多数湿疹儿童在青春期时会摆脱疾病的折磨。少数儿童和青春期少年在应激状态、使用激素类药物、刺激性的皮肤护理产品如化妆品或发胶时会引起疾病的突发。

脂溢性皮炎

脂溢性皮炎对每个人的影响都不相

同。对成年人来说，从鼻翼到口角的皱褶可成片变红、瘙痒。在男性中，炎症可以发展到胡须和胸背部的毛发覆盖部位，还可以发展到身体其他有皱褶的部位，如腹股沟、腋窝或乳房下。皮屑是头皮成片的脱落，由轻型的脂溢性皮炎引起。脂溢性皮炎原因不明，有遗传倾向，可以反复发作。对于婴儿，脂溢性皮炎是湿疹的一个类型，当发生在婴儿的头皮上时就称为乳痂。

症状

皮炎的皮肤经常干燥、瘙痒、发红，还可能脱离、起鳞屑或水泡。有时，皮炎能导致面部、前臂（称为毛周角化症）上出现小的肿块（丘疹）或小且粗糙的肿块。在严重的情况下，皮炎可引起水疱、皮肤颜色加深（色素沉着），持续搔抓和摩擦从而导致皮肤增厚（苔藓样变），持续搔抓可引起细菌感染。

诊断

如果你患有轻度皮炎，而且知道病因，你们你可以采取下面的自助疗法。如果皮炎的病情较重或自助疗法不能缓解症状，就需要去就诊。过敏症专科医生或皮肤科医生可能会建议你做皮肤或血液检验，以帮助查找病因，诊断过敏或皮炎。

干燥皮肤和皮炎的自助疗法

许多原因可以引起皮肤干燥，如过度洗涤或接触化学物质。皮肤干燥或受到刺激通常可以用下面的方法进行预防和治疗：

- 尽可能避免接触可引起皮炎的物质。
- 不要摩擦或搔抓患区。将塑料袋中注满水并冷冻，然后再用冰袋冷敷减轻瘙痒。
- 让医生推荐一种非处方类激素霜或软膏（用来减轻炎症和加速愈合）、止痛药或抗组胺药物（用来止痒、减轻红肿）。
- 清洗患处不要太频繁。用手或干净的海绵（不用毛巾或丝瓜，它们对皮肤来说过于粗糙）轻柔地在患处涂上温和的富脂肥皂。不要用发泡液和沐浴油。尽量淋浴或短时间盆浴（不超过5分钟），并使用冷水或温水。轻轻拍干（不要擦）皮肤。

- 避免桑拿浴和蒸汽浴。
- 用保湿剂来保护皮肤，特别是沐浴或淋浴后。
- 如果手部有皮炎，要经常使用无味的护手霜。在接触刺激性物质时先戴上白色棉手套再戴上橡胶手套。
- 不要在皮肤上洒香水和有气味的喷雾剂或滑石粉，这些东西会刺激皮肤和加重皮炎。
- 不要穿紧身的或不合身的衣服，避免接触粗糙或毛料衣服、亚麻布、毛毯、地毯、室内装饰品。
- 洗衣物时用柔和的洗衣清洁剂，并漂洗干净。不要用纤维软化剂。
- 避免过度出汗。多穿轻柔的棉布衣服。
- 保持室内温度凉爽和稳定。用增湿剂保持湿度。
- 避免咖啡因和酒精，它会加重瘙痒。

脂溢性角化

脂溢性角化是粗糙的、圆形的或椭圆形的黑褐色斑点，直径2.54厘米，上覆盖有痂或油脂样物质，可与皮肤相平或高出皮肤。脂溢性角化常在中年以后发病，易被误诊为疣、痣或肿瘤。脂溢性角化的病因不明，不过光照并不是因素。尽管脂溢性角化不属于癌前期病变，但应该让医生进行诊断，因为它们和癌性肿瘤相似。

治疗

除外前述的自助疗法，医生可能推荐使用液体清洁剂（肥皂和水的替代物）来清洁和润滑皮肤。建议局部使用高浓度皮质类固醇类制剂以加快愈合，睡前口服抗组胺药减轻瘙痒、帮助睡眠。他克莫司是局部用的处方类软膏，用于治疗轻到中度皮炎，没有局部用皮质类固醇类药物的副作用。乳膏或软膏可减低皮肤油脂分泌。皮肤有细菌感染，用抗生素。

对轻度的婴儿湿疹，不要使婴儿太热，不要给婴儿穿太多衣服。给婴儿穿干净的棉质衣服。不要在婴儿皮肤上用未经儿科医生同意的或推荐的增湿剂。用医生推荐的抗组胺药来阻止组织胺的释放。重度的婴儿湿疹常用局部用的皮质类固醇类药物来减轻炎症，从婴儿的食谱中去除可引起湿疹的食物，如牛奶、麦片、橘汁、鸡蛋、坚果和巧克力。

银 屑 病

银屑病是表皮基底细胞（最外层细胞）增殖加速，在皮肤表面引起死亡表皮细胞蓄积的皮肤疾病。银屑病病因不明，可能与免疫系统紊乱有关。银屑病的发生常常由精神紧张、皮肤损伤、摄入过量酒精、某些药物因素等引起。免疫系统低下可诱发发作。银屑病多在10~30岁发病，但可见于任何年龄。有家族遗传倾向。银屑病如果不治疗可以使患者在早期或晚期残废。偶尔，银屑病患者会出现与风湿病性关节炎相类似的关节炎症状。

症状与诊断

银屑病的症状包括皮肤上出现粉红或红色丘疹，上覆盖白色或银白色鳞屑。银屑病可以引起轻度瘙痒或疼痛，但一般不会带来不适。皮肤可以仅有一处受损，也可以有多处受损。最易受影响的部位是膝部、肘部和头皮。在少数情况下，皮损也可出现在腋下和胸部、生殖器、肛门周围。手和足部的银屑病常出现破裂疼痛和小水泡，有时伴有甲增厚、凹陷及与皮肤分离。关节病型银屑病时的关节感觉僵硬、肿胀、疼痛。医生可根据症状可以做出诊断。

治疗

银屑病是无法治愈的慢性疾病，但对银屑病发作通常可以通过治疗得以清除。如果你患有银屑病，应查明并避免诱因。许多治疗对严重银屑病是有效的，阳光和紫外线照射可以减轻银屑病。窄谱中波紫外线比标准紫外线更有效。晒伤可加重银屑病（还可引起皮肤癌），因此医生会向你推荐在进行日光浴和接受适量的紫外线或阳光来治疗银屑病时的安全操作技巧。

对银屑病的局部治疗包括非处方类

局部外用皮质类固醇类药物的副作用

炎症是皮肤病的主要特征。局部外用皮质类固醇类药物（俗称激素药）是外用在皮肤表面来阻止或减轻炎症和治疗许多皮肤病的有效药物。处方和非处方类皮质类固醇类药物都要按指导正确应用。皮质类固醇类药物可引起如下的副作用：

● **皮肤反应（称为类固醇皮疹）：** 皮肤潮红、脓疱、粉红斑片疹。停用药物后可以消退。

● **严重的疖肿或其他皮肤感染：** 皮质类固醇类药物可以引起严重的感染，因为它抑制免疫系统。

● **反弹：** 停用药物后原先的皮肤病会复发（有时比以前更严重）。

● **持久的皮肤改变：** 药物持续用数月后（特别是面部、腋膊下、肛周或腹股沟），用药部位皮肤变薄、皮下血管扩张、萎缩纹（类似于妊娠纹）出现。

● **减低肾上腺功能：** 药物会干扰肾上腺功能，取代（和阻止释放）肾上腺正常产生的激素，从而威胁生命。

● **青光眼和白内障：** 在眼周用皮质类固醇类药物乳膏可增加眼内压引起眼睛损伤（青光眼）或晶状体中出现云翳（白内障）。

或处方类煤焦油或水杨酸制剂、激素疗法、卡泊三烯（人工合成维生素 D）、他扎罗汀（维生素 A 衍生物）和药物蒽林。口服或注射免疫抑制剂环孢素 A、甲氨蝶呤（减慢细胞分裂）和维 A 酸类（类维生素 A）药物可以治疗严重的银屑病。

对于上述药物治疗无效的银屑病，可以注射能减缓引发银屑病的错误免疫反应的药物。

痤　疮

痤疮是由于毛囊和皮脂腺发炎引起的一种常见皮肤病。皮脂腺产生一种叫作皮脂的油性物质来润滑皮肤。皮脂如果产生过多就会堵塞毛囊，形成黑头和白头。正常生活在皮肤上的细菌随后侵入堵塞的毛囊中，并在里面快速繁殖，引起红色、化脓的肿块称为丘疹。痤疮常见于青春期，因为此期男孩和女孩身体内的雄激素增多，刺激皮脂腺分泌皮脂。尽管许多人在后来还会出现痤疮，但痤疮通常是在 20 岁左右消失。

症状

痤疮好发于面部，也可见于颈部、背部、胸部、臀部，偶见于上臂和大腿。经常是此消彼长，在皮肤上留下可褪去的黑色或紫色斑点。严重发炎的丘疹愈合需要数周，易留下瘢痕。

治疗

对于轻度痤疮，要保持皮肤清洁，不要挤压。用柔和的含有抗生素的香皂一天 2 次清洗皮肤。不要频繁清洗，除非皮肤很脏或油腻。不用保湿剂，必须时少量使用医生推荐的保湿剂。不要用化妆品，如果必须用时用水性化妆品而且要完全卸妆。油性皮肤需用去屑洗发香波，不用油性护发产品。

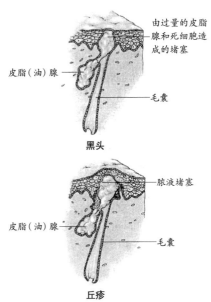

由过量的皮脂腺和死细胞造成的堵塞

皮脂(油)腺

毛囊

黑头

脓液堵塞

皮脂(油)腺

毛囊

丘疹

痤疮

当皮脂和死亡的皮肤细胞阻塞毛囊的开口后就会形成痤疮。黑头(上图)是由因氧化而转变成黑色的皮脂聚集和皮肤黑色素的存在而形成的。如果皮脂不能排出,就会跟毛囊中的细菌和死亡的皮肤细胞一起产生脓液,这样黑头就变成了丘疹(下图)。

对痤疮的治疗方法一般是通过以下一种或几种途径起效的:减少皮脂分泌;杀死皮肤有害菌;加速皮肤细胞脱落(去除角蛋白——皮肤最外层的主要组成物质)。这些方法可以减轻痤疮,减少瘢痕。推荐使用含水杨酸(帮助松解和去除阻塞毛孔的皮肤角质)或过氧化苯甲酰(可诱使皮肤脱屑的抗菌药物)的非处方类痤疮药。

皮肤病专家(专门处理皮肤病的医生)会建议局部治疗如光化学剥脱术以去除黑头和阻止新的黑头出现,用抗生素(如红霉素、克林霉素、四环素或氨苯磺胺)杀死细菌,以及使用可减少细菌的药物(如壬二酸)或烟酰胺(属于

B族维生素,可增强抗生素的作用)。推荐使用强效抗痤疮药物维A酸类(如维A酸、异维A酸、阿达帕林和他扎罗汀),它是维生素A类衍生物。维A酸类有抗细菌作用和松解、祛除角质作用。口服治疗痤疮药物包括抗生素(如四环素、红霉素、米诺环素和多西环素),激素(如含雌激素的避孕药或螺内酯)和B族维生素烟酰胺。

酒 渣 鼻

酒渣鼻是面部(常见于面颊、鼻子和前额)小血管数周或数月内扩张引起的皮肤疾病。原因不明,但可能和以下因素有关:遗传因素、环境因素、免疫系统或血管疾病、毛囊中的虫螨、幽门螺杆菌(一种引起消化系统感染的细菌)。皮损可由热,含咖啡因的食物、饮料、酒精,光照,应激,锻炼,冷风,热水浴引起。女性易得,但男性比较严重。

症状和诊断

酒渣鼻患者可能整个面部都发红,也可能只有一条或一片区域红。受影响的皮肤上可出现小脓疱或丘疹。有时,鼻子会扩张成球状,增厚、形成瘤状赘生物(称为肥大性酒渣鼻)。半数的酒渣鼻患者会并发眼部感染结膜炎。医生可根据症状做出诊断。

治疗

酒渣鼻不能治愈,只能治疗症状和改善外观。建议局部使用或口服抗生素如克林霉素、四环素、多西环素、红霉素或甲硝唑。磺胺醋酰被推荐用于治疗

结膜炎。红色扩张的血管和肥大性酒渣鼻可以用激光手术或脉冲光（高强度脉冲光）来治疗，光束可穿透皮肤对皮肤的缺陷进行改善。

荨 麻 疹

荨麻疹是皮肤上红色、发痒的肿块，一般认为是轻型的过敏反应，有时以一个苍白的肿块为中心连成片形成一个大的不规则的斑块。荨麻疹比较常见，可以出现在身体任何部位，由对食品或食品添加剂、药物、植物、热、冷或阳光产生的过敏反应所导致。

在许多病例中，荨麻疹的病因不明。在少数病例中，它是对生命有威胁的疾病如严重过敏反应或狼疮的一个症状。对于有些患者，处于应激状态、口服阿司匹林或使用咖啡因可以加重荨麻疹。

在多数情况下，荨麻疹可在数小时后自行消退。如果是由对特殊食物、植物或药物过敏引起的，你可以查明过敏源并在以后避开这些过敏源。对添加在许多食品中的食品染色剂过敏可能难以鉴别和避免。做皮肤试验可以鉴别出过敏源。

警告 ❗

荨麻疹可能是对生命有威胁的过敏反应

如果在出现荨麻疹后不久皮疹下的组织开始肿胀，特别是发生在面部和口唇、眼周围，应立即打120急救电话，或者去当地最近的医院急诊科就诊。这种情况可能是严重的过敏反应。

推荐用抗组胺药物来控制症状。有时，荨麻疹可以顽固不愈或治疗后复发。

脓 疱 病

脓疱病是常见于儿童的皮肤细菌感染，通过直接接触传染，传染性强。婴儿感染后可以蔓延到全身。细菌通过伤口如切割伤或划痕侵入皮肤。多数情况下，葡萄球菌引起的脓疱病不经治疗会引起生命危险，出现肾小球肾炎。

症状和诊断

脓疱病患者的皮肤上会出现小水泡，多见于鼻和口周围。水泡通常不会引起重视，直到它们破溃，出现皮肤发红、潮湿、渗出，最终由一层痂覆盖在表面。感染会蔓延，引起新的感染出现。脓疱病的其他症状包括发热和淋巴结增大。医生根据症状可以做出诊断。

治疗

医生推荐脓疱病患者局部使用抗菌药或口服抗生素。用抗菌肥皂、水和无菌纱布冲洗皮损处。为了避免感染扩散，不要共用纱布、毛巾和枕头。儿童患者需在家隔离，并至少连续两天使用了抗生素后再返校。如果不进行治疗，脓疱病就会迁延不愈和四处传染。

蜂窝织炎

蜂窝织炎是由葡萄球菌或链球菌引起的皮肤感染。细菌通过伤口如小的切口或溃疡侵入皮肤，产生酶破坏皮肤细胞。蜂窝织炎可以由皮肤癣（真菌）病如足癣引起。

症状和诊断

蜂窝织炎患者的皮损常见于腿部，出现红、肿、痛，数天后逐渐扩大。皮肤上可以出现红线，感染部位沿着淋巴管到附近的淋巴结。淋巴结增大，出现发热。医生可根据症状可以做出诊断。

治疗

在治疗蜂窝织炎时，医生推荐口服抗生素，少数患者需静脉注射抗生素进行治疗。如果蜂窝织炎不经治疗，细菌进入血液，就可引起败血症，引起生命危险。

晒 斑

晒斑是阳光中的紫外线过度照射引起的皮肤炎症。被晒得皮肤出现红、热、肿和痛。严重情况下，可出现水泡和脱屑。任何人都可以出现晒斑，但浅色皮肤更易出现。有皮肤疾病如系统性红斑狼疮或用四环素、多西环素、米诺环素等药物或用含植物添加剂如贯叶连翘等可以加重阳光对皮肤的损伤。

任何时候都可得晒斑，阴天或寒冷的冬天也有可能。光线可以被雪、水、沙或混凝土等的表面反射。晒斑更容易发生在强光直射的地区，如北纬度地区，这个地方度假更容易出现晒斑，因为他们不能避免数小时的强烈阳光，而在家乡时并没有危险。

反复或定期暴露在阳光下可降低皮肤中纤维组织的弹性，使皮肤过早老化而且出现皱纹。另外，过度的阳光照射可以产生粗糙的红色斑片，称为光化性（或太阳性）角化，常见于皮肤光滑者。光化性角化不经治疗可以癌变。

预防晒斑

日光中的紫外线可以破坏皮肤外层和皮下小血管，还可以引起皮肤癌，使皮肤过早出现皱纹和蜘蛛痣（为扩张的血管）。以下方法有助于避免晒斑：

● 每日外出时在暴露在外的部位使用SPF（防紫外线系数）不低于15的防晒霜，特别是长期暴露在阳光下。防晒霜每隔几个小时就要重新涂抹。

● 穿防紫外线能力强的衣服来避免阳光照射。防紫外线能力强的衣服大多编织细密。例如，纯棉服装的防紫外线系数是7，棉和聚酯混合物的防紫外线系数为15，聚酯和合成弹力纤维混合物的防紫外线系数为35，厚棉布的防紫外线系数为1 700。

● 戴宽边帽能遮挡大部分的面部、颈部和肩部。篮球帽不能提供足够的遮盖。

● 外出时在阴凉处行走或休息。

● 上午9点至下午3点是紫外线最强烈的时候，应尽量避免阳光照射。

● 不要试图晒黑皮肤，或者参加晒黑皮肤者聚会。如果你喜欢褐色的皮肤，可外用非处方类的自晒黑产品，这类产品大多含有防晒剂。

治疗

出现晒斑后应立即口服阿司匹林减轻炎症和不适。用冷水冲洗或用冷毛巾覆盖晒伤部位来降温、缓解疼痛。

基底细胞癌

基底细胞癌是最常见的皮肤肿瘤。当皮肤长时期受到强烈阳光照射后，皮肤下面的细胞就会被破坏，变成肿瘤细胞。基底细胞癌好发于暴露部位，如鼻部或背部，男性还见于胸部。与其他恶性肿瘤不同，基底细胞癌通常不向身体其他部位扩散。如果扩散，通常要经过很多年。大的、未经治疗的基底细胞癌可以缓慢破坏周围组织，引起毁形，但肿瘤的死亡率很低。

症状

开始时皮肤出现一个肉色的有时是珍珠色的伴有扩张的血管的小肿块。肿瘤生长缓慢，慢慢变得边缘发硬、中央破溃（溃疡）、露出湿润的血管。溃疡可以结痂，有时虽看起来像在愈合，但会复发。

诊断和治疗

在诊断基底细胞癌时需要取活组织做病理检查。基底细胞癌可以通过激光手术、冷冻、高频电、放射治疗来切除或破坏。

莫斯（Mohs）手术是分层切除癌组织，每次切除一层癌组织，每次切除后在显微镜下寻找下一层组织中的癌细胞。当皮肤组织中没有肿瘤细胞存在时就停止切除。莫斯手术能最大限度地保留皮肤肿瘤周围的皮肤，减轻毁容的程度。

对不宜进行手术的人（如老人），医生推荐使用局部外用乳膏治疗表浅的皮肤肿瘤，但治疗效果不佳，治愈率也低于手术治疗。

在有些病例中，基底细胞癌常可在治疗后的2年内复发，对此就需要再次进行治疗。

鳞状上皮细胞癌

鳞状上皮细胞癌，常由于多年的强烈阳光照射引起皮肤下面的细胞破坏变成癌细胞。多见于暴露部位，如耳朵、手部和口部。与基底细胞癌不同的是，鳞状上皮细胞癌不经治疗可以扩散到身体其他部位。住在南纬度或热带地区、常年在户外工作、皮肤较好、中年或老年人患皮肤癌的风险高。

症状

鳞状上皮细胞癌的症状常表现为皮肤上出现硬的、肉色的、表面发硬的肿块，肿块上逐渐出现牢固的鳞状物，有时看起来像疣或溃疡。鳞状上皮细胞癌发展很快，直径可在数周内增加1倍。

诊断和治疗

如果皮肤上有3周未愈合的肿块，就需要做活组织病理检查。大多数鳞状上皮细胞癌可以切除。其他治疗包括冷冻（低温手术）、高频电（电灼术）、放射治疗或莫斯手术。皮肤缺损处可以皮瓣移植（从身体其他部位取皮肤填充到切除部位）。早期治疗，绝大多数鳞状上皮细胞癌可以完全治愈。不过因为鳞状上皮细胞癌可复发，因此病人在治愈后还要定期去复诊，至少持续5年。

恶性黑色素瘤

恶性黑色素瘤是最严重的皮肤肿瘤，它可以快速转移到全身。生产黑色素的细胞发生变化后可以产生危及生命的肿瘤。黑色素瘤常常由出生后形成的痣或斑，或看起来普通的非色素性皮肤发展而来。少数情况下，黑色素瘤在青春期以前出现，常由先天性痣发展而来。黑色素瘤可以发生在身体任何部位（包括阳光照射不到部位）的皮肤表面

光化性角化病

光化性（或日光性）角化病是由阳光过度照射引起皮肤上出现良性（非癌性）的粗糙或增厚的斑块。少数情况下，光化性角化病可以发展成皮肤癌，通常为鳞状上皮细胞癌。因此，光化性角化病需要去除，可以通过激光手术、冷冻（低温手术）或局部外用药物例如氟尿嘧啶、异维A酸、咪喹莫特来治疗。

（包括甲下）。儿童时期有过晒斑史，数年后又有晒斑或有黑色素瘤家族史可以增加发生恶性黑色素瘤的风险。

黑色素瘤的发病率比其他肿瘤的发病率增长更快，医生认为发病率上升与日光浴、阳光照射时间长有关。也有可能与用防晒霜有关（因为人们误以为用了防晒霜就可以安全地在太阳下待更长时间）。

症状

恶性黑色素瘤呈黑色或棕色，开始时为扁平状斑点或看起来像痣。不过黑色素瘤经常也会呈现其他颜色，如灰、红、蓝或白。有时恶性黑色素瘤中并没有黑色素的存在。黑色素瘤外形不对称，

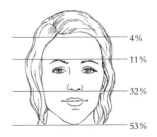

4%
11%
32%
53%

面部鳞状上皮癌
发于面部的鳞状上皮细胞癌常见于面的下部，特别是在鼻与下颌之间。

警告 ❗

皮肤癌的四个特征

如果你的一颗痣中出现了以下任何一种皮肤癌的特征或有一颗痣正在生长，应该立即去就医：

● **不对称**：在痣的中心画一条线，两边尺寸或形状不一样。
● **边缘**：痣的边缘不规则或模糊。
● **颜色**：痣有不止一种阴影或颜色（例如黑、棕、蓝、红和白）。
● **直径**：痣的直径大于0.63厘米（大约铅笔上橡皮擦头大小）。

边缘参差不齐或模糊（正常的痣有明确的边缘）。黑色素瘤直径常大于0.63厘米，也可以比较小甚至极微地长在痣中。

诊断和治疗

如果你有黑色素瘤的征兆，医生就会切除部分或全部肿瘤做活组织病理检查。如果诊断成立，痣或肿块及其周围的皮肤就需要通过外科手术切除。手术时通常需同时做皮瓣移植术（从身体其他部位取的皮肤）来覆盖切除部位的缺损，特别是比较大的缺损。另外，还需做附近的淋巴结检查，明确肿瘤细胞有否淋巴转移。如果肿瘤细胞转移到身体其他部位，推荐做化疗或免疫疗法（增强免疫系统抗肿瘤细胞的能力）。

静脉曲张性溃疡

如果皮肤下，特别是腿部皮肤下有伸长的或扭曲的静脉（静脉曲张），那

么此处的循环就比较差。血液流经身体下半部分（特别是腓部、踝部和脚部）时变得缓慢会使小伤口或皮肤裂口愈合变慢，甚至伤口扩大逐渐形成溃疡。静脉曲张性溃疡常见于老年人，怀孕妇女，肥胖或长期卧床的人。

症状

静脉曲张性溃疡为浅表溃疡，易受到感染。溃疡可以反复愈合后再复发甚至不愈合。静脉曲张性溃疡好发于下肢内侧踝的上面。溃疡周围皮肤变红然后逐渐变紫褐色，伴瘙痒和鳞屑。踝部常肿胀。

诊断和治疗

医生可根据症状诊断静脉曲张性溃疡，腿部超声波检查有助于排除其他疾病。

对于静脉曲张性溃疡患者，医生会建议避免长时间站立（但可以有规律地散步），尽可能抬高患部（高于心脏水平面），白天穿弹力袜子。经常清理溃疡然后用绷带包扎。

严重的溃疡，需用抚平伤口和帮助伤口愈合的药物覆盖，然后绷带包扎。可以皮瓣移植（从身体其他部位取皮肤）来填充伤口加速溃疡愈合。更严重的溃疡，可用贝卡普勒明——一种含有天然血液因子的药物——来加速愈合。如果溃疡继续恶化，需要住院治疗。

表皮囊肿

表皮囊肿（又称为皮脂腺囊肿）是发于表皮的良性（非癌性）囊肿。当角蛋白（表皮上的主要组成物质）阻塞皮脂腺，经过数年的缓慢发展就会形成囊肿。表皮囊肿比较常见，有时会伴发痤疮。

症状

表皮囊肿看起来像位于皮肤下方的淡白色肿块，有一个窄孔通向皮肤表面。如果囊肿感染，囊肿里就会充满脓液，发红、发炎、触痛，最后破溃。

诊断和治疗

医生可根据症状诊断表皮囊肿。囊肿如果未受到感染，可以不经治疗自行消失。囊肿如果受到感染，需要用抗生素，对囊肿表面做湿热敷，减缓脓液的形成。还可以在囊肿内注射类固醇激素，暂时减缓炎症和疼痛。有时，囊肿在皮下破溃，引起红肿疼痛，形成瘢痕组织，使囊肿很难通过外科手术切除。即使脓液排出了，炎症消退了，受到感染的囊肿仍需要手术切除以防再次感染。切除可在门诊操作。表皮囊肿如未切除干净，可再复发。

玫瑰糠疹

玫瑰糠疹是原发于儿童和青年的一种常见皮肤病。它的病因不明，有人认为可能和病毒感染有关。

症状

玫瑰糠疹初起是皮肤上出现一处或多处红色有鳞屑的大斑点，通常是在躯干部。数天后，斑点逐渐变大，躯干上和上肢出现新的斑点（像T恤样分布）。斑点然后变成上覆盖鳞屑的古铜色椭圆形斑片，可能会伴有瘙痒。随着斑疹的发展时会出现轻度的咽喉痛。

诊断和治疗

玫瑰糠疹的症状和其他疾病例如癣的症状相似，因此诊断时需要进行体格检查来确诊。对于玫瑰糠疹患者，医生建议对斑疹观察1个月左右看它是否会自行消失。同时，患者需要避免热水浴因热可以使皮肤干燥，加重瘙痒。可在患处涂抹外用非处方类冷霜。还可以使用类固醇激素来减轻炎症和抗组胺药物减轻瘙痒。

瘢痕疙瘩

瘢痕疙瘩是生长过度的瘢痕组织。它们可以发生在外科手术切口、烧伤、疫苗接种、穿孔、重度痤疮甚至小的划痕上，还可能自然发生。瘢痕疙瘩常见于深肤色的人。

症状和治疗

瘢痕疙瘩开始时像普通的瘢痕，但是过几个月后，就开始变大增厚。瘢痕疙瘩可引起瘙痒和不适。

瘢痕疙瘩有时会停止生长或未经治疗而自行消失。瘢痕疙瘩不能外科手术切除因为手术后的瘢痕会继续变成瘢痕疙瘩。小的瘢痕疙瘩可以用非处方类药物硅凝胶贴使它变小。在瘢痕疙瘩内注射皮质类固醇类药物或外用皮质类固醇类乳膏或软膏可阻止瘢痕组织的生长。激光手术，少数情况下采用的放射疗法可以用来减小瘢痕疙瘩。

扁平苔藓

扁平苔藓是常见于中年人的炎症性疾病。可发生于口部和皮肤。病因不明，可能与免疫功能低下或应激状态有关。有时，扁平苔藓是对某些药物的过敏反应导致的。

症状

症状包括皮肤上突然出现有光泽的淡红色小斑点（常见于腕部），变色的皮肤和增厚的斑块逐渐褪色留下棕色的印记，在潮湿的部位如女阴或口部有稍高出皮肤的不规则图案。疹感觉瘙痒。扁平苔藓可以引起指（趾）甲隆起。

诊断和治疗

皮肤科医生可根据临床症状来诊断扁平苔藓。然而扁平苔藓有时与一些严重的皮肤疾患相似，为此就必须通过皮肤活组织病理检查来排除肿瘤和其他疾病。诊断明确后可外用皮质类固醇类药物软膏来减轻炎症，这类药物可以清除皮疹。如果皮疹复发就需要重复治疗。

盘状红斑狼疮

盘状红斑狼疮是不明原因的慢性皮肤疾病。盘状狼疮的受损皮肤看起来和系统性红斑狼疮的受损皮肤的症状相似，但没有其他系统性红斑狼疮的症状。女性比男性常见，好发于30~40岁。

症状

盘状狼疮常表现为鼻梁和面颊部的上覆鳞屑的红色皮疹（形似蝴蝶），伴有瘙痒。不过也可能没有面部的蝶形皮损，在皮肤其他部位（特别是暴露于光照部位）上出现环形斑片状皮损。皮损治愈后，可能留下白色、浅薄的瘢痕。

诊断和治疗

如果出现盘状狼疮的症状，需要做体格检查和测试来排除系统性红斑狼疮。对于盘状狼疮患者，医生会建议用防晒剂或衣服保护皮损部位。通常，这只是唯一需要的治疗方法。

如果需要更多的治疗方法，可以用氯喹或氨苯砜等抗炎药物。局部外用皮质类固醇类药物可减轻炎症改善皮疹症状，但禁止长期使用皮质类固醇类药物，因其可使皮肤变薄，停药后引起皮损复发。

白 癜 风

白癜风是常见的皮肤脱色性疾病，好发于面部、手部、腋窝和腹股沟。可能是免疫系统错误地破坏皮肤中的黑色素生成细胞的自身免疫性疾病。色素脱失在深肤色人中更明显。皮损可以周期地发生，然后一起停止。

症状

不规则的皮肤色素脱失斑对称地出现在身体两侧。斑块可以增大，缩小或保持原来大小。因为缺少色素的保护，皮肤对阳光照射敏感。严重时，皮损可以出现在全身。

诊断和治疗

医生通常根据症状即可做出诊断。对受损皮肤进行活组织病理检查有助于排除其他疾病。

白癜风不能治愈。在少数情况下，皮肤可以恢复原色。化妆品、阳光浴、皮肤染色、小范围的正常皮肤移植能加深色素脱失处的肤色。用SPF不低于15的防晒剂保护色素脱失部位晒伤很重要。外用皮质类固醇类药物或光疗可以暂时缩小色素脱失部位面积。对于大面积的白癜风，为使肤色相同，可用化学药物漂去剩余皮肤的黑色素。在少数情况下，可以考虑进行皮肤移植，但很少能全部恢复原色。

癣菌感染

癣是一种真菌，可以感染皮肤、头发和甲。真菌生长时，呈圆形向外扩展，中央看起来像正常肤色，从而使皮损像一个环。环的边缘皮肤稍高出皮肤，红色伴有鳞屑。感染看起来像皮肤下有蠕虫，有时称为钱斑。真菌感染足部称为足癣，感染生殖器或腹股沟部位称为股癣。真菌可以通过直接接触或共处于淋浴间、浴室或密封的房间而在人与人之间传染，还可以在人与猫、狗和农场动物之间传染。

足癣

直接接触真菌或带菌者身上脱落的带菌皮肤就可感染足癣。真菌感染趾甲，可以使甲变厚和变脆。真菌也可以从足部传染到手部和指甲。

股癣

真菌感染人的生殖器部位称为股癣。常见于穿弹力短裤的运动员或热衷运动者，因为这种短裤可使生殖器部位湿润而温暖（适合真菌生长的环境）。

头癣

头癣常见于儿童的头部。真菌破坏头发，留下秃斑。

症状

足癣中患区皮肤变红，脱屑伴瘙痒。如果皮肤湿润（碰水或出汗），表层皮肤就会潮湿且发白。股癣患者的大腿上和内侧有鳞屑伴瘙痒的皮肤斑块出现。头癣患者的头皮上产生瘙痒的红色斑块。

诊断

根据症状可以诊断癣菌感染。在感染部位取样在显微镜下寻找真菌可明确诊断。有时，需把皮肤、头发或甲样本送实验室分析来确诊。

治疗

真菌感染，特别是足癣和股癣，可以外用非处方类抗真菌乳膏治疗。每日2次，连续使用2~4周通常可以清除引发感染的真菌。

医生通常会建议患者通过自助疗法来清除感染和防止复发。例如，洗澡后保持皮肤干燥（特别是生殖器部位和脚趾之间）。扔掉可能有真菌孢子感染的穿破的鞋子，特别是未穿袜子的鞋。穿天然纤维（例如棉）制的吸收好的袜子，每天换袜。如果一种非处方药物无效，可以更换另一种。

除足和生殖器部位以外的身体其他部位严重的真菌感染（可能难以治疗），可以口服抗真菌药物来治疗。

预防

保持皮肤洁净和干燥是预防真菌感染的最好方法。以下步骤可以帮助你避免真菌感染：

● 每天换内衣和袜子，特别是温暖的天气。

● 在温暖天气不要长期穿厚的衣服。

● 热天时穿凉鞋或透气的鞋，把脚暴露在空气中，让汗蒸发。在家里赤足。

● 穿鞋后让鞋晾干。

● 避免赤足在易有真菌生长的表面行走（如储藏间的地面），穿橡胶凉鞋或浴鞋。

● 不要和可能有真菌感染的人共用毛巾、浴垫或指甲刀。

● 扔掉穿破的运动鞋或慢跑鞋，不穿他人的鞋。

● 让兽医定期检查宠物脱毛的部位。

● 与有足癣的人生活或接触后外用治疗足癣的药物1周。

皮肤炭疽

表皮或皮肤炭疽是不常见的可产生芽孢的炭疽杆菌引起的皮肤感染。感染常见于野生动物或家畜，也可以感染人类。人类皮肤炭疽感染多见于接触感染动物或动物产物的职业工作者，包括农场工人、兽医、制革和羊毛工人。皮肤炭疽的爆发也可能通过邮寄含炭疽杆菌的国际信件的生物恐怖主义而发生。治疗需清除所有皮肤炭疽。如果不治疗，每5位感染者中就会有1人因感染通过血液扩散到全身而死亡。

症状和诊断

接触炭疽杆菌后2周内出现像蚊虫叮咬样的瘙痒的皮肤破溃点，四周皮肤肿胀，破溃点逐渐起疱然后形成溃疡，上面形成干的黑痂，黑痂在几周内可脱落。有时，可有发热和头痛，感染部位附近的淋巴结增大、疼痛。

在诊断皮肤炭疽时，需从感染部位取样在显微镜下寻找到炭疽杆菌。

治疗

皮肤炭疽患者可以口服几种对炭疽

杆菌有对抗作用的抗生素，如青霉素、多西环素或环丙沙星。需用药60天，因为炭疽杆菌从孢子到发芽要60天的时间（可能会引起远期感染）。目前还没有发现炭疽杆菌在人与人之间传染。

毛发和甲疾病

毛发和甲是无活性的结构，数量众多，二者的皮肤表层部分有着相似的化学物质。使毛发和甲具有硬度的物质是叫作角蛋白的蛋白质，在皮肤表层细胞中也有少量的角蛋白。毛发从毛囊中长出，毛囊是皮肤内的凹窝，里面有在不断分裂的细胞。甲从皮肤中特殊的皱褶处长出。毛发和甲疾病通常对健康无危害但有碍美容。

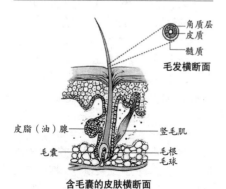

毛发横断面
- 角质层
- 皮质
- 髓质

- 皮脂（油）腺
- 竖毛肌
- 毛囊
- 毛根
- 毛球

含毛囊的皮肤横断面

毛发

毛发是线状的结构，由充满角蛋白（一种蛋白质）的死细胞构成。毛干从皮肤上叫作毛囊的凹窝内长出。毛根嵌在皮肤内，在其生长过程中被称为毛球的活跃组织紧密包围着。毛发周围分布有皮脂腺和竖毛肌，竖毛肌能使毛发直立。

毛发的中央部分称为髓质层，它为柔软的半中空结构。髓质外面由一层细长纤维状的细胞围着，称为皮质层。毛发的最外层是由互相交叠的细胞组成的角质层。

头 皮 屑

头皮屑是因头皮上的细胞过度增殖形成的小块死皮薄片。引起头皮屑的两个主要原因是轻度脂溢性皮炎和较少见的头皮银屑病。头发不会受到影响。

治疗

治疗头皮屑时，可按产品使用说明中推荐的方法使用非处方类去头皮屑香波（通常每天或隔天）。要确定香波包含一种或几种以下成分：焦油、硒、硫黄、水杨酸、锌或酮康唑。为达到最好的治疗效果，每次用两遍香波（第一遍1分钟，然后冲洗干净，第二遍5分钟）。如果按要求使用香波不能清除头皮屑，可以用含皮质类固醇类的洗液，或含高浓度去头皮屑香波成分的洗液。

嵌 毛

嵌毛（又称为剃须肿块、剃刀肿块、假毛囊炎须）是毛发内陷入毛囊内。常常由于剃须引起，但也可以不明原因的发生。嵌毛很常见，特别是多发于男性的面部和卷曲毛发的人。

症状和治疗

嵌毛可引起毛囊周围小而硬的肿块或肿胀。如果感染，肿块就会发炎和疼痛。

在治疗发炎的嵌毛时，可外用含有过氧化苯酰（通过表皮剥脱来松解毛发）的非处方治疗痤疮药物或非处方抗生素乳膏；还可以用强效痤疮药物如维A酸，外用或口服抗生素。如果症状严重，需要停止剃须，或用电解术永久地祛除经常剃须地方的毛发。

预防嵌毛

可以根据以下建议预防嵌毛：

● 剃须之前，用柔软的香皂清洗剃须部位，冲洗干净，用清洁毛巾擦干，温毛巾敷皮肤，但不要使皮肤太干燥。

● 外用非刺激性剃须乳膏或凝胶，或含过氧化苯酰的剃须液。

● 用有锋利刀头的安全剃须刀（不是电动剃须刀）。大约每两次剃须后更换刀头。

● 找出最适合自己的剃须方式。顺着毛发生长方向剃须。

● 不要太紧贴皮肤剃须，轻持剃须刀，不要重压。

● 剃须时不要牵拉皮肤，不要在同一地方反复剃须。

● 剃须后，完全清洗剃须部位，轻拍皮肤使它干燥。

藏毛囊肿

藏毛囊肿或脓肿是毛囊窦道或上部裂口的空间发炎。当一个或多个毛发陷入皮肤下后就会引起窦道口发炎，充满脓液。藏毛囊肿常见于青年，特别是体毛较多的人。藏毛囊肿可能是反复摩擦引起的，摩擦可使毛发嵌入皮肤。

诊断和治疗

根据症状和症状可以做出诊断。

可通过排出脓液和陷入的毛发来引流窦道。患者必须保持窦道周围皮肤洁净和干燥，尽量防止复发。复发的藏毛囊肿（比较常见）需手术切除。

秃　发

秃发对老年人来说是一个正常的生理过程。遗传性秃发可以是父系或母系家族性的。女性有少许脱发是很正常的。对于男性和女性来说，脱发有可能是遭受重大的心理和生理刺激导致的，如外科手术或使身体虚弱的疾病或事故。但头发最后都可能长回来。

对有些人来说，脱发可以是甲状腺功能亢进或低下，缺乏蛋白质和铁，或摄入过量维生素A的结果。放疗或化疗或口服某些药物（如治疗关节炎、抑郁症、心脏病、高血压等）能引起部分人脱发。某些侵犯皮肤的疾病也可以侵犯毛囊，如系统性红斑狼疮、扁平苔藓或癣菌病。通过拔拉毛发形成特定的发型可伤害发根。拔毛癖的人不断地拔发（包括眉毛和睫毛），有时也会引起秃发。

斑秃

斑秃是头发呈块状脱落（有时可引起全秃）的疾病。发病时，呈圆形的斑块状脱发会突然出现。头发脱落后暴露出的头皮是正常的皮肤，会有些根部特别狭窄的白色毛发。病因不明，但压力可能是一个触发因素。斑秃患者的指甲也可能会出现凹陷。少数情况下，会出现全身永久性脱发，包括腋毛、阴毛、眉毛和睫毛。

斑秃引起的脱发可在数月内自行停止，然后头发最终会重现长出。为刺激毛发生长，可以外涂米诺地尔或皮质类固醇类乳膏，或在头皮内注射皮质类固醇类药或处方药来帮助减缓异常的免疫反应。尽管如此，对斑秃的治疗并不总是有效的。

治疗

秃发的治疗应根据病因，脱发的情

况和脱发的范围而定。许多患者用假发来盖住头皮。毛发移植手术是男性最常见的美容手术。

外用非处方药物米诺地尔（女性用2%的浓度，男性用5%的浓度）4~6个月就可以长出绒毛，6~12个月可以长出和以前毛发一样的新发。但如果治疗停止后毛发也会停止生长。口服药物非那雄胺对半数的男性型秃发有效，但至少口服6个月才能产生明显的效果。治疗高血压的药物螺内酯能减低雄激素水平，可治疗和雄性激素水平相关的女性秃发。

毛 囊 炎

毛囊炎是可以发生在皮肤或头皮的任何部位的毛囊感染。多数毛囊炎是由葡萄球菌通过除毛例如剃须、拔除、涂蜡祛除的引起。毛囊炎也可以由接触能在热水浴盆中存活的绿脓杆菌而引起。

症状

毛囊炎的特征性表现是接触细菌后2天内出现瘙痒性、肿块样的红色疹子。肿块逐渐变成深红色有触痛的结块（节结）或发展成小的，充满脓液的水疱。

诊断和治疗

根据疹子的外观或在过去3天内有过热水桶浴，医生就可以怀疑是毛囊炎。症状轻的毛囊炎不需要治疗，因为感染可以自愈。外用局部抗生素乳膏或洗液消除细菌，口服或局部外用药物减轻瘙痒。

如果症状严重，可以口服抗生素如四环素、米诺环素、环丙沙星、青霉素或头孢菌素4~6周。如果是慢性或复发

多余的毛发

毛发过多（多毛症）通常并不是身体不健康的表现。但尽管如此，也需要就医，因为多毛症（痣上的毛发或不应出现毛发的地方）可以由疾病或药物副作用引起。在这些情况下，治疗潜在的疾病可以解决多毛问题。

暂时的脱毛包括剃除、拔除、涂蜡拔除和脱毛乳膏、洗液或喷雾剂。毛发也可以通过漂白使其看起来不明显。处方药依氟鸟氨酸是一种局部用的酶抑制剂，不能祛除毛发但可以减缓女性面部多余毛发的生长。唯一能永久性祛除毛发的方法是利用电解和激光祛除毛发。

感染，感染部位需要停止剃须3个月以清除细菌。如果是在热水浴后发生的毛囊炎，需要调节水的 pH 值和在热水浴中通氯气以杀菌和防止细菌繁殖。

甲 沟 炎

甲沟炎是甲的基底或两边角质层或皮肤褶发生感染。感染通常由细菌或真菌引起，多见于长期双手浸泡在水中的人。由细菌感染引起的甲沟炎起病突然。真菌感染引起的甲沟炎疼痛不明显，发展缓慢，经常会转变成慢性病。

症状

甲沟炎的症状包括皮肤或甲褶红肿、疼痛。角质层可以和甲床脱离，如果按压甲，会有脓液流来。当甲褶受到感染后，甲的一边就会有脓水疱形成。

甲周围皮肤也可以感染。角质层不再保护甲床，从而使甲床被破坏和变形或使甲的颜色发生变化。如果有真菌感染，甲会变厚、变白和成粉状。

诊断和治疗

医生根据症状就可以做出诊断。刮去甲样本经过培养后通过显微检查可以鉴定出是细菌还是真菌感染。

可用抗生素治疗细菌性甲沟炎，抗真菌乳膏治疗慢性真菌性甲沟炎。如果有脓疱，需刺破脓疱排脓，以减轻疼痛和加速愈合。

其他甲疾病

许多因素可使甲变形、颜色异常或内嵌。因为甲异常可由多种潜在疾病引起，因此需让医生来分析异常的甲。

甲畸形

角质层下面的甲形成部位受伤可以使整个甲变厚。变厚在脚趾甲处最明显，可以由不合脚的鞋或动脉粥样硬化或糖尿病引起的循环变差所引起。许多疾病如银屑病、扁平苔藓和甲沟炎能引起甲前端和它下面的皮肤分离。缺铁性贫血能导致勺子样甲。甲发育不良可以形成暂时的甲沟。

甲颜色异常

甲可以被烟或甲油染成黄色或棕色。碰伤可以引起甲黑色或蓝色斑点。贫血可引起甲床苍白，某些心脏和肺疾病可引起甲床出现蓝灰色。如果细菌进入甲和皮肤之间，甲可以变成淡黑青色。甲下出现小的、黑色裂纹样区域表明有心脏瓣膜感染。

甲内生

大脚趾的甲边缘可以卷曲挤压皮肤，甲生长时引起疼痛。如果甲继续向皮肤生长，可引起感染因皮肤不能愈合。内生甲常由不合脚的鞋子挤压、外伤或修剪不当引起。

诊断和治疗

甲如果出现变形或者出现与甲不匹配的变色需要去就医。因外伤而严重受损的甲常在9个月内重新长出。

如有大脚趾甲内生需就医。如甲未感染，可在甲和脚趾之间置以棉球减轻疼痛。如甲感染，可除去内生甲的边缘和靠近它的皮肤皱褶。要预防内生甲可采取上文所列出的溃疡保护甲的措施。

怎样保持甲健康

以下方法可以帮助你保持甲健康：

● 保护甲和甲周围皮肤，特别是浸入水中时，在白色棉手套外加套戴橡胶或合成手套。

● 不要用强效肥皂洗手和足。强效肥皂可使甲和皮肤变干。洗手足后外用保湿剂。不要后推或除去角质层，它可以阻止微生物进入甲下引起感染。

● 不要后推或除去角质层，它可以阻止微生物进入甲下引起感染。

● 甲油可以使甲变脆和变弱，使用频率每周不要超过1次。

● 不要让甲太长以防分裂。

● 勤修甲，如果自己不能修剪，可以让家庭成员或专业人员修剪。

● 修直脚趾甲以防伤害甲边的皮肤。

● 穿宽松合适的鞋子和袜子以免挤压脚趾甲。

第十八章
整 容 外 科

整形外科包括美容（整容）外科和重建外科。整形医生通过外科手术纠正身体外形的异常，这些异常的原因是多方面的，包括先天性、外伤后、感染和某些疾病如肿瘤。例如，行乳癌切除的妇女需要进行乳房再造手术。虽然受政策影响，但重建外科通常仍属健康保险范畴。

该章节重点描述整容外科——通过手术达到个性化的外貌。整容外科在重建外科的基础上发展起来，二者采用的许多方法是相同的。整容外科是选择性手术，健康保险通常不承担费用。请细心阅读你的健康保险条款，查明哪些手术属于保险范畴，哪些不属于。

做美容手术前需要深思熟虑，制定较为现实的目标。变换手术方式可以强化外形和提升你的自信心，但是，最终的手术效果也许并不完全和你的预期相一致。初诊时整容医生会对你的全身健康情况进行评估，并仔细检查你所要整形的部位。在与医生交谈时请将你的期盼诚实地说出，医生会对你的要求及其风险利弊做出解释；同时也会推荐手术方案，而这个方案的效果最接近你所选择的手术方法。

面部手术

整形医生通过整形手术可以改善面部老化如皱纹和皮肤松弛，使外形更美。面部美容手术范围较广，包括上下眼睑手术、前额提升、鼻部手术、面部提升、面部充填、胶原注射。肉毒杆菌毒素或胶原注射可以改善面部皱纹。

鼻部整形

整形医生进行鼻部手术（鼻整形术）是为了重塑外形和纠正鼻部呼吸障碍。鼻整形是我国最为常见的手术，每年有超过 500 000 人做这类手术。鼻部整形没有年龄的上限。许多人是在做面部除皱或其他美容手术的同时接受鼻外形的手术。

手术过程

根据预先设定的结果，外科医生能够降低或提升你的鼻梁，缩小外形或降低高度，缩小鼻孔或重塑鼻尖。鼻整形手术切口有暴露性和隐蔽性两种，前者，医生在鼻中央底部切开皮肤，将皮肤和潜在的骨和软骨进行分离，重塑鼻部外形（去除、添加、重排潜在的鼻骨和软

如何选择整形医生

外科手术都有风险，为了确保能获得较好的手术效果，你所要做的最重要的事就是选择一位技术精湛、经验丰富的整形外科医生。你的家庭医生和曾做过美容手术的亲朋好友会向你推荐一些有潜力的外科医生，将他们进行排列并逐一证实他们的受训情况和已取得整形外科协会颁发的许可证，该协会要求整形医生有较高的训练标准和专业要求。获得协会资格必须是医学院校毕业后再完成至少 5 年住院医生训练，通过全面考试，并且被证明能进行美容和重建手术。

经验也是寻找整形医生的关键，选择的医生应该做过多次你所感兴趣的手术。询问他做过多少次该类手术，并请医生出示过去病人的手术前后照片。

确保手术设备的严格安全标准，手术器械必须通过地区或国家的信任机构的许可。必须在有资质认可的条件下进行手术，由有资格的医生在设备完好的条件下所做的手术将会是最安全的。

骨），然后缝合皮肤；后者，医生将切口做在鼻内侧，因为这样使切口更隐蔽，不易被发现。有些情况如鼻孔缩小手术，医生在鼻孔下方切除部分皮肤，用可吸收缝线（免拆线）缝合切口。

手术完成后，医生常常用一块夹板固定和保护鼻部，在鼻腔内放置衬垫或质软的鼻夹板，以确保两鼻孔间软骨的正确位置。手术第二天去除鼻腔填充物，但是，夹板必须留置 5~8 天。

绝大多数鼻部手术在门诊进行，一般 1~2 小时即可完成，但也有部分手术需要更长时间。有些鼻整形手术需要全

鼻整形术切口

在实施隐蔽性鼻整形术时，大部分手术切口造在鼻内侧。有时在鼻孔下方切除部分皮肤。切口用可吸收的缝线（免拆线）缝合。

身麻醉，有些手术仅给予局部麻醉加些镇静剂即可。

术后处理

手术后鼻和眼周可出现肿胀，鼻部暂时性的僵硬，这些情况会逐渐改善，鼻部重新柔软。术后 1 周内可能有头痛，鼻腔出血，将头部抬高（即使睡眠时）可减轻肿胀和出血。术后 1 周鼻部避免硬物撞击，至少 8 周内避免阳光直晒。

术后最主要的风险是感染、出血，以及小血管破裂造成鼻部皮肤永久性红斑。鼻整形术可改变你原有的面部外观，是你原来所不曾想到的。在选择这种手术者中，95% 以上的人对手术结果

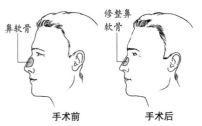

整形鼻部

鼻软骨过高可能产生局部臃肿和驼峰样外形（左图），美容医生可以通过去除部分软骨来改善鼻外形（右图）。

是满意的。

接受鼻整形手术的人士中，鼻功能将在1~2周内恢复正常，靓丽的外观将在1年后才能显现出来。

眼睑手术

眼睑手术（医学上称之为眼睑整容术）是整容外科最常见的手术之一。外科医生通过手术可以改善上眼睑下垂和下眼睑松弛，这些表现给人以倦怠和苍老感觉。有些人上睑松弛严重到影响视力（这样的病例属健康保险范围，因为这已不仅仅是为了改善外貌）。

在进行眼睑整容术时，外科医生将上眼睑或下眼睑（或上下睑同时）中多余的皮肤、脂肪和肌肉去除。眼睑手术并不能去除眼周暗圈，细小的皱褶（鸭

掌纹），以及松弛的眉毛。有时，医生将眼睑手术和额部除皱或面部除皱结合进行，以达到更好的效果。

手术前要对接受手术者全身情况进行完全的评估，包括有以下疾病的人，如青光眼、视网膜脱离、甲状腺疾病如甲亢、高血压、糖尿病、心脏病。

手术过程

眼睑手术一般在门诊进行，采用局部麻醉加镇静剂或全身麻醉，通常需要1~3小时，这取决于上眼睑或下眼睑是否都要进行手术。

在进行上眼睑手术时，医生要标记出较自然的眼睑折叠线，这样的目的是沿此线切口产生的瘢痕可隐藏在皱褶中。切开后将多余的脂肪、肌肉和皮肤去除和修整。在做下眼睑手术时，沿睫

眼睑手术

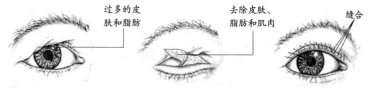

过多的皮肤和脂肪　去除皮肤、脂肪和肌肉　缝合

上眼睑手术

上眼睑手术可以改善眼睑下垂（左图）。首先沿眼睑自然皱褶线切开，这样可以最大限度地将瘢痕隐蔽，将多余的皮肤、脂肪和肌肉去除（中图），最后用可吸收细线缝合（右图）。

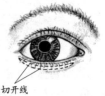
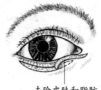
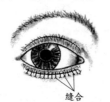

切开线　　　　去除皮肤和脂肪　　　　缝合

下眼睑手术

沿睫毛线或睑下折缝内做切口（左图），也有医生做睑内切口，瘢痕不易发现。然后修剪多余的皮肤和脂肪（中图），并将切口用可吸收线缝合（右图）。

毛线或睑内切口（瘢痕不易发现），去除和修整多余的脂肪、肌肉和皮肤。用可吸收细线（免拆线）缝合切口，切口瘢痕可隐匿在自然的睑皱褶中。

术后处理

手术后 2~3 周可出现局部的瘀血和肿胀，尤其是眼角部位。暂时的眼睑僵硬也属正常，有些人僵硬程度可感觉眼睑似乎不能闭合。这种感觉几周后会逐渐消失。局部疼痛、眼睛干燥、烧灼、瘙痒也会在数周内发生，恢复期内也可以出现复视、视物模糊、流泪，对光和风敏感。有些罕见情况甚至出现眼睑下垂和外翻，这样的病例需要再次外科处理，恢复时间将延长。眼睑手术的最大风险是感染。术后可涂眼膏防止干燥，也可用一些止痛药，减轻局部的不适。

眼部的冷湿敷在一定程度上可直接减轻肿胀。保持头部的抬高，即使在睡眠时也应保持这样的体位。要遵照医嘱每天清洁眼部黏稠的分泌物，以预防感染。至少在 2 周内不要戴隐形眼镜，或者当医生告诉你可以时再戴。手术后 2~3 天或许能够看书或电视，一周内也能够参加工作，但是，1~2 周内仍应避免激烈活动如跑步。

眼睑外观的改善通常能持续几年时间，有些人改善的效果是永久的。

额部除皱

额部除皱也称提眉术，随着年龄的增长，前额、眉及鼻部的都会出现皮肤松弛，皱纹加深，该手术就是用来改善这些老化症状。医生将额部多余的组织去除，将额部皮肤拉平，使皱眉时的皱

肉毒素消除皱纹

不愿意接受手术者可通过注射肉毒素 A（肉毒杆菌产生的蛋白质）消除皱纹。将肉毒素注入面部肌肉，即可引起该肌肉的暂时性麻痹，持续时间可达数月之久。麻痹的肌肉不能牵拉面部的皮肤，使皱纹皱褶松弛，恢复皮肤平滑。此方法对额部皱纹、眼周鱼尾纹、眉间皱褶效果较好。注射肉毒素约需 10 分钟，起效时间在 1~5 天以后。

应注射最小剂量的肉毒素，常见的副作用包括注射部位轻度肿胀、麻木、头痛、瘀血、皮疹、恶心、眼睑下垂，这些不适都是暂时性的。有些注射过肉毒素的人士称他们的偏头痛得到了暂时性减轻。

纹不明显。

有些年轻人眉部皮肤较松弛，适合做手术，但绝大多数做此手术的还是 40~70 岁年龄段的人。

手术过程

额部除皱有两种方法：一是内镜法，二是切开法，前者是最常用的方法。在实施内镜法时，在发际线后做数个小切口，插入可弯曲的可视器械（内窥镜），通过内镜用小型外科器械去除多余的组织。无须拉平额部皮肤，术后瘢痕也很小。

实施切开法时，在发际线后或直接沿发际线做切口，切除额部多余组织。也可以在一条额部皱纹线内做切口，这种切口适用于额部皱纹线很深的男性。切除了多余的组织后，将额部皮肤修塑平

整，缝合切口。

切开法需 1~2 小时，内镜法需要更多一点儿时间。手术在门诊进行，可以局部麻醉（加镇静剂），也可以全身麻醉。

术后处理

手术后 3 周内可能会出现头痛、肿胀、瘀血等症状，也会出现额部和头皮麻木和发痒，可持续几个月。有些人可能出现切口周围毛发脱落，这只是暂时的现象。罕见的并发症有感染、出血和明显的瘢痕。

手术 7~10 天将未吸收的缝线拆除后，即可返回工作岗位和其他常规活动，再过几周才能恢复更激烈的活动。术后数月内即使应用防晒霜，额部皮肤也应避免阳光暴晒。瘀血持续时间较长者，可以通过化妆加以暂时掩饰。

面部除皱

整形医生通过去除面部多余的组织并将皮肤提升使面颈部更显年轻。面部除皱术能够消除沿口鼻角行走的皱纹线，解除双下巴和去除颈部多余的皮肤与脂肪。有些面部老化如眉、睑部的皮肤松弛、口周围皱纹并不能通过面部除皱手术给予解决；但是，在面部除皱的同时可以加做一些相关的手术来弥补。面部除皱手术的最佳年龄在 40~70 岁之间，有些更大年龄的人也可以做此手术。

手术过程

面部除皱通常在门诊进行，需要几个小时。术中沿发际线上方做切口（较隐蔽处），从太阳穴开始，将切口下沿至耳前、耳后，再到下头皮；也可以在下颚接近颈部组织做小切口。先将皮肤与皮下脂肪和肌肉进行分离，如有必要，可以修剪或吸除颏颈部的部分脂肪，收紧肌肉和深层的结缔组织，将皮肤向后拉紧，去除多余的皮肤。缝合切口，耳后皮下放置引流管，便于引流渗出的血液或液体。头部可用宽松的绷带包扎，可以减轻肿胀，绷带 1~5 天去除。

术后处理

术后会有些头痛和其他不适，回家后要抬高头部以减轻肿胀。几天后可以起床走动，10~14 天不要工作，2~6 周才可以从事较费力的活动。手术最初几周出现瘀血、僵硬、水肿都是正常的，面部有紧绷的感觉。5 天左右拆线。

面部除皱手术最常见的风险是出血、感染和面部瘢痕。有些人会有发际线的改变和面部不对称的感觉。偶尔也会发生某些支配面部肌肉的神经损伤，造成麻木或无力，通常是暂时性的。

面部除皱的效果是肯定的，这种效果可以持续 5~10 年。男人们会注意到，他们有了新的剃须部位，如耳后，这是因为长胡须的皮肤被重新安排了。

切口线

分离皮下脂肪和肌肉的区域

缝合切口线

面部除皱

术中沿发际线上方做切口（较隐蔽处），从太阳穴开始，将切口下沿至耳前、耳后、再到下头皮（上图），将皮肤与皮下脂肪和肌肉进行分离（中图），收紧肌肉和深层的结缔组织，将皮肤向后拉紧，去除多余的皮肤，缝合切口（下图）。

面部充填术

面部充填术可以改变面部形状，常用于弥补颌、颊、唇的等部位的后缩、凹陷和不对称。充填材料的类型较多，多数由硅材料制成。充填物置入面部通常是永久性的。面部充填手术常与其他美容手术同时进行，以便取得更佳的效果。

手术过程

手术在门诊进行，采用局部麻醉，也可以全身麻醉，这要取决于所使用的充填物。无论哪种充填手术，医生都将在术区附近做小切口，在皮肤与脂肪或肌肉之间分离出一个腔隙，置入充填物，然后将切口缝合。

下颌充填手术需要30~60分钟，该手术切口可以位于颌的下方，也可以位于口内下唇底部。颊部充填的切口位于下眼睑内侧或上唇内侧，双侧颊部手术需要1~1.5小时。颌部充填术需要1~2小时，假体通过下唇内切口置入。下唇充填术中，将合成物质注射或直接置入下唇。

术后处理

术后会有暂时性的瘀血和肿胀，短期内吃饭或讲话感觉困难，这主要取决于假体的置入部位。术后几日可进流质或软饭。面部肿胀完全消退和面部外形恢复可能需要几个月时间。有些做充填手术者，术后需要做特别的牙护理。

手术风险有出血、感染、不对称、麻木和置入物移位。如发生并发症，可将置入物取出。

耳部手术

耳部整形手术适用于招风耳纠正、大耳缩小、耳垂撕裂修补、外伤或先天性耳缺失再造。招风耳的矫正通常在4~14岁之间进行，而手术适合在较大的儿童或成年后再进行。

假如你的孩子是招风耳，在他们有矫正欲望前都不要为外形烦恼，年龄稍大些再手术，更能配合手术，效果也更满意。

手术过程

耳部的整形手术通常在门诊进行，年龄较小的儿童一般采用全身麻醉。年龄较大的儿童和成人可以采用局部麻醉加镇静剂，手术需2~3小时。

在耳后与头皮交会皱褶处做切口，去除并修剪软骨，重塑耳外形，也可单纯将耳软骨向头部弯曲，然后用可吸收线将软骨固定在新的位置上。

胶原注射

随着年龄增加，面部皮肤出现自然松弛，胶原注射是一种较流行的非手术疗法，它能够使面部年轻化。用于美容目的的胶原材料绝大多数是天然物质，源自于纯化后的牛结构蛋白。治疗前几周，应该尽可能做胶原过敏试验，胶原注射可以改善皱纹、鱼尾纹和沿鼻口行向的"微笑纹"。

治疗过程中，医生用小针头将胶原（混入麻醉剂）注入要治疗的面部区域。如果皱纹又深又长，要进行多次注射。注射需要几分钟时间，治疗后即可恢复日常活动。胶原治疗的效果仅可以维持几个月，为了维持理想的面容，常常需要反复注射。

耳部手术区必须敷料固定1周，有些人术后须用头带固定1个月，以保持在愈合前位置不变。

术后处理

手术后几小时即可起床走动，几天内切口有些疼痛，可用些止痛药物。缝线通常1周左右溶解吸收，拆线后即恢复学习和工作。小心不要让耳部受外伤。术后瘢痕不显著，随时间推移瘢痕会更不明显。

耳部手术的并发症较少，包括因软骨感染和耳部血凝块而引起的瘢痕，有些血凝块会自然吸收，有些则需要用针头将其抽出。

换肤术

换肤术或嫩肤术是指采用大量的技术手段将表层皮肤去除，达到面容的改善。医生先要检查你的皮肤，然后确定哪种方法能给你带来更好的效果。在推荐特殊的治疗前，会根据你的皮肤类型、阳光损伤、皱纹情况，以及皮肤平滑度做出决定。最常见的换肤术有皮肤剥脱术、维生素治疗、磨瘢术和激光治疗。

皮肤化学剥脱术

皮肤化学剥脱术是采用化学溶剂减少皮肤上的细小皱纹、日晒损伤。通过去除皮肤表层达到消除皮肤表面的不规则颜色。该疗法也是当今最流行的面部美容治疗手段。对于整形医生来说，化

学剥脱术的安全性也最高。

化学剥脱术使用的化学溶液成分和浓度有所不同，浅度剥脱作用时间短，恢复所需要的时间少；浅中度剥脱术通常使用酸性化学物质，如 α - 羟酸（AHAs）或三氯乙酸（TCA）。大多数深度剥脱使用有强腐蚀性的化学物质如苯酚，比起中度剥脱术使用的物质有更大的风险。深度剥脱适用于皱纹严重或处于癌症前期生长者。有心脏病史的人使用苯酚有一定的危险性，假如你有心脏问题，在进行深度化学剥脱术以前，务必向你的医生说明。

手术过程

AHAs 化学剥脱术不需要麻醉或镇静剂，医生用一块海绵、棉垫或刷子将AHAs 溶液用在你清洁过的面部，小心不要接触到眼睛、眉毛和唇部。这一过程大约需要 10 分钟的时间。

TCA 或苯酚治疗时，可用镇静剂，但不需要麻醉（因为治疗溶液本身含有麻药）。治疗前要将面部洗净，TCA 剥脱过程大约需要 30 分钟（要想获得预期效果，可能需要一次以上的治疗）。苯酚治疗过程中需要心电图（ECG）监护，以确保苯酚没有对心脏造成影响。

医生将治疗溶液用于面部，待 1 小时左右面部会自然形成保护性的壳膜，再在其表面涂上一层凡士林或盖上一层防水贴膜。凡士林或防水贴膜必须保留1~2 天。如果使用贴膜，保护性的壳只有在去除贴膜后才能形成。

术后处理

AHAs 有时会引起皮肤刺痛、红斑、脱削、干燥、过敏等症状，有时甚至皮

肤结痂，这些副作用都是暂时的。不需要使用其他覆盖物。医生会向你推荐面部清洗剂或霜剂回家后使用，每天1~2次，持续几周。绝大多数治疗后，粗糙、干燥、日光损伤的皮肤会有直接改善。治疗后数周内必须使用防晒霜。

TCA可能会有皮肤刺痛，甚至剧痛，医生会让你服些止痛药。由于剥脱液穿透深度不同，面部也可能出现明显的肿胀，1周左右消退。7~10天后你将能看到新生的皮肤，当皮肤完全愈合后即可返回工作岗位。治疗后一定要避免日光暴晒，数月内用防晒霜保护。

苯酚可以引起面部明显肿胀，几天之内双眼难以睁开，术后最初几天可用吸管进流质。尽管苯酚治疗几周后即可返回工作，但要完全愈合需要几个月时间。在没有完全愈合前，面部红肿可用化妆掩饰。

苯酚治疗后，面部皮肤不再产生黑色素，这就意味着你的脸不再会被晒黑，但是却更容易遭受日晒的损伤。因此，在你的余生中，必须保护你的皮肤防止日光造成的损伤。苯酚剥脱有时会引起令人不快的结果，例如，皮肤颜色的不均匀和瘢痕。但是，绝大多数的治疗者对治疗后面部戏剧性的改善效果是满意的。苯酚治疗效果可以持续20年。

视黄醇治疗

应用视黄醇素嫩肤是一项可以在家庭操作的治疗技术手段。视黄醇是一种含脱乳化剂（在化学上与视黄醇A有关的物质）的凝胶或霜。含视黄醇的皮肤制剂治疗日光对皮肤的损伤，也包括皮肤的细小皱纹和老年色素斑。凝胶的作用强于霜剂。医生通常会给准备进行皮肤剥脱治疗（见前页）的对象开出视黄醇的处方，因为视黄醇能使皮肤表层变薄，有利化学剥脱溶液的穿透。视黄醇也可以治疗严重的痤疮。

手术过程

视黄醇在睡觉前应用最好。先将面部用温和的肥皂或清洁剂洗净，用毛巾轻轻拍干，然后让面部完全变干，大约需要15分钟。将豌豆般大小的视黄醇轻轻涂抹在你的整个面部，避免接触到眼睛。早晨起床，用些含有阳光保护因子（SPF）遮光剂的保湿剂。避免在上午10时至下午3时暴露在阳光下，因为该时段阳光最强。视黄醇应用要成为常规，坚持8~12个月。此后，医生可能会向你建议最低应用频率。只要你坚持视黄醇的应用，其嫩肤效果将得到持续。

术后处理

应用视黄醇后，皮肤变红、干燥、易激惹，尤其在开始应用的前几周。假如激惹过度，医生会建议你减少应用次数，改为隔晚或隔两晚一次。由于视黄醇使皮肤变薄，对阳光更敏感，因此，更需要用遮光剂和减少暴露在阳光下。视黄醇应用的前几个月，皮肤呈现玫瑰光泽，6个月左右细小皱纹和老年斑将会消失。

磨 疤 术

磨疤术又称疤痕磨平术，即为了达到美容目的，用器械将面部皮肤表层去除。采用的是手持器械，这种器械装有微型高速旋转轮，轮的表面粗糙类似砂纸。磨疤术对消除细小皱纹特别有效，尤其是口周的垂直皱纹。对面部的瘢痕

（包括痤疮疤痕）也有效果。面部磨疤可以局部治疗，也可以全面部进行。治疗区域的最终颜色能与周围皮肤相融合。

手术过程

磨疤时间可以是几分钟，也可以超过 1 小时，主要取决于治疗面积的大小。如果治疗面积较小，仅需局部喷射麻药使皮肤感觉迟钝即可。此外，也可以进行局部麻醉加镇静剂或全身麻醉。磨疤术常在门诊进行。为了做好手术，医生也需要经常对磨疤的旋转轮进行维护。

术后处理

术后通常会有暂时性肿胀、麻痛、烧灼、痒感，以及皮肤发红。医生会让你服药来减轻疼痛。治疗区的表面将会形成壳状物，3~5 天后会自然脱落，新生的皮肤显现出来。治疗后的 6~12 个月新皮肤颜色较周围肤色浅，对阳光更敏感（更容易遭受阳光的损伤）。由于新皮肤黑色素缺失，皮肤不易变黑，因此，需要保护皮肤免受阳光的损伤，避免直接和间接接触阳光，外出带宽沿帽和涂防晒用品。

磨疤术的主要风险是感染、永久性瘢

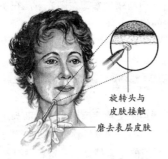

旋转头与
皮肤接触
磨去表层皮肤

磨疤术

磨疤术通过器械磨去表层皮肤达到消除面部细纹、皱纹和痤疮疤痕，这种器械装有微型高速旋转轮，表面粗糙类似砂纸。

痕和肤色异常。有些人磨疤后出现皮肤敏感性增强和冻疮，局部皮肤按压易充血。

治疗后 2 周可进行化妆掩饰面部皮肤发红。尽管磨疤术的作用是永久的，但是，这种治疗方法并不能阻止随年龄增长新皱纹的出现。

激光嫩肤

激光嫩肤是一种较新的技术，通过去除面部表层皮肤达到面容的改善。采用是脉冲高能光束，将皮肤表层欲去除的组织蒸发。该治疗手段可以改善面部皱纹、唇周细纹、鱼尾纹、下眼睑皱纹、痤疮或手术瘢痕，以及肤色的不均匀。激光嫩肤比起皮肤剥脱和磨疤的风险要小得多，但是仍然会发生瘢痕、感染、皮肤色素脱落和出血等情况。

脉冲激光也可以用来去除面部的小静脉破损、腿部蜘蛛痣、体毛不均匀。非脉冲的连续激光束可切除皮肤肿瘤和疣，也可以进行眼睑部美容手术。

手术过程

大多数激光嫩肤在门诊进行，采用局部麻醉，类似牙科治疗，也有因为进行全面部嫩肤而需要全身麻醉。医生手持棒状激光器，将表层皮肤组织灼除。也可以根据穿透深度精确调整激光束的能量。激光嫩肤术需要 1 小时左右。

术后处理

手术后，面部覆盖一层清洁敷料，也可以给带膏剂回家自己涂抹。3~5 天更换敷料，直到皮肤再生为止。皮肤表面会形成一层壳膜，几天后自行脱落。术后可能没有疼痛或不适，但仍可能感觉

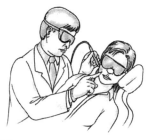

激光嫩肤

手术中，医生用高能脉冲光束去除皮肤组织。医生和病人都佩戴护目镜阻挡光线。激光能使阳光损伤的表层皮肤蒸发，去除面部细纹、皱纹和痤疮瘢痕。

有些不自然，所以等几天后再去上班。新生的面部皮肤呈红色，然后变浅呈粉红，持续数周至数月。避免不必要的日光暴露，外出时涂抹遮光剂和戴宽檐帽。激光嫩肤的风险较小，但仍可能出现皮肤颜色的脱失，也可能出现瘢痕，但较为罕见。

乳房整形

有些妇女对自己乳房外观不满意，乳房太小的要求增大，而另一些妇女会因乳房不对称而要求进行外形和大小的纠正。妊娠和喂乳后，或年龄增长都可以使乳房的坚挺度降低，形状松弛呈袋状。乳房提升术可以使下垂的乳房重新抬高。有些妇女乳房过大，产生背颈疼痛，乳罩悬挂造成肩部压痕。她们对乳房的外形不满意。乳房缩小术可以减轻她们的生理负担，同时也能缓解她们因乳房巨大带来的心情不愉快。

值得注意的是任何乳房手术都会留下手术瘢痕，但是，手术时医生会尽可能将切口放在乳房下方自然折皱处或其他不容易被发现的区域。手术前可以让医生展示以前曾做过此类手术的照片，了解手术效果。有些乳房手术会影响今后喂乳，尤其是乳房缩小术，术前必须和医生交谈此类问题，以及你所关心的其他任何疑问，然后再决定是否进行手术。

隆乳术

隆乳术医学上称乳房增大成形术，通过外科方法置入充填物使乳房增大，达到美容的目的。乳房充填物采用柔韧可塑型的囊状物（硅树脂），囊内用盐溶液充填。

全身检查后医生会决定置入充填物的最佳方法。可选择以下部位做手术切口：乳房下褶皱、乳晕（乳头周围暗色皮肤）或腋窝，充填物由切口处置入。切口的具体位置既要取决于解剖部位，也取决于医生的经验。置入物可以置于胸大肌前，也可以放在胸大肌后。医生会与你讨论如何选择最佳的位置。

手术过程

隆乳术需要全身麻醉，或者局部麻醉加镇静剂。大多数隆乳术在门诊进行。

切开皮肤，将皮肤和乳房组织提起，直接在乳房组织下分离出腔隙，也可以在胸肌后分离出腔隙，然后将充填物置入，位置应该在乳头的正下方，然后将切口缝合。两侧乳房的手术方法相同。手术后用纱布绷带固定有利于促进愈合。

术后处理

手术后的最初几天可能有疲倦或局部的剧烈疼痛，医生会鼓励你起床走动，也会给你一些止痛药减轻不适。术后乳房可出现瘀血和肿胀，2周内乳头也可有灼热感，术后7~10天拆线，酸痛和肿胀通常要持续3~5周。

术后几天就可以返回工作岗位，医生会告诉你何时才可以进行体操和做上举活动。数月内手术瘢痕明显发红，然后颜色逐渐消退，但瘢痕完全消失是不可能的。

隆乳术的最常见并发症是瘢痕挛缩使乳房变硬，其原因是囊状充填物周围形成瘢痕，瘢痕较硬，再向内积压囊体，使乳房感觉僵硬。处理方法可以通过手术去除瘢痕，也可以将瘢痕做平行切开松解，使充填物恢复弹性，此外，也可以取出充填物重新置入。

并发症还有大出血、感染乳头或切口区麻木，感觉通常能逐渐恢复，但是也有永久性感觉丧失的情况。创伤有可能造成置入物的破溃或塌陷，有时即使日常活动也可能发生上述情况。一旦破溃发生，囊内盐水可被机体吸收，但是，囊体本身必须取出和更换。请记住在确定手术前，务必和你的医生讨论手术的风险和有可能发生的并发症。

缩 乳 术

过大且悬垂的乳房给妇女造成不适和活动受限，缩乳术通过去除乳房部分脂肪和皮肤使乳房外形缩小、重量减轻，使其与身体各部位更加协调。接受缩乳术的最佳人选为乳房已发育完全，要求减轻大乳房给她们造成的生理性不适，同时也能改善她们的形体。计划哺

隆乳术

隆乳术是采用充入盐水的硅胶囊或其他柔韧材料使乳房增大。医生对乳房进行检查后，确定置入充填物的最佳路径和放置部位（胸大肌前或后）。

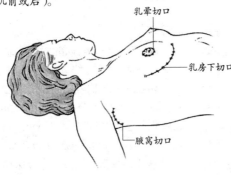

隆乳术切口选择

切口可以选择在乳房下方自然褶皱处，也可以采用乳晕（乳头周围暗色皮肤）或腋窝切口。

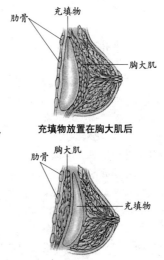

充填物放置在胸大肌后

充填物放置的部位

充填物可以放置在胸大肌后（上图），也可以放置在胸大肌前（下图），具体位置必须由你和医生共同确定。

乳的妇女也不适合做乳房缩小手术，因为该手术会损伤许多乳腺导管，有可能造成今后哺乳困难。

手术前医生会要求拍乳房 X 线片。如果估计切除的乳房组织较多，医生会建议你手术前抽取自己的血，以备术中需要输血。

手术过程

缩乳术可住院进行，也可以在门诊部进行。通常需要全身麻醉，手术需要 2~4 小时。

手术方法根据切除乳房组织的多少而确定，最常用的方法是在乳晕（乳头周围暗色皮肤）周围做船锚形切口，位置在每侧乳房的正中，下切口沿乳房底部的自然皱褶处进行，然后切除多余的脂肪、腺体和皮肤，将乳头向上提升，再将两侧的皮肤向内、向下拉合，皮肤上缘将乳头围绕，并沿着切口线将皮肤缝合。如果乳房巨大，可以将乳头切下后重新移植到乳房新位置上。这最容易造成乳头的感觉丧失。

抽脂法也称无瘢痕缩乳术，通过将乳房的脂肪组织抽出达到缩小乳房的目的，手术创伤较小。该方法正处在探索中。

术后处理

手术后用纱布覆盖，弹力绷带包扎，外层用胸带固定。手术可放置引流管以便排出积血或积液，1~2 天后拔除。医生会鼓励你术后 1~2 天就起床走动。绷带 48 小时后解除，但胸带仍然需要 24 小时不间断佩带，持续几周，直到肿胀和瘀血消退为止。术后 1~3 周拆线。

手术后几天有些疼痛，尤其当你活动或咳嗽时更明显。轻微的疼痛可能要

持续 1 周，周期性的刺痛有可能持续几个月。医生会给你药物帮助减轻不适。乳头和乳房皮肤的感觉丧失较为常见，尽管有报告称感觉丧失可持续 1 年，但多数 6 周左右时间可恢复，也有永久性感觉丧失的情况。手术将会留下永久性瘢痕。

要遵照医生的嘱托逐步恢复日常活动。乳房外形的完全恢复需要 6~12 个月。你对术后乳房外形的适应需要一定的时间，绝大多数的妇女对缩乳术的效果十分满意。缩乳术的常见并发症有出血、感染、双乳不对称、乳房和乳头感觉的永久性丧失。也有罕见的情况发生，即由于血液供应障碍，造成乳头和乳晕组织坏死。如果发生此类情况，可以通过皮肤移植的方法予以解决。

男性乳房缩小术

有些男人的乳房也较大（男子女性型乳房），可以通过手术将过多的腺体组织切除。所采取的手术方法取决于乳房增大的程度。多数医生采用脂肪抽吸的方法进行男性乳房的缩小。抽吸脂肪的方法通常与手术的方法结合使用，手术的方法与女性乳房缩小术方法相类似。

手术过程

男性乳房缩小术可以在门诊部进行，采用全身麻醉，也可以给予局部麻醉加镇静剂。无论是吸脂法或切开法，切口都位于乳晕的下半部（乳头周围暗色皮肤）。如果绝大多数是脂肪组织，可将吸脂棒插入切口，并将脂肪和其他组织吸出；如果腺体组织较多，可以采取外科的方法将大多数的组织去除。手术通常需要 1~2 小时。

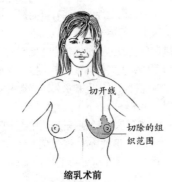

缩乳术前

乳头的新位置

缝合处

皮肤向下拉合

缩乳术后

缩乳术

缩乳术可以使乳房缩小、重量减轻、使乳房外形与身体各部位更协调。术中采用锚形切口，将多余的脂肪和皮肤切除，将两侧皮肤对齐并缝合，乳头重新定位于乳房较高的位置上。手术将留有永久性瘢痕。

术后处理

手术后可能出现暂时的肿胀、瘀血、麻木、酸痛或烧灼感，可持续几天至2周。3~7天后可以恢复一般的活动，2~3周后才能进行较剧烈的活动。肿胀和瘀血3~6个月消退。医生可能会推荐穿几个月的弹力套装，这样可以减轻术后症状。除了一般的手术风险外（如感染），缩乳术的并发症有乳房不对称、皮肤下垂、肤色异常和额外的瘢痕。

多数男人对手术效果非常满意，这种效果是永久性的。但是，如果去除

的组织太少，或没有将局部的皮肤做一定的去除，有可能还需要再次手术。

乳房提升术

乳房提升属美容手术，该手术将松弛、拖挂的乳房抬高和重新塑性。乳房下垂的原因有妊娠、哺乳，或是年事已高。手术方法是将乳房下部过多的皮肤切除，乳房较小的女子手术效果最佳，因为大而重的乳房术后又可能开始下坠。乳房提升术的效果不是永久性的，因为没有那种方法能阻止地球引力的作用。所以，如果计划孕育后代，还是将乳房提升术向后延期，因为妊娠和哺乳有可能使你的乳房重新下垂。

手术过程

乳房提升术通常在门诊部实施，在全身麻醉下进行，需要1.5~3.5小时。手术切口将决定去除皮肤的界面和确定乳头的新位置。将多余的皮肤切除，并将乳头和乳晕移到新的位置上，再将剩余的皮肤向下拉合，使两侧乳房外形得到重塑。有些小乳房的妇女在乳房提升术的同时

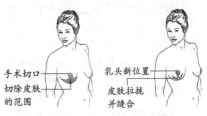

手术切口切除皮肤的范围

乳头新位置

皮肤拉拢并缝合

乳房提升前   乳房提升后

乳房提升术

乳房提升术可以使因妊娠、哺乳或年龄增大而松弛下垂的乳房上提和重塑。手术中，在每侧乳房做船锚形切口，切除乳房下部多余的皮肤，并将乳头和乳晕上移到新的位置，再将两侧的皮肤向下拉合，乳房即上举，外形得到改善。

进行乳房充填，以使胸部更加饱满。

术后处理

手术后直接用纱布、弹力绷带或胸带将乳房固定。几天后需要在纱布绷带外穿上质地柔软的胸衣，24小时不间断持续3~4周。医生会检查你的乳房情况，并于术后1~2周将切口缝线拆除。

麻木和肿胀会造成乳房皮肤和乳头的感觉迟钝，通常麻木症状6周后逐渐消失，也有需要1年或1年以上才完全缓解。瘢痕粗糙发红可能要持续数月后渐渐消退，但是，完全消失是不可能的。根据医嘱逐渐恢复活动，返回工作岗位可能要在术后1~2周。

术后并发症较少，但可以有出血、感染、乳头不平整、乳房不对称、乳头部分或完全缺失。

形体重塑

通过形体重塑，医生可以改变你的外貌。通过去除臃肿部位过多的脂肪可以达到形体重塑的目的。最常采用的方法是脂肪抽吸术和腹部整形术，两种方法可以在一次手术中同时进行，往往可以达到意想不到的戏剧性效果。

脂肪抽吸术

脂肪抽吸术通过负压吸出过多的沉积脂肪达到形体重塑的目的。吸脂术本身并不能替代减低体重，但却是设计用来去除那些通过饮食调整和运动也去除不掉的沉积脂肪。通过吸脂术，医生能够将身体许多部位的脂肪去掉，这些部位包括腹部、臀部、股部、大腿、膝、腓、上肢、下颚、颊、颈。正常体重的健康人吸脂术的效果最好，因为他们的皮肤结实、有弹性。

手术前医生会对你的健康情况进行评估，并且还要对准备吸除的脂肪和皮肤的弹性进行检查。年龄并不是吸脂术的障碍，但是随着年龄的增长，皮肤会趋向松弛，显然达不到与年轻人同样的吸脂效果。假如不适合做吸脂术，医生会推荐你改变治疗方法。

吸脂技术被接受是因为该方法便于精确操作，术后恢复快。操作过程中，为了便于脂肪的去除，医生将含有药物和麻醉剂的溶液注入脂肪沉积部位。注入溶液的量取决于医生采取的吸脂方法，通常与吸取脂肪量相等，也有达到脂肪量的3倍。

手术过程

绝大多数的脂肪抽吸术在门诊实施，部位不多，吸量不大的吸脂术可采用局部麻醉，可加用镇静剂，也可不用。较大范围的吸脂术应采用区域麻醉，如硬膜外麻醉，与妇女分娩镇痛的麻醉方法相同。大范围的吸脂需要全身麻醉，并且需要静脉输液，有时还需要输血。

在操作过程中，医生在吸脂部位做皮肤小切口，将狭长的吸管插入皮下，来回抽动，通过真空泵将下层的脂肪吸除。抽吸完成后将皮肤切口缝合，术中或术后应给予静脉补充液体，以弥补抽出的脂肪量。

手术时间取决于欲抽的脂肪量，吸脂部位的多少，以及采用的吸脂方法，通常吸脂术需要1~4小时。

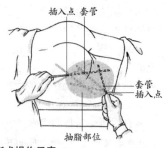

吸脂术操作示意

在操作过程中，医生在吸脂部位做皮肤小切口，将狭长的套管插入皮下，来回抽动，通过真空泵将下层的脂肪吸除。完成一个部位后再进行下一个部位，直到完成所有部位。

术后处理

为了防止术后局部积液，要在皮下放置引流管。为了减轻肿胀，几周内最好穿弹力紧身衣裤。术后常见的症状有疼痛、烧灼、出血、瘀血和暂时性的麻木，医生会开些药物减轻你的不适，用些抗生素预防感染。大多数吸脂者几天后即可返回工作，切口缝线 7~10 天拆除。

吸脂术的风险随着吸脂范围的扩大和吸脂量的增多而加大，虽然并发症较为少见，但是仍可能发生，包括感染、脂肪或血凝块形成，并随血流进入肺部，造成突然死亡。风险还包括大量液体丢失引起休克、肺积水、烧伤或皮肤、神经的其他损伤，以及部分生命器官的损伤。手术后可能会出现与理想中外观有差距，包括皮肤松垂和体形不对称，但是，随着肿胀的消退，4~6 周后你将会发现外形得到了明显改善。

腹部整形术

腹部整形术是将腹部过多的皮肤和脂肪去除，加强腹壁肌肉使腹部变平达到美化腹部的美容手术。该手术同样可以将已有的瘢痕或腹纹去除。由于腹部整形术的范围加大，将会留下较长的永久性瘢痕。

最佳的手术候选人应该是腹部脂肪量大、皮肤松弛、又不能通过节食或运动减肥的健康人。多次妊娠的妇女和年纪较大的老人也是适合的选择对象，因为他们的腹部肌肉和皮肤都比较松弛，术后效果明显。

脐下脂肪堆积者也可做局部的腹部整形，将下腹部皮肤和脂肪去除，仅在耻骨上留下较小的水平状瘢痕。脐上和腰周围可通过紧缩腹部肌肉或吸脂的方法达到腹部的整形。

手术过程

许多医生在门诊做腹部整形术，也有选择在病房的。通常采用全身麻醉，也可以局部麻醉加镇静剂。全腹部手术需要 2~5 小时，局部手术需要 1~2 小时。

先在耻上做弧形切口，长度从一侧髂腹至另一侧。在全腹部整形术中，还

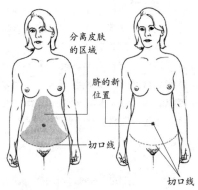

腹部整形术

切除过多的皮肤和脂肪，做连续切口，长度从一侧髂腹至另一侧。将皮肤和下层的组织分离至肋骨（左图），将多余的脂肪切除，将皮肤向下拉并将多余的皮肤修剪掉。在皮肤上做小切口将脐重新定位。沿切口将皮肤缝合（右图）。

需围绕脐做第二条切口，并将脐和周围的组织游离开（局部整形不做脐周切口）。接下来将皮肤和下层的组织分离至肋骨（局部整形分离至脐部）。拉紧腹部肌肉并缝合。再将皮肤向下拉，并将多余的皮肤切除，在皮肤上开一小口，将脐放入并缝合。再将切口缝合并用敷料覆盖。可以放置引流管将术区的液体引出。

术后处理

术后几天腹部会有些肿胀和疼痛。皮肤切口5~7天拆线，深层缝线要延迟2~3周。外层敷料去除后即须穿弹力紧身外套。

完全恢复正常需几周，甚至几个月。通常，术前腹壁肌肉越紧的人，术后恢复起来也越快。一般，术后2~4周可以重返工作岗位。术后（1~2个月）轻度的活动如散步可以促进愈合和预防下肢血栓形成，但是要避免剧烈的运动。

手术后腹部将会留下瘢痕，起初瘢痕呈色红，甚至渐明显（前6个月）；9个月~1年瘢痕逐渐萎缩，但是不可能完全消失。手术后2年内可有局部的麻木感觉。

手术并发症较少，但仍可能发生，包括手术部位或肺部（肺炎）的出血、感染、瘢痕、腹部不平整、血栓。

腹部整形术的效果是永久的，但先决条件是要通过饮食和规律的锻炼保持你的体重。

毛发移植

毛发脱落通常发生在有秃发家族史的成员，其中绝大多数为男性。女性有时也进行此类手术，但是，由于女性毛发脱落多数为全头皮，而不是仅仅发生在头皮前部或头顶部，毛发的移植难度更大，成功率也较低。最常见的秃发治疗方法为毛发移植和头皮手术，包括组织扩张、皮瓣和头皮部分切除。

毛发移植

毛发移植术是将有头发的头皮移植到无毛发部位，包括多部位播种，愈合期需要几个月，整个过程需要大约2年时间。常用的方法是环型打孔移植法：将取出的带毛发的组织插入受发区头皮切口内，每孔取出的组织含毛发10~15根，小孔含毛发2~4根，更小的含毛发1~2根。也可做条形移植，即较长的点插移植。外科医生会同时采用一种或几种方法以取得更好的治疗效果。

成功的毛发移植是获得毛发完全、健康的生长，包括头的后部和两侧。女性的毛发脱落多为整体性的，而男性多为局部性的（多见于头皮的前部和顶部），因此通常男性是更好的毛发移植的候选者。毛发的颜色和硬度也会影响治疗效果。

手术过程

首先，像牙科医生那样对取毛区域（供区）和毛发移植区域（受区）进行麻醉处理。若进行打孔移植，则用管状器械在供区皮肤上打圆形孔。如果采取其他方法，则用手术刀小心地切取一小条头皮，然后将其分离更小的节段，并将其移植到受区。两点相间约0.32厘米。以后移植的毛发会将空间填满。

供区的切口通常给予单针缝合，必

毛发移植

医生将有头发的头皮移植到无毛发部位，手术过程包括多部位种植，将带毛发的组织插入受发区头皮切口内（左）。再次手术在间隙处进行移植（中）。2年间经过几次移植手术毛发已填满，发线更自然（右）。

要时也可多缝几针。最后将全部头皮清洁后绷带固定。

术后处理

每次毛发移植后都可有头皮的轻痛、剧痛、紧固感，可服去痛药控制；也可能出现头皮的肿胀、瘀血、渗液。术后第2天去除绷带，第3天小心地清洗你的毛发。术后7~10天拆线。术后第1个月要有几次随访，监测你的毛发生长情况。

手术后3周内避免剧烈的活动，10天内限制性生活，因为这些活动会增加头皮的血流量，有可能引起出血。手术后6周内可能会有新生的毛发脱落，这属于正常情况。5~6周后毛发开始重新以每月1.27厘米的速度生长。许多毛发移植需要进行附加移植，以求达到更加自然的效果。

头皮手术

最常用的头皮手术有三种：组织扩张、皮瓣和切除。组织扩张法是将有毛发的头皮扩张到足以覆盖无毛发区的范围。皮瓣方法是先将无毛发的头皮切除，再将一侧带毛发的头皮作为皮瓣，充填到头皮缺损区。切除法即通过减小头顶部和后部的无毛发区域，然后将有毛发皮肤拉合达到目的。有时可将几种方法联合应用，以达到更好的效果。

手术过程

通常，三种方法都在门诊进行。手术前可以给予镇静剂以帮助松弛，然后在头皮进行局部麻醉。

组织扩张

医生将硅胶囊置于无毛发头皮边缘有毛发的头皮下。向囊中注盐水使其膨胀，每2周注水一次。当头皮得到充分扩张，医生将硅胶囊取出。切除无毛发的头皮，用已扩张的头皮将缺损区覆盖。

皮瓣

皮瓣手术通常在全身麻醉下进行，可住院手术，也可在门诊部进行。手术先将前额无毛发的部分头皮切除，然后在一侧有毛发部位做头皮瓣，用皮瓣将切除的头皮缺损区覆盖并缝合。

切除缝合

方法是先将手术部位的头皮做"Y"形、"U"形或卵圆形切除，游离周围组织，并将其拉拢缝合，使有毛发的组织靠近达到消除目的。切除缝合分次进行，效果会更好。

术后处理

术后用纱布敷料覆盖，24小时后清洁头皮并更换敷料，1周内不要洗发。

局部肿胀、紧绷感觉可持续10天，眼周也可出现瘀血。由于头皮血管较丰富，术后出血也较常见。假如出血较多，请即与医生联系。移植的毛发在几周内脱落属于正常现象，3~4个月后会有新的毛发生长。

第十九章
牙齿和牙龈

牙齿是有生命的组织，每颗牙的核心是富含血管和神经的牙髓组织。其中血管帮助营养牙齿，而神经感知冷、热、压力和疼痛；包围在牙髓外面比骨更硬的物质是牙本质；在牙冠（牙龈以上的牙齿部分）部分，有一层称为牙釉质的硬组织覆盖着牙本质；每颗牙齿有1~3个牙根，牙根表面覆盖着敏感的像骨一样的物质称为牙骨质；在健康的牙龈中，牙龈紧紧包裹着牙齿周围。牙根植入颌骨的牙槽窝中，一种可以吸收震动称作牙周韧带的物质（坚韧富有弹性的使牙与骨联系在一起的组织）在牙槽窝内呈线状排列，以支持牙根并保护颅骨与颌骨，使其免受来自于咀嚼食物时的震动。

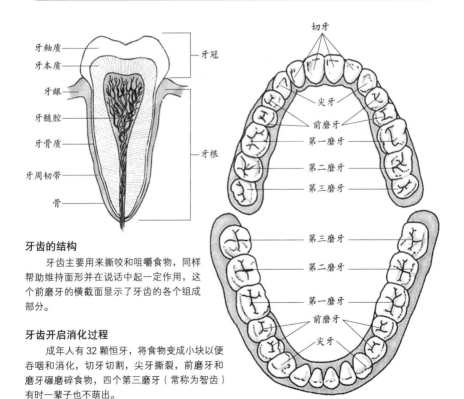

牙齿的结构

牙齿主要用来撕咬和咀嚼食物，同样帮助维持面形并在说话中起一定作用，这个前磨牙的横截面显示了牙齿的各个组成部分。

牙齿开启消化过程

成年人有32颗恒牙，将食物变成小块以便吞咽和消化，切牙切割，尖牙撕裂，前磨牙和磨牙碾磨碎食物，四个第三磨牙（常称为智齿）有时一辈子也不萌出。

虽然牙釉质是人体中最坚硬的组织，但你所摄入的糖和其他简单糖类分解所产生的酸也能腐蚀牙釉质而引起龋齿；如果不加以治疗，龋坏能进一步通过牙本质进入牙髓，可能在牙根尖周围形成脓袋（牙脓肿），逐渐发展导致牙齿脱落。

龋　齿

在刷牙过后几小时，如果你用舌尖移过牙面，你能感觉到有少量的粗糙、黏性的斑状物质存在，这种物质称为牙菌斑。牙菌斑是由黏液、食物残渣以及细菌组成的，主要位于相邻牙之间和牙齿与牙龈的交界处。牙菌斑中的细菌分解食物中的糖产生酸，经过一段时间，酸融解牙釉质中的钙和磷酸盐形成称为龋洞的微小的孔洞，这就形成了龋齿。

如果龋坏没有及时治疗，酸破坏牙釉质，并损坏其下面的牙本质。牙本质内有通达牙髓的微细小管，细菌通过牙本质逐渐到达牙髓引起牙髓感染，你机体的免疫系统对其产生反应，调动白细胞到牙髓与细菌进行战斗，牙齿周围的血管扩张以适应额外增加的血流和白细胞，而扩张的血管会压迫进入牙齿的神经引起牙痛。酸同样可以到达牙髓引起更明显的疼痛，特别是当龋坏到达牙本质的神经末梢时，疼痛更明显。如果大量的细菌侵入牙髓腔，因为白细胞不能克服感染，牙神经通常会坏死，一旦神经坏死，疼痛就停止。但是脓袋可能在牙根尖周围的组织中形成（牙齿脓肿）。

对于大多数人来说，如果及时检查和早期治疗，龋齿是不会有严重的健康风险的。然而，对于一部分如有心脏病的人，如果细菌从感染的牙齿进入血流而

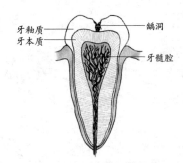

牙釉质　　　　　龋洞
牙本质
　　　　　　　　牙髓腔

龋洞

如果牙齿的牙釉质被破坏，口腔中的细菌能破坏牙本质，如果龋坏不治疗，细菌会到达牙髓腔，引起疼痛和感染。

被运送到心脏，则可能引起严重的健康风险，因为感染会损坏心血管导致充血性心力衰竭。有这种风险的人在进行拔牙手术之前需要预防性应用抗生素以消除可能发生的感染。有凝血障碍如血友病的病人或者服用抗凝药物的人，在进行拔牙手术之前应该咨询他们的内科医生，因为拔牙手术后出血不容易停止。要防止出血，医生需要采取如暂时性降低抗凝药物的剂量或者对有凝血障碍的人应用凝血因子（存在于血液中对于凝血所必需的蛋白质）等措施。如果出血发生了，牙科医生可以通过缝合拔牙创口或者用消毒纱布卷压迫拔牙窝来进行止血。

症状

牙齿龋坏的早期没有任何症状，在稍晚阶段，主要的症状可能是在进食冷热酸甜食物时会有轻微的牙痛。当龋洞进一步发展，疼痛可能会更加强烈，口腔可能出现异味，异味是由残留于龋洞中的食物和细菌产生的。

在龋坏的最后阶段，牙髓发生炎症。如果这种情况发生，你可能在进食冷热酸甜食物后出现持续性疼痛，同样

保持牙齿和牙龈健康

即使你不吃、不喝含糖和其他糖类的食物，也很难避免不出现龋齿。然而，你可以通过下面的一些简单措施来使牙齿发生龋坏的可能性减少到最低程度。

● **每天用含氟牙膏刷牙至少2次，每次至少2~3分钟。** 每天使用牙线来去除牙刷刷不到的部位的食物残渣和牙菌斑，如两相邻牙之间和接近牙龈的部位。牙科医生或者牙齿保健员将会给你演示如何正确刷牙和如何使用牙线。

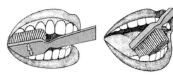

刷牙

在刷牙时，挤出豌豆大小的牙膏在牙刷上。将牙刷以一定角度放进口腔，从牙龈开始，轻轻地前后移动牙刷，仔细地刷每个牙齿的前面、后面及咀嚼面。使用软毛刷以免损伤牙龈。刷牙时不需要用太重的力，可以用牙刷轻轻地按摩牙龈，促进血液循环，有益于牙龈健康。轻轻地刷刷舌头可以去除上面的细菌，有助于保持口气清新。电动牙刷有助于全面清洁牙齿并刺激牙龈。每隔几周更换电动牙刷的刷头。

● **吃平衡饮食，减少甜食，避免吃零食，** 在两餐饭之间零星吃糖果和其他含糖和精细糖类的食品对牙齿健康是特别有害的，因为口腔中的细菌会分解这些水平产生酸而使牙釉质产生溶解，要尽量避免吃全糖食品。避免吃水果圈和其他黏性小食品或糖果，因为这些食品会粘在牙上，要用

坚果和低脂肪的奶酪来代替蛋糕和冰激凌，奶酪特别擅长于中和对牙齿上的有害酸。

● **用氟来巩固牙釉质。** 作为预防龋齿的公共健康措施，一些社区会供应加氟的自来水。加氟的瓶装水也可以得到。每天要尽力喝8杯水。13岁以下的儿童因为牙齿的牙釉质还在形成中，每年都应该在他们的牙齿上应用氟剂，牙科医生可能建议使用含氟漱口水或者氟咀嚼片，也可能直接在牙上应用氟剂。另外，要保证全家都使用含氟牙膏。

● **随时用菌斑显示剂来检查刷牙及用牙线后的效果，** 菌斑显示剂含有无毒的红色植物颜料，它能使牙菌斑暂时染色以便你能看到你刷牙和使用牙线的真实效果。在刷牙和用牙线后，咀嚼一片菌斑显示剂在整个口腔中持续大约1分钟后吐掉，检查你的牙齿，有菌斑的区域将染成粉红色，去除菌斑，再次刷和牙线清洁这些区域直到染色去除，因为颜料同样会使口腔黏膜和舌头着色，最好在睡觉前使用菌斑显示剂。

● **每年2次（或者按照医生要求）到牙科医生那儿进行检查和清洗。** 定期检查以确保你的牙科医生能在龋坏发展变严重之前检查出新的龋洞并进行填充治疗，在牙龈疾病变严重前进行治疗。牙科医生将会每年或者每两年对牙齿拍摄X线片，以便检查在常规检查时不能发现的潜在问题。

可能经受尖锐的刺激性疼痛，有时在上下颌骨都有龋坏牙存在，可能很难判断是哪颗牙齿引起的疼痛。

如果口腔中有异味持续存在，或者如果牙痛，或者牙齿对你所吃的食物异常敏感，那就赶快去看牙医吧。龋齿的早期检查和治疗可以帮助你避免日后更昂贵的治疗，帮助你防止发生如根管感染或者牙齿脱落之类的严重问题。

诊断

在牙科检查时，牙科医生将检查牙齿龋坏的早期征象，评价已经存在的填充物、冠桥修复体的情况，检查牙龈和口腔有无感染症状和其他问题存在。医生有时需要拍摄 X 线片来检查隐藏的龋坏征象，如两相邻牙之间的龋洞，位于牙龈线下的骨损失等。

治疗

如果早期检查到龋洞，牙科医生将清理和填充龋洞以防止龋坏进一步发展。如果龋坏到了晚期，牙髓病专家（专门进行根管治疗的医生）将会进行根管治疗。在少数病例，牙科医生可能需要拔除严重龋坏的牙齿。预防是最好的治疗龋齿的措施。

预防龋齿

保持牙齿和牙龈的健康可使牙齿龋坏减少到最低程度。除了每天正常刷牙、应用牙线以及正规的牙科检查和清洁外，还要减少糖和黏性食物的摄入，避免吃零食，要使用含氟牙膏和漱口水，饮用氟化水。

如果你有小孩，不要让他们躺在床上用奶瓶喝牛奶、果汁以及其他含糖的液体，因为这些液体包裹着牙齿，会加速牙齿的龋坏。牙科医生可能会建议你的小孩从 3~4 岁开始每年去进行局部氟化治疗以防止牙齿龋坏，即使你所在的社区已经供应的是加氟水也应如此。

牙科医生可能建议在你或你孩子的牙齿咀嚼面使用一种透明的塑料封闭剂来帮助防止牙齿发生龋坏，封闭剂提供一个物理屏障来帮助牙齿特别是磨牙免受细菌侵害。在牙面应用封闭剂时，牙科医生要先用刷子清洁和抛光牙齿的咬合面，然后在咬合面应用酸蚀剂以使封闭剂能黏结到牙齿上，吹干牙齿表面，涂封闭剂并使其深入牙齿的窝沟内，用光照射封闭剂使其立即固化，最后牙科医生检查咬合情况以保证封闭剂不要太厚。如果封闭剂太厚，牙科医生要用牙

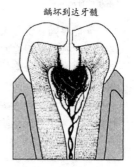

酸破坏牙釉质　　　　酸侵蚀牙本质　　　　龋坏到达牙髓

牙齿的龋坏过程

钻仔细调磨使其处于合适状态。

　　一旦封闭剂凝固，人们就可以像平常一样吃喝，封闭剂将保护牙齿的治疗区域在大约5年内不发生龋坏，但它不能保护没有接受治疗的区域，如两相邻牙之间的部位。日常的刷牙、应用牙线以及定期的牙科检查和牙齿清洁仍然是必要的，以便牙科医生检查封闭剂的状况和并修复出现的一些破损。

看 牙 医

　　每年应至少2次去看牙医，或者按照牙科医生建议的时间就诊（如果你吸烟，是孕妇、糖尿病患者或者免疫系统降低者，牙科医生将建议你经常进行口腔检查）。定期检查不仅对于检查和治疗牙齿龋坏是必要的，而且对于一般口腔健康也是必要的。忽视牙齿和牙龈的检查容易受到本章所提及的各种疾病的攻击，会增加感染和细菌进入血液循环损害你健康的风险。像天然牙齿一样，义齿也需要定期检查，所有的义齿都会逐渐磨损，必要时需要重新制作。即使你戴的是全口义齿，使用也没有任何问题，你仍然需要定期到牙医生处进行口腔检查。

牙科检查

　　在定期的牙科检查时，牙科医生或者牙齿保健员在检查牙齿之前一般会询问你有关整体健康的情况。这些信息很重要，可能影响你的牙科治疗。例如，有心脏问题的人进行拔牙或其他可以引起牙龈出血的治疗会增加得细菌性心内膜炎的风险。为了预防有这类人群在接受治疗时产生并发症，在进行拔牙手术前应用一些抗生素可消除感染。因为精

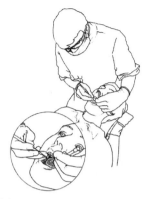

牙科检查

在检查时，牙科医生将检查牙齿龋坏的早期征象，同样要检查口腔黏膜和牙龈有无疾病及其他问题，也要拍摄X线片来寻找肉眼不能发现的龋坏迹象。

神紧张会增加血液中的葡萄糖水平，糖尿病未加以控制的患者在接受牙科治疗时可能会因为精神紧张导致疾病发作。牙科医生会询问你有无过敏反应史，因为有过敏反应的人对一些药物如青霉素可能产生危险的反应。牙科医生同样需要知道你正在吃的处方药和非处方药的情况，以避免可能产生的有害的药物反应。牙科医生本身也有一套通用的预防措施，如戴安全眼镜、橡皮手套、保护性面罩等来帮助减少可能的感染扩散。

　　在口腔检查时，牙科医生首先检查口腔内有无疾病的表现，包括舌、上腭部、颊部内侧以及唾液腺等部位，并不仅仅局限于牙齿。例如，牙龈出现红肿、触痛、萎缩（离开牙齿）的现象，就表示有牙周病；口腔内的白色改变，可能显示有真菌性感染、黏膜白斑或者口腔扁平苔藓。牙科医生然后用口镜和探针检查牙齿，寻找显示龋坏的颜色改变以及显示龋洞开始形成的损坏处，同样检查牙齿的填充体是否有损坏，在填

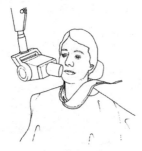

咬翼片 X 线检查

咬翼片 X 线检查是牙齿 X 线检查的方法之一，使用一小片 X 线片，外包有保护性的翼形塑料模具，而模具能被牢固地咬在牙齿之间。

充体边缘是否有新的龋洞形成。如果你有冠桥修复体或活动义齿，牙科医生要检查它们是否合适，检查它们对牙龈和口腔其他余留牙的影响。

为什么牙科医生要进行 X 线检查

每年或者每两年一次，牙科医生要为你进行咬翼片 X 光检查来找出不能通过目视检查发现的问题（口腔每侧拍摄一到两张，拍摄时你要咬一个放有 X 线片的翼形塑料板），每 3~5 年，牙科医生会为你拍摄一套全口 X 线片或者一张口腔全景片。已经进行过根管治疗的牙齿通过 X 线检查可查明是否存在有牙齿脓肿。X 线检查也能检查智齿的生长情况，对于牙周病患者，X 线检查还能查明牙周骨的支持情况。

根　　管

每颗健康牙的中心是牙髓，牙髓是一种营养牙齿和感觉冷热，压力和疼痛的组织。然而，当龋齿进一步发展后，牙髓可能被感染或者坏死。牙齿受到撞击后，牙髓也可能坏死。有一些病例中的牙髓坏死可能没有明确的原因。如果牙髓

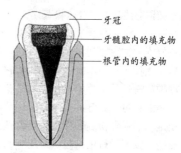

根管

当牙齿的牙髓受感染后，可能会形成尖周脓肿。对此，就必须通过清洁根管、消除细菌、填充和封闭根管并恢复牙冠来对牙齿进行治疗。

受感染和坏死，要进行根管治疗来保留牙齿，根管治疗通常由牙髓病专家来进行。

有牙髓感染或坏死的牙齿在检查出来后要尽快进行治疗，因为牙髓中的细菌能通过根尖孔进而引起牙齿脓肿，虽然感染的牙髓能引起疼痛和肿胀，但常常没有症状。因为有坏死牙髓的牙齿能继续有效地行使功能，除非龋坏已经非常严重，否则一般不需要拔除。

进行根管治疗时，牙髓病专家一般先用局部麻醉药使受影响牙齿的周围区域麻木，放置一个称为牙科橡皮障的橡皮薄膜在牙齿周围以便隔开邻近的牙齿。然后钻通牙冠顶端进入牙髓腔。接着清理根管，消毒根管以杀死细菌；再用一种软的、像橡皮一样的材料充填空的牙髓腔和封闭根管以防止再污染。在一些病例中，牙髓病专家会在根管内放置金属桩以加强牙齿。牙科医生会在牙齿上放置牙冠，以恢复牙齿的结构、功能和外形。

牙齿脓肿

牙齿脓肿是位于牙齿根尖周围组织的脓袋，脓肿一般在龋齿仍在发展时形

成，或当牙髓受到感染或坏死时形成，或者当牙龈明显萎缩（从牙齿表面离开）时形成（牙周病）。牙髓加上入侵的细菌能感染周围的组织，除非牙髓和牙齿内的细菌被清除，否则感染将继续扩散。

如果脓肿不加以治疗，脓肿就会不断侵蚀颌骨，直到透颌骨和其上所覆盖的牙龈形成一个小管或窦道穿。在小管到达牙龈表面之前能形成疼痛性肿胀，肿胀可能持续几周时间。然而，有些病例中脓肿会破裂，产生一个称为瘘管的引流道。这时，腐败难闻的脓液会流入口腔，疼痛则立即停止。细菌能侵入邻近的骨组织并扩散到全身引起败血症。

症状和治疗

牙齿脓肿有持续性疼痛或跳痛，咀嚼时疼痛更为明显，颈部淋巴结可能有肿胀和压痛。如果脓肿扩散，受影响的一侧面部可能也会出现肿胀。脓肿一般会引起发热，使人感觉生病了。如果你的牙齿周围肿胀扩散到了面部和颈部，应立即去找牙科医生就诊。如果暂时找不到牙科医生，也应该去看内科医生，内科医生会给你用一些抗生素，然后应尽可能快地去找你的牙科医生就诊。

同时，要服用一些解热镇痛药（对乙酰氨基酚等）以减轻疼痛，每隔1小时用热盐水漱口以加速脓肿的破裂和减轻疼痛，脓肿破裂时漱口以冲洗脓液，脓肿破裂后，要尽可能快地到牙科医生处就诊进行治疗。

牙科医生一般会拔除严重感染的乳牙和后牙，在大多数病例则会尽量保留牙齿。他们会在牙冠上钻一个小洞进入牙髓腔，如果脓肿还没有破裂，钻的洞能引流脓液减轻疼痛，牙科医生然后清理和消毒

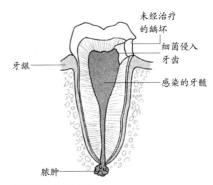

脓肿是怎样形成的

　　如果牙齿龋坏不加以治疗，牙髓可能受到感染，可能形成脓。牙齿底部的脓可能形成脓肿并通过牙根渗出，不治疗的话，感染会破坏颌骨。

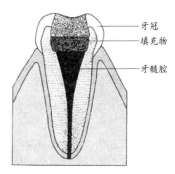

脓肿的治疗

　　牙科医生会尽力保留有脓肿的牙齿，在牙冠上钻一个小洞进入牙髓腔来释放脓液，然后清理和消毒牙髓腔和根管并放置暂时性的填充物。在以后的复诊中，医生将去除暂时性填充物，并用永久性填充物填充。

牙髓腔和根管，在以后的复诊中，感染已经被清除后，牙科医生将在牙髓腔、根管及所钻的洞中放入永久性填充物。大约6个月后，拍摄X线牙片以确定新的组织和骨是否已经长入脓肿形成所留下的空洞中，如果新的组织已经长入空洞，一般就不需要进行进一步的治疗了。

有时，即使在根管治疗后，细菌仍可残留在牙根尖周围的组织中引起脓

肿形成。如果抗生素不能消除感染，你的牙科医生可能建议你去找口腔外科医生或者牙髓病专家进行治疗，如果你已经进行过根管治疗但仍有牙齿相关的问题，口腔外科医生可能进行一种叫根尖切除的手术。根尖切除时，先进行局部麻醉，医生在牙龈上做一个小切口，去除覆盖在根尖部的骨组织，清除牙齿根尖部的感染组织。少数病例，根尖切除术可能没有效果，就必须拔除牙齿，然后以桥或者冠替代。

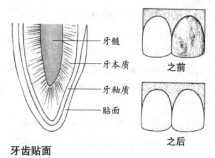

牙髓
牙本质
牙釉质
贴面

之前

之后

牙齿贴面

变色牙的一种可行的治疗方法是用牙齿贴面覆盖，材料有与牙齿颜色非常接近的陶瓷薄片和丙烯酸树脂。陶瓷薄片在实验室制作然后粘到牙齿表面，丙烯酸树脂则是直接在牙齿上形成一薄层。

变 色 牙

随着年龄的增大，牙齿会稍稍变黄。然而，因为多种不同原因，牙齿可能变色。吸烟和咀嚼烟叶可能使牙齿表面染色。有些食品和饮料（包括蓝莓、咖啡和红酒）同样能引起牙齿着色。牙齿的牙髓坏死会使牙齿变成灰色。大剂量服用或者在儿童的某个特定时期使用的有些药物可能使牙釉质产生缺陷和颜色改变。一些儿童患有的严重感染病例如百日咳和麻疹等，可能在牙齿上产生斑片状颜色改变。在一些地区饮水中天然氟含量特别高，可能导致牙齿产生氟中毒（斑釉），在牙齿上形成白色或者棕色斑点。然而，一些地区为了减少龋病的发生而在饮用水中加上控制量的氟则不会产生氟中毒。

治疗

治疗牙齿表面的颜色改变时，牙科医生或者牙齿保健员将用旋转的抛光刷和抛光膏清洗牙面，较深的颜色改变可以直接在牙齿上应用漂白剂进行治疗，漂白过程对于健康牙齿是安全有效的，

既可以在牙科诊所进行也可在家里进行。有微小变色点的健康牙齿可以用同牙齿颜色一致的高分子材料粘到牙齿的变色区来加以治疗，如果整个牙齿情况都不好且又需要进行冠修复时，就可以采用烤瓷或者高分子树脂制成的牙齿贴面覆盖粘于牙齿表面来进行治疗。

牙齿排列不齐

理想的牙齿排列呈马蹄形并与颌骨大小完全适应。咬合——即当嘴巴轻轻闭合时，上下牙齿之间的关系是上颌牙轻轻覆盖着下颌牙，磨牙的尖嵴完全咬于相对的上颌或者下颌牙的窝沟。

然而，很少人有排列非常理想的牙齿。因为一个人的遗传基因特征来自父母双方，有时两组遗传特征并不完全匹配，从而导致牙齿的排列错乱。例如，如果牙齿相对于颌骨来说太大，牙齿只能通过向后或者向前倾斜、扭转、旋转或者与相邻牙重叠来发展；如果牙齿相对于颌骨来说太小，牙齿之间则会出现间隙；如果下颌骨小于上颌骨，则位于

上颌骨的牙齿可能前突，引起一种称为覆咬合的错𬌗；如果下颌骨轻微的向前突，则恒上颌前牙可能咬合于下前牙的后面，引起一种称为反颌（俗称"地包天"）的错𬌗；在一些人中，后牙的位置可能会妨碍前牙正常咬合，引起一种称为开式咬合的错𬌗。

遗传并不是引起错𬌗的唯一原因。牙列拥挤有时可能是乳牙由于龋坏而过早缺失的结果。例如，乳磨牙过早缺失，恒磨牙在颌骨中向前移动来填补空隙；然后，当恒双尖牙和尖牙长出时（通常在10~12岁），就会出现拥挤或阻生于自然牙弓外。有些恒牙可能完全不长出。

轻度牙列拥挤的病人，发生牙齿龋坏和牙龈疾病的风险会有所增加，因为保持拥挤牙的清洁更为困难。严重牙列拥挤的人可能产生牙科方面的疾病和咀嚼困难。牙齿错𬌗能影响一些人的自信心，对于这些人，正畸治疗（畸齿矫正术）不仅能改善咀嚼，而且也能改善他们的外形和满足感。

治疗

成年人如果有轻度的牙齿排列问题，如有牙列拥挤或者扭转牙问题，牙科医生可能建议进行正畸治疗，一方面是为了美观，同时也是为了防止出现更严重的问题。然而，如果牙齿错合比较严重，牙科医生可能建议立即去找口腔正畸医生进行治疗，以防止恒牙损坏或者缺失。口腔正畸医生是专门治疗错合畸形的医生，一般要在大学毕业后经受2~3年的专门训练以获得口腔正畸执业证书。

如果你有轻微的牙齿排列问题，正畸医生可用矫治器来移动和排齐牙齿以纠正拥挤或者错合，许多成人戴矫治

器并没有感到不自然。对于一部分人，冠和桥也能帮助纠正牙排列问题。

有些病例有严重的错合、颌骨前突或者后缩是由于颌骨的大小和形态异常所致，这些病例可能需要口腔矫形治疗或者口腔外科手术治疗来排齐牙齿和稳定咬合。口腔外科手术可以使颌骨和一些牙齿重新定位，或者去除一部分颌骨组织和一些牙齿来纠正存在的问题，创造正常的牙齿排列。

如果你的小孩牙齿生长时表现出拥挤和异常排列的生长趋势，就要带他到牙科医生那儿进行检查。根据你小孩的年龄，牙科医生可能建议你带孩子到口腔正畸医生那儿进行评估并进行一些可能的治疗。口腔矫形治疗最有效的时期是在儿童青春期的早期阶段，因为此时牙齿和颌骨正处于生长和发育中，同样，在这时移动牙齿会更加容易，因为牙齿周围的骨组织较软和正在发育。

在开始治疗之前，口腔正畸医生要拍摄牙齿和颌骨的X线片来确定儿童的所有恒牙是否都已经形成和长出，评价颌骨、面部和头部的骨骼发育情况。口腔正畸医生同样要制作牙齿和颌骨的石膏模型。如果牙列拥挤是主要问题，可能会拔除一个已经长出的相邻牙齿以创造间隙。但是牙齿排列不齐的惯用治疗手段是戴数月到数年的矫治器来进行治疗。

牙齿矫治器有固定在牙齿周围的带环和直接粘在牙面上的托槽两种。卡在托槽槽沟里或通过带环细管的金属线叫矫正弓丝，矫正弓丝通过托槽、带环的传递对牙齿施加轻微的压力，促使牙齿慢慢进动到正确的位置。带环、托槽、弓丝等一般由金属制成。为了使矫治器看起来更隐蔽，托槽也可以用陶瓷或者

牙齿错𬌗的类型

咬合是嘴巴闭合时上下牙列之间的位置关系，当上下牙齿之间排列不齐时就会发生错𬌗。下面显示的是牙齿正常咬合及四种类型的牙齿错𬌗：

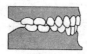

正常咬合

牙列拥挤

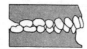

覆咬合

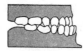

反颌

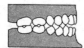

开式咬合

塑料材料制作成透明的或者与牙齿一样的颜色。

儿童上颌切牙和尖牙前突并拥挤时可使用固定式矫治器。对于严重拥挤的牙列，一些双尖牙可能首先要拔除以便尖牙被移入正确的位置。一旦尖牙排齐，切牙就可后移从而减少前突和防止前牙出现间隙。这种治疗通常在大约12岁开始进行，需要18~30个月时间。不管是儿童还是成人，都需要每5~6周复诊一次，口腔正畸医生要对矫治器进行调整。

错𬌗畸形得到纠正后，要去除矫治器并戴用一种称作保持器的可摘装置以使牙齿保持在新的位置。保持器一般在夜间使用，要连续戴几年以使牙齿周围组织有足够的时间来稳定。在下前牙舌侧面常常黏结一种固定的永久性保持器。一旦第三磨牙（智齿）发出或者被拔除，就可以去除这种固定保持器。

矫治器和保持器容易产生菌斑，菌斑是由口腔中的食物残渣、黏液和细菌形成在牙面上的黏性物质。因为菌斑能引起牙齿龋坏和牙龈疾病，因此，在每餐饭后要把牙齿和矫治器清理干净，避免吃糖果和其他含糖食品，更不要吃零食。

正位器是另一种可以代替传统矫治器的可移动的塑料模具，用透明塑料制作后戴于牙上用以竖直牙齿，它没有托槽和弓丝。一个正位器只能移动少量牙齿，需白天和晚上戴大约2周，然后换序列中的下一个正位器，一直到所有牙齿排齐。在吃饭、刷牙和使用牙线时可以取出正位器。序列中的最后一个正位器一般用较厚的材料制作，作为保持器戴用，以保持你的牙齿在新的位置直到牙齿周围组织稳定。以后你可能需要不定期戴用保持器来确保你的牙齿不移动。

牙科治疗

各种牙科治疗措施有助于保持牙齿和牙龈健壮。确保牙齿和牙龈处于良好状态是维持良好健康身体不可或缺的一部分。

洗牙和抛光

如果牙齿有牙结石（白垩色的硬化菌斑的矿化沉积物）覆盖，牙科医生或者牙齿保健员将用一种称为洁治器的手持工具去除牙结石。因为必须在牙龈缘上下使用，洁治器可能引起牙龈少许出血。在洁治以后，牙科医生或者牙齿保健员要抛光牙面，因为光滑的表面可以减慢牙结石的形成。

填充（补牙）

当牙齿部分龋坏或者折裂时，牙科医生用填充物来代替牙齿损坏的区域，白的填充物常常使用在前牙，银汞合金（银、锡、汞的混合物）一般用在后牙。如果治疗可能引起不适，牙科医生会在牙龈上注射局麻药。牙科医生去除龋坏的部分并制备一定的洞形以使填充体牢固。如果前牙折裂，牙科医生会使牙齿表面粗糙并在上面粘接填充物，如果牙齿龋坏很明显并且有颜色改变，医生可

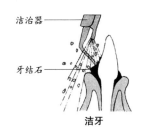

洁牙

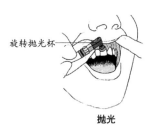

抛光

牙齿清洁和牙面抛光

与日常的刷牙和用牙线一样，定期的专业清洁和抛光对防止牙齿龋坏和牙周疾病是有帮助的。牙科医生或者牙科保健员使用若干不同的工具来去除牙龈上下的牙结石。

能使用贴面或者高分子塑料来恢复整个牙的外观。如果牙科医生使用了局麻，在仍然麻木时要小心，避免咬伤唇部和舌头。

补牙

如果牙齿的牙釉质已经破坏，就需要补牙（见左图）。龋坏的牙齿如果不补，细菌会进入牙齿内部的牙本质并破坏它，然后侵犯牙髓。为了补牙，牙科医生要用钻钻过牙釉质并去除所有的龋坏部分（见中图）。然后

适当地修整洞形以防止填充物脱落并使其具有一定的强度，洞然后用银、锡、汞的混合物充填（见右图）。如果填充物可以看见，牙科医生会用白色的加有石英的可塑性树脂材料进行填充。

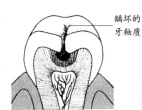

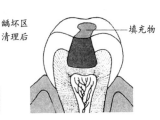

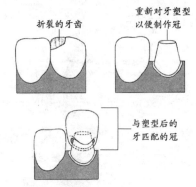

折裂的牙齿

重新对牙塑型
以便制作冠

与塑型后的
牙匹配的冠

制作与牙匹配的冠

破损、折裂和大面积充填的牙齿能用冠修复。牙齿的剩余部分为了接受冠要重新塑形（牙体预备）。制作好的冠——中空的壳——在塑型后的牙上试戴合适后粘接固定。

冠

当牙齿严重龋坏、损坏、折裂或者变色，如果牙根和基础部分比较好，牙科医生一般建议进行人造冠修复。医生首先对牙体进行处理，重新塑型，减少天然牙冠的大小以便放置人造冠。然后制备一个牙齿印模，把印模送到义齿加工中心，在此加工制作人造冠。

一般来说，在能看见的牙齿上制作白色的全瓷冠，而在后牙，可以用黄金或者贱金属制作，后牙也可采用金属熔附烤瓷冠。整个治疗需要两次就诊，第一次处理牙体，第二次进行冠试戴和调整。在两次就诊的间隔期，通常由牙科医生放置一个暂时冠。永久冠的寿命一般在 5~8 年，一些没有夜磨牙习惯、不咬手指甲、不进食太硬食物或冰块的人使用人造冠的寿命可能会更长。

桥

如果存在不超过 4 颗牙的缺隙，并且缺隙的两侧都是健康的牙，牙科医生一般建议用称为桥的人工牙来填补缺隙。桥对于防止余留牙移向缺隙侧或者向缺隙倾斜是有帮助的。牙科医生将对两侧的两颗牙进行修整以制作冠，将冠黏接到修正好的牙上。在桥体基底与牙龈之间应留有足够的间隙以便于进行适当的清洁。在口腔前部的桥体一般采用金属烤瓷桥，口腔后部的桥一般采用金合金或者贱金属合金进行修复。塑料黏接桥一般用在缺隙两侧的牙都健康时，桥按照牙的外形进行制作而不需要把健康的牙

桥

如果有一个牙齿缺失（左），间隙可用称之为桥的人工牙来填充。间隙两侧的两颗牙要进行修整以便于能置入冠来支撑桥（中）。冠随后被粘接到修整好的牙上，固定桥处于正确的位置上（右）。

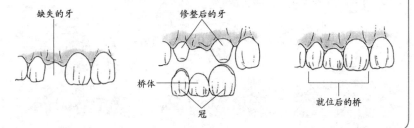

缺失的牙

修整后的牙

桥体

冠

就位后的桥

齿磨小，然后用一种特殊的黏接剂将桥黏接到牙齿的合适位置。要制作一个桥，通常需要就诊 3~4 次。如果已经有桥修复体，要定期到牙科医生那儿进行复诊，检查桥是否适合。如果口腔有疼痛，酸胀，出血，应该及时到牙科医生那儿就诊。

拔牙

虽然牙科医生会尽一切可能保留患者的牙齿，但有时他们不得不拔除牙齿，如龋坏很严重的牙齿；已经进行根管治疗或者冠修复的牙齿被严重的破坏；可能引起拥挤或者排列错位的牙；因为晚期牙周病而松动的牙；阻碍其他牙齿生长的牙。

在拔牙前，牙科医生一般使用局部麻醉来使牙龈和牙齿失去感觉。全身麻醉剂和镇静剂可用于儿童、需要拔除异常牢固的第三磨牙（智齿）、一次拔除几个牙者或者精神特别紧张的人。在牙齿拔

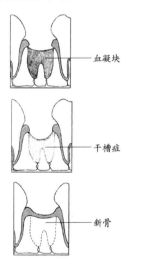

牙齿拔除以后

当牙被拔除后，在牙龈内的空槽窝内通常会形成血凝块（上图）。在一些病例中，血凝块会分解，结果导致干槽症（中图）。最终，新骨逐渐生长进入空槽内，表面覆盖着牙龈组织（下图）。

除后，要小心不要去除拔牙创口中的血凝块。如果牙槽内持续出血，应咬一干净卷紧的手帕或者纱布卷来止血。把纱布卷放在创口上并咬紧持续半小时。如果出血仍不止，应该立刻去看牙科医生。

义齿

如果几个牙齿缺失，可用部分义齿进行修复，全部天然牙齿缺失则用全口义齿修复。义齿由坚韧的塑料或者金属和塑料联合制作而成。

采用部分义齿时，基托（人工牙龈）常常在天然牙上放置卡环来帮助固定位置，全口下颌义齿依靠基托压在牙床上进行固定，而上颌义齿依靠基托与口腔腭部黏膜之间的吸力固定。

制作一副义齿一般需要到牙科医生那儿就诊多次。第一次就诊时，牙科医生要取牙床的印模并检查上下颌骨之间的关系，同样要与病人讨论义齿的大小和颜色。在大多数病例中，牙科医生要做一个原始的义齿，然后进行一些必要的调整。在最终的义齿制作完成后，牙科医生要为病人试戴并进行调整，以使病人咬合平稳舒适。在开始戴用义齿时，讲话和进食都可能感到有些困难，但大多数人都会很快适应。

戴用义齿的人应该每天取下义齿并对义齿进行清洁，以促进口腔健康和使牙床得到休息。义齿能用义齿清洁剂清洗，也可以用普通的牙膏和专门用来清洁义齿的牙刷进行清洗。戴用义齿的人同样应该定期到牙科医生那儿就诊，以使口腔和牙床保持在良好的状态，评估义齿是否适于继续使用，这样可减少出现义齿问题的风险。不合适的义齿能引起慢性刺激和感染，引起口腔癌症。

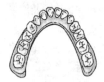

全口义齿

当所有的牙齿缺失后，可使用全口义齿。上颌的全口义齿依靠腭部与义齿间的吸附力来固定，下颌义齿则靠牙槽嵴来固定。

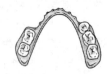

部分义齿

当有部分牙齿缺失时可用部分义齿来填补缺隙。部分义齿通常是附着到临近缺隙的健康牙来固定。

护齿套

护齿套是用硬的、透明的塑料制作的戴在上下颌牙齿的咬合面上的装置。护齿套用来预防由于夜间磨牙（通常在睡觉时咬紧牙关和磨牙）引起的义齿受损，或者帮助减轻由于牙齿排列错乱或者颞下颌关节紊乱病引起的耳部疼痛、颌骨疼痛和头痛。制作护齿套时，牙科医生首先要取上下颌牙齿的印模，制作出上下颌牙齿的模型，然后在模型上制作护齿套。最后在病人的口腔中调整护齿套使其完全适合。为了确保护齿套的效果，必须每天晚上睡觉时都戴用。清洁护齿套时按照义齿清洁剂包装说明用义齿清洁剂浸泡。

种植

种植体用来修复一个或者多个牙齿缺失而不需要用邻牙作为支持体。种植一个种植体时，口腔外科医生需切开缺失牙区的牙龈组织，并暴露牙龈下面的牙槽骨，然后在牙槽骨上钻一个小洞并在洞中放置一个微小的钛桩后用牙龈组织覆盖。经过大约6个月组织已经痊愈后，口腔外科医生切开牙龈显露桩的顶部。种植体能像天然牙根一样行使功能，此时牙科医生就可以在上面制作冠

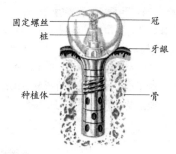

牙种植体

牙科种植体是植入颌骨的微小金属桩，为冠或桥行使牙根的作用。

桥而不需要临近牙作为支持，附着在种植体上的义齿比传统的义齿更稳定，使讲话和咀嚼时更容易。

缺 失 牙

牙齿可能因为很多原因而缺失。有时，在乳牙脱落后恒牙并不长出；成年人牙齿缺失大多是因为龋坏和创伤，同样可能因为牙齿没有发育而缺失，大多见于上颌牙、切牙、双尖牙和第三磨牙。另外，牙齿可能由于阻生（通常因为拥挤而被阻于牙床内）而不发出，最常阻生的牙齿是上颌尖牙、双尖牙和第三磨牙。

即使一个磨牙缺失也可引起问题，例如，当你咀嚼时，颌骨从一侧到另一侧并上下运动，如果磨牙移动进入上颌或者下颌一排牙齿的一个空隙时，颌骨移动就不容易从一侧到另一侧，因为这种状况能妨碍你适当地咀嚼，牙科医生可能拔除磨牙或者调磨咬合高点。

余留的天然牙齿会自然倾向于向缺失牙留下的间隙倾斜，因此，它们可能过早或者以一定角度萌出而引起牙齿排列不齐，妨碍咬合或者咀嚼。不良的咬合会对牙齿和颌骨施加额外的压力，这

个压力能导致颞下颌关节紊乱综合征，引起颌骨关节疼痛和不适。牙齿排列不齐同样能引起异常磨损。

当牙齿以一定角度生长进入缺隙后，牙齿的表面不容易清洁，菌斑容易堆积在不容易清洁的地方导致牙齿龋坏和牙周疾病。

治疗

如果你认为你的孩子缺失了一个乳牙或者恒牙，带他去看牙科医生进行检查。如果你从小就有缺失牙或者经受过因为缺失牙引起的问题的话，你也应该去看牙科医生。

牙科医生可能建议用桥、可卸式的部分义齿、牙种植体等来修复缺失牙。也可能建议你去看口腔正畸医生，口腔正畸医生是专门处理牙齿排列不齐的专科医生，由他来治疗因牙齿排列不齐引起的颌骨疼痛。牙科医生也可能会给你的上下牙齿和牙床装上护齿套，调磨牙齿上的咬合高点来改善咬合。

由智齿引起的问题

口腔中的最后一个牙是第三磨牙，也叫智齿。四个智齿一般在 17~21 岁之间萌出，但一些人并不是四个智齿都发育。如果你的四个智齿一个都没有萌出，你可能不会有任何症状。缺失的智齿并不会引起麻烦，除非智齿是因为阻生（通常因为拥挤而被阻于牙床内）而没有萌出。

智齿很难清洁，所以比其他牙更容易龋坏。例如，如果智齿以某个角度萌出，在智齿与相邻牙之间就容易积聚细菌和食物残渣，引起牙齿龋坏和牙周病。智齿常不能充分萌出而阻生，有时因为

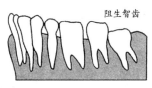

阻生智齿

阻生智齿

阻生智齿是当其萌出是与邻牙呈一定角度而不能完全萌出，一般要拔除以免牙齿龋坏或者产生牙周炎。

相邻牙齿的原因而导致阻生。在这种情况下，在智齿周围就可能会形成牙周袋，容易聚积菌斑和食物残渣。牙周袋中的细菌会引起口臭和口腔异味，甚至能引起阻生牙周围感染（称为冠周炎）。

冠周炎的症状包括咬合时疼痛，部分牙齿被牙龈覆盖，牙齿周围的牙龈红肿。如果你有这些症状，应尽快去看牙科医生或者内科医生。

治疗

对于阻生智齿最终的解决办法就是拔除，拔除也是治疗反复发生感染和防止进一步感染的唯一方法。如果你有一个阻生牙感染了，在去牙科医生那儿就诊之前，可以局部使用非处方麻醉剂，服用阿司匹林，在牙齿周围用温热盐水冲洗等有助于减轻疼痛。

牙科医生将拍摄 X 线片以确定阻生牙的位置，如果没有感染症状，牙齿容易被拔除。牙科医生在局部麻醉下拔除阻生牙。如果阻生牙周围有感染，牙科医生在拔牙之前要开一些抗生素给你以便消除感染。

如果牙齿的位置使它很难被拔起来（或者你有其他阻生牙也需要拔除），牙科医生可能建议你做更容易拔除牙齿的口腔外科手术。你可能被给予局部麻醉剂和镇静剂。不过，有时也需要使用全麻。

牙 周 病

龈炎是牙周病的早期阶段，它是由牙菌斑引起的，牙菌斑是细菌、唾液和食物残渣等在牙齿基底部形成的黏性沉积物。牙菌斑刺激牙龈，引起感染和水肿。龈炎同样可以由于维生素缺乏，某些药物，糖尿病和血液系统疾病引起。龈炎很容易治疗和逆转。然而，如果不治疗，龈炎可进一步发展成更严重的牙周病即牙周炎。

孕妇和糖尿病病人特别容易患进行性牙周炎，因为体内激素水平的改变影响牙龈的状态。吸烟和咀嚼烟叶也是牙周疾病的重要原因。

然而，牙周疾病并不是仅仅影响牙齿和牙龈，它同样有引起心脏病的风险。引起牙周炎的细菌已经在有牙周疾病的患者的血液中发现，细菌能引起血小板堆积形成血栓，导致心脏病发作和中风。

症状

健康的牙龈坚实，呈粉红色，在形状上有自然的变化。当有牙龈炎时，牙龈变红变软，出现光泽和水肿，牙龈容易出血，甚至在轻柔地刷牙和用牙线时。如果你有这些症状之一，就应该尽快去看牙医。

如果龈炎不治疗，会进一步形成牙周炎。牙龈开始离开牙齿，在牙齿与牙龈之间形成牙周袋。牙周袋内更容易沉积牙菌斑，牙龈水肿越来越明显，牙周袋更深。随着在牙齿与牙龈间的牙周袋逐渐加深，藏匿在牙周袋深部菌斑的细菌会在口腔内引起持续的异味和呼吸时口臭。随着疾病的发展，牙齿慢慢变松，进而越来越多的牙槽骨（覆盖在牙根表面敏感的、象骨一样的组织）被暴露出来。当进食很冷、很热和酸甜的食物时会引起牙痛。有时在牙周袋深部会形成牙周脓肿和颌骨破坏。

诊断

诊断牙周病时，牙科医生要检查牙龈的出血情况，测量龈袋的深度，评价受影响牙的松动度，拍摄 X 线片来评价牙龈下骨的状况。这些因素对于确定治疗是很重要的。

治疗

通过保持牙齿和牙龈健康能够预防牙周病。如果已经有牙龈炎，就要更仔细和彻底地刷牙和用牙线清洁牙齿。

对于更严重的龈炎，牙科医生要在牙齿基部去除牙菌斑和牙结石。在洁治时，医生使用一种称为洁治器的手动工具来去除牙龈线上面的牙结石和牙菌斑，目前也使用一种高频震动的超声洁治器来去除牙结石和牙菌斑。而根面平整术是牙科医生通过使牙根表面光滑来去除细菌和其他微生物。另外一种称为牙龈下清创术的手术，则是牙科医生通过去除牙龈下牙齿表面的刺激物来防止治疗部位的感染。

有一部分人尽管牙齿护理得很好，

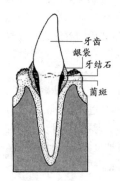

预防牙龈炎

当菌斑形成后，在其深层的细菌死亡，并且矿物化变硬而形成牙结石。牙结石导致牙龈感染和水肿，或者牙龈炎。正确刷牙，使用牙线以及定期检查与洁牙可防止牙结石的形成。

牙齿
龈袋
牙结石
菌斑

仍然需要进行专业的牙齿清洁；对这些人，医生常常推荐使用抗菌的漱口液。绝大多数龈炎对治疗的反应都很好，牙龈会逐渐恢复到通常的健康状态，但仍然要采取必要的措施来防止产生新的牙龈炎。

牙周炎在发展到晚期之前一般是可以治疗和逆转的。当你有牙龈红肿等症状时应尽快去看牙科医生。如果疾病处于早期阶段，牙科医生通过治疗容易引起菌斑堆积的牙周袋来使牙周炎处于能够控制的状态。医生可能在牙周袋内放入含有抗菌药或者抗感染药物的插入物来对抗感染。如果抗菌治疗比较早，可能就不需要其他的治疗了。要向你的牙科医生咨询是否需要使用含有药物或者抗生素成分的牙膏和漱口液。如果你吸烟或者咀嚼烟叶，要立即停止，因为烟草成分会引起牙龈感染和促进牙龈炎的发展。

如果牙齿与牙龈之间的牙周袋很深，就可能需要进行牙周外科手术。牙龈切除术是由牙周医生在诊室进行的微小手术，手术中要去除牙周袋壁的软组织。如果牙槽骨已经暴露，则需要进行一种称为骨外科的手术，术中牙周医生要去除受感染的组织并重新修整牙龈和骨的

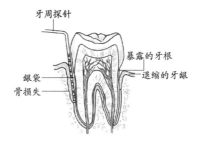

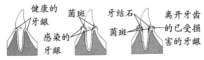

由于疏忽引起的牙龈疾病

没有适当刷牙和使用牙线导致菌斑形成，进而引起牙龈疾病，如果没有治疗，病情会进一步发展逐渐导致牙齿脱落。健康的牙龈紧密地围绕在牙颈部周围，不容易出血（左图）；在牙齿和牙龈之间形成的菌斑能引起疼痛性炎症（中图）；没有治疗的菌斑逐渐变硬形成牙结石，引起牙龈退缩（右图）；牙结石中的细菌能引起牙齿、牙龈以及颌骨的严重损害。

牙周病的评估

菌斑中的细菌破坏牙齿周围的骨和牙龈组织，如果菌斑不被去除，菌斑会变硬形成牙结石，牙结石将牙龈从牙面推开，而使牙齿松动，逐步使牙齿不得不被拔除。在评价牙周病的严重程度时，牙科医生一般在牙龈与牙齿之间插入一种称作牙周探针的器械来测量和记录龈袋的深度，一般来说，龈袋越深，牙周病的严重程度越重。

形态，术后，在牙龈创面覆盖一种称为牙周塞治剂的保护性覆盖物，放置1~2周直到牙龈痊愈，在放置了牙周塞治剂后能进行正常的饮食。在部分病例中，牙周病医生或者口腔外科医生要进行一种称为再生外科的手术，试图使用特殊的植入物来引导颌骨和支持组织再生。

已经磨损的牙骨质能通过粘接一种合成材料到牙齿上来修复，特别敏感的牙骨质能用一层氟化钠或者含氟牙膏来减轻敏感性。很松动的牙齿能被固定。

引起牙周炎的细菌能在家庭成员中传染，因此如果家庭成员中某人有牙周病，所有其他人都要到牙科医生那儿进行检查和评估。

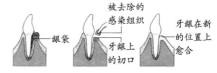

牙龈切除术

在牙齿与牙龈之间的菌斑和牙结石可使龈袋逐渐加深（左图）。在治疗时，要清洁龈袋并去除龈袋的软组织壁（中图）。治疗后牙龈紧贴牙齿愈合（右图）。